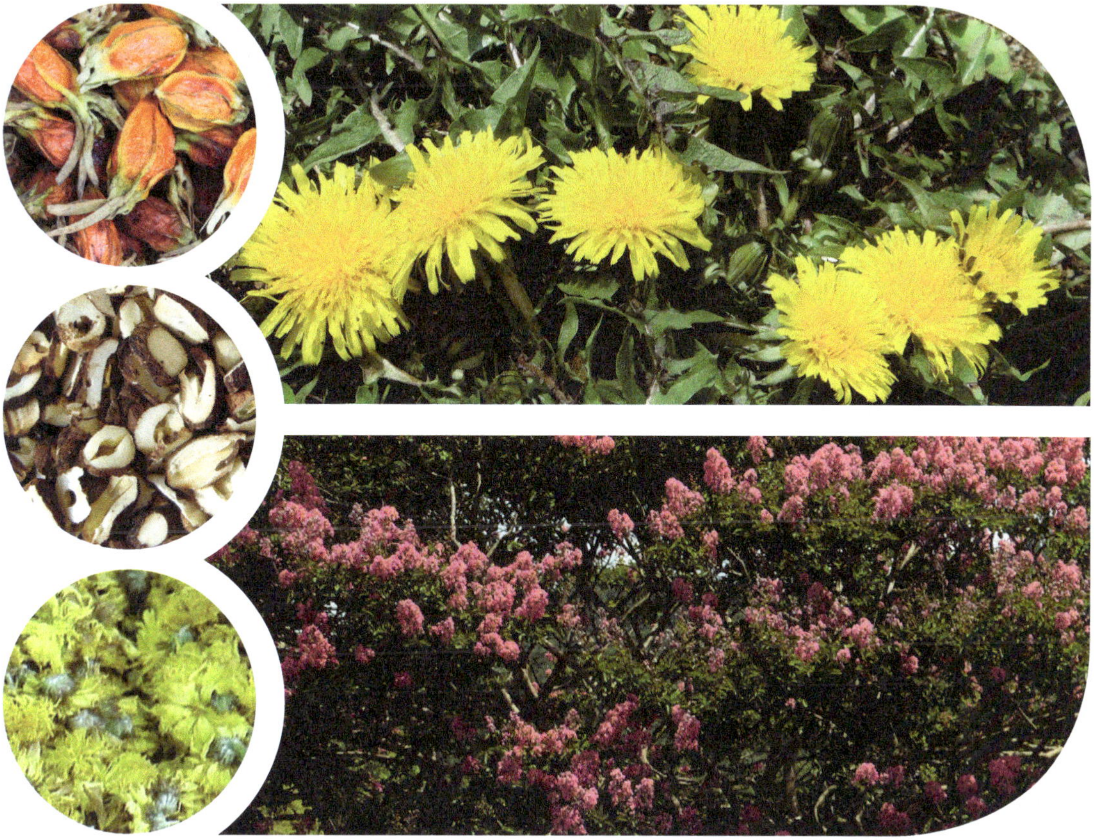

| 곽준수 · 성환길 공저 |

우리 산야에 자생하는

야생 약초 도감

책머리

우리나라는 사계절이 뚜렷하여 예로부터 봄이면 푸릇푸릇 돋아난 여러 나물들로 비빔밥을 만들어 먹고, 여름이면 봄에 난 나물을 장아찌로 만들어 먹으며, 가을에는 산과 들에 알알이 맺힌 열매를, 겨울에는 가을에 딴 열매로 술이나 차를 만들어 즐겼습니다. 이렇듯 우리의 식생활은 오래전부터 식물들과 연결되어 왔습니다.

우리는 전세계에서도 보기 드물게 주변에서 자라는 식물을 나물로 만들어 먹는 민족이지요. 최근에는 전문가들과 해외에서도 우리의 사찰음식에 대한 재평가가 이루어져 식물에 대한 관심과 사랑이 날로 높아지고 있습니다.

현대의학의 발달로 우리는 '100세 시대'를 넘어 이제는 '초고령사회'로 진입했습니다. 여기에 아프지 않고 건강하게 살자는 의미의 'well-being'이 자리 잡은 지도 오래되었습니다. 그렇다면 인간이 건강하게 살고자하는 욕망을 가진 시기는 언제일까요?

아마도 인류가 탄생했을 때부터였을 것입니다. 그때는 어떤 증상에 어떤 약을, 어떻게, 얼마만큼 먹어야 하는지 전혀 알 수 없던 시기였겠지요.

인류가 가진 건강하게 살고자 하는 욕망은 주변에서 자라는 여러 식물을 이것저것 먹고 응용해보며 하나하나 터득해 비로소 어떤 질병에는 어떤 식물을 얼마만큼 먹어야 하는지를 알 수 있게 만들었습니다. 우리가 '민간요법'이라 부르는 과거로부터 이어내려 온 이 경험과 지식은 『동의보감』을 만드는 데 큰 영향을 미쳤고, 현대 질병을 치료하는 데에도 좋은 소재가 되어 지금의 우리에게 없어서는 안될 매우 소중한 자산이 되었습니다.

이렇듯 태곳적부터 우리와 친숙한 식물과 동물 등 자연은, 어떤 질병에는 어떤 물질이 어떻게 작용하고, 이를 어떻게 사용하는지에 대한 근거를 제시하는 학문인 '의학', '약학', '한의학'으로 태동할 수 있는 발판이 되었습니다. 이는 식물이 현대의학에 얼마나 많은 영향을 끼쳤는지를 단적으로 표현하는 예입니다.

“가장 좋은 약은 독(毒)이다. 독은 가장 좋은 약(藥)이다.”라는 말이 있습니다. 대부분의 식물에는 인체에 해가 거의 없는 독이 포함되어 있습니다. 그래서 적당히 먹으면 가장 좋은 약을 먹는 것과 같은 반면, 너무 많이 먹으면 오히려 몸에 해를 끼칠 수 있습니다. 즉, 질병에 맞지 않은 식물의 선택과 배합은 오히려 독이 될 수도 있다는 말입니다. 그렇기에 건강을 위해서는 어떤 식물에는 어떠한 성분이 있어 우리 몸 어디에 유익하며 어떻게 만들어 먹어야 하는지, 또 언제 먹고 어느 정도를 먹어야 하는지에 대한 정보가 반드시 필요합니다. 그런 이유로 독자들이 각 식물의 성분과 양, 먹어야 하는 시기와 방법에 대한 내용을 이해하고 따라 하기 쉽도록 이 책에 꼼꼼하게 기술하였습니다.

무엇보다 이 책을 써내려가며 가장 큰 고민은 우리 주변에서 접할 수 있고, 쉽게 만들어 먹을 수 있는 식물을 선정하는 일이었기에 이 책에 소개된 식물 100여종은 평소 우리 주변이나 약재상에서 쉽게 구할 수 있는 것들입니다.

모쪼록 이 책이 독자와 그 가정에 건강과 행복을 전하는 마중물이 되길 바랍니다.

2021년

저자 올림

차례

■ 책머리

■ 약초를 알고 먹으면 약효가 두배, 더하기

■ 야생약초

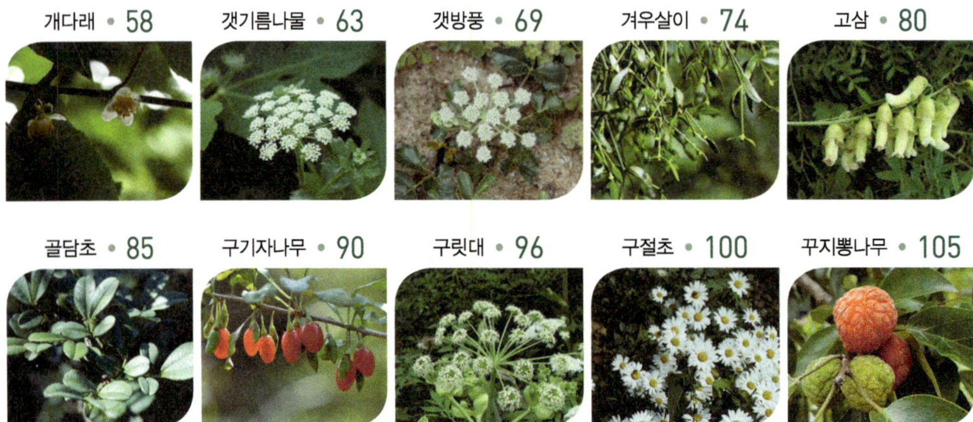

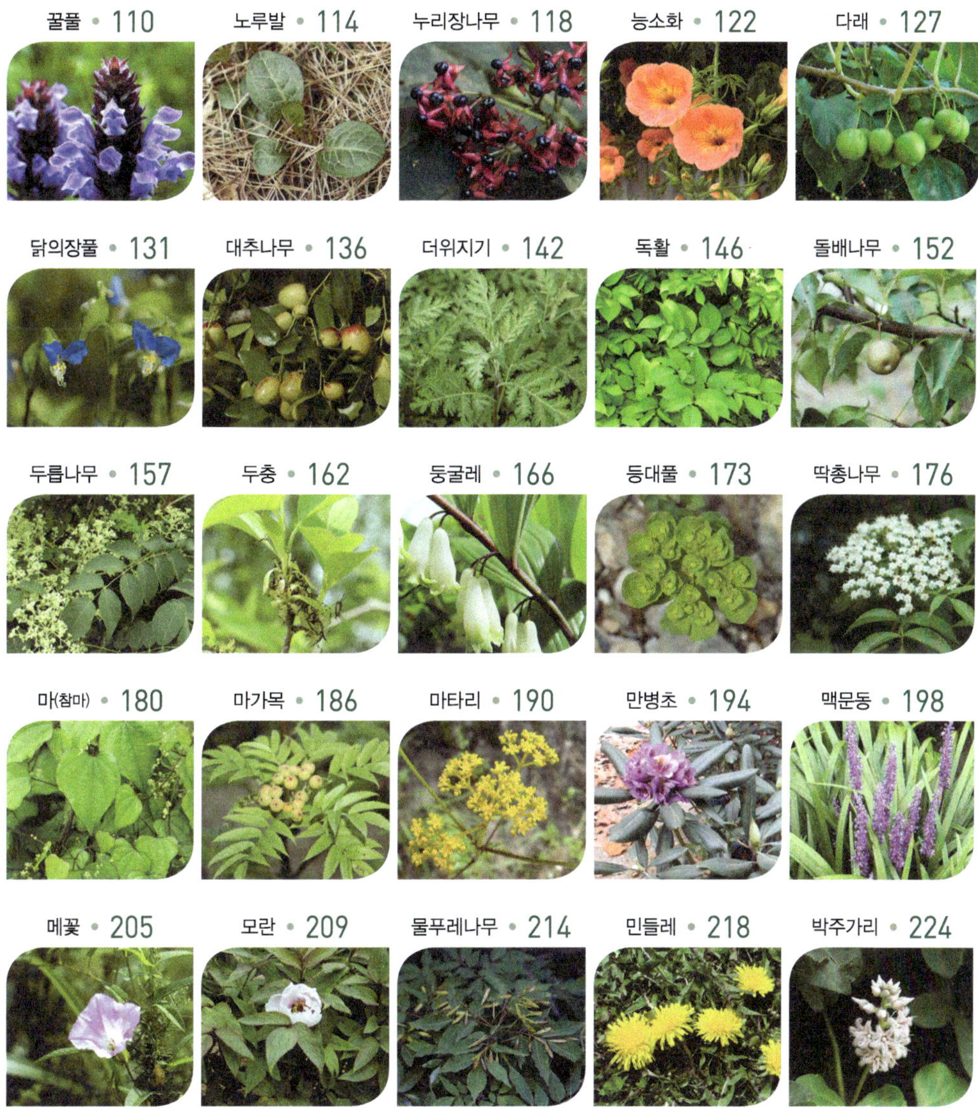

차례

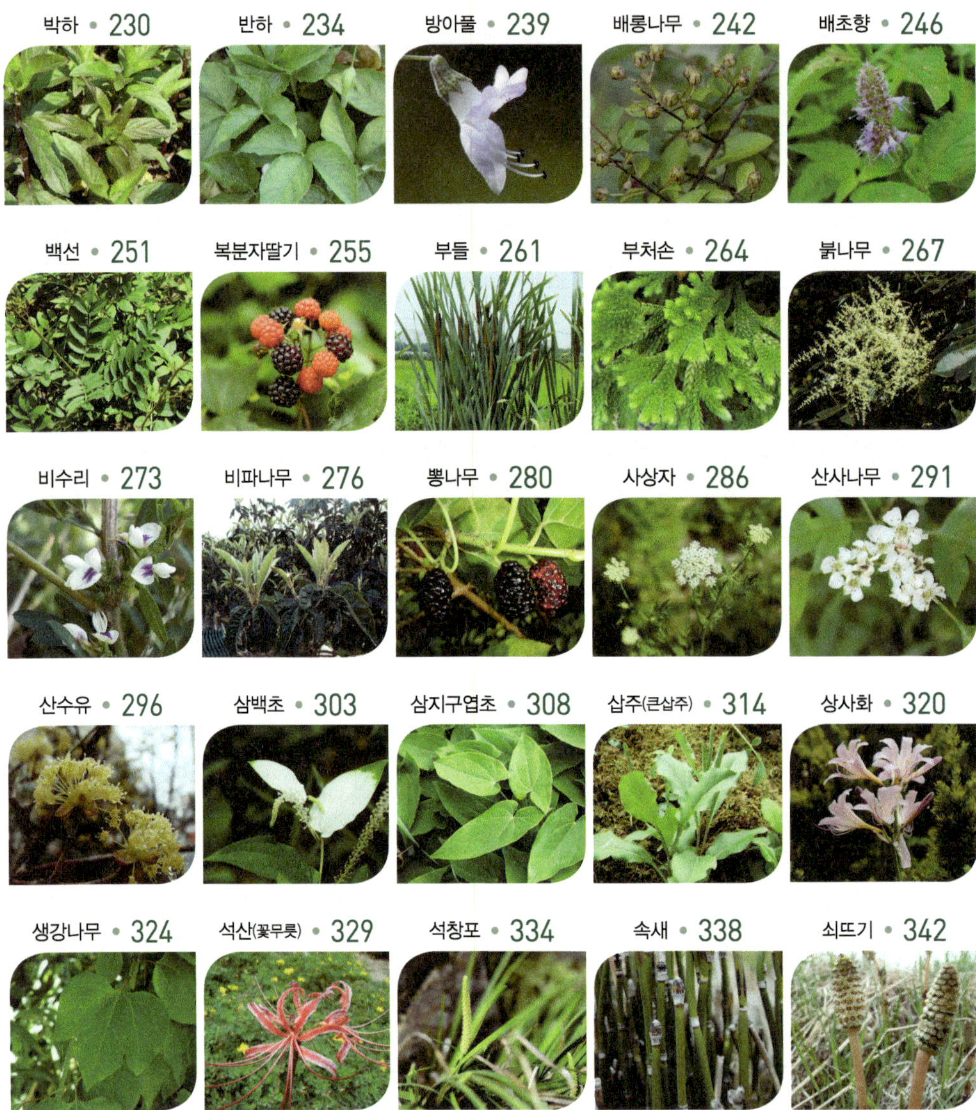

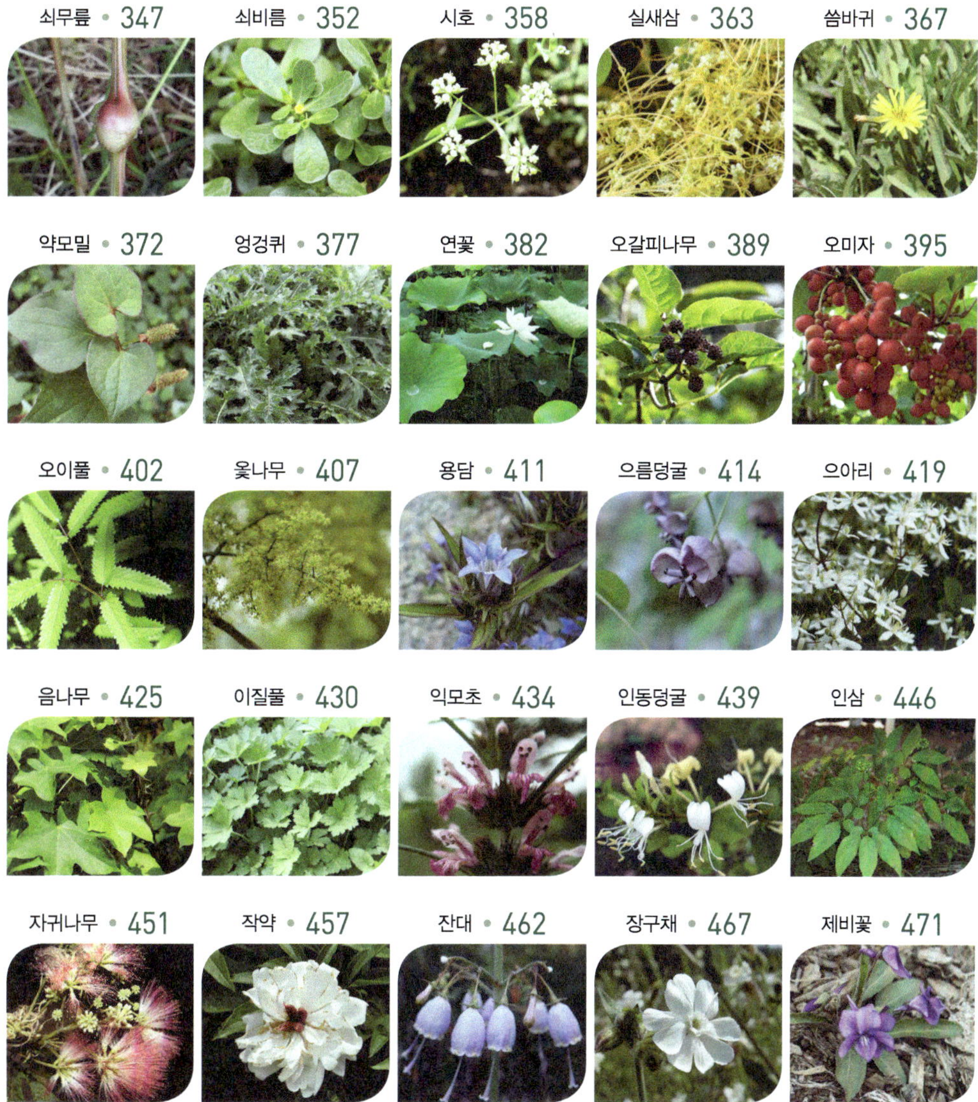

차례

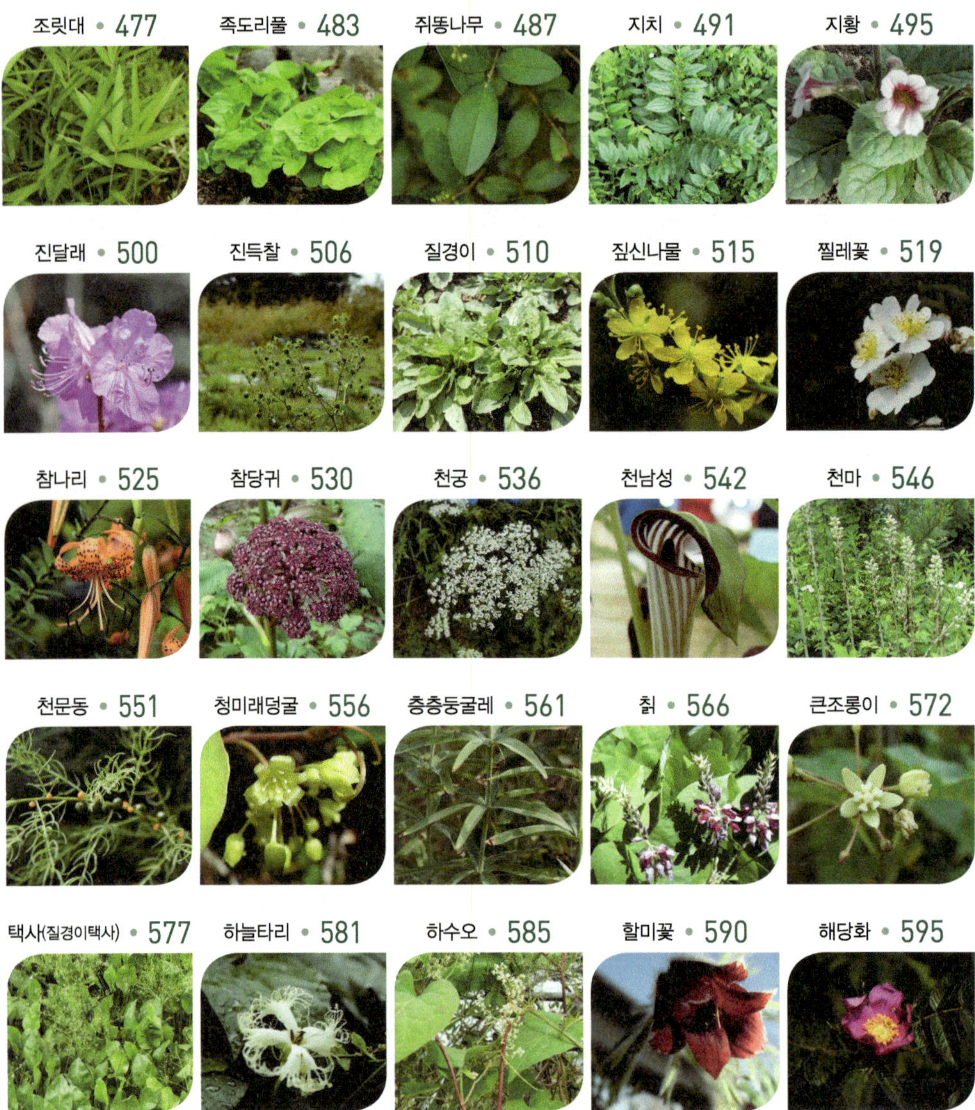

약초를 알고 먹으면 약효가 두배, 더하기

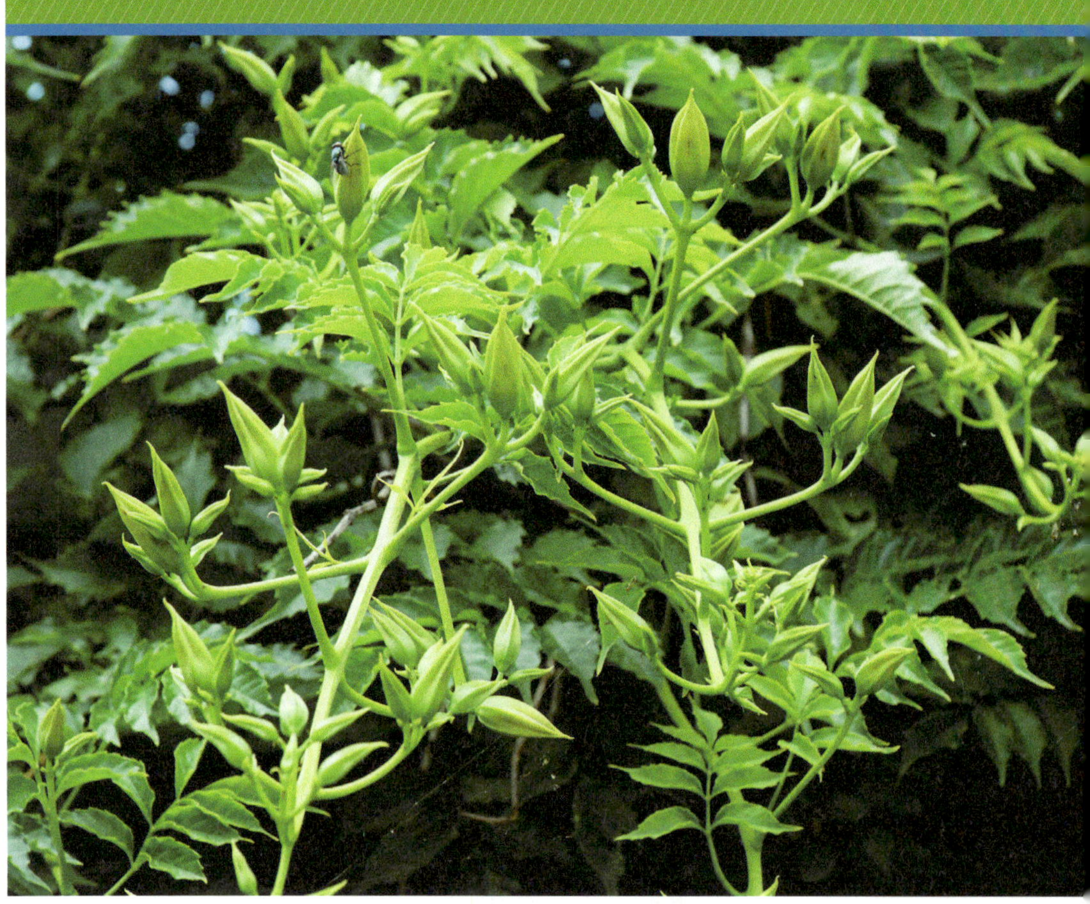

약초의 명칭 · 약초의 채취 시기 · 약초를 말리는 방법 · 약초의 저장법

약초의 복용법 · 약초의 복용량 · 약의 복용 시간

약초를 먹을 때 금기할 음식 · 약초의 효능을 이해하는 방법

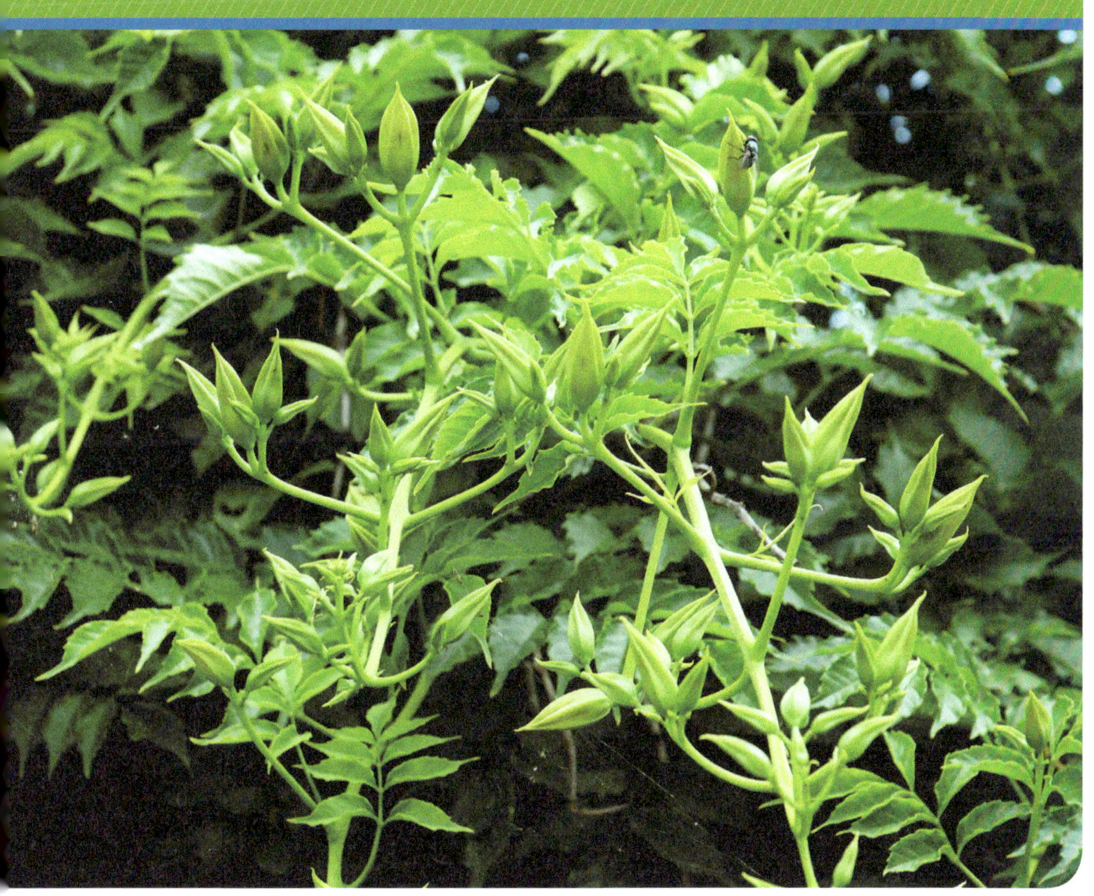

01 약초의 명칭

한의학에서 약초의 명칭을 주로 한(漢)나라의 것을 그대로 사용함으로써 우리나라 고유의 명칭이 차츰 사라져가고 있어 아쉽다. 예를 들어 '너삼'이 '고삼(苦蔘)'으로, '묏미나리'가 '시호(柴胡)'로, '족도리풀'이 '세신(細辛)'으로 불린다.

하지만 세상만사 잃은 것이 있으면 얻은 것도 있을 것이고, 얻은 것이 있으면 잃는 것도 생기는 법이다.

한나라에서 사용했던 약초의 명칭은 약초들을 서로 구분하기 위한 꼬리표가 아니었다. 명칭에는 약초의 형태와 색깔을 비롯하여 맛과 성질, 효능, 산지, 약용 부위 등이 고스란히 담겨 있다. 따라서 이름만 잘 이해해도 약초를 절반 정도 아는 셈이다.

1. 산지(産地)에 의한 명칭

① **천궁**(川芎) : 천궁을 원래 '궁궁(芎)'이라고 했는데, 한자로 쓸 때 획이 너무 많아 쓰기 어려울 뿐만 아니라 중국 사천성(2008년 대지진으로 많은 사람이 목숨을 잃은 쓰촨성이 바로 사천성이다. 면적으로는 중국에서 세 번째로 크며 인구는 중국에서 가장 많다)에서 산출되는 것이 최상품이기 때문에 지금은 사천성의 '川'자를 넣어 천궁(川芎)이라고 부른다.

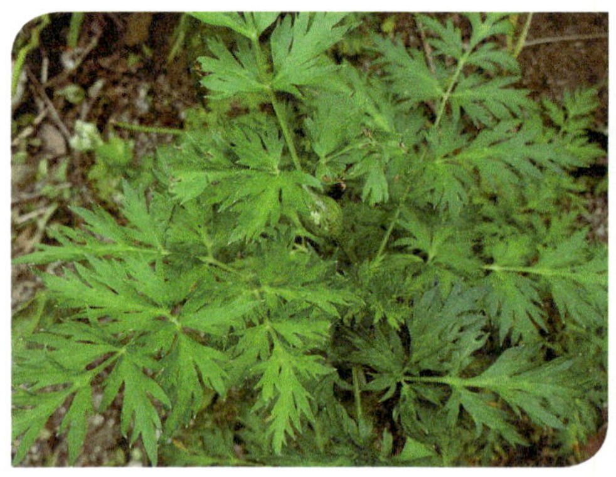

천궁

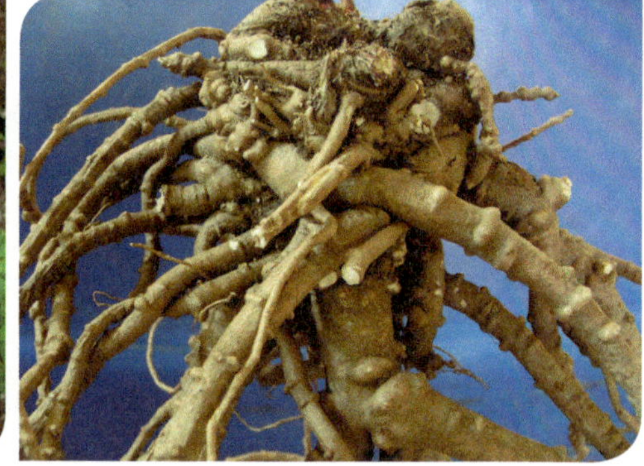

궁궁이

② **촉초**(蜀椒) : 촉(蜀)나라, 즉 지금의 중국 사천성에서 생산되었다고 하여 촉초(蜀椒) 또는 천초(川椒)라고 부른다.

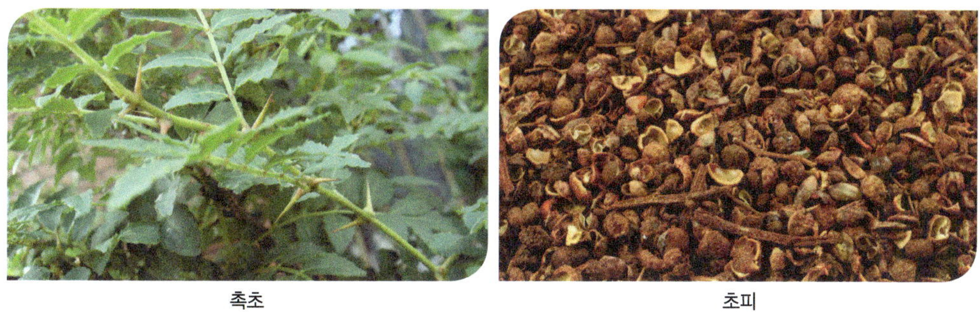

촉초　　　초피

③ **감송**(甘松) : 사천의 송주(松州) 지방에서 생산되며, 그 맛이 달아서 감송(甘松)이라고 부른다.

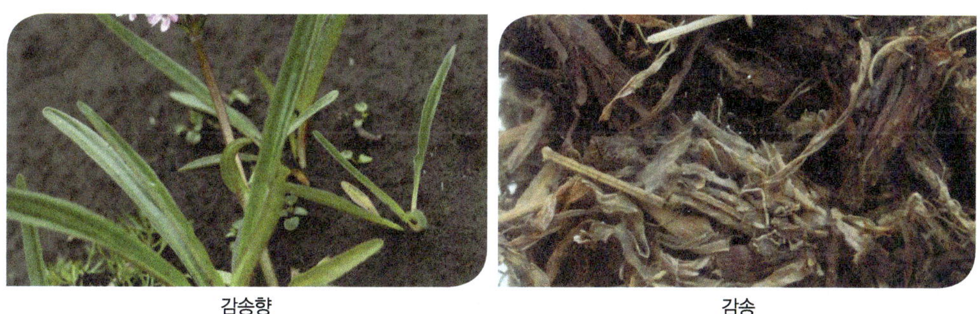

감송향　　　감송

2. 형색(形色)과 기미(氣味)에 의한 명칭

① **황기**(黃耆) : 황기의 색이 노랗고 맛이 달며 성(性)이 화평(和平)하므로 약 중에서 장로(長老)와 유사하다고 해서 붙은 이름이다. 기(耆)는 60~70세가 넘은 어른, 스승, 장로라는 뜻이다.

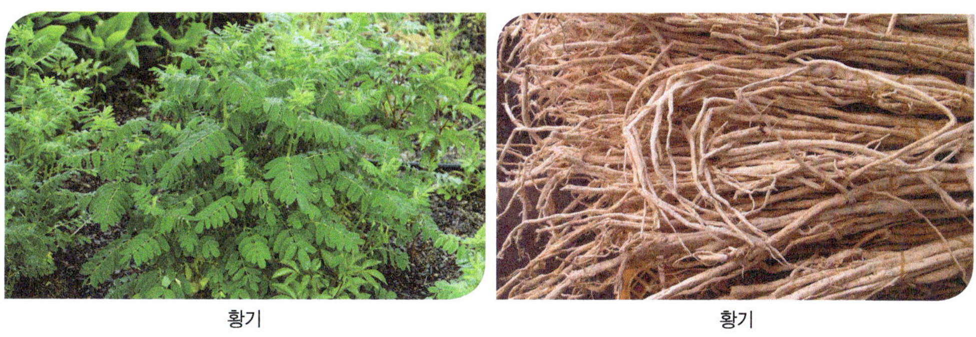

황기　　　황기

② **감초**(甘草) : 감초의 맛이 달다는 데서 붙은 이름이다.

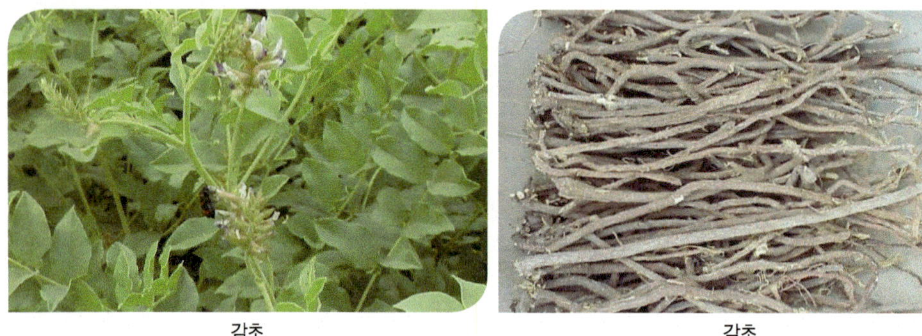

감초 감초

③ **우슬**(牛膝) : 우슬의 지상부 마디마디가 소의 무릎과 비슷하게 생겼다고 하여 붙은 이름이다.

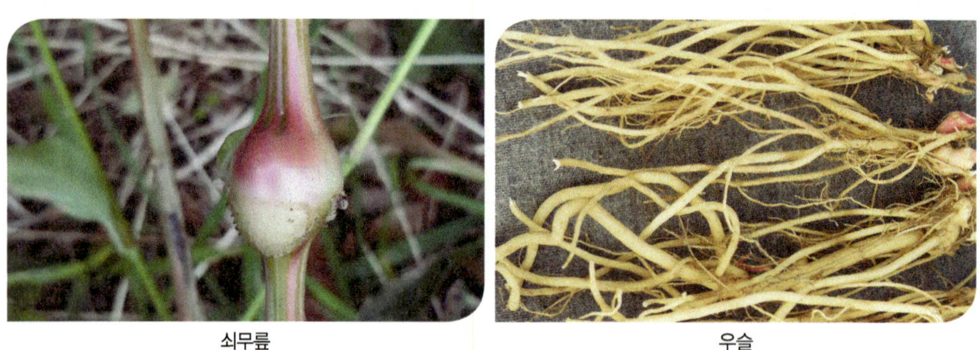

쇠무릎 우슬

④ **세신**(細辛) : 세신의 뿌리가 가늘고 맛이 매워서 붙은 이름이다.

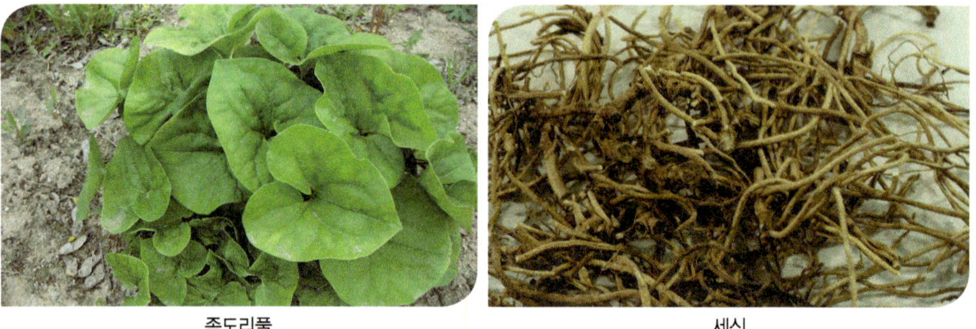

족도리풀 세신

⑤ **산조인(酸棗仁)** : 열매가 대추(大棗)와 유사하면서 맛이 시기 때문에 붙은 이름이다.

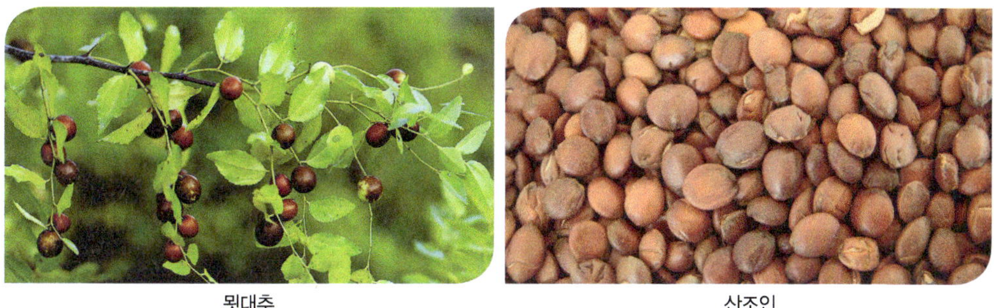

묏대추 산조인

⑥ **구기자(枸杞子)** : 가시가 헛개나무(枸)와 비슷하고 줄기는 버드나무(杞)와 비슷하여 두 글자를 합쳐 구기자라고 하였다.

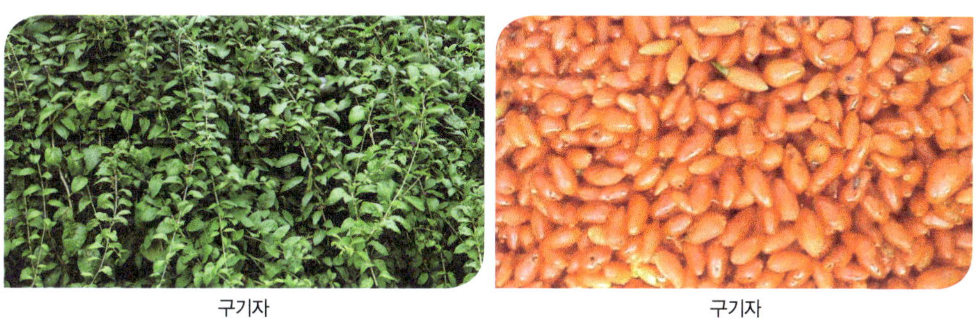

구기자 구기자

3. 생태(生態)에 의한 명칭

① **하고초(夏枯草)** : 하고초는 절기로 하지(夏至) 이후가 되면 꽃이 말라버리기 때문에 붙은 이름이다.

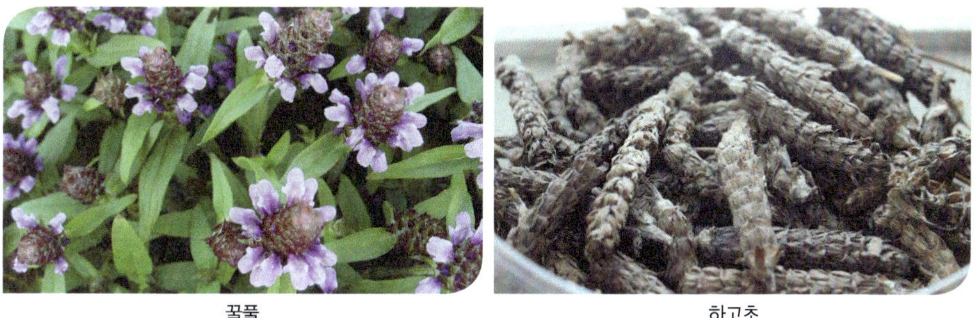

꿀풀 하고초

② **차전자**(車前子) : 차전자는 길가의 우마차 수레바퀴 자국 사이에서 자생하기 때문에 붙은 이름이다.

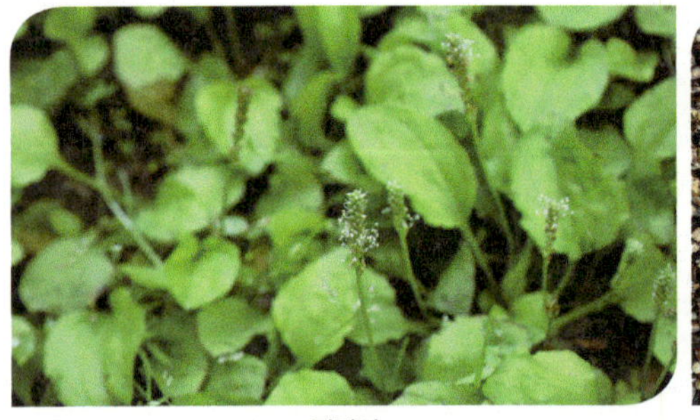
질경이

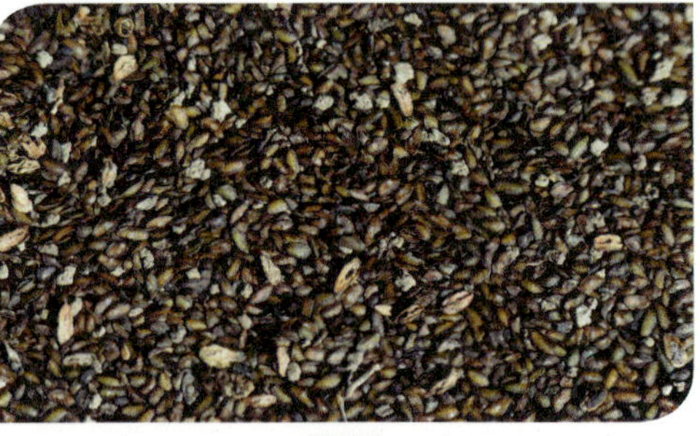
차전자

③ **인동**(忍冬) : 인동은 겨울에 잎이 얼면서도 시들지 않기 때문에 붙은 이름이다.

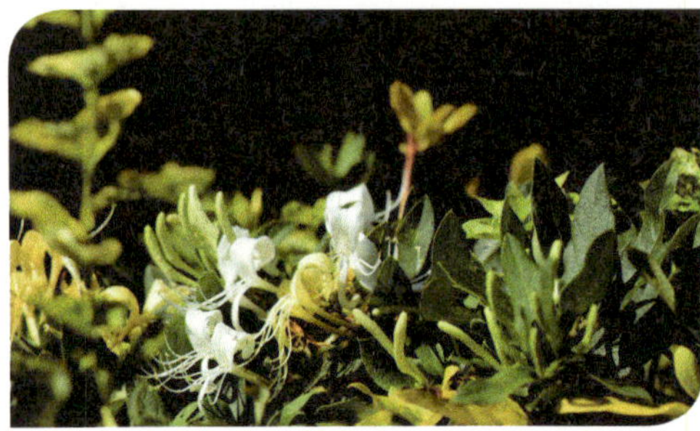
인동덩굴

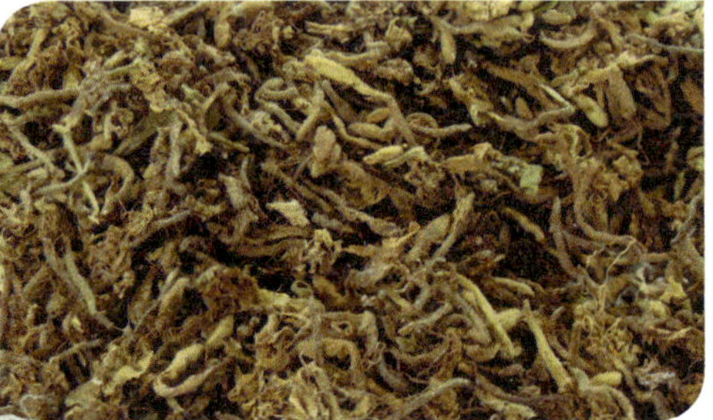
금은화

4. 효능에 의한 명칭

① **방풍**(防風) : 방풍은 풍사(風邪)를 다스리고 중풍의 예방 등에 효과가 있다는 데서 붙은 이름이다.

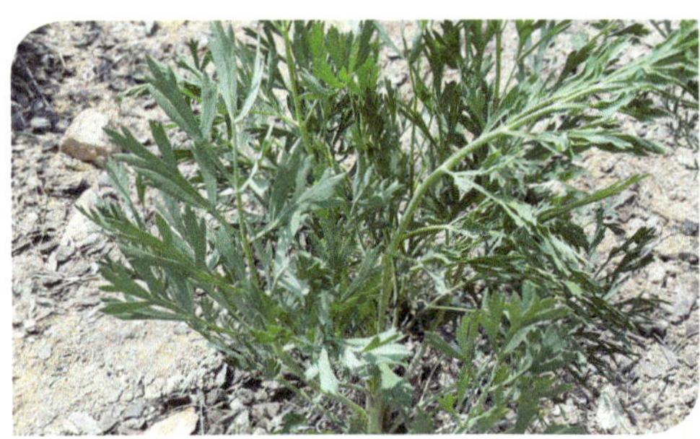
방풍

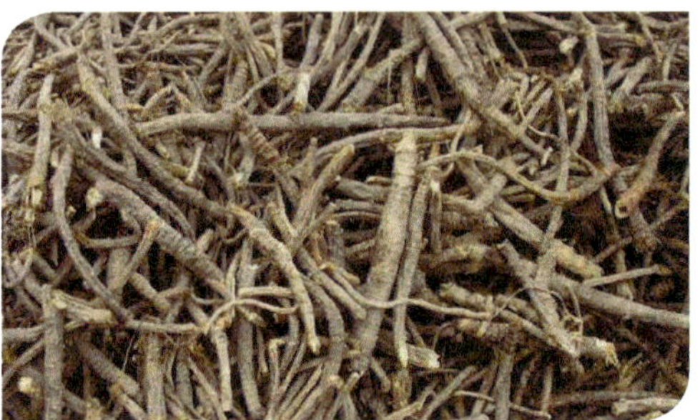
원방풍

② **원지**(遠志) : 원지를 복용하면 익지(益智), 강지(强志)의 효과가 있다는 데서 붙은 이름이다.

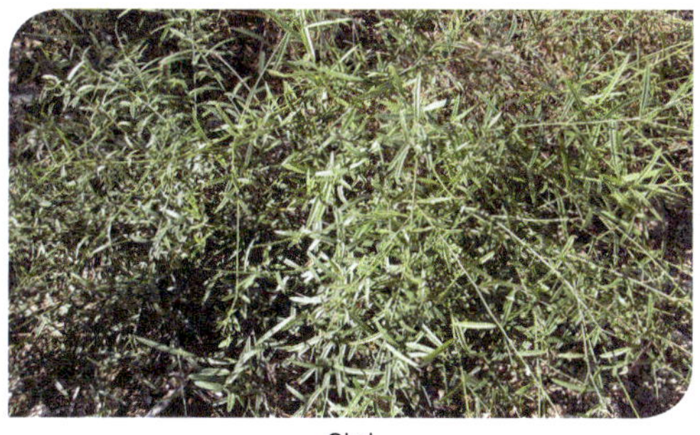
원지

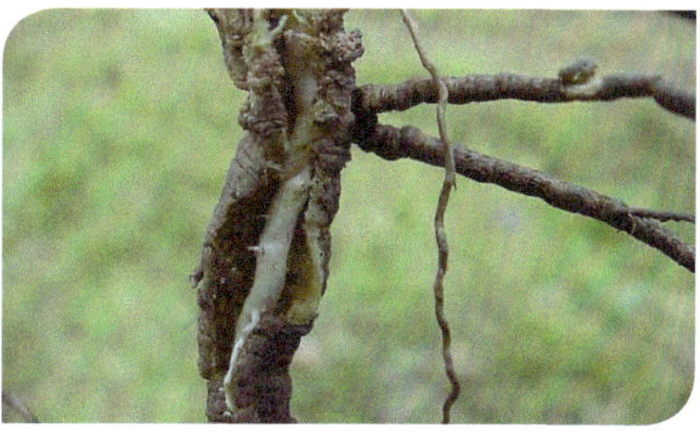
원지

③ **위령선**(威靈仙) : 효능이 강하고(威) 신선과 같이 영험(靈仙)하다는 뜻을 지니고 있다.

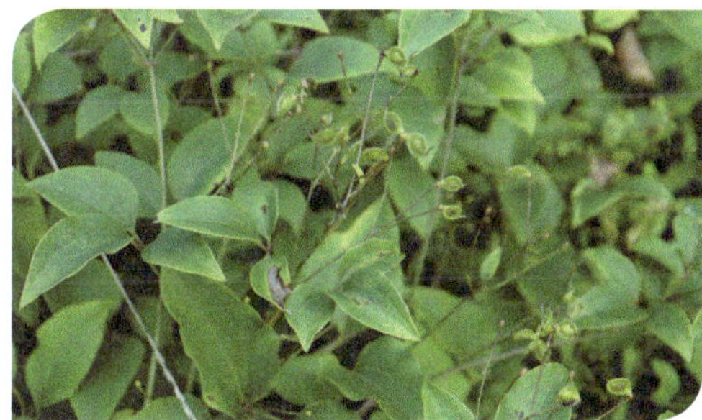
으아리

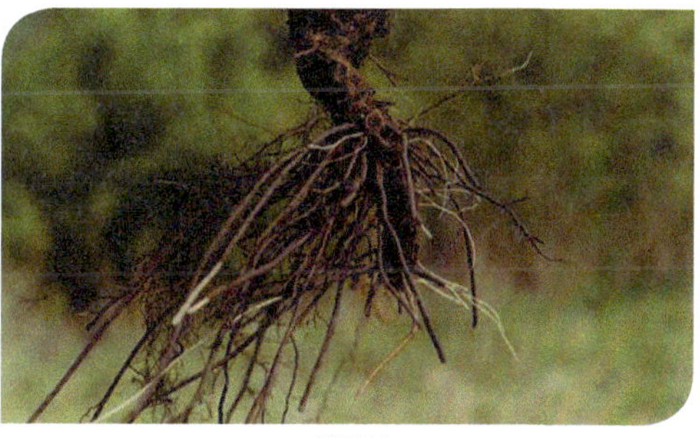
위령선

5. 전설(傳說)과 고사(故事)에 의한 명칭

① **음양곽**(淫羊藿) : 음양곽은 장양작용(壯陽作用)이 있어 양(羊)이 이 약초를 먹은 후에 음욕(淫慾)을 일으키며, 하루에 백 번의 교합(交合)이 가능하다는 데서 붙은 이름이다.

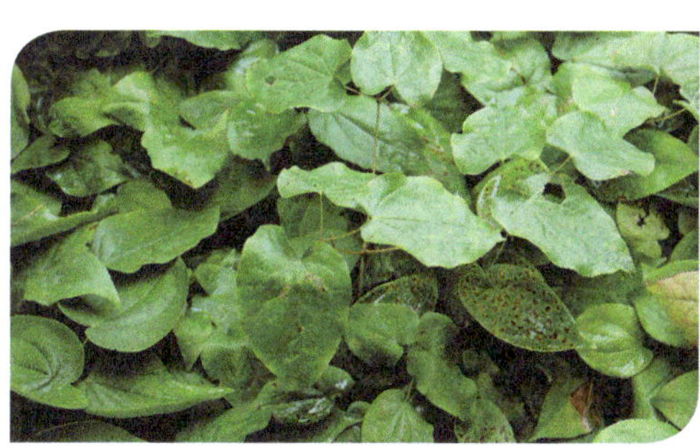
삼지구엽초

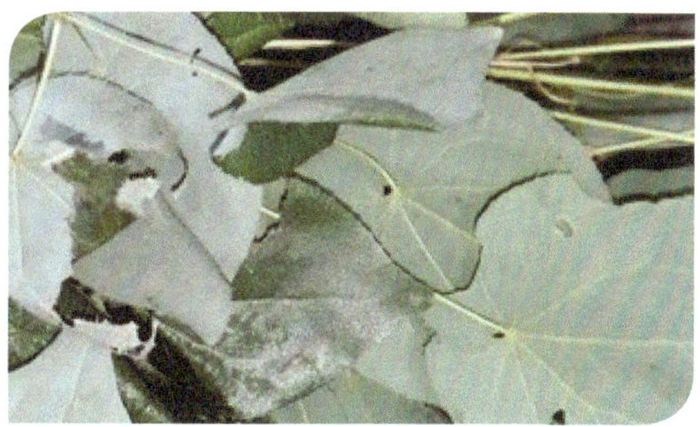
음양곽

② **두충**(杜) : 두충은 고대에 두중(杜仲)이라는 사람이 이 약초를 복용함으로써 득도(得道)하였다는 데서 그 사람의 이름을 따 붙인 이름이다. 원래는 두중(杜仲)이나 일반적으로 두충(杜)으로 부르고 있다.

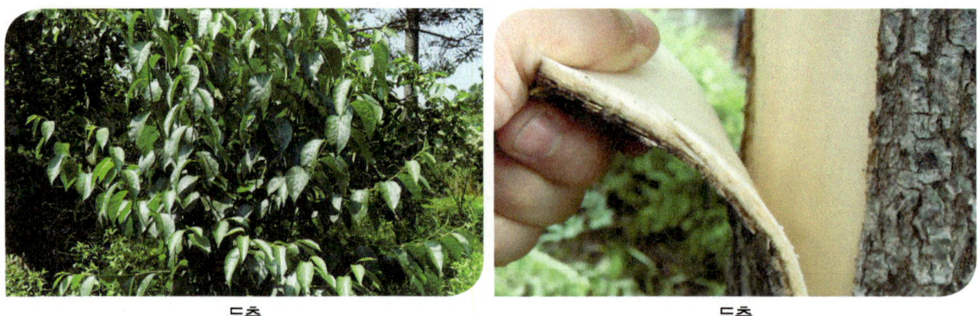

두충　　　　두충

③ **사상자**(蛇床子) : 뱀도랒이라고 하는 사상자는 뱀이 이 약초 밑에서 놀기를 좋아했다는 데서 붙은 이름이다.

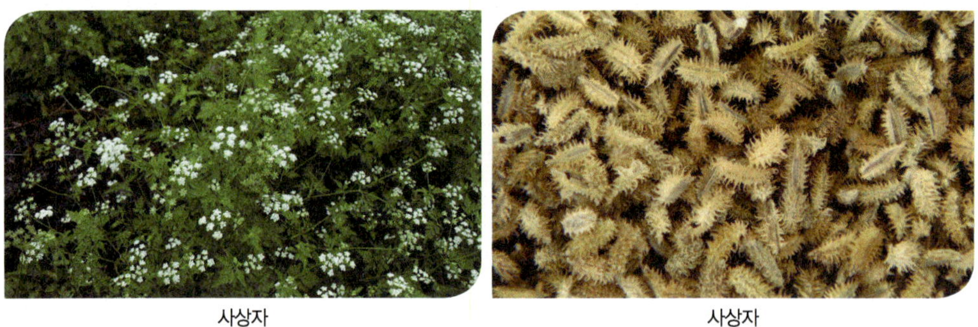

사상자　　　　사상자

6. 약용 부위에 의한 명칭

① 꽃을 사용하는 약초 : 이름에 꽃을 뜻하는 '화(花)'가 들어간다. 괴화(槐花), 갈화(葛花), 홍화(紅花)

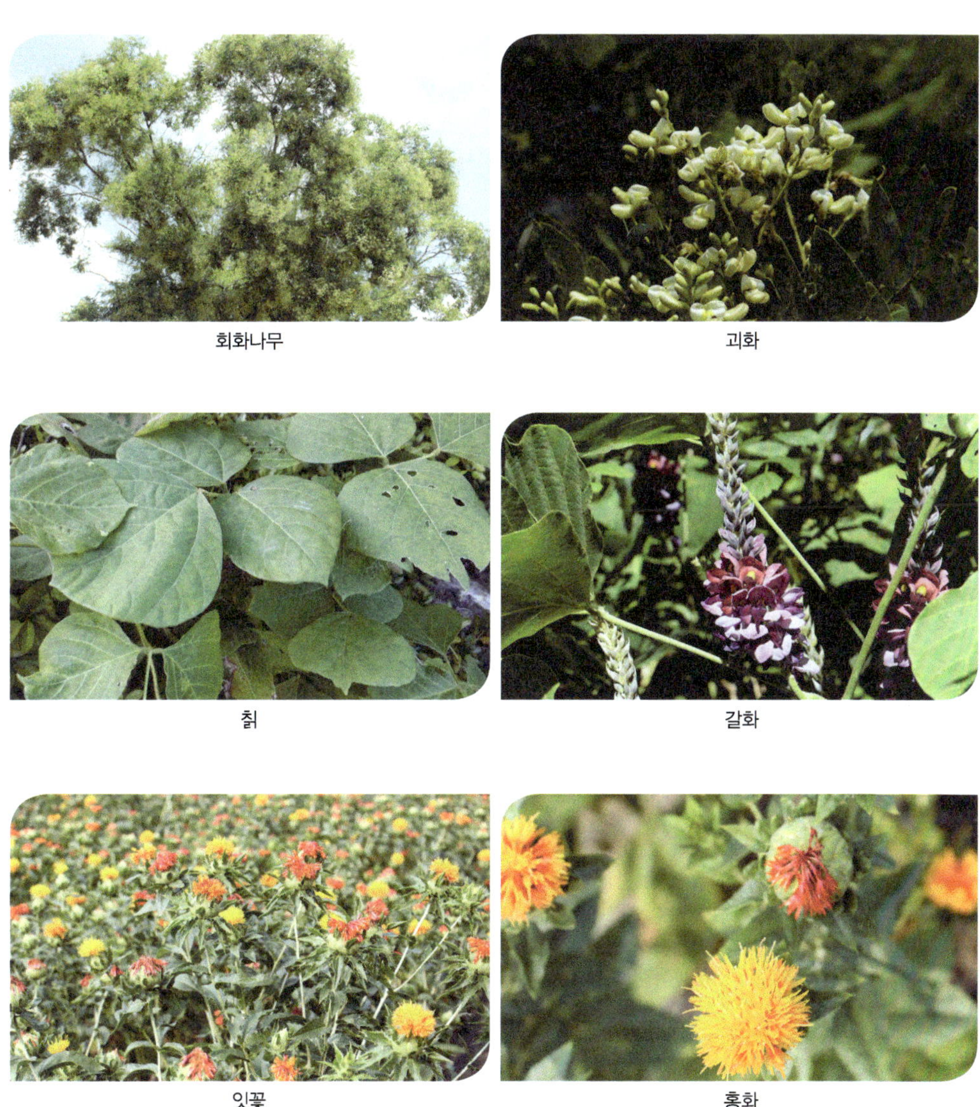

회화나무 괴화

칡 갈화

잇꽃 홍화

② 씨앗을 사용하는 약초 : 이름에 '자(子)', '인(仁)', '과(果)' 등이 들어간다. 치자(梔子), 오미자(五味子), 소자(蘇子), 창이자(蒼耳子), 토사자(絲子)

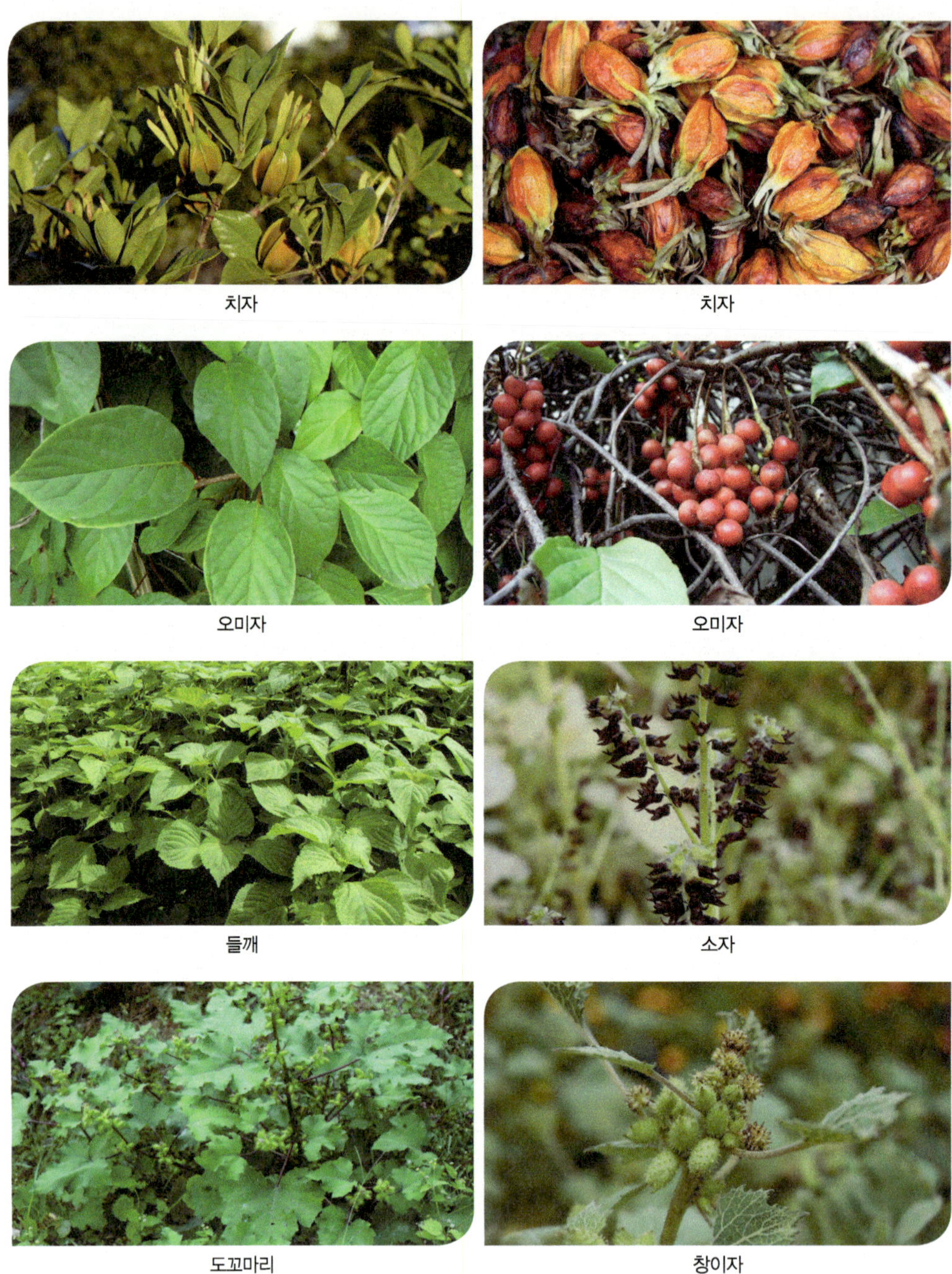

치자 치자

오미자 오미자

들깨 소자

도꼬마리 창이자

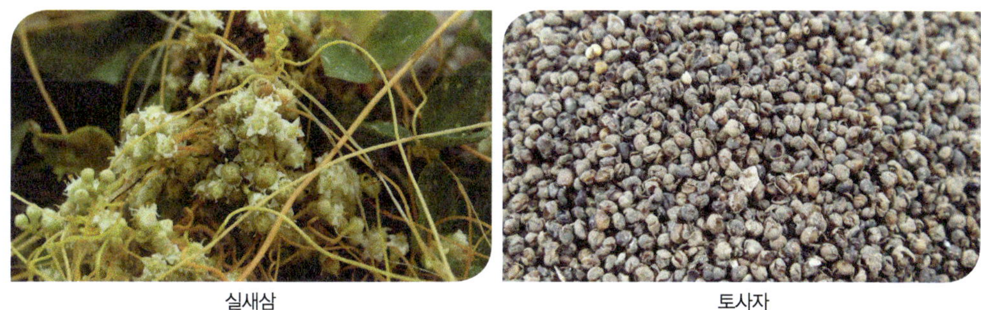

실새삼　　　토사자

③ 잎을 사용하는 약초 : 잎을 뜻하는 '엽(葉)'이 들어간다. 소엽(蘇葉), 측백엽(側柏葉), 애엽(艾葉), 상엽(桑葉)

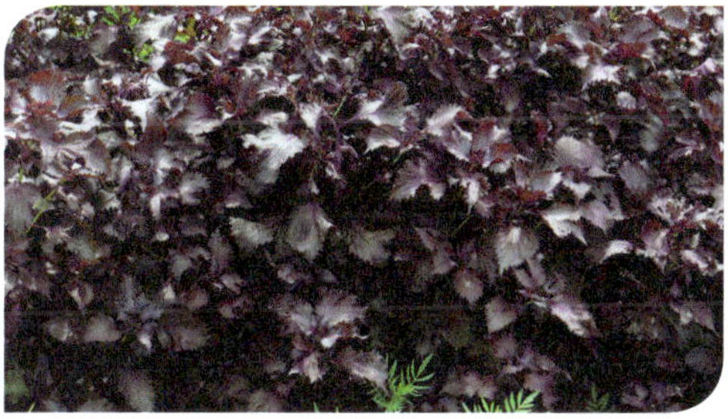

차즈기 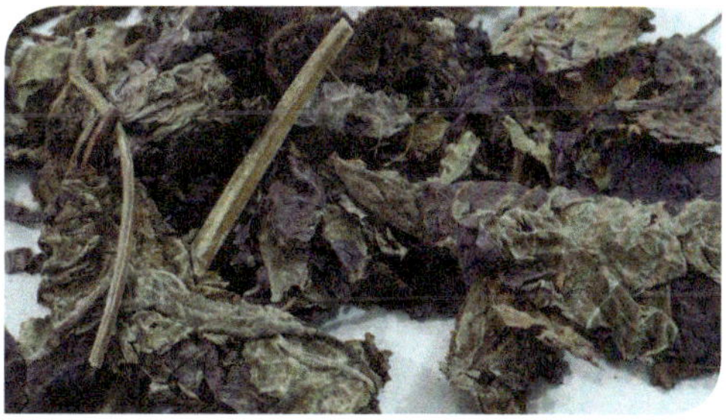　　　소엽

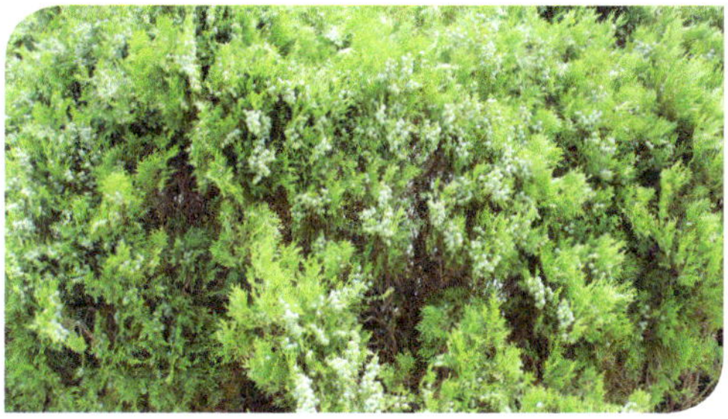

측백나무 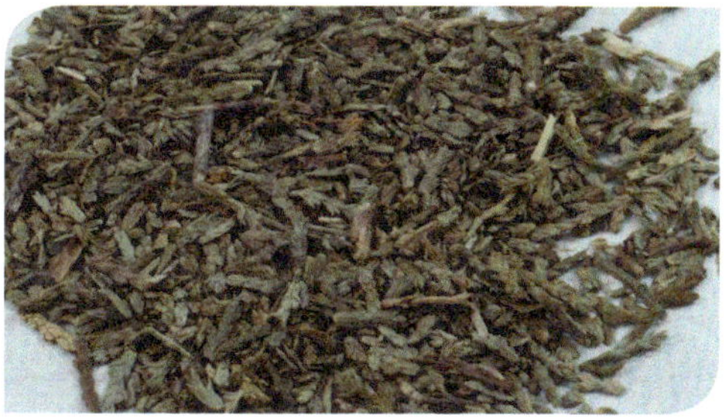　　　측백엽

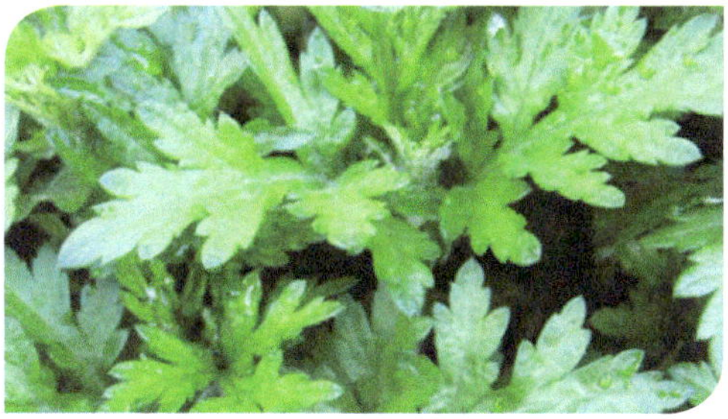

쑥 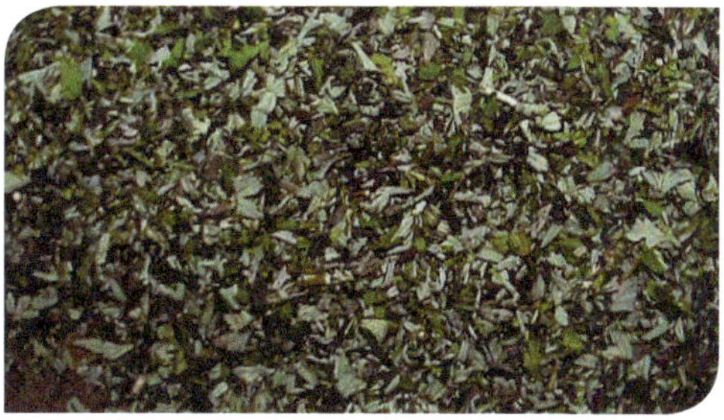　　　애엽

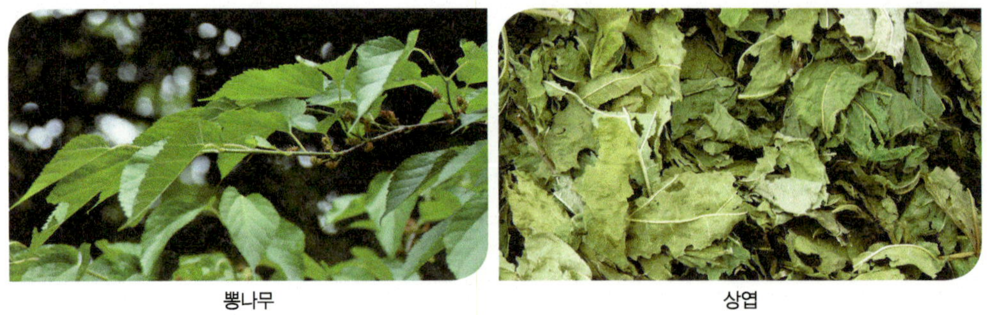

뽕나무 상엽

④ **뿌리를 사용하는 약초** : 뿌리를 뜻하는 '근(根)'이 들어간다. 갈근(葛根), 삼칠근(三七根), 노근(蘆根)

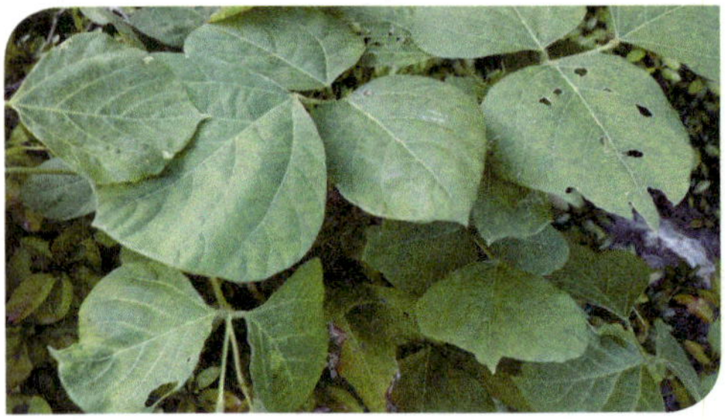

칡 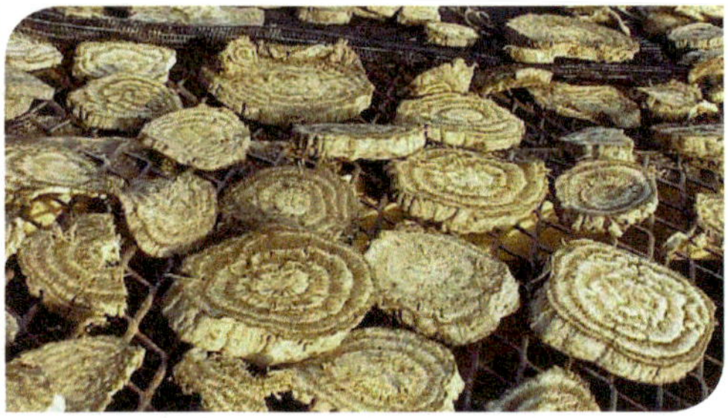 갈근

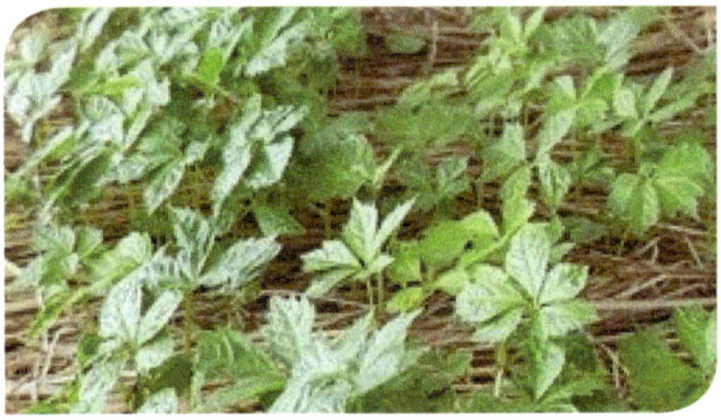

삼칠근 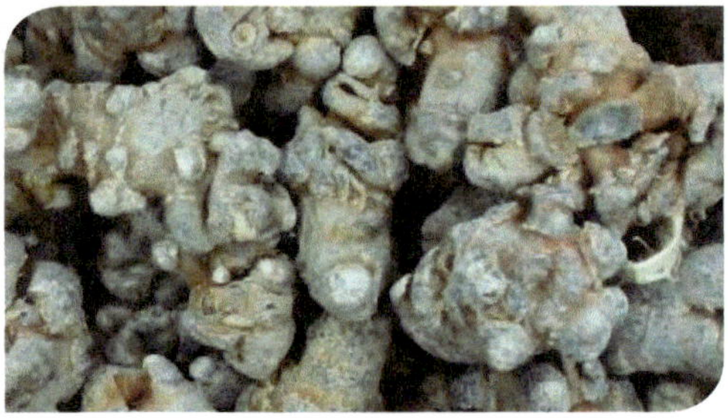 삼칠근

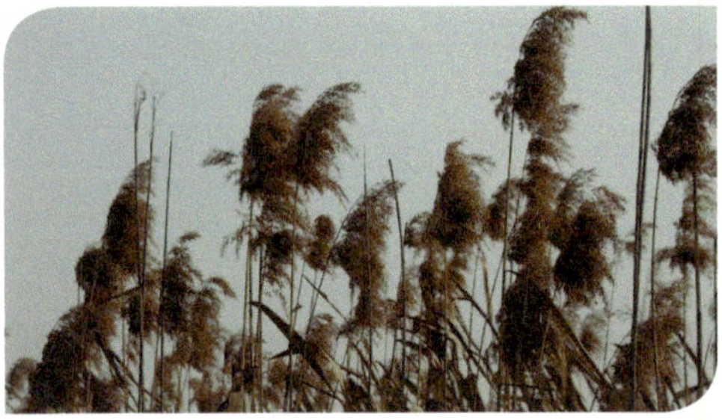

갈대 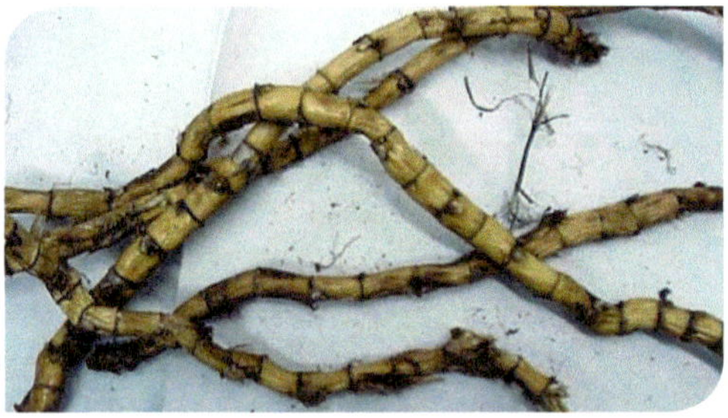 노근

⑤ 껍질을 사용하는 약초 : 껍질을 뜻하는 '피(皮)'가 들어간다. 진피(陳皮), 계피(桂皮), 오가피(五加皮), 백선피(白鮮皮)

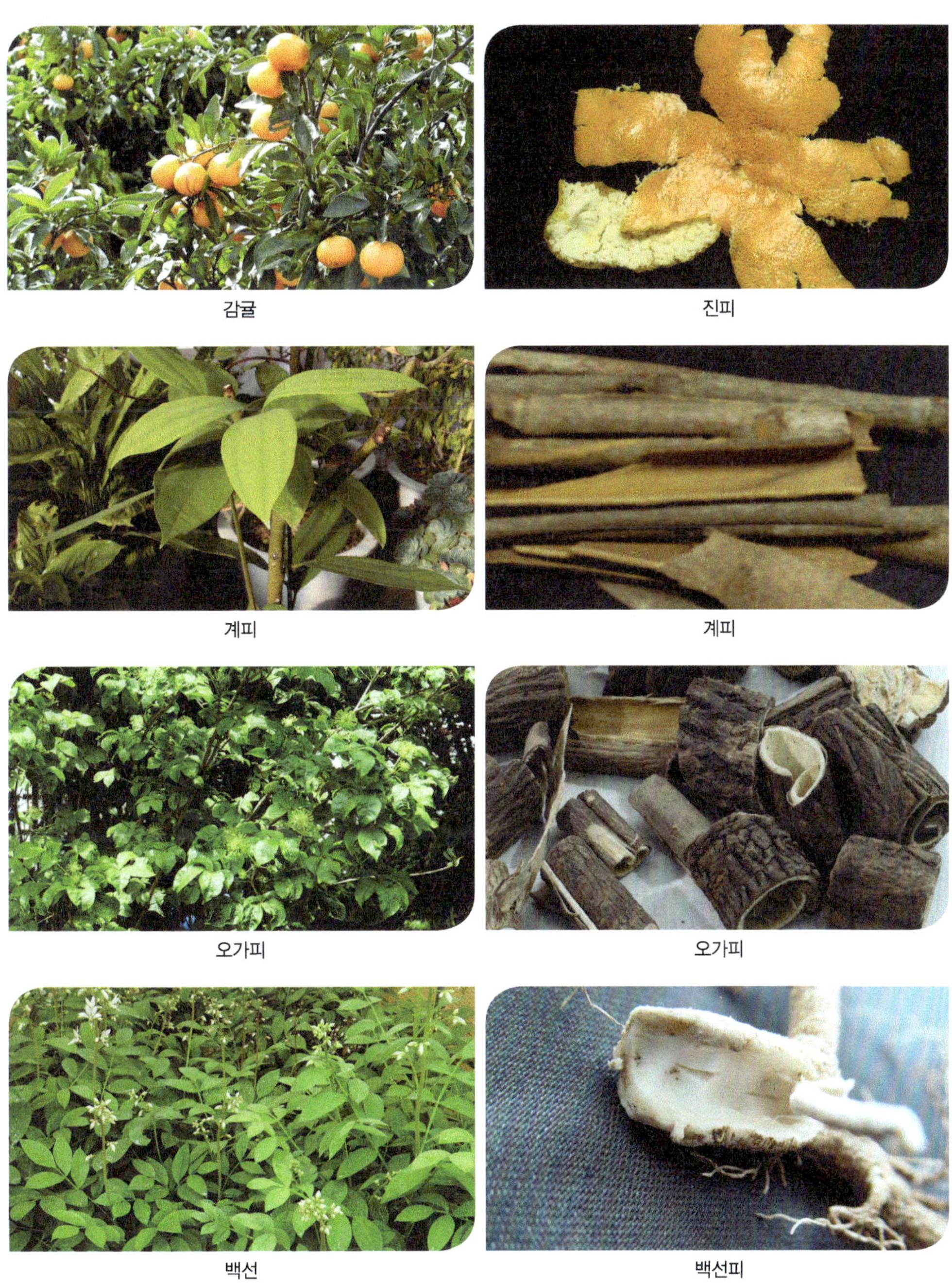
감귤 진피
계피 계피
오가피 오가피
백선 백선피

02 약초의 채취 시기

약초의 채취 시기는 약효에 영향을 주기 때문에 매우 중요하다. 시기가 너무 이르거나 너무 늦으면 약의 효과를 기대할 수 없고, 도리어 역작용이 생길 수도 있다. 다음은 채취 시기에 대한 『동의보감』의 설명이다.

> 무릇 약초를 채취하는 시기를 흔히 음력 2월과 8월로 잡는 것은 이른 봄에는 물이 올라 싹트기 시작하나 아직 가지와 잎으로는 퍼지지 않아서 뿌리에 있는 약기운이 아주 진하기 때문이고, 가을에는 가지와 잎이 마르고 진액(津液)이 아래로 내려오기 때문이라고 한다. 그러나 지금까지의 실제 경험에 비추어보자면, 봄에는 차라리 일찍 캐는 것이 좋고, 가을에는 차라리 늦게 캐는 것이 좋으며 꽃, 열매, 줄기, 잎은 각각 그것이 성숙되는 시기에 따는 것이 좋다. 또한 절기가 일찍 오고 늦게 오는 때가 있으므로 반드시 글에 적힌 대로 음력 2월이나 8월에 채취할 필요는 없는 것이다.

약(藥)이라는 말에는 '즐겁다(樂)'와 '풀(草)'이라는 뜻이 담겨 있다. 병을 낫게 하여 사람을 즐겁게 해주는 풀. 그렇다! 태초부터 자연은 사람의 행복을 위해 존재했다. 자연은 곡식으로 배를, 꽃으로 눈을, 향기로 코를, 부드러운 바람으로 살결을 즐겁게 한다. 그리고 자연은 우매한 사람의 욕심의 결과인 질병을 치료하기 위해 초근목피(草根木皮)를 준비하였다.

'약(藥)'이라는 말을 세부적으로 분석해보면 약초를 언제 채취해야 좋은지 알 수 있다.

艸 + 幺 + 白 + 木

'幺(요)'는 어리다는 뜻이고, '白(백)'은 선명하다는 뜻이다. 어리고 선명하다는 것은 식물이 지니고 있는 힘이 최고점을 향해 발현되고 있다는 뜻이다. 과일이나 채소를 고를 때 빛깔이 좋은 것을 선택하는 것처럼 약으로 사용하기 위해서는 해당 식물의 약성(藥性)이 최대로 발현되는 때를 고르는 것이 약초를 채취할 때 가장 중요하게 적용되는 원칙이다. 잎을 사용하는 약초는 잎이 완전히 성숙하기 전에 채취해야 한다. 나무껍질을 사용하는 오가피나 두충 같은 약초는 봄에 진액(津液)이 막

올라오고 있을 때가 좋다. 씨앗이나 뿌리도 마찬가지이다. 자연 속에서 그들이 지녀야 할 성질이 가장 잘 발현될 때 약으로 사용된다. '초(草)'라는 말을 분석하면 의미가 더욱 명확해진다.

艸+ 早

'早(조)'는 어리다, 젊다는 뜻으로, 풀(草)이라는 말 자체에 어리다는 의미가 담겨 있다. 생기발랄하고 여물지 않은 상태, 성숙을 위해 분투하는 모습이 그려진다. 약초는 식물이 지니고 있는 성질이 최고점을 향해 발현될 때 최대의 효과를 나타낸다.

자, 이제 식물 부위별로 언제 채취하는 것이 좋은지 살펴보자.

1. 나무의 껍질을 사용하는 약초

나무의 껍질을 사용하는 약초는 언제 채취해야 할까? 약의 기운이 최고로 올라와 있을 때는 언제일까를 생각하면 된다. 봄 햇살에 마음이 동(動)한 식물이 땅을 뚫고 올라온다. 앙상했던 가지에 싹이 트고 뿌리는 문어발보다 강한 흡입력으로 지기(地氣)를 끌어 당긴다. 이내 나무의 몸통과 가지에 물이 오르기 시작한다. 이렇게 한창 물이 올랐을 때 껍질을 취해야 한다. 잎이 손바닥보다 넓어지는 한여름이 되면 약의 기운은 잎으로 향하게 되고, 껍질에는 약의 성질이 희미해진다. 낙엽이 지는 가을에도 마찬가지이다. 약의 기운이 뿌리로 향하면 껍질은 알거지가 된다. 이때 채취한 껍질에는 약효가 많지 않다. 결국 껍질을 사용하는 약초는 종류에 따라 다르지만 5~7월, 또는 발아 및 개화 후에 채취해야 약효가 좋고 껍질이 잘 벗겨진다.

예 두충, 오가피, 해동피(엄나무)

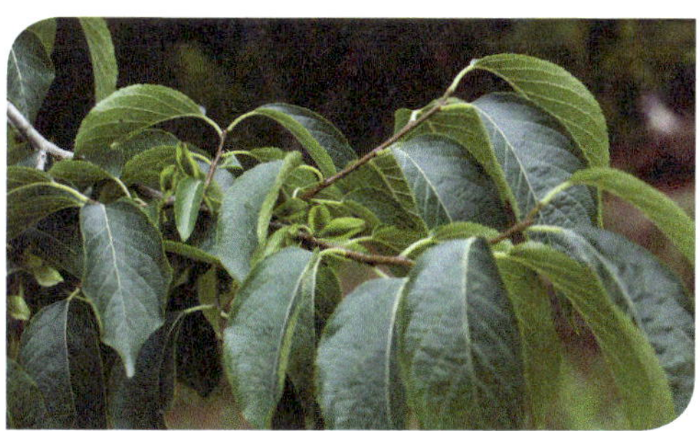
두충

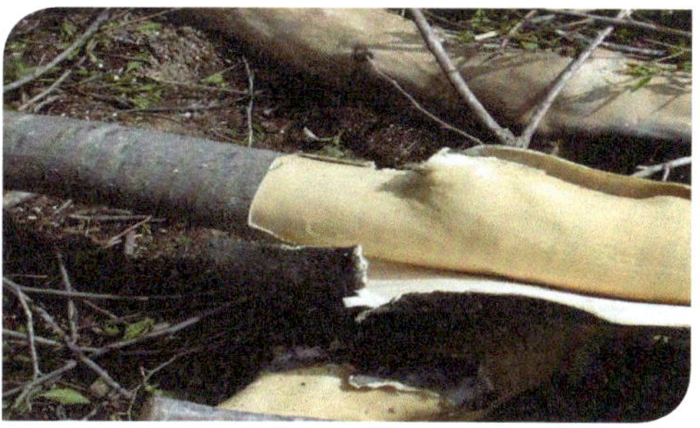
두충

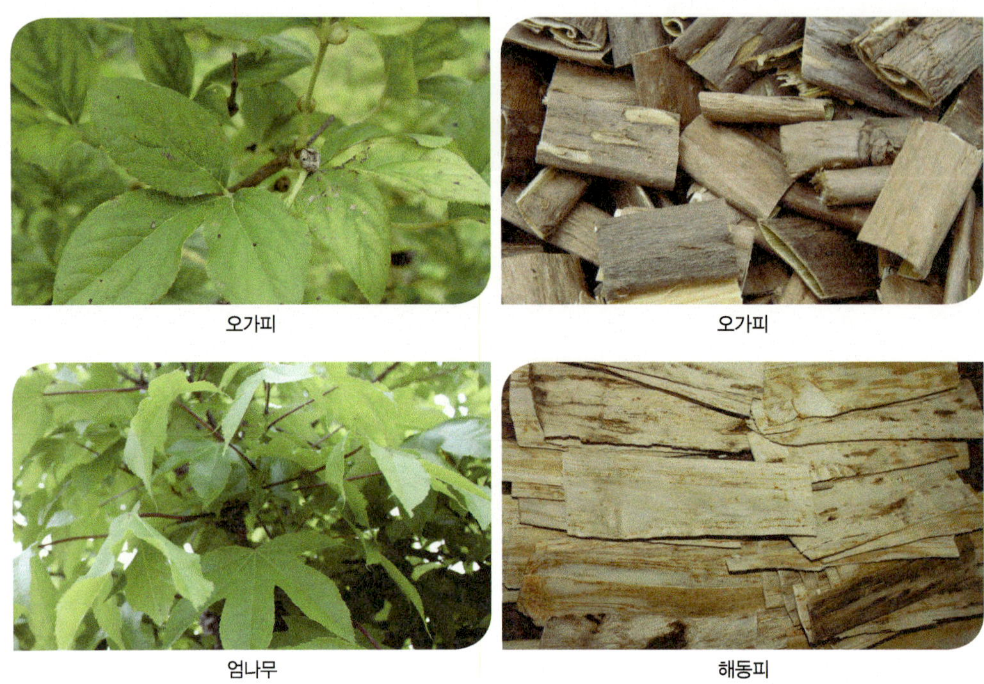
오가피 오가피

엄나무 해동피

2. 잎을 사용하는 약초

식물의 잎을 사용하는 약초는 언제 채취해야 할까? 마찬가지로 약의 기운이 잎에 충만해졌을 때 채취해야 한다. 따라서 완전히 성숙하기 전에 따야 한다. 꽃을 피우는 식물이라면 꽃이 막 피기 시작할 무렵, 늦어도 꽃이 활짝 피었을 때 잎을 채취해야 한다.

예 소엽(차즈기 잎), 상엽(뽕나무 잎), 다엽(녹차)

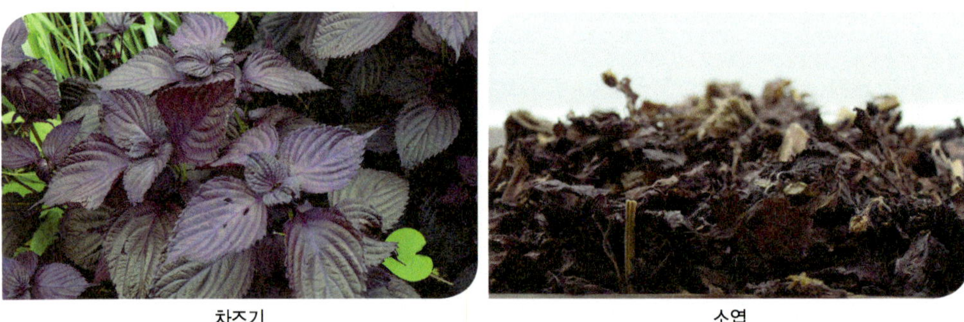
차즈기 소엽

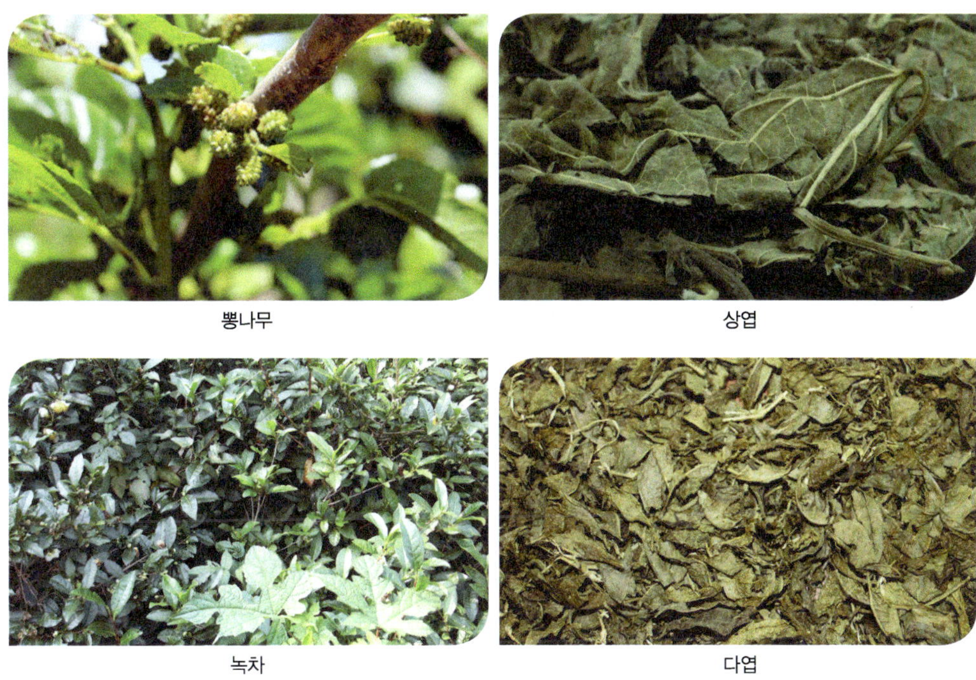
뽕나무 상엽
녹차 다엽

3. 꽃을 사용하는 약초

이른 봄을 화사하게 장식하는 목련 꽃은 비염과 축농증에 효과적인 약초이다. 그런데 이것을 채취하는 시기는 꽃이라고 보기 어려울 때이다. 세상에 자신의 존재를 알리기 전, 꽃봉오리가 망울망울 매달려 있을 때 채취한다. 꽃을 사용하는 모든 약초가 그런 것은 아니지만, 꽃이 완전히 피지 않았거나 반쯤 피었을 때 채취해야 한다. 만약 꽃이 활짝 피어 채취 시기가 늦어진다면 약의 기운은 이

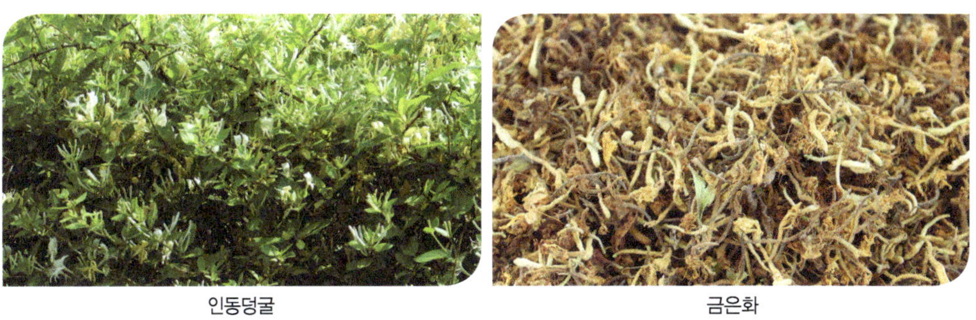
인동덩굴 금은화

미 씨앗을 만드는 데로 이동하게 된다.

예 금은화(인동 꽃), 신이(목련 꽃), 홍화, 갈화(칡꽃), 감국

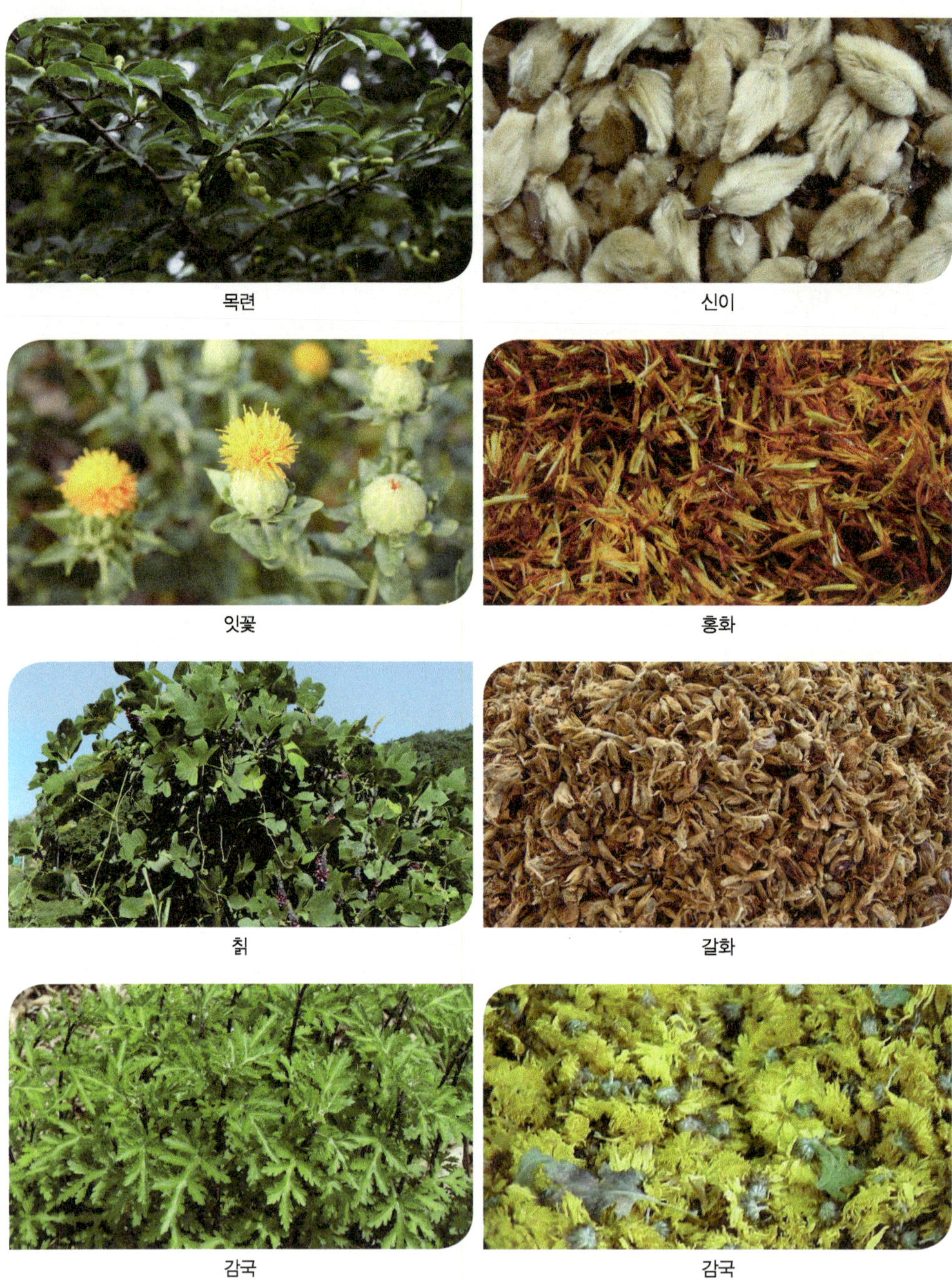

목련

신이

잇꽃

홍화

칡

갈화

감국

감국

4. 지상부를 사용하는 약초

식물 전체를 약초로 사용하는 경우가 있다. 무의 뿌리와 잎을 모두 먹는 것처럼 말이다. 식물 전체를 사용하는 약초 또한 약의 기운이 최고점에 달했을 때 채취해야 한다. 사람으로 따지면 청소년기에 채취해야 효과가 좋다. 따라서 봄이나 초여름이 적기이다.

만약 꽃이 피는 식물이라면 꽃이 필 무렵, 늦어도 꽃이 만개했을 때 채취하는 것이 좋다.

예 인진쑥, 곽향(배초향), 익모초, 하고초

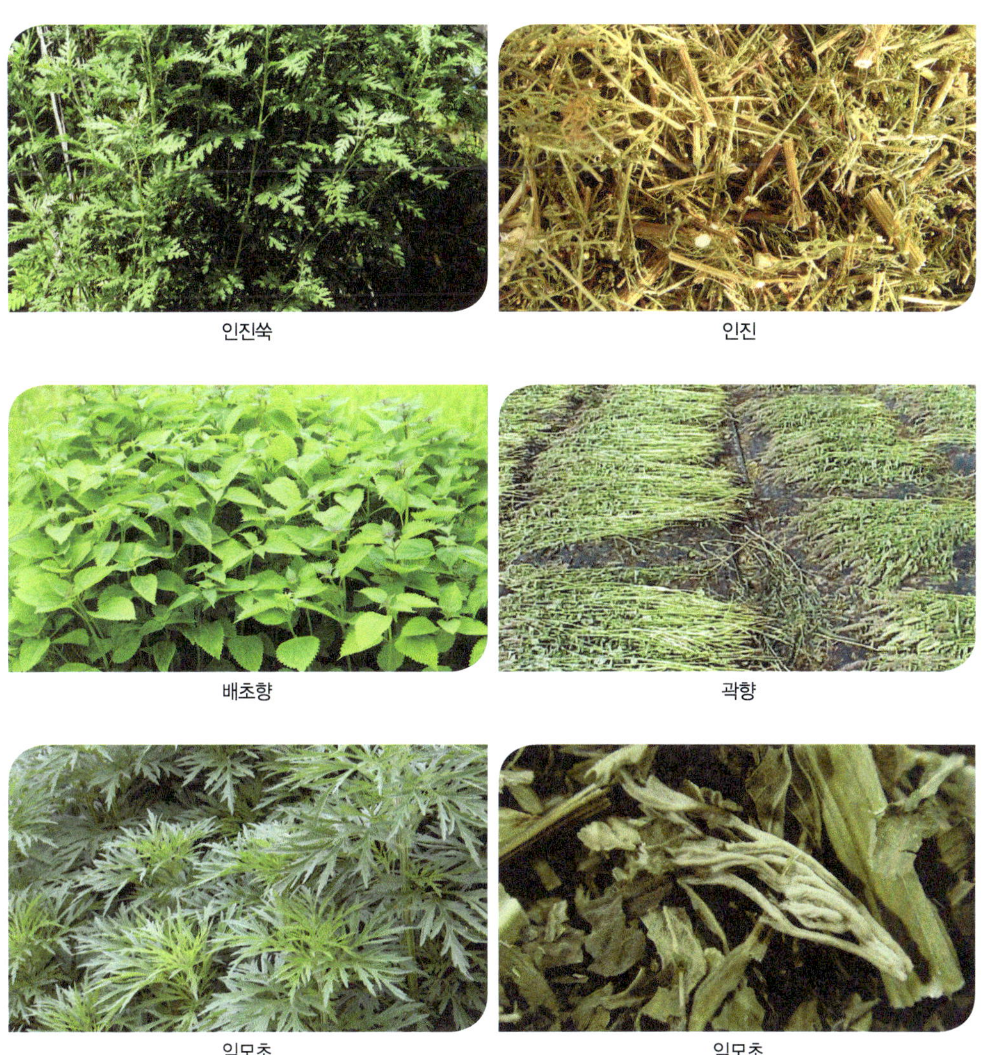

인진쑥 인진

배초향 곽향

익모초 익모초

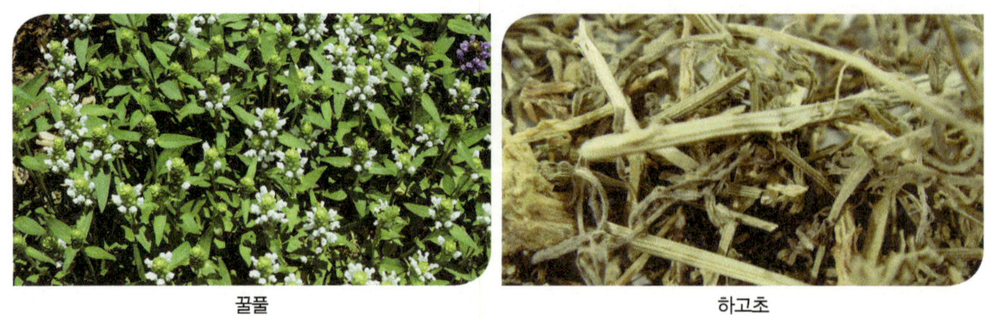

꿀풀　　하고초

5. 열매, 씨앗을 사용하는 약초

열매, 씨앗을 사용하는 약초는 대체로 약초의 이름이 자(子), 인(仁)으로 끝난다. 열매, 씨앗을 사용하는 약초는 씨앗이 완전히 성숙했을 때 채취하는 것이 일반적이다. 그래야 약의 기운이 온전히 씨앗으로 이동되기 때문이다. 하지만 복분자는 예외이다. 복분자는 신맛이 주요한 약성을 나타내기 때문에 익지 않았을 때 채취해야 한다.

예 구기자, 대추, 산수유, 산사, 오미자, 산조인

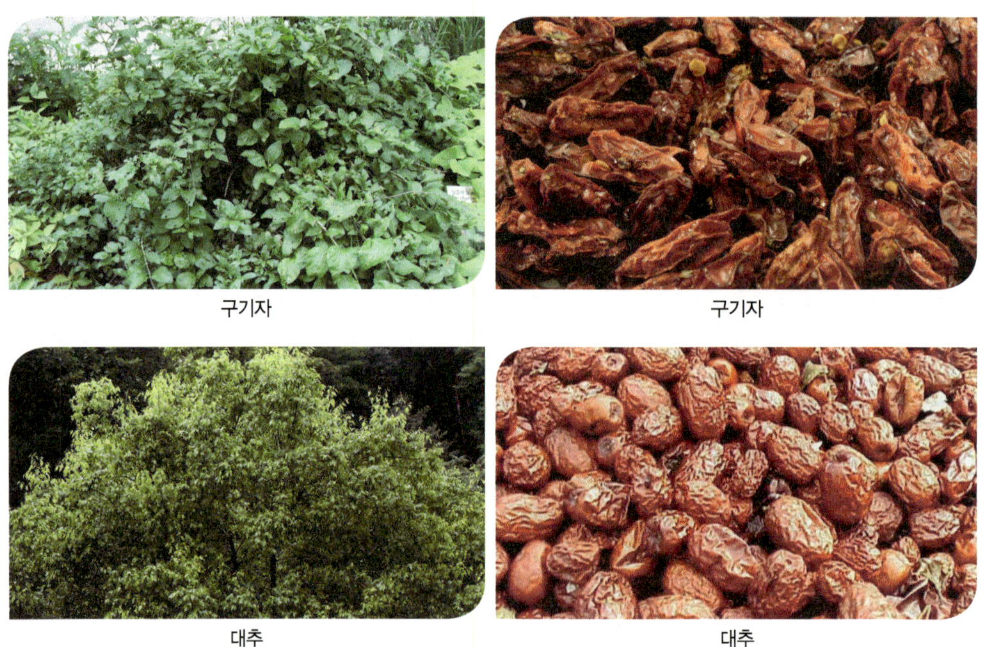

구기자　　구기자

대추　　대추

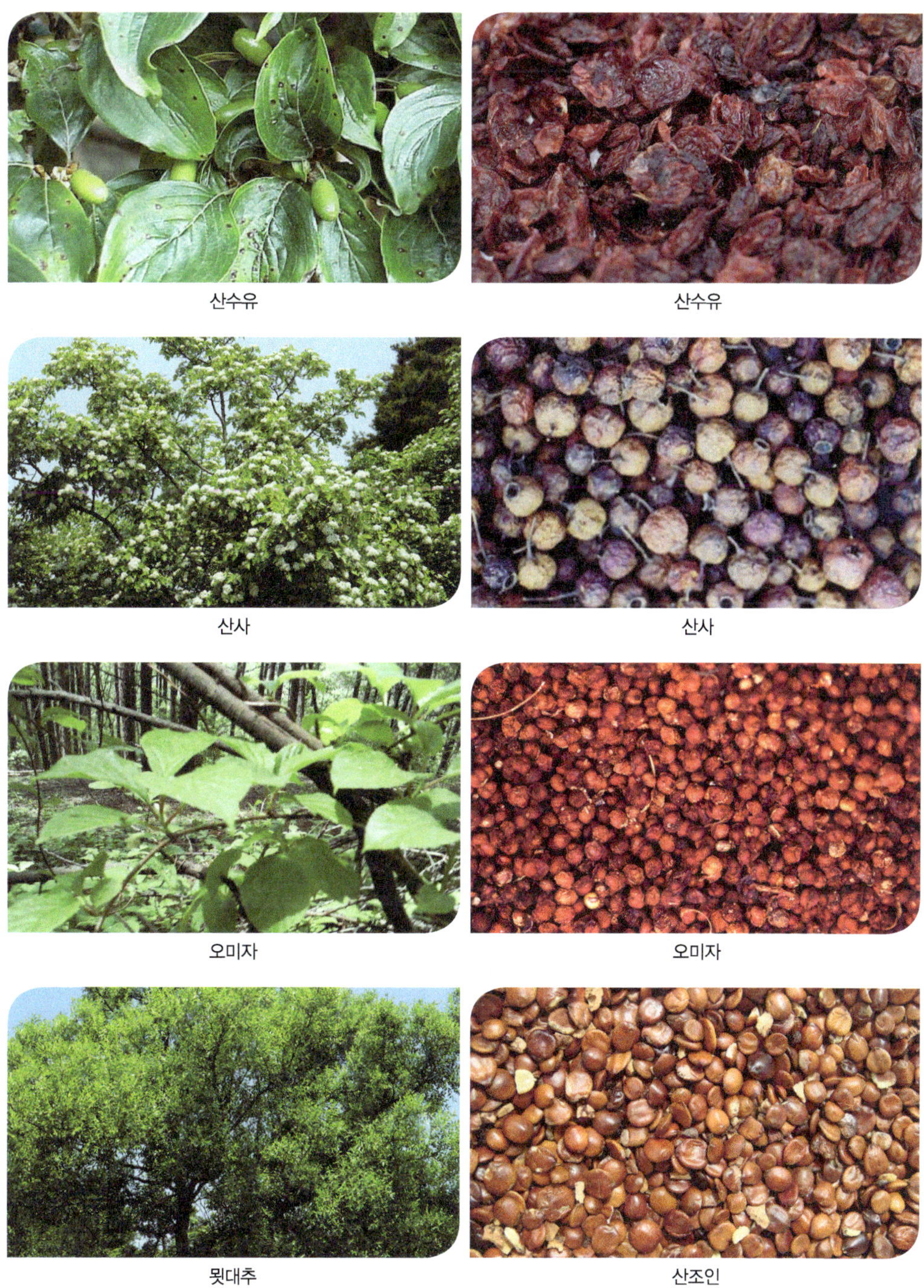

산수유 산수유

산사 산사

오미자 오미자

묏대추 산조인

6. 뿌리를 사용하는 약초

뿌리를 약초로 사용하는 것들이 매우 많다. 인삼, 황기, 감초, 백수오 등 우리가 보약이라고 생각하는 약초는 대체로 뿌리를 사용한다. 그렇다면 약의 기운이 뿌리로 내려가는 시기는 언제일까? 가을이 되어 낙엽이 지고 식물의 에너지가 뿌리로 내려가 다음 해를 기약할 때이다. 아니면 이른 봄 싹이 트면서 가지와 잎으로 물이 오르기 전이다. 따라서 뿌리를 사용하는 약초는 늦은 가을 또는 이른 봄에 채취해야 한다.

예 사삼(잔대), 길경(도라지), 백수오, 천궁, 백지, 강활

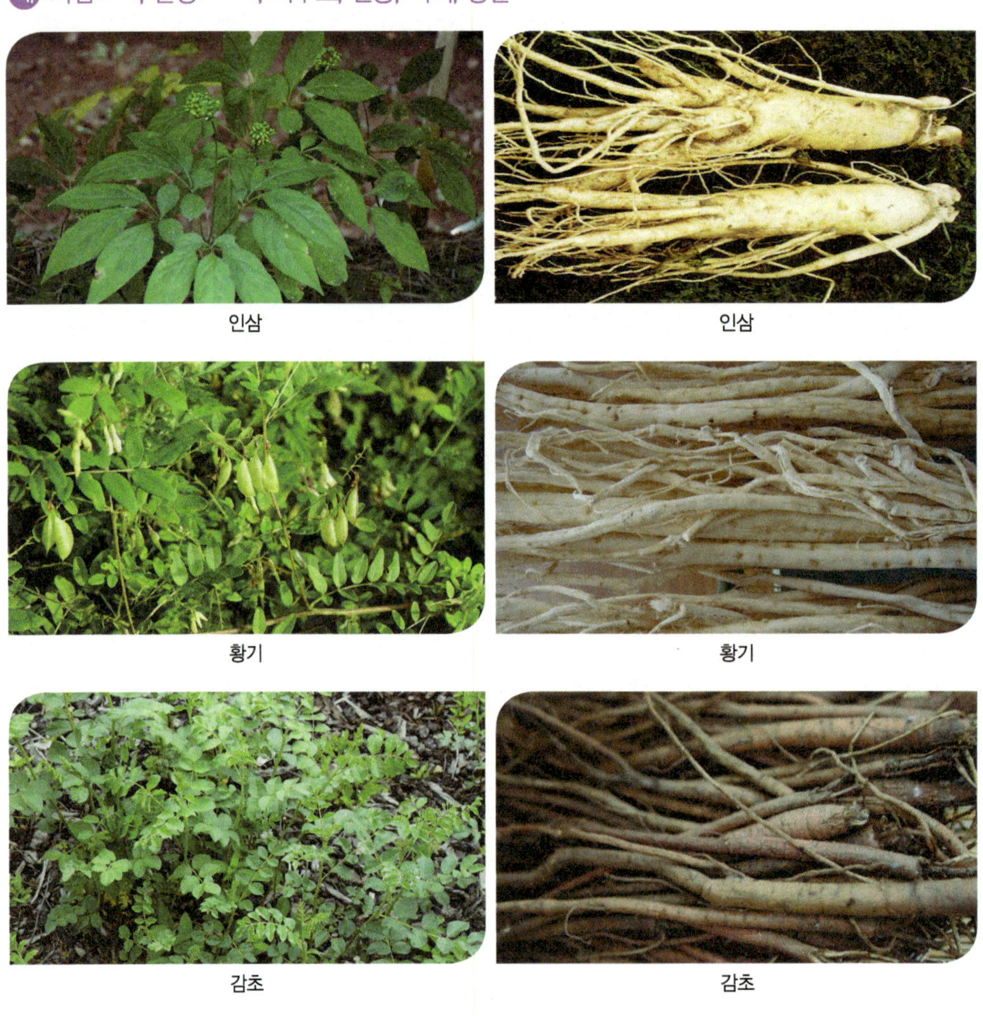

인삼 인삼

황기 황기

감초 감초

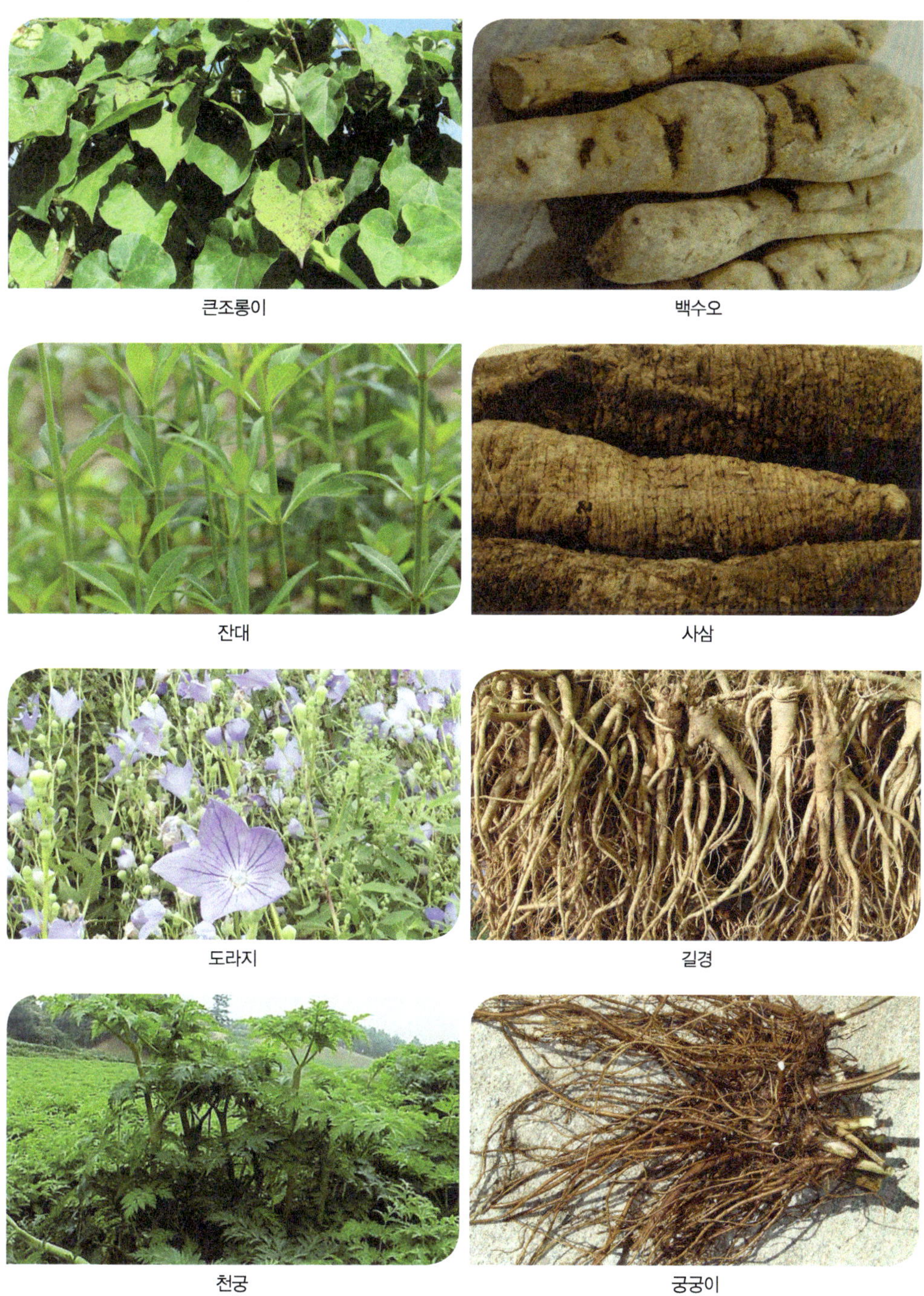

큰조롱이

백수오

잔대

사삼

도라지

길경

천궁

궁궁이

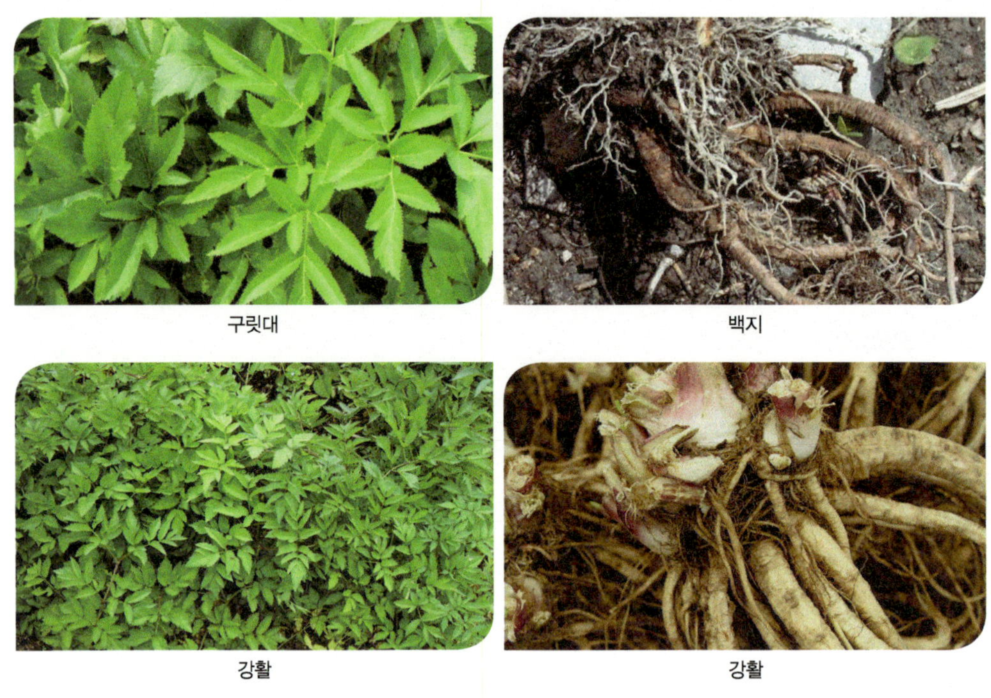
구릿대

백지

강활

강활

비슷한 약초 잎생김새

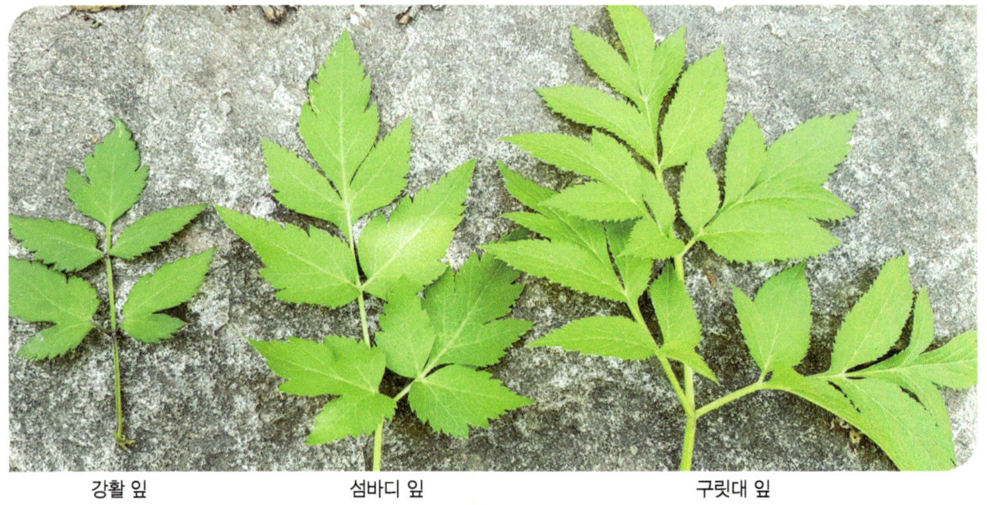
강활 잎

섬바디 잎

구릿대 잎

03 약초를 말리는 방법

대부분의 약초는 채취한 후에 바로 말려야 한다. 그래야 저장과 유통이 편리하기 때문이다. 채취한 약초를 바로 섭취한다면 건조할 필요가 없겠지만 계절과 지역에 따라 나오는 약초가 다르기 때문에 말려서 오랫동안 보관해야 할 필요성이 생긴다. 다음은 약초의 건조에 대한 『동의보감』의 설명이다.

> 폭건(暴乾)은 햇볕에 쪼여 말리는 것이고, 음건(陰乾)은 볕에 노출시키지 않고 그늘에서 말리는 것을 말한다. 현재로서는 약초를 채취하여 그늘에 말리면 나빠지는 경우가 많다. 녹용(鹿茸)의 경우만 하더라도 비록 그늘에 말려야 한다고 하지만, 그럴 경우 모두 썩어서 훼손되므로 오히려 불에 말리는 것이 쉽게 마르고 약의 품질도 좋다. 풀이나 나무의 뿌리와 싹도 그늘에서 말리면 다 나빠진다. 음력 9월 이전에 채취한 것은 다 햇볕에 말리는 것이 좋고, 음력 10월 이후에 채취한 것은 모두 그늘에서 말리는 것이 좋다.

『동의보감』의 설명대로 음력 9월 이전에 채취한 것은 상할 우려가 있기 때문에 햇볕이나 불에 신속하게 말려야 한다. 반면 음력 10월 이후에 채취한 것은 계절적으로 상할 가능성이 낮기 때문에 그늘에서 말려도 좋다. 약초를 건조시키는 또 하나의 원칙은 다음과 같다. 꽃을 사용하는 약초, 잎을 사용하는 약초, 식물 전체를 사용하는 약초, 휘발성 물질을 많이 함유하고 있는 약초는 색이나 향기성분의 보존을 위하여 가능하면 저온(20℃ 이하)에서 말리는 것이 좋다. 반면 뿌리를 사용하는 약초, 나무의 껍질을 사용하는 약초는 경제성을 고려하여 약간 높은 온도(20~60℃)에서 말려도 좋다. 뿌리를 사용하는 약초의 경우 겉껍질을 벗기지 않고 말리는 것이 좋다. 겉껍질을 벗기지 않으면 잘 마르지 않기 때문에 약초를 재배하는 사람들 입장에서는 어려움이 있을 것이다. 하지만 과일의 껍질에 식물성 약성분(phytochemical)이 많은 것처럼, 약초의 겉껍질에 약성분이 더 많다. 예를 들어 인삼은 고려시대 개성 지방에서 약성은 약해져도 곱게 보이려는 상업적인 부분 때문에 겉껍질을 벗겨 유통시켰다고 하는데, 인삼의 겉껍질에 사포닌이 더 많기 때문에 벗기지 않고 사용하는 것이 효과적이다. 따라서 건조의 편의성을 위하여 대부분의 약재를 편(片)으로 절단하거나 길게 쪼개서 말린다.

04 약초의 저장법

여름철에는 약초가 상해서 사용하지 못하는 경우가 많기 때문에 보관에 주의를 기울여야 한다. 약초를 대량으로 저장하는 곳에서는 방충제를 사용하지만, 가정집에서 소량으로 보관할 때는 햇볕이 잘 들고 통풍이 잘되는 곳에 보관하거나 냉장 또는 냉동 보관하는 것이 좋다. 만약 잘 사용하지 않는 약초를 오랫동안 보관해야 한다면 자주 살펴서 변질을 막아야 한다. 다음은 충해(蟲害)가 심한 약초이므로 특히 여름철 보관에 신경을 써야 한다.

당귀, 천문동, 사삼, 독활, 백지, 길경, 방풍, 포황, 홍화, 대추, 의이인, 연자육, 검인, 산조인, 구기자, 모과, 오미자, 산수유, 택사, 고본, 도인, 행인, 이 외에 씨앗을 사용하는 약초는 충해가 심하므로 주의해야 한다.

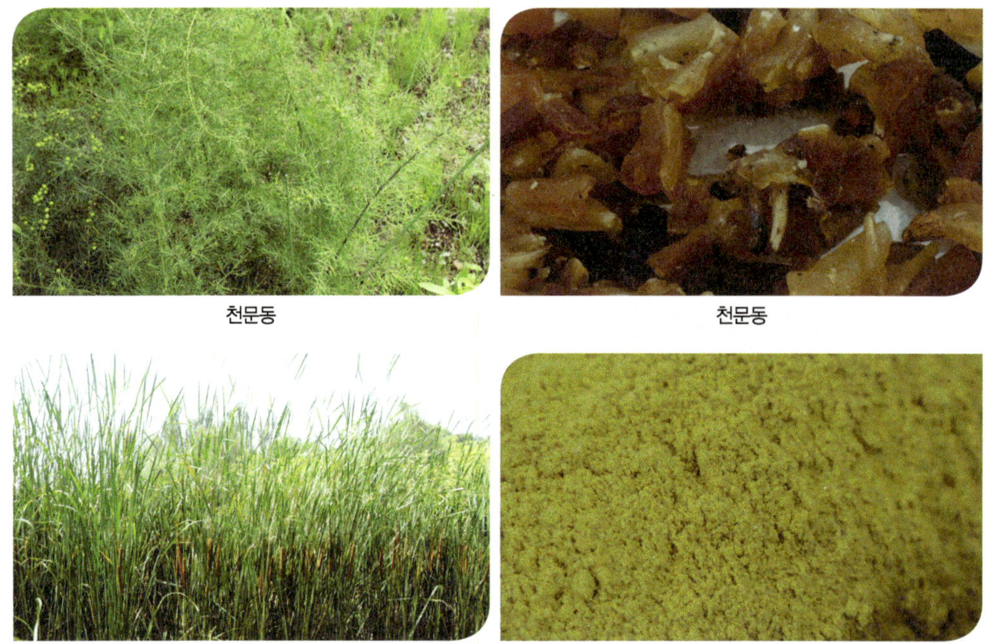

천문동 천문동

부들 포황

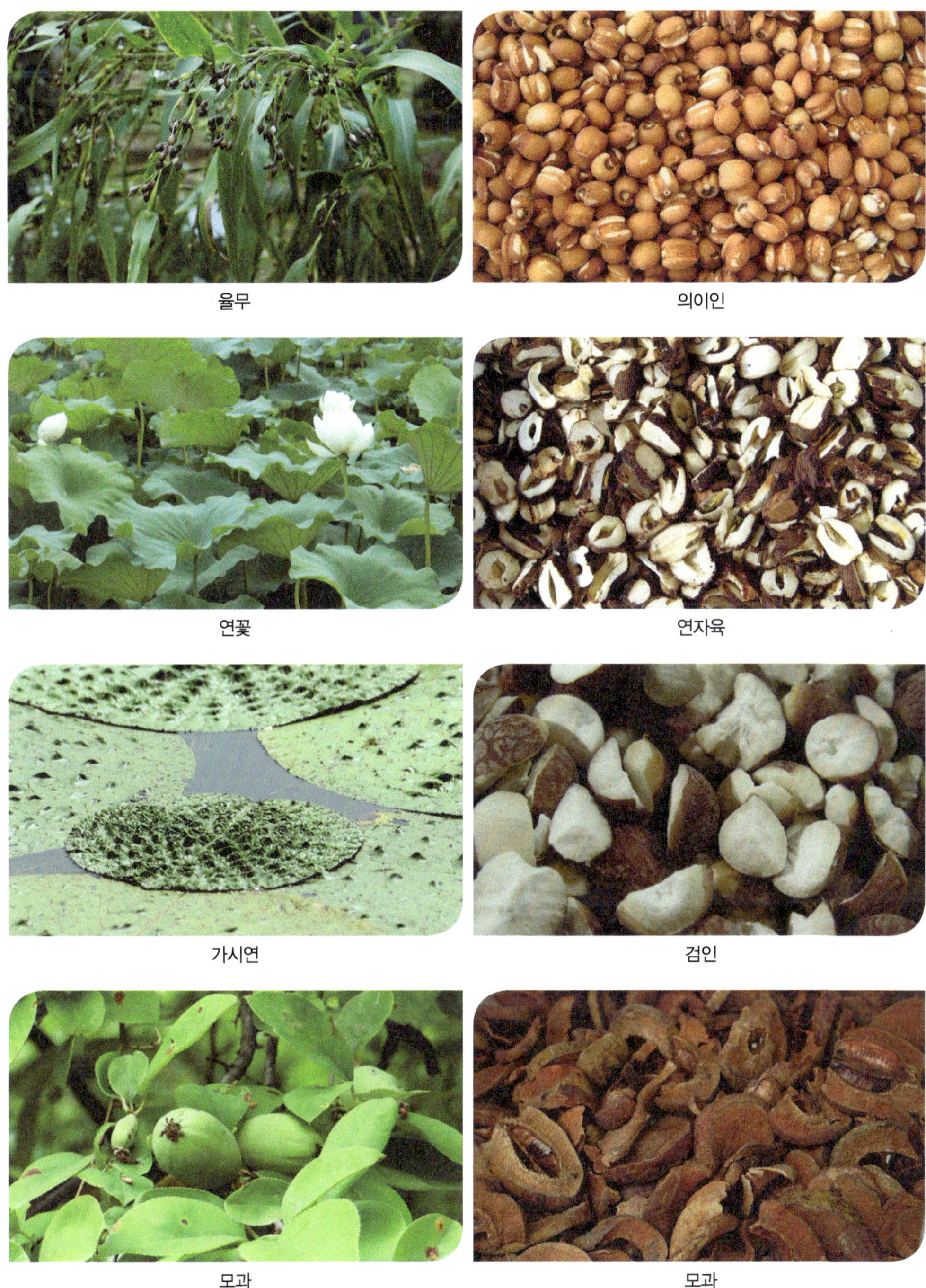
율무
의이인
연꽃
연자육
가시연
검인
모과
모과

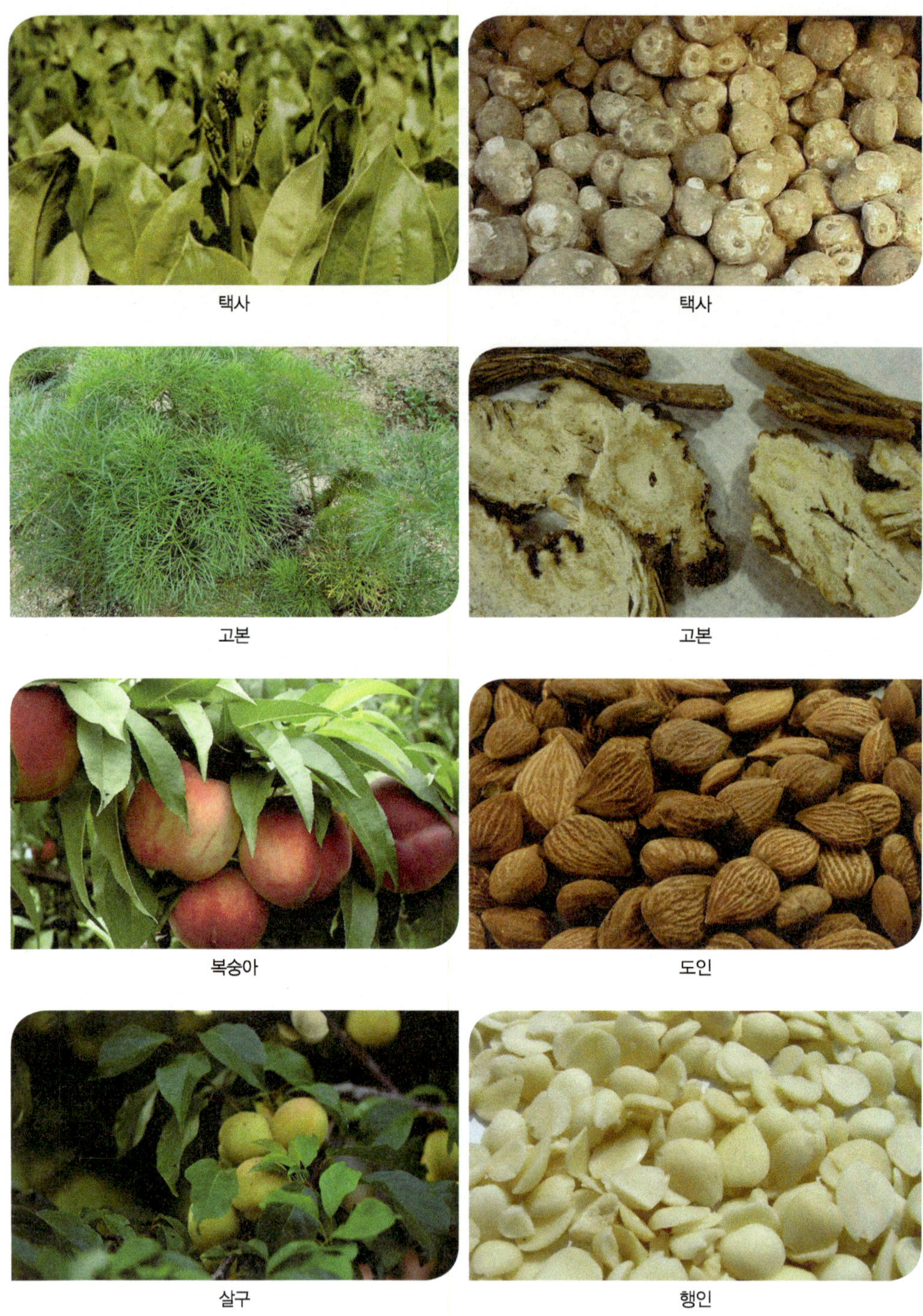

택사

택사

고본

고본

복숭아

도인

살구

행인

05 약초의 복용법

약초를 복용하는 방법은 질병의 종류와 경중(輕重), 나이, 성별, 체질 등에 따라 달라질 수 있다. 전통적으로 약초를 달여서 탕(湯)으로 복용하는 방법이 있고, 분말하여 가루(散)나 환(丸)을 만들어 복용하는 방법이 있다. 하지만 시대가 변하면서 약초를 응용하는 분야가 많아졌고, 일반인들도 개인의 기호에 따라 복용하는 방법을 달리하고 있다. 특히 최근에 효소 열풍이 대단한데, 약초를 담가 발효시키는 것에 대하여 연구자들 간에도 의견이 분분하므로 여기에서는 다루지 않는다.

1. 달여서 먹는 방법

- 달일 때는 깨끗한 물을 사용해야 하며 단맛이 나는 물이 좋다.
- 물의 양은 최소한 약초가 잠기는 정도가 되어야 하며, 모두 달인 후에도 약초가 물위로 드러나서는 안 된다. 『동의보감』도 '적당히 짐작하여 붓는다'는 식으로 모호하게 표현하였는데, 이는 약을 복용하는 사람에 따라 다를 수 있기 때문이다. 아이는 많은 양의 탕약을 먹지 못하기 때문에 약초가 잠길 정도로 최소한의 물을 붓는 것이 좋을 것이고, 성인은 1회에 1컵(120mL) 정도의 탕약이 나올 정도로 물을 조절하면 된다. 예를 들어 200g의 약초를 달여 성인이 하루에 3번 복용해야 한다고 가정하여 계산하면 다음과 같다.

200(약초 무게) + 200(약초에 흡수되는 물의 양) + 1,000(증발되는 물의 양) + 360(3회 복용량)
▶ 이렇게 하면 총 1,760이 나온다. 즉 약초 200g을 달일 때 필요한 물의 양은 1,760mL이다.

- 약초를 달일 때는 강한 불을 사용하지 않는다. 『동의보감』의 표현을 빌리자면 '뭉근한 불'로 달여야 한다고 하였다.
- 달일 때 쓰는 용기는 사기그릇이나 유리그릇을 사용한다. 참고로 『동의보감』에서는 은이나 돌그릇을 사용하라고 하였다.
- 달이는 시간은 약초에 따라 차이가 있다. 땀이 나게 하는 약(감기약)이나 변비에 사용하는 약은

30~60분을 달인다. 그 외의 치료약은 1~2시간을 달이고, 보약은 2~3시간을 달인다. 보약의 경우라도 지나치게 오랜 시간을 달이는 것은 유해성분이 용출될 우려가 있으므로 3시간을 넘기지 않는 것이 좋다.

2. 가루나 환을 만들어 먹는 방법

- 약초를 분말하여 가루나 환을 만들면 휴대가 간편하고 쓴맛을 싫어하는 사람도 먹을 수 있다. 또한 물로 달일 때 완전히 추출되지 않는 성분, 높은 온도에 파괴되는 성분, 그리고 섬유질까지 모두 취하는 장점이 있다.
- 환의 크기에 대하여 『동의보감』은 다음과 같이 설명한다. '환의 크기는 질병의 위치에 따라 달라진다. 허리나 무릎, 자궁, 신장 등에 생긴 병을 치료하려면 환을 크게 만들어서 사용한다. 반면 위장이나 가슴의 병을 치료할 때는 그보다 작게 만들고, 머리와 두면부의 질환을 치료할 때는 극히 작게 만들어야 한다.' 이러한 구분이 하나의 기준이 될 수는 있지만 모든 경우에 해당되는 것은 아니다.
- 보통 환의 크기는 우황청심환처럼 4g 정도의 크기로 만드는 것도 있고, 녹두(綠豆)크기로 만들어 한 번에 50~100개씩 먹기도 한다.
- 가루나 환의 1회 복용량은 4~10g이 일반적이지만, 병세가 급박하면 늘리고 그렇지 않으면 줄이도록 한다.

3. 꿀에 재는 방법

신선한 약초의 즙을 꿀에 섞거나 건조된 약초를 곱게 분말하여 꿀에 섞어서 먹으면 맛도 좋고 장기간 보관하면서 복용할 수 있다. 특히 위장이 약하고 기력이 없는 사람에게 적합한 방법이다.

※ 당뇨병 환자는 꿀을 넣는 것을 고려한다.

4. 차로 먹는 방법

무게가 가벼운 잎이나 꽃을 사용하는 약초는 차로 달여 마시면 좋다. 특히 향기를 지닌 약초를 오래 달이면 약효가 줄어들기 때문에 차로 복용하는 것이 좋다. 가볍고 향기를 지닌 약초는 인체의 상부(上部)에 그 효능을 나타내는 경우가 많아서 이들 약초를 차로 복용하면 두통이나 어지럼증, 안구충혈, 여드름 등에 효과를 얻을 수 있다.

5. 음식으로 먹는 방법

약초를 음식으로 먹으려면 맛이 중요한 요소로 작용한다. 쓴맛이 강한 약초를 음식으로 사용하는 것은 무리이다. 다행히 음식으로 사용하는 약초는 대부분 몸을 보하는 약초이고, 이들의 맛은 담담하거나 단맛이 주류이다. 『동의보감』을 보면 왕세자들에게 처방되었던 '연자죽', 세종대왕이 즐겨 먹었던 떡으로 전해지는 '구선왕도고'가 나온다. 연자죽은 만성화병에 좋은 음식이고, 구선왕도고는 소화력이 약하고 기력이 없는 사람에게 좋은 음식이다. 이 외에도 책에 다양한 음식이 소개되어 있으므로 참고하기 바란다.

6. 술에 담가서 먹는 방법

술은 기혈(氣血)의 순환을 촉진하여 약의 효능을 온몸에 퍼뜨리는 작용을 하므로 치료효과를 높이는 데 도움이 되기도 한다. 하지만 필자는 약초를 술로 담가 먹는 방법을 추천하지는 않는다. 이유는 적절하게 복용하는 사람보다 과음하는 사람이 더 많기 때문이다. 혹을 떼기 위해 마신 약술이 혹을 붙이는 꼴이 될 수도 있다.

다만 지용성 성분이 많은 약재의 경우에는 술에 담그는 것이 좋고, 술을 먹지 못하는 사람들의 경우에는 술을 담근 후 이 술을 끓여서 알코올 성분을 날려 보내고 복용하는 방법도 있다. 다음은 약술에 대한 『동의보감』의 설명이다.

약술을 담글 때는 약초를 모두 얇게 썰어 비단 주머니에 넣고 술을 부어 밀봉한 후 봄에는 5일, 여름에는 3일, 가을에는 7일, 겨울에는 10일을 두었다가 진하게 우러나면 걸러낸다. 맑은 것은 복용하고, 찌꺼기는 햇볕에 바짝 말려 거칠게 분말하여 다시 술에 담가마신다. 보통 한 병의 술에 거칠게 분말한 약초 120g을 담근다.

7. 약술 담글 때 참고사항

약술을 생으로 마시거나 끓여 마시는 것보다 술에 담가 먹으면 약재 또는 과일이 함유한 성분이 3~4배 정도 더 추출된 것을 마실 수 있으므로 약술로 담가 마신다.

- 약술을 담글 때 술 원액은 도수가 높을수록 약리성분 추출이 잘되므로 원액 술은 도수가 높을수록 좋다. 하지만 개인의 기호나 체질에 따라 술 원액 도수를 조절하여 담그거나, 약술의 양을 조절하여 마실 수 있으며 약술에 꿀이나 설탕을 가미하여 마실 수도 있다.
  ※ 당뇨 환자는 꿀이나 설탕을 고려해야 한다.
- 술을 담근 뒤 밀봉하여 서늘한 냉암소에 보관하여 두었다가 90~120일 정도 후에 약재를 건져내고 다시 약술 원액을 서늘하고 그늘진 곳에 120일 정도 숙성시킨 다음 마시는 것이 좋다.
- 약술은 생것과 말린 것으로 구분해 담그는데 생것으로 담글 때는 90~120일 정도 숙성시키고, 말린 것으로 담글 때에는 120~150일 정도 숙성시킨 후 약재를 건져 내고 다시 100~120일 정도 숙성시킨 다음 마시는 것이 좋다.
- 생 열매를 사용할 경우에는 열매에 수분이 많으므로 도수가 낮은 원액으로 담그면 변질될 우려가 있다. 그래서 도수가 높은 원액을 선택하여야 변질되지 않는다.
- 약술을 담글 때 과핵(씨앗)이 딱딱한 열매, 예를 들어 매실, 살구, 호두, 자두, 은행 등은 90~100일 이상 술을 담가 두면 씨앗에서 유독물질이 추출되므로 반드시 열매를 건져내고 숙성시킨 후 마시는 것이 좋다. 딱딱한 씨앗을 제거하고 과육으로만 술을 담그면 유독물질의 추출 염려 없이 안전하게 술을 담글 수 있다.
- 약술은 적정량을 마시는 것이 중요하다. 적정량은 1회에 30~40mL(소주잔 한 잔 분량), 하루 1~4회 정도 마시는 것이 좋으며 특히 다른 술과 혼합해 마시면 오히려 역효과가 날 수 있으므로 삼가야 한다.

- 담금주 병의 양을 예상하고자 한다면 예를 들어 술 3L에 약재 300g을 합하면 대략 그 양을 가늠할 수 있다. 작은 병에 담그면 넘칠 수 있으므로 약간 크다 싶은 병에 넉넉하게 담그는 것이 좋다. 약술을 담글 때 플라스틱 또는 페트병은 화학 반응을 일으켜 환경호르몬이 추출될 수 있으므로 유리병 또는 사기그릇에 담그는 것이 좋다.
- 여기에서 말하는 약술 원액의 도수는 높은 도수를 기준으로 하였기 때문에 낮은 도수 원액을 담그려면 도수에 따라 담그는 기간을 연장하거나 단축하여 마시는 것도 가능하다.

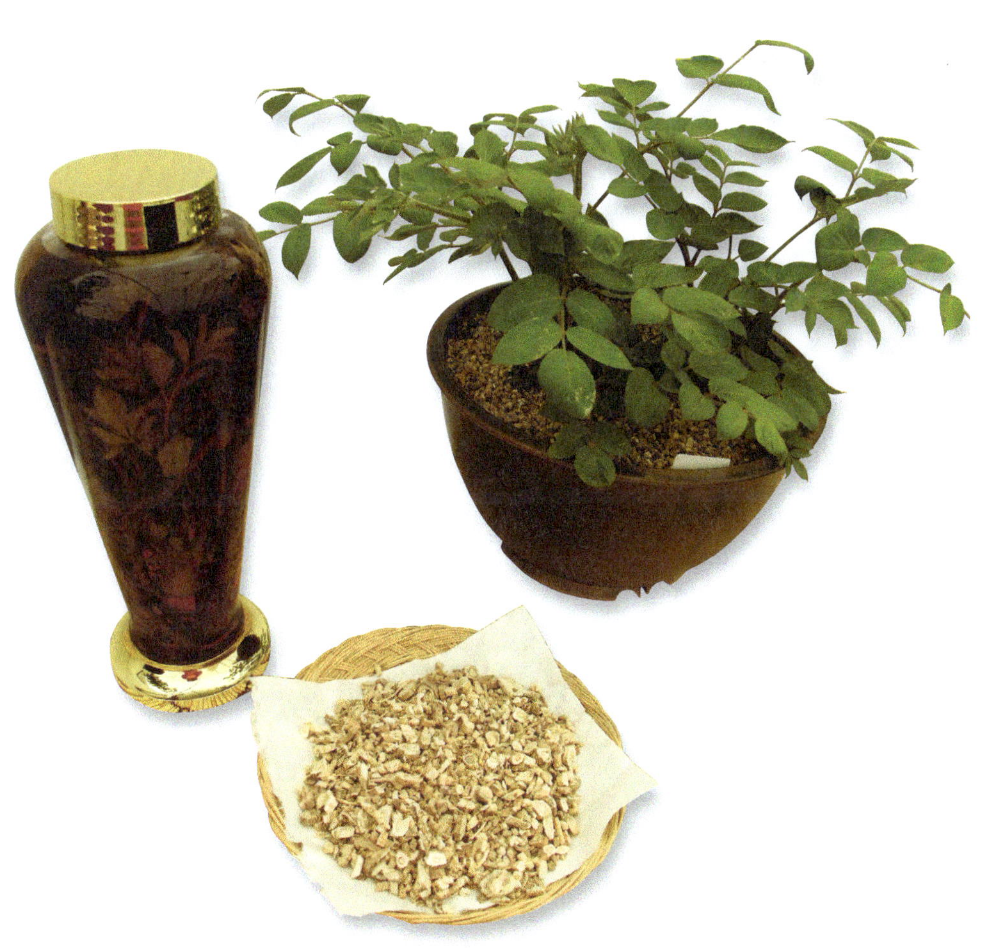

06 약초의 복용량

약초는 천연물이고 부작용이 강하게 나타나지 않기 때문에 복용량의 폭이 넓은 편이다. 복용의 최대량과 최소량에 표준이 있는 것은 아니며, 다음에 설명되는 조건들을 참고하면서 복용량을 결정해야 한다.

1. 약초의 맛과 성질에 따라 결정

약초의 복용량을 결정하는 데 가장 큰 영향을 주는 요소는 맛과 성질이다. 맛과 성질이 강하지 않고 무독성인 약초는 처음부터 많이 먹어도 큰 해가 없다. 예를 들어 인삼이나 황기는 맛과 성질이 한쪽으로 치우치지 않기 때문에 많은 양을 복용해도 큰 해는 없다. 반면 맛과 성질이 강하고 독성이 있는 약초의 복용량은 소량으로 시작하여 반응을 보면서 증가시켜야 한다. 예를 들어 부자(附子)

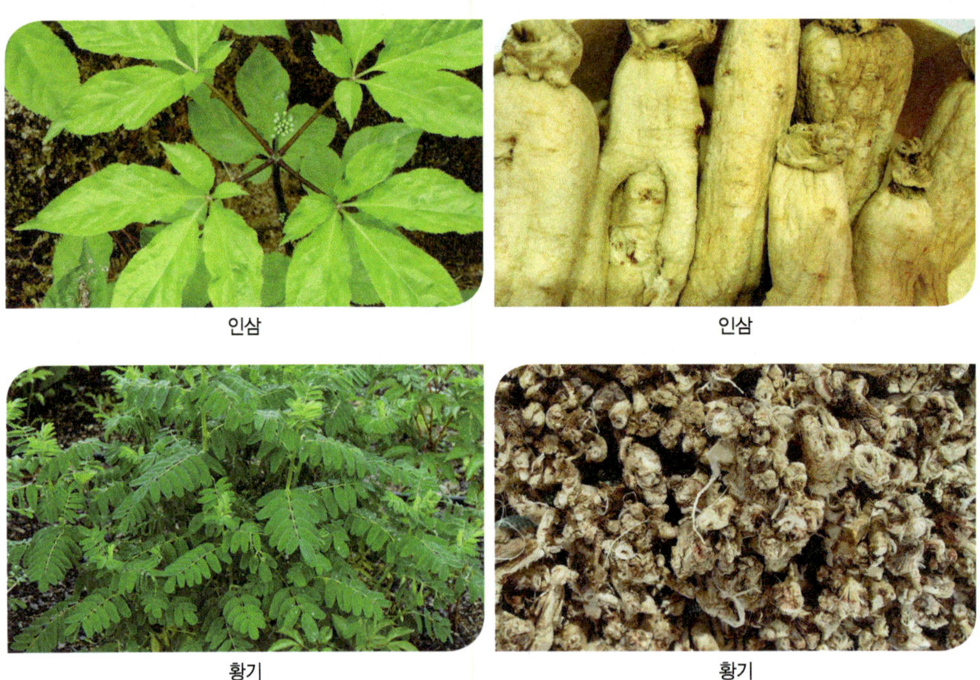

인삼 인삼

황기 황기

는 열(熱)이 아주 많은 약초이기 때문에 처음부터 많은 양을 사용해서는 안 된다. 또한 씨앗이나 뿌리처럼 질량이 높은 약초는 비교적 많은 양을 복용해야 하며, 꽃이나 잎처럼 질량이 낮은 약초는 적은 양을 복용해야 한다.

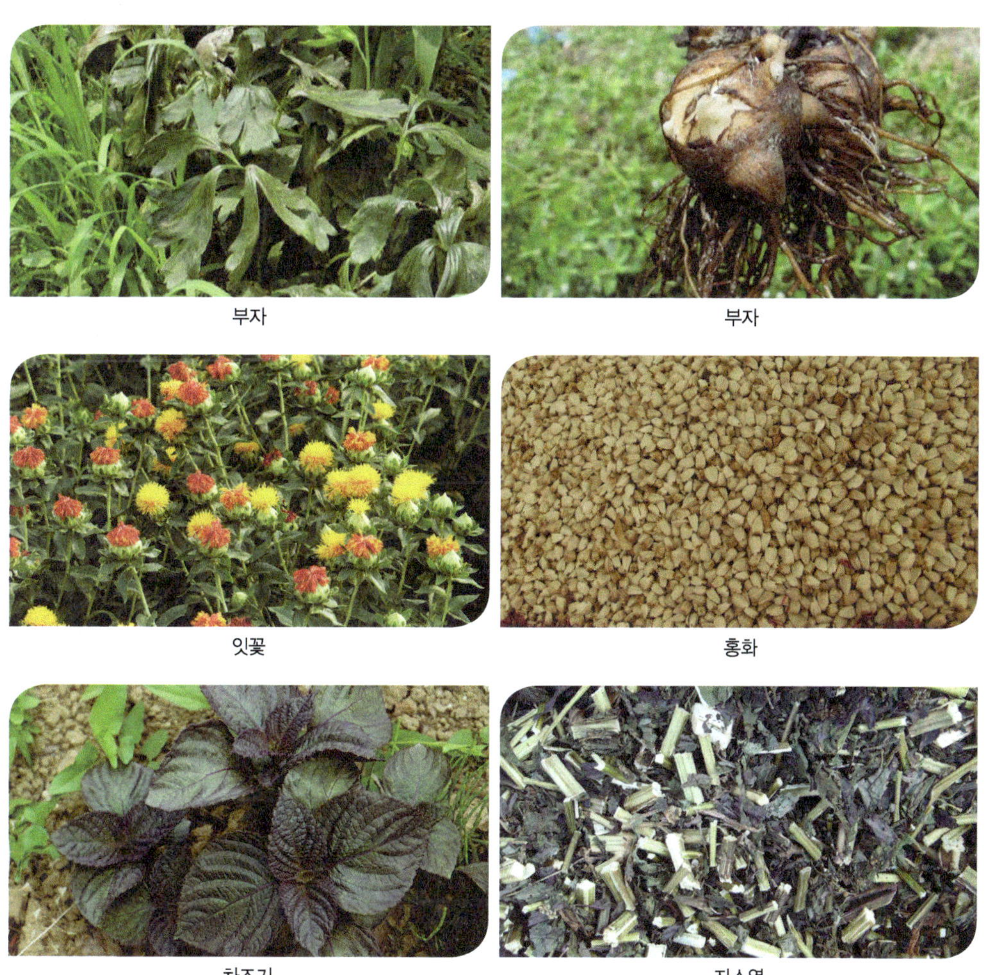

부자 부자

잇꽃 홍화

차즈기 자소엽

2. 함께 사용하는 약초에 따라 결정

단일 약초를 복용할 경우에는 많은 양을 사용하지만, 다른 약초와 함께 사용할 때는 양을 줄이는 것이 보통이다. 단, 해당 약초가 주된 약초라면 많은 양을 사용해야 하고, 보조적인 약초라면 적게 사용해야 한다. 예를 들어 기운이 없고 소화가 안 되는 증상에 인삼과 백출을 사용할 경우, 기력을 높이는 것이 목적이라면 인삼의 양이 많아야 하고, 소화가 잘되게 하는 것이 목적이라면 백출의 양이 많아야 한다.

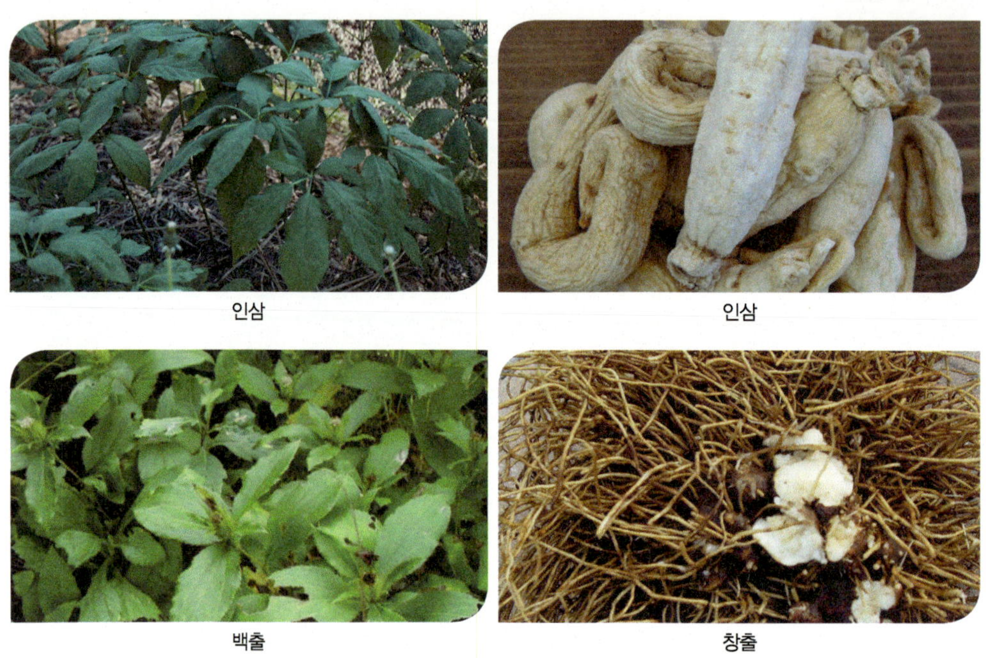

인삼 인삼

백출 창출

3. 질병에 따라 결정

약초의 복용량은 질병의 성질과 상태에 따라 다르다. 병세가 심하지 않거나 만성질환이라면 복용량을 적게 유지해야 하며, 병세가 중하고 급성질환일 경우에는 복용량을 증가시켜야 한다.

4. 체질에 따라 결정

체질이 강한 사람은 약한 사람보다 복용량이 많아도 되지만, 노인이나 소아의 복용량은 장년(壯年)보다 적어야 한다. 또한 여성의 복용량은 남성보다 적어야 한다. 노인과 소아, 여성은 간의 대사력이 상대적으로 떨어지기 때문이다. 우리나라 사람들은 농축액을 좋아하는 편이라서 약초를 진하게 먹는 것이 무조건 좋다고 생각하지만, 간이 대사할 수 있는 양을 벗어나면 분명 해가 된다.

5. 계절과 지역에 따라 결정

인삼처럼 성질이 따뜻한 약초는 여름에 적게 사용하고, 겨울에 많이 사용해야 한다. 반대로 황련처럼 성질이 매우 차가운 약초는 여름에 많이 사용하고, 겨울에 적게 사용해야 한다. 또한 해남이나 진도처럼 겨울에도 비교적 따뜻한 지역에 사는 사람들에게는 차가운 약초의 양을 조금 증가시켜도 되지만, 강원도처럼 추운 지역에 사는 사람에게 차가운 약초를 많이 복용시키는 것은 좋지 않다. 마찬가지로 강이나 바다 근처에 사는 사람들에게 습기(濕氣)를 제거하는 약초를 많이 사용하면 보약의 효과를 얻을 수 있지만, 건조한 지역 사람들에게는 독이 될 수 있다. 두통이나 요통, 견비통, 피부질환처럼 치료제를 사용해야 할 때는 식후 40분쯤에 복용하는 것이 좋고, 보약인 경우에는 식사 1시간 이후 약간의 공복이 되었을 때 복용하는 것이 좋다. 식후에 바로 약을 복용하면 소화에 부담을 줄 수 있기 때문이다. 단, 강력하게 치료에 도움이 되어야겠고 빠른 효과를 내야 할 경우에는 식전에 복용하는 것이 좋다. 그러나 반드시 죽과 같은 부드러운 음식을 약간 섭취한 후 안정을 취한 상태에서 복용해야 한다. 또한 보편적으로 머리나 가슴 등 상초(上焦)부위로 작용시킬 약은 식후에 복용하고, 소화기능처럼 중초(中焦)부위로 작용시킬 약은 식후 30분~1시간 후 소화흡수가 될 때 복용하며, 신장이나 방광, 자궁 등 하초(下焦)로 작용시킬 약은 식사 전에 복용하는 것이 약효를 극대화시킬 수 있다.

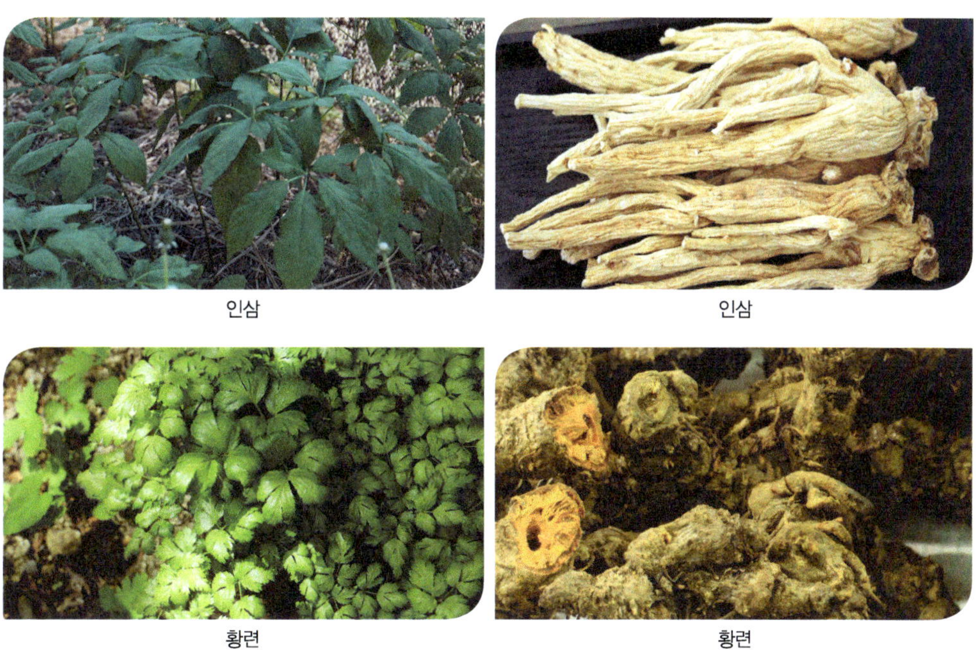

인삼 인삼

황련 황련

07 약의 복용 시간

어떤 음식은 약초의 효능을 떨어뜨리기 때문에 약을 복용할 때는 섭취를 하지 않거나 대폭 줄일 필요가 있다. 또한 따로 설명하지는 않았으나 과식(過食)과 야식(夜食)은 절대 금해야 한다. 과식과 야식을 하면 위장이 쉬지 못하고 간(肝)도 과로를 하게 된다. 이런 상태에서 약이 들어가면 간은 혹사를 당하고, 몸 상태는 더욱 나빠진다. 병을 치료하기 위해서 약을 먹는 것인데, 도리어 병을 키울 수도 있으므로 주의해야 한다.

약초를 먹을 때 금기할 음식

1. 기름진 음식

고서(古書)에 약을 먹을 때는 돼지고기, 개고기, 고깃국, 생선회, 비늘 없는 생선 등을 먹지 말아야 한다는 말이 자주 나온다. 돼지고기 등이 약효를 떨어뜨리기 때문이라고 하였는데, 구체적인 이유는 '미끄럽거나 막히게 하는 것을 먹지 말아야 한다'는 구절에서 찾을 수 있다. 미끄럽다는 말은 기름진 음식이라는 뜻이고, 생선으로 치면 비늘이 없는 생선에 해당한다. 이러한 음식은 '막히게 하는 성질'이 있기 때문에 약효를 떨어뜨린다는 설명이다.

기름진 음식에 대한 경고는 약을 복용하는 사람에게만 해당하는 것이 아니었다. 『동의보감』에 다음과 같은 구절이 있다. '소단(消癉, 당뇨병), 쓰러지는 병, 반신불수(중풍), 다리에 힘이 빠지는 병, 기가 가득 차서 숨이 위로 치받는 병은 살찌고 귀한 사람이 달고 기름진 음식을 먹어서 생긴 병이다.'

'비늘 없는 고기와 여러 가지 짐승의 고기는 먹지 말아야 한다.

저절로 죽은 짐승의 고기를 먹으면 명(命)을 재촉하는 경우가 많다.' 허준이 이 책을 집필했던 당시

고기는 지금처럼 사육한 것이 아니었고 항생제에 오염된 것도 아니었을 텐데 먹지 말아야 한다고 강조하였다.

사육한 것이 아니더라도 본래 고기의 성질이 몸을 이롭게 하기보다 해롭게 한다는 것을 경험적으로 알았기 때문이다.

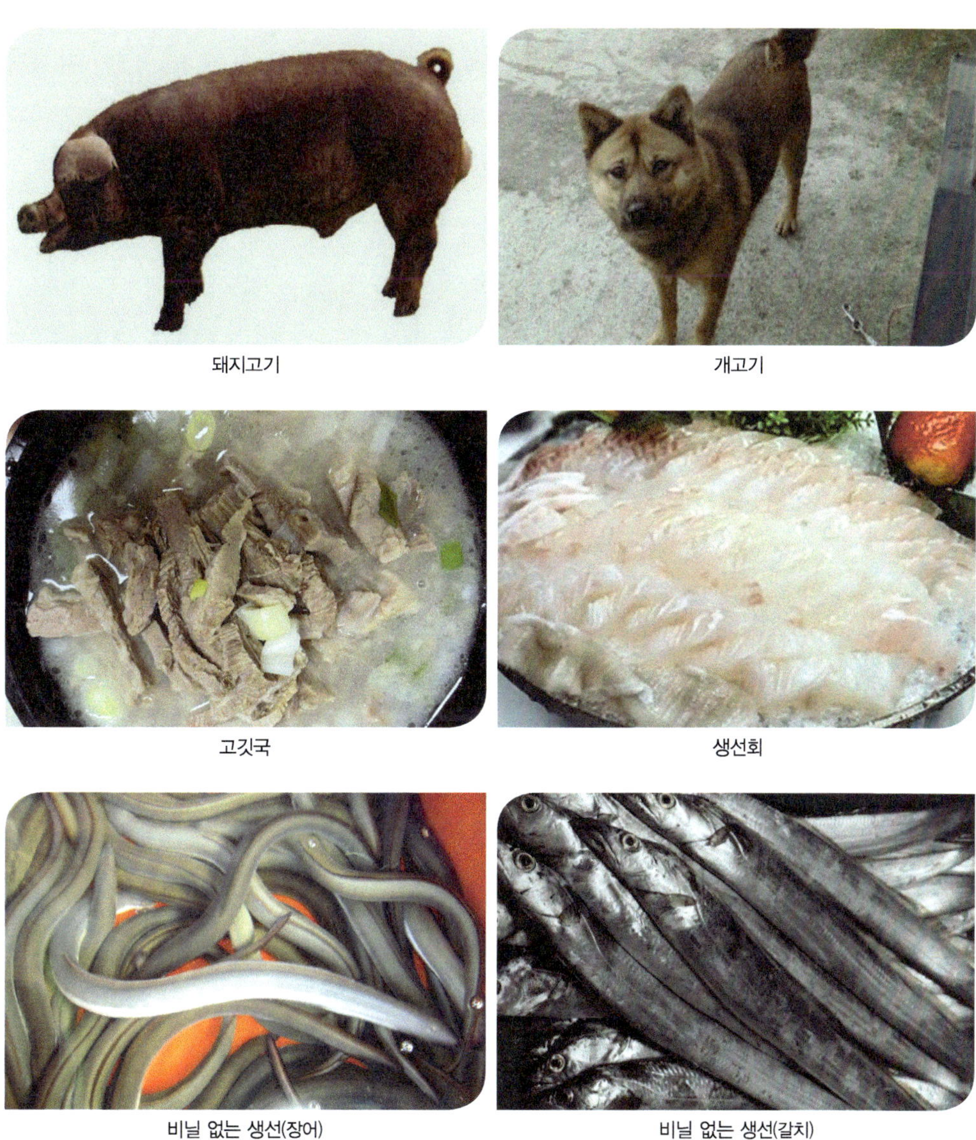

돼지고기

개고기

고깃국

생선회

비닐 없는 생선(장어)

비닐 없는 생선(갈치)

2. 생채소

약초를 복용할 때 생채소를 먹지 않아야 하는 것은 몸이 냉한 사람에게 해당한다. 『동의보감』에 다음과 같은 구절이 있다. '채소의 성질은 아주 차다. 채소나 오이는 기(氣)를 스리기도 하지만 귀나 눈을 어둡게 하기도 한다. 이러한 것들을 1년 내내 많이 먹으면 안 된다. 노인은 더욱 금해야 한다.'

채소는 열을 내는 데 필요한 당분의 비율이 낮기 때문에 차가운 성질을 지닌 음식이다. 따라서 몸이 찬 사람이 많이 먹으면 몸을 더 차게 만들고, 눈과 귀를 어둡게 할 수 있다. 『동의보감』에 열이 많은 약초인 세신을 복용할 때 생채(生菜)를 먹지 말라는 설명이 나오는데, 이는 생채소가 보약이나 몸을 따뜻하게 하는 약초의 효과를 떨어뜨릴 수 있기 때문이다.

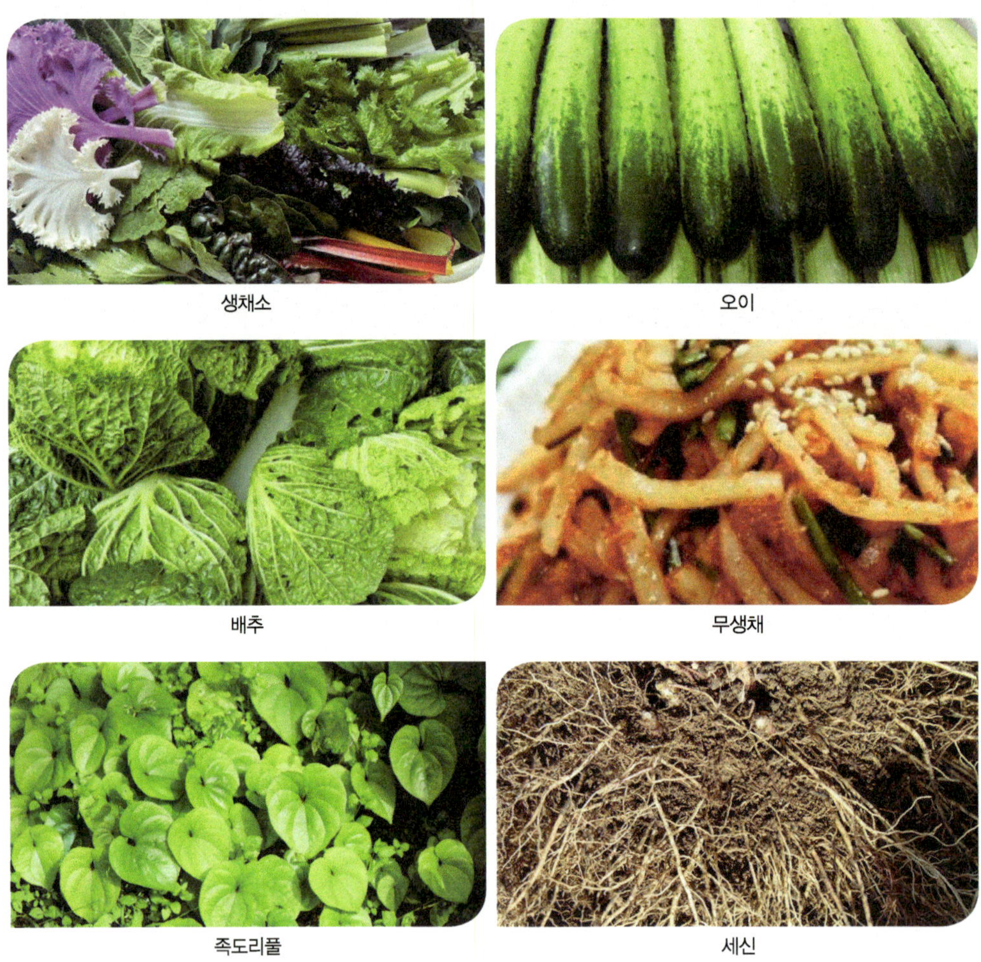

생채소 오이

배추 무생채

족도리풀 세신

3. 매운 음식

매운맛은 막힌 것을 뚫어주고 열을 내며 땀을 배출시키는 순작용을 한다. 하지만 너무 많이 먹으면 기(氣)를 소모시키는 역작용이 나타나기 때문에 약을 먹을 때는 섭취량을 줄이는 것이 좋다. 특히 보약을 먹을 때는 더욱 주의해야 하는데, 『동의보감』에서는 숙지황이 든 약을 복용할 때 파와 마늘을 먹지 말라는 조언을 하고 있다.

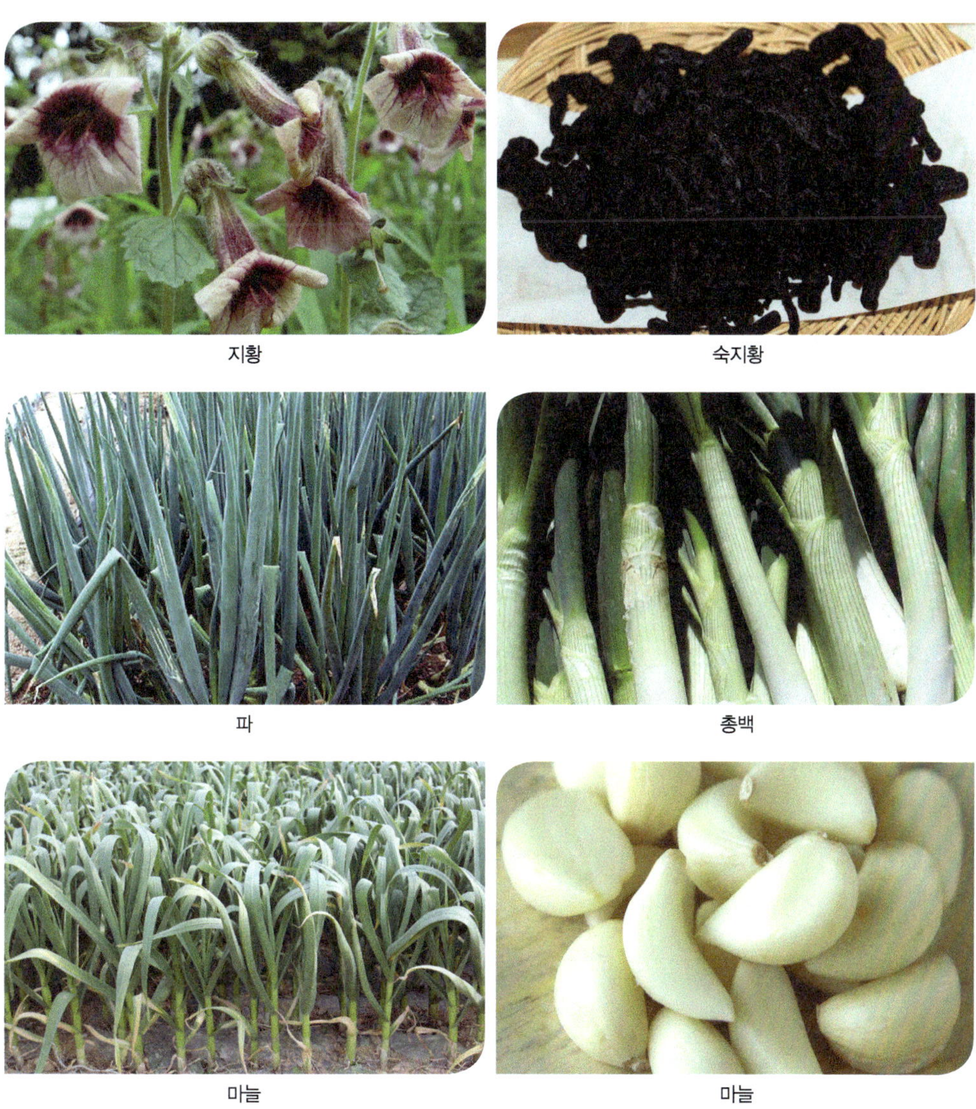

지황 숙지황

파 총백

마늘 마늘

4. 식초

신맛은 수렴(收斂)시키는 효능이 좋아서 물질을 몸 밖으로 나가지 못하게 한다. 소변을 자주 보는 증상, 설사, 유정(遺精), 대하증(帶下症) 등이 있을 때 신맛이 나는 약초를 사용하는 원리도 이와 같다. 하지만 반대로 몸 밖으로 내보내야 할 상황에서는 신맛이 약효를 떨어뜨리는 역할을 하므로 주의해야 한다.

『동의보감』에서 복령(茯苓)을 복용할 때 식초를 먹지 말라고 한 것은 복령이 이뇨제이기 때문이다. 소변을 잘 나가게 하는 약초를 복용하는 중에 수렴작용을 하는 식초를 섭취하면 효과가 떨어지는 것은 당연하다.

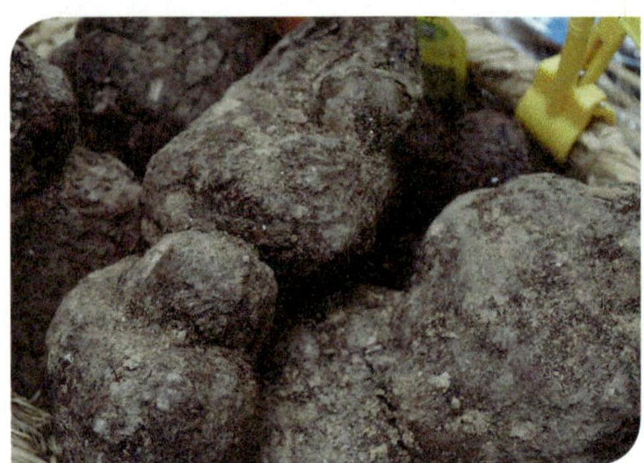
복령

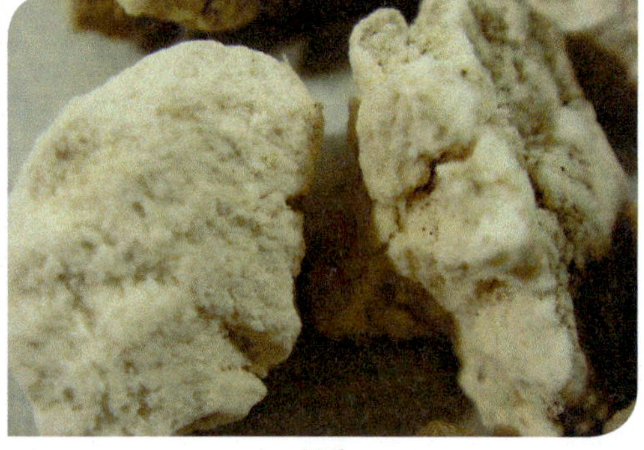
복령

5. 피

'피는 생명이다'. 혈액에는 신진대사에 필요한 물질이 포함되어 있어 천연 영양제라고 할 수 있다. 하지만 이것은 살아 있는 사람에게 살아 있는 피를 공급했을 때에 해당한다. 죽은 동물의 혈액에는 노폐물과 독소가 많이 함유되어 있다.

따라서 피를 먹으면 독소를 해독하는 간(肝)에 부담이 된다. 이는 보약이나 간에 좋은 약초를 복용할 때 피를 먹지 말아야 할 이유이다.

『동의보감』에도 숙지황과 하수오를 복용할 때는 피를 먹지 말라고 했으며, 보골지(補骨脂, 보양약재)라는 약초를 복용할 때는 특히 돼지의 피를 먹지 말라고 하였다.

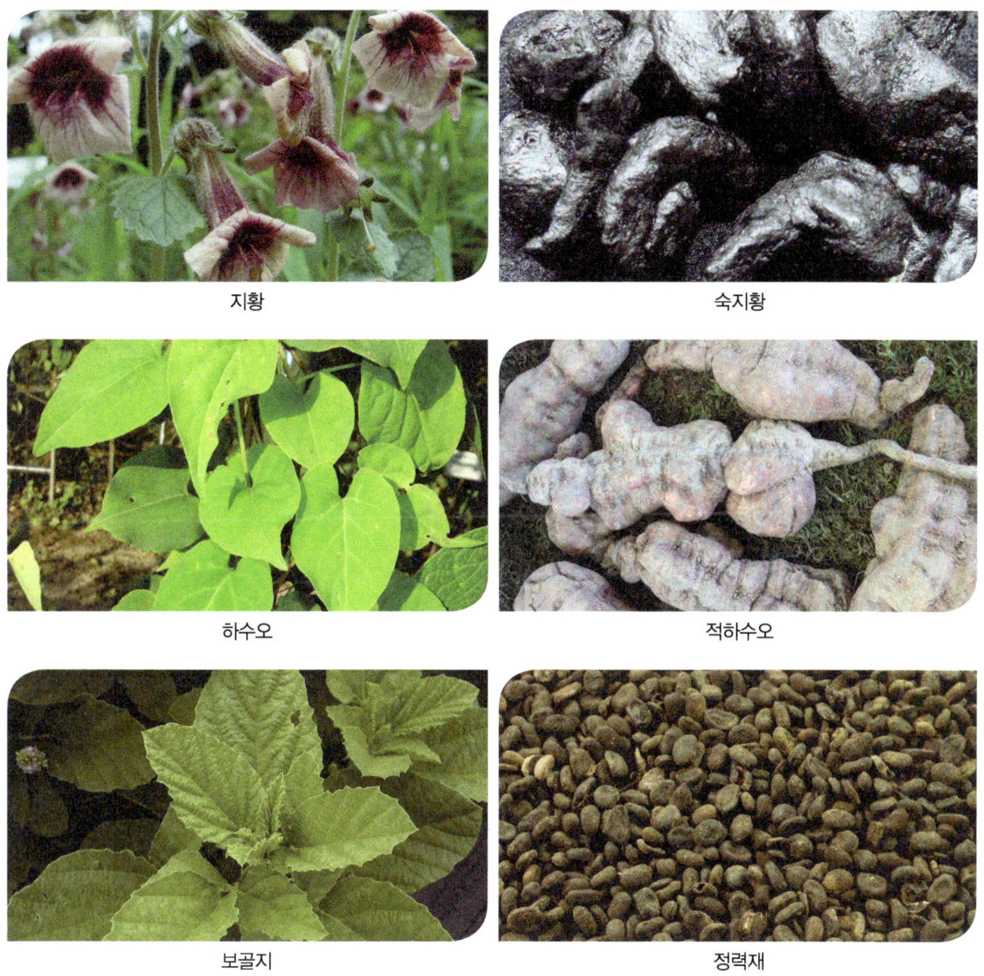
지황

숙지황

하수오

적하수오

보골지

정력재

6. 밀가루

밀가루는 소화불량의 원인이기 때문에 금기해야 한다. 『동의보감』에 의하면 '밀가루는 장(腸)과 위(胃)를 튼튼하게 하고 기력을 세게 하며 오장(五臟)을 도우니 오래 먹으면 몸이 든든해진다'라고 하였다. 반면 '묵은 밀가루는 열(熱)과 독(毒)이 있고 풍(風)을 동(動)하게 한다'고도 하였다. 시중에 유통되는 밀가루는 묵은 것이며, 첨가제까지 포함되기 때문에 열과 독이 있을 수밖에 없다. 더구나 밀 단백질의 대부분은 소화불량을 일으키는 글루텐이므로 소화력이 약한 사람에게는 적합하지 않다. 결국 약초를 복용할 때 밀가루를 많이 섭취하면 약의 흡수가 방해될 가능성이 높다.

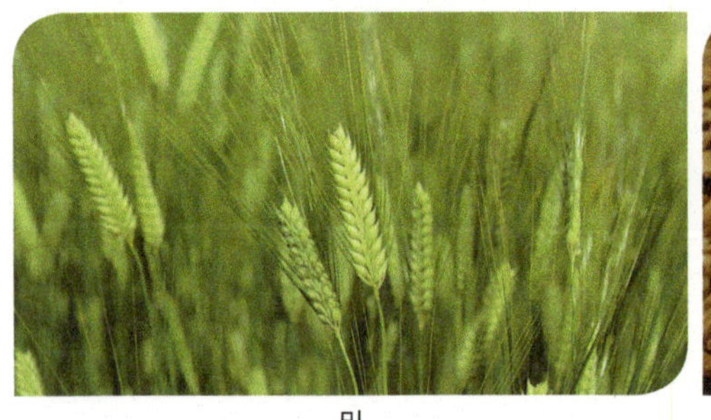

밀

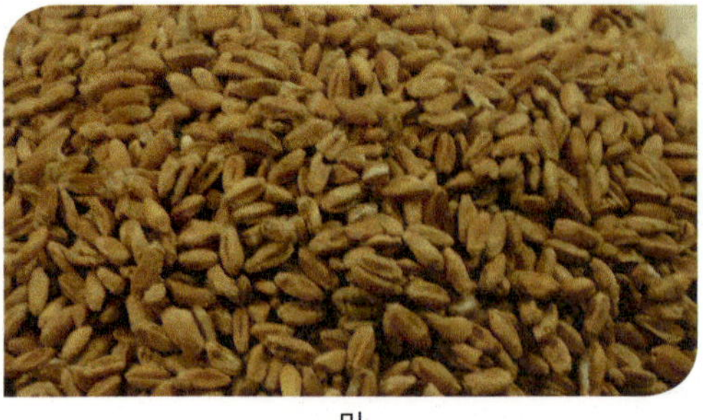

밀

약초의 효능을 이해하는 방법

노자(老子)의 『도덕경』에 '전쟁이 지나간 자리에는 가시나무만 무성하다'는 말이 있다. 가시나무가 무성해진 것은 투기(鬪氣)가 왕성했던 전쟁의 영향을 받았기 때문이다. 우리는 이제 약초를 볼 때 무심코 보지 말고 그것의 분위기와 감정을 느껴야 한다. 채소는 비가 온 뒤에 신이 나서 마구 일어나고, 추우면 움츠러들며, 한여름 햇볕에는 축 처지고, 아침에 태양이 떠오를 때는 기분이 좋아서 반짝인다. 사람과 다를 바가 없다. 내가 기분이 좋으면 그 감정이 주위 사람에게 전달되어 분위기를 살린다. 기쁜 감정으로 아픈 병자를 위로하면 병자는 그 기(氣)를 받아 병의 회복이 빨라진다. 반대로 일이 힘들어서 얼굴이 일그러지고 어깨가 축 처진 나를 보고 활기(活氣)를 얻을 수 있을까? 이 세상에 존재하는 생물과 무생물은 모두 기(氣)를 가지고 있다. 그런데 우리는 약초를 공부할 때 성분에 너무 집착하는 경향이 있다. 비타민, 미네랄, 효소, 식물성 약성분(phytochemical) 등이 많고 다양해야 좋다고 여긴다. 하지만 이것들이 약초의 효능을 판가름하지는 않는다. 성분보다 더 중요한 것은 맛과 성질로 대표되는 약초의 기미(氣味)다. 물을 예로 들어보자.

물(H_2O)은 성분이 같아도 그들이 지니고 있는 온도에 따라 차가운 얼음일 수도 있고, 시원한 물일 수도 있으며, 미지근한 물 또는 뜨거운 물이 되기도 한다. 추위에 떨고 있는 사람에게 차가운 물을 줄 것인가, 아니면 따뜻한 물을 줄 것인가? 성분만을 따진다면 아무 물이나 상관없지만, 추위에 떠는 사람에게 필요한 것은 물이 아니라 온기(溫氣)이다. 물이 아닌 온기가 얼어붙은 몸을 녹인다.

약초의 성질도 마찬가지이다. 어떤 약초는 얼음처럼 차가운 성질을, 어떤 약초는 시원한 성질을,

어떤 약초는 따뜻한 성질을, 어떤 약초는 뜨거운 성질을 지니고 있다. 예를들어 인삼은 따뜻한 성질을 지니고 있어 몸이 냉한 사람에게 좋다. 결명자는 시원한 성질을 지니고 있어 눈이 충혈되었을 때 적합하다. 황련(黃連)은 얼음처럼 차가운 성질이어서 체열(體熱)을 내리는 데 적합하고, 부자(附子)는 끓는 물처럼 뜨거워서 몸을 데우는 데 필요하다. 약초의 맛은 어떤가. 신맛은 수렴시키는 힘이 좋아서 비정상적으로 배출되는 것을 막는다. 신맛이 나는 오미자, 산수유, 복분자, 매실은 땀을 막고, 기침을 막고, 소변을 막고, 대변을 막고, 남성의 유정(遺精)을 막고, 여성의 대하(帶下)를 막는다. 쓴맛은 하강(下降)시키는 힘이 좋아서 비정상적인 열을 내리고 염증을 가라앉히며 음식을 소화시키는 효능을 발휘한다. 양약구고(良藥口苦)라는 말이 있다. 좋은 약은 입에 쓰다는 것인데, 쓴맛을 내는 대부분의 약초는 염증을 가라앉히고 아픈 것을 낫게 하니 좋은 약일 수밖에 없다. 단맛은 이완(弛緩)시키는 힘이 좋아서 몸과 마음을 누그러뜨리는 효능을 발휘한다. 단맛이 나는 음식은 대체로 많은 양의 당(糖)을 가지고 있어 에너지를 내는 데 긴요하다. 에너지가 보충되면 마음도 몸도 느긋해진다. 우울할 때 초콜릿을 먹으면 기분이 좋아지는 것처럼 말이다. 매운맛은 흩어지게 하는 힘이 좋아서 열과 땀을 몸 밖으로 빼내고 막힌 것을 소통시키는 효능을 발휘한다. 매운 음식을 먹으면 열과 땀이 나면서 기분이 좋아진다. 이는 매운맛이 막힌 것을 뚫어주고 노폐물을 몸 밖으로 배출시킨 결과이다. 짠맛은 단단한 것을 부드럽게 하는 효능이 있다. 차가운 눈을 녹이는 소금, 단단한 배

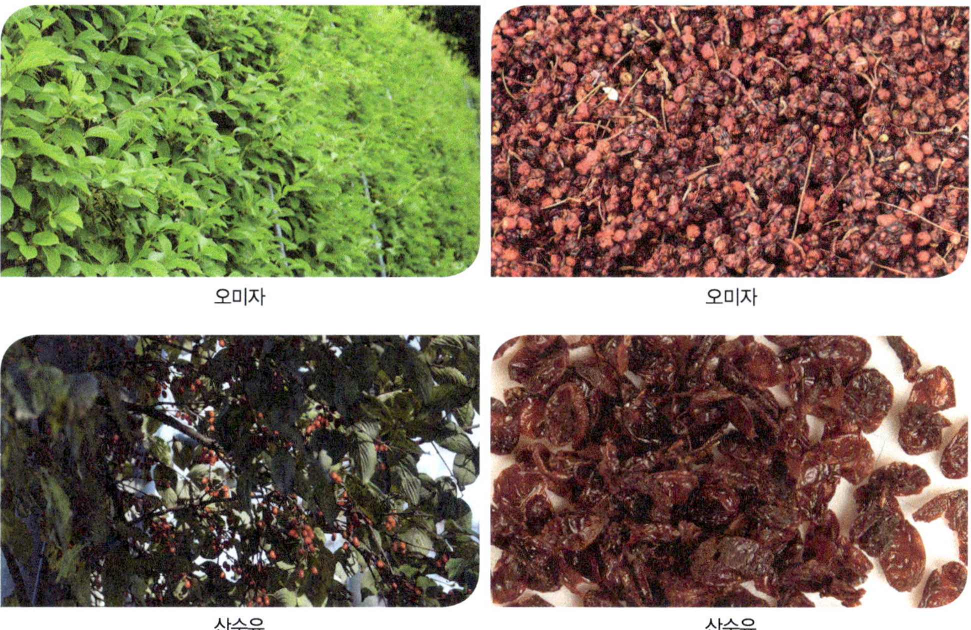

오미자 오미자

산수유 산수유

추의 숨통을 끊어놓는 소금, 변비를 해소하는 함초(鹹草)에서 알 수 있듯이 짠맛은 단단한 것을 부드럽게 만든다. 전통 한의학 관련 책에는 약초의 맛과 성질에 대한 이야기가 자주 나온다. 이는 약초를 이해하고 활용하는 데 있어 중요하기 때문이다. 비단 책에서 설명되는 약초뿐만 아니라 산야(山野)에서, 또는 외국에서 낯선 약초를 접했을 때 그 형태와 색깔, 기질, 맛을 보고 성질을 파악한다면 자연이 설명하는 약초의 효능을 이해할 수 있을 것이다.

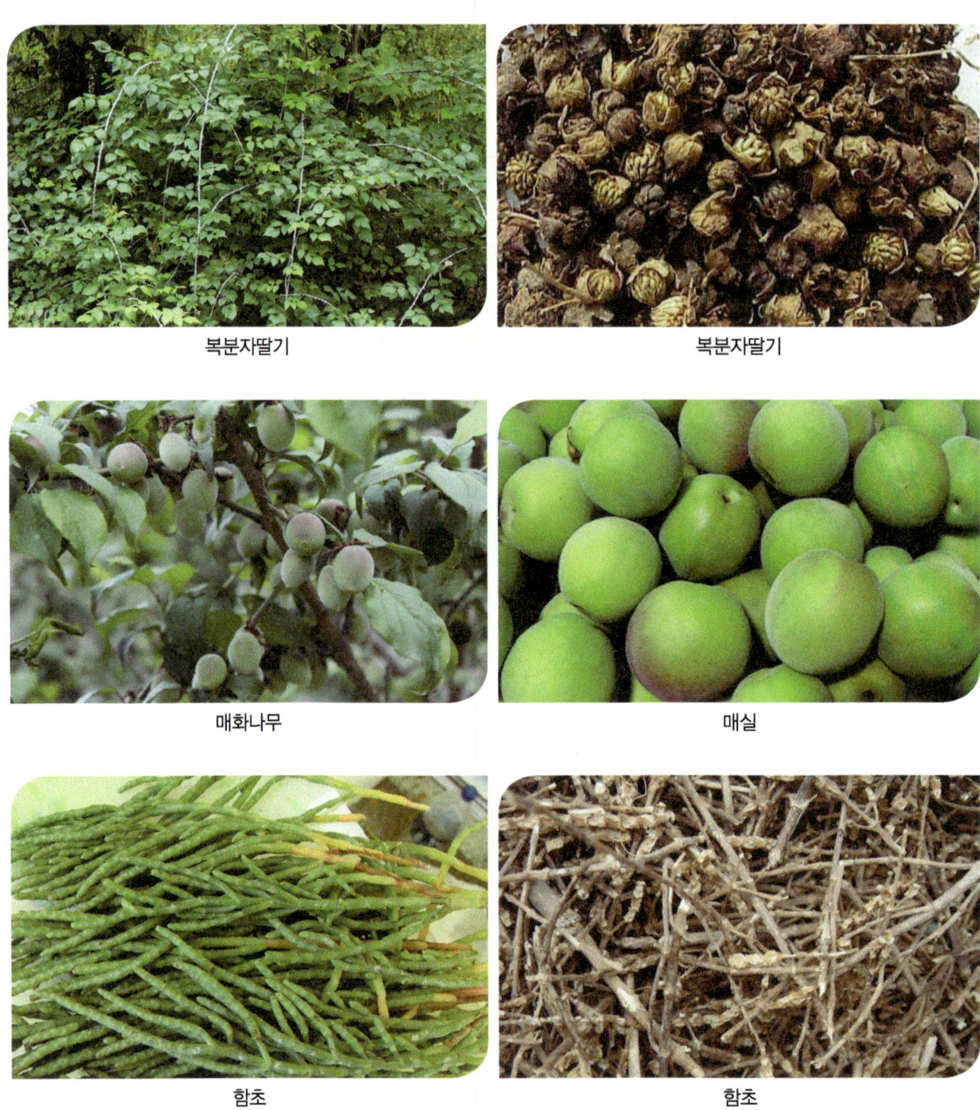

복분자딸기 복분자딸기

매화나무 매실

함초 함초

야생약초도감

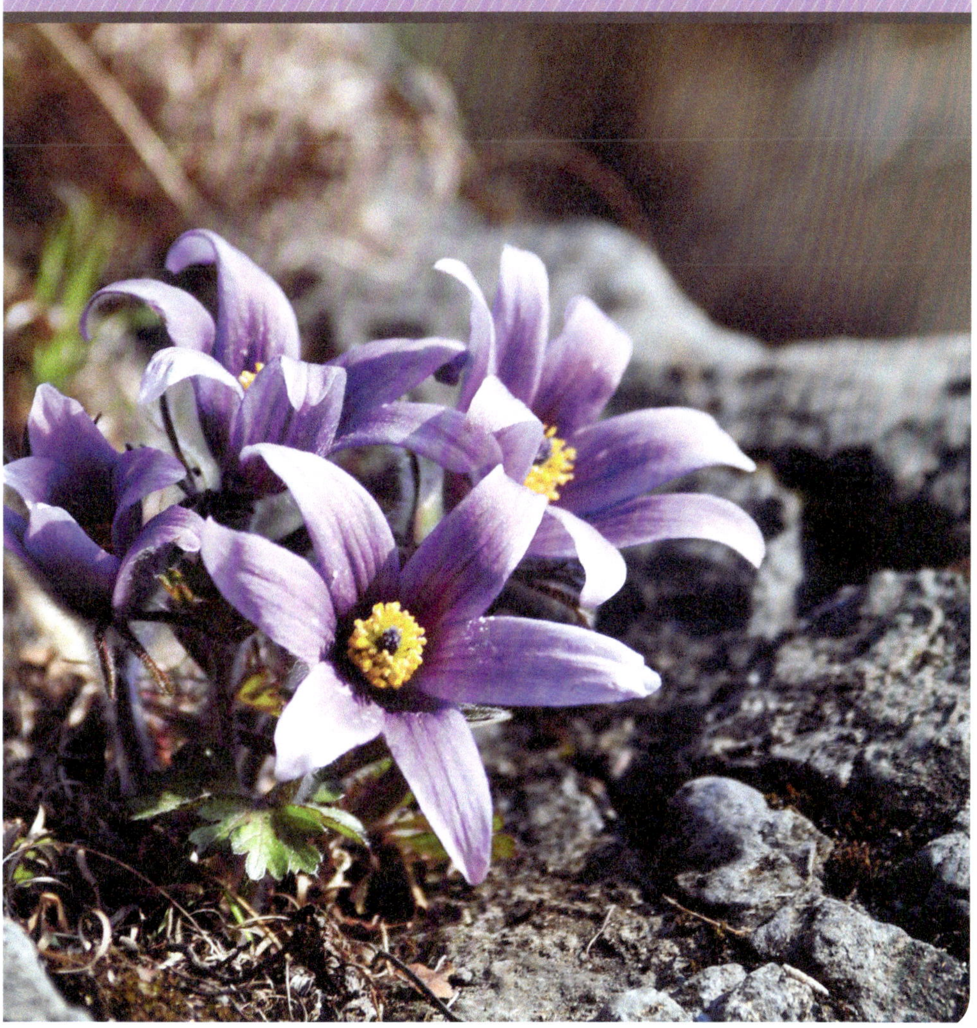

개다래

Actinidia polygama (Siebold & Zucc.) Planch. et Maxim.

한약의 기원

이 약은 개다래나무, 쥐다래나무의 가지, 잎, 벌레 먹은 열매이다.

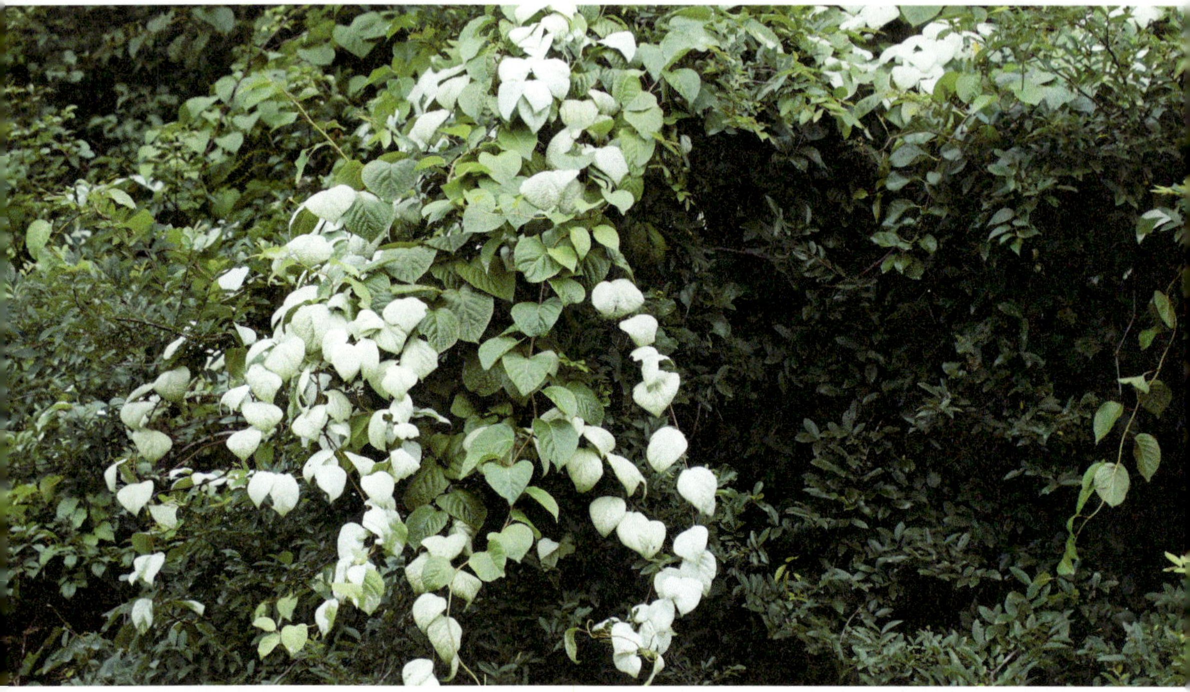

- **생약명** : 목천료(木天蓼), 목천료근(木天蓼根), 목천료자(木天蓼子)
- **이명** : 개다래나무, 묵다래나무, 말다래, 쥐다래나무, 개다래덩굴, 천료(天蓼), 등천료(藤天蓼), 천료목(天蓼木)
- **사용부위** : 뿌리, 가지, 잎, 열매
- **꽃 피는 시기** : 6~7월
- **과명** : 다래나무과(Actinidiaceae)

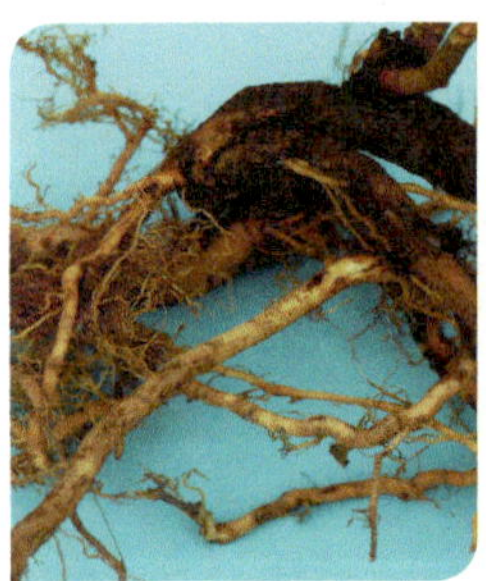
뿌리(약재 전형)

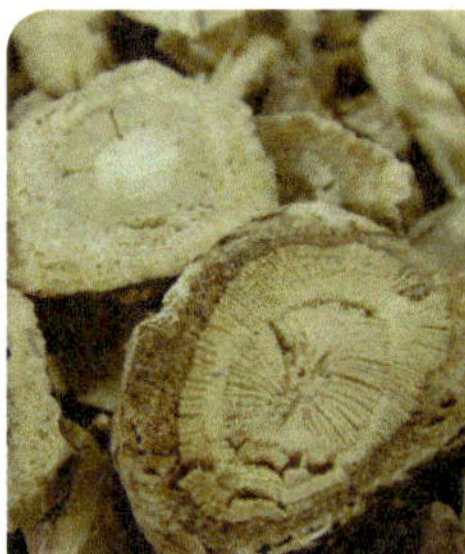
뿌리(약재)

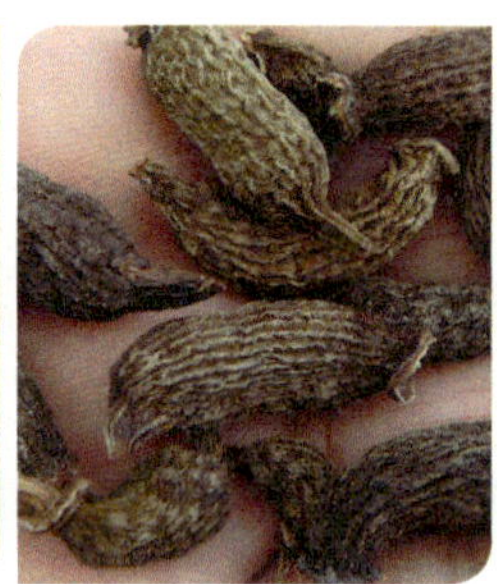
열매 건조(약재)

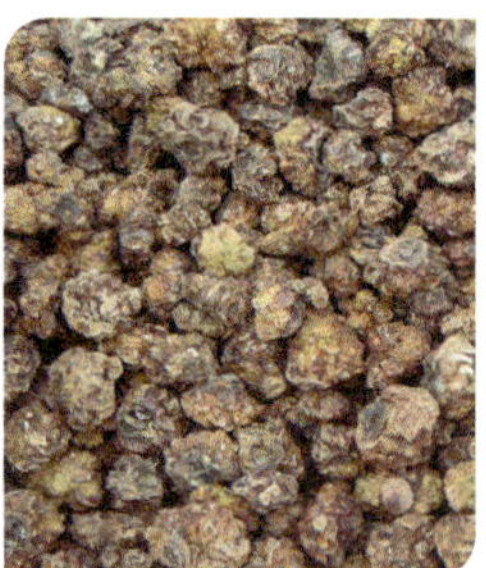
충영(약재)

생태적 특성 개다래는 전국의 깊은 산 계곡 및 산기슭에서 자생하는 덩굴성 낙엽식물로, 가지는 길이 5m 전후로 뻗어나간다. 작은 가지에는 연한 갈색 털이 나 있으며 오래된 가지에는 털이 없는 회백색의 작은 껍질눈이 있다. 잎은 넓은 달걀 모양 또는 달걀 모양으로 서로 어긋나고 막질이며 잎 끝은 날카롭고 밑부분은 둥글거나 일그러진 심장 모양이고 가장자리에는 잔톱니가 있다. 잎 길이는 4~8cm,

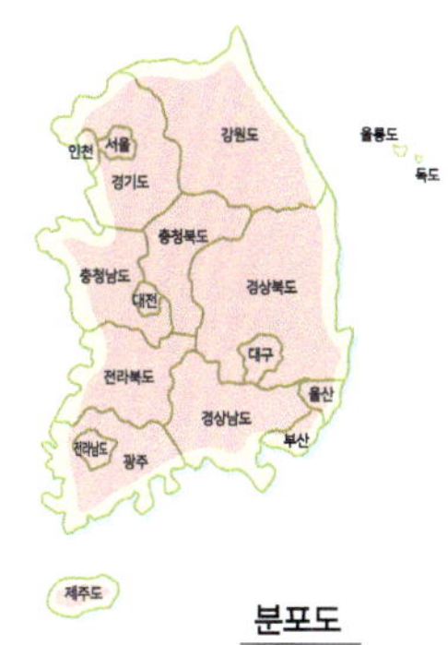

분포도

각 부위별 생김새

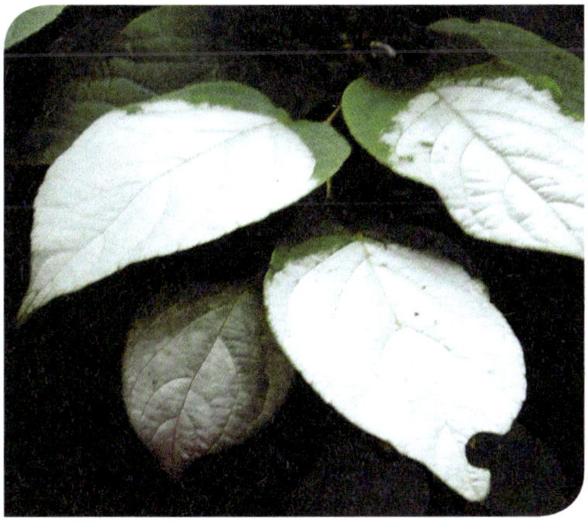

잎 생김새

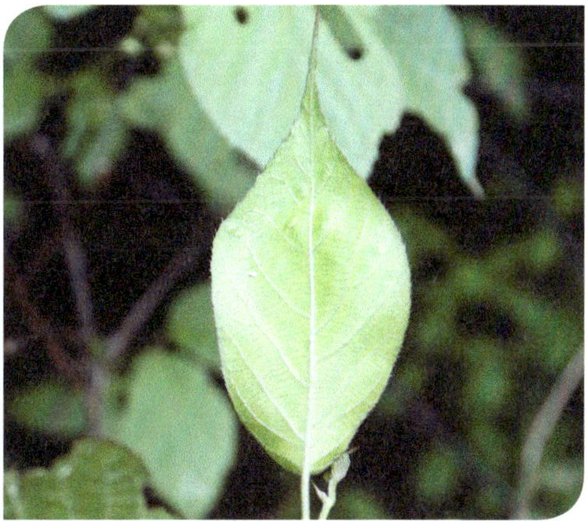

잎 뒷면

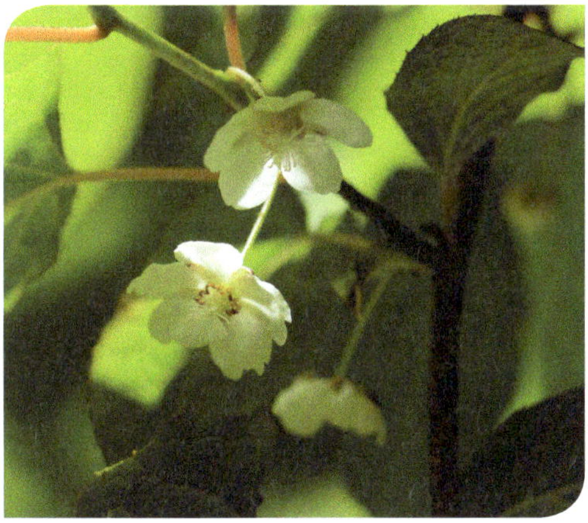

꽃

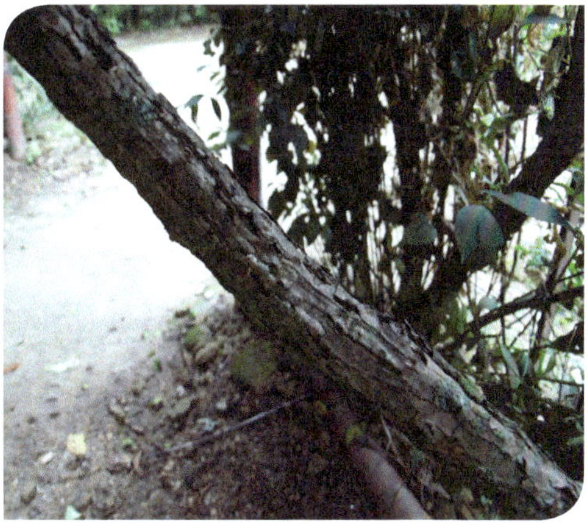

수피

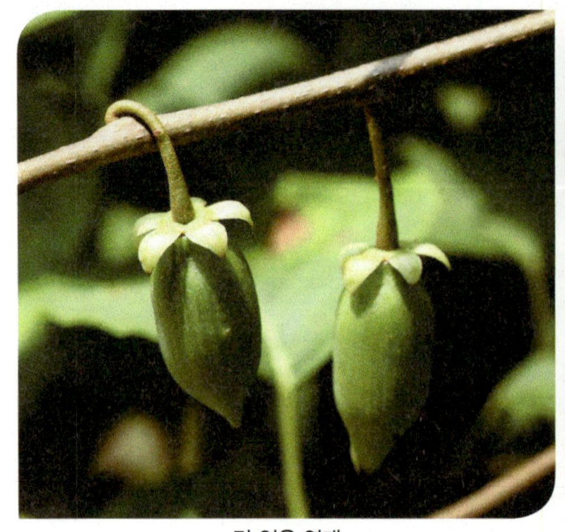

덜 익은 열매

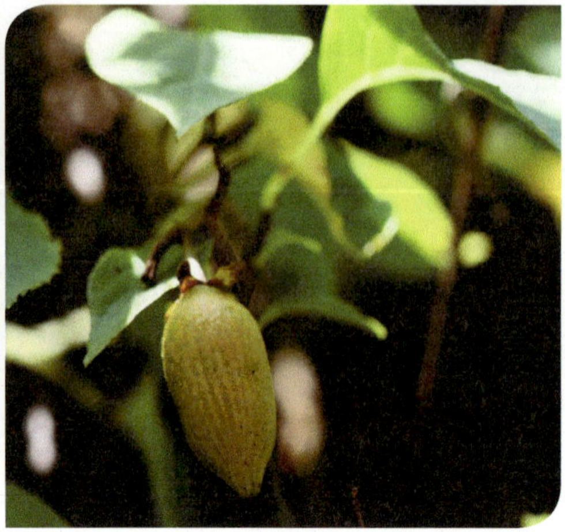

완숙 열매

너비는 3.5~8cm로 상단부의 잎 일부 또는 전부는 흰색이지만 황색으로 변한다. 꽃은 흰색으로 6~7월에 잎겨드랑이에서 1송이 또는 3송이가 피며 비교적 크고 향기가 난다. 꽃잎은 5장이고 거꿀달걀 모양이며, 꽃받침은 5장으로 달걀 모양 타원형이다. 열매는 귤홍색으로 9~10월에 달리고 물열매이며 끝이 뾰족한 긴 달걀 모양이다.

채취 시기 가지와 잎은 여름, 뿌리는 가을 · 겨울, 열매는 9~10월에 채취한다.

약초의 성분 잎과 열매에는 이리도미르메신(iridomyrmecin), 이소이리도미르메신(isoiridomyrmecin), 디하이드로네페타락톨(dihydronepetalactol), 마타타비올(matatabiol), 액티니딘(actinidine), 알로-마타타비올(allo-matatabiol), 네오마타타비올(neomatatabiol), 마타타비락톤(matatabilactone), 네오네페탈락톤(neonepetalactone)이 함유되어 있다. 잎에는 3,4-디메틸벤조나이트릴(3,4-dimethylbenzonitrile), 3,4-디메틸벤조산(3,4-dimethylbenzoic acid), 베타-페닐에틸 알코올(β-phenyl ethyl alcohol)이 함유되어 있고, 벌레집(충영蟲癭)이 있는 열매에는 열매의 성분 외에도 마타타빅산(matatabic acid)이나 이리도디올(iridodiol)의 다종 이성체가 함유되어 있다.

약초의 성미 뿌리는 성질이 따뜻하고, 맛은 맵다. 가지와 잎은 성질이 따뜻하고, 맛은 맵고 쓰고, 독성이 약간 있다. 열매는 성질이 약간 덥고, 맛은 맵고 쓰고, 독성은 없다.

약초의 작용부위 간(肝) 경락에 작용한다.

약초의 효능과 치료 뿌리는 생약명을 목천료근(木天蓼根)이라 하여 치통을 치료한다. 가지와 잎은 생약명을 목천료(木天蓼)라 하며 한센병을 치료한다. 또한 배 속이 단단하게 굳은 상태를 풀어주고 복통, 진통, 진정, 타액 분비 촉진작용도 한다. 신경통, 통풍의 진통 소염에도 효과적이다. 벌레집이 붙어 있는 열매는 생약명을 목천료자(木天蓼子)라 하여 보온, 강장, 거풍 등의 효능이 있고 요통, 류머티즘, 관절염, 타박상, 중풍, 안면 신경마비, 복통, 월경불순도 치료한다.

약초 처방 및 약용법과 용량 말린 뿌리 30~50g을 물 900mL에 넣어 반이 될 때까지 달여 하루에 2~3회 나눠 마신다. 외용할 경우에는 달인 액을 치통이 있는 쪽 입안에 머금었다가 통증이 사라지면 뱉는다. 말린 가지와 잎 40~60g을 물 900mL에 넣어 반이 될 때까지 달여 하루에 2~3회 나눠 마신다. 말린 열매 20~30g을 물 900mL에 넣어 반이 될 때까지 달여 하루에 2~3회 나눠 마신다.

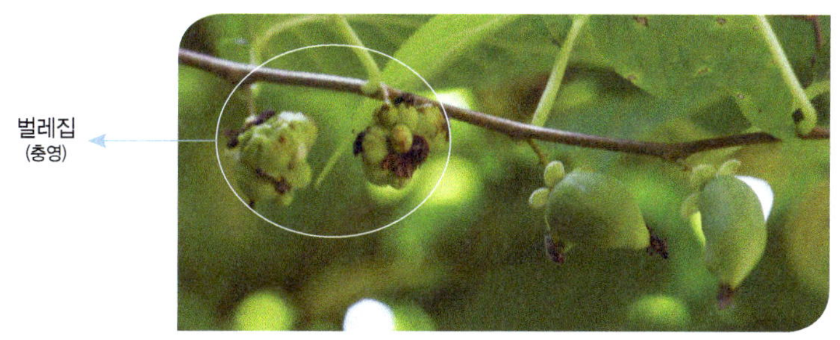

tip 개다래와 다래

개다래와 다래는 모두 덩굴성 식물로 다래는 개다래보다 덩굴 길이가 길게 뻗어나가고, 잎은 둘다 막질인데 개다래 잎의 상반부는 흰색에서 미황색으로 차츰 변화되어 잎 위에 새가 흰 똥을 싸놓은 모양처럼 보인다. 개다래 열매는 긴 달걀 모양이며 익으면 귤홍색이 되고, 다래 열매는 달걀 모양이며 익으면 녹색이 된다.

비슷한 약초

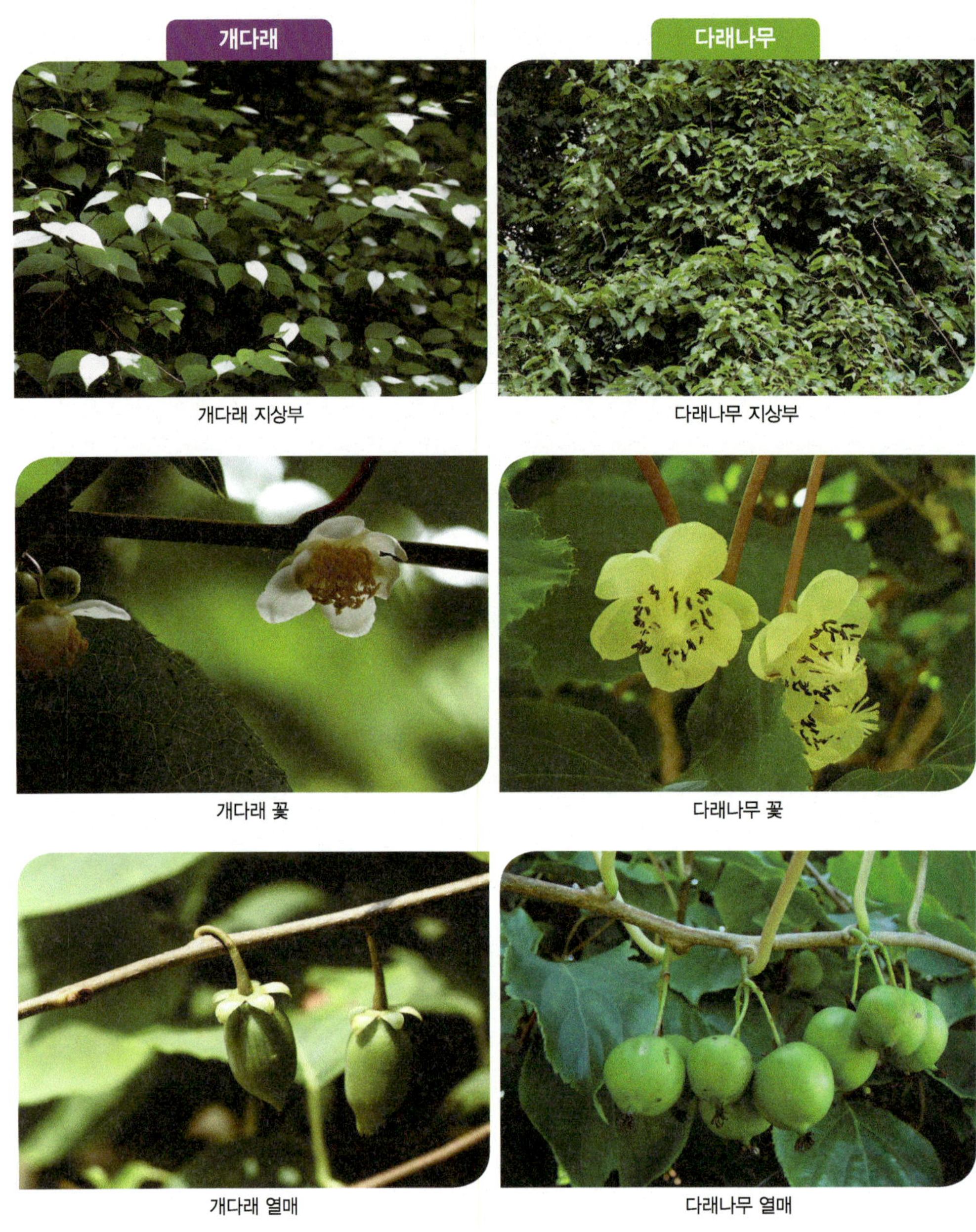

개다래

다래나무

개다래 지상부

다래나무 지상부

개다래 꽃

다래나무 꽃

개다래 열매

다래나무 열매

• 개다래와 다래나무의 차이점

개다래 나무는 잎에 흰반점이 있고, 다래나무는 흰반점이 없으며, 열매는 개다래는 타원형, 다래나무는 원형이다.

감기, 중풍, 해열, 진통의 효과

갯기름나물

Peucedanum japonicum Thunb.

한약의 기원

이 약은 갯기름나물의 뿌리이다.

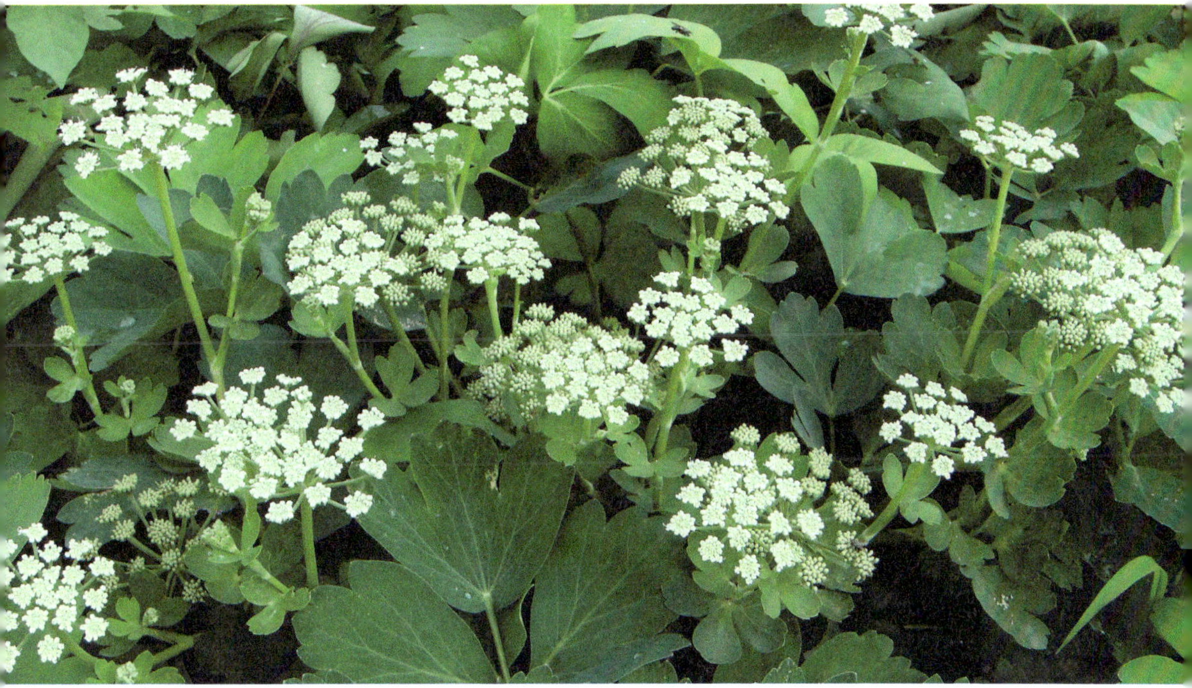

- **생약명** : 식방풍(植防風)
- **이명** : 개기름나물, 목단방풍
- **사용부위** : 뿌리
- **꽃 피는 시기** : 6~8월
- **과명** : 산형과(Umbelliferae)

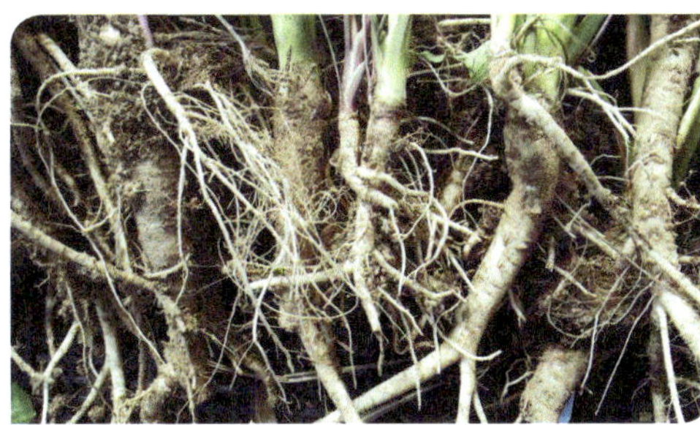

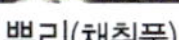

뿌리(채취품)

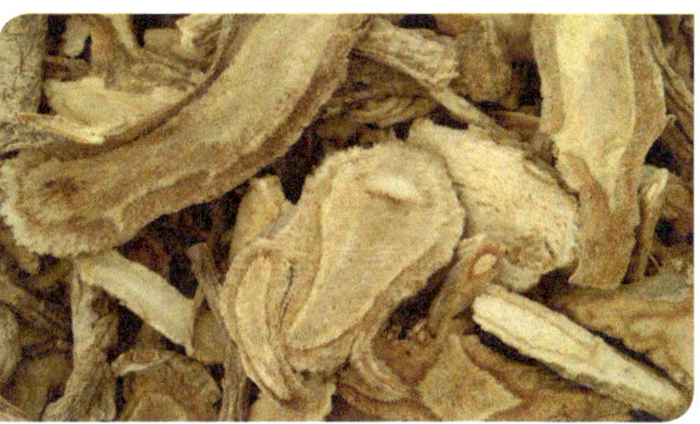

뿌리(약재)

생태적 특성 우리나라에서는 같은 과(科)에 속한 갯기름나물[*Peucedanum japonicum* Thunb.]과 방풍[*Ledebouriella seseloides* (Hoffm.) H. Wolff]의 뿌리도 각각 '식방풍', '방풍'이라 부르며 약용하고 있다.

- 갯기름나물(식방풍) : 갯기름나물은 바닷가 또는 냇물 근처에 사는 숙근성 여러해살이풀로, 지상부는 가을에 시들지만 뿌리는 살아남아서 이듬해 다시 싹이 난다. 키

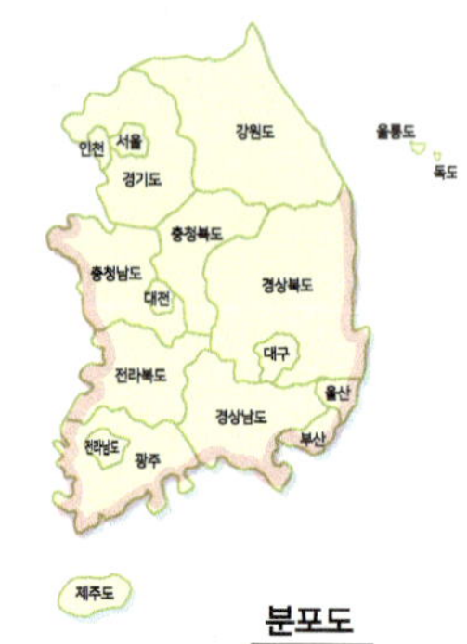

분포도

각 부위별 생김새

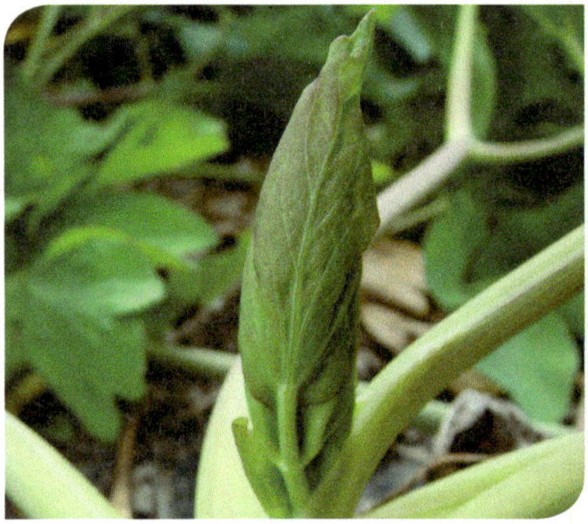

새순

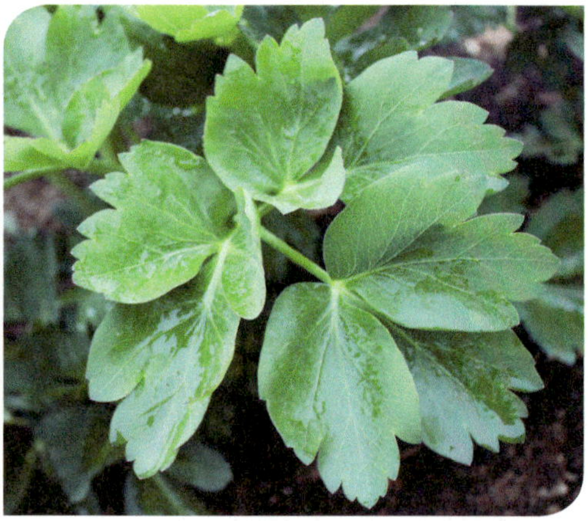

잎 생김새

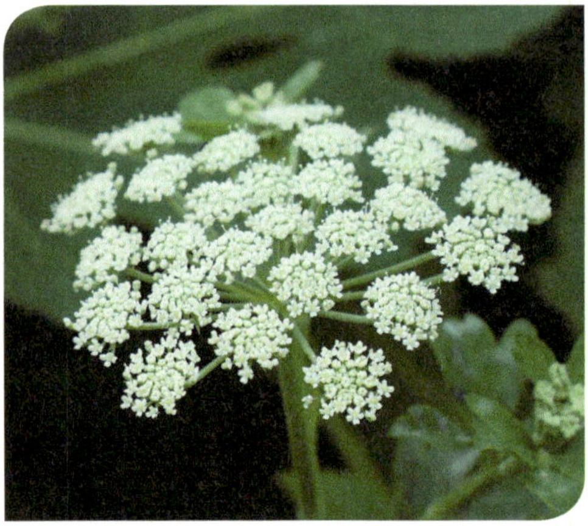

꽃

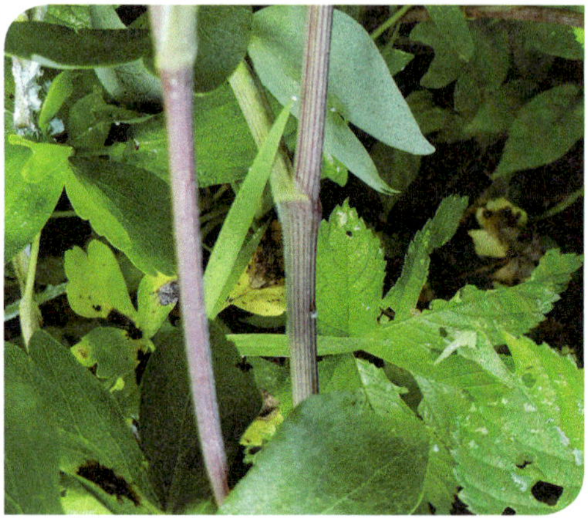

줄기

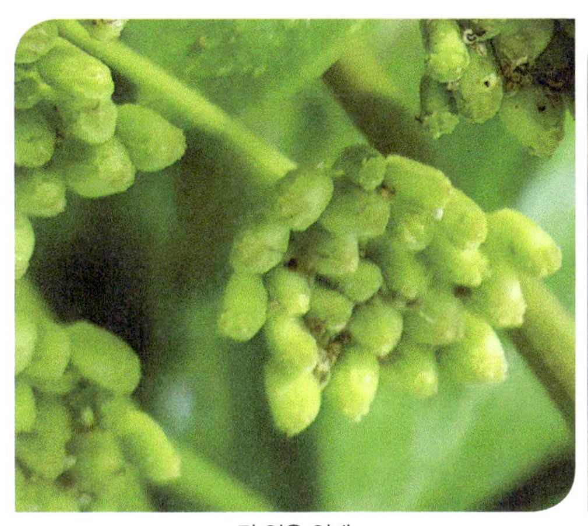
덜 익은 열매

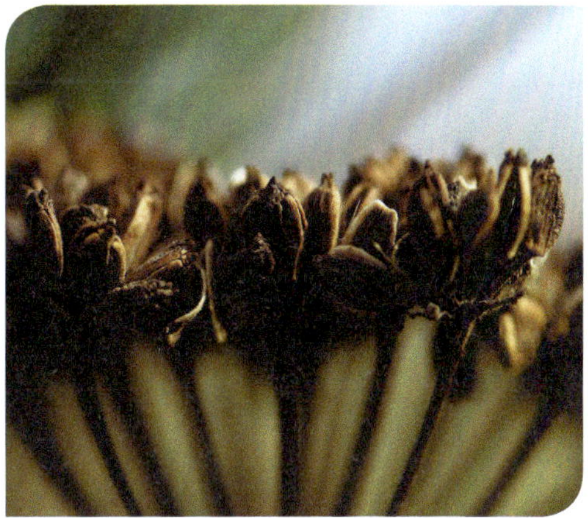
익은 열매

는 60~100cm로 곧추 자라고, 뿌리는 굵고 목질부에 섬유가 있다. 줄기 끝부분에 짧은 털이 나 있고 그 밖의 부분은 넓고 평평하다. 잎은 어긋나고 2~3회 갈라진 깃꼴겹잎이며, 잎자루는 길고 회록색인데 마치 흰 가루를 칠한 듯하다. 꽃은 흰색으로 6~8월에 가지 끝과 원줄기 끝에서 겹산형꽃차례로 달리고 꽃차례는 10~20개의 작은 우산 모양으로 갈라져 꽃차례 끝부분에 각각 20~30송이 꽃이 핀다.

- 방풍 : 방풍은 여러해살이풀로, 중국에서 도입하여 주로 재배한다. 키가 1m에 달하며, 원뿌리는 가볍고 질은 잘 부스러지며, 껍질부는 옅은 갈색으로 빈틈이 여러 개 보이고, 목질부는 옅은 황색이다. 줄기는 단일하나 밑으로부터 많은 가지를 내어 전체가 둥근 모양을 이룬다. 잎은 어긋나고 긴 잎자루의 밑부분이 잎집이 되며 겹잎은 깃 모양이며 부채 모양으로 3회 갈라지고 끝이 뾰족한 편이다. 꽃은 흰색으로 7~8월에 원줄기 끝과 가지 끝에서 겹산형꽃차례로 많이 핀다.

채취 시기

- 갯기름나물(식방풍) : 봄과 가을에 꽃대가 나오지 않은 전초를 채취하여 수염뿌리와 모래, 흙 등 이물질을 제거하고 햇볕에 말려 사용한다.
- 방풍 : 봄과 가을에 꽃대가 나오지 않은 전초를 채취하여 수염뿌리와 모래, 흙 등

이물질을 제거하고 그 위에 물을 뿌린 부직포를 하룻밤 정도 씌워두는 방법으로 수분을 흡수시켜 뿌리 조직이 부드러워지면 얇게 잘라 말린 다음 약재로 사용한다. 사용하는 용도에 따라서 사용 전에 전처리, 즉 포제(炮製: 약재를 이용 목적에 맞게 가공하는 방법으로 찌고, 말리고, 볶아주는 등의 처리과정)를 해주어야 하는데 가려움증이나 종기 등을 치료하는 데에는 꿀물을 흡수시켜 볶아주고[밀자(蜜炙)], 두창에는 술로 씻어서[주세(酒洗)] 사용하며, 설사를 멈추고자 할 때에는 볶아서[초용(炒用)] 사용한다.

약초의 성분 뿌리 50g에는 0.5mL 이상의 정유가 함유되어 있고, 퓨신(peucin), 베르갑톤(bergapton), 퍼세다롤(percedalol), 움벨리페론(umbelliferone), 아세틸안젤로일켈락톤(acetylangeloylkhellactone) 등이 함유되어 있다.

약초의 성미

- 갯기름나물(식방풍) : 성질이 따뜻하고, 맛은 쓰고 매우며, 약간의 독성이 있다.
- 방풍 : 성질이 따뜻하고, 맛은 맵고 달며, 독성은 없다.

약초의 작용부위

- 갯기름나물(식방풍) : 간(肝), 폐(肺) 경락에 작용한다.
- 방풍 : 간(肝), 비(脾), 방광(膀胱) 경락에 작용한다.

약초의 효능과 치료

- 갯기름나물(식방풍) : 발한, 해열, 진통의 효능이 있어 감기 발열, 두통, 신경통, 중풍, 안면신경마비, 습진 등의 치료에 응용할 수 있다.
- 방풍 : 피부 표면 아래에 머무르는 사기(邪氣)인 표사(表邪)를 흩어지게 하고, 풍을 제거하며, 습사를 다스리고, 통증을 멈추게 하며, 풍한으로 오는 감기인 외감풍한(外感風寒)과 두통을 치료한다. 또한 눈이 침침한 증상인 목현(目眩), 뒷목이 뻣뻣한 증상인 항강(項强), 풍한으로 오는 심한 통증인 풍한습비, 관절 통증인 골절산통(骨節痠痛), 사지경련, 파상풍 등의 치료에 응용한다.

약초 처방 및 약용법과 용량

- 갯기름나물(식방풍) : 말린 뿌리 6~12g을 물 600~700mL에 넣어 끓기 시작하면 약하게 줄여 200~300mL가 될 때까지 달여 하루에 나눠 마신다. 또는 말린 뿌리 6~12g을 물 2L에 넣어 2시간 정도 끓여 거른 뒤 기호에 따라 꿀이나 설탕을 가미하여 하루에 나눠 마신다.
- 방풍 : 말린 뿌리 2~12g을 물 600~700mL에 넣어 끓기 시작하면 약하게 줄여 200~300mL가 될 때까지 달여 하루에 나눠 마신다. 또는 말린 뿌리 2~12g을 물 2L에 넣어 2시간 정도 끓인 뒤 걸러 기호에 따라 꿀이나 설탕을 가미하여 하루에 나눠 마신다. 민간요법에서는 방풍과 구릿대[백지(白芷)]를 1:1 비율로 섞어 가루로 만든 뒤 적당량의 꿀과 함께 콩알 크기의 환으로 만들어 한 번에 20~30알씩을 하루에 3회, 식후 1시간에 따뜻한 물과 함께 복용해 두통을 치료하기도 한다.

사용 시 주의사항 풍을 흩어지게 하고 습사를 다스리는 효능이 있어 몸안의 진액(津液: 피, 림프액, 조직액, 정액, 땀, 콧물, 눈물, 침, 가래, 장액 등 몸안의 체액을 통틀어서 말함)이 고갈되므로 화기(火氣)가 왕성한 음허화왕(陰虛火旺)의 증상, 혈이 허하여 발생하는 경기 치료에는 사용하지 않는다.

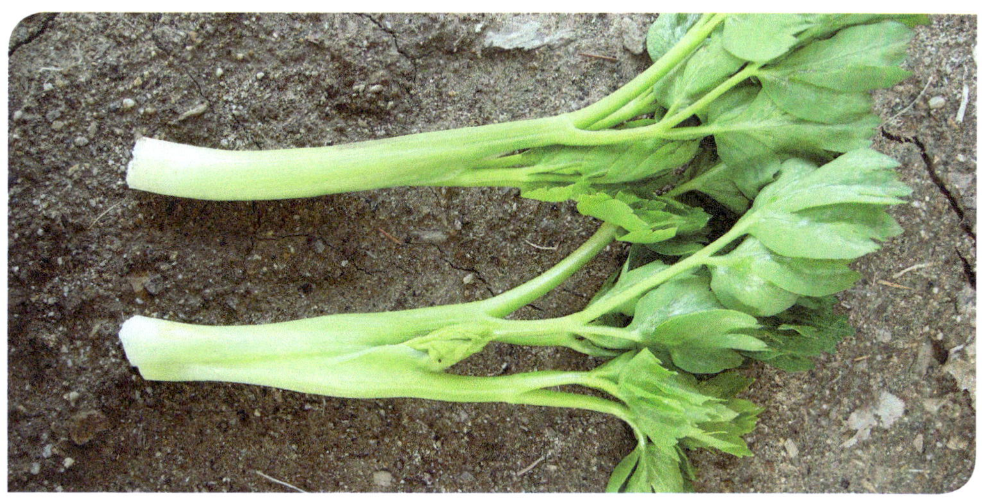

나물 채취품

비슷한 약초

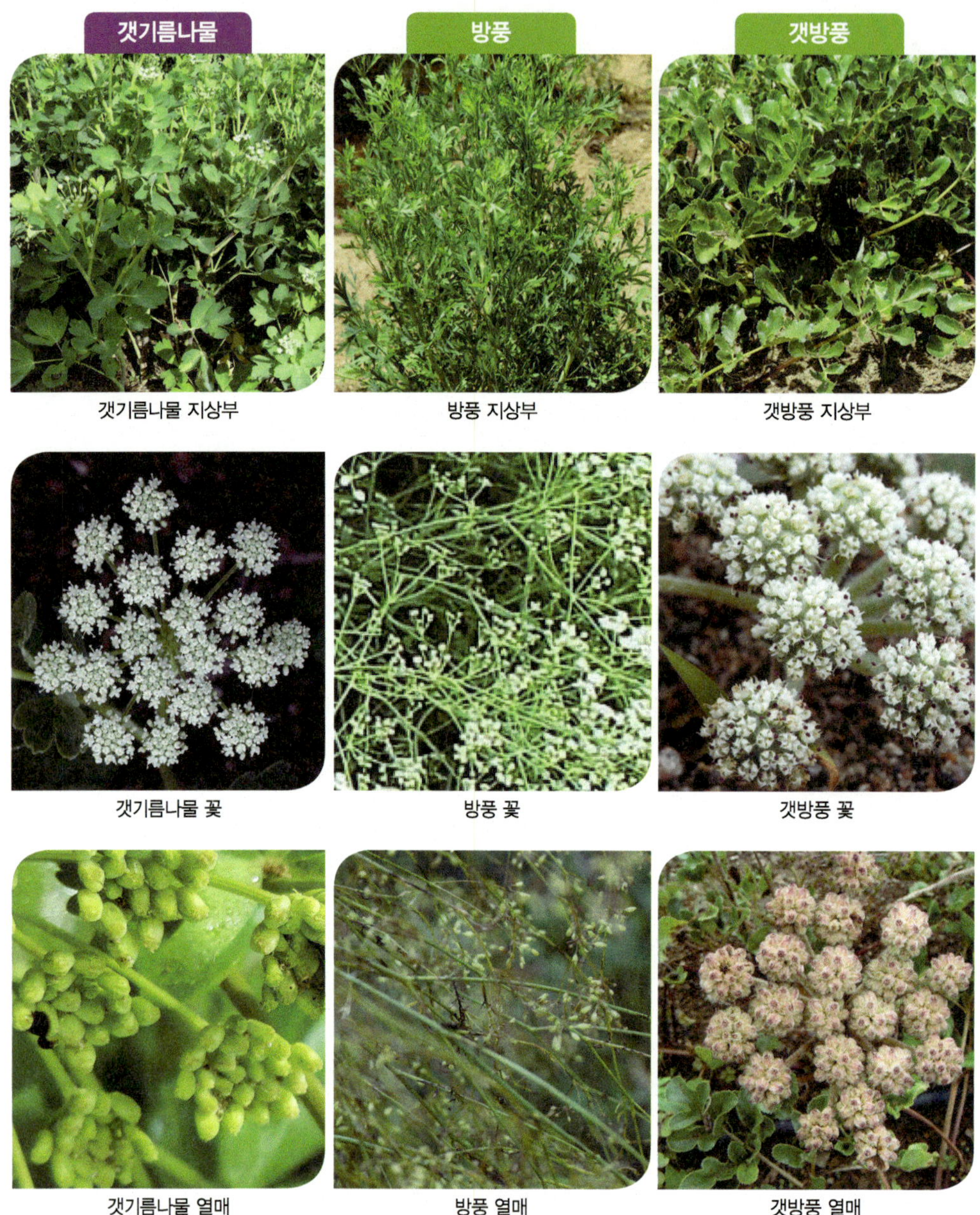

갯기름나물 지상부

방풍 지상부

갯방풍 지상부

갯기름나물 꽃

방풍 꽃

갯방풍 꽃

갯기름나물 열매

방풍 열매

갯방풍 열매

• 갯기름나물, 방풍과 갯방풍의 차이점

갯기름나물은 생약명이 식방풍이고 방풍은 원방풍, 갯방풍은 갯방풍이다. 전체를 모두 방풍이라 부르고 있으나 식물은 각기 다르다.

결핵성 해수, 기관지염, 피부소양증을 치료

갯방풍

Glehnia littoralis F. Schmidt ex Miq.

한약의 기원

이 약은 갯방풍의 뿌리이다.

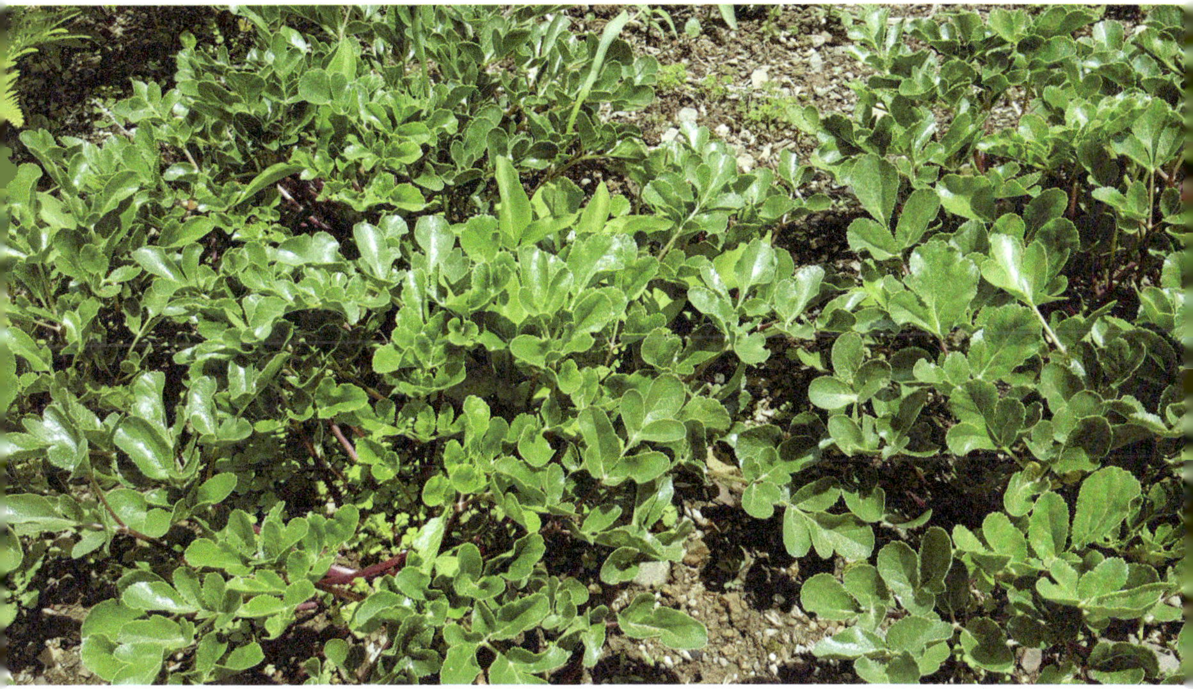

- **생약명** : 해방풍(海防風)
- **이명** : 갯향미나리, 북사삼, 해사삼(海沙蔘)
- **사용부위** : 뿌리
- **꽃 피는 시기** : 6~7월
- **과명** : 산형과(Umbelliferae)

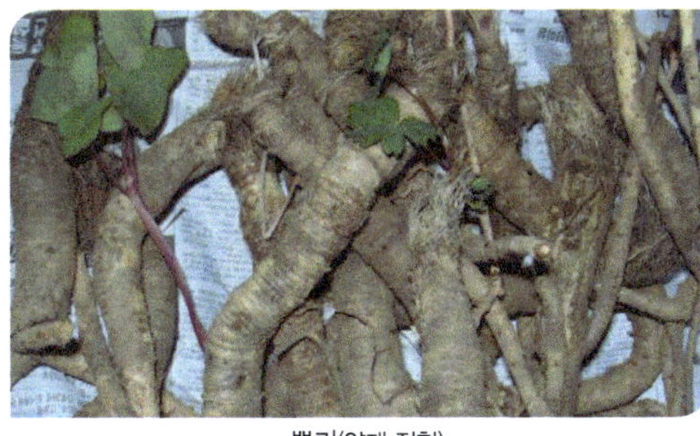

뿌리(약재 전형)

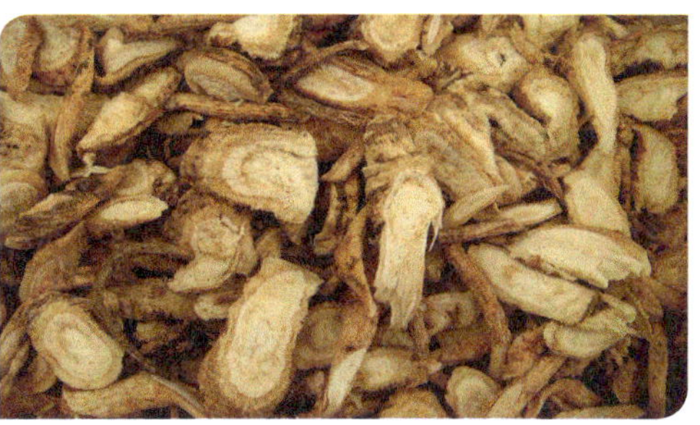

뿌리(약재)

생태적 특성 갯방풍은 여러해살이풀로, 전국의 해안가 모래땅에서 자생하거나 재배한다. 키는 10~30cm이며, 원뿌리는 원기둥 모양으로 가늘고 길다. 줄기 전체에 흰색 털이 빽빽하게 나 있다. 뿌리에서 나는 잎(근생엽)은 잎자루가 길며 삼각형 또는 달걀 모양의 삼각형이고 깃꼴로 2~3회 갈라진다. 꽃은 흰색으로 6~7월에 겹산형꽃차례로 피고, 열매는 7~8월에 달린다.

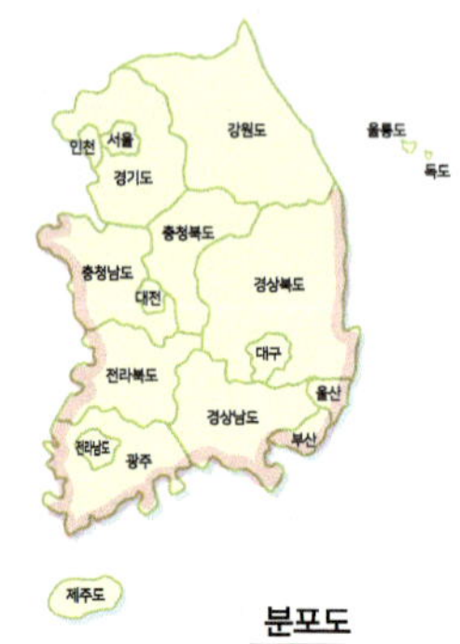

분포도

각 부위별 생김새

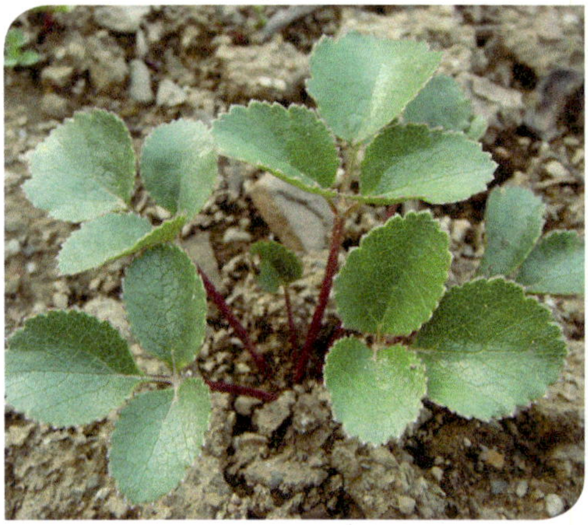

잎 생김새

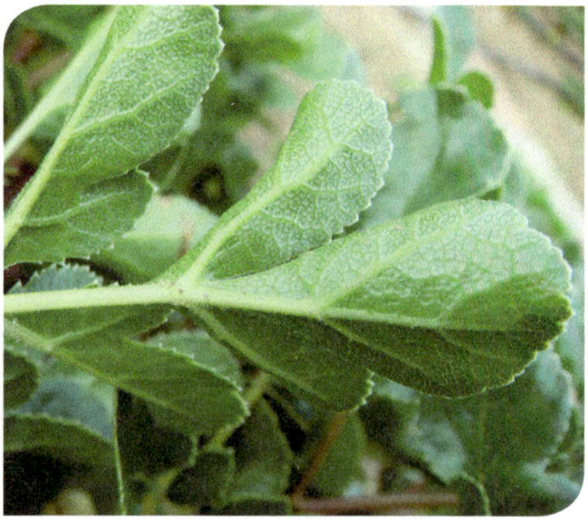

잎 뒷면

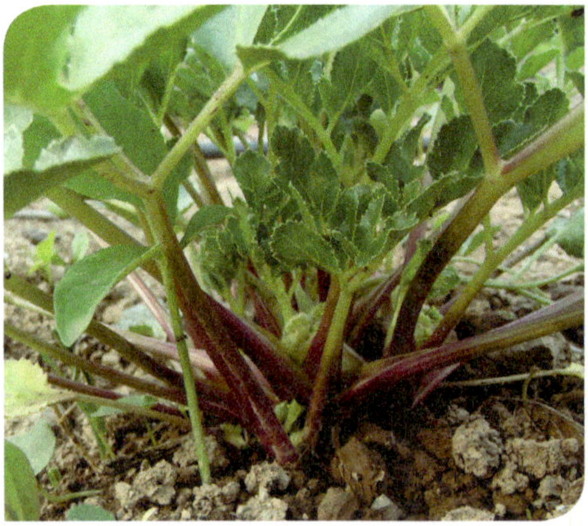

줄기

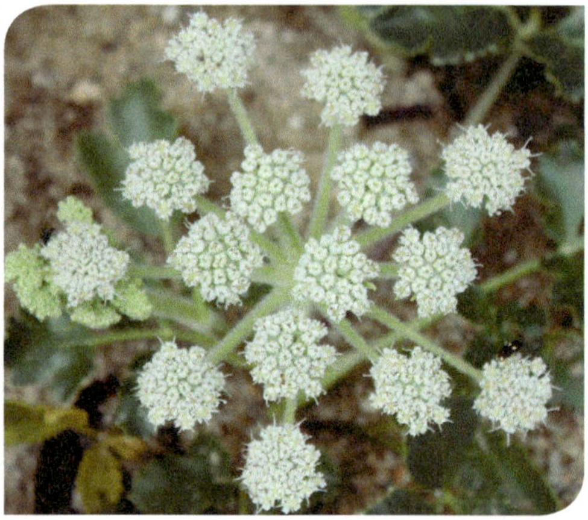

꽃

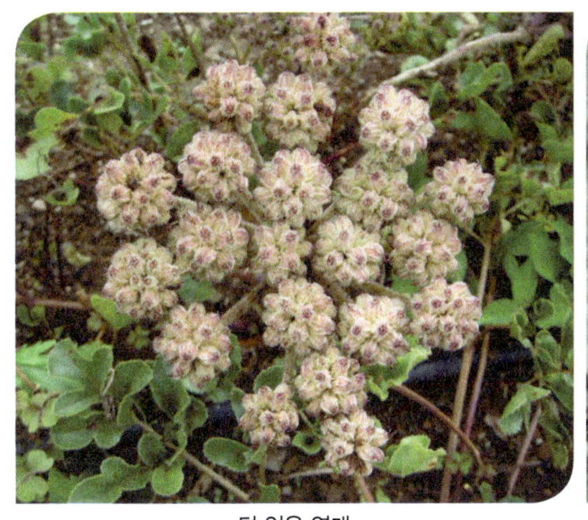
덜 익은 열매

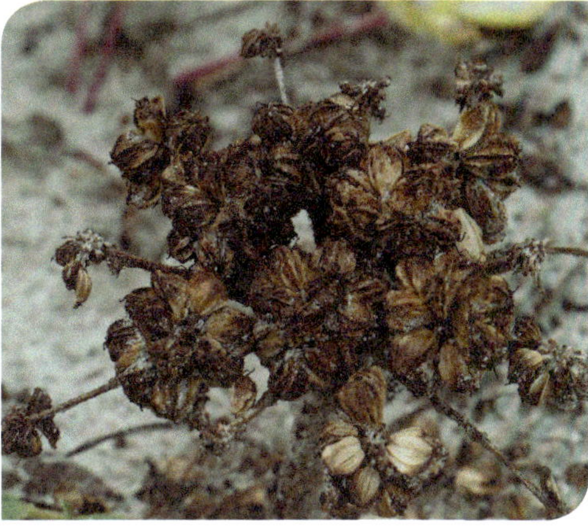
익은 열매

채취 시기 늦가을에 뿌리를 채취한 후 이물질을 제거하고 씻어 말려서 사용한다. 더러는 약한 불로 프라이팬에 노릇노릇하게 볶아서 사용하기도 한다.

약초의 성분 정유, 소랄렌(psoralen), 임페라토린(imperatorin), 베르갑텐(bergapten) 등 14종의 쿠마린(coumarin) 및 쿠마린 배당체가 함유되어 있다.

약초의 성미 성질이 시원하고, 맛은 달고 맵다.

약초의 작용부위 폐(肺), 비(脾) 경락에 작용한다.

약초의 효능과 치료 폐의 기운을 맑게 하는 청폐(淸肺), 기침을 멈추게 하는 진해, 가래를 제거하는 거담, 갈증을 멈추게 하는 지갈 병증 등의 효능이 있어서 폐에 열이 생겨 나타나는 두통, 마른기침, 결핵성 해수, 기관지염, 감기, 입안이 마르는 증상인 구건(口乾), 인후부가 마르는 증상인 인건(咽乾), 피부의 가려움증 등을 치료한다.

약초 처방 및 약용법과 용량 말린 뿌리 10~15g을 물 600~700mL에 넣어 끓기 시작하면 약하게 줄여 200~300mL가 될 때까지 달여 하루에 나눠 마신다.

또는 말린 뿌리 10~15g을 물 2L에 넣어 2시간 정도 끓여 거른 뒤 기호에 따라서 꿀이나 설탕을 가미하여 하루에 나눠 마신다.

환이나 가루로 만들어 아침저녁으로 한 숟가락씩 따뜻한 물과 함께 복용하기도 한다.

사용 시 주의사항 성질이 차기 때문에 풍사와 한사(寒邪)로 인한 해수 치료에는 사용을 금하며, 비위가 허하고 냉한 사람이 사용하면 좋지 않다.

일부에서는 갯방풍을 방풍의 대용으로 사용하는 사람도 있으나 이것은 잘못된 방법이다.

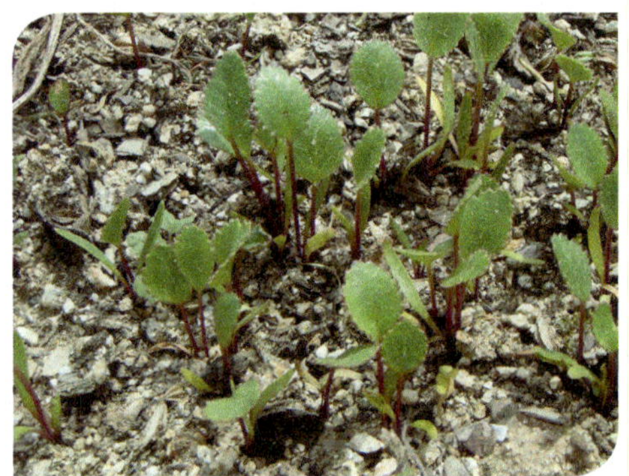

갯방풍 새잎 올라오는 모습

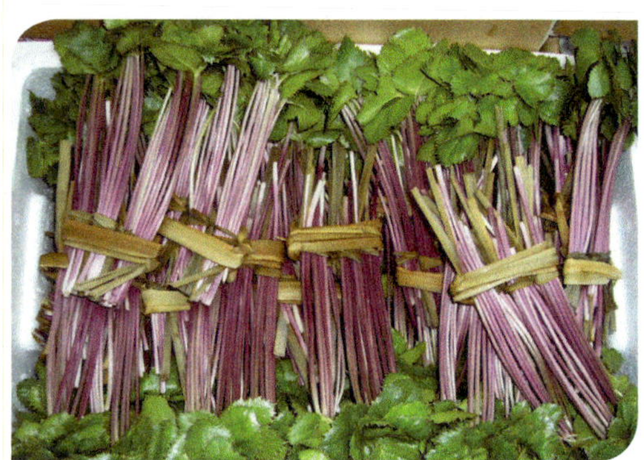

나물용 줄기 채취품

특허로 입증된 기능성 물질

갯방풍 추출물을 유효성분으로 포함하는 관절염 예방 또는 치료용 조성물

본 발명에 따른 갯방풍 추출물은 염증성 사이토카인 IL-17, IL-6 또는 TNF-의 활성을 감소 또는 억제시키는 활성이 우수하고, 파골세포 분화를 감소시키는 효과가 우수하여 관절염 또는 골다공증의 예방 또는 치료할 수 있는 조성물로 유용하게 사용할 수 있다. 또한 세포독성이 일어나지 않으며, 약물에 대한 독성 및 부작용도 없어 장기간 복용 시에도 안심하고 사용할 수 있으며, 체내에서도 안정한 효과가 있다.

- 공개번호 : 10-2014-0089315, 출원인 : 가톨릭대학교 산학협력단

갯방풍 약차

채취 방법

늦가을에 갯방풍 뿌리를 채취한 후 이물질을 제거하고 깨끗이 씻은 뒤 말려서 사용한다. 채취한 뿌리의 잔뿌리를 없애고 물로 씻은 뒤 약간 말린 다음 끓는 물에 데쳐 껍질을 벗겨 말리기도 하고, 프라이팬에 약한 불로 노릇노릇하게 볶아 사용하기도 한다.

약차 만들기

말린 갯방풍 뿌리 9~18g을 사용하며, 보통 말린 약재 10~15g을 물 2L에 넣어 중불로 2시간 정도 끓여 건더기를 거른 뒤 차로 마신다. 기호에 따라 꿀 또는 설탕을 가미하여 마셔도 되지만 당뇨병이 있다면 고려하여 결정하는 게 좋다. 환(丸) 또는 가루로 만들어 따뜻한 물과 함께 아침저녁으로 한 숟가락씩 복용하기도 한다.

약차 더하기

담이 없는 해수, 골증노열(骨蒸勞熱: 뼛속이 후끈후끈 달아오르는 증상으로 신정腎精의 과도한 소모나 지나친 과로로 진음이 부족하고 혈이 소모되어 골수가 고갈되어 생기는 증상), 피부 건조, 입이 쓰고 번갈이 나는 증상 등의 치료를 위해서는 이 약재에 맥문동(麥門冬), 지모(知母), 천패모(川貝母), 숙지황(熟地黃), 별갑(鱉甲), 지골피(地骨皮) 등을 각각 150~160g씩 더하여 환(丸)이나 고(膏)를 만드는데 매일 아침식사 전에 12g씩 복용하면 좋다.

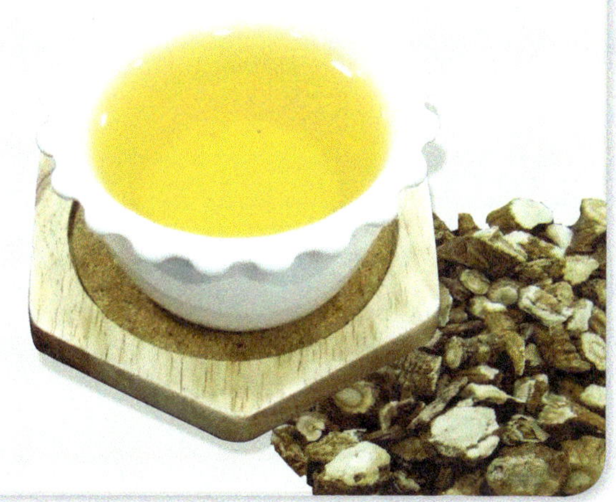

고혈압, 항염, 진통, 항암

겨우살이

Viscum album var. coloratum (Kom.) Ohwi

한약의 기원

이 약은 겨우살이의 줄기, 가지, 잎이다.

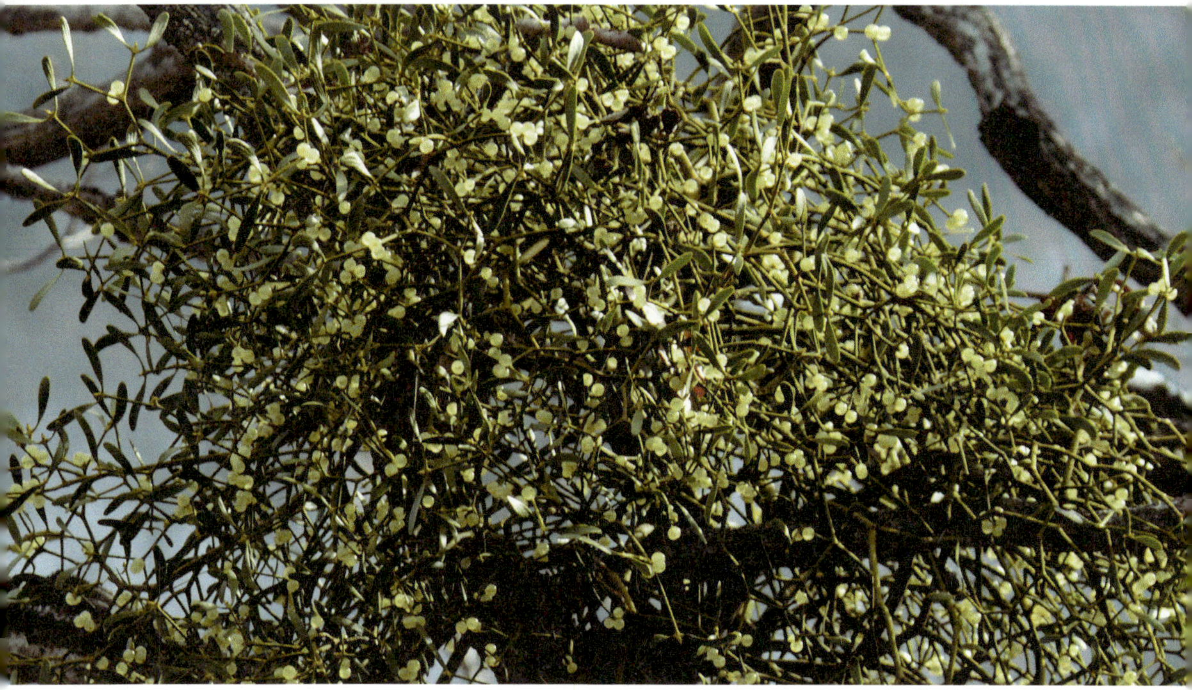

- **생약명** : 곡기생(槲寄生), 상기생(桑寄生)
- **이명** : 겨우사리, 붉은열매겨우사리, 동청(凍靑), 기생초(寄生草)
- **사용부위** : 줄기, 가지, 잎
- **꽃 피는 시기** : 6~7월
- **과명** : 겨우살이과(Loranthaceae)

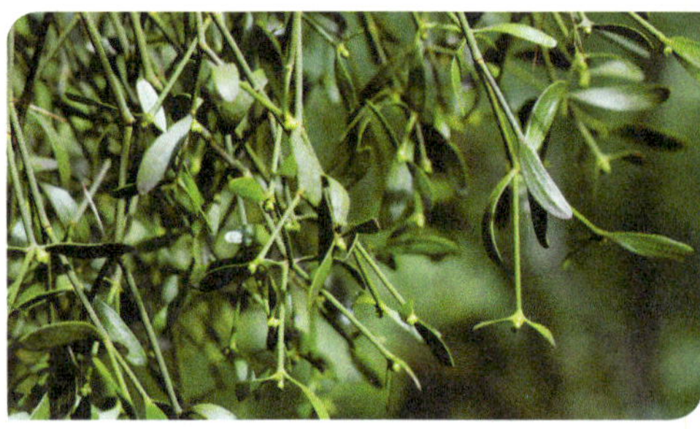

잎줄기

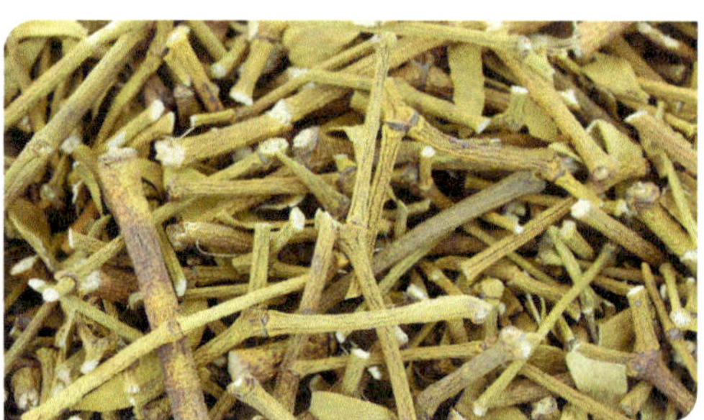

줄기(약재)

생태적 특성 겨우살이는 참나무, 팽나무, 물오리나무, 밤나무, 자작나무 등의 큰 나무에서 기생하는 상록소저목이다. 뽕나무에 기생하는 겨우살이를 상기생이라 하여[생규] 최상품으로 취급하나 요즘은 구하기가 어려워 곡기생을 주로 쓴다. 중·남부 지방의 높은 산에서 자라며, 높이는 30~60cm이다. 줄기와 가지는 황록색 또는 녹색으로 약간 다육질이며 원기둥 모양이고 2~3갈래로 갈라지며 가지가

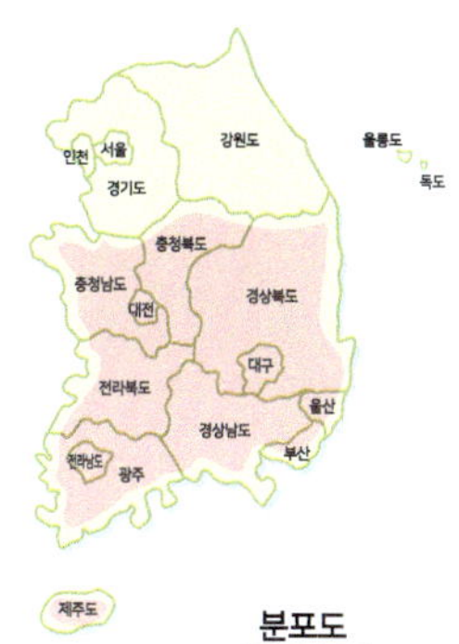

분포도

각 부위별 생김새

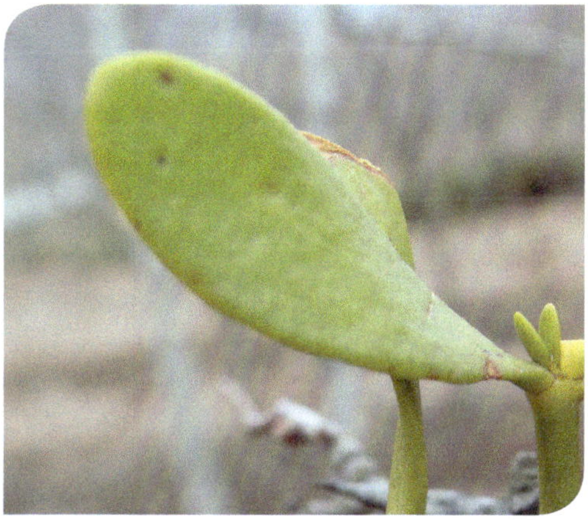

잎 생김새

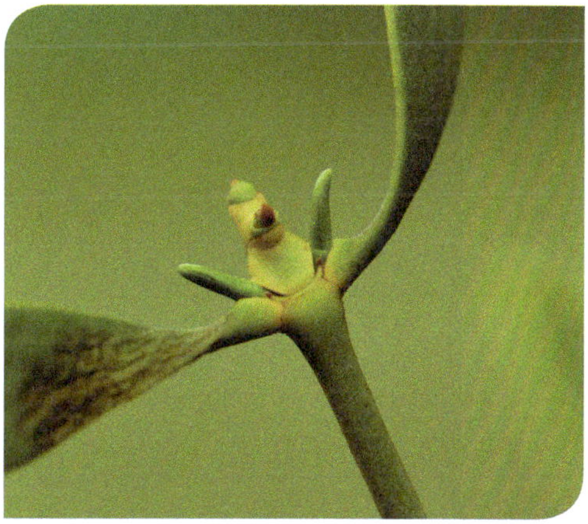

수꽃

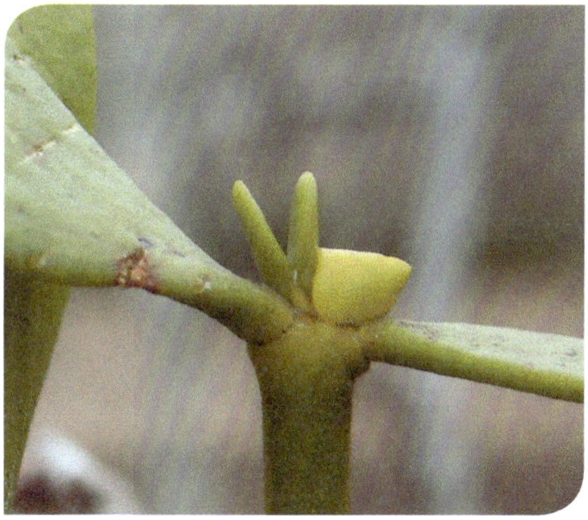

암꽃

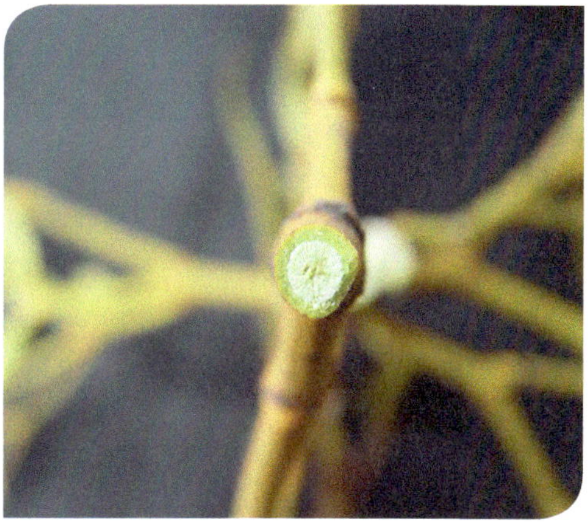

줄기단면

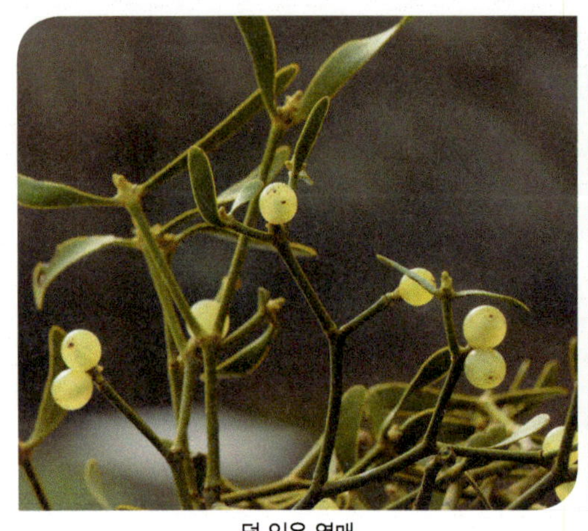

덜 익은 열매

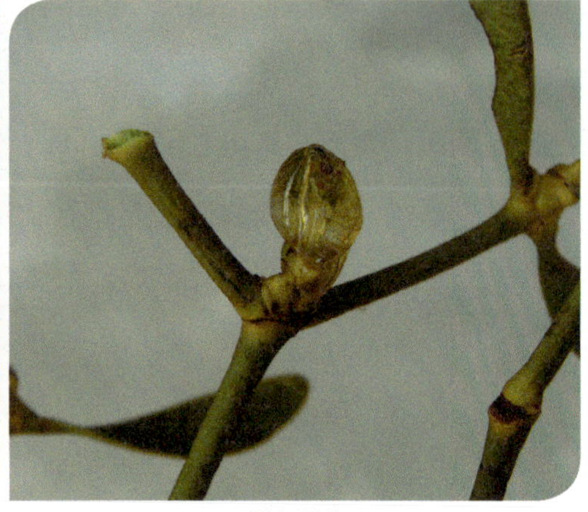

완숙 열매

갈라지는 곳은 점차 커져 마디가 생긴다.

잎은 가지 끝에서 나오고 두터우며 다육질에 황록색 윤채가 나고 마주나며, 잎자루는 없다.

꽃은 미황색으로 4~5월에 가지 끝 두잎 사이에서 암수딴그루로 핀다.

꽃자루는 없고, 수꽃은 3~5송이, 암꽃은 1~3송이가 핀다. 열매는 물열매이며 둥글고 황색 또는 등황색으로 10~12월에 달린다.

채취 시기 가을부터 봄 사이에 참나무에서 기생하는 겨우살이 전초를 채취한다.

약초의 성분 줄기, 가지와 잎에는 플라보노이드(flavonoid) 화합물의 아비쿨라린(avicularin), 퀴세틴(quercetin), 퀴시트린(quercitrin), 올레아놀릭산(oleanolic acid), 알파-아미린(α-amyrin), 메소-이노시톨(meso-inositol), 플라보노이드, 루페올(lupeol), 베타-시토스테롤(β-sitosterol), 아그리콘(agricon) 등이 함유되어 있다.

약초의 성미 줄기는 성질이 평범하고, 맛은 달고 쓰다.

약초의 작용부위 심(心), 간(肝), 신(腎) 경락에 작용한다.

약초의 효능과 치료 줄기는 생약명을 곡기생(槲寄生) 또는 상기생(桑寄生)이라 하며 간과 신을 보하고 근골을 강화하며 풍사와 습사를 제거하는 효과가 있어 고혈압과 동맥경화, 암 치료에 사용하며 그 외 종기, 어혈, 심장질환, 노화방지, 항산화활성, 항비만, 지방간, 타박상 등의 치료에도 효과적이며 신경통, 부인병, 진통, 치통 등도 치료한다.

약초 처방 및 약용법과 용량 말린 줄기 40~50g을 물 900mL에 넣어 반이 될 때까지 달여 하루에 2~3회 나눠 마신다. 외용할 경우에는 짓찧어 환부에 바른다.

특허로 입증된 기능성 물질

항노화 활성을 갖는 겨우살이 추출물

본 발명은 항노화 활성을 갖는 겨우살이 추출물에 관한 것으로, 본 발명에 따른 겨우살이 추출물 또는 이를 함유하는 기능성식품 또는 약제학적 조성물은 생명을 연장시키는 효과가 있으며 전반적인 건강을 향상시키는 효과를 나타내는 바 기능성 식품 또는 의약 분야에서 매우 유용한 발명이다.

- 공개번호 : 10-2010-0102471, 출원인 : (주)미슬바이오텍

항비만 활성 및 지방간 예방 활성을 갖는 겨우살이 추출물

본 발명은 비만 억제 활성 및 지방간 예방 활성을 갖는 겨우살이 추출물에 관한 것으로, 본 발명 겨우살이 추출물 또는 이를 함유하는 기능성 식품 또는 약제학적 조성물은 항비만 활성을 증강시키고 지방간을 예방하는 효과가 있어 항비만에 뛰어난 효과를 나타내는 바 기능성식품 또는 의약 분야에서 매우 유용한 발명이다.

- 공개번호 : 10-2011-0136539, 출원인 : (주)미슬바이오텍

겨우살이의 종류

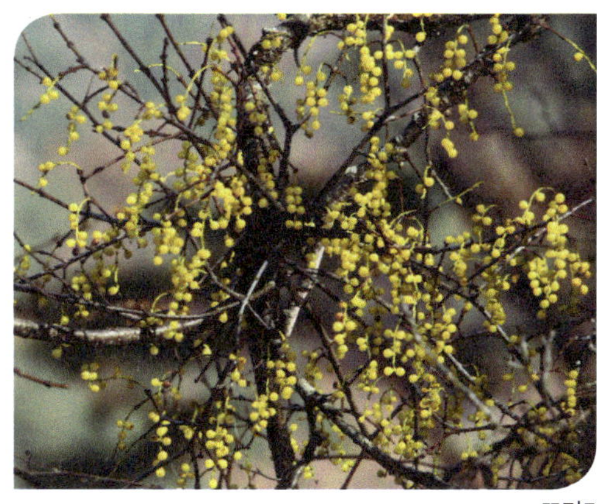

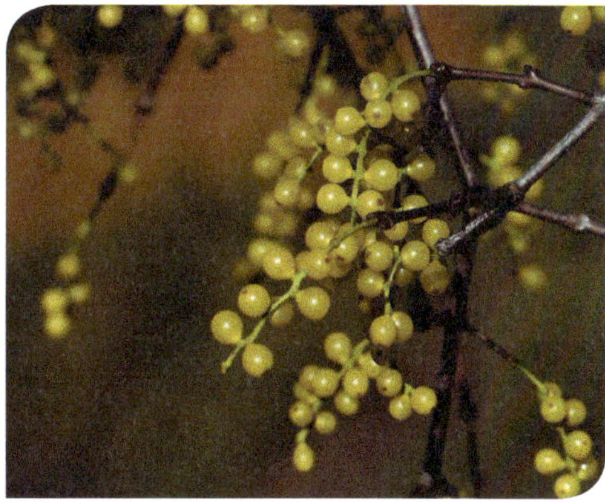

꼬리겨우살이

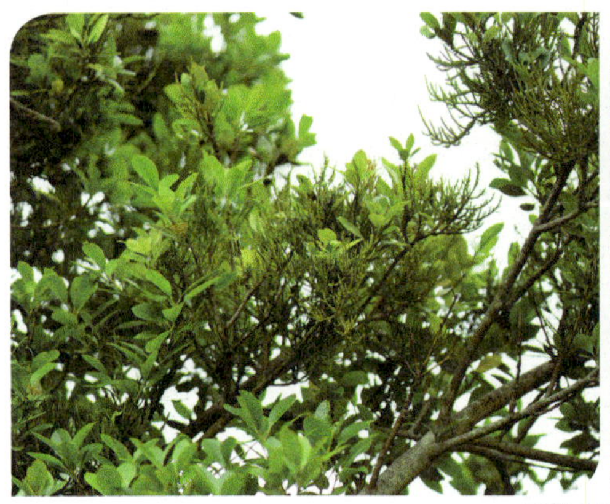
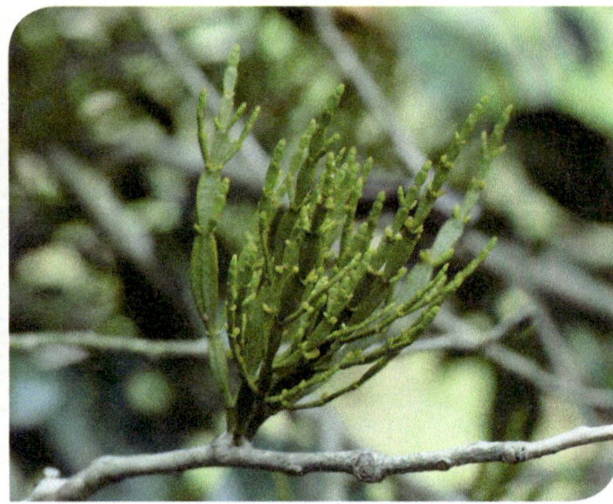

동백나무겨우살이

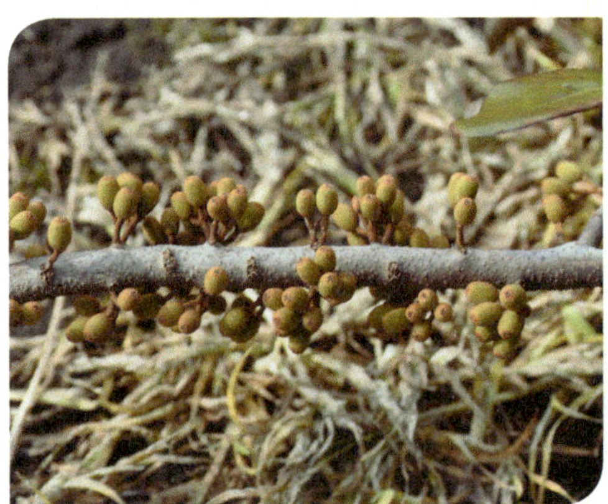
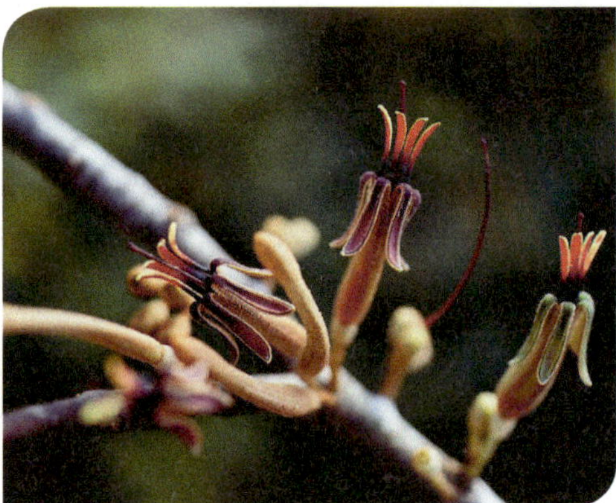

참나무겨우살이

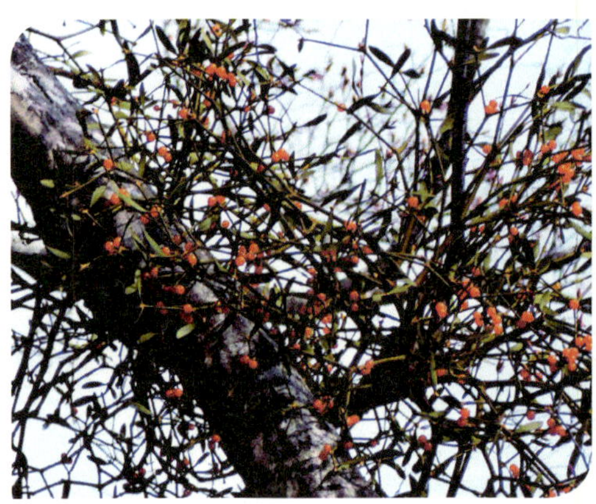
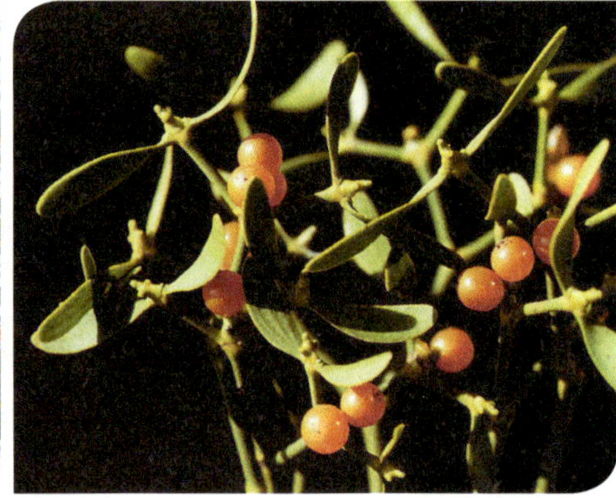

붉은겨우살이

겨우살이 약차

채취 방법 및 가공

겨울부터 다음해 봄 사이에 겨우살이의 줄기, 가지, 잎을 채취한 후 깨끗이 씻어 햇볕이나 시루에 쪄서 말려 이물질을 제거하고 가늘게 썰어서 사용한다.

약차 만들기와 더하기

말린 겨우살이 줄기, 가지, 잎 10~20g을 사용하며, 보통 말린 약재 15~20g을 물 2L에 넣어 중불로 2시간 정도 끓여 건더기를 거른 뒤 차로 마신다. 기호에 따라 꿀 또는 설탕을 가미하여 마셔도 되지만 당뇨병이 있다면 고려하여 결정하는 게 좋다. 가루 또는 환으로 만들어 복용하기도 한다.

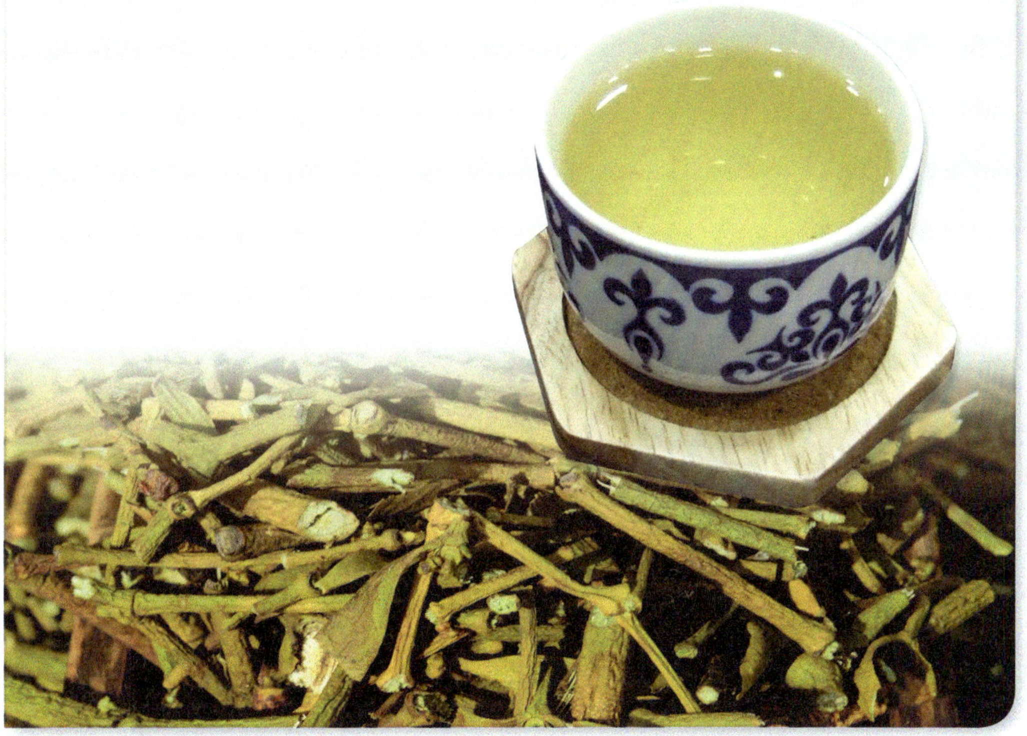

고삼

Sophora flavescens Solander ex Aiton

한약의 기원

이 약은 고삼의 뿌리로, 그대로 또는 주피를 제거한 것이다.

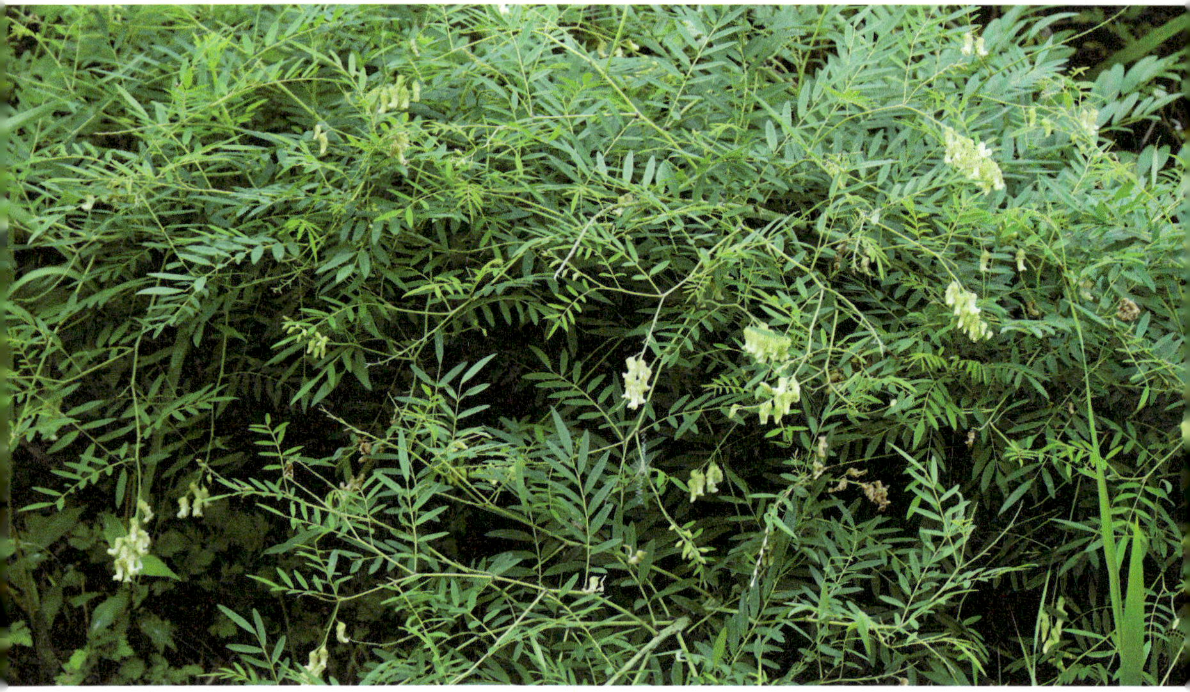

- **생약명** : 고삼(苦蔘)
- **이명** : 도둑놈의지팡이, 수괴(水槐), 지괴(地槐), 토괴(土槐), 야괴(野槐)
- **사용부위** : 뿌리
- **꽃 피는 시기** : 6~8월
- **과명** : 콩과(Leguminosae)

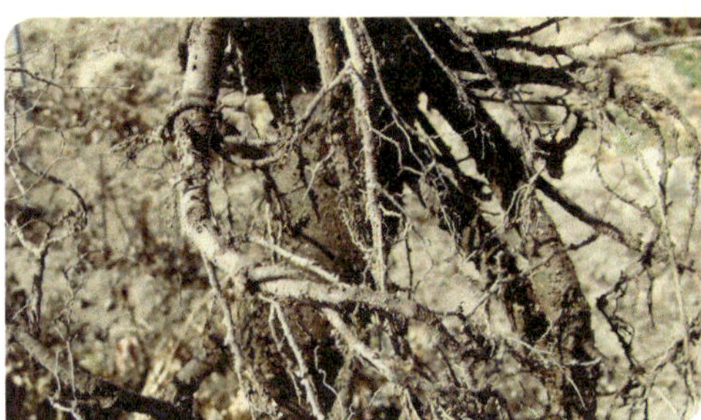

뿌리(채취품)

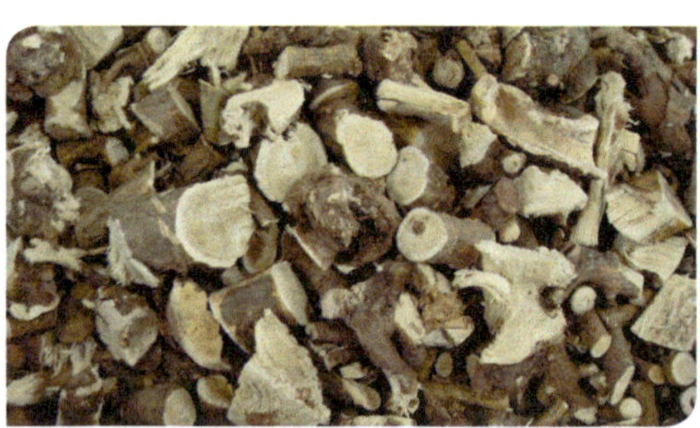

뿌리(약재)

생태적 특성 고삼은 전국 각지에서 자라는 여러해살이 풀로, 키가 약 1m까지 자란다. 뿌리는 길이가 10~30cm, 지름은 1~2cm이고 긴 원기둥 모양이며 하부는 갈라진다. 뿌리의 표면은 회갈색 또는 황갈색으로 가로 주름과 세로로 긴 피공(皮孔: 가지나 줄기의 단단한 부분을 말하는데 호흡작용을 한다)이 있다. 외피는 얇고 파열되어 반대로 말려 있으며 쉽게 떨어지고 떨어진 곳은 황색이고 모양은 넓다. 단면은 섬유

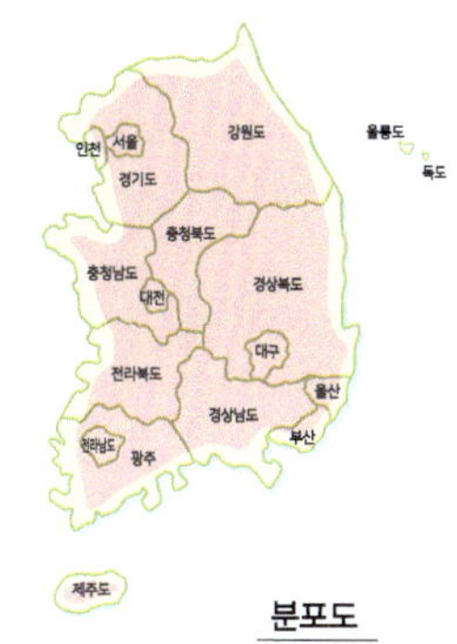

분포도

각 부위별 생김새

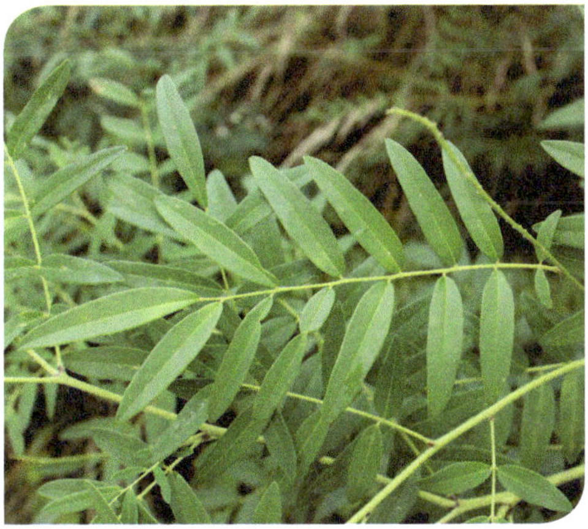

잎 생김새

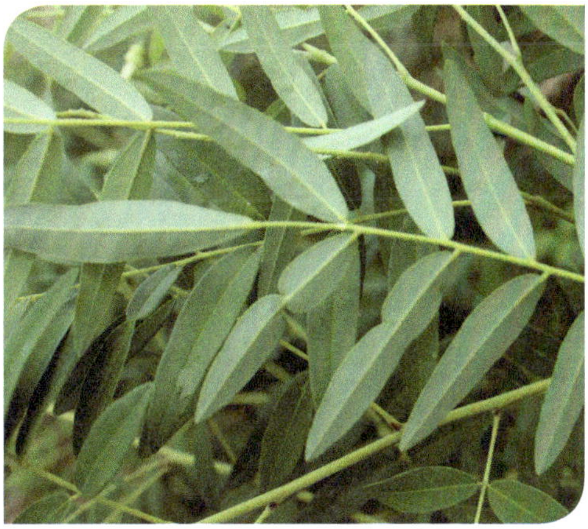

잎 뒷면

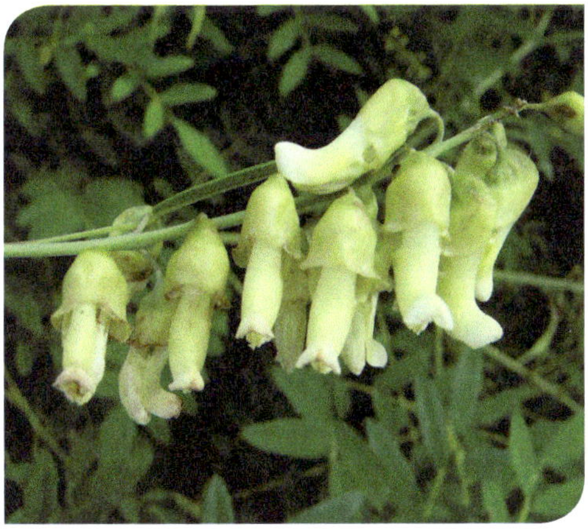

꽃

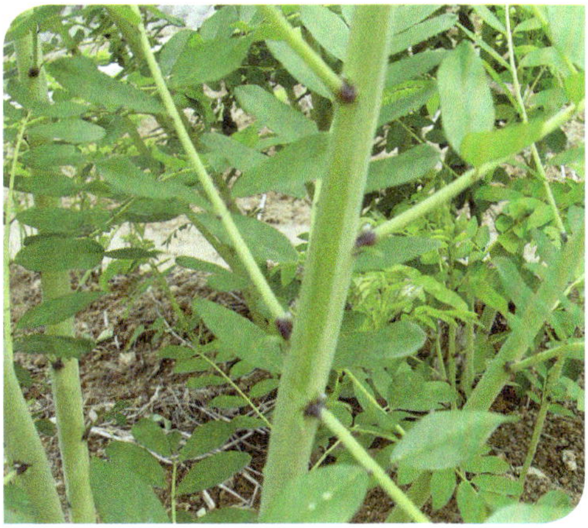

줄기

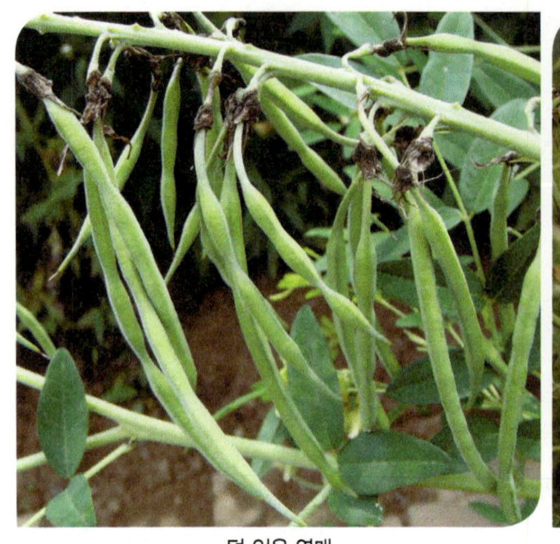
덜 익은 열매

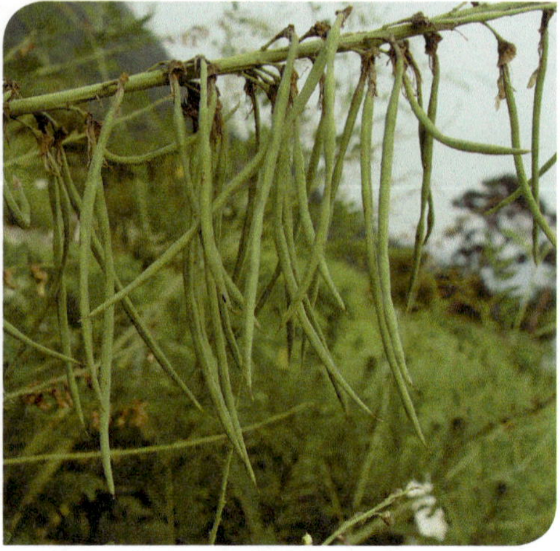
완숙 열매

질이며 단단하여 절단하기 어렵다.

꽃은 연한 노란색으로 6~8월에 원줄기 끝과 가지 끝에서 총상꽃차례(모여나기 꽃차례)로 많은 꽃이 핀다.

꽃잎은 기판의 끝이 위로 구부러진다.

채취 시기 봄과 가을에 뿌리를 채취한 후 이물질과 남아 있는 줄기를 제거한 다음, 흙을 깨끗이 씻어 버리고 물에 적셔 수분이 잘 스미게 한 다음, 얇게 잘라서 햇볕이나 건조기에 말려 사용한다.

약초의 성분 알칼로이드류인 마트린(matrine), 옥시마트린(oxymatrine), 트리터피노이드(tritepenoids)류인 소포라플라비오사이드(sophoraflavioside), 소이아사포닌(soyasaponin), 플라보노이드류인 쿠라놀(kurarnol), 비오카닌(biochanin), 퀴논(quinones)류인 쿠쉔퀴논(kushenquinone) 등이 함유되어 있다.

약초의 성미 성질이 차고, 맛은 쓰며, 독성은 없다.

약초의 작용부위 심(心), 간(肝), 위(胃), 대장(大腸), 방광(膀胱) 경락에 작용한다.

약초의 효능과 치료 열을 식히고, 습을 제거하며, 풍을 제거하고, 벌레를 죽인다. 소변을 잘 나가게 하고, 혈변을 치료하며, 적백 대하를 다스린다. 피부소양증(가려움증), 트리코모나스질염, 옴 등을 치료한다.

약초 처방 및 약용법과 용량 고삼(苦蔘)은 이름에서 알 수 있듯 매우 쓴 약재이다. 따라서 고삼을 사용할 때에는 먼저 찹쌀의 진한 쌀뜨물에 하룻밤 동안 담그고 이튿날 아침 비린내와 수면 위에 뜨는 것이 없어질 때까지 여러 차례 깨끗한 물로 잘 헹구어 말린 다음 얇게 썰어 사용한다.

말린 뿌리 5~10g을 물 600~700mL에 넣어 끓기 시작하면 약하게 줄여 200~300mL가 될 때까지 달여 하루에 2회 나눠 마시거나, 가루나 환으로 만들어 복용한다. 맛이 쓰기 때문에 차로 마시기에는 부적합하다

사용 시 주의사항 성미가 차고 써서 비위가 허하고 냉한 사람은 사용을 삼가고, 여로(藜蘆: 박새)와는 상반(相反: 두 가지 이상의 약재를 함께 사용할 때 약성이 나빠지거나 부작용이 심하게 나타나는 현상)작용을 하므로 함께 사용하면 안 된다.

특허로 입증된 기능성 물질

고삼 추출물을 유효성분으로 포함하는 면역 증강용 조성물

본 발명은 화학식 1 내지 8로 표시되는 화합물 또는 이들을 포함하는 고삼 추출물, 이의 분획물을 유효성분으로 포함하는 인터페론 베타 발현 유도를 통한 면역 증강용 조성물, 이를 포함하는 사료 첨가제, 사료용 조성물, 약학적 조성물, 식품 조성물, 의약외품 조성물 및 상기 조성물의 투여를 통한 면역 증강 방법에 관한 것이다.

- 공개번호 : 10-2012-0031861, 출원인 : 한국생명공학연구원

비슷한 약초

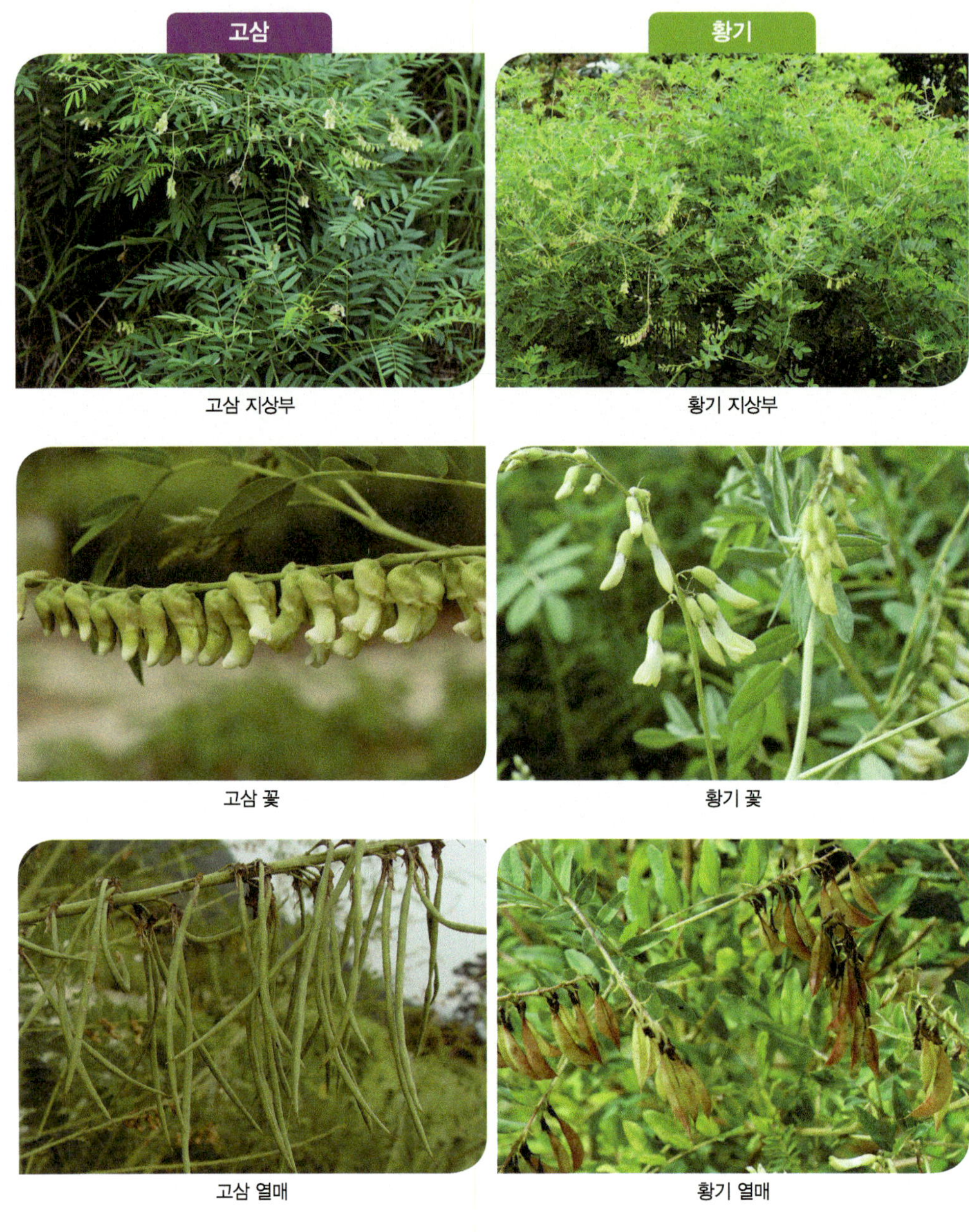

고삼 지상부

황기 지상부

고삼 꽃

황기 꽃

고삼 열매

황기 열매

• 고삼과 황기의 차이점 |

고삼 열매는 녹두 열매와 같이 길고 황기 열매는 대두콩 열매와 같이 둥글고 작다.

신경통, 관절통, 항염증

골담초

Caragana sinica (Buc'hoz) Rehder

한약의 기원

이 약은 골담초, 기타 동속 근연식물의 뿌리이다.

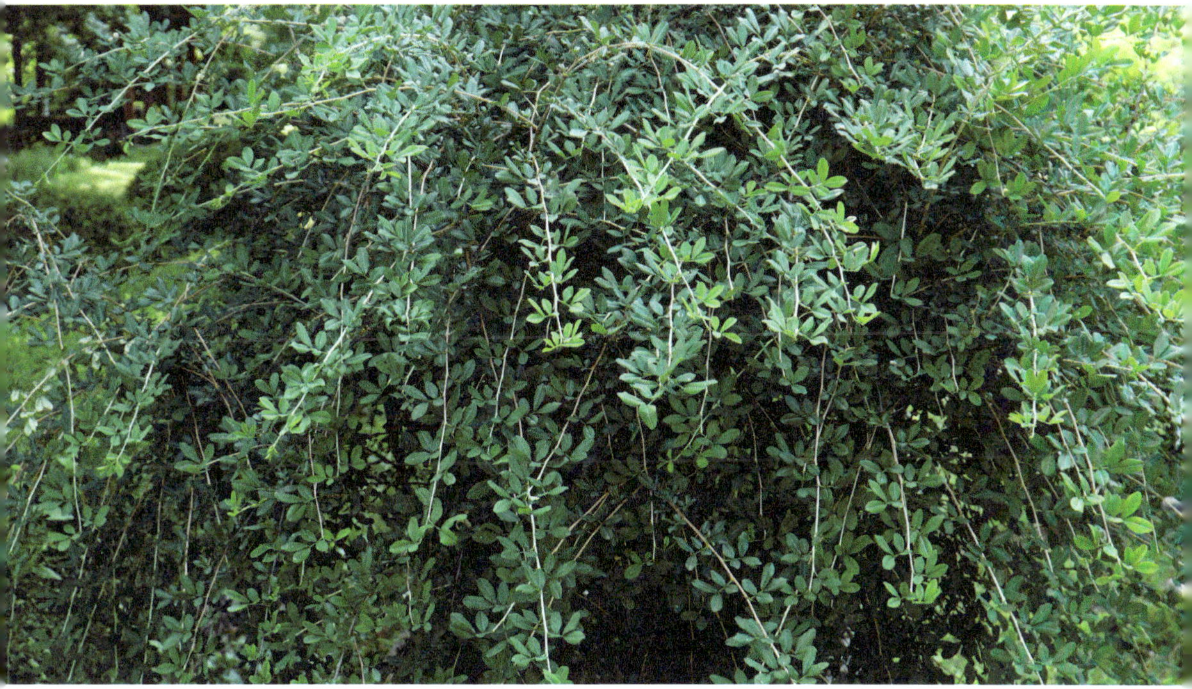

- **생약명** : 골담초근(骨擔草根)
- **이명** : 금계아(金鷄兒), 황작화(黃雀花), 양작화(陽雀花), 금작근(金雀根), 백심피(白心皮), 금작화(金雀花)
- **사용부위** : 뿌리, 꽃
- **꽃 피는 시기** : 4~5월
- **과명** : 콩과(Leguminosae)

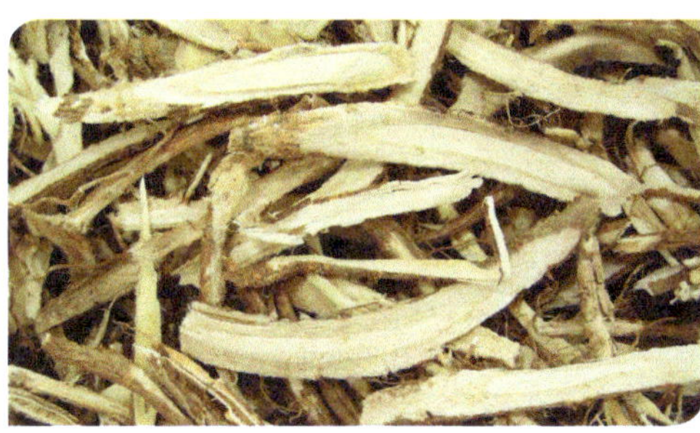

뿌리(약재)

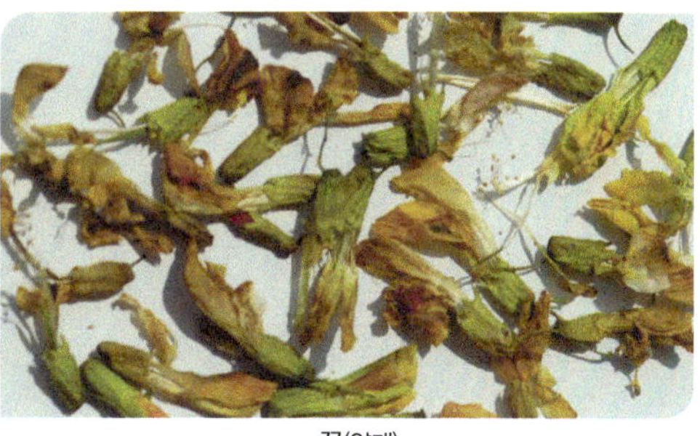

꽃(약재)

생태적 특성 골담초는 중·남부 지방의 산지에서 자생 또는 재배하는 낙엽활엽관목으로, 높이는 1~2m이다. 줄기는 곧게 뻗거나 대부분 모여나며 작은 가지는 가늘고 길며 변형된 가지가 있다. 잎은 짝수깃꼴겹잎이며 잔잎은 5장으로 거꿀달걀 모양에 잎끝은 둥글거나 오목하게 들어가고 돌기가 있는 것도 있다. 꽃은 황색으로 4~5월에 단성(單性: 암수 어느 한쪽의 생식기관만 있는 것)으로 피고 3~4일이 지나면

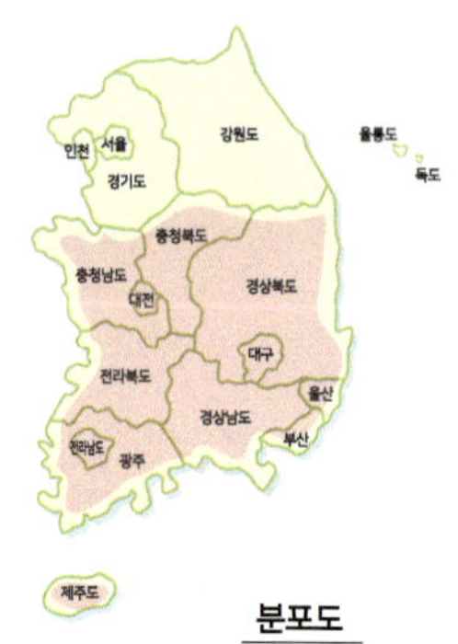

분포도

각 부위별 생김새

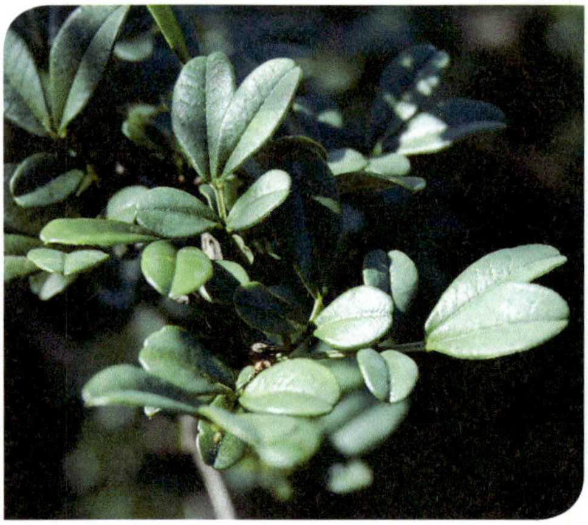

잎 생김새

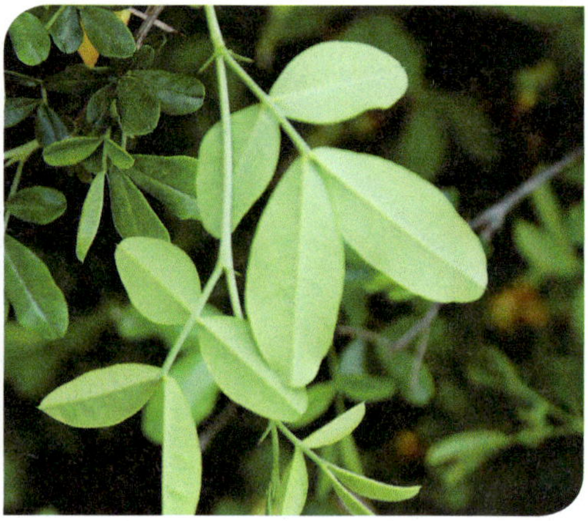

잎 뒷면

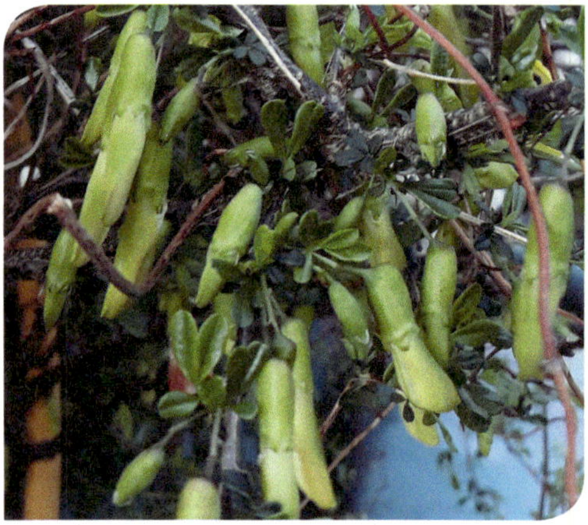

꽃봉우리

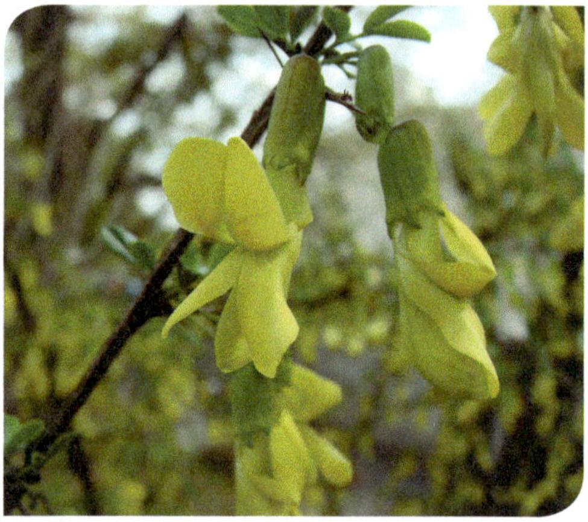

꽃

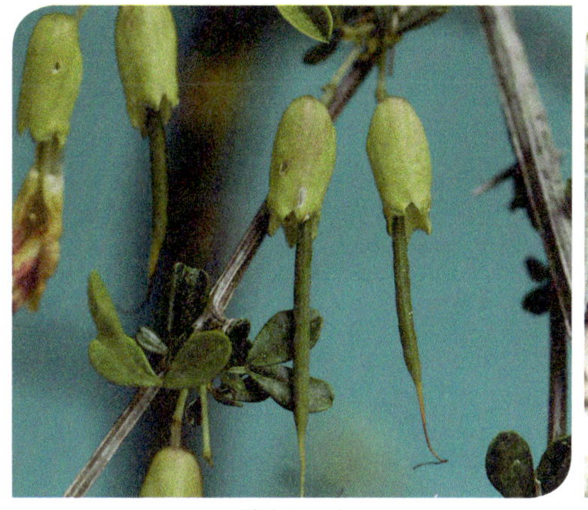
열매 꼬투리

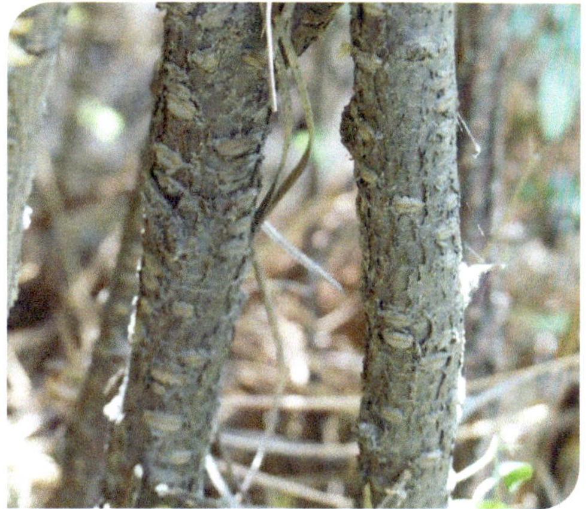
수피

적갈색으로 변한다. 수술은 10개에 암술이 1개로, 암술대는 곧게 서고, 씨방에는 자루가 없다. 열매는 콩과로 꼬투리 속에 종자 4~5개가 들어 있으나 결실하지 못한다.

채취 시기 꽃은 4~5월, 뿌리는 연중 수시로 채취한다.

약초의 성분 뿌리에는 알칼로이드(alkaloid), 사포닌, 스티그마스테롤(stigmasterol), 브라시카스테롤(brasicasterol), 캄페스테롤(campesterol), 콜레스테롤, 스테롤(sterol), 배당체, 전분 등이 함유되어 있다.

약초의 성미 뿌리는 성질이 평범하고, 맛은 맵고 쓰다. 꽃은 성질이 평범하고, 맛은 달다.

약초의 작용부위 심(心), 비(脾), 폐(肺) 경락에 작용한다.

약초의 효능과 치료 뿌리는 생약명을 골담초근(骨膽草根)이라 하여 청폐익비, 활혈통맥, 혈압 내림 등의 효능이 있어서 신경통, 관절염, 해수, 고혈압, 두통, 타박상, 급성유선염, 부인백대 등을 치료한다. 꽃은 금작화(金雀花)라 하여 자음(滋陰), 화혈(和血), 건비(健脾: 약해진 비장의 기능을 강하게 하는 치료법), 소염, 타박상, 신경통으로 인한 통증, 저림, 마비 등을 치료한다. 민간에서는 골담초 뿌리와 꽃으로 식혜를 만들어 신경통, 관절염 치료에 사용한다.

약초 처방 및 약용법과 용량 말린 뿌리 50~80g을 물 900mL에 넣어 반이 될 때까지 달여 하루에 2~3회 나눠 마신다. 외용할 경우에는 뿌리를 짓찧어 환부에 바른다. 말린 꽃 20~30g을 물 900mL에 넣어 반이 될 때까지 달여 하루에 2~3회 나눠 마신다. 외용할 경우에는 꽃을 짓찧어 환부에 바른다.

특허로 입증된 기능성 물질

골담초를 포함하는 천연유래물질을 이용한 통증 치료제 및 화장품의 제조방법 및 그 통증 치료제와 그 화장품

본 발명에 따른 골담초를 포함하는 천연유래물질을 이용한 통증 치료제 및 화장품의 제조방법은 현미 또는 백미와 누룩과 미생물과 미네랄 농축수가 혼합된 제1용액을 발효하는 단계, 골담초를 포함하는 천연유래물질의 생약원료와 미생물이 혼합된 제2용액을 상기 제1용액에 혼합 후 발효하는 단계, 상기 생약원료를 가열 및 가압하여 열수를 추출하는 단계, 상기 발효된 제1용액 및 제2용액과 상기 추출된 열수를 혼합하여 증류시키는 단계 및 상기 증류된 용액을 여과하는 단계를 포함하는 것을 특징으로 한다. 이에 의하여 부작용이 없고 단기간에 탁월한 통증치료의 효과를 발휘할 수 있으며, 통증 치료제와 함께 화장품의 제조도 가능하다.

- 공개번호 : 10-2014-0118173, 출원인 : (주)파인바이오

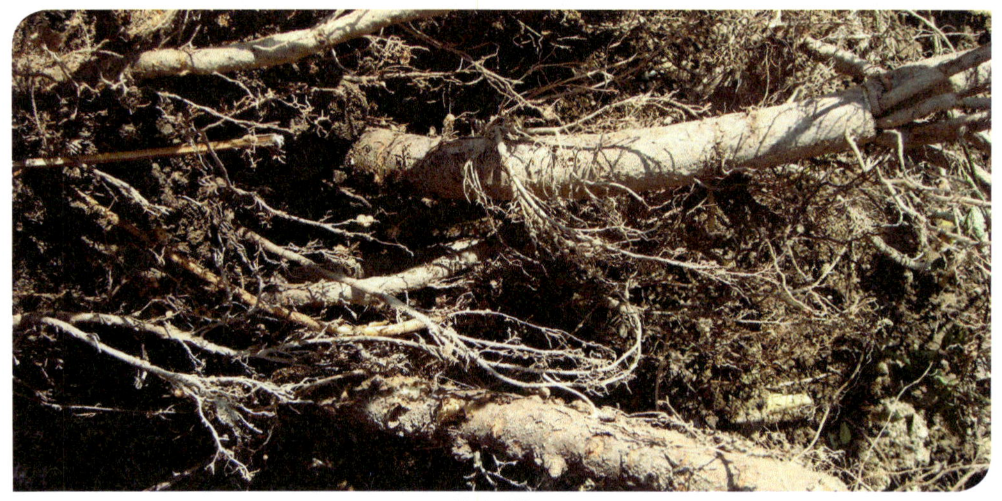

뿌리 채취품

골담초 약차

채취 방법

가을에 골담초 잎이 다 질 때 뿌리를 채취한 후 이물질을 제거하고 깨끗이 씻은 뒤 말려 잘게 썰어 사용한다.

약차 만들기

말린 골담초 뿌리 15~30g을 사용하며, 보통 말린 약재 15~30g을 물 2L에 넣어 끓기 시작하면 약한 불로 줄여 2시간 정도 끓여 차로 마신다. 기호에 따라 꿀 또는 설탕을 가미하여 마셔도 되지만 당뇨병이 있다면 고려하여 결정하는 게 좋다.

약차 더하기

민간요법에서는 골담초를 흔히 술이나 식혜로 만들어 마시며, 신경통 치료를 위해서는 깨끗이 씻은 골담초 뿌리를 썰어서 술밥과 함께 항아리에 넣어 술을 만들어 마신다. 이 술을 하루에 2~3회 식사 때마다 반주(飯酒)로 마시며 작은 소주잔(30mL 정도)으로 한 잔 정도가 적당하다. 관절염 치료를 위해서는 골담초 뿌리를 말린 뒤 곱게 가루로 만들어 약 3.5g씩을 술에 넣어 하루 2회 마신다.

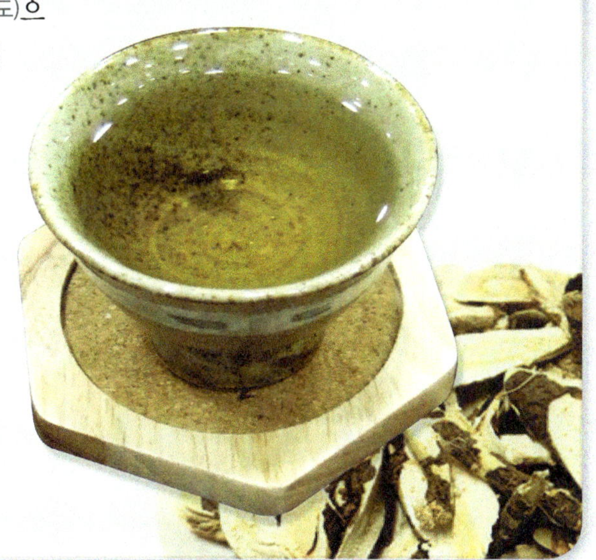

당뇨, 고혈압, 자양강장, 강정

구기자나무

Lycium chinense Mill.= [*Lycium rhombifolium* (Moench) Dippel.]

한약의 기원

이 약은 구기자나무, 영하구기의 열매, 뿌리껍질이다.

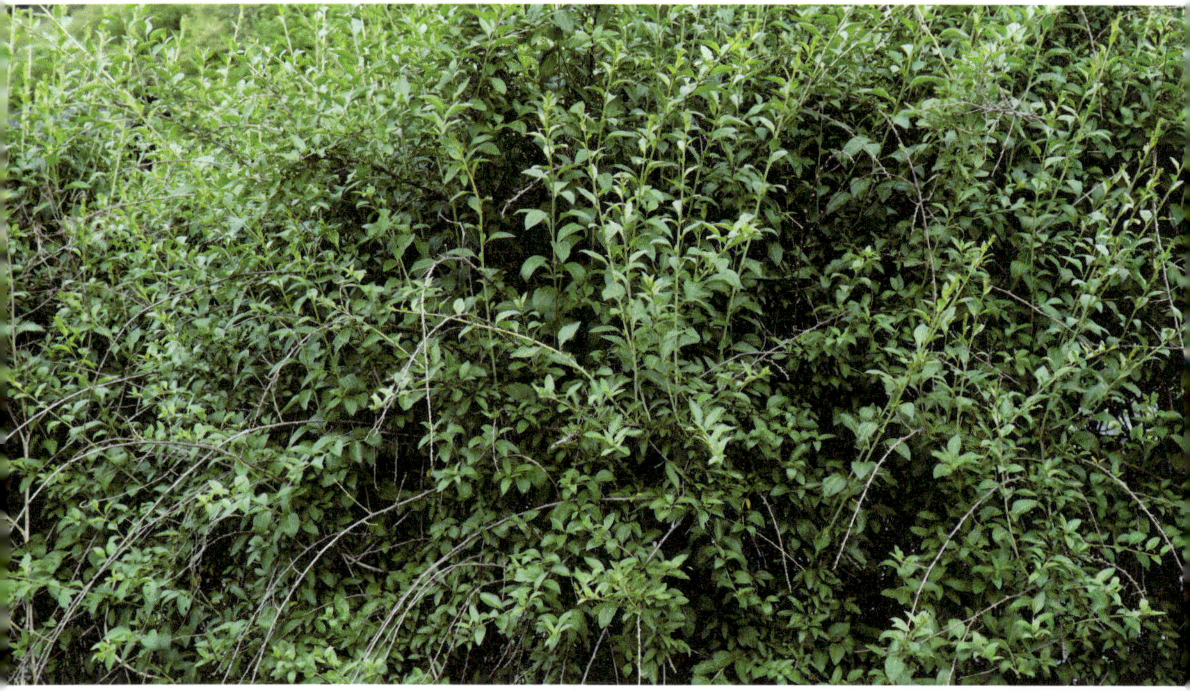

- **생약명** : 구기자(拘杞子), 지골피(地骨皮), 구기엽(拘杞葉)
- **이명** : 감채자(甘菜子), 구기자(拘杞子), 구기근(拘杞根), 구기근피(拘杞根皮), 지선묘(地仙苗), 천정초(天庭草), 구기묘(拘杞苗), 감채(甘菜)
- **사용부위** : 뿌리껍질, 잎, 열매
- **꽃 피는 시기** : 6~9월
- **과명** : 가지과(Solanaceae)

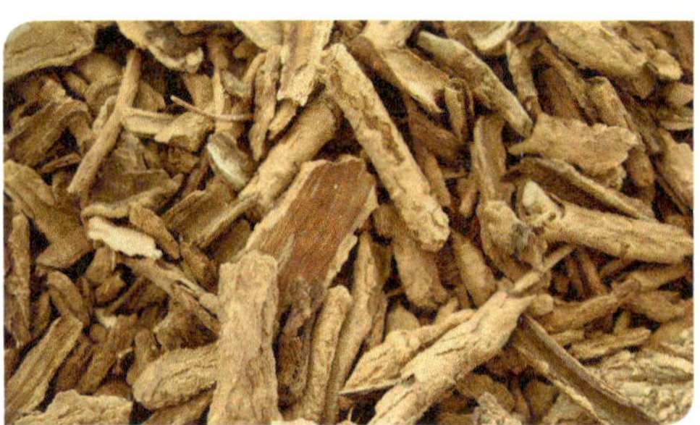

뿌리껍질(약재)

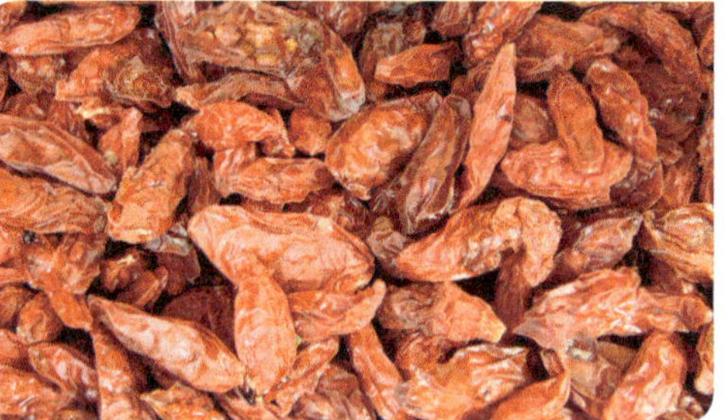

열매(약재 전형)

생태적 특성 구기자나무는 전국의 울타리, 인가 근처 또는 밭둑에서 자라거나 재배하는 낙엽활엽관목으로, 높이가 1~2m이다. 줄기가 많이 갈라지고 비스듬하게 뻗어나가 다른 물체에 기대어 자라기도 하고 3~4m 이상 자라는 것도 있다. 줄기 끝이 밑으로 처지고 가시가 나 있다. 잎은 서로 어긋나거나 2~4장이 짧은 가지에 모여 나며 넓은 달걀 모양 또는 달걀 모양 바소꼴에 가장자리는 밋밋하고, 잎자

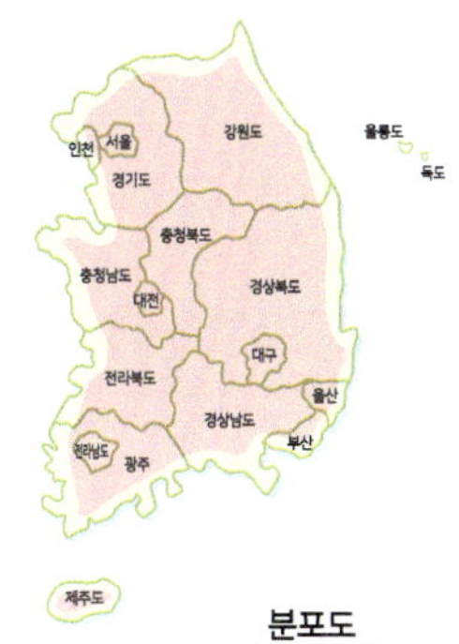

분포도

각 부위별 생김새

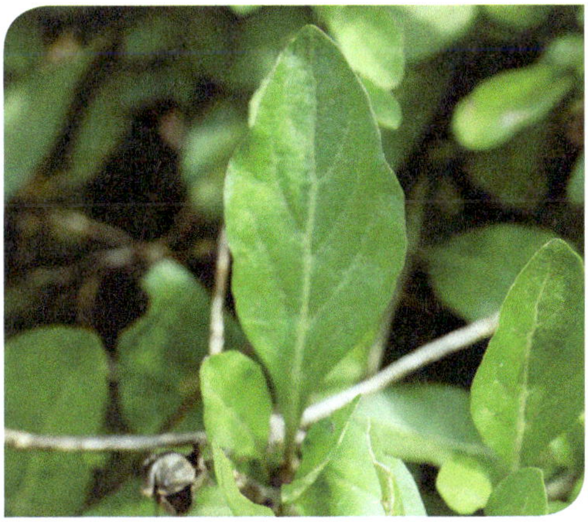

잎 생김새

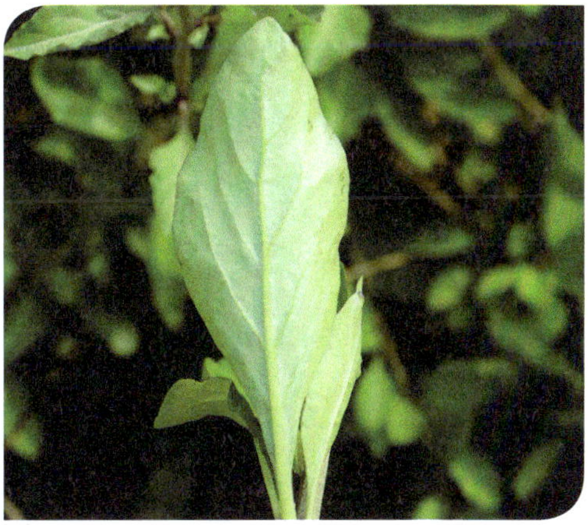

잎 뒷면

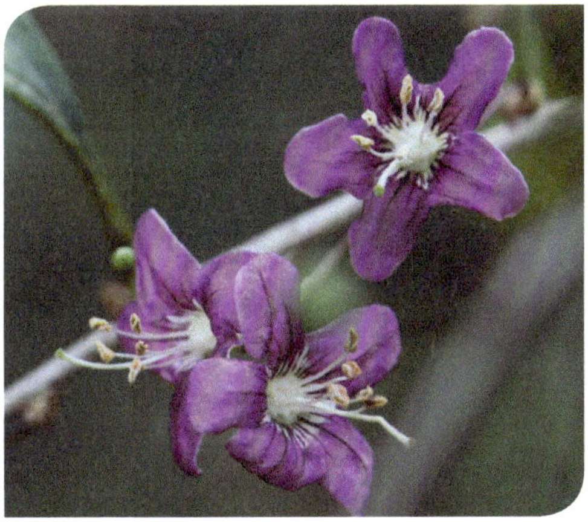

꽃

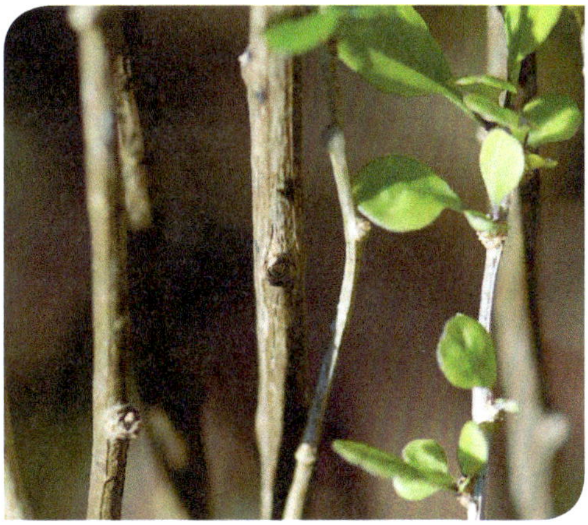

수피

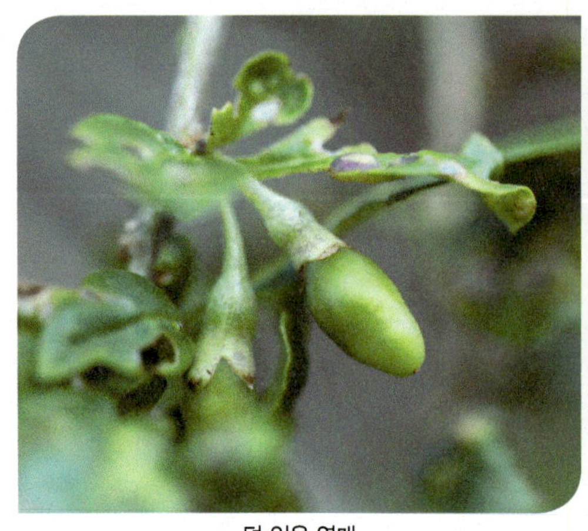
덜 익은 열매

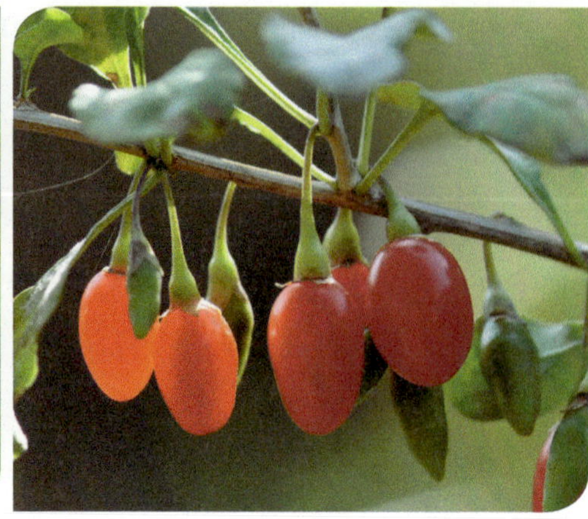
완숙 열매

루 길이는 1cm 정도이다. 꽃은 보라색으로 6~9월에 1~4송이씩 단생하거나 잎겨드랑이에서 피며 꽃부리는 자주색이다. 열매는 물렁열매로 달걀 모양이며 7~10월에 선홍색으로 달린다.

채취 시기 열매는 가을에 열매가 익었을 때, 뿌리껍질은 이른 봄, 잎은 봄·여름에 채취한다.

약초의 성분 뿌리에는 비타민 B_1의 합성을 억제하는 물질이 함유되어 있으며 그 억제작용은 시스테인(cystein) 및 비타민 E에 의해서 해제된다. 뿌리껍질에는 계피산 및 다량의 페놀류 물질, 베타인(betaine), 베타-시토스테롤(β-sitosterol), 메리신산(melissic acid), 리놀레산(linoleic acid), 리놀렌산(linolenic acid) 등이 함유되어 있다. 잎에는 베타인, 루틴(rutin), 비타민 E, 이노신(inosine), 하이포크산틴(hypoxanthine), 시티딜산(cytidylic acid), 우리딜산(uridylic acid), 다량의 글루타민산(glutamic acid), 아스파르트산(aspartic acid), 프롤린(proline), 세린(serine), 티로신(tyrosine), 알기닌(arginine), 극히 소량의 숙신산(succinic acid), 피로글루타민산(pyroglutamic acid), 수산(oxalic acid) 등이 함유되어 있다. 열매에는 카로틴, 리놀레산, 비타민 B_1, B_2, 비타민 C, 베타-시토스테롤이 함유되어 있다.

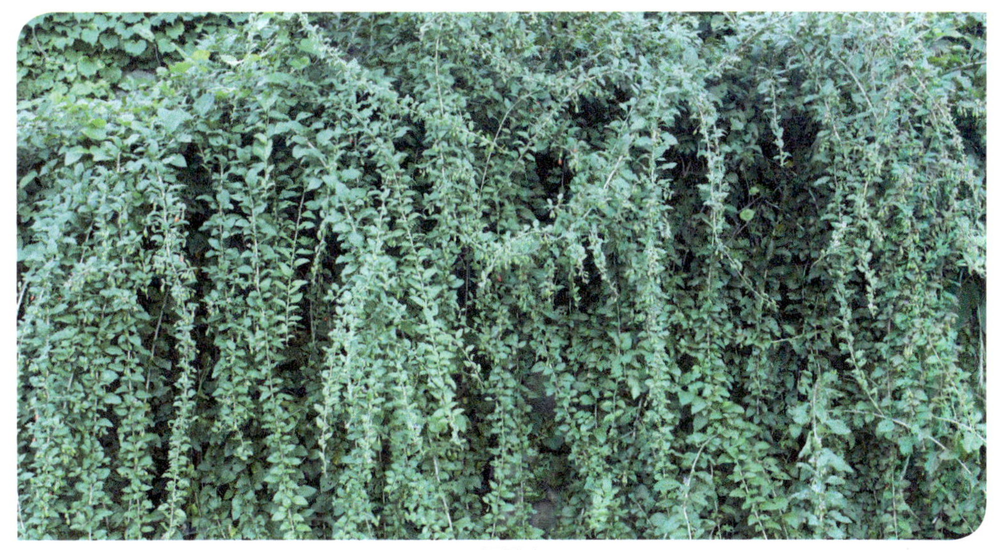

덩굴줄기

약초의 성미 뿌리껍질은 성질이 차고, 맛은 달다. 잎은 성질이 시원하고, 맛은 쓰고 달다. 열매는 성질이 평범하고, 맛은 달고, 독성은 없다.

약초의 작용부위 간(肝), 신(腎), 비(脾) 경락에 작용한다.

약초의 효능과 치료 뿌리껍질은 생약명을 지골피(地骨皮)라 하여 식은땀과 골증조열(骨蒸潮熱)을 다스리고 열을 내리게 하며 신경통, 타박상, 소염, 해열, 자양강장, 고혈압, 당뇨병, 폐결핵 등을 치료한다. 잎은 생약명을 구기엽(拘杞葉)이라 하여 보허, 익정(益精: 정수를 더함), 청열, 소갈, 거풍, 명목(瞑目)의 효능이 있고 허로발열, 번갈(煩渴: 가슴이 답답하고 열이 나고 목이 마르는 증상), 충혈, 열독창종(熱毒瘡腫: 열에 의한 독성으로 인해 나타나는 부스럼과 종기) 등을 치료한다. 열매는 생약명을 구기자(拘杞子)라 하여 간장, 신장을 보하고 정력을 돋워주는 효능이 있으며 간장, 신장을 보해줌으로써 허로(虛勞: 몸과 마음이 허약하고 피로함)를 치료한다.

허약해 어지럽고 정신이 없으며 눈이 침침할 때 눈을 밝게 하며 정력을 왕성하게 해준다. 음위증과 유정(遺精), 관절통, 몸이 지끈지끈 아플 때, 신경쇠약, 당뇨병, 기

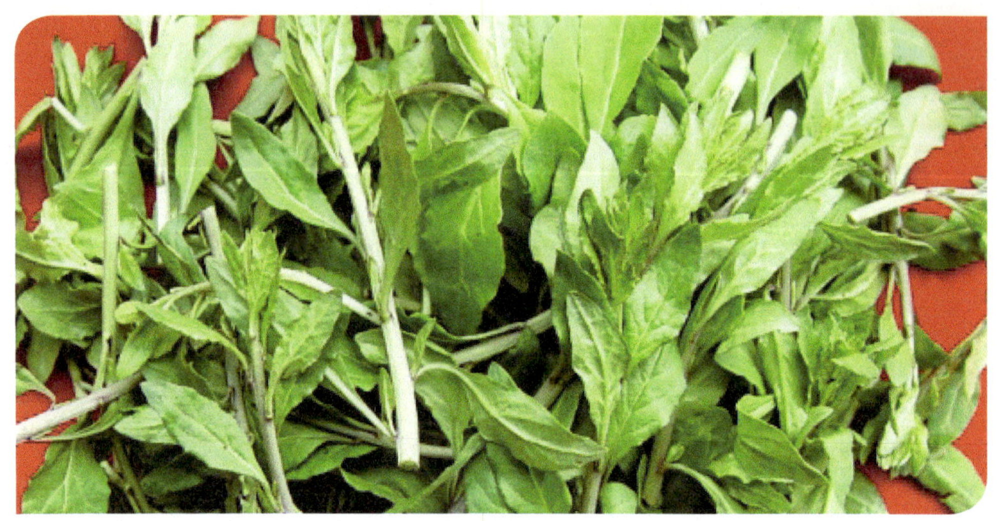
구기자순

침, 가래 등도 치료한다. 구기자 농축액은 피부미용, 고지혈증, 고콜레스테롤증, 기억력 향상 등의 약효가 있는 것으로 밝혀졌다.

약초 처방 및 약용법과 용량 말린 뿌리껍질 20~30g을 물 900mL에 넣어 반이 될 때까지 달여 하루에 2~3회 나눠 마신다. 외용할 경우에는 뿌리껍질을 가루로 만들어 참기름과 섞어 환부에 바른다. 말린 잎 20~30g을 물 900mL에 넣어 반이 될 때까지 달여 하루에 2~3회 나눠 마신다. 말린 열매 20~30g을 물 900mL에 넣어 반이 될 때까지 달여 하루에 2~3회 나눠 마신다.

사용 시 주의사항 배합금기 사항으로 버터와 치즈 등 우유로 만든 식품과는 절대 같이 섭취하면 안 된다.

구기자 약차

채취 방법

여름부터 가을에 걸쳐 잘 익은 구기자나무 열매를 채취해 햇볕에 말린다. 구기자나무는 무한화서(無限花序: 아래에서부터 끊임없이 꽃이 피고 열매가 열리는데 온도만 떨어지지 않고 양분과 수분 관리를 잘하면 겨울에도 계속 꽃이 피는 성질)이기 때문에 계속해서 꽃이 피고 열매가 익는다. 따라서 열매가 익는 대로 채취해 이물질을 제거한 뒤 씻어서 말려 사용한다. 색깔이 선명한 열매를 골라 꼭지를 떼고 깨끗이 씻은 다음 청주나 막걸리에 하룻밤 담근 뒤 사용하면 더욱 좋다. 프라이팬에 열매를 넣고 살짝 볶아 사용하면 구기자 고유의 매운맛을 제거하고 맛을 부드럽게 하는 데 좋다.

약차 만들기

구기자는 끓여서 차로 마시거나, 가루로 만들어 복용한다. 말린 구기자나무 열매 6~12g을 사용하며, 보통 프라이팬에 볶은 구기자 5~10g을 물 2L에 넣어 끓기 시작하면 약한 불로 줄여 2시간 정도 끓여 차로 마시며 당귀, 국화, 두충 등을 섞어 차로 달여서 마시기도 한다.

약차 더하기

국화, 숙지황, 산수유 등과 섞은 뒤 환으로 만들어 복용하기도 한다(구국지황환枸菊地黃丸). 또한 산약, 지황, 황기 등과 배합하여 소갈(消渴: 당뇨)을 치료하는 데 사용하기도 한다. 말린 구기자와 용안육 각각 5~6g을 믹서에 넣고 잘게 갈아 찻잔에 넣은 뒤 뜨거운 물로 우려내는데 기호에 따라 꿀 또는 설탕을 가미해 마시면 피부 미용에 아주 좋다. 단 당뇨병이 있다면 고려하여 결정하는 게 좋다.

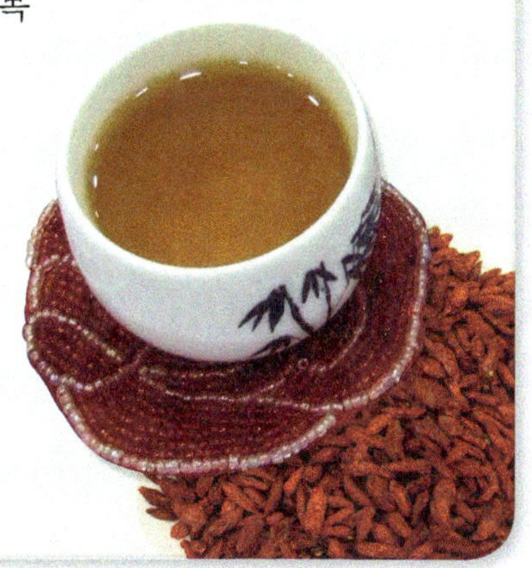

구릿대

Angelica dahurica (Fisch. ex Hoffm.) Benth. & Hook. f. ex Franch. & Sav.

한약의 기원

이 약은 구릿대, 항백지(杭白芷)의 뿌리이다.

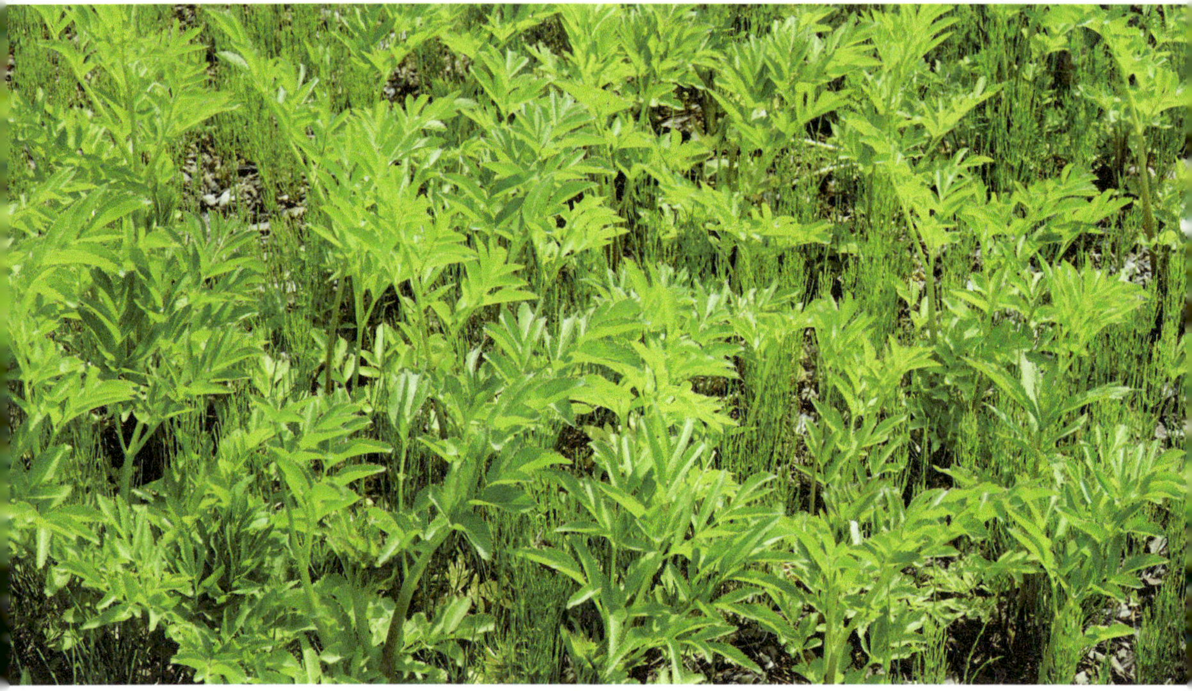

- **생약명** : 백지(白芷)
- **이명** : 구리때, 백채, 방향, 두약, 택분, 삼려, 향백지
- **사용부위** : 뿌리
- **꽃 피는 시기** : 6~8월
- **과명** : 산형과(Umbelliferae)

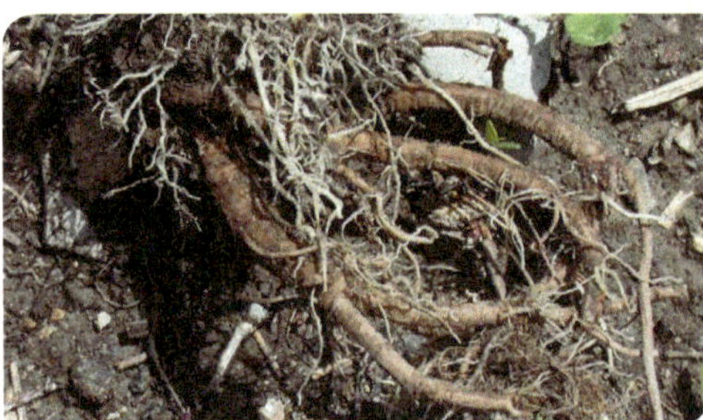

뿌리(채취품)

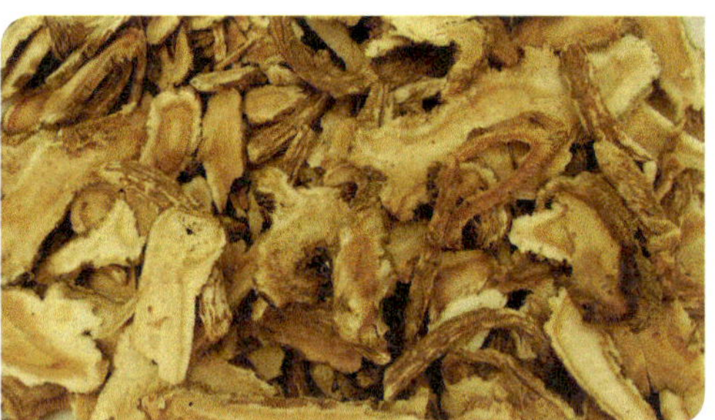

뿌리(약재)

생태적 특성 구릿대는 전국의 산골짜기에서 자생하고 농가에서도 재배하는 2~3해살이풀로, 키는 1~2m로 곧게 자란다. 뿌리는 거칠고 크며 뿌리 부근은 자홍색이고, 줄기는 원기둥 모양이다. 뿌리에서 나는 잎(근생엽)은 잎자루가 길며 2~3회 깃꼴로 갈라지고 끝부분의 잔잎은 다시 3개로 갈라지며 타원형이고 톱니가 있고 끝이 뾰족하다. 6~8월에 많은 흰색 꽃이 우산 모양으로 펼쳐져 끝마디에서 1송이

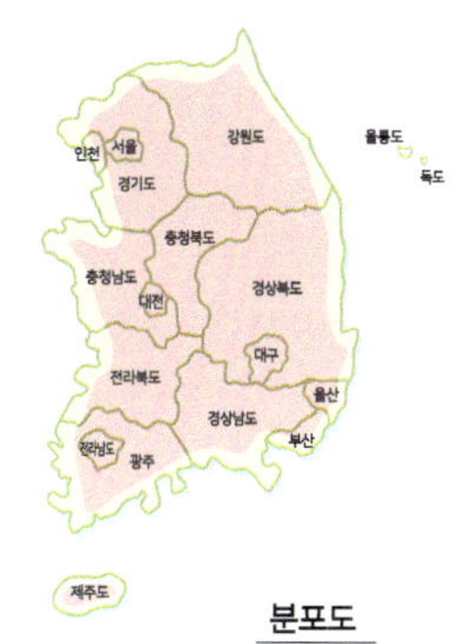

분포도

각 부위별 생김새

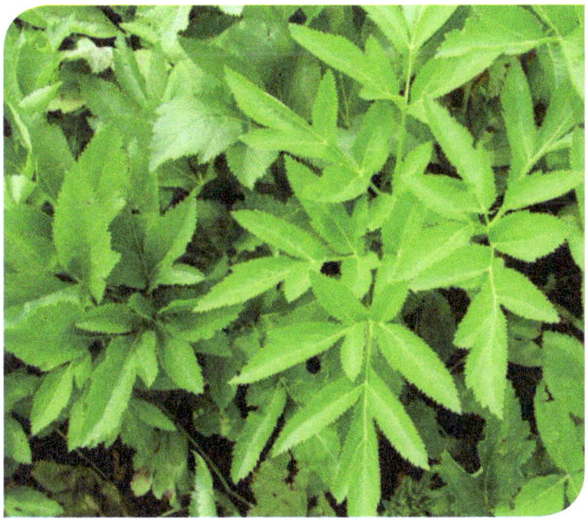

잎 생김새

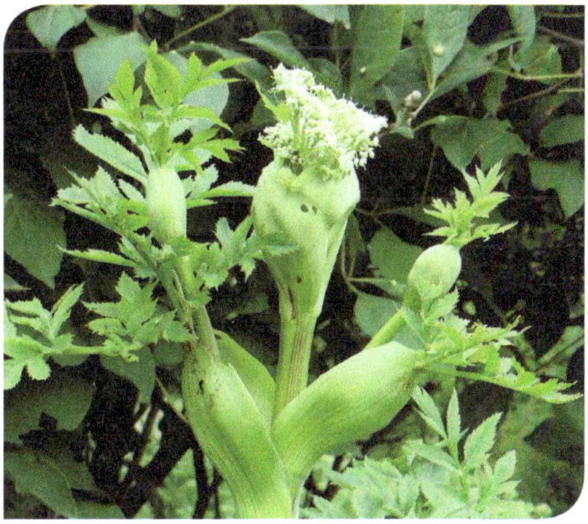

꽃봉우리

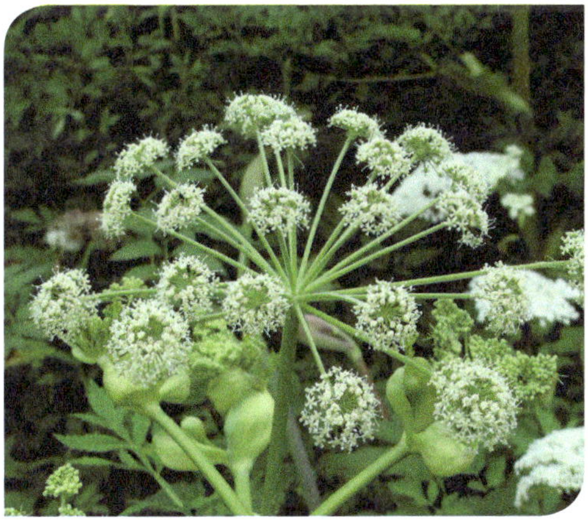

꽃

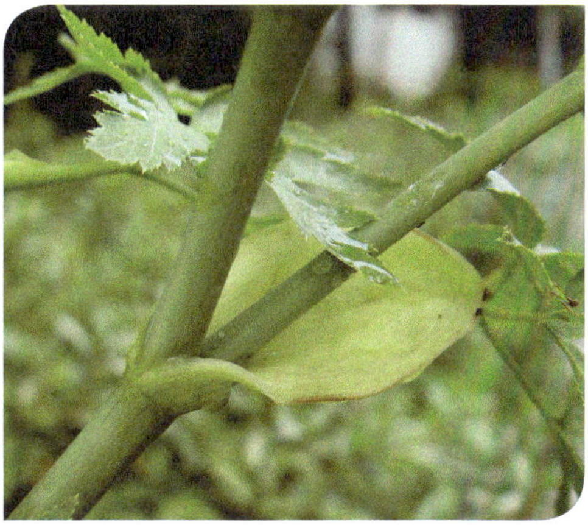

줄기

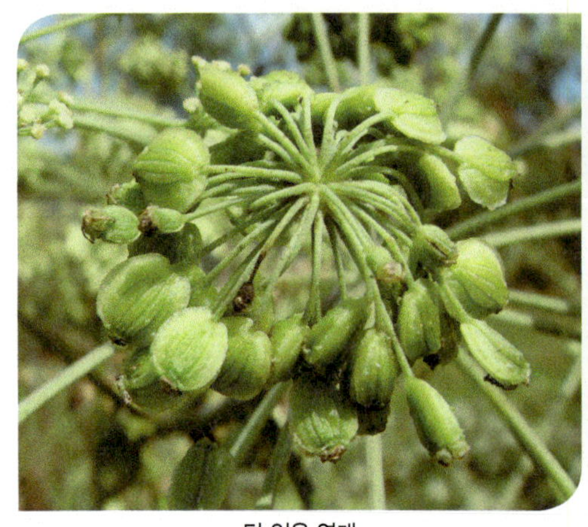
덜 익은 열매

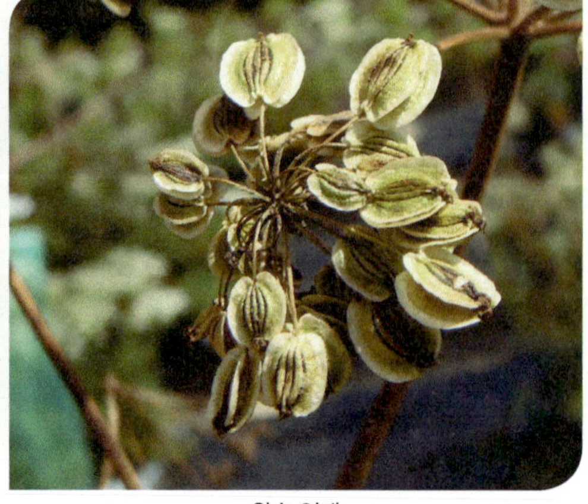
완숙 열매

씩 산형꽃차례로 핀다. 열매는 9~10월에 달린다.

채취 시기 가을에 씨를 뿌리면 이듬해 가을인 9~10월경 잎과 줄기가 다 마른 뒤, 봄에 씨를 뿌리면 그해 가을 9~10월에 채취해 이물질을 제거하고 햇볕에 말린다.

약초의 성분 비야칸젤리신(byakangelicin), 비야칸젤리콜(byakangelicol), 임페라토린(imperatorin), 옥시페르세다닌(oxypercedanin), 마르메신(marmecin), 스코폴레틴(scopoleten), 싼토톡신(xanthotoxin) 등이 함유되어 있다.

약초의 성미 성질이 따뜻하고, 맛은 맵다.

약초의 작용부위 폐(肺), 비(脾), 위(胃) 경락에 작용한다.

약초의 효능과 치료 풍을 제거하는 거풍(祛風), 통증을 멈추게 하는 진통, 몸안의 습사(濕邪)를 제거하는 조습(燥濕), 종기를 치료하는 소종(消腫) 등의 효능이 있어서 두통, 편두통, 목통(目痛), 치통, 각종 신경통, 복통, 비연(鼻淵), 적백대하(赤白帶下), 대장염, 치루, 옹종 등을 치료한다.

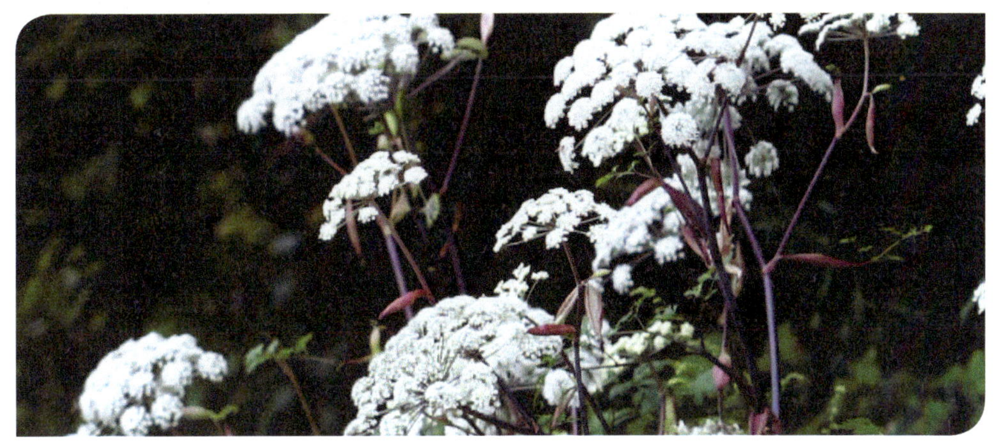
구릿대 무리

약초 처방 및 약용법과 용량 말린 뿌리 5~10g을 물 600~700mL에 넣어 200mL가 될 때까지 달여 하루에 2회 나눠 마시거나, 가루나 환으로 만들어 복용한다.

사용 시 주의사항 성미가 따뜻하고 건조하고 열이 있으며 매운 약재이므로 혈허(血虛)하며 열이 있는 경우, 음허양항(陰虛陽亢: 음적인 에너지는 부족한데 헛된 양기가 항진된 증상으로 음허화왕과 같은 의미)의 두통 치료에는 사용을 삼간다.

음용 웅황(雄黃)이나 유황(硫黃)의 독성을 해독하는 데에도 유효하다.

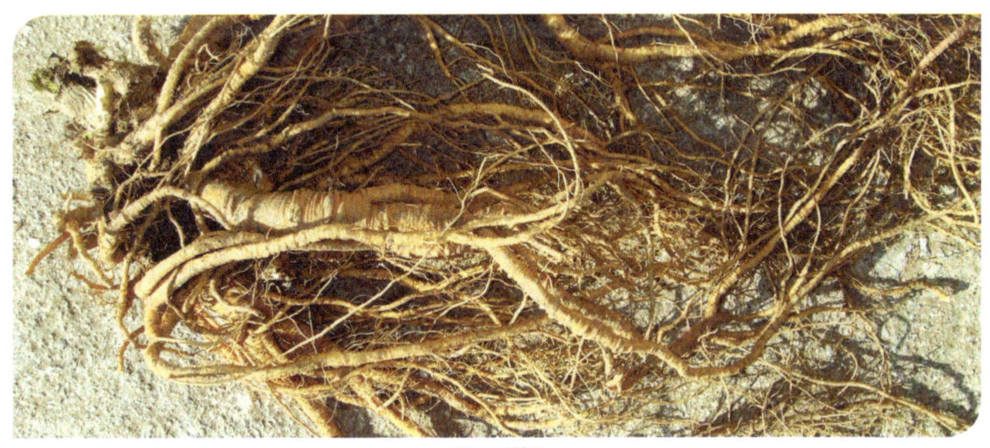
뿌리 채취품

소화불량, 월경불순, 자궁냉증, 불임증 치료

구절초

Dendranthema zawadskii var. latilobum (Maxim.) Kitam.

한약의 기원

이 약은 구절초, 산구절초의 전초이다.

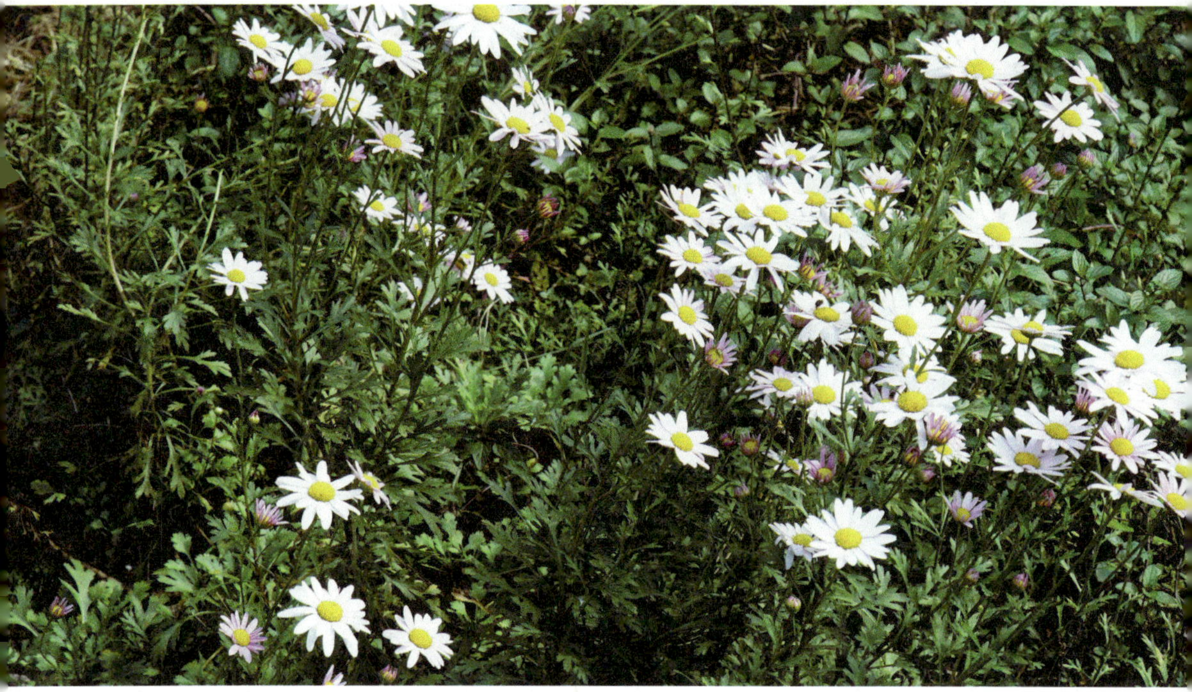

- **생약명** : 구절초(九折草)
- **이명** : 서흥구절초, 넓은잎구절초, 낙동구절초, 선모초, 찰씨국, 구절초(九節草)
- **사용부위** : 전초
- **꽃 피는 시기** : 9~10월
- **과명** : 국화과(Compositae)

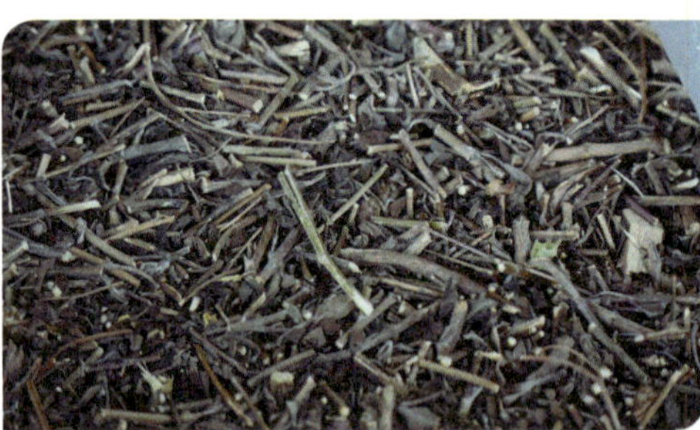

약재

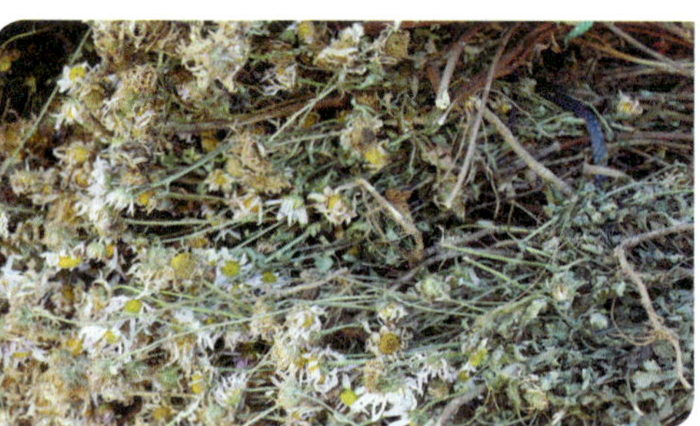

전초(약재 전형)

생태적 특성 구절초는 숙근성 여러해살이풀로, 전국의 산과 들에서 분포한다. 땅속뿌리줄기가 옆으로 길게 뻗으며 번식하며, 키는 50cm 정도로 곧게 자란다. 잎은 달걀 모양이며 어긋나고 새의 깃 모양으로 깊게 갈라지고 갈라진 잎조각은 다시 몇갈래로 갈라지거나 끝이 둔한 톱니 모양으로 갈라진다. 꽃은 흰색 또는 연분홍색으로 9~10월에 원줄기와 가지 끝에서 1송이씩 핀다. 열매는 긴 타원형이고

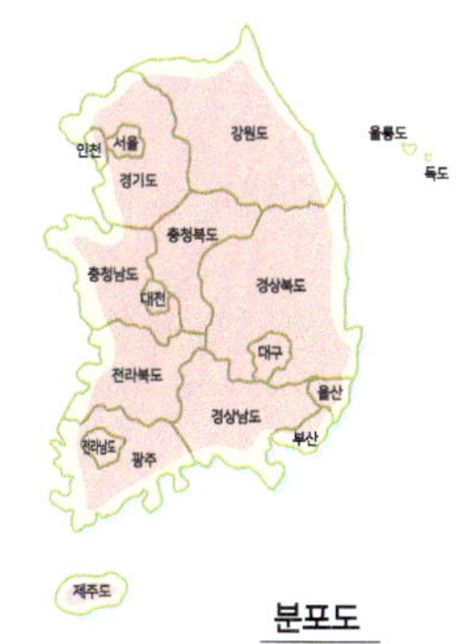

분포도

각 부위별 생김새

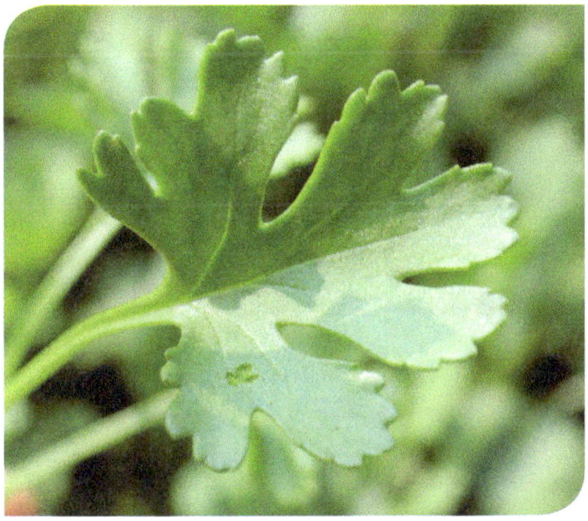

잎 생김새

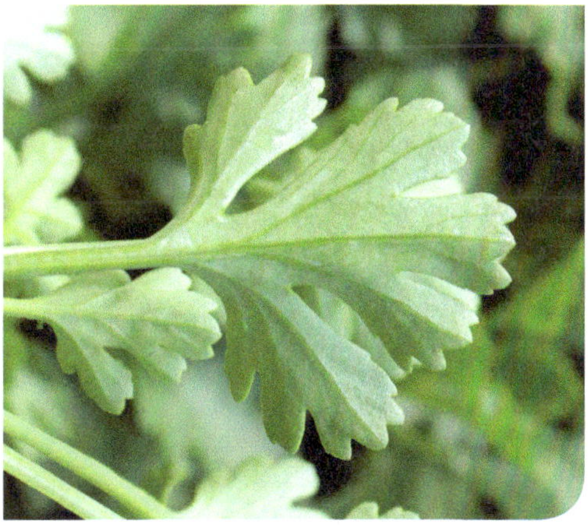

잎 뒷면

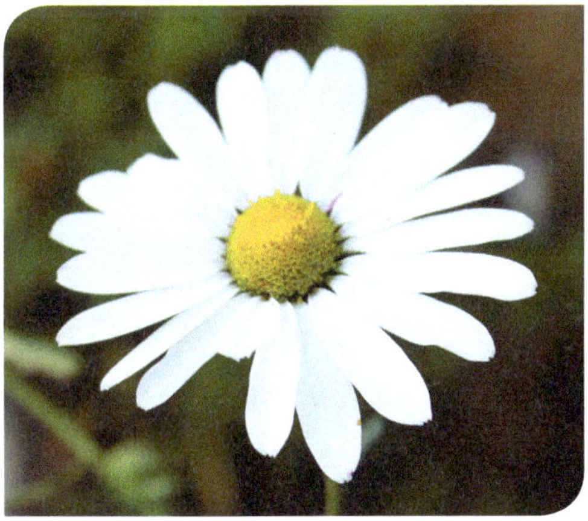

꽃

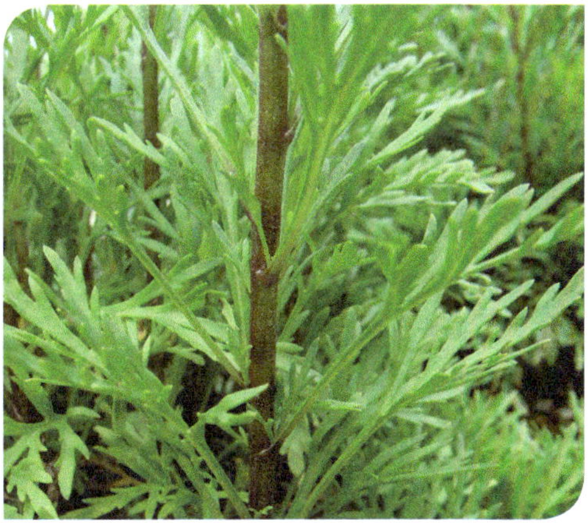

줄기

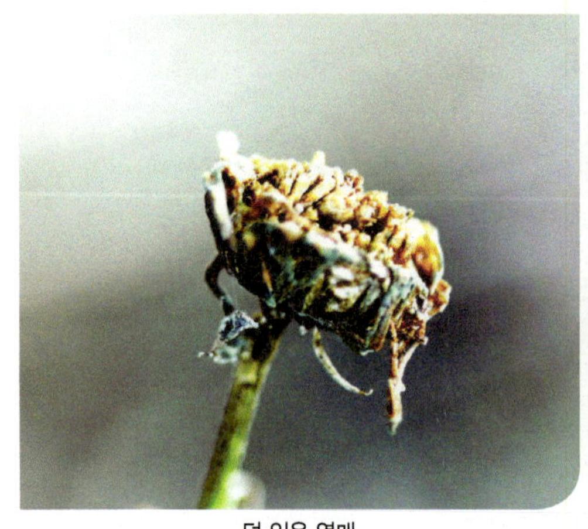
덜 익은 열매

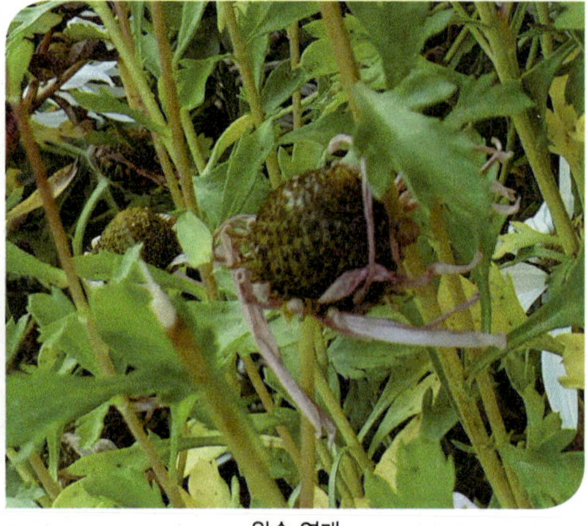
완숙 열매

열매 껍질이 말라 목질이 되어도 속이 터지지 않는 여윈열매로 10~11월에 달린다.

채취 시기 구절초(九節草)라는 이름은 '9월에 채취해야 약효가 우수하다'는 의미에서 붙여진 이름이다. 따라서 꽃이 피기 직전에 전초를 채취하여 햇볕에 말려 사용하면 좋다.

약초의 성분 리나린(linarin), 카페인산(caffeic acid), 3,5-디카페오일 퀸산(3,5-dicaffeoylquinic acid), 4,5-O-디카페오일 퀸산(4,5-O-dicaffeoyl quinic acid) 등이 함유되어 있다.

약초의 성미 성질이 따뜻하고, 맛은 쓰다.

약초의 작용부위 심(心), 비(脾), 위(胃) 경락에 작용한다.

약초의 효능과 치료 소화기능을 담당하는 중초(中焦)를 따뜻하게 하는 온중(溫中), 여성의 생리를 조화롭게 하는 조경(調經), 음식물을 잘 삭히는 소화(消化) 등의 효능이 있으며, 월경불순, 자궁냉증, 불임증, 위냉(胃冷), 소화불량 등을 치료한다.

약초 처방 및 약용법과 용량 말린 전초 50g을 물 1.5L에 넣어 끓기 시작하면 약한 불로 줄여 200~300mL가 될 때까지 달여 하루에 2회 나눠 마신다. 민간요법에서는 가을에 꽃이 피기 전에 채취하여 햇볕에 말려 환약이나 엿으로 고아서 장기간 복용

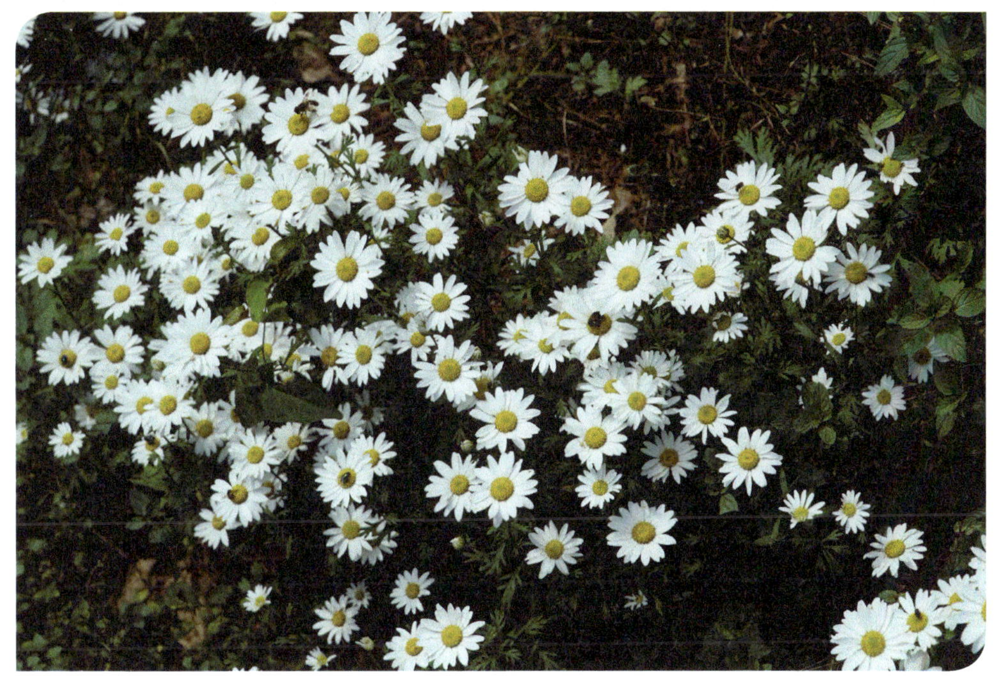

구절초 무리

하면 생리가 정상 주기로 유지되고 임신하게 된다고 한다. 특히 오랫동안 냉방기를 사용하는 근무조건에서 일하거나 차가운 곳에서 생활해 몸이 냉해져 착상이 되지 않는 착상장애 불임 치료에도 효과적이다.

특허로 입증된 기능성 물질

구절초 추출물을 포함하는 신장암 치료용 조성물 및 건강기능성 식품

본 발명은 구절초 에탄올 추출물을 유효성분으로 함유하는 신장암 예방 및 치료용 조성물과 식품학적으로 허용 가능한 식품보조 첨가제를 포함하는 구절초 에탄올 추출물을 유효성분으로 함유하는 신장암 예방용 기능성 식품에 관한 것이다. 본 발명에 따른 신장암 치료용 조성물 및 기능성 식품은 신장암 세포의 성장을 억제하고 세포사멸을 유도하는 효과가 있어 신장암 치료 및 예방에 효과적으로 사용할 수 있다.

\- 공개번호 : 10-2012-0111121, 출원인 : (주)한국전통의학연구소

구절초 꽃차

채취 방법

갓 핀 구절초 꽃을 채취한 후 깨끗이 씻어 그늘에서 말린 뒤 밀폐용기에 넣어 냉장고에 보관해 사용한다.

꽃차 만들기

말린 구절초 꽃 3~5송이를 찻잔에 넣고 뜨거운 물을 부어 차로 마신다. 차 건더기는 다시 말린 뒤 목욕제로 사용하거나 포푸리를 만든다. 백설기를 만들 때 말린 구절초 꽃을 넣어 찌면 향과 맛이 좋다.

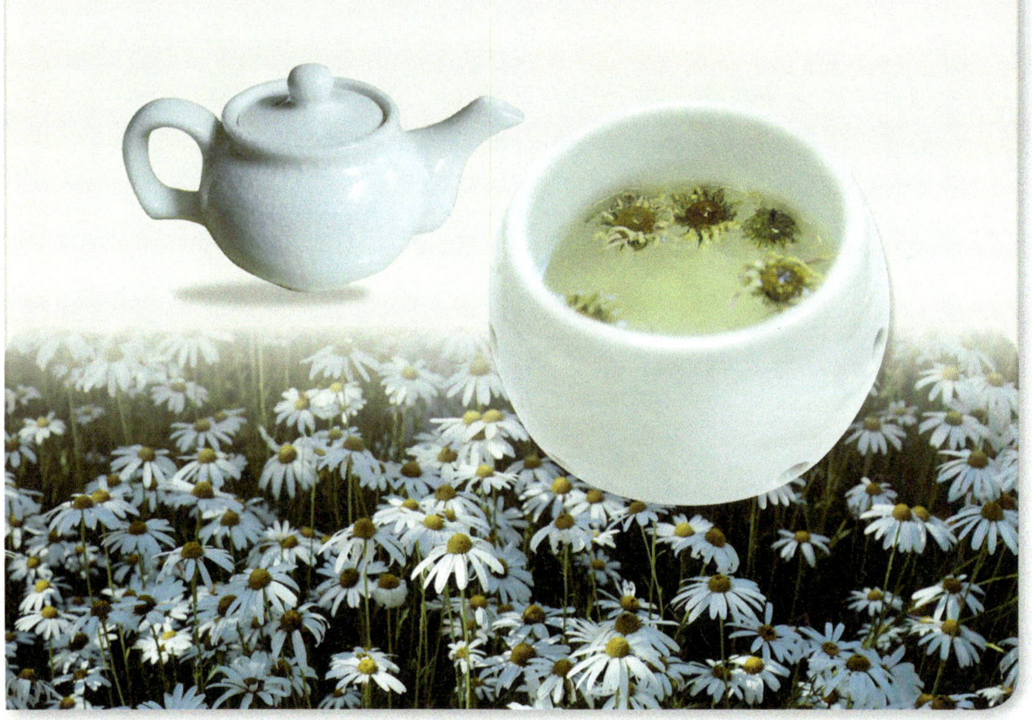

소염, 진통, 항암, 혈관강화

꾸지뽕나무

Cudrania tricuspidata (Carr.) Bureau ex Lavallee

한약의 기원

이 약은 꾸지뽕나무의 뿌리껍질, 나무껍질이다.

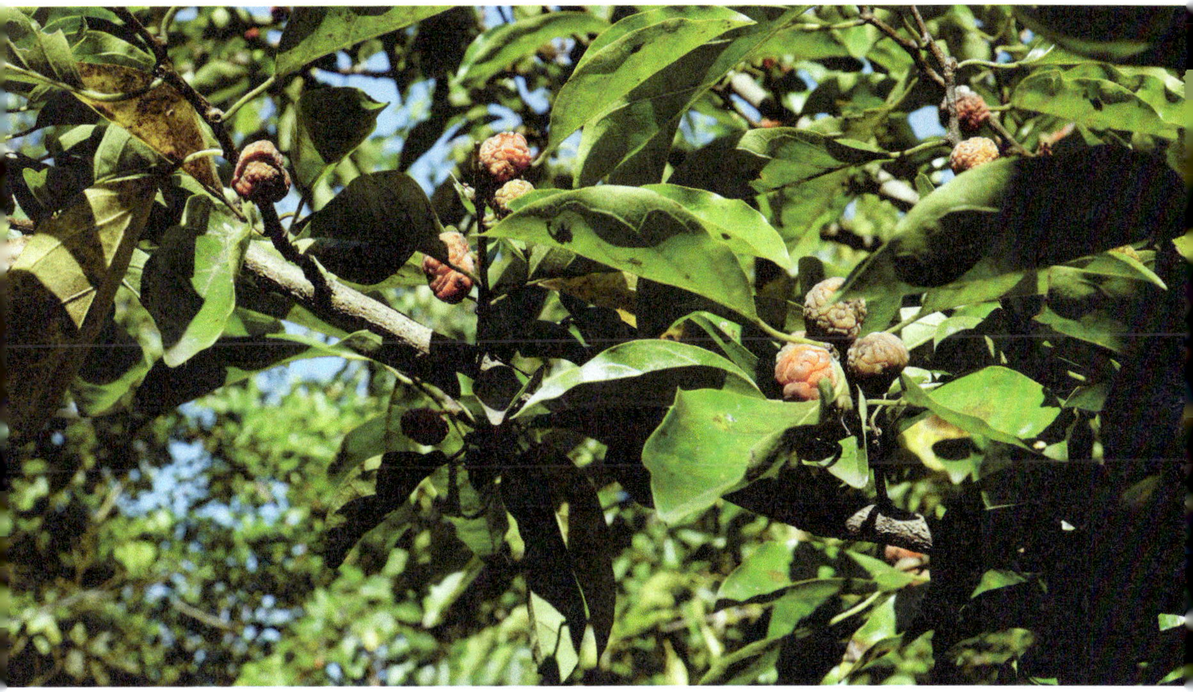

- **생약명** : 자목백피(柘木白皮)
- **이명** : 구지뽕나무, 굿가시나무, 활뽕나무, 자수(柘樹)
- **사용부위** : 뿌리껍질, 목질부, 나무껍질, 잎, 열매
- **꽃 피는 시기** : 5~6월
- **과명** : 뽕나무과(Moraceae)

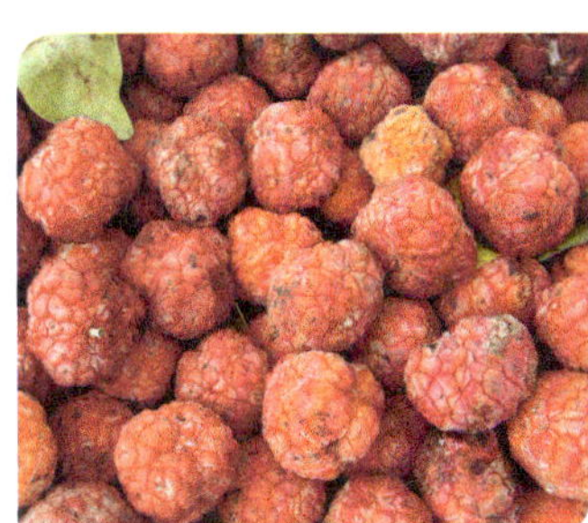
열매(채취품)

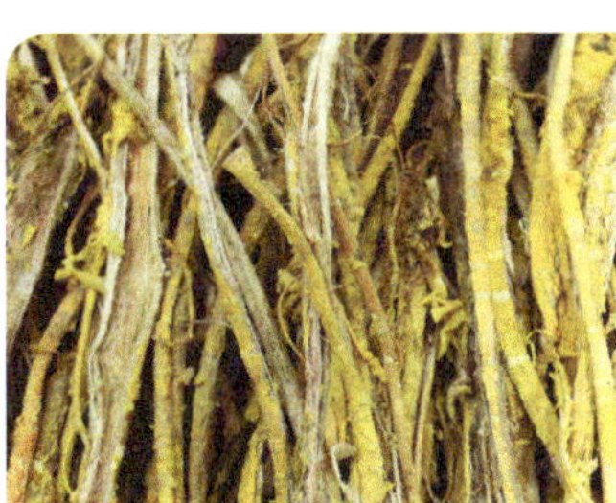
뿌리(약재전형)

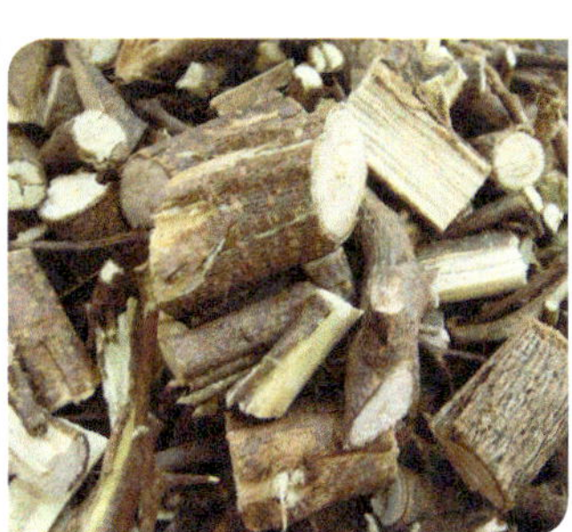
목질부(약재)

생태적 특성 꾸지뽕나무는 전국의 산과 들에서 자생 또는 재배하는 낙엽활엽소교목 또는 관목이다. 뿌리는 황색이고, 가지는 많이 갈라지고 검은빛을 띤 녹갈색이며 광택이 있고 딱딱한 억센 가시가 나 있다. 잎은 달걀 모양 또는 거꿀달걀 모양이며 서로 어긋나고 두껍고 밑부분은 원형으로 잎끝은 뭉툭하거나 날카롭다. 잎 가장자리는 밋밋하고 2~3회 갈라지며 표면은 짙은 녹색에 털이 나 있으나 자라

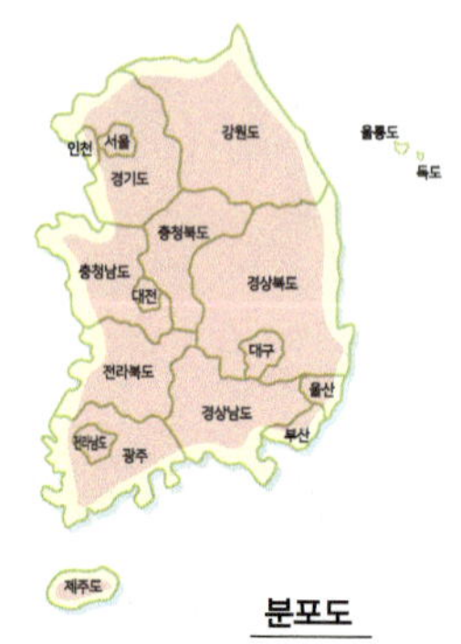

분포도

각 부위별 생김새

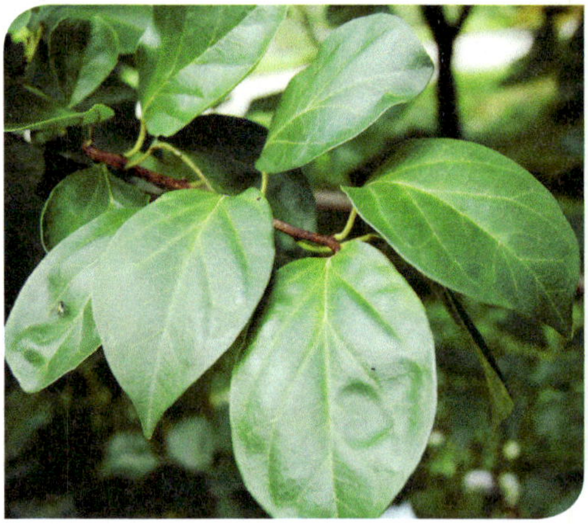

잎 생김새

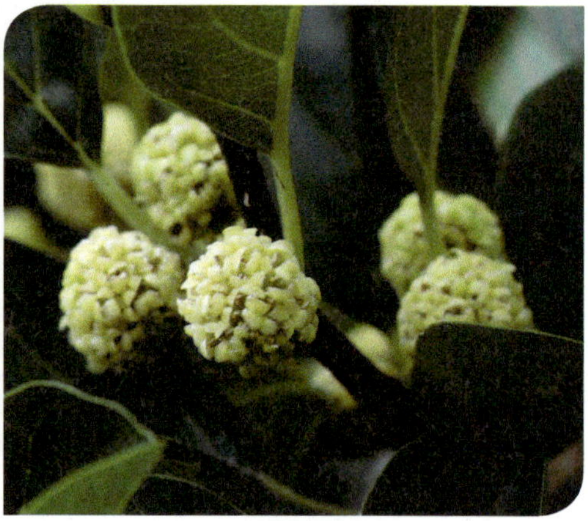

꽃

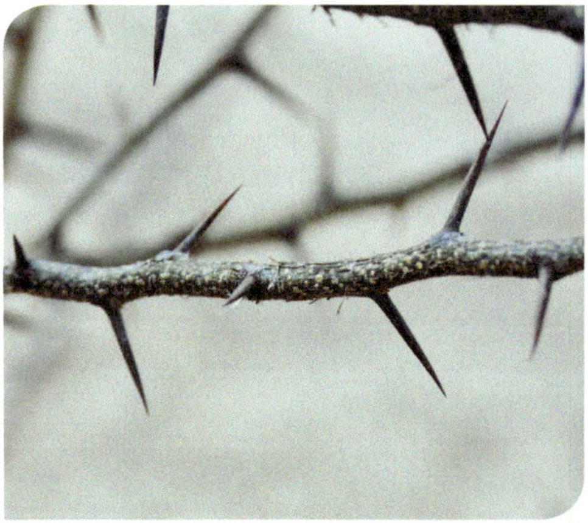

가시

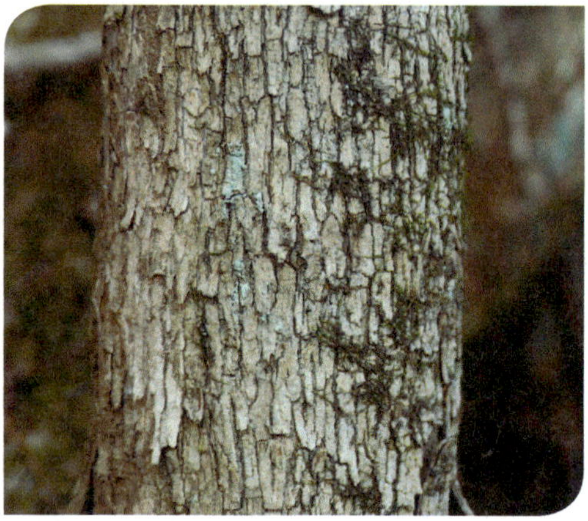

수피

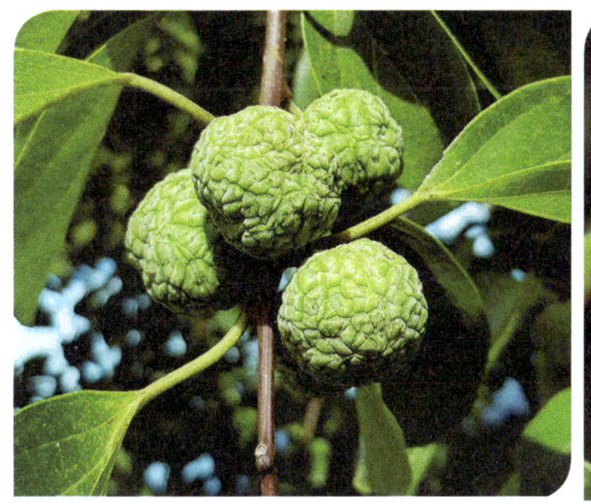

덜 익은 열매

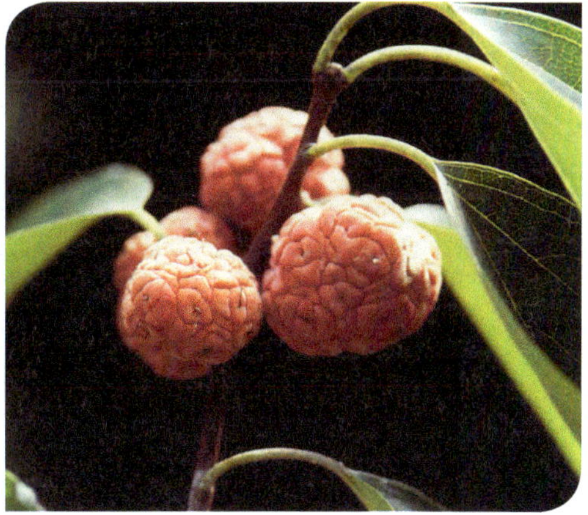

완숙 열매

면서 중앙의 맥에만 조금 남고 그 이외에는 털이 없어진다. 꽃은 황색으로 5~6월에 단성에 암수딴그루로 모두 두화를 이루며 피고, 열매는 둥글고 붉은색으로 9~10월에 달린다.

채취 시기 뿌리껍질과 물관부, 나무껍질은 연중 수시, 잎은 봄·여름, 열매는 9~10월에 채취한다.

약초의 성분 모린(morin), 루틴(rutin), 캠페롤-7-글루코시드(kaempherol-7-glucoside), 즉 포풀닌(populnin), 스타키드린(stachidrine) 및 프롤린(proline), 글루탐산(glutamic acid), 알기닌(arginine), 아스파라긴산(asparaginic acid)이 함유되어 있다.

약초의 성미 뿌리껍질과 나무껍질은 성질이 평범하고, 맛은 쓰다. 물관부는 성질이 따뜻하고, 맛은 달고, 독성은 없다. 잎은 성질이 시원하고, 맛은 약간 달다.

tip 꾸지뽕나무의 항암작용

꾸지뽕나무는 민간약재로 항암에 사용되고 있다. 1960년대 작은 시골도시의 개업 외과의사가 만성 위염 환자의 위장 절제수술을 하였는데 절제한 위장 조각 덩어리를 뒤뜰의 장작더미 위에 버렸다. 하루 이틀 지나고 보니 절제된 위장 조각의 덩어리가 녹아내리는 것을 보고 이상히 여겨 주의 깊게 조사해보았더니 그 위장 덩어리가 암세포이며 그 당시 장작이 꾸지뽕나무인 것을 알았고 결국 꾸지뽕나무 장작에 의해 위암 세포 덩어리가 녹아내린다는 것도 알게 되었다. 그 이후로 꾸지뽕나무가 항암작용에 뛰어난 효과가 있다는 것을 알게 되어 꾸지뽕나무가 멸종 위기에 달하게 되었으나 지금은 많은 재배가 이루어지고 있는 실정이다.

열매는 성질이 평범하고, 맛은 달고 쓰다.

약초의 작용부위 간(肝), 심(心), 비(脾), 폐(肺), 신(腎) 경락에 작용한다.

약초의 효능과 치료 뿌리껍질과 나무껍질은 생약명을 자목백피(柘木白皮)라 하여 요통, 유정, 객혈, 혈관강화, 구혈(嘔血: 위나 식도 등의 질환으로 인해 피를 토하는 증상), 타박상을 치료하며 피부질환 및 아토피 치료에도 효과적이다. 특히 최근에는 항암작용이 밝혀졌다. 물관부는 생약명을 자목(柘木)이라 한다. 독성이 없어 안심하고 사용할 수 있는 생약으로 여성의 붕중(崩中: 월경기가 아닌데 심하게 하혈하는 증상), 혈결(血結: 피가 엉킴), 학질을 치료한다. 외용할 경우에는 달인 물로 환부를 씻어준다. 나무줄기와 잎은 생약명을 자수경엽(柘樹莖葉)이라 하여 소염, 진통, 거풍, 활혈의 효능이 있고 습진, 유행성 이하선염, 폐결핵, 만성 요통, 종기, 급성 관절 염좌 등을 치료한다. 특히 잎 추출물은 췌장암의 예방과 치료에 효과적이다. 열매는 생약명을 자수과실(柘樹果實)이라 하여 청열, 진통, 양혈, 타박상을 치료한다.

약초 처방 및 약용법과 용량 말린 뿌리껍질과 목질부, 나무껍질 100~150g을 물 900mL에 넣어 반이 될 때까지 달여 하루에 2~3회 나눠 마신다. 외용할 경우에는 뿌리껍질이나 나무껍질을 짓찧어 환부에 발라 치료하고, 달인 액으로는 환부를 씻어준다. 말린 나무줄기와 잎 30~50g을 물 900mL에 넣어 반이 될 때까지 달여 하루에 2~3회 나눠 마신다. 외용할 경우에는 잎을 짓찧어 환부에 붙인다. 말린 열매 30~50g을 물 900mL에 넣어 반이 될 때까지 달여 하루에 2~3회 나눠 마신다. 외용할 경우에는 잘 익은 열매를 짓찧어 환부에 붙인다.

tip **꾸지뽕나무와 뽕나무**

꾸지뽕나무와 뽕나무는 뽕나무과에 속하는 낙엽활엽이며 잎을 양잠 누에의 먹이로 사용한다. 꾸지뽕나무는 줄기와 가지에 억세고 딱딱한 가시가 돋아나 있고, 뽕나무의 햇가지에는 부드러운 털이 나 있는데 두 나무 모두 잎이나 줄기 가지를 자르면 우윳빛 유액이 흘러나온다. 뽕나무와 꾸지뽕나무는 약효 성분도 다르고 약효 작용도 다소 다르지만 뽕나무는 뿌리부터 물관부, 나무껍질, 가지, 잎, 열매 등 나무 전체를 버릴 것 없이 약용하며 혈압강하, 혈당강하, 항암, 항균, 항염 등의 질병을 치료하는 중요한 약효로 인기가 높고, 꾸지뽕나무는 항암작용이 강력한 약효로 인기가 높다

비슷한 약초

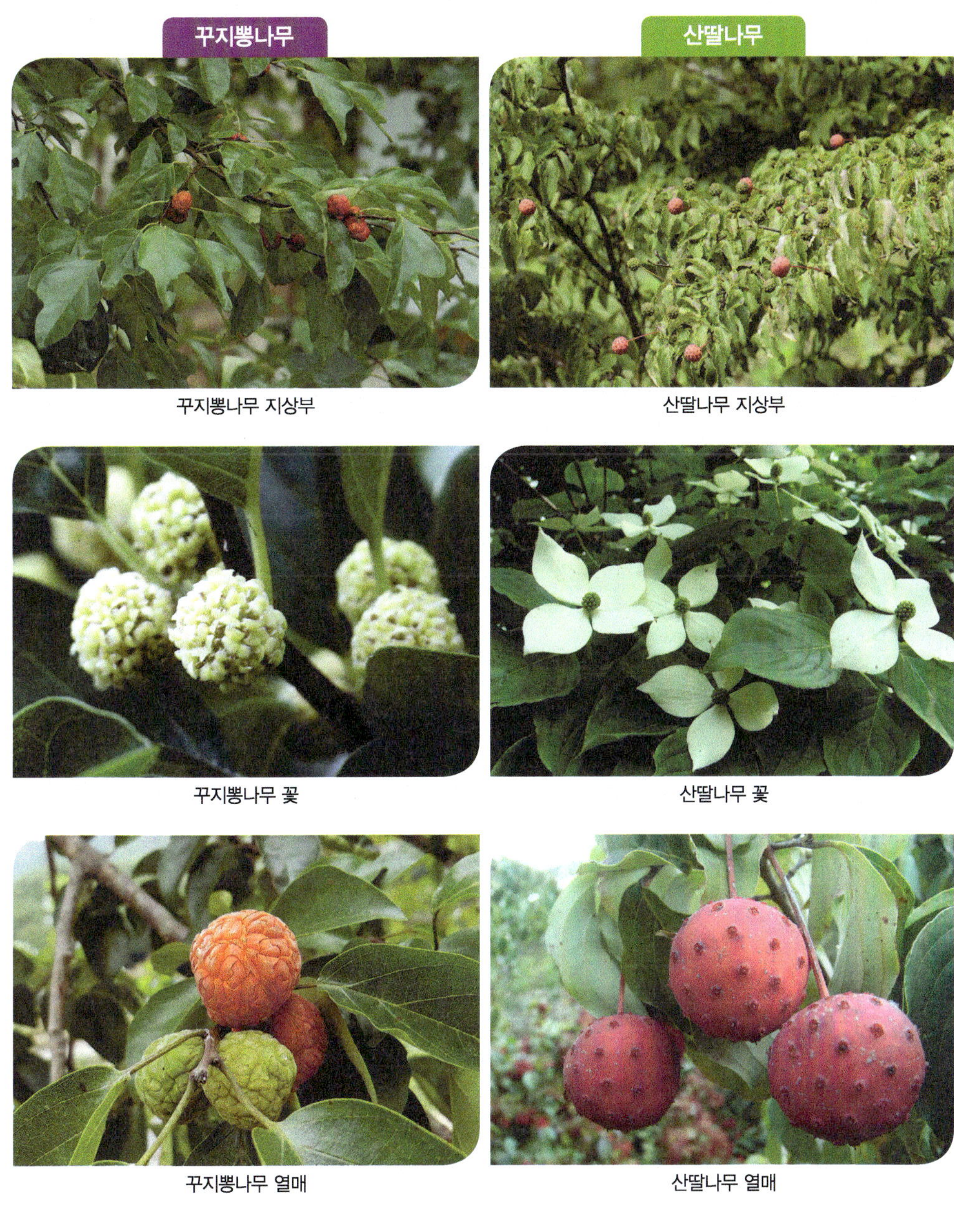

꾸지뽕나무 지상부

산딸나무 지상부

꾸지뽕나무 꽃

산딸나무 꽃

꾸지뽕나무 열매

산딸나무 열매

• 꾸지뽕나무와 산딸나무의 차이점

꽃은 다르나, 열매는 비슷하여 혼동하기 쉽다.

전염성 간염, 유방암, 구안와사, 연주창 치료

꿀풀

Prunella vulgaris subsp. asiatica (Nakai) H.Hara

한약의 기원

이 약은 꿀풀, 하고초의 꽃대이다.

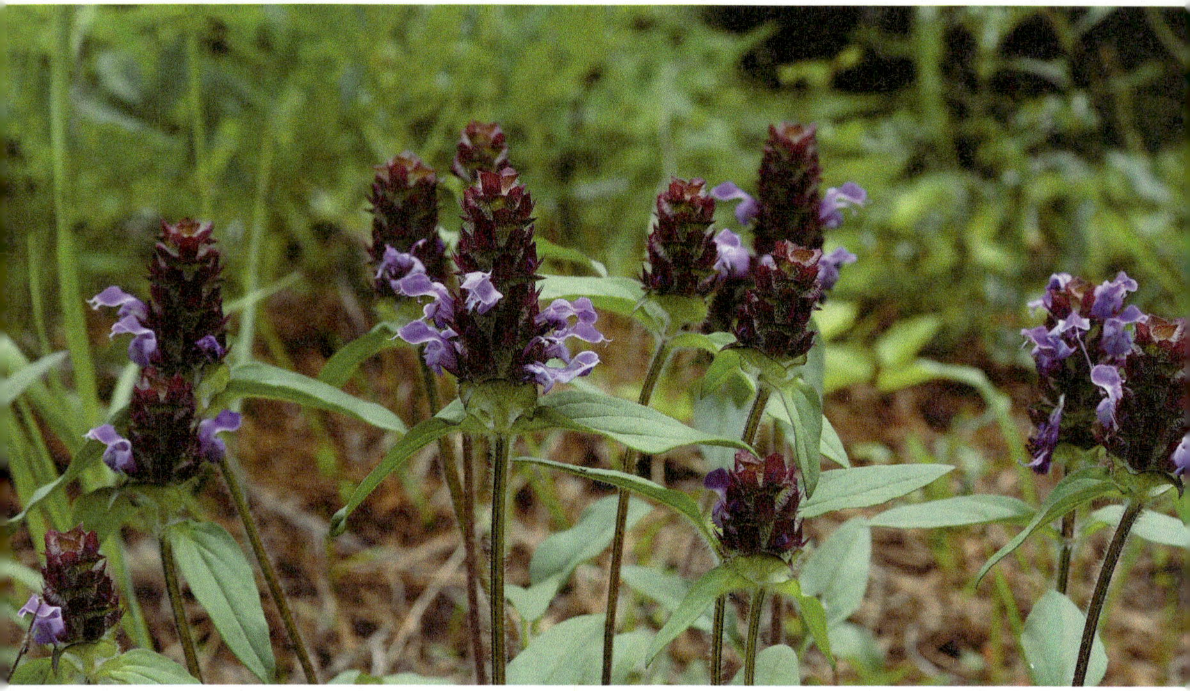

- **생약명** : 하고초(夏枯草)
- **이명** : 꿀방망이, 가지골나물, 가지래기꽃, 석구(夕句), 내동(乃東)
- **사용부위** : 이삭
- **꽃 피는 시기** : 5~7월
- **과명** : 꿀풀과(Labiatae)

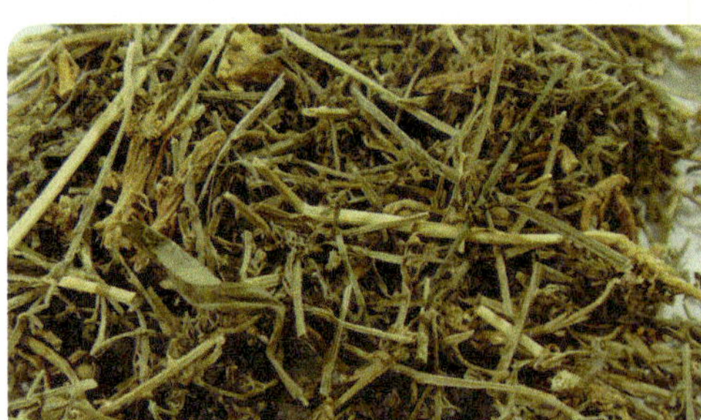

전초(약재)

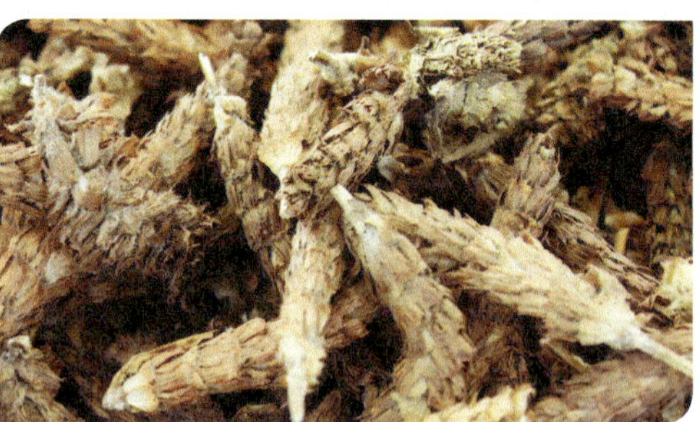

이삭(약재)

생태적 특성 꿀풀은 각처의 산이나 들에 뭉쳐서 자라는 여러해살이풀로 관화식물이다. 유사종으로는 흰꿀풀, 붉은꿀풀, 두메꿀풀이 있다. 생육환경은 산기슭이나 들의 양지바른 곳이며, 키는 20~30cm이다. 줄기는 네모지고 전체에 짧은 털이 나 있고, 잎은 길이가 2~5cm이고 타원형의 바소꼴이고 마주난다. 5~7월에 길이 3~8cm의 적자색 꽃이 줄기 위에서 층층이 모여 피고 앞으로 나온 꽃잎은 입술 모

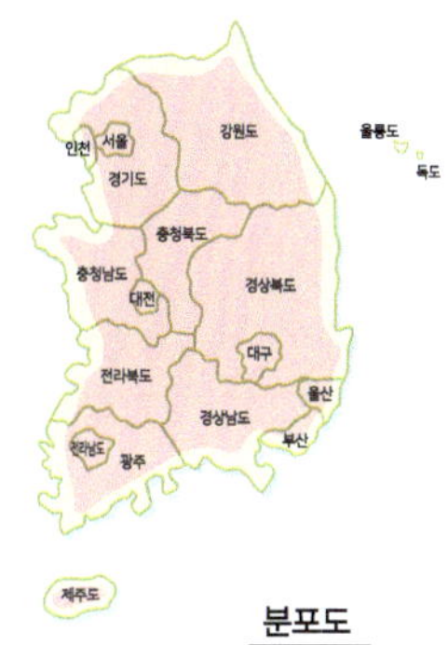

분포도

각 부위별 생김새

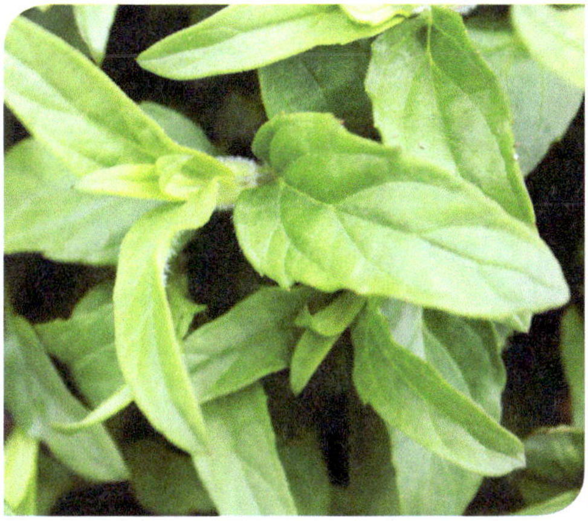

잎 생김새

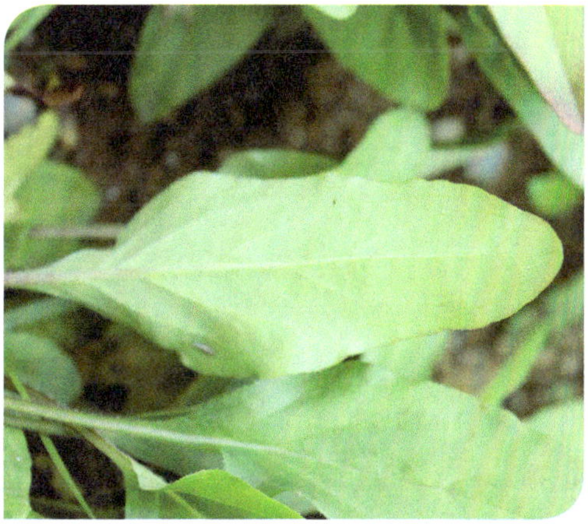

잎 뒷면

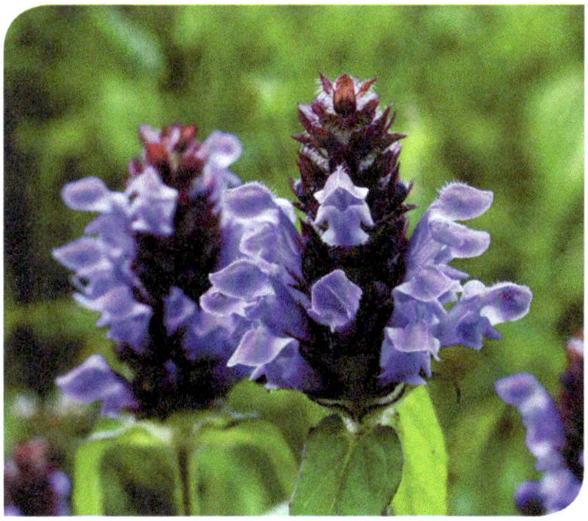

꽃

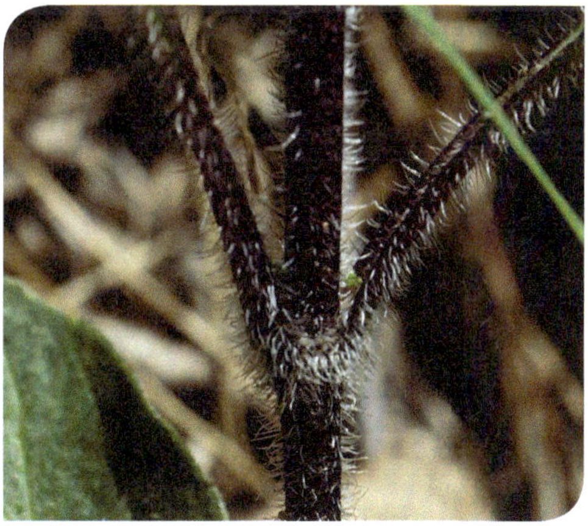

줄기

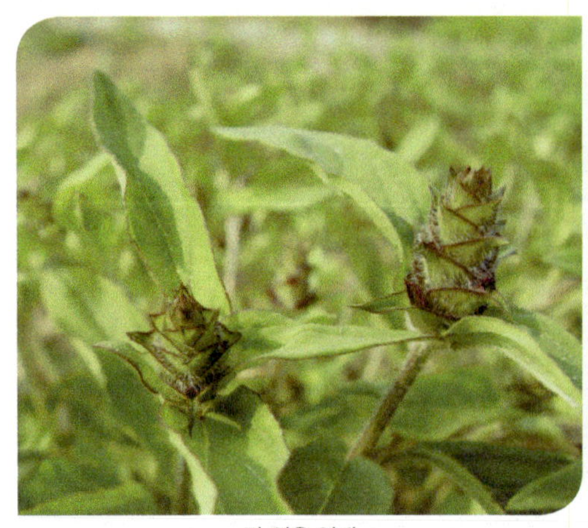

덜 익은 열매

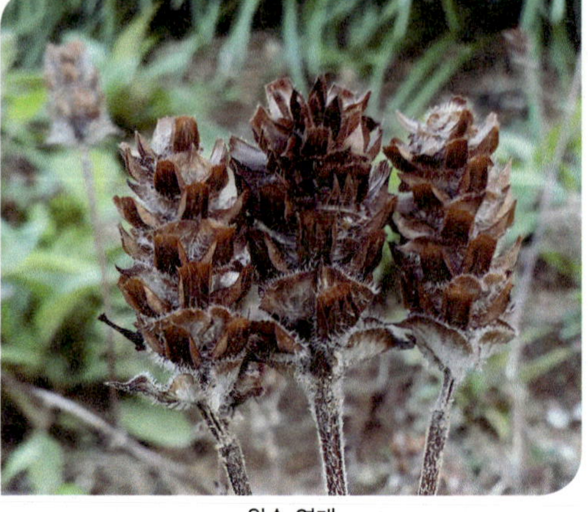

완숙 열매

양이다. 열매는 7~8월경에 황갈색으로 달리고 꼬투리는 가을에도 마른 채로 남아 있다.

채취 시기 여름철에 이삭이 반쯤 말라 홍갈색을 띨 때[이런 특성 때문에 '하고초(夏枯草)'라는 이름이 붙여졌다]에 이삭을 채취한 후 이물질을 제거하고 잘게 썰어 말린 다음 사용한다.

약초의 성분 전초에는 트리테르피노이드계 성분으로, 올레아놀릭산(oleanolic acid), 우르솔릭산(ursolic acid) 등이 있고, 플라보노이드(flavonoid)계 성분으로 루틴(rutin), 하이페로사이드(hyperoside) 등이 함유되어 있다. 꽃이삭에는 안토시아닌(anthocyanin)인 델피니딘(delphinidin)과 시아니딘(cyanidin), d-캄퍼(d-camphor), d-펜콘(d-fenchone), 우르솔릭산이 함유되어 있다.

약초의 성미 성질이 차고, 맛은 맵고 쓰며, 독성은 없다.

약초의 작용부위 간(肝), 담(膽) 경락에 작용한다.

약초의 효능과 치료 간을 깨끗하게 하는 청간(淸肝), 맺힌 기를 흩어지게 하는 산결(散結)의 효능이 있으며, 나력(瘰癧), 영류(癭瘤: 혹), 유옹(乳癰: 유방의 종창), 유방암 등을 치료한다. 그 밖에 밤에 안구 통증이 있을 때, 두통과 어지럼증, 구안와사(口眼喎斜: 풍사로 인하여 눈과 입이 한쪽으로 틀어지는 증상), 근육과 뼈의 통증인 근골동통(筋骨疼痛), 폐결핵, 급성 황달형 전염성 간염, 여성의 혈붕, 대하 등을 치료한다. 주로 간열(肝熱)을 풀어 눈을 밝게 하거나 머리를 맑게 하는 목적으로 많이 사용한다.

약초 처방 및 약용법과 용량 말린 이삭 15g을 물 700mL에 넣어 끓기 시작하면 약하게 줄여 200~300mL가 될 때까지 달여 하루에 2회 나눠 마신다. 차로 우려내거나 달여 마시기도 하며 이 경우에는 향부자, 국화, 현삼, 박하, 황금, 포공영(蒲公英: 민들레 말린 것) 등을 배합한다.

사용 시 주의사항 성질이 찬 약재이므로 비위가 허약한 사람은 신중하게 사용해야 한다.

특허로 입증된 기능성 물질

꿀풀 추출물을 함유하는 항암제 조성물

본 발명은 꿀풀의 메탄올 추출물을 유효성분으로 함유하는 항암 조성물 및 이를 포함하는 건강식품에 관한 것이다. 본 발명에 따른 꿀풀 추출물은 자궁암, 결장암, 전립선암 및 폐암 세포주에 대한 증식 억제 활성을 나타내면서도 정상세포에는 낮은 증식 억제 활성을 가지기 때문에 상기 암 질환 치료에 큰 도움이 될 수 있으리라 기대된다.

- 공개번호 : 10-2010-0054599, 출원인 : 한국생명공학연구원

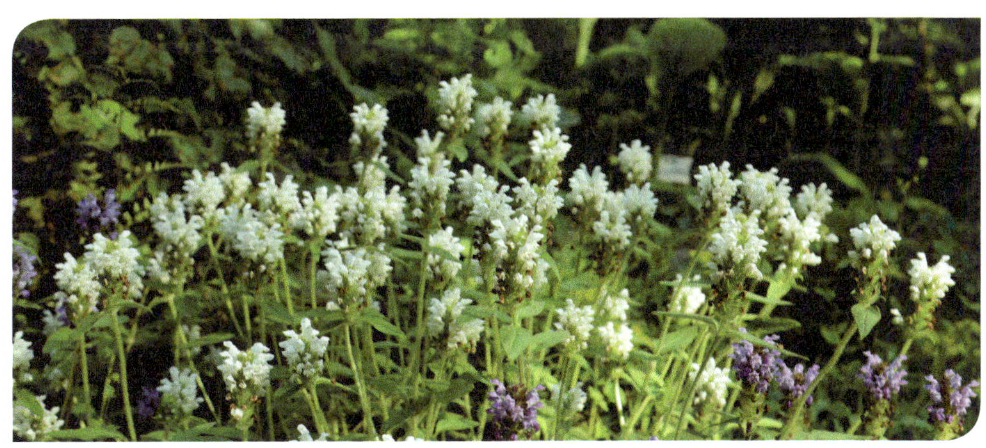

흰꿀풀

노루발

Pyrola japonica Klenze ex Alef.

한약의 기원

이 약은 노루발풀, 기타 동속식물의 전초이다.

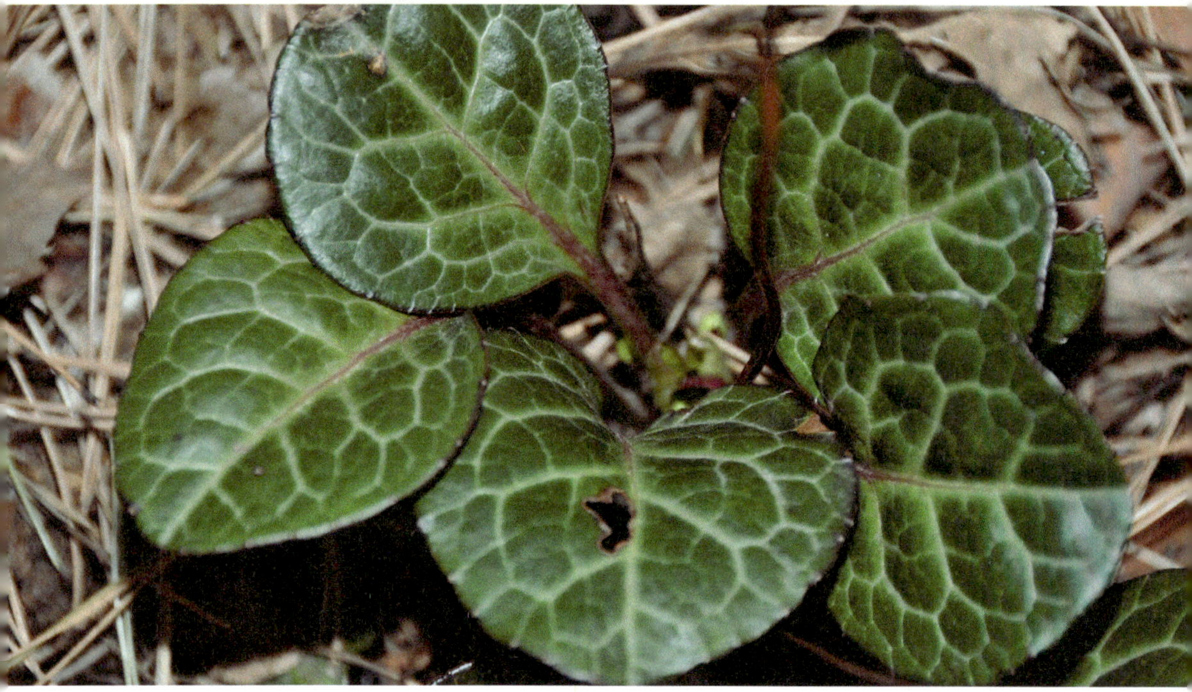

- **생약명** : 녹제초(鹿蹄草)
- **이명** : 노루발풀, 녹포초(鹿飽草), 녹수초(鹿壽草), 녹함초(鹿含草)
- **사용부위** : 전초
- **꽃 피는 시기** : 6~7월
- **과명** : 노루발과(Pyrolaceae)

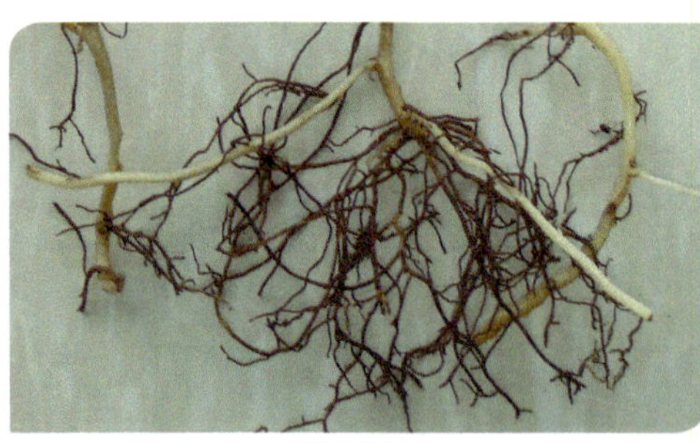

뿌리(채취품)

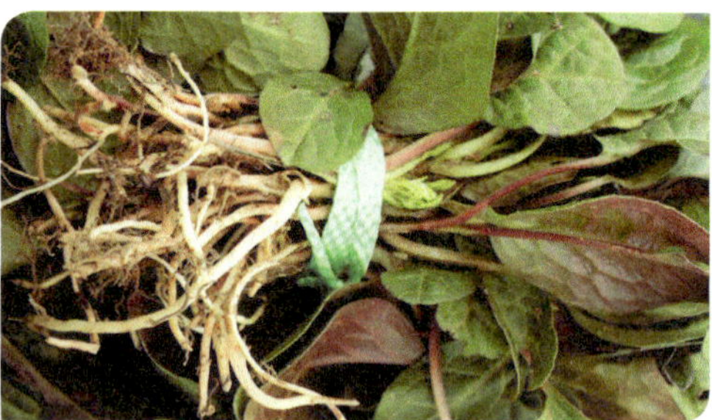

전초(채취품)

생태적 특성 노루발은 각처의 산에서 자라는 여러해살이풀로, 생육환경은 반그늘의 낙엽수 아래이다. 키는 26cm 내외이고, 잎은 길이가 4~7cm, 너비는 3~5cm이고 밑동에서 뭉쳐서 나며 넓은 타원형이다. 잎은 광택이 많이 나고 한겨울에도 고사하지 않는 특징이 있다. 꽃은 흰색으로 6~7월에 윗부분에서 2~12송이가 무리 지어 피는데 능선이 있고 1~2장의 비늘과 같은 잎이 있으며 꽃 길이는 10~

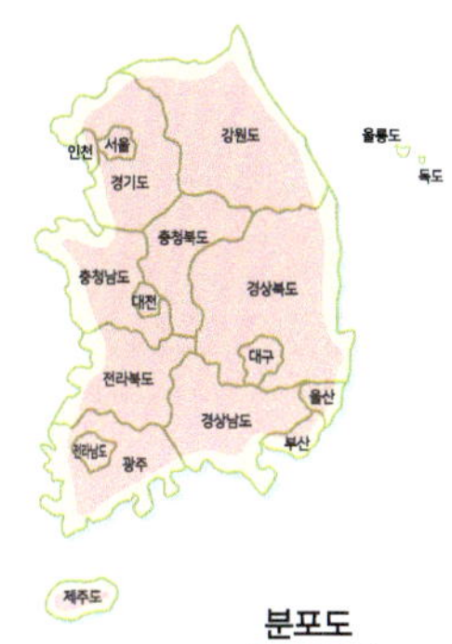

분포도

각 부위별 생김새

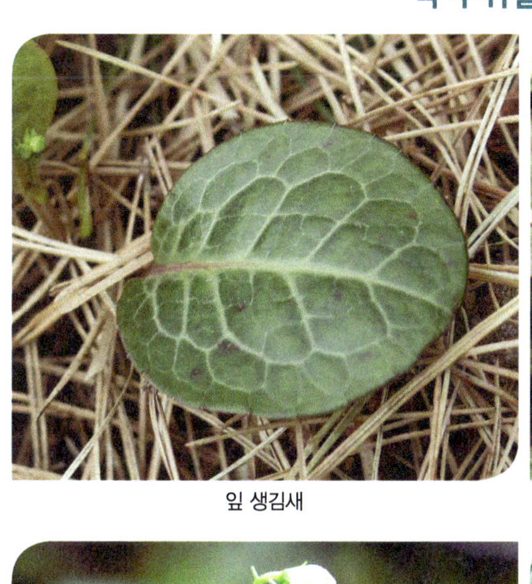
잎 생김새

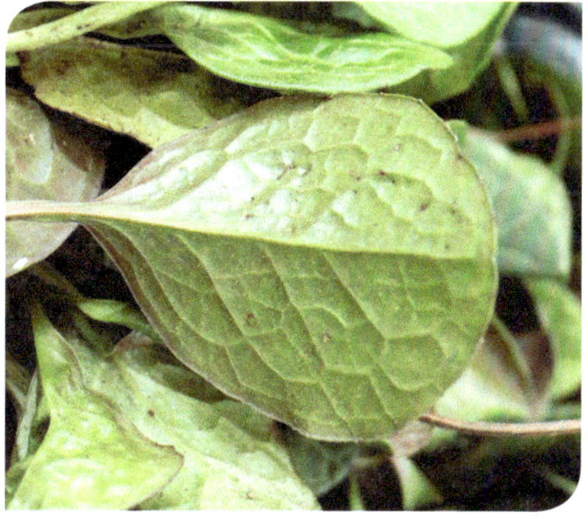
잎 뒷면

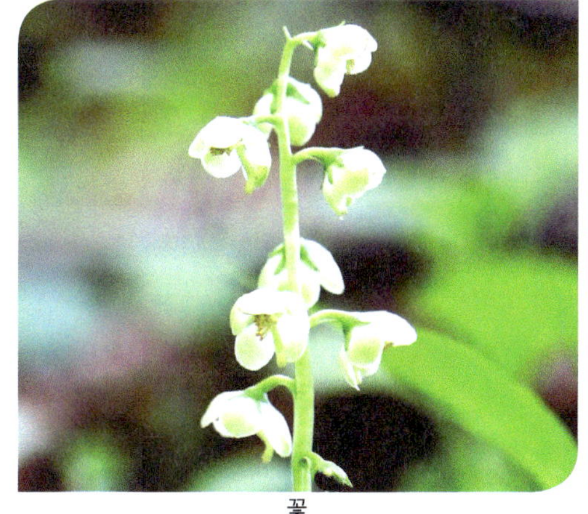
꽃

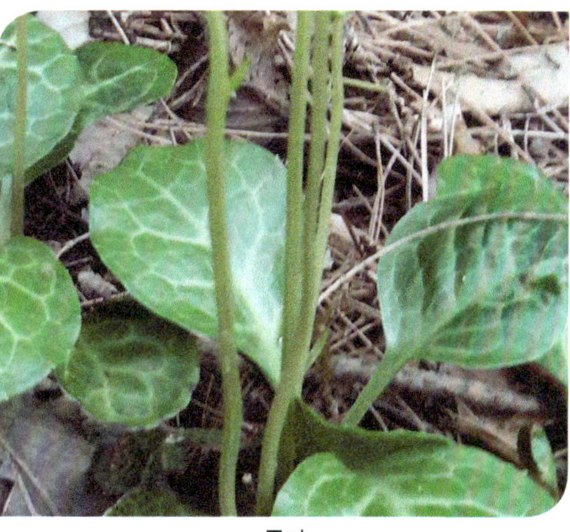
줄기

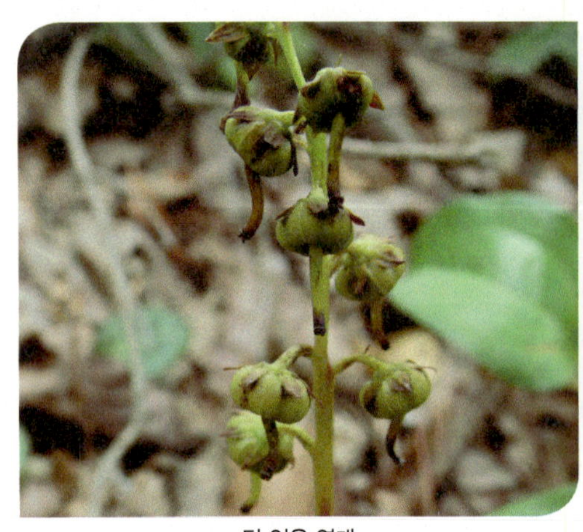

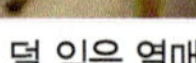

덜 익은 열매

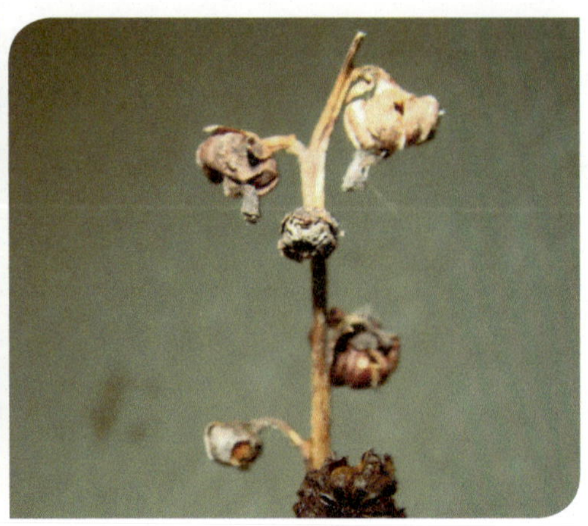

완숙 열매

25cm, 지름은 1.2~1.5cm이다. 열매는 9~10월에 달리고 흑갈색으로 이듬해까지 남아있다.

채취 시기 연중 채취가 가능하지만 꽃이 피는 6~7월에 채취하는 것이 가장 좋다. 채취한 잎을 연하고 부드럽고 꼬들꼬들할 정도로 햇볕에서 60~80%로 말려 쌓아두고 잎의 양면이 자홍색이나 자갈색으로 변하면 다시 햇볕에 완전히 말려 보관한다.

약초의 성분 피롤라틴(pirolatin), 알부틴(arbutin), 퀴세틴(quercetin), 치마필린(chimaphilin), 모노트로페인(monotropein), 우르솔산(ursolic acid), 헨트리아콘탄(hentriacontane), 올레아놀릭산(oleanolic acid) 등이 함유되어 있다.

약초의 성미 성질이 평범하고, 맛은 달고 쓰다.

약초의 작용부위 간(肝), 비(脾), 신(腎) 경락에 작용한다.

약초의 효능과 치료 몸을 튼튼하게 하는 강장, 신장의 기운을 돕는 보신, 습사를 제거하는 거습(祛濕), 통증을 멈추는 진통, 혈액을 깨끗하게 해주는 양혈, 독성을 풀어주는 해독 등의 효능이 있다. 양도(陽道: 남자의 성기)가 위축되는 양위(陽萎: 조루나 발기 불능), 경계(驚悸: 놀라서 가슴이 두근거리거나 가슴이 두근거리면서 놀라는 증세로서 심계보다는 경한 증상), 고혈압, 요도염, 음낭습(陰囊濕: 음낭 아랫부분이 축축한 증상), 월경과다, 타박상, 뱀 물린 상처 등을 치료한다.

특히 풍사와 습사를 제거하는 거풍제습(祛風除濕), 근육을 강화하고 뼈를 튼튼하게 하는 강근건골(强筋健骨) 등의 효능이 뛰어나므로 풍습성 관절통을 비롯하여 각종 신경성 동통(疼痛: 심한 통증), 근육과 뼈가 위축되고 약해지는 근골위연(筋骨萎軟), 신장 기능이 허약하여 오는 요통, 발목과 무릎의 무력증 등의 병증을 다스리는 데에도 유용하다.

약초 처방 및 약용법과 용량 말린 전초 15g을 물 700mL에 넣어 끓기 시작하면 약하게 줄여 200~300mL가 될 때까지 달여 하루에 2회 나눠 마신다.

술을 담가 마시기도 하는데 발효주를 담글 때에는 고두밥을 지을 때 함께 넣기도 하고, 침출주를 담글 때에는 말린 전초 20~50g을 소주 30%짜리 3.6L에 넣어 100일 정도 두었다가 걸러 반주로 1잔씩 마신다.

특허로 입증된 기능성 물질

항산화 및 세포 손상 보호 효능을 갖는 노루발풀 추출물 및 이를 함유하는 조성물

본 발명은 항산화 및 세포 보호 효능을 갖는 노루발풀 추출물 및 이를 함유하는 화장료 조성물에 관한 것으로, 세포에 독성은 없고, 피부에 자극을 유발하지 않을 뿐만 아니라, 산화적 스트레스로부터 세포 손상 보호 효능을 가지며, 자유라디칼(Free Radical) 소거능을 통한 항산화 효과를 나타낸다.

- 공개번호 : 10-2012-0004884, 출원인 : (주)래디안

고혈압, 타박상, 위염, 항균

누리장나무

Clerodendrun trichotomum Thunb.

한약의 기원

이 약은 누리장나무의 어린 가지와 잎이다.

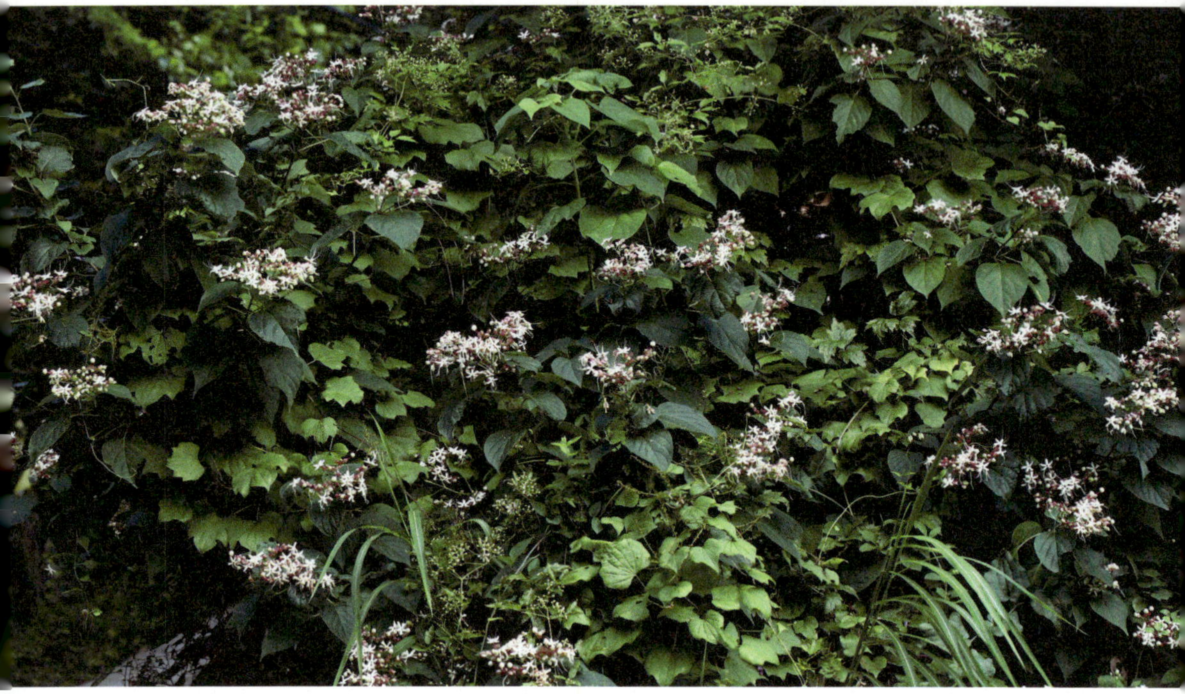

- **생약명** : 취오동(臭梧桐)
- **이명** : 개똥나무, 노나무, 개나무, 구릿대나무, 누기개나무, 이라리나무, 누룬나무, 깨타리, 구린내나무, 누르나무, 해주상산(海州常山)
- **사용부위** : 뿌리, 가지와 잎, 꽃, 열매
- **꽃 피는 시기** : 7~8월
- **과명** : 마편초과(Verbenaceae)

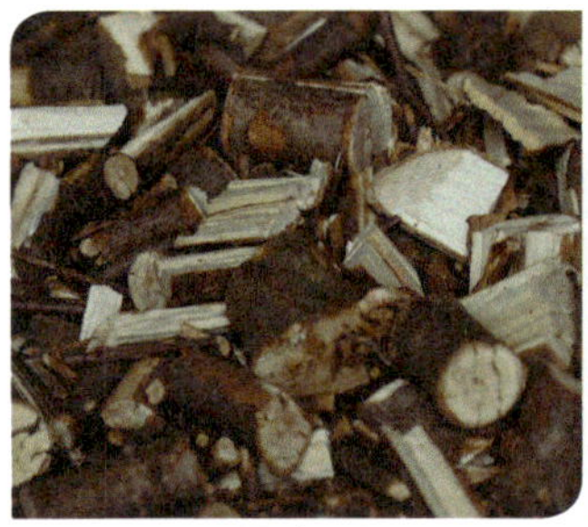

줄기(약재)

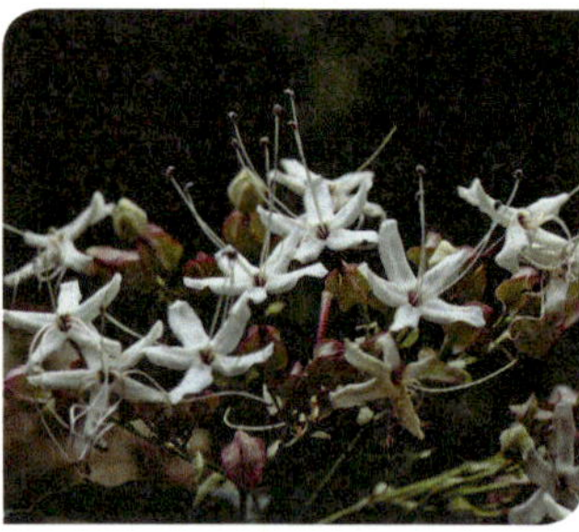

꽃

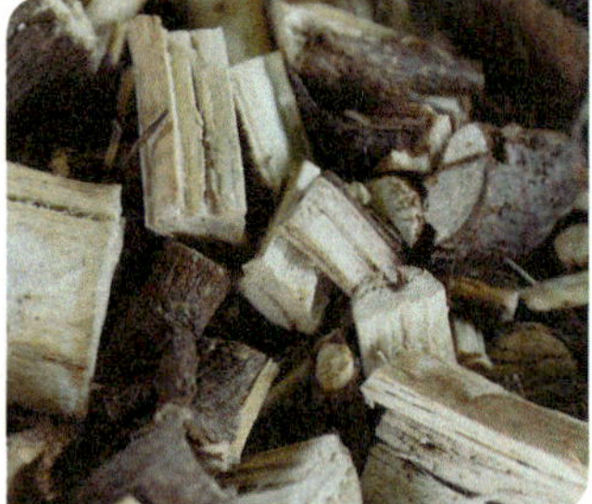

목질부(약재)

생태적 특성 누리장나무는 중 · 남부 지방의 산기슭 산골짜기 길가에서 자라는 낙엽활엽관목으로, 높이는 3m 이상으로 자라고, 줄기는 가지가 갈라져 표면은 회백색이다. 잎은 달걀 모양 또는 타원형에 서로 마주나며 잎끝은 뾰족하고 밑부분은 넓은 쐐기 모양에 가장자리는 밋밋하거나 물결 모양의 톱니가 있다. 잎 표면은 녹색이고 뒷면은 짙은 황색이며 어린잎일 때에는 양면 모두 흰색의 짧은 털로 뒤

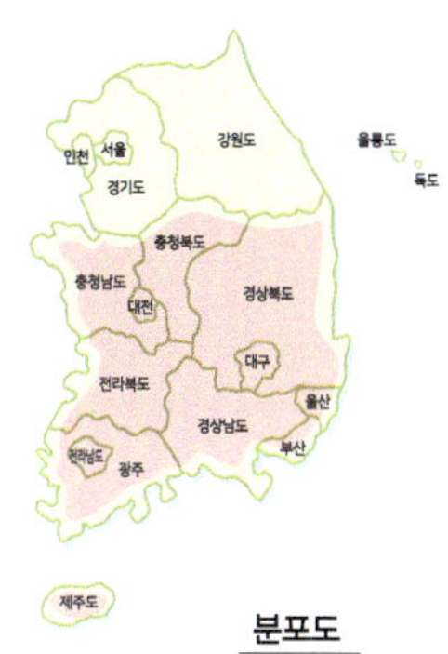

분포도

각 부위별 생김새

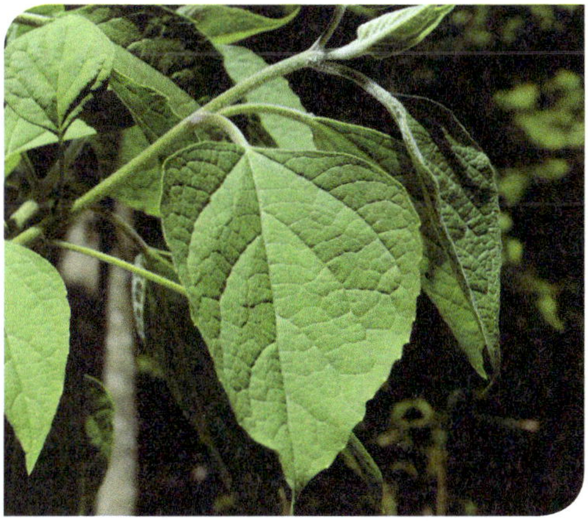

잎 생김새

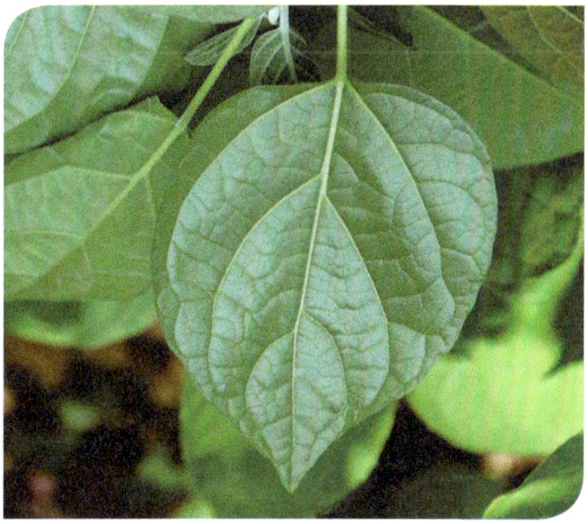

잎 뒷면

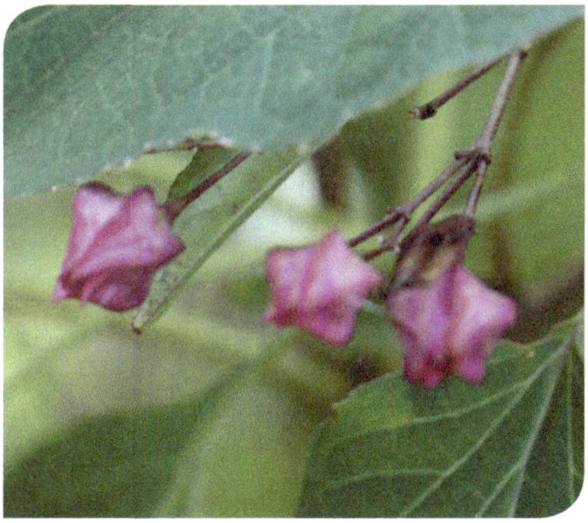

꽃봉우리

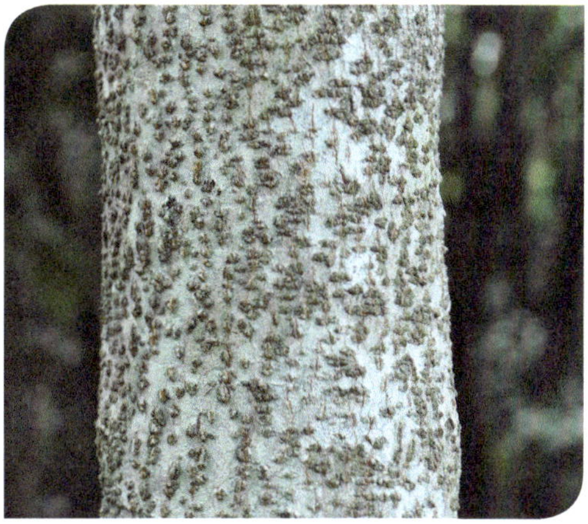

수피

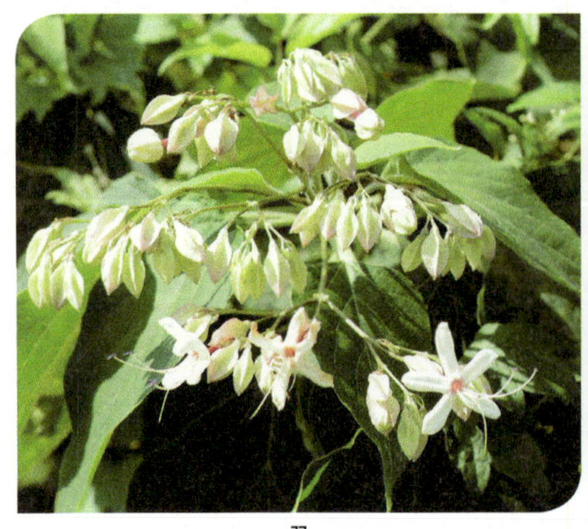
꽃

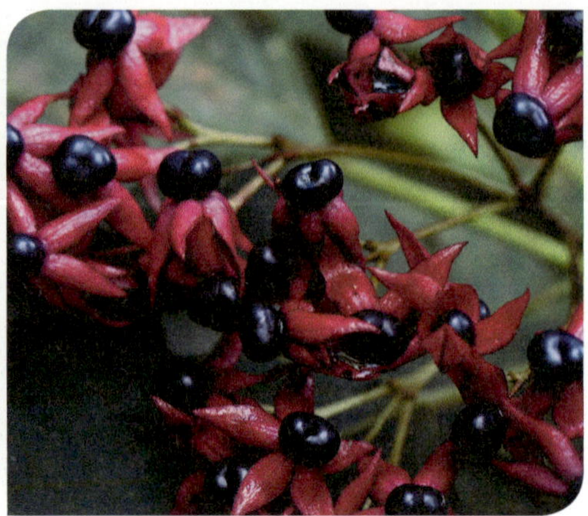
열매

덮여 있지만 성장하면 표면은 광택이 나고 매끈매끈해진다. 꽃은 흰색 또는 짙은 붉은색으로 7~8월에 취산꽃차례로 새가지 끝에서 피고 누린내 비슷한 다소 불쾌한 냄새가 난다. 열매는 둥글고 9~10월에 달리는데 붉은색의 꽃받침으로 싸여 있다가 터지며, 종자는 검은색 혹은 흑남색이다.

채취 시기 가지와 잎은 6~10월, 꽃은 7~8월, 열매는 9~10월, 뿌리는 가을·겨울에 채취한다.

약초의 성분 뿌리에는 클레로도론(clerodolone), 클레로돈(clerodone), 클레로스테롤(clerosterol), 잎에는 클레로덴드린(clerodendrin), 메소-이노시톨(meso-inositol), 알칼로이드(alkaloid)가 함유되어 있다.

약초의 성미 성질이 차고, 맛은 쓰다.

약초의 작용부위 심(心) 경락에 작용한다.

약초의 효능과 치료 뿌리는 생약명을 취오동근(臭梧桐根)이라 하여 말라리아, 류머티즘에 의한 사지마비, 사지통증, 고혈압, 식체에 의한 복부 당김, 소아정신 불안정, 타박상 등을 치료한다. 어린 가지와 잎은 생약명을 취오동(臭梧桐)이라 하여 두통, 고혈압, 거풍습, 반신불수, 말라리아, 이질, 편두통, 치창 등을 치료한다. 꽃은 생약명을 취오동화(臭梧桐花)라 하여 두통, 이질, 탈장, 산기 등을 치료한다. 열매는 생약명을 취오동자(臭梧桐子)라 하여 천식, 거풍습을 치료한다.

약초 처방 및 약용법과 용량 말린 뿌리 30~50g을 물 900mL에 넣어 반이 될 때까지 달여 하루에 2~3회 나눠 마시거나, 말린 뿌리 100~200g을 짓찧어서 낸 즙을 술로 빚어 아침저녁 50mL씩 마신다. 외용할 경우에는 뿌리껍질을 짓찧어 환부에 바른다. 말린 어린 가지와 잎 30~50g을 물 900mL에 넣어 반이 될 때까지 달여 하루에 2~3회 나눠 마신다. 말린 꽃 20~30g을 물 900mL에 넣어 반이 될 때까지 달여 하루에 2~3회 나눠 마신다. 말린 열매 30~50g을 물 900mL에 넣어 반이 될 때까지 달여 하루에 2~3회 나눠 마신다.

특허로 입증된 기능성 물질

누리장나무 잎 추출물로부터 아피게닌-7-오-베타-디-글루쿠로니드를 분리하는 방법 및 이 화합물을 함유하는 위염 및 역류성 식도염 질환 예방 및 치료를 위한 조성물

본 발명은 누리장나무 잎으로부터 아피게닌-7-O-β-D-글루쿠로니드(apigenin-7-O-β-D-glucuronide; 이하"AGC"라 함)를 분리하는 분리 방법 및 이 화합물을 함유하는 위장관 염증, 궤양 및 역류성 식도염의 예방 및 치료용 조성물에 관한 것이다. 본 발명에서는 누리장나무 잎의 추출물로부터 클로로포름, 에테르, 메틸렌클로라이드를 이용하여 탈지시킨 다음, 비이온성 교환수지를 사용하여 당과 무기염을 제거하고 세파덱스 LH 20을 이용한 이차 컬럼을 통해 다량의 순수한 AGC를 수득할 수 있으며, 분리된 이 AGC가 위염 및 역류성 식도염에 기존의 약물보다 탁월한 치료효과를 나타내므로 위염 및 역류성 식도염 질환의 예방 및 치료에 유용한 의약품 및 건강보조식품을 제공한다.

- 공개번호 : 10-2003-0091403, 특허권자 : 손의동

누리장나무 추출물을 포함하는 항균 조성물

본 발명은 누리장나무 추출물 및 이로부터 분리한 22-디하이드로클레로스테롤(22-dehydroclerosterol) 또는 베타-아미린(β-amyrin)을 유효성분으로 포함하는 헬리코박터균에 대한 항균조성물에 관한 것이다. 본 발명의 누리장나무 추출물 및 이로부터 분리한 22-디하이드로클레로스테롤(22-dehydroclerosterol) 또는 베타-아미린(β-amyrin)은 헬리코박터파이로리균에 대한 항균활성을 가지며, 위장에 자극을 주지 않아 헬리코박터파이로리균에 의한 각종 위 및 십이지장 질환을 예방 및 치료하는 데 유용하다.

- 공개번호 : 10-2012-0055480, 출원인 : 대한민국(산림청 국립수목원장)

누리장나무 잎으로부터 악테오시드를 추출하는 방법 및 이를 함유하는 항산화 및 항염증 약학 조성물

본 발명은 누리장나무 잎으로부터 천연항산화제 개발 및 잎을 이용한 다류 및 엑스 제제의 기능성 항산화제에 사용할 수 있는 성분을 분리한다. 누리장나무 잎의 물 또는 저급 알코올 가용추출물을 염화메틸렌과 같은 지용성 용매로 탈지시키고, 칼럼 크로마토그래피를 실시하여 70~90% 메탄올 분획을 분리한 후 세파덱스 칼럼 크라마토그래피법을 반복 실시함을 수행함으로써 악테오시드 화합물을 분리한다.

- 공개번호 : 10-2007-0078658, 출원인 : 황완균

능소화

Campsis grandiflora (Thunb.) K. Schum.

한약의 기원

이 약은 능소화, 미국능소화의 꽃이다.

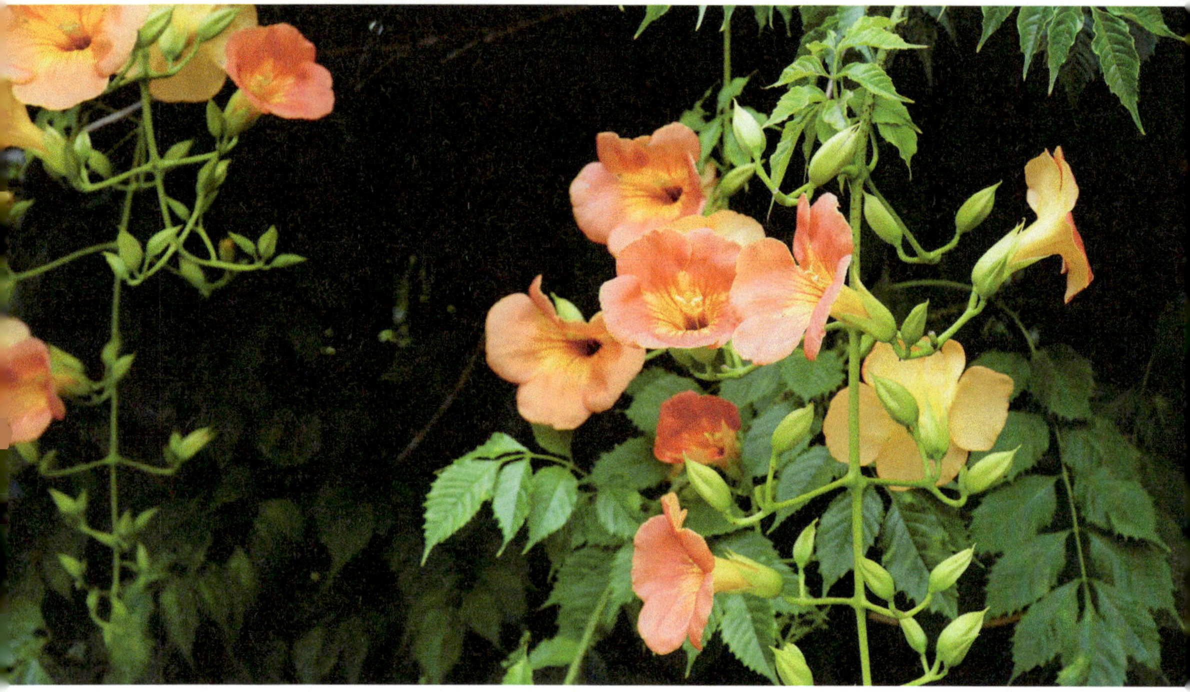

- **생약명** : 능소화(凌霄花)
- **이명** : 능소화나무, 금등화, 릉소화, 등라화(藤羅花), 타태화(墮胎花), 자위(紫葳), 발화(茇華)
- **사용부위** : 뿌리, 잎과 줄기, 꽃
- **꽃 피는 시기** : 7~9월
- **과명** : 능소화과(Bignoniaceae)

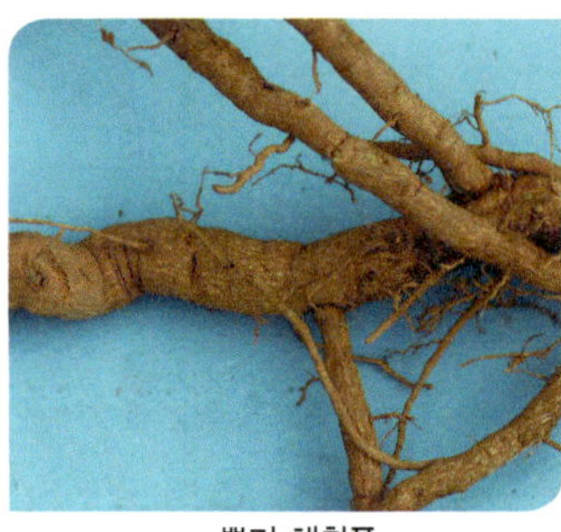
뿌리 채취품

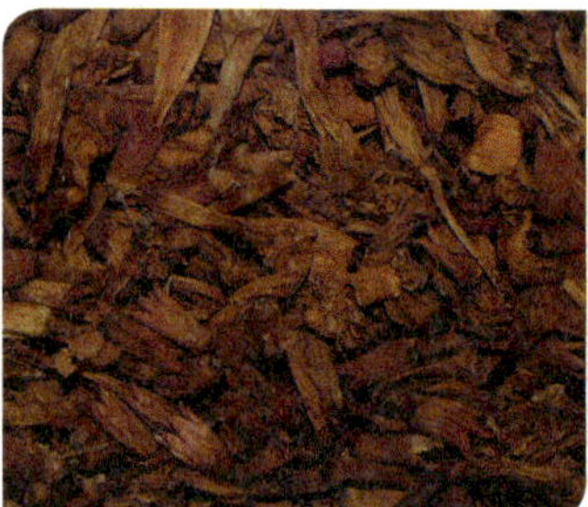
꽃약재(능소자)

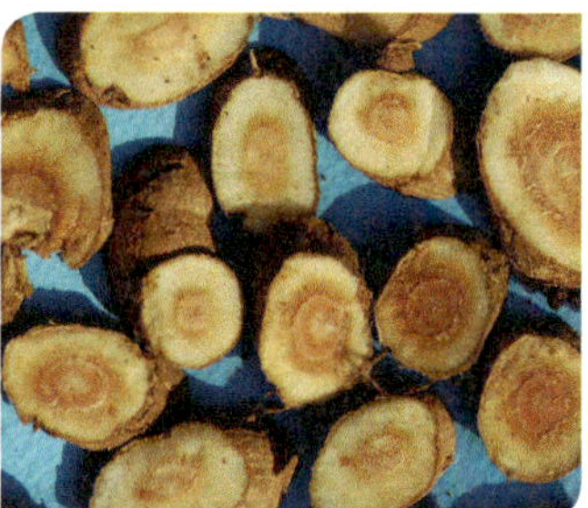
뿌리(약재)

생태적 특성 능소화는 중국이 원산지로, 우리나라에서는 중·남부 지방에서 분포하는 덩굴성 낙엽목본이다. 옛날에는 '양반꽃' 또는 '어사화'라 하여 양반집에서만 키울 수 있었다 한다. 덩굴 길이는 10m 전후로 뻗어나가고, 줄기는 황갈색이다. 잎은 홀수의 새 날개깃 모양의 겹잎으로 잎끝은 뾰족하며 가장자리에는 톱니가 있고 다른 물체에 붙어서 사는 작은 잎자루에는 짙은 황갈색 털이 나 있다. 꽃은

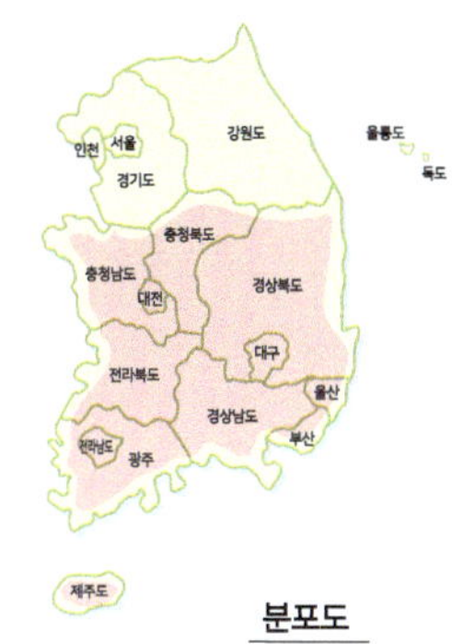

분포도

각 부위별 생김새

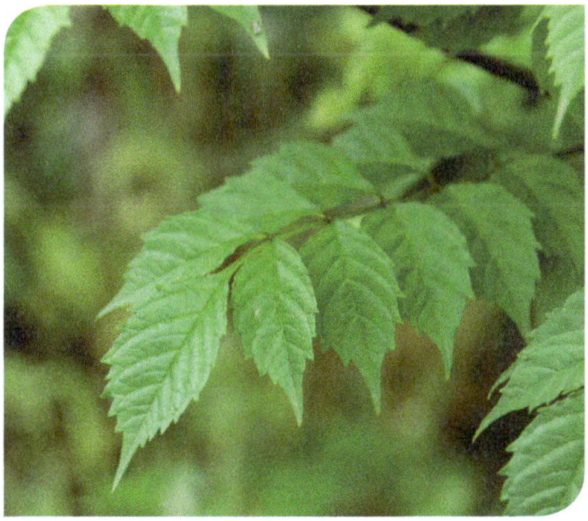

잎 생김새

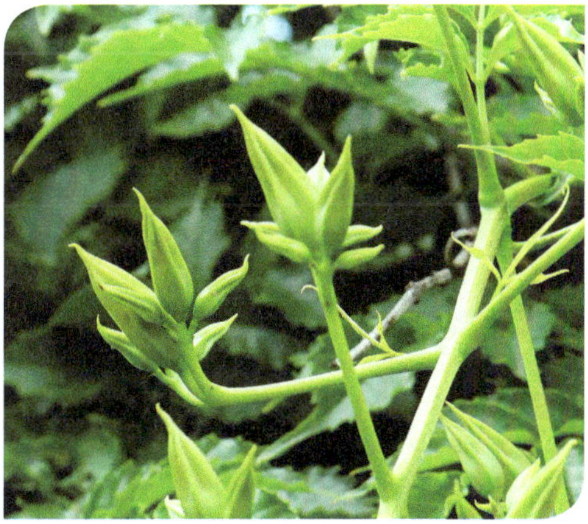

꽃봉우리

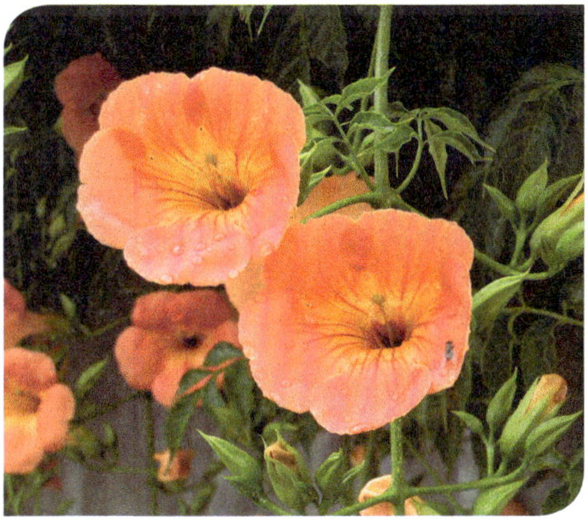

꽃

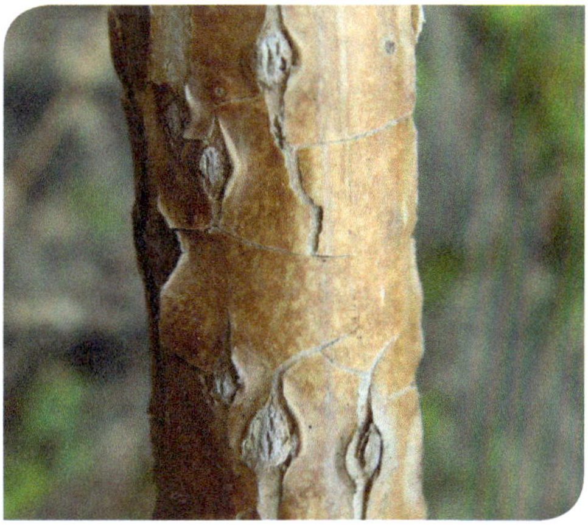

수피

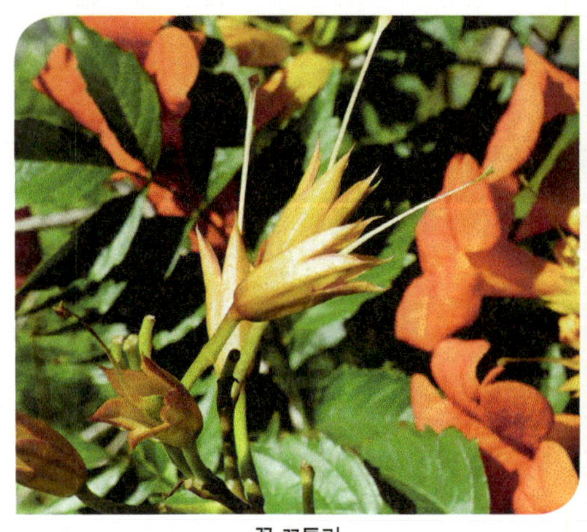
꽃 꼬투리

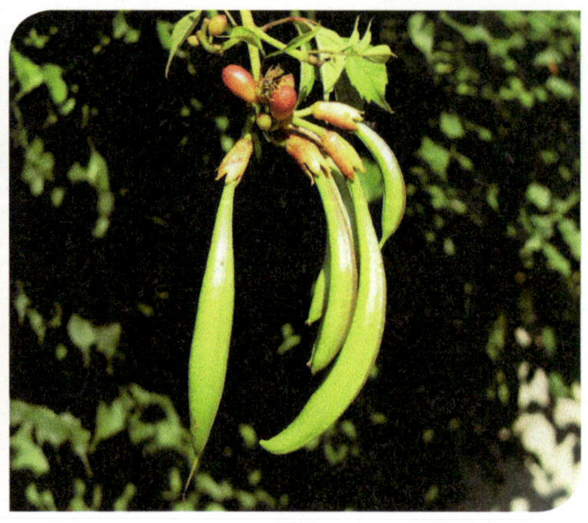
열매

적황색으로 7~9월에 원뿔꽃차례로 가지 끝에서 5~15송이가 핀다. 열매는 튀는열매로 9~10월에 달린다.

채취 시기 꽃은 7~9월, 뿌리는 연중 수시, 잎과 줄기는 봄 · 여름에 채취한다.

약초의 성분 이리도이드(iridoid) 배당체, 플라보노이드(flavonoid)류, 알칼로이드(alkaloid), 베타-시토스테롤(β-sitosterol) 등이 함유되어 있다.

약초의 성미 성질이 약간 차고, 맛은 시며, 독성은 없다.

약초의 작용부위 심(心), 간(肝) 경락에 작용한다.

약초의 효능과 치료 뿌리는 자위근(紫葳根)이라 하여 거풍(祛風), 양혈, 어혈, 파어통경(破瘀通經: 어혈을 풀고 경락을 통하게 함), 양혈거풍(凉血祛風: 혈분의 열사를 제거하고 풍사를 물리침), 피부 가려움증, 풍진, 인후종통, 손발저림과 나른하고 아픈 증상을 치료한다. 잎과 줄기는 자위경엽(紫葳莖葉)이라 하여 양혈, 어혈의 효능이 있고 피부 가려움증, 풍진, 손발저림, 인후종통, 혈열생풍, 종독 등을 치료한다. 꽃은 생약명을 능소화(凌霄花)라 하여 뭉친 혈액을 맑고 시원하게 만들고 월경불순이나 여성의 여러 가지 산후 질환을 치료하고 한열에 의하여 마르고 쇠약해지는 증상을 치료한다. 능소화 추출물은 당뇨 합병증 치료 또는 예방용 조성물로 당뇨 합병증의 치료 및 예방 또는 개선을 위하여 사용될 수 있다는 연구결과도 나왔다.

약초 처방 및 약용법과 용량 말린 뿌리 20~30g을 물 900mL에 넣어 반이 될 때까지 달여 하루에 2~3회 나눠 마신다. 말린 잎과 줄기 30~50g을 물 900mL에 넣어 반이 될 때까지 달여 하루에 2~3회 나눠 마신다. 말린 꽃 10~20g을 물 900mL에 넣어 반이 될 때까지 달여 하루에 2~3회 나눠 마신다.

사용 시 주의사항 꽃에는 약간의 독성이 있으므로 취급에 주의를 요하며 용법대로만 사용하면 된다. 하지만 독성이 있으므로 임산부는 복용을 금한다.

특허로 입증된 기능성 물질

능소화 추출물을 포함하는 당뇨 합병증 치료 또는 예방용 조성물

본 발명은 능소화 추출물을 유효성분으로 포함하는 당뇨 합병증 치료 또는 예방용 조성물에 관한 것이다. 상기 능소화 추출물은 항산화 활성과 알도스 환원효소 억제 활성 및 소르비톨 생성 억제능이 우수한 것으로 확인되었을 뿐만 아니라, 천연물 추출물이므로 부작용과 안전성 관련 문제가 거의 없으므로, 이를 유효성분으로 포함하는 상기 약학조성물 또는 건강기능성식품 조성물은 당뇨 합병증의 치료, 예방 또는 개선을 위하여 사용될 수 있다.

- 공개번호 : 10-2011-0087435, 출원인 : 한림대학교 산학협력단

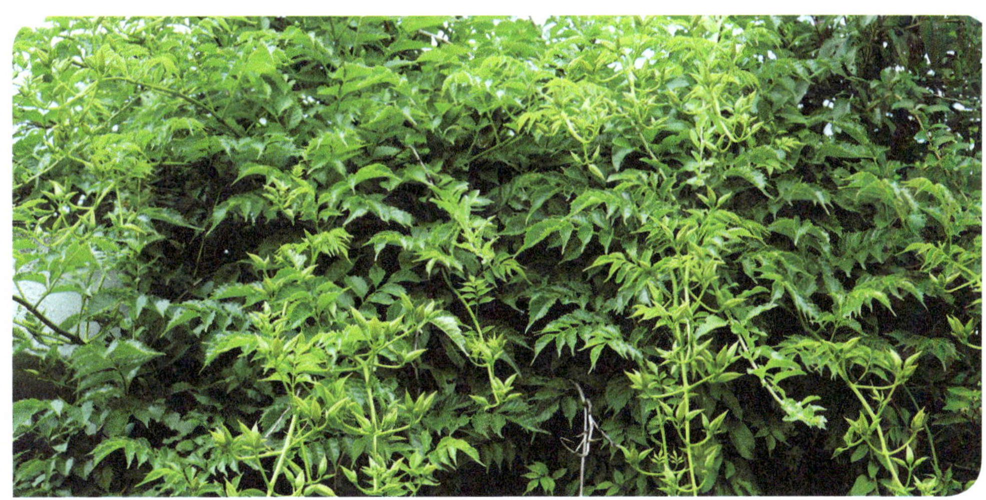

능소화 줄기

비슷한 약초

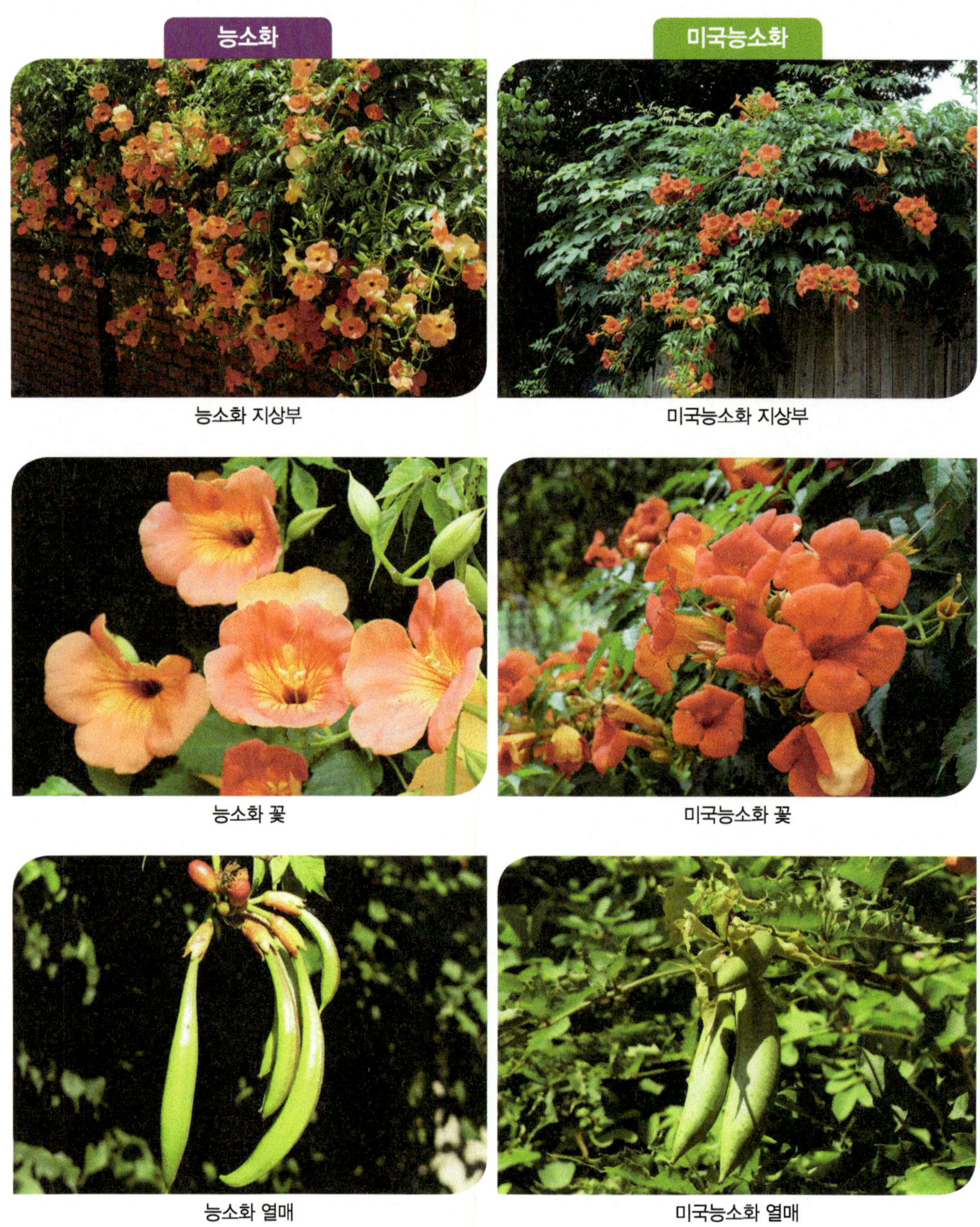

능소화 | 미국능소화

능소화 지상부

미국능소화 지상부

능소화 꽃

미국능소화 꽃

능소화 열매

미국능소화 열매

•능소화와 미국능소화의 차이점

미국능소화는 꽃이 작고 색상이 붉은색이며, 열매는 능소화는 길고, 미국능소화는 열매가 짧다.

다래

Actinidia arguta (Siebold & Zucc.) Planch. ex Miq.

한약의 기원

이 약은 다래나무의 뿌리, 잎, 열매이다.

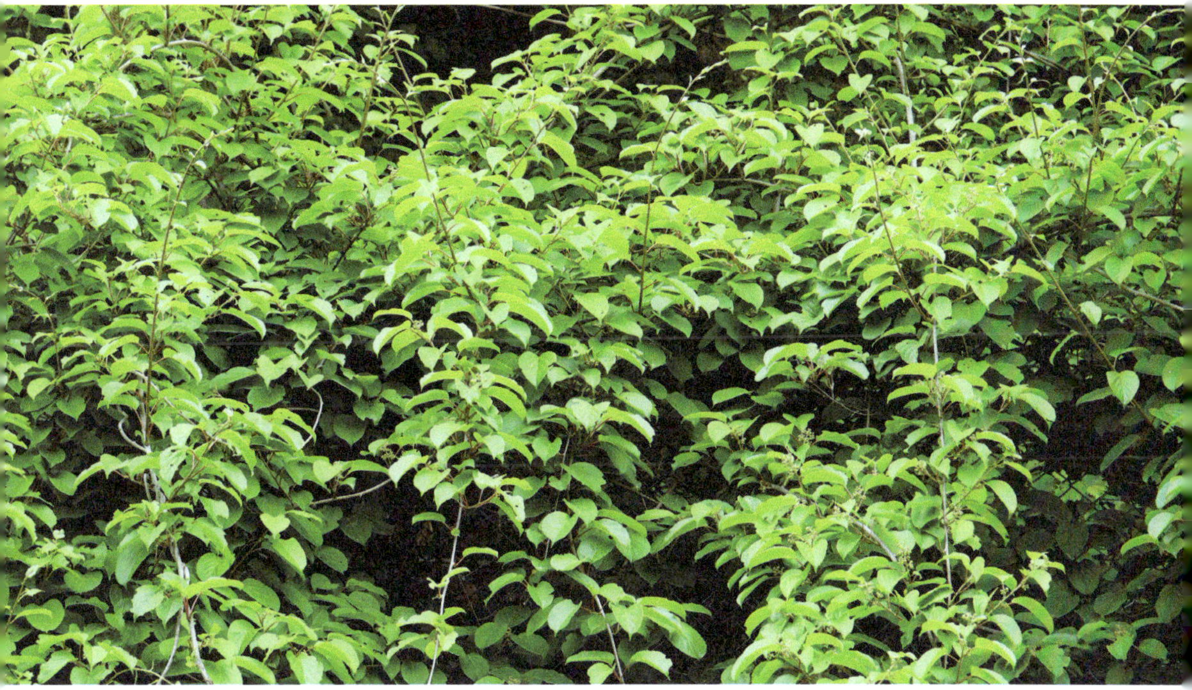

- **생약명** : 목천료(木天蓼), 연조자(軟棗子), 미후리(獼猴梨)
- **이명** : 다래나무, 참다래나무, 다래너출, 다래넝쿨, 참다래, 청다래넌출, 다래넌출, 청다래나무, 조인삼(租人蔘), 미후도(獼猴桃)
- **사용부위** : 뿌리, 잎, 열매
- **꽃 피는 시기** : 5~6월
- **과명** : 다래나무과(Actinidiaceae)

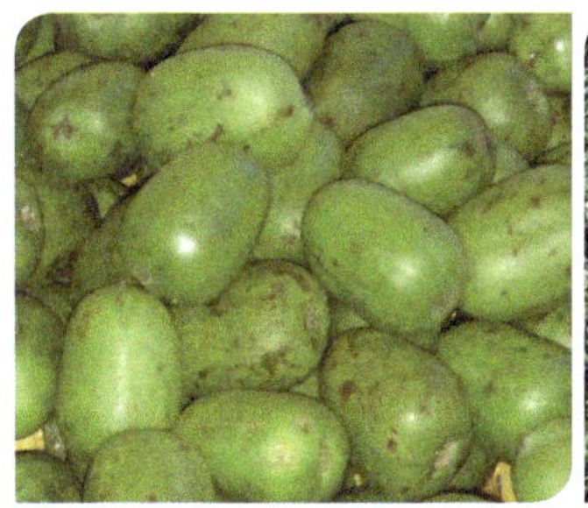
열매 채취품

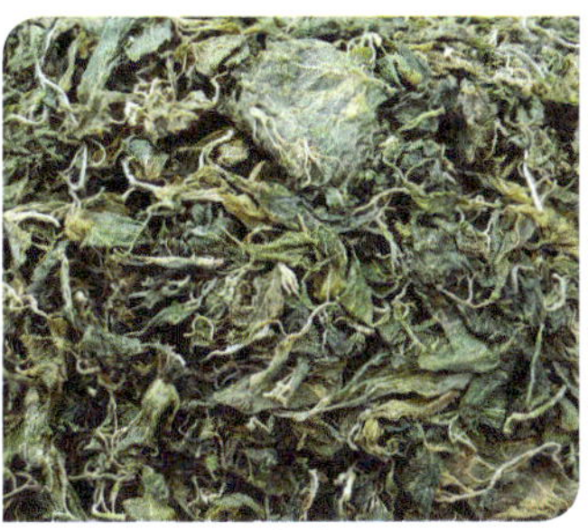
잎 건조

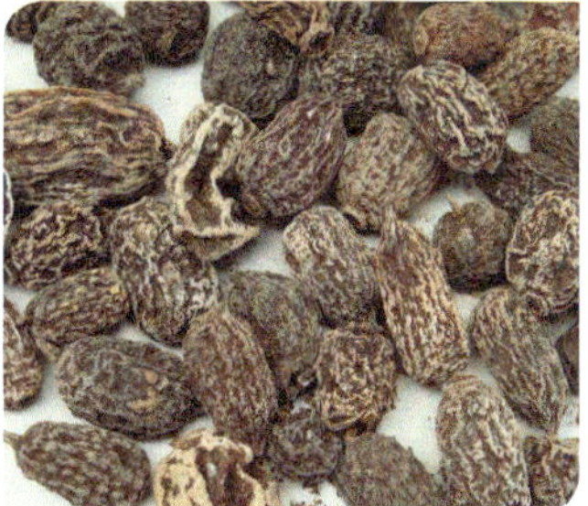
열매(약재)

생태적 특성 다래는 전국 각지의 산지 계곡에서 자라는 덩굴성 낙엽식물로, 덩굴길이는 7~10m인데 그 이상도 있다. 새 가지에는 회백색의 털이 드문드문 나 있으나 오래된 가지에는 털이 없고 미끄럽다. 잎은 달걀 모양 또는 타원형 달걀 모양에 서로 어긋나고 막질이며 잎 길이는 6~13cm, 너비는 5~9cm로 끝은 점점 뾰족해지고 잎 가장자리에는 날카로운 톱니가 있다. 꽃은 흰색으로 5~6월에 잎겨드랑

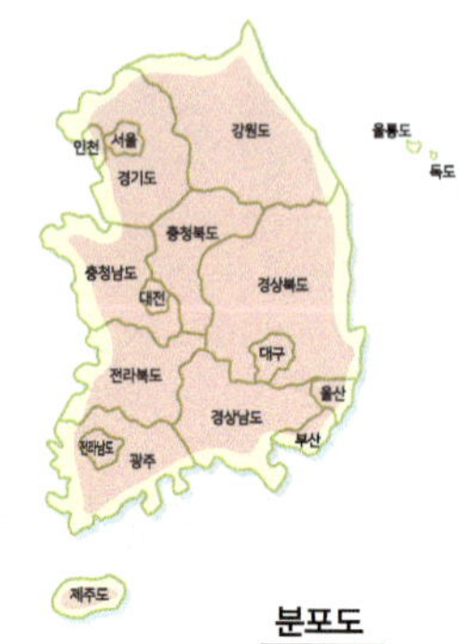

분포도

각 부위별 생김새

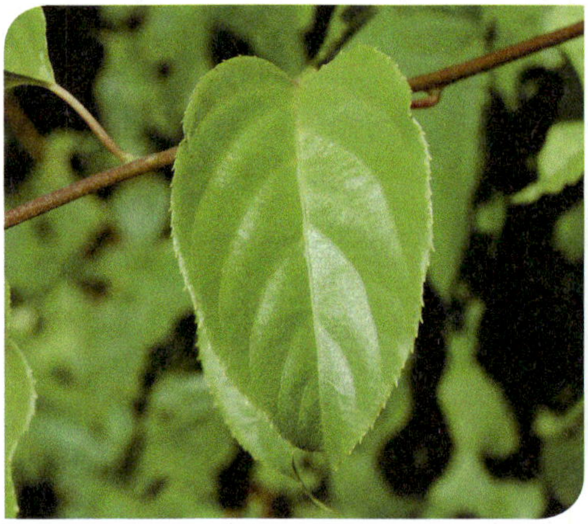

잎 생김새

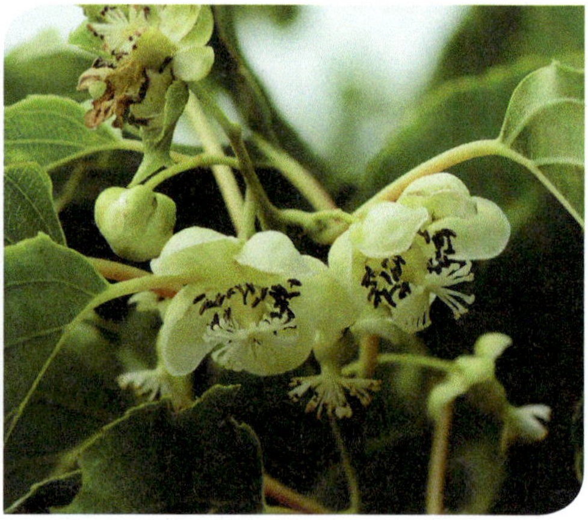

암꽃

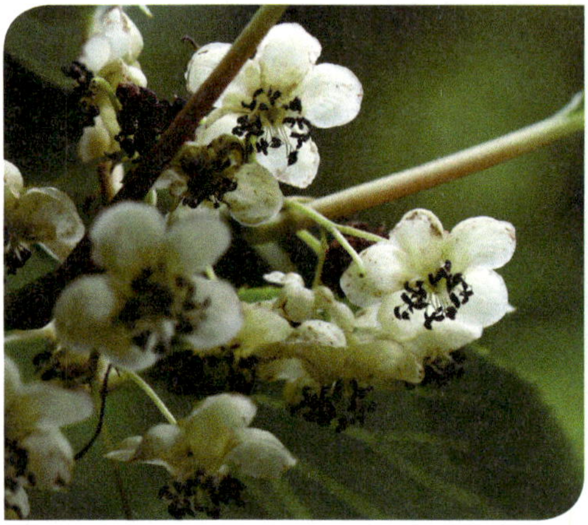

수꽃

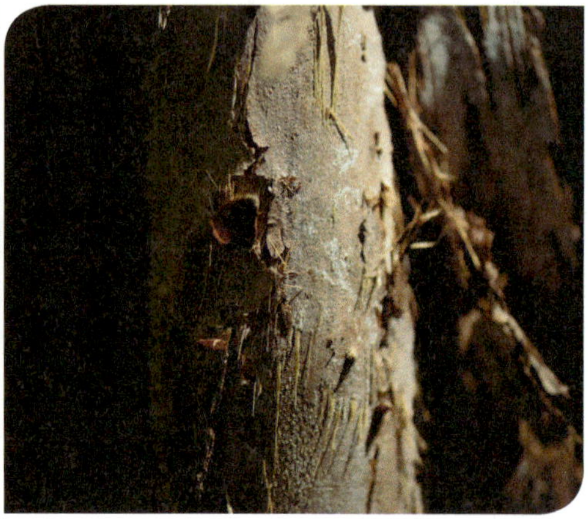

수피

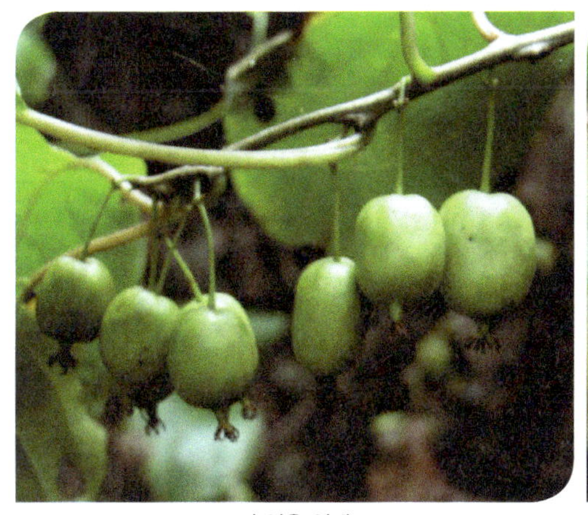

덜 익은 열매

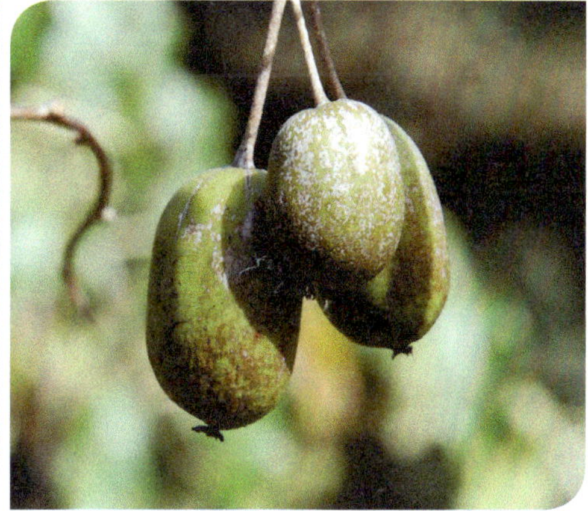

완숙 열매

이에서 취산꽃차례로 3~6송이가 핀다. 열매는 물열매로 달걀 모양 원형에 표면은 반질거리며 9~10월경에 녹색으로 달린다.

채취 시기 뿌리는 가을 · 겨울, 잎은 여름, 열매는 9~10월에 채취한다.

약초의 성분 뿌리와 잎에는 액티니딘(actinidine), 열매에는 타닌(tannin), 비타민 A · C · P, 점액질, 전분, 서당, 단백질, 유기산 등이 함유되어 있다.

약초의 성미 뿌리와 잎은 성질이 평범하고, 맛은 담백하고 떫다. 열매는 성질이 평범하고, 맛은 달다.

약초의 작용부위 간(肝), 폐(肺), 위(胃), 대장(大腸) 경락에 작용한다.

약초의 효능과 치료 뿌리와 잎은 생약명을 목천료(木天蓼)라 하여 건위, 청열, 이습(利濕), 최유(催乳)의 효능이 있고 간염, 황달, 구토, 지사, 소화불량, 류머티즘, 관절통 등을 치료한다. 열매는 생약명을 미후리(獼猴梨), 연조자(軟棗子)라 하여 당뇨의 소갈증, 번열, 요로결석을 치료한다. 다래 추출물은 알레르기성 질환과 비알레르기성 염증질환의 예방, 치료와 탈모 및 지루성 피부염의 예방 및 치료, 개선 등에도 효과가 있다는 연구결과가 나왔다.

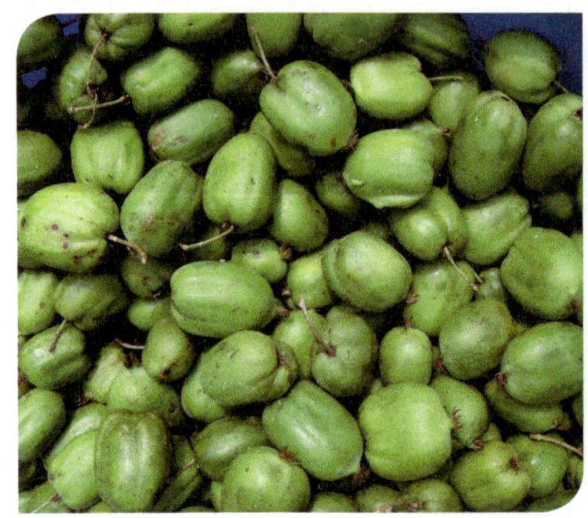

열매 채취품

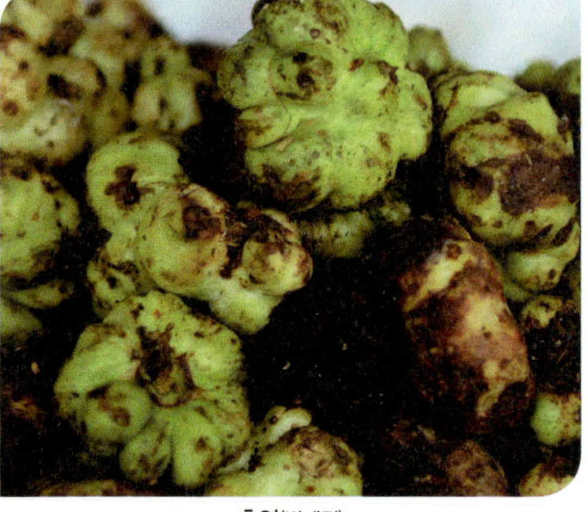

충영(벌레집)

약초 처방 및 약용법과 용량 말린 뿌리와 잎 50~100g을 물 900mL에 넣어 반이 될 때까지 달여 하루에 2~3회 나눠 마신다. 말린 열매 30~50g을 물 900mL에 넣어 반이 될 때까지 달여 하루에 2~3회 나눠 마신다.

특허로 입증된 기능성 물질

다래 추출물을 함유하는 알레르기성 질환 및 비알레르기성 염증 질환의 치료 및 예방을 위한 약학조성물

본 발명은 항알레르기 및 항염증 활성을 갖는 다래 과실 추출물을 함유한 약학조성물에 관한 것으로, 본 발명의 다래 과실 추출물은 Th1 사이토카인 및 IgG2a의 혈청 내 수치를 높이고, Th2 사이토카인 및 IgE의 혈청 레벨을 낮춤으로써 비만세포(mast cell)로부터 히스타민의 방출 억제 및 염증 활성을 억제시키는 작용을 나타냄으로써 알레르기성 질환 또는 비알레르기성 염증 질환의 예방 및 치료에 유용한 약학조성물로 사용될 수 있다.

- 공개번호 : 10-2004-0018118, 출원인 : (주)팬제노믹스

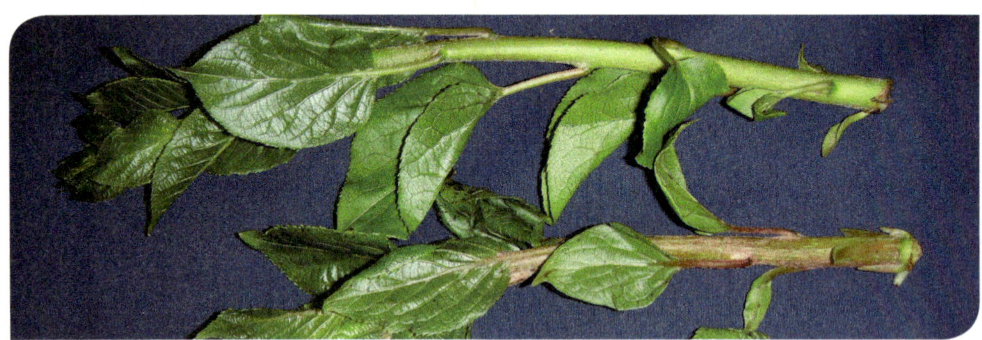

새순 채취품

소변불리, 단독(丹毒), 학질, 백대하

닭의장풀

Commelina communis L.

한약의 기원

이 약은 닭의장풀의 전초이다.

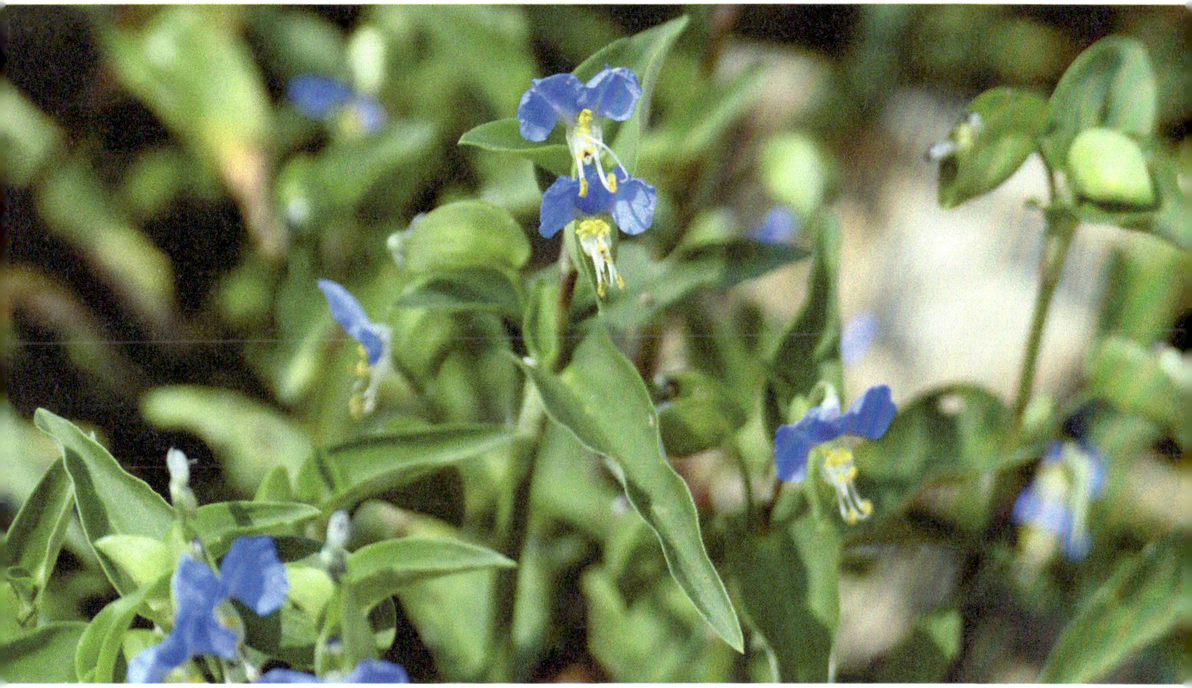

■ **생약명** : 압척초(鴨跖草), 죽엽채(竹葉菜)

■ **이명** : 닭의밑씻개, 닭개비, 계설초(鷄舌草), 죽근채(竹根菜), 압자초(鴨仔草)

■ **사용부위** : 전초

■ **꽃 피는 시기** : 7~8월

■ **과명** : 닭의장풀과(Commelinaceae)

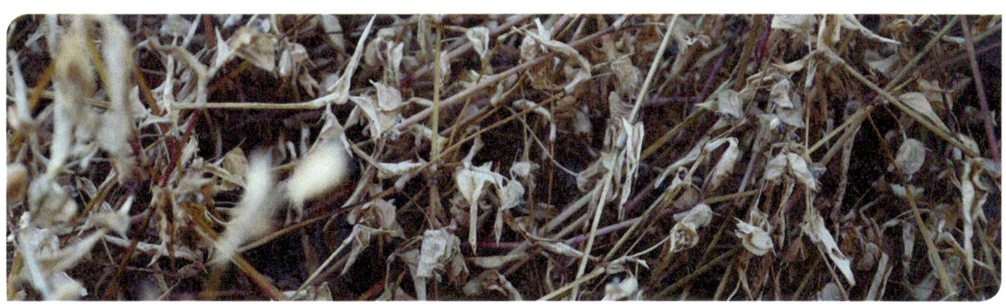

전초(약재)

생태적 특성 닭의장풀은 각처의 들이나 길가에서 흔히 자라는 한해살이풀로, 생육환경은 양지 혹은 반그늘이다. 유사종으로 큰닭의장풀, 흰꽃좀닭의장풀, 자주닭개비 등이 있다. 키는 15~50cm로 자라며, 잎은 길이가 5~7cm, 너비는 1~2.5cm로 어긋나고 달걀 모양의 바소꼴로 뾰족하다. 꽃은 하늘색으로 7~8월에 잎겨드랑이에서 나온 꽃대 끝의 포에 싸여 핀다. 넓은 심장 모양의 포는 길이가 약

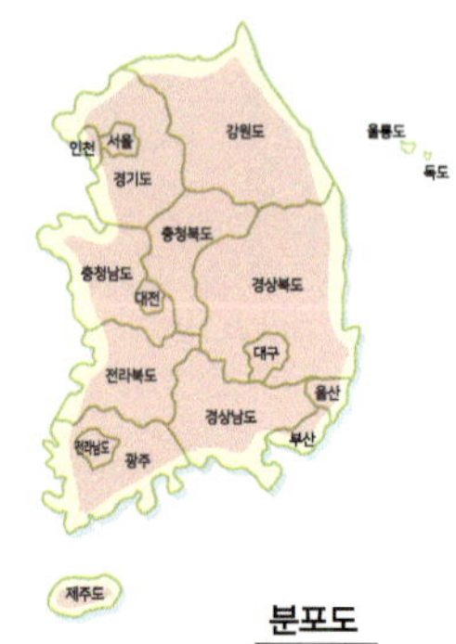

분포도

각 부위별 생김새

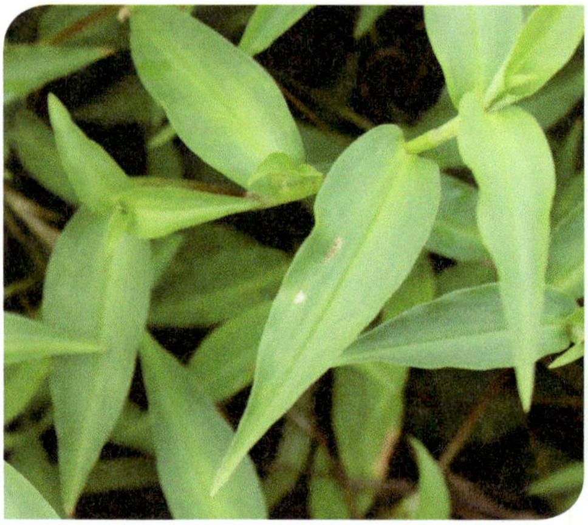

잎 생김새

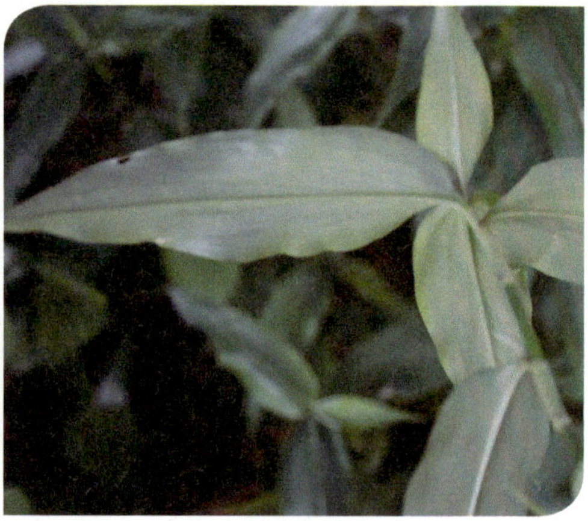

잎 뒷면

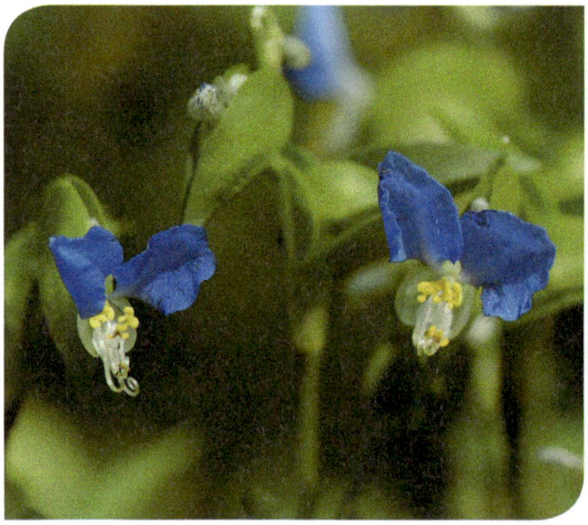

꽃

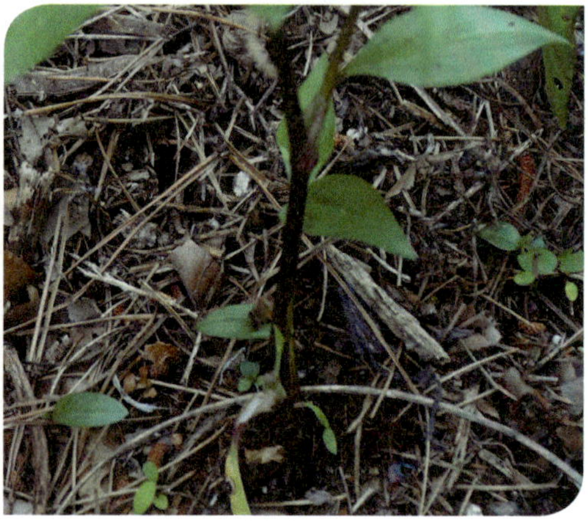

줄기

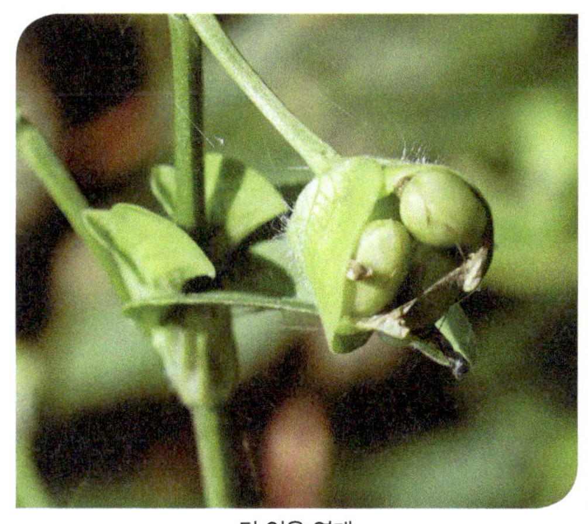
덜 익은 열매

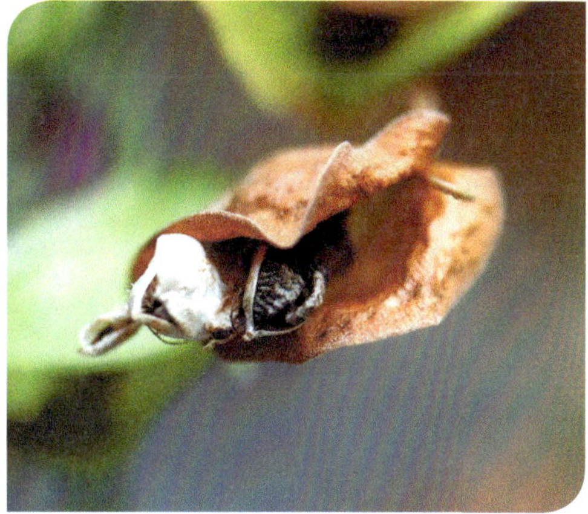
완숙 열매

2cm로 안으로 접히고 끝이 뾰족해지며 겉에는 털이 나 있거나 없다. 줄기에는 세로 주름이 있고 대부분 분지(分枝: 가지가 갈라진 것)되어 있거나 수염뿌리가 있다. 열매는 9~10월경에 타원형으로 달린다.

채취 시기 여름 · 가을에 지상부를 채취한 후 이물질을 제거하고 절단하여 햇볕에 말린다.

약초의 성분 지상부에는 아워바닌(awobanin), 코멜린(commelin), 플라보코멜리틴(flavocommelitin) 등이 함유되어 있다.

약초의 성미 성질이 차고, 맛은 달고 담백하며, 독성은 없다.

약초의 작용부위 심(心), 간(肝), 비(脾), 신(腎), 대장(大腸), 소장(小腸) 경락에 작용한다.

약초의 효능과 치료 소변을 잘 나가게 하는 이뇨, 몸의 열을 식히는 청열, 피를 맑게 하는 양혈, 독을 푸는 해독 등의 효능이 있어 수종과 소변불리, 풍열로 인한 감기, 피부가 붉고 화끈거리면서 열이 나는 단독, 황달간염, 학질, 코피, 피오줌을 누는 증상, 심한 하혈인 혈붕, 백대하(白帶下: 냉증), 인후부가 붓고 아픈 인후종통(咽喉

腫痛), 옹저(癰疽: 종기나 암종), 종창 등을 다스린다.

약초 처방 및 약용법과 용량 말린 전초 10~15g(생것 60~90g)을 사용하며 대량으로 사용하는 대제(大劑: 약의 양을 배로 하여 처방함)에는 150~200g까지도 가능하다. 말린 전초 15g을 물 700mL에 넣어 끓기 시작하면 약하게 줄여 200~300mL가 될 때까지 달여 하루에 2회 나눠 마신다. 민간에서는 독사에 물렸을 때에도 이 약재를 사용하며 주로 반변련(半邊蓮: 약재명, 수염가래꽃의 전초를 말함) 등과 섞어 달여 마시거나 외용하기도 했다고 한다.

사용 시 주의사항 열을 식히는 청열작용이 있으므로 비위가 허한(虛寒)한 경우에는 신중하게 사용하여야 한다.

특허로 입증된 기능성 물질

혈당강하작용을 갖는 닭의장풀 추출물

본 발명은 탄수화물 대사에 필수적인 효소군인-글루코시다제 효소들의 가수분해작용을 억제하여 인체와 동물에서 탄수화물 대사를 조절함으로써 식후 혈중 포도당(glucose) 농도의 급격한 상승을 조절하여 당뇨병, 비만증 및 고지방증과 같은 질환의 치료 및 합병증 조절에 유효한 닭의장풀 추출물 및 이의 제조방법에 관한 것이다.

- 공개번호 : 10-1997-0061260, 출원인 : 일동제약(주), 한국과학기술연구원

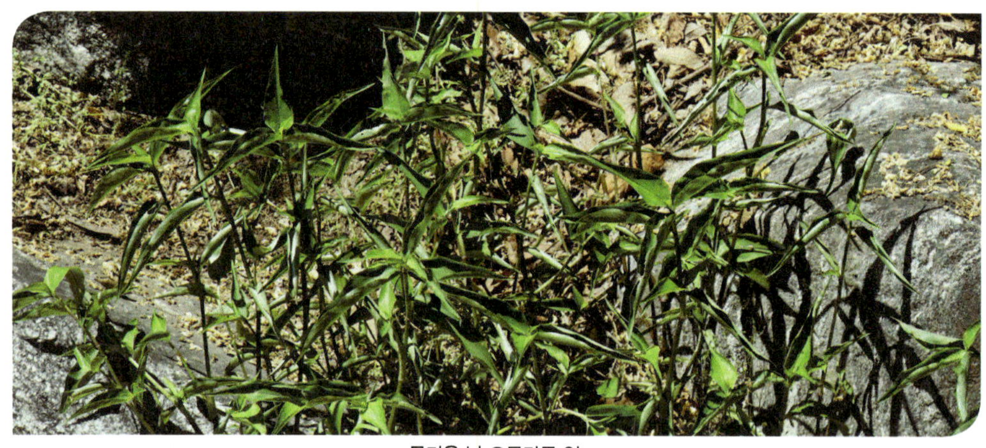

무더운 날 오무라든 잎

닭의장풀 약차

채취 방법

여름과 가을에 닭의장풀 전초를 채취해 이물질을 제거하고 깨끗이 씻어 말린 다음 절단해 사용한다.

약차 만들기

말린 닭의장풀 전초 10~15g을 사용하며, 보통 말린 약재 10~15g을 물 2L에 넣어 중불로 끓여서 차로 마시며 갈증이 날 때마다 마신다. 기호에 따라 꿀이나 설탕을 가미하여 마셔도 되지만 당뇨병이 있다면 고려하여 결정하는 게 좋다. 장기간 마실 경우에는 냉장고에 보관해야 한다.

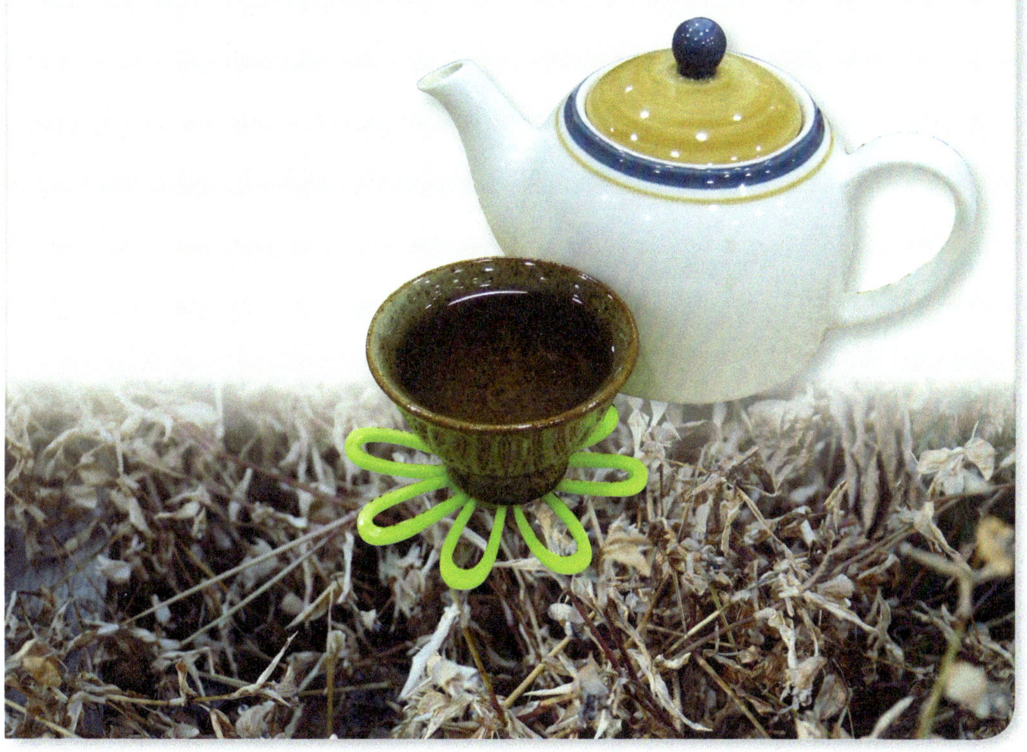

완화, 강장, 해독, 수렴

대추나무

Zizyphus jujuba var. inermis (Bunge) Rehder

한약의 기원

이 약은 대추나무, 보은대추나무의 잘 익은 열매이다.

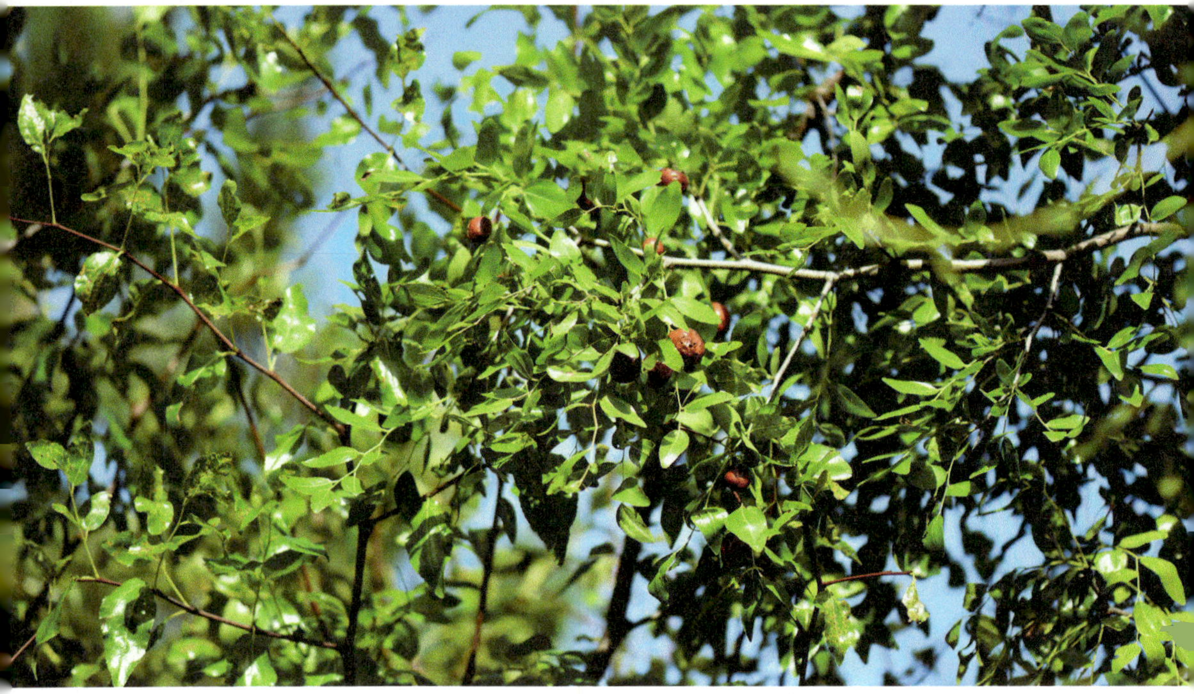

- **생약명** : 대조(大棗)
- **이명** : 대추, 건조(乾棗), 미조(美棗), 양조(量棗), 홍조(紅棗)
- **사용부위** : 뿌리, 나무껍질, 잎, 열매
- **꽃 피는 시기** : 5~6월
- **과명** : 갈매나무과(Rhamnaceae)

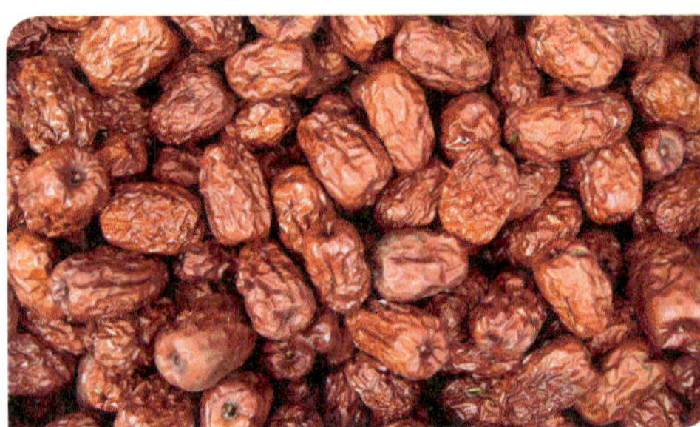

열매(약재 전형)

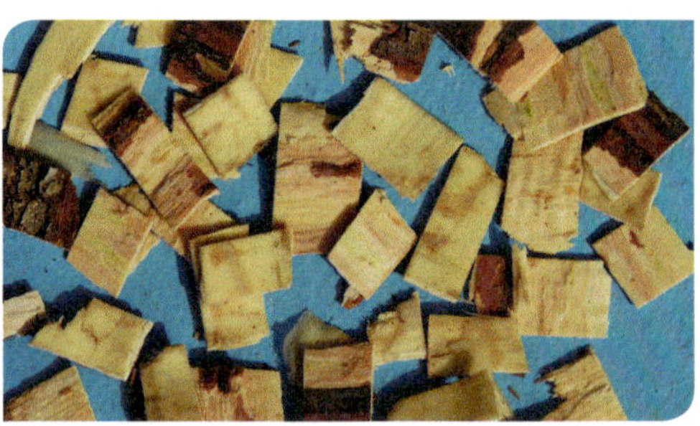

나무 겉껍질(약재)

생태적 특성 대추나무는 전국의 마을 부근과 밭둑, 과수원 등에서 식재하는 낙엽활엽관목 또는 소교목으로, 높이가 10m 전후로 자라고, 가지에는 가시가 나 있다. 잎은 달걀 모양 또는 달걀 모양 바소꼴에 서로 어긋나고 잎끝은 뭉뚝하며 밑부분은 좌우가 같지 않고 가장자리에는 작은 톱니가 있다. 꽃은 양성화이고 황록색으로 5~6월에 취산꽃차례로 잎겨드랑이에서 모여 핀다. 열매는 씨열매로 달걀

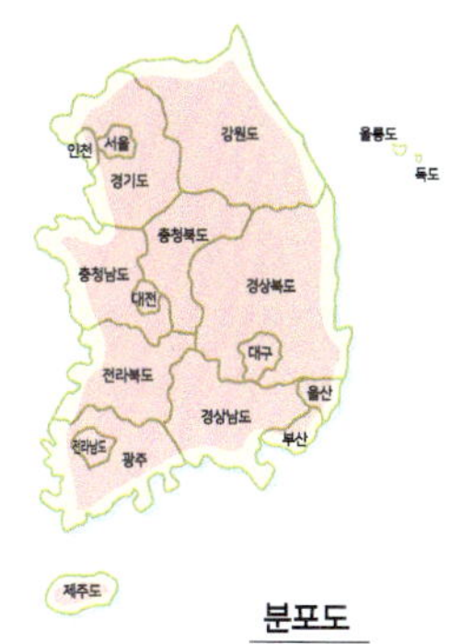

분포도

각 부위별 생김새

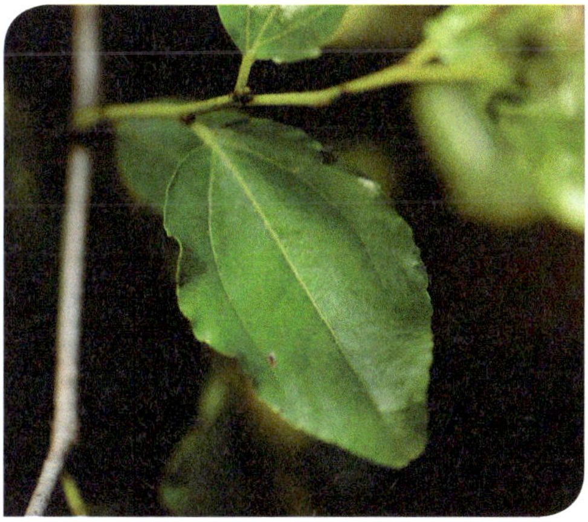

잎 생김새

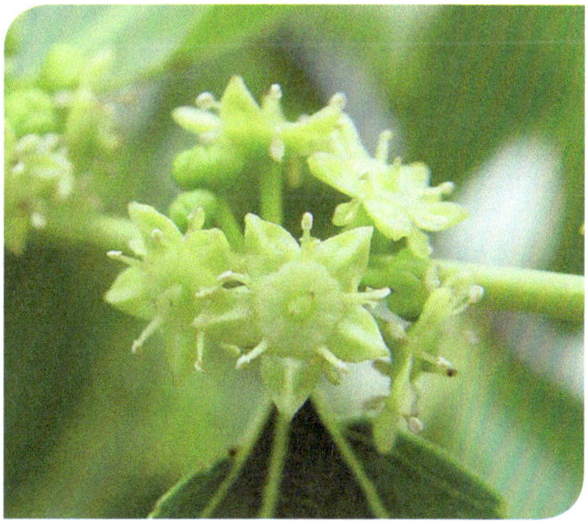

꽃

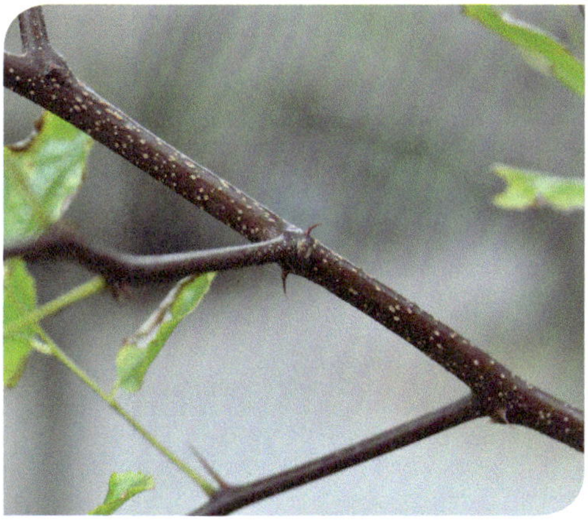

줄기에 난 가시

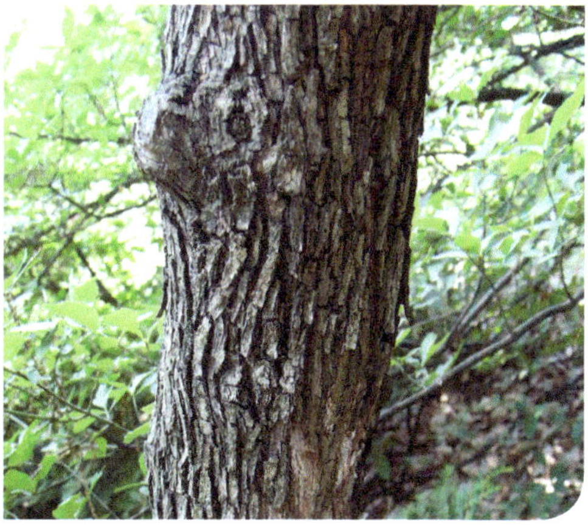

수피

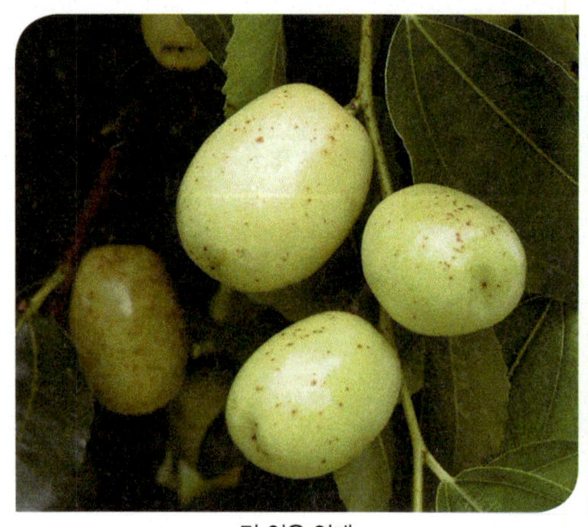
덜 익은 열매

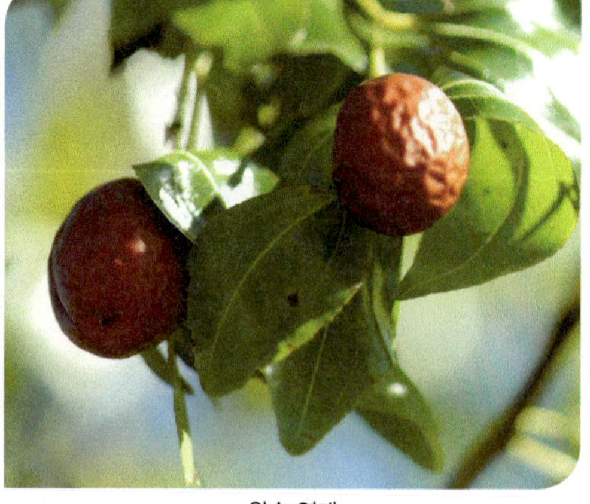
완숙 열매

모양 또는 타원형이고 9~10월에 심홍색 혹은 적갈색으로 달린다.

채취 시기 뿌리는 연중 수시, 나무껍질은 봄, 잎은 여름, 열매는 가을에 익었을 때 채취한다.

약초의 성분 뿌리에는 대추인(daechuin S1, S2…S10), 나무껍질에는 알칼로이드(alkaloid), 프로토핀(protopine), 세릴알콜(cerylalcohol), 잎에는 알칼로이드 성분으로 대추알칼로이드(daechu alkaloid) A · B · C · D · E와 대추사이클로펩타이드(daechucyclopeptide), 열매에는 단백질, 당류, 유기산, 점액질, 비타민 A, 비타민 B_2, 비타민 C, 칼슘, 인, 철분이 함유되어 있다.

약초의 성미 뿌리는 성질이 평범하고, 맛은 달며, 독성은 없다. 잎은 성질이 따뜻하고, 맛은 달며, 독성이 조금 있다. 나무껍질과 열매는 성질이 따뜻하고, 맛은

tip 대추나무와 묏대추나무

갈매나무과에 속하는 대추나무, 묏대추나무는 비슷한 점이 많다. 대추나무의 열매는 크고 묏대추나무의 열매는 아주 작아 쉽게 구별되지만 나무모양, 잎, 꽃 등은 아주 비슷해 구분이 어렵다. 또 다른 점은 대추나무의 열매인 대추는 과일로 식용할 수 있는데, 묏대추나무의 열매인 묏대추는 과육이 빈약해서 과일로 식용하기보다 약용한다. 또한 묏대추나무 열매의 딱딱한 종자 속의 종인을 산조인이라 하여 불에 볶으면 진정, 안정, 최면의 약효를 가지는 반면 대추나무 열매인 대추는 완화, 강장약으로 각각 다른 약효를 지니고 있는 것처럼 둘은 약효, 성분 자체도 다르다.

달며, 독성은 없다.

약초의 작용부위 간(肝), 비(脾), 위(胃) 경락에 작용한다.

약초의 효능과 치료 뿌리는 생약명을 조수근(棗樹根)이라 하여 관절통, 위통, 토혈, 월경불순, 풍진, 단독을 치료한다. 나무껍질은 생약명을 조수피(棗樹皮)라 하여 수렴, 거담, 진해, 소염, 지혈, 이질, 만성 기관지염, 시력장애, 화상, 외상출혈 등을 치료한다. 잎은 생약명을 조엽(棗葉)이라 하여 유행성 발열과 땀띠를 치료한다. 열매는 생약명을 대조(大棗)라 하여 완화작용과 강장, 이뇨, 진경, 진정, 근육강화, 간장보호, 해독의 효능이 있으며 식욕부진, 타액 부족, 혈행부진, 히스테리 등을 치료한다.

약초 처방 및 약용법과 용량 말린 뿌리 50~90g을 물 900mL에 넣어 반이 될 때까지 달여 하루에 2~3회 나눠 마신다. 외용할 경우에는 열탕으로 달인 액으로 환부를 씻고 발라준다. 말린 나무껍질 5~10g을 솥에 넣고 열을 가해 볶아 가루로 만들어 하루에 2~3회 나눠 복용하며, 외용할 경우에는 열탕에 달인 액으로 환부를 씻어주거나 볶아서 가루로 만들어 환부에 바른다. 말린 잎 50~100g을 물 900mL에 넣어 반이 될 때까지 달여 하루에 2~3회 나눠 마시며, 외용할 경우에는 열탕에 달인 액으로 환부를 씻는다. 말린 열매 30~50g을 물 900mL에 넣어 반이 될 때까지 달여 하루에 2~3회 나눠 마신다.

특허로 입증된 기능성 물질

대추 추출물을 유효성분으로 함유하는 허혈성 뇌혈관 질환의 예방 및 치료용 조성물

본 발명의 대추 추출물은 PC12 세포주 또는 해마조직 CA1 영역의 신경세포 손상을 효과적으로 예방하는 것을 확인함으로써 허혈성 뇌혈관 질환의 예방 또는 치료용 조성물로 유용하게 이용될 수 있다.

- 등록번호 : 10-0757207, 출원인 : (주)네추럴에프앤피

비슷한 약초

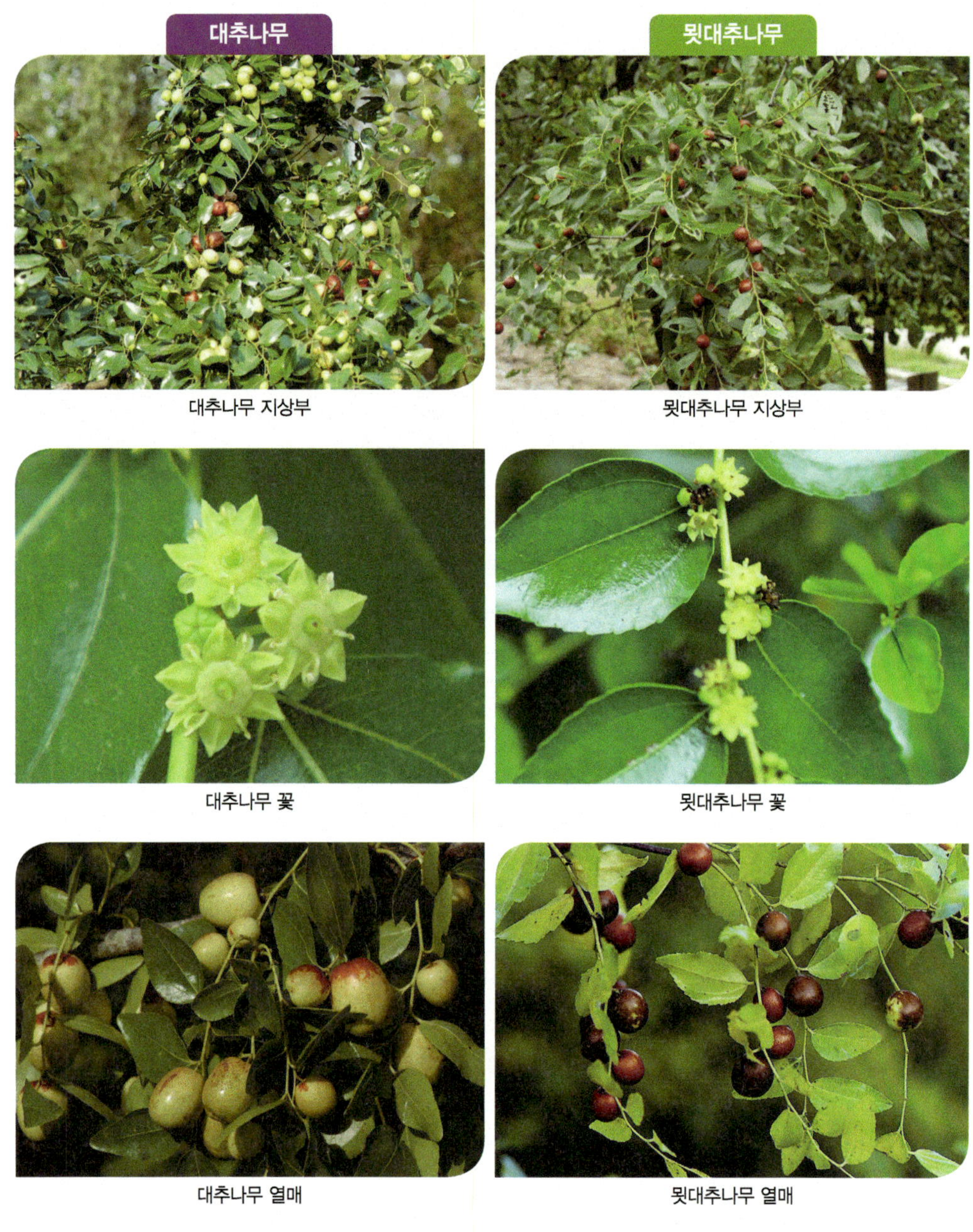

대추나무 지상부

묏대추나무 지상부

대추나무 꽃

묏대추나무 꽃

대추나무 열매

묏대추나무 열매

• 대추나무와 묏대추나무의 차이점

대추나무 열매는 크고, 약재로 쓰이나 멧대추나무 열매는 작고 둥글며, 종인을 약재로 쓴다.

대추 약차

채취 방법

가을에 대추나무의 잘 익은 열매를 채취해 햇볕에 말려 사용한다.

약차 만들기

물 1L 정도에 씨를 제거한 대추 10개, 생강 1쪽과 꿀 1큰술을 넣어 중불로 끓인 다음 차로 마신다. 기호에 따라 꿀 또는 설탕을 가미하여 마셔도 되지만 당뇨병이 있다면 고려하여 결정하는 게 좋다.

약차 더하기

대조(말린 대추)는 심복(心腹: 가슴과 배)의 사기를 치료하고, 중초(주로 소화기 계통의 장부)를 편안하게 하며 비(脾)의 기운을 돕고, 12경락을 돕는다. 위기를 편안하게 하고, 구규(九竅: 우리 몸에 있는 아홉 개의 구멍으로 눈, 코, 귀, 입, 요도, 항문 등)를 잘 통하게 하며, 진액을 보하고, 크게 놀라거나 사지가 무지근한 것을 치료하고 모든 약의 독(毒)을 풀어 주는 해독작용을 한다. 또한 오두(烏頭)의 독을 없애고, 중초를 보하고 기를 더하며(보중익기 補中益氣), 힘을 강화시키고 번민(煩悶)을 제거하며, 심폐를 윤택하게 하고 기침을 멈추며 오장을 보하고 허로손상을 치료하며 장위(腸胃)의 통증을 제거한다.

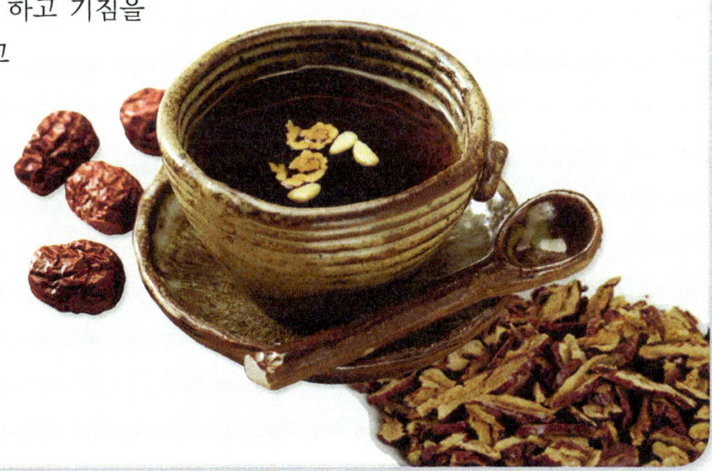

각종 간질환, 담낭염, 황달, 소변불리, 소화불량, 간염 등

더위지기

Artemisia gmelinii Weber ex Stechm.

한약의 기원

이 약은 더위지기의 지상부이다.

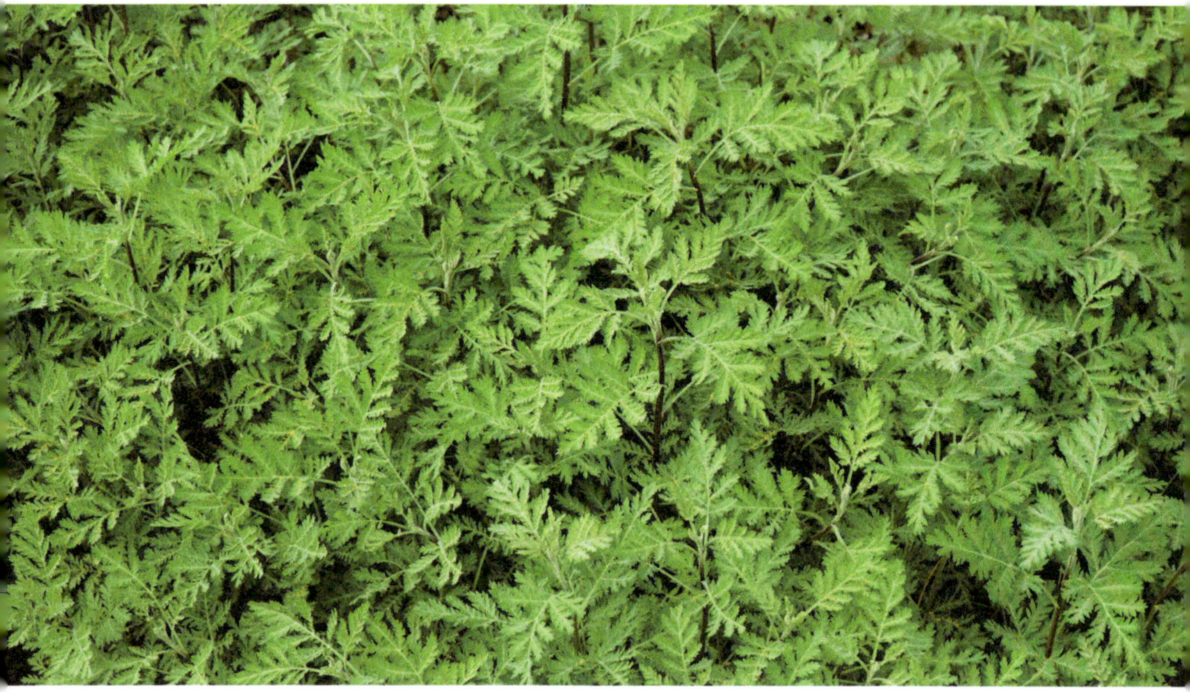

- **생약명** : 한인진(韓茵蔯)
- **이명** : 백호(白蒿), 시호(蓍蒿), 가인진(家茵蔯), 석인진(石茵蔯)
- **사용부위** : 지상부
- **꽃 피는 시기** : 7~8월
- **과명** : 국화과(Compositae)

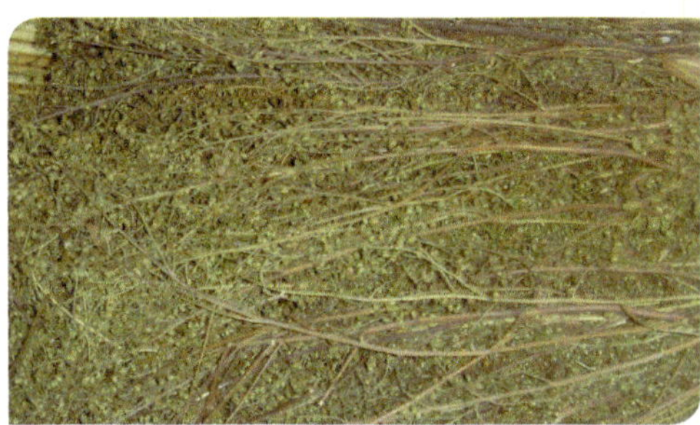
전초(약재 전형)

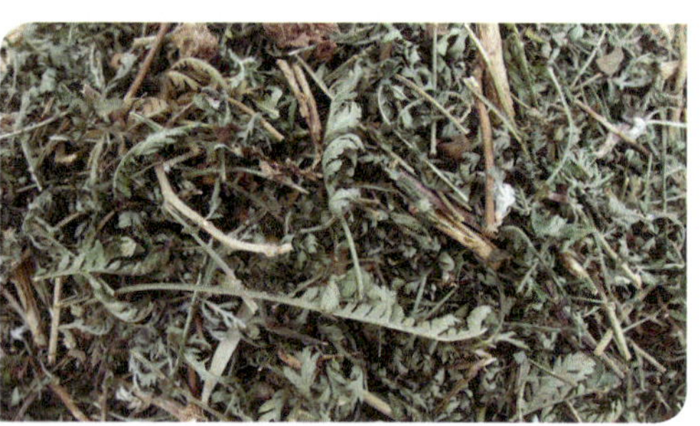
전초(약재)

생태적 특성 더위지기는 낙엽성 아관목(亞灌木)으로, 제주도를 제외한 전국의 양지바른 산기슭이나 들에 분포한다. 앞면과 뒷면에 흰색의 털이 촘촘하게 나 있는 것을 흰더위지기라고 하여 구분한다. 높이는 1m 정도 자라고, 지상부의 아랫 부분은 목질화되고 줄기는 모여나기[총생(叢生)]한다. 잎은 어긋나고 2회 깃꼴로 깊게 갈라지면 갈라진 조각은 선형(線形)으로 잎 가장자리에 톱니가 있다. 꽃은 노란색으로 7

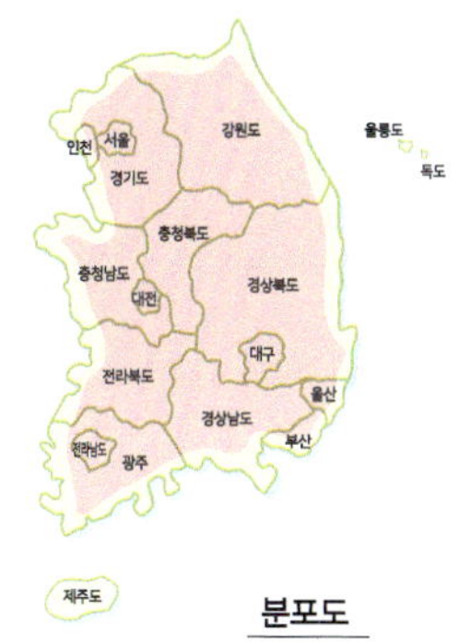

분포도

각 부위별 생김새

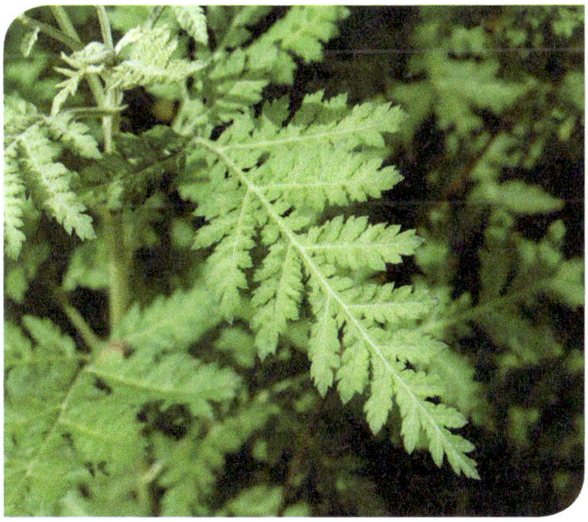

잎 생김새

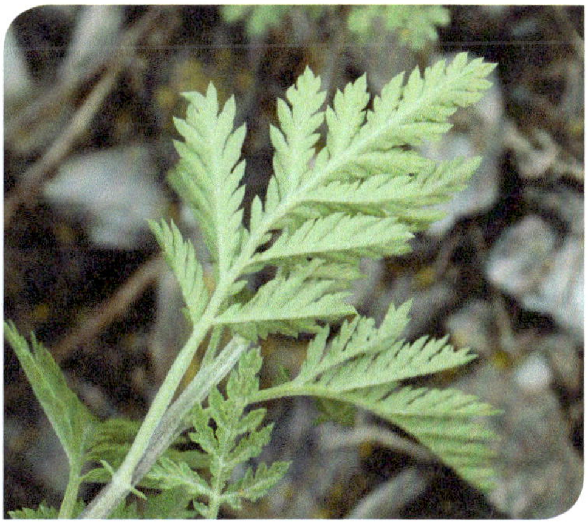

잎 뒷면

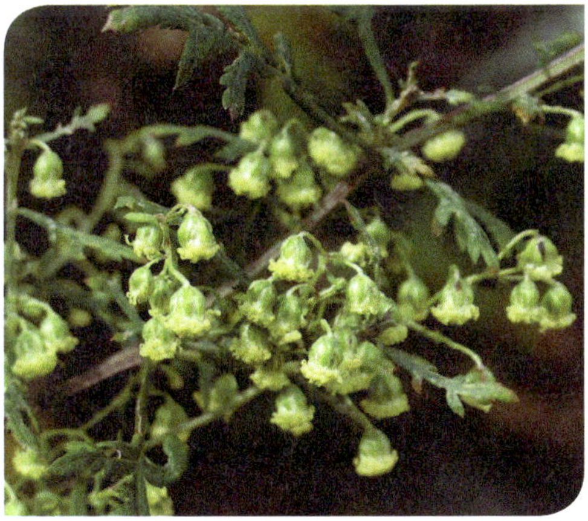

꽃

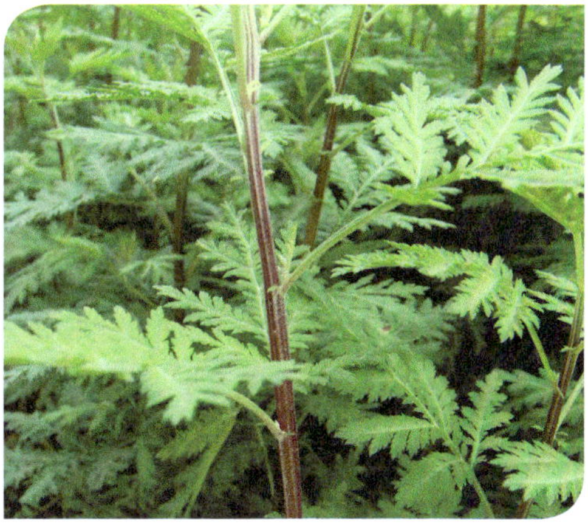

줄기

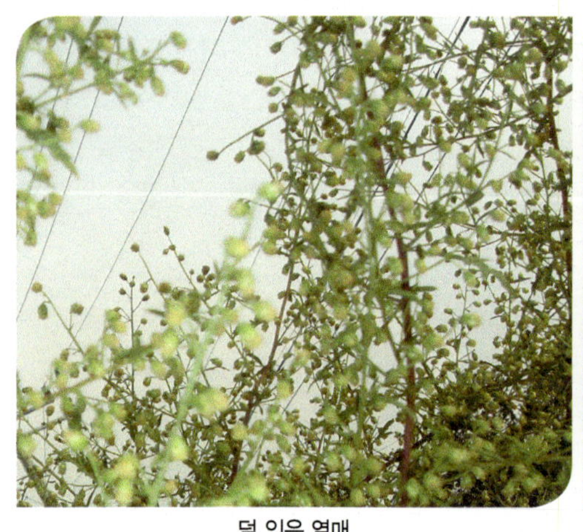
덜 익은 열매

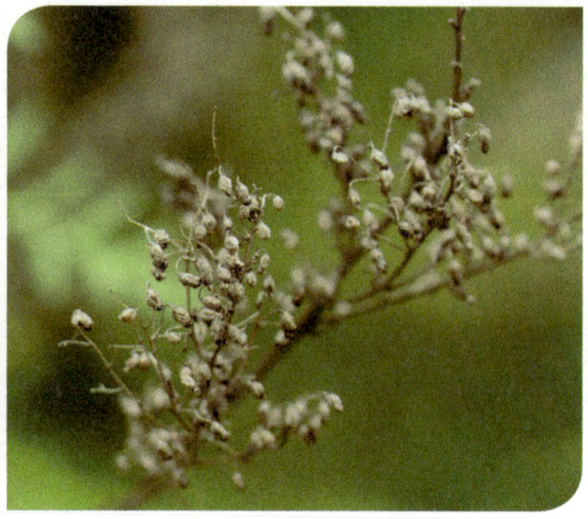
완숙 열매

~8월에 반구형으로 피며, 열매는 9~10월에 달린다.

채취 시기 6~7월경 목질화 되지 않은 지상부를 채취하여 건조기에 말려 사용한다.

약초의 성분 스코파린[scoparin: 담즙의 분비를 증가시키면서 빌리루빈(bilirubin)의 배설을 촉진시키는 성분], 카필린(capillin), 카필론(capillone), 카필렌(capillene), 카필라린(capillarine) 등이 함유되어 있다.

약초의 성미 성질이 따뜻하고(생쑥은 차다), 맛은 쓰다.

약초의 작용부위 간(肝), 비(脾), 방광(膀胱) 경락에 작용한다.

약초의 효능과 치료 열을 내리는 청열(淸熱), 간기를 맑게 하는 청간(淸肝), 담도를 이롭게 하는 이담(利膽), 소변을 잘 나가게 하는 이뇨(利尿) 등의 효능이 있어 각종 간질환, 담낭염, 황달, 소변불리, 소화불량, 열성질환, 간염 등의 치료에 이용하며, 월경을 순조롭게 하는 효과도 있다.

약초 처방 및 약용법과 용량 말린 전초 15g을 물 700mL에 넣어 달인 뒤 하루에 2회 나눠 마신다.

사용 시 주의사항 사철쑥을 더위지기의 대용품으로 사용할 수는 있으나 개똥쑥을 대용품으로 사용하는 것은 잘못이다.

비슷한 약초

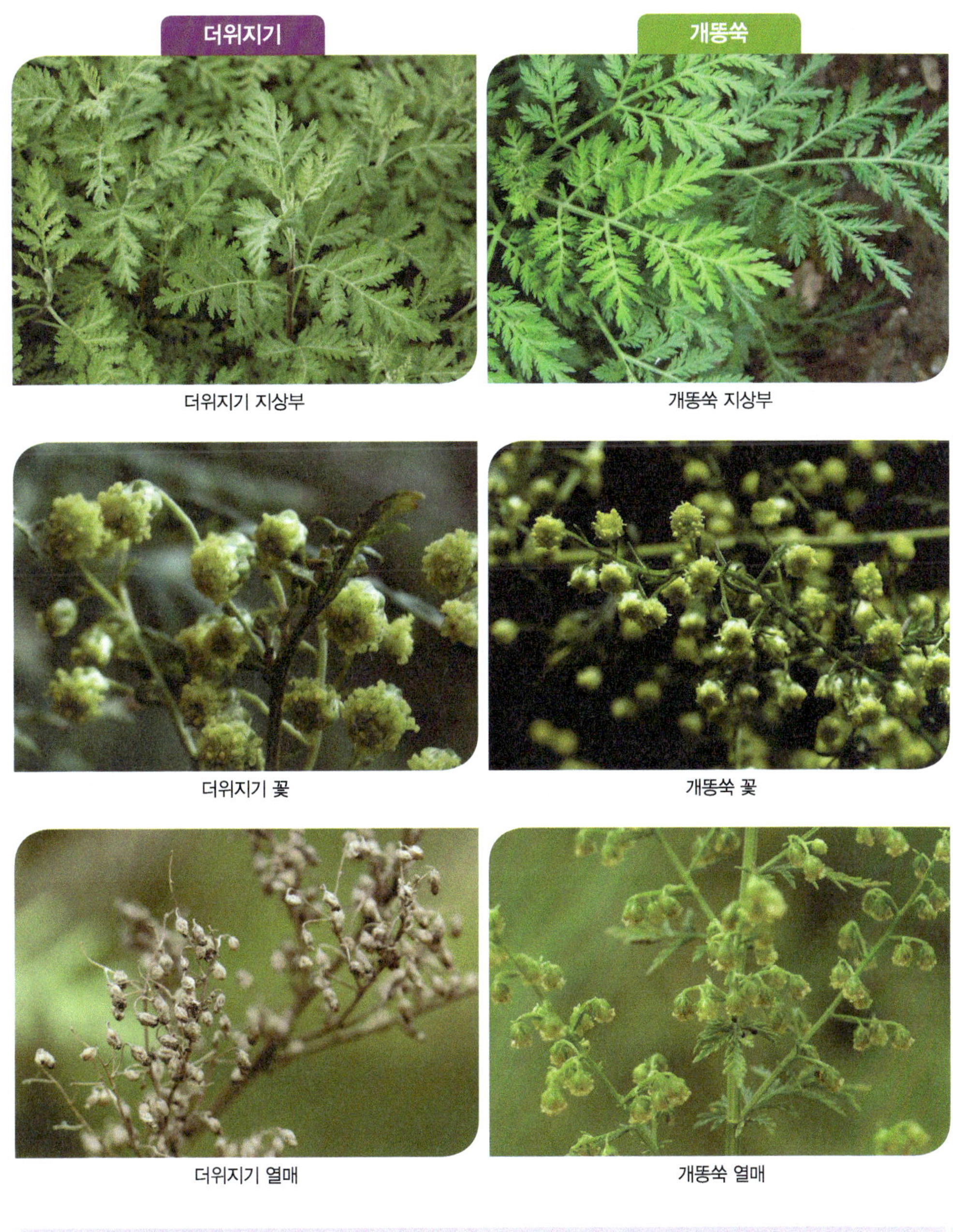

더위지기 지상부

개똥쑥 지상부

더위지기 꽃

개똥쑥 꽃

더위지기 열매

개똥쑥 열매

• 더위지기와 개똥쑥의 차이점

더위지기는 열매가 위를 보고, 개똥쑥 열매는 밑을 향한다.

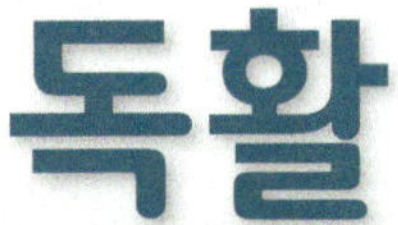

Aralia cordata var. continentalis (Kitag.) Y. C. Chu

한약의 기원

이 약은 독활의 뿌리이다.

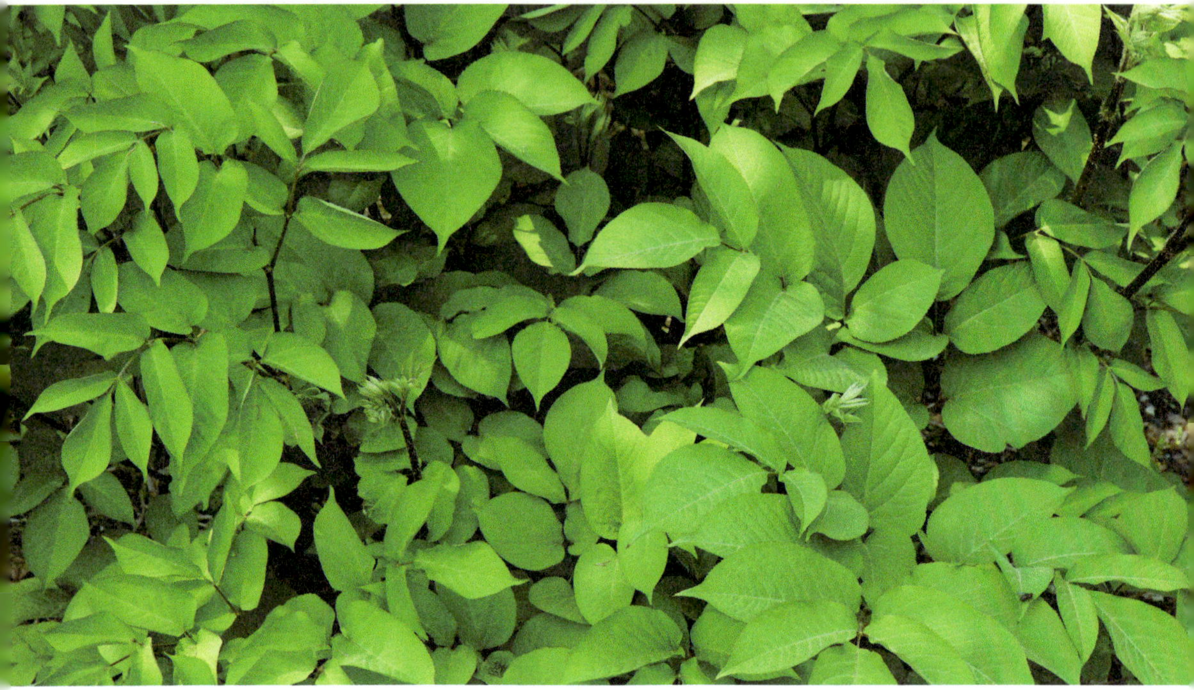

- **생약명** : 독활(獨活)
- **이명** : 땅두릅, 강활(羌活), 강청(羌靑), 독요초(獨搖草)
- **사용부위** : 뿌리
- **꽃 피는 시기** : 7~8월
- **과명** : 두릅나무과(Araliaceae)

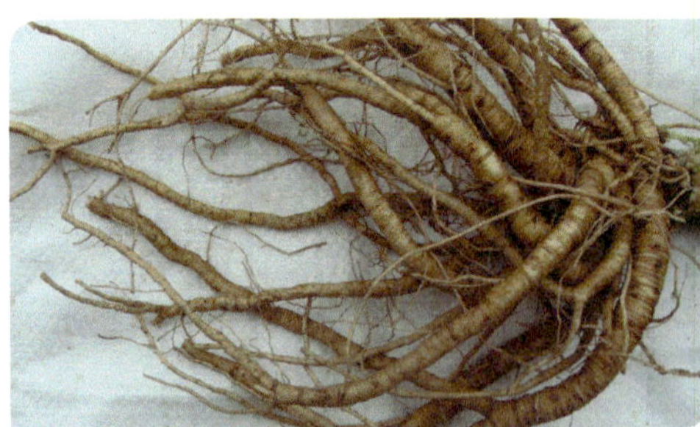

뿌리(채취품)

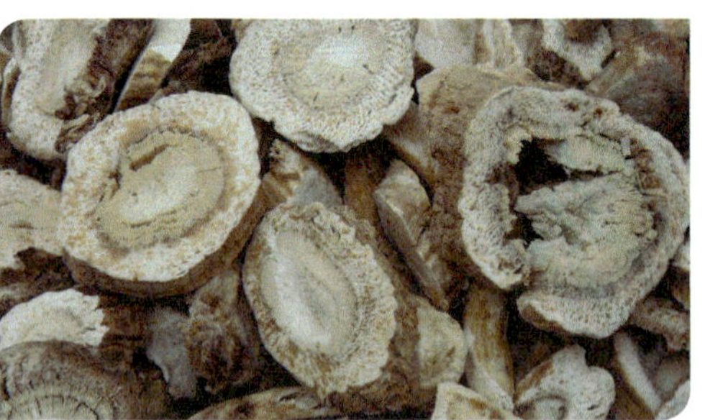

뿌리(약재)

생태적 특성 중국에서는 중치모당귀를 독활의 기원식물로 보며 호북, 사천성에 분포하고, 우리나라에서는 독활을 기원으로 본다. 독활은 한해살이풀로, 전국 각지에 분포하며, 전북 임실이 주산지로 전국 생산량의 60% 이상을 차지한다. 키는 약 1.5m까지 자란다. 뿌리는 긴 원기둥 모양부터 막대 모양까지 다양하고 길이는 10~30cm, 지름은 0.5~2cm이다. 바깥 면은 회백색 또는 회갈색이며 세로 주

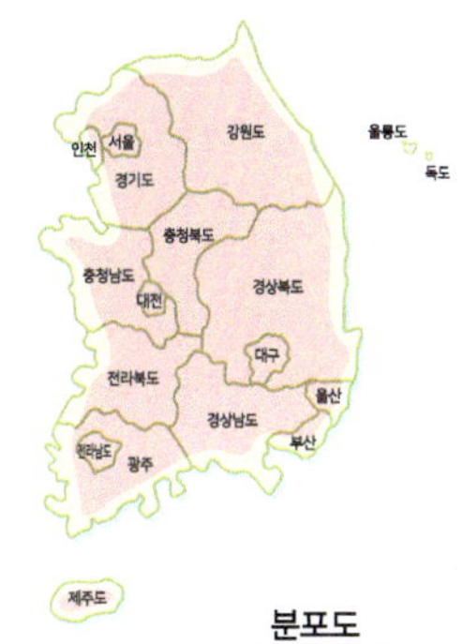

분포도

각 부위별 생김새

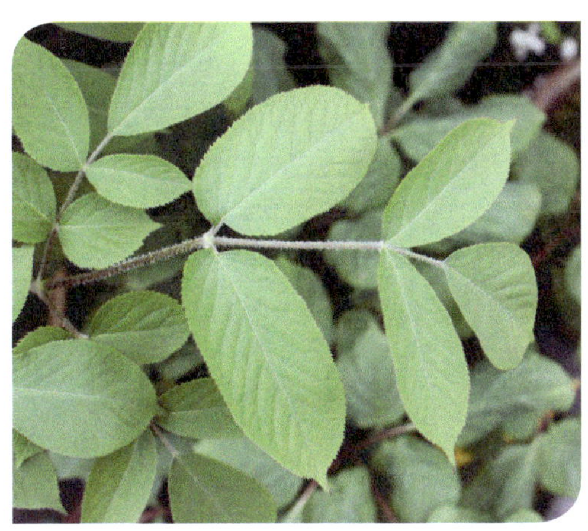

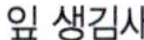

잎 생김새

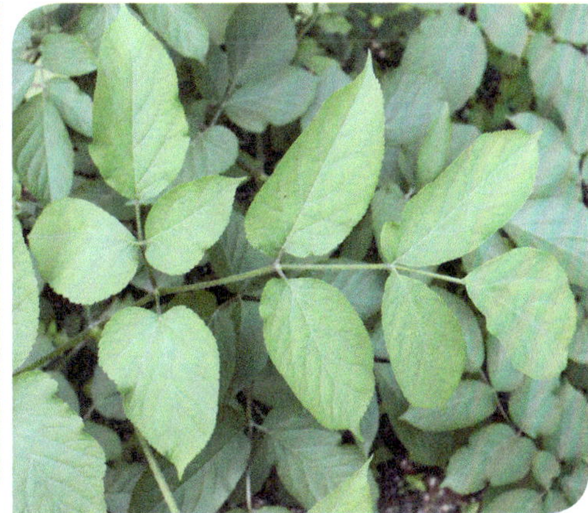

잎 뒷면

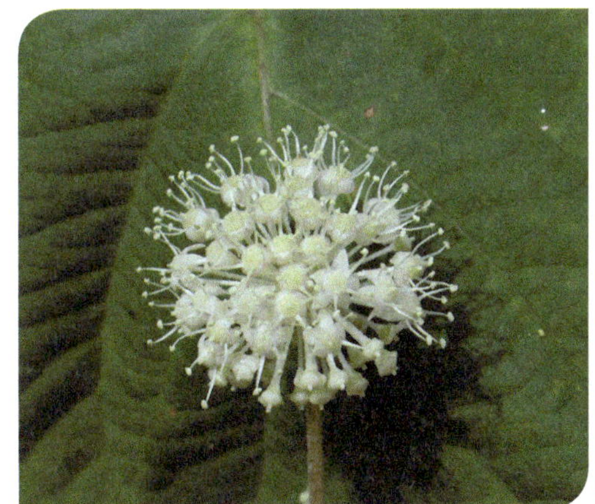

꽃

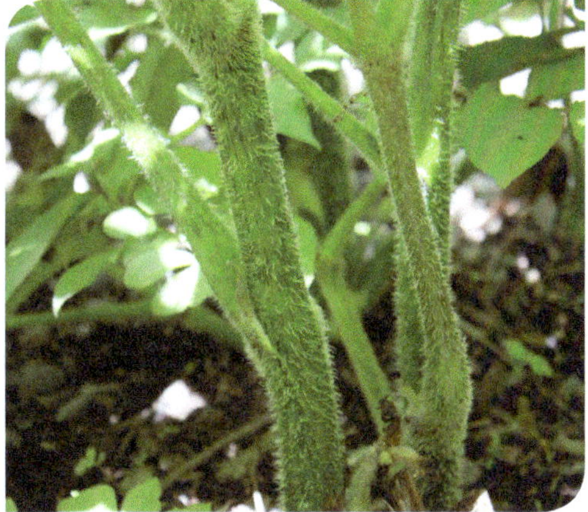

줄기

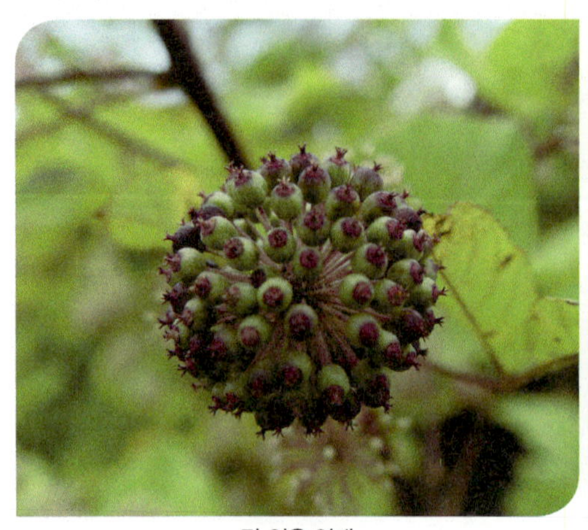
덜 익은 열매

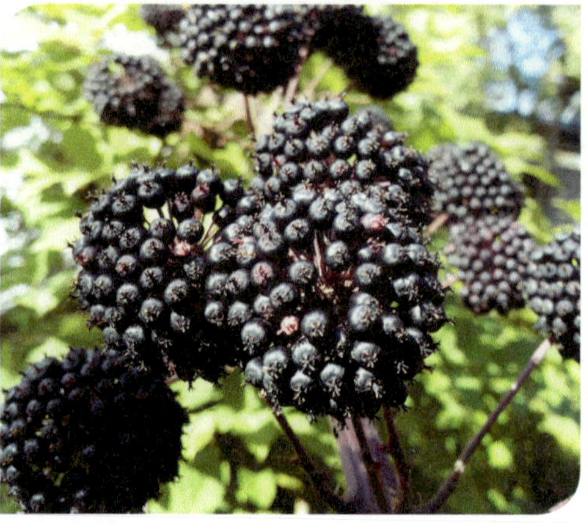
완숙 열매

름과 잔뿌리의 자국이 있다. 꺾은 면은 섬유성이고 연한 황색의 속심이 있고 질은 가볍고 엉성하다. 잎은 어긋나고 2회 갈라진 깃꼴겹잎이다. 꽃은 암수한그루이며 연한 흰색으로 7~8월에 가지와 원줄기 끝 또는 윗부분의 잎겨드랑이에서 큰 원뿔형으로 자라다가 다시 모여나기로 갈라진 가지 끝에서 둥근 산형꽃차례로 핀다.

채취 시기 뿌리는 수시로 채취하여 말려 사용하고, 주로 봄과 가을에 뿌리를 채취해 이물질을 제거하고 0.2~0.5cm 두께로 절단하여 말린다.

약초의 성분 0.07%의 정유가 함유되어 있으며 주로 리모넨(limonene), 사비넨(sabinene), 미르센(myrcene), 휴물렌(humulene) 등이며 뿌리에는 ι-kaur-16-en-19-oic acid도 함유되어 있다.

약초의 성미 성질이 따뜻하고(혹은 약간 따뜻함), 맛은 맵고 쓰며, 독성은 없다. 이 약재는 특유의 냄새가 있고 맛은 처음에는 텁텁하고 약간 쓰다.

약초의 작용부위 신(腎), 방광(膀胱) 경락에 작용한다.

약초의 효능과 치료 풍사와 습사를 제거하고, 표사를 흩어지게 하며 통증을 멈추게 한다. 풍사와 한사, 습사로 인한 심한 통증을 다스리고, 허리와 무릎의 동통을

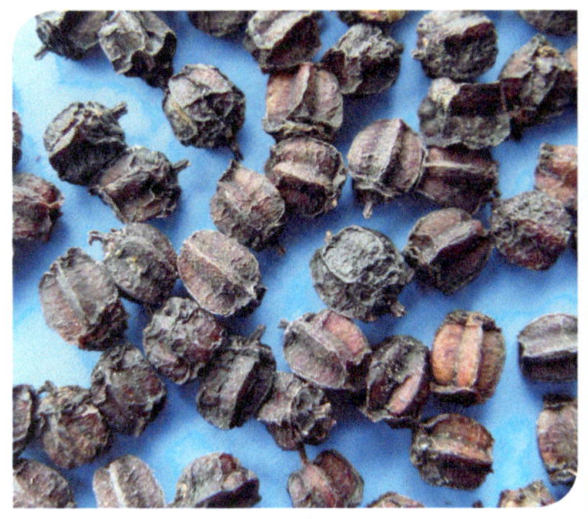

종자

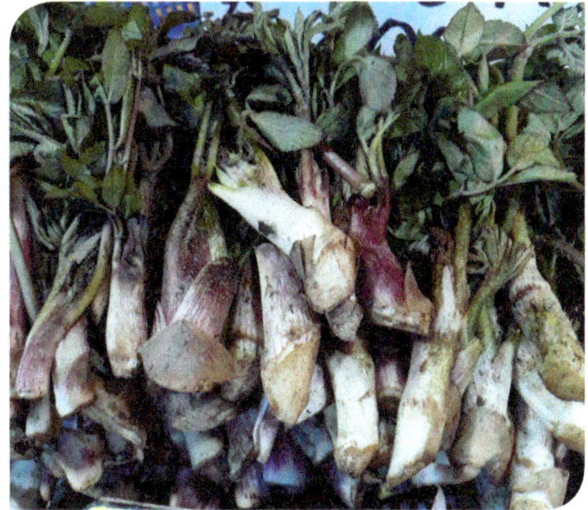

새순(땅두릅)

치료한다. 관절을 구부리고 펴는 동작[굴신(屈伸)]이 어려운 증상을 치료하며, 오한과 발열을 다스린다. 두통과 몸살을 치료하는 데에도 유용하다.

약초 처방 및 약용법과 용량 말린 뿌리 5~10g을 물 1L에 넣어 끓기 시작하면 약하게 줄여 200~300mL가 될 때까지 달여 하루에 2회 나눠 마신다.

사용 시 주의사항 성미가 따뜻하고 매운 약재로 습사를 말리고 흩어지게 하는 효능이 있으므로 몸안의 진액이 상할 우려가 있어 진액이 부족하고 음기가 허한 음허혈조(陰虛血燥)의 경우에는 사용하면 안 된다. 일부에서 '땃두릅나무(Oplopanax elatus)'를 독활이라고 잘못 알고 혼용하는 경향이 있는데 땃두릅나무는 풀인 독활과는 전혀 다른 식물(낙엽활엽관목)이므로 혼동하지 않도록 주의를 요한다. 이는 일부 문헌에서 독활의 기원을 땃두릅나무로 기록한 데에서 비롯된 오류이다. 북한에서 나온 문헌에는 땃두릅나무를 독활의 기원식물로 한다.

특허로 입증된 기능성 물질

독활 추출물을 포함하는 췌장암 치료용 조성물 및 화장료 조성물

본 발명에 따른 췌장암 치료용 조성물 및 화장료 조성물은 췌장암 세포의 성장을 억제하고 세포사멸을 유도하는 효과가 있어 췌장암 치료 및 예방에 효과적으로 사용할 수 있다.

- 공개번호 : 10-2012-0122425, 출원인 : (주)한국전통의학연구소, 정경채, 황성연

비슷한 약초

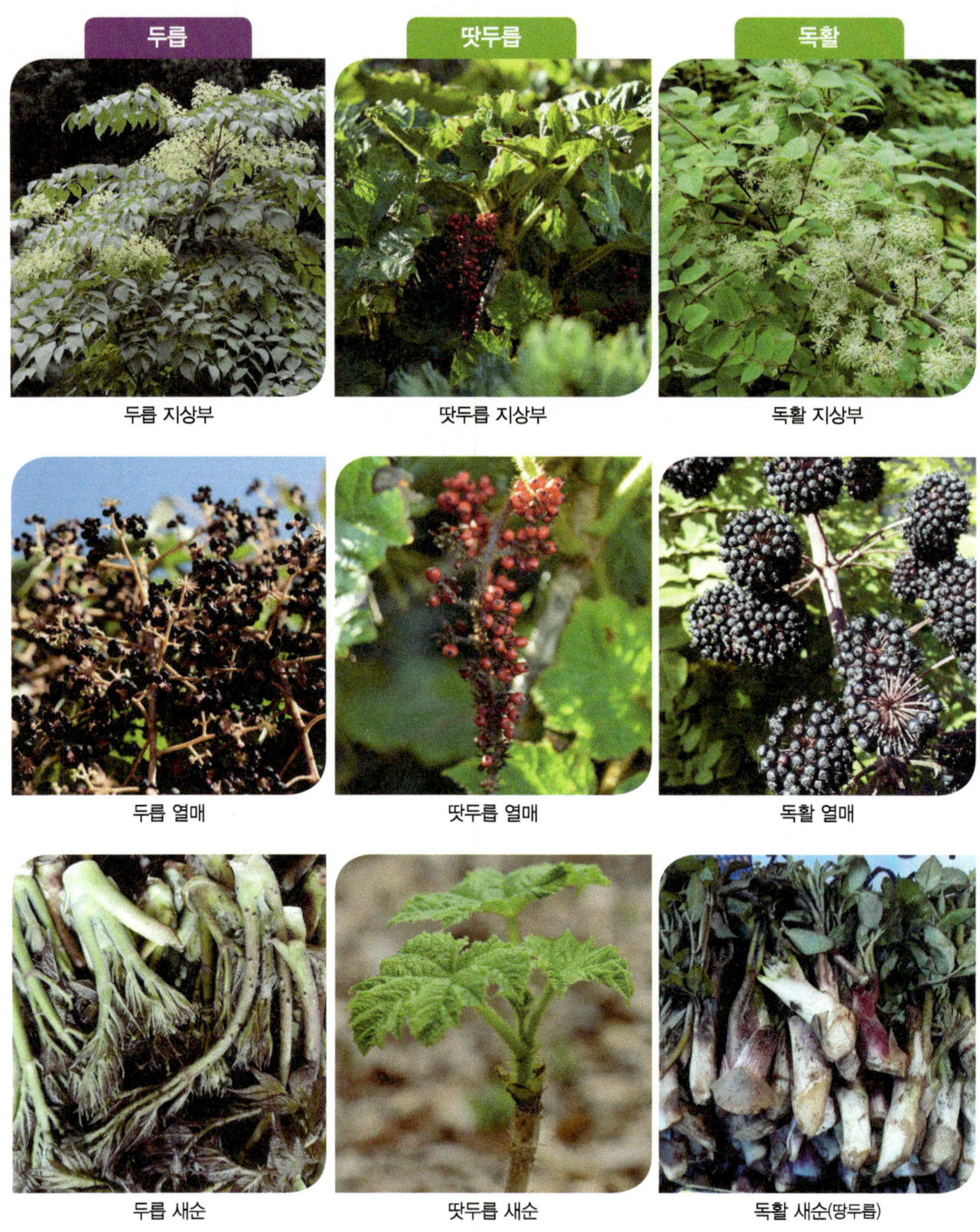

두릅 지상부 / 땃두릅 지상부 / 독활 지상부

두릅 열매 / 땃두릅 열매 / 독활 열매

두릅 새순 / 땃두릅 새순 / 독활 새순(땅두릅)

• 두릅과 땃두릅, 독활의 차이점

두릅과 땃두릅은 목본, 독활은 초본이고 새순은 서로 비슷하여 혼동하기 쉽다.

독활 약차

채취 방법

이른 봄과 가을에 독활의 뿌리를 채취한 후 이물질을 제거하고 깨끗이 씻은 뒤 0.2~0.5cm 길이로 잘라 말려 사용한다.

약차 만들기

말린 독활 뿌리 4~12g을 사용한다. 하나의 약재만 사용할 경우에는 보통 말린 약재 5~10g을 물 2L에 넣어 끓기 시작하면 약한 불로 줄여 2시간 정도 더 끓여 차로 마신다. 꿀 또는 설탕을 가미하여 마셔도 되지만 당뇨병이 있다면 고려하여 결정하는 게 좋다.

약차 더하기

흔히 근골동통(筋骨疼痛)을 치료하는 데 본 약재와 강활(羌活)이 많이 비교된다. 강활은 주로 그 기운이 위로 올라가 두통이나 견비통 등을 치료하며, 독활(獨活)은 그 기운이 아래로 내려가 허리나 무릎 및 근골(筋骨)의 풍습비통(風濕痺痛)을 치료하는 데 유리하다. 만약 전신의 근골동통을 치료하는 목적으로 사용한다면 강활과 독활을 함께 사용한다. 민간에서는 신경통 관절염 치료에 당귀, 상기생, 백작약, 숙지황, 천궁, 인삼, 백복령, 우슬, 두충, 방풍, 육계, 감초, 생강 등을 함께 달여서 마신다고 한다(독활기생탕 참조).

돌배나무

Pyrus pyrifolia (Burm.f.) Nakai

한약의 기원

이 약은 돌배나무의 뿌리, 잎, 열매이다.

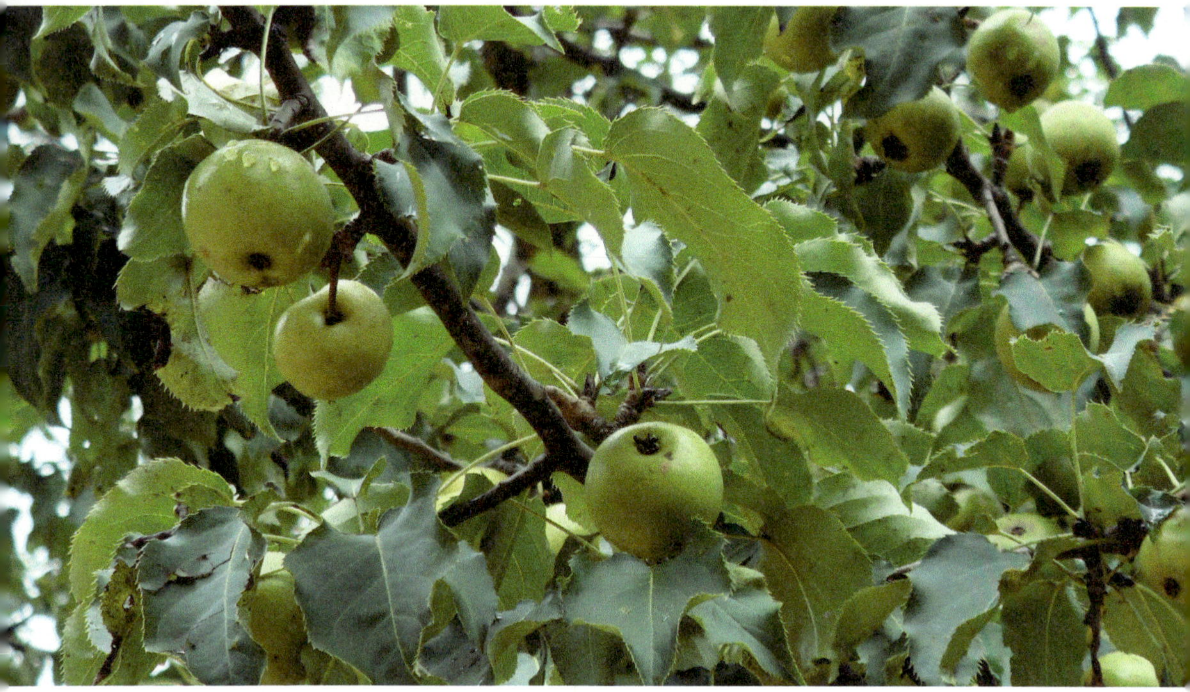

- **생약명** : 이수근(梨樹根), 이(梨), 이엽(梨葉)
- **이명** : 꼭지돌배나무, 돌배, 산배나무
- **사용부위** : 뿌리, 잎, 열매
- **꽃 피는 시기** : 4~5월
- **과명** : 장미과(Rosaceae)

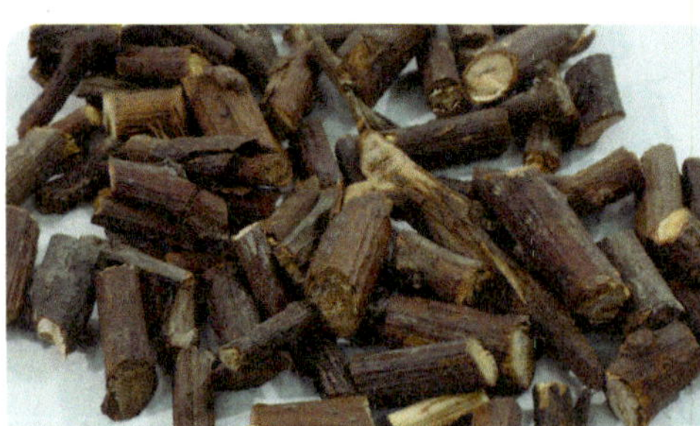

뿌리(약재)

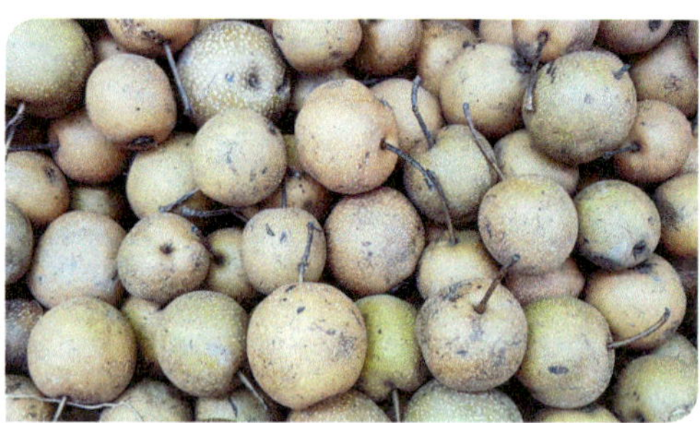

열매(채취품)

생태적 특성 돌배나무는 중국, 일본과 우리나라의 강원도 이남 지역에서 분포하는 낙엽활엽소교목으로, 높이가 5m 정도 된다. 한해살이 가지는 갈색으로 처음에는 털이 있다가 점점 없어진다. 잎은 달걀 모양의 긴 타원형에 길이는 7~12cm이고 뒷면은 회녹색을 띠며 털이 없고 가장자리에 바늘 모양의 톱니가 있다. 잎자루는 길이가 3~7cm이며 털이 없다. 꽃은 양성화이며 흰색으로 4~5월에 총상꽃

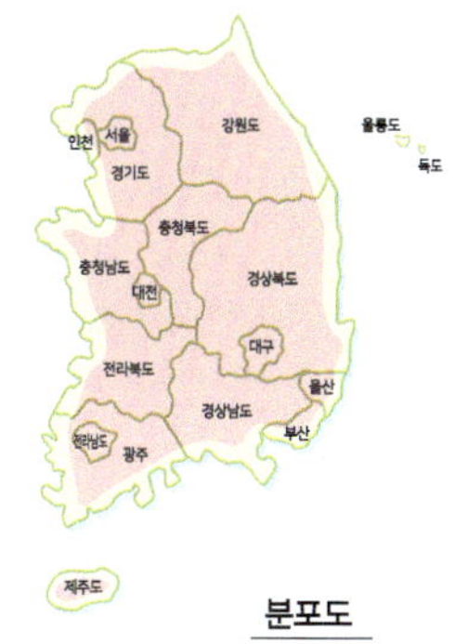

분포도

각 부위별 생김새

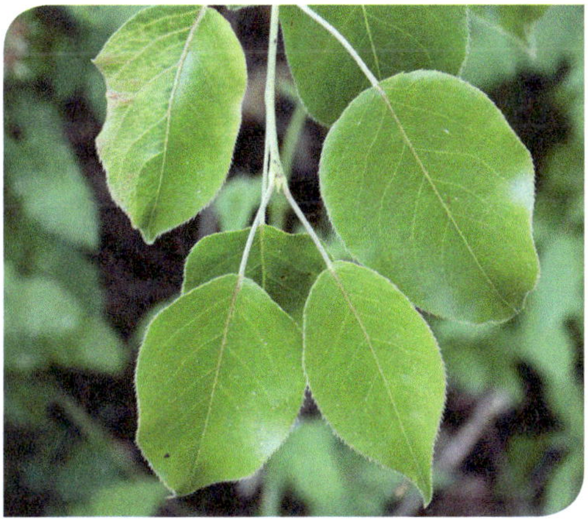

잎 생김새

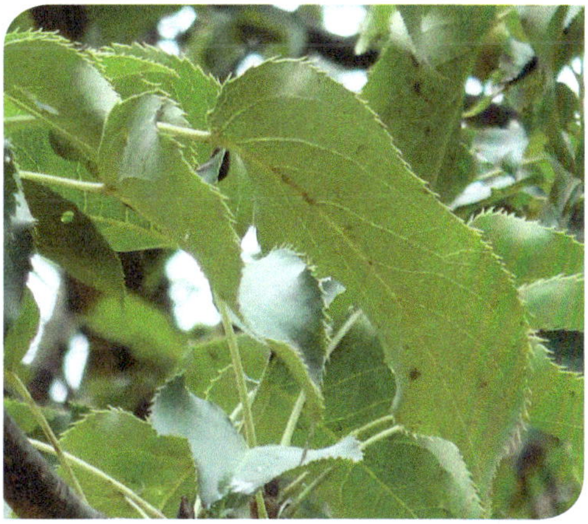

잎 뒷면

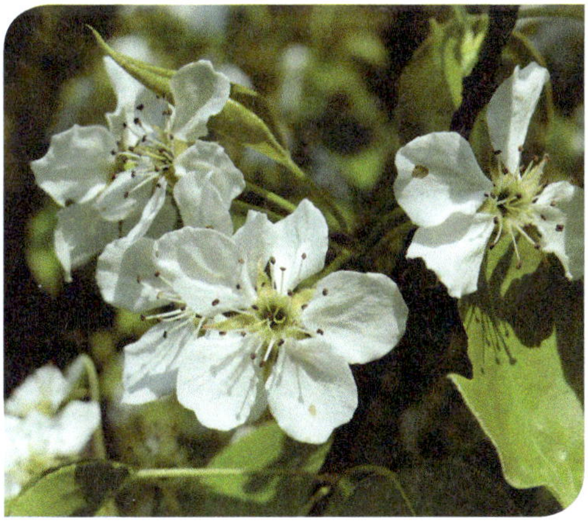

꽃

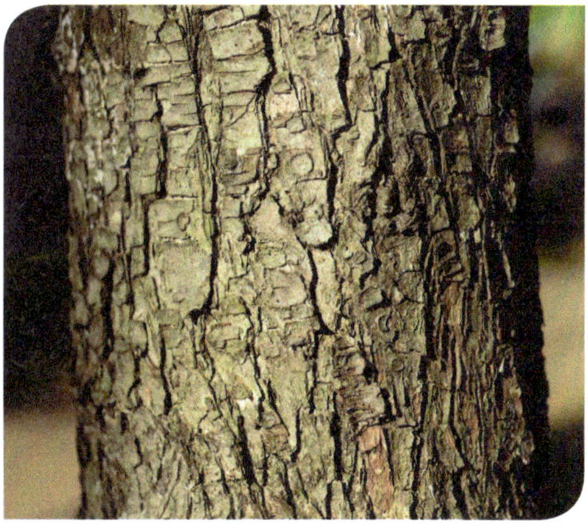

수피

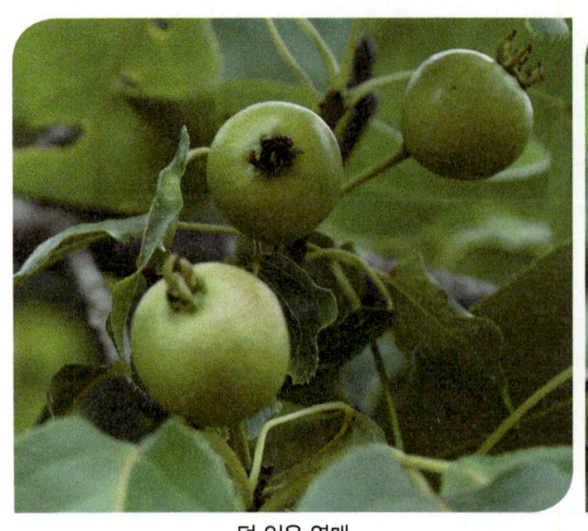
덜 익은 열매

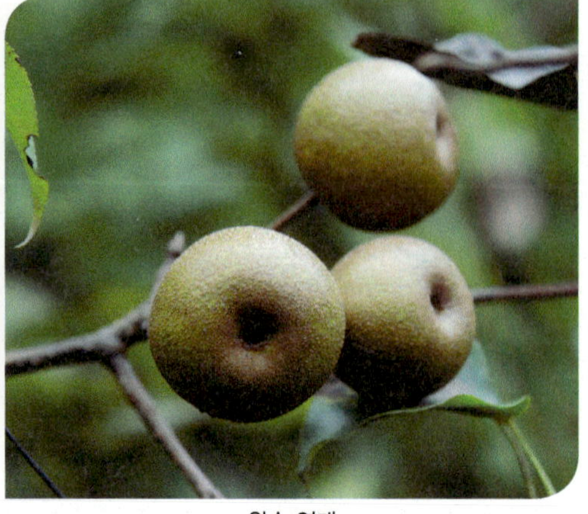
완숙 열매

차례로 피며 털이 없거나 면모가 있고 지름은 3cm 정도이다. 꽃잎은 달걀 모양 원형이며, 암술대는 4~5개로 털이 없다. 열매는 지름 3cm 정도로 둥글며 9~10월에 다갈색으로 달린다. 열매자루 길이는 3~5cm이다.

채취 시기 뿌리는 연중 수시, 잎은 여름, 열매는 9~10월에 채취한다.

약초의 성분 잎에는 알부틴, 타닌(tannin), 질소, 인, 칼륨, 칼슘, 마그네슘, 열매에는 사과산(malic acid), 구연산, 과당, 포도당, 서당이 함유되어 있다.

약초의 성미 뿌리는 성질이 평범하고, 맛은 달고 담백하며, 독성은 없다. 잎은 성질이 평범하고, 맛은 담백하다. 열매는 성질이 시원하고, 맛은 달다.

약초의 작용부위 비(脾), 폐(肺), 신(腎) 경락에 작용한다.

약초의 효능과 치료 뿌리는 생약명을 이수근(梨樹根)이라 하여 탈장을 치료한다. 잎은 생약명을 이엽(梨葉)이라 하여 버섯중독의 해독, 탈장, 토사곽란, 설사 등을 치료한다. 열매는 생약명을 이(梨)라 하여 청열, 해독, 윤조(潤燥: 건조함을 촉촉하게 함), 생진(生津: 진액을 생성함), 화담(化痰: 가래를 삭힘)의 효능이 있고 번갈, 소갈, 진해, 거담, 변비 등을 치료한다.

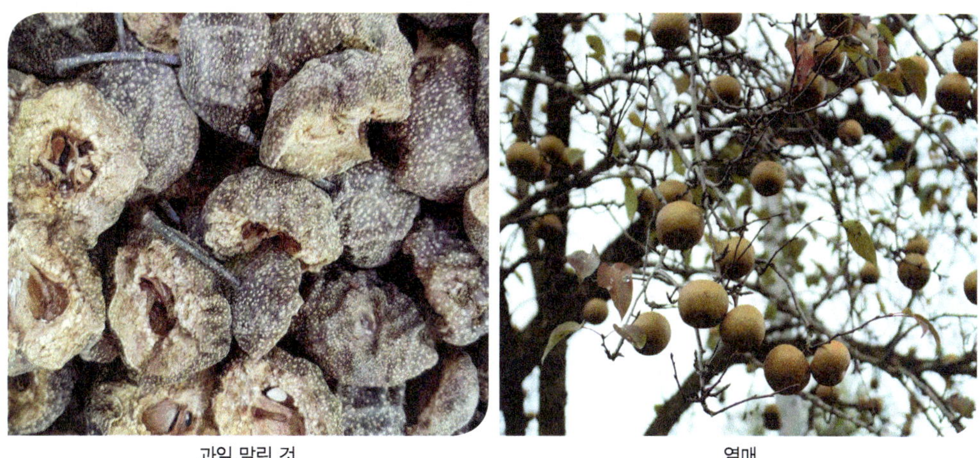
과일 말린 것　　열매

약초 처방 및 약용법과 용량 말린 뿌리 50~80g을 물 900mL에 넣어 반이 될 때까지 달여 하루에 2~3회 나눠 마신다. 말린 잎 30~50g을 물 900mL에 넣어 반이 될 때까지 달여 하루에 2~3회 나눠 마시거나, 즙을 내어 마신다. 외용할 경우에는 짓찧어 즙을 내어 환부에 바른다. 열매 3~6개를 생으로 먹거나, 즙을 내어 하루에 2~3회 매 식전에 마신다.

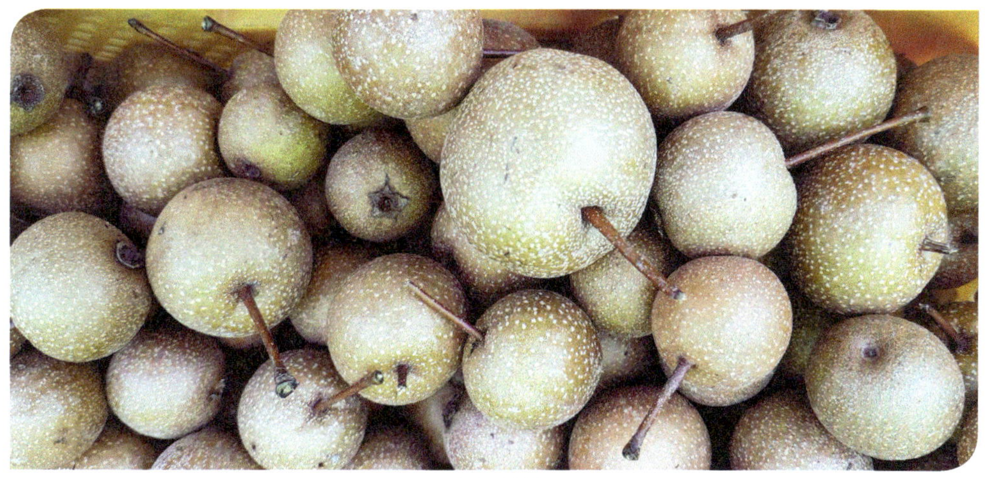
열매 채취품

비슷한 약초

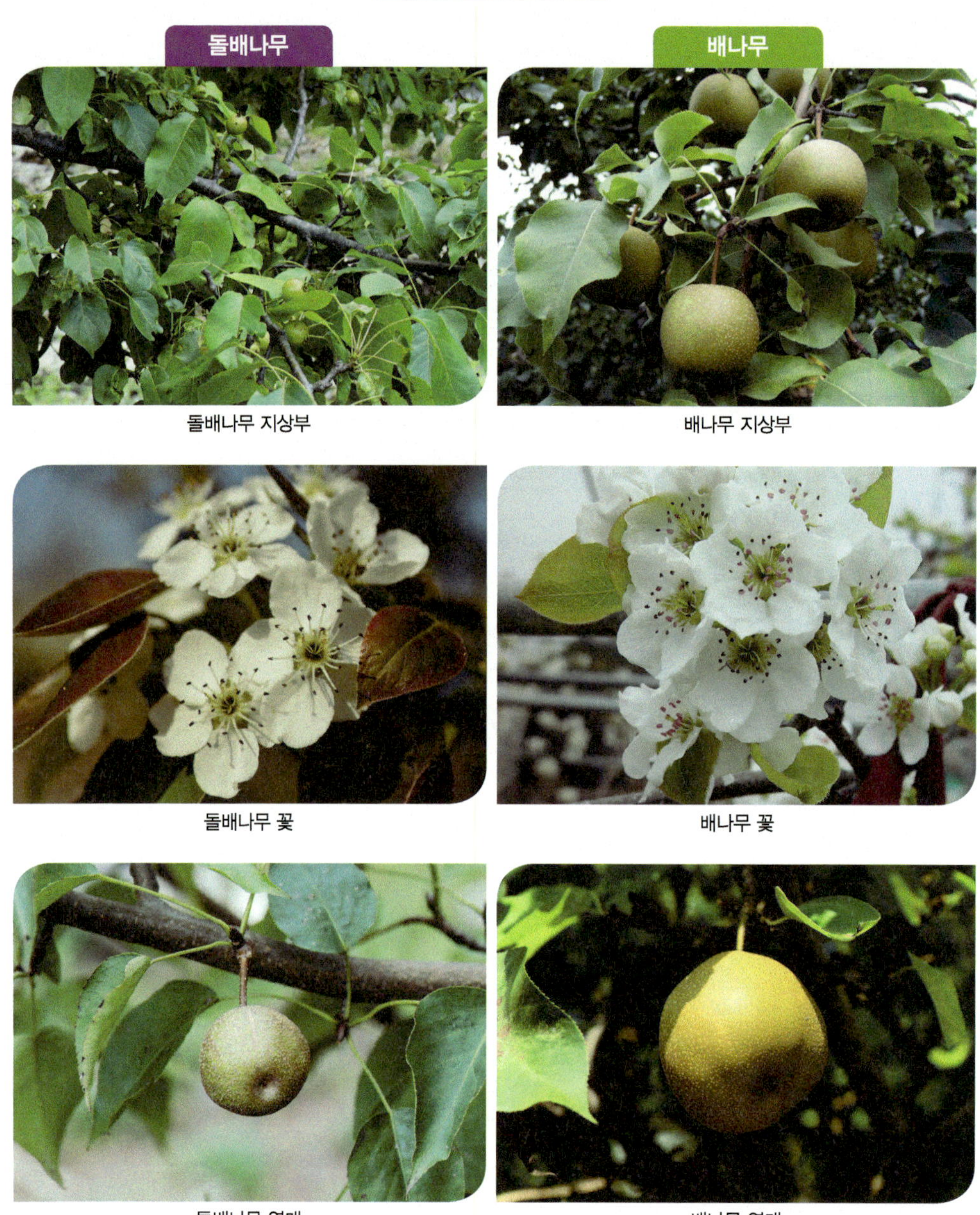

돌배나무 지상부

배나무 지상부

돌배나무 꽃

배나무 꽃

돌배나무 열매

배나무 열매

• 돌배나무와 배나무의 차이점

일반 배나무 열매는 크고 단맛이 풍부하며, 돌배나무 열매는 작고 떫으며 쓴맛이 돈다.

소염, 이뇨, 류머티즘에 의한 관절염, 당뇨

두릅나무

Aralia elata (Miq.) Seem.

한약의 기원

이 약은 두릅나무의 뿌리껍질, 나무껍질이다.

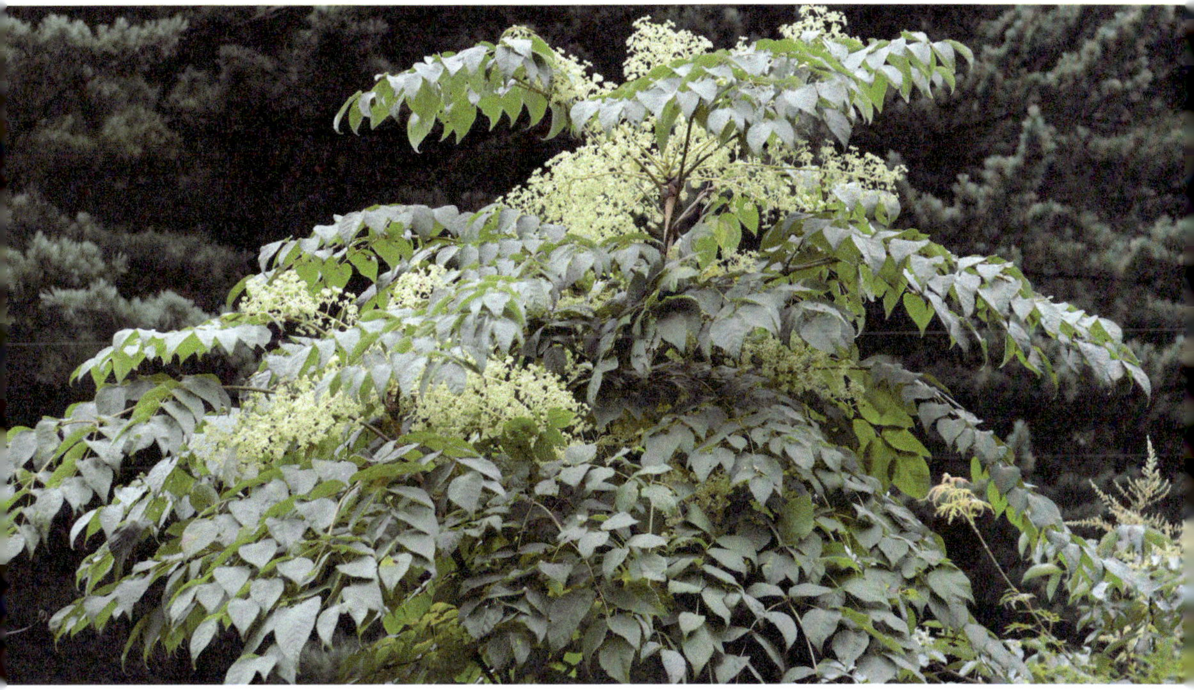

- **생약명** : 총목(楤木)
- **이명** : 참두릅, 드릅나무, 둥근잎두릅, 둥근잎두릅나무
- **사용부위** : 뿌리껍질, 나무껍질
- **꽃 피는 시기** : 7~8월
- **과명** : 두릅나무과(Araliaceae)

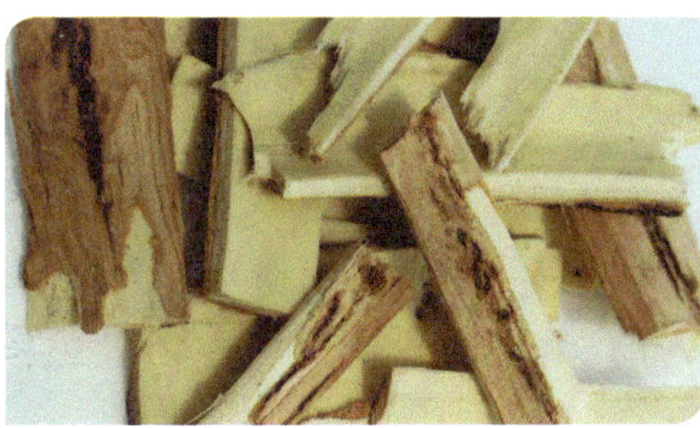

나무 속껍질(약재 전형)

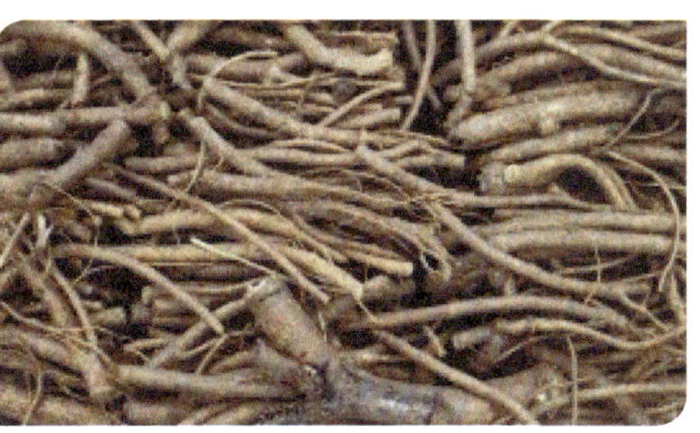

뿌리(약재)

생태적 특성 두릅나무는 전국의 산기슭 양지 및 인가 근처에서 자라는 낙엽활엽관목으로, 높이는 2~4m이며, 가지에는 가시가 많이 나 있다. 잎은 서로 어긋나고 홀수 2~3회 깃꼴겹잎이며 가지 끝에 여러 장이 모여 난다. 잔잎은 다수로 달걀 모양 또는 타원상 달걀 모양으로 잎끝이 뾰족하고 밑부분은 둥글거나 넓은 쐐기 모양 또는 심장 모양이며 가장자리에는 넓은 톱니가 있다. 꽃은 흰색으로 7~8월

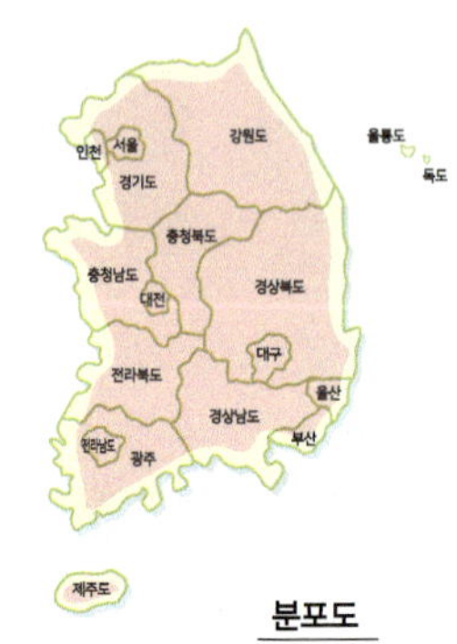

분포도

각 부위별 생김새

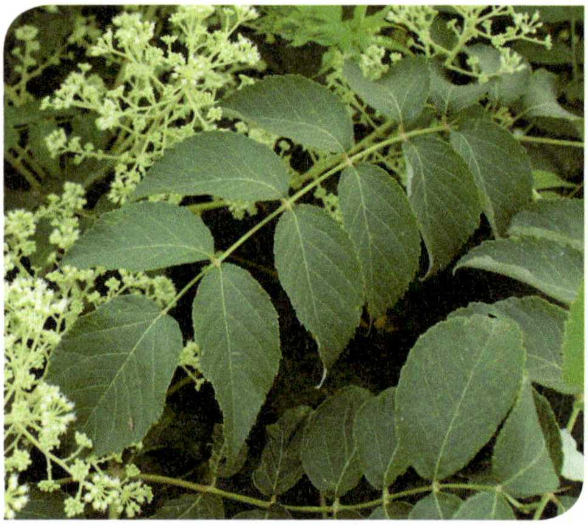

잎 생김새

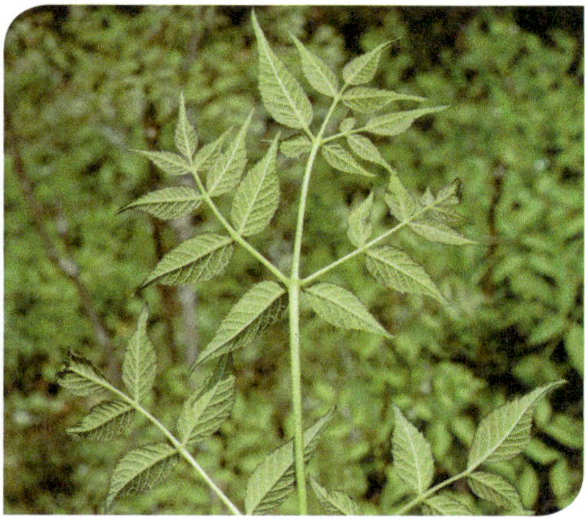

잎 뒷면

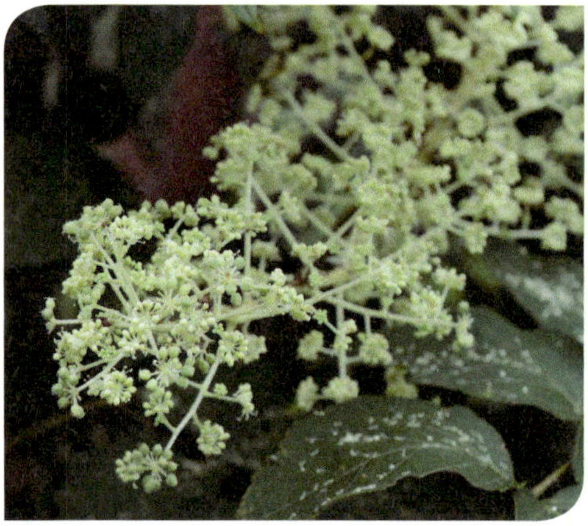

꽃

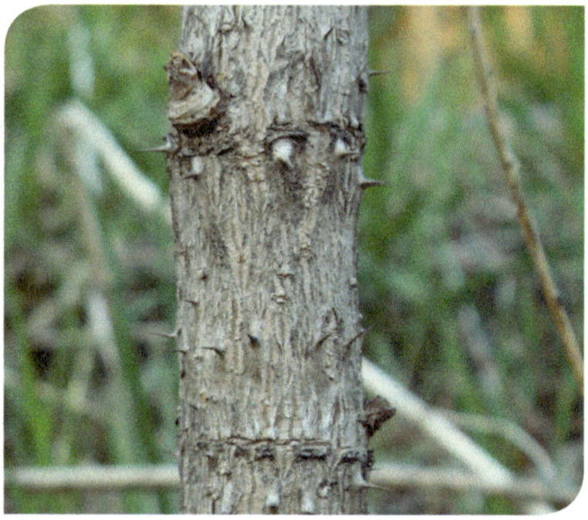

수피

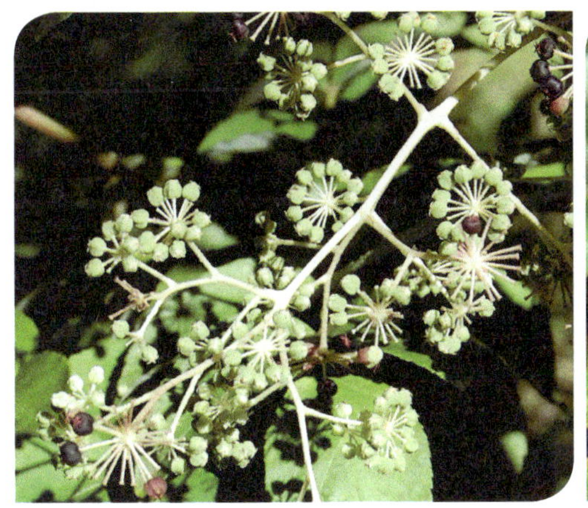
덜 익은 열매

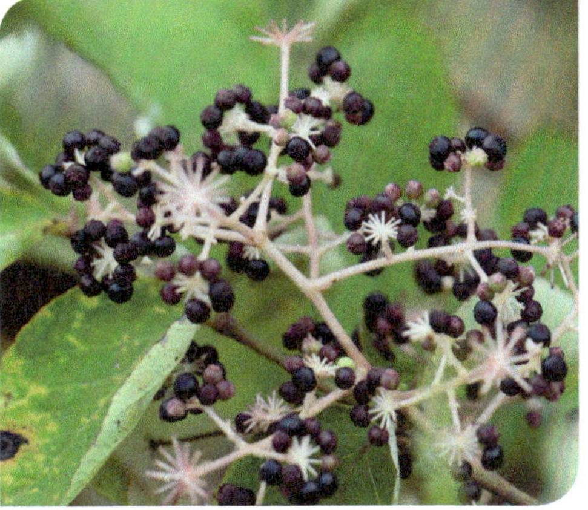
완숙 열매

에 피고, 열매는 둥글고 9~10월에 검은색으로 달리며, 종자 뒷면에는 알갱이 모양의 돌기가 약간 있다.

채취 시기 봄에 뿌리껍질과 나무껍질을 채취하는데 가시는 제거하고 햇볕에 말린다.

약초의 성분 뿌리껍질, 나무껍질에는 강심 배당체, 사포닌, 정유 및 미량의 알칼로이드(alkaloid), 뿌리에는 올레아놀릭산(oleanolic acid)의 배당체인 아랄로시드(araloside) A, B, C, 잎에는 사포닌이 함유되어 있으며 아글리콘[aglycon: 배당체를 구성하는 물질 가운데 당(糖) 이외의 부분]은 헤데라게닌(hederagenin)이다.

약초의 성미 성질이 평범하고, 맛은 매우며, 독성이 조금 있으나 열을 가하면 없어진다.

약초의 작용부위 간(肝), 비(脾), 신(腎) 경락에 작용한다.

약초의 효능과 치료 뿌리껍질과 나무껍질은 생약명을 총목피(楤木皮)라 하여 거풍, 안신(安神: 정신을 안정하게 함), 보기(補氣), 활혈 효능이 있으며 소염, 이뇨, 어혈, 신경쇠약, 류머티즘에 의한 관절염, 신염, 간경변, 만성 간염, 위장병, 당뇨병 등을

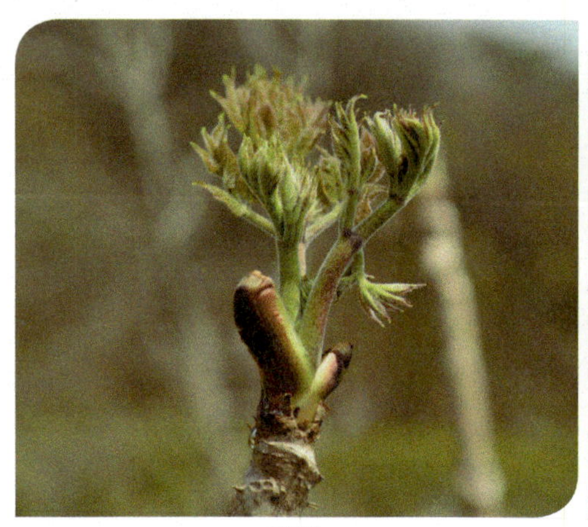
어린순

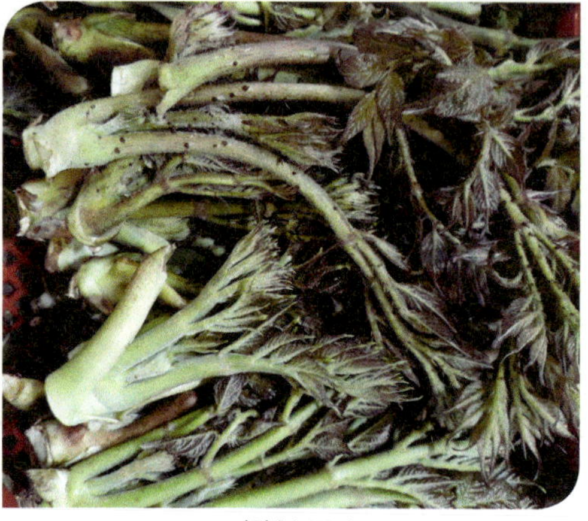
어린순(채취품)

치료한다. 두릅나무 추출물에는 백내장, 항산화, 혈압강하작용이 있다는 연구결과가 발표되었다.

약초 처방 및 약용법과 용량 말린 뿌리껍질 및 나무껍질 50~100g을 물 900mL에 넣어 반이 될 때까지 달여 하루에 2~3회 나눠 마신다. 외용할 경우에는 뿌리껍질, 나무껍질을 짓찧어 환부에 바른다.

tip **두릅나무와 땃두릅나무**

두릅나무과에 속하는 두릅나무와 땃두릅나무는 학명 명명학자에 따라서 오갈피나무과로 분류하기도 하는데 모두 같은 과 식물이다. 두릅나무는 나무와 가지에 가시가 드문드문 나 있고, 땃두릅나무는 가지와 잎 등 온몸에 잔가시가 빽빽하게 나 있다. 잎은 두릅나무가 새 날개깃 모양의 겹잎으로 가지 끝에 모여 나고, 땃두릅나무는 잎이 손바닥 모양으로 3~5열이며 가장자리에는 가시가 나 있다. 또 두릅나무 열매는 검은색이지만, 땃두릅나무 열매는 붉은색으로 모두 가을에 달린다. 두 식물은 함유된 약효 성분도 다르고 약효 역시 모두 다르다. 두릅나무과의 독활을 '땃두릅'이라고도 부르는데 독활의 이명인 땃두릅은 땃두릅나무와 다르다.

두릅나무 약차

채취 방법

봄철에 두릅나무 뿌리껍질, 나무껍질을 채취해 이물질과 가시는 제거하고 깨끗이 씻어 햇볕에 말려 사용한다.

약차 만들기

말린 두릅나무 뿌리껍질, 나무껍질 15~30g을 사용하며, 보통 말린 뿌리껍질 또는 나무껍질 5~10g을 물 2L에 넣어 중불로 2시간 정도 끓여 차로 마신다. 꿀 또는 설탕을 가미하여 마셔도 되지만 당뇨병이 있다면 고려하여 결정하는 게 좋다.

약차 더하기

『본초추진(本草推陳)』에는 뿌리껍질과 나무껍질 모두 건위(健胃), 수렴(收斂), 이뇨 등의 효능이 있어 당뇨병, 신장병, 위궤양 등을 다스린다고 하였다. 『민동본초(東本草)』에는 허리와 신(腎)을 보양하고 근골을 강하게 하며 근육과 힘줄을 풀고 혈액 순환을 촉진시키며 어혈을 제거하고 통증을 완화시킨다고 하였다. 두릅나무 어린순인 두릅은 나물로 만들어 먹을 수 있다. 특유의 맛과 향이 사라지지 않도록 살짝 데친 두릅 300g을 곧바로 찬물에 식힌 뒤 초고추장(고추장 3큰술, 간장 1큰술, 설탕 1큰술 반, 통깨 2작은술)을 섞어 먹는 '두릅숙회'가 별미이다.

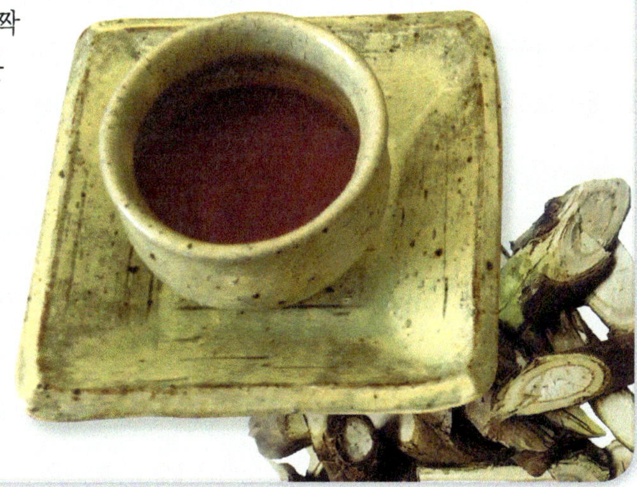

혈압강하, 이뇨, 근골강화, 기억력장애

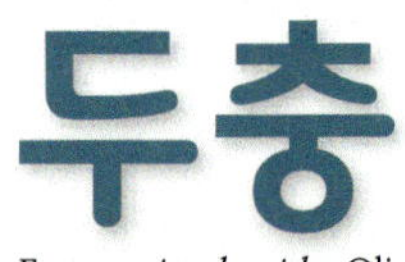

두충

Eucommia ulmoides Oliv.

한약의 기원

이 약은 두충의 주피를 제거한 줄기껍질, 잎이다.

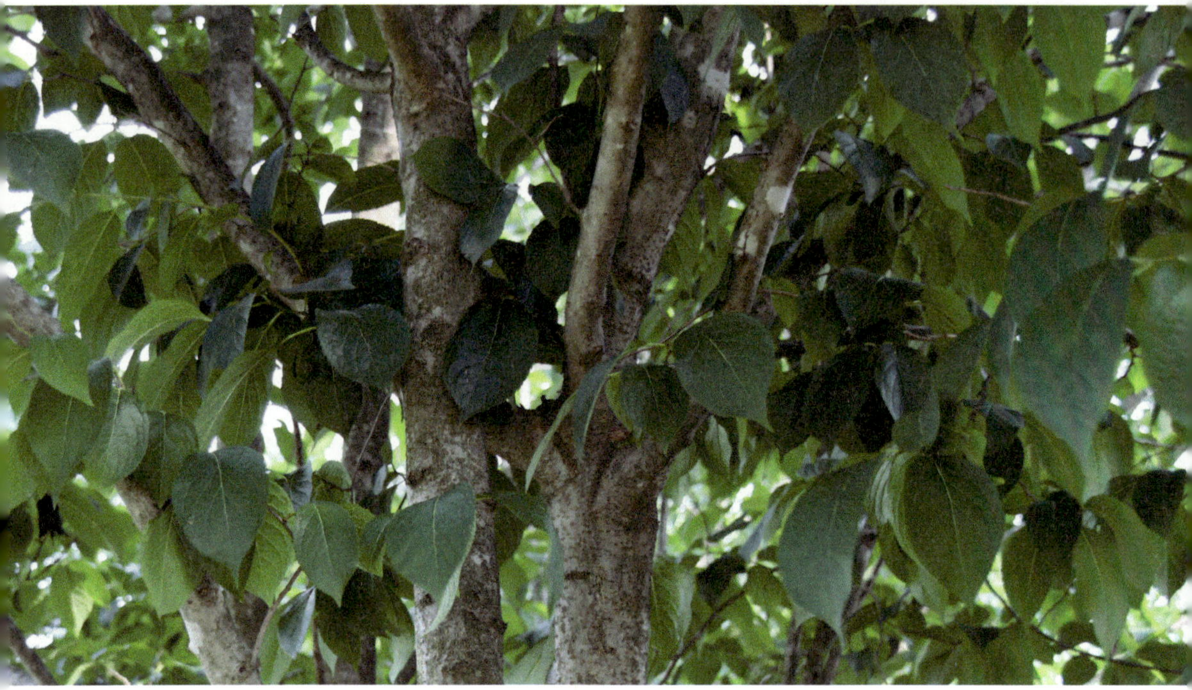

- **생약명** : 두충(杜沖), 두충엽(杜冲葉)
- **이명** : 두중나무, 목면수(木綿樹), 석사선(石思仙), 면아(檰芽)
- **사용부위** : 나무껍질, 어린잎
- **꽃 피는 시기** : 4~5월
- **과명** : 두충과(Eucommiaceae)

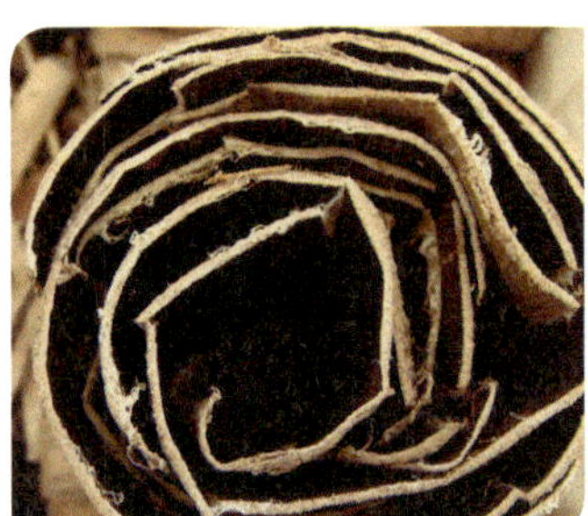

나무 겉껍질(약재 전형)

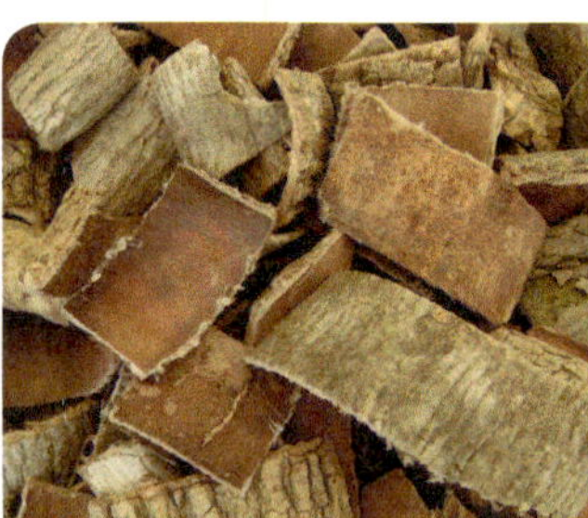

나무 겉껍질(약재)

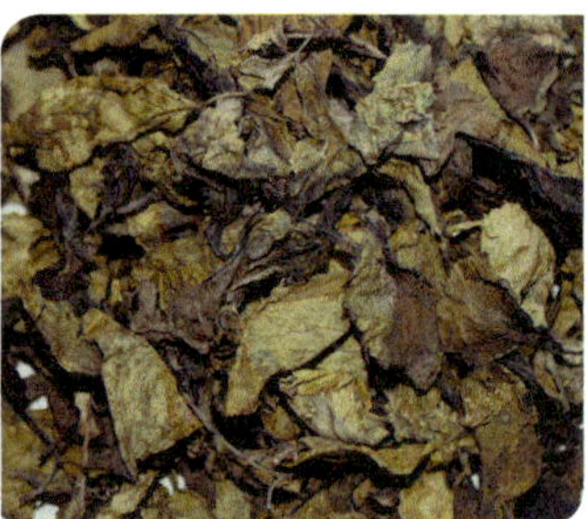

잎(약재 전형)

생태적 특성 두충은 전국 각지에서 재배하는 낙엽활엽교목으로, 높이는 20m 내외이며, 작은 가지는 미끄럽고 광택이 난다. 나무껍질, 가지, 잎 등에는 미끈미끈한 교질(膠質: 끈끈한 성질)이 함유되어 있다. 잎은 타원형이거나 달걀 모양에 서로 어긋나고 잎끝은 날카로우며 밑부분은 넓은 쐐기 모양으로 가장자리에는 톱니가 있다. 꽃은 암수딴그루로 잎이 나오는 시기와 같거나 잎보다 약간 빠른 4~5월에

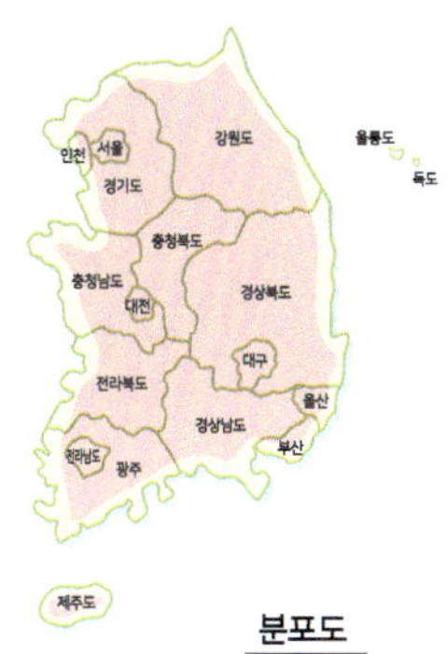

분포도

각 부위별 생김새

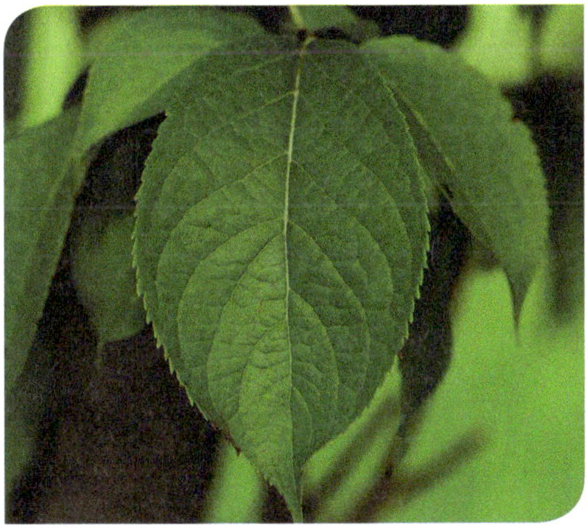

잎 생김새

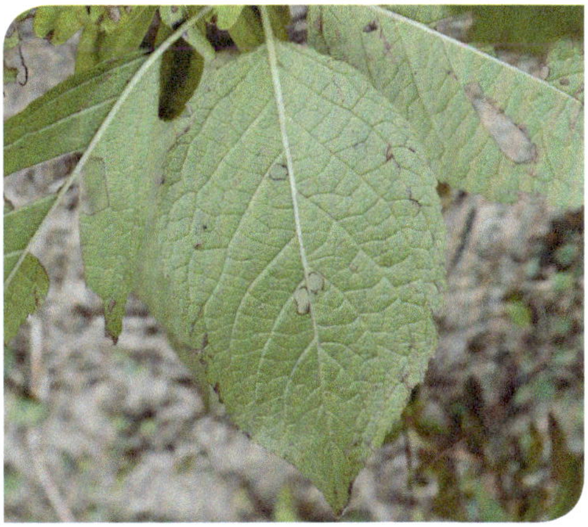

잎 뒷면

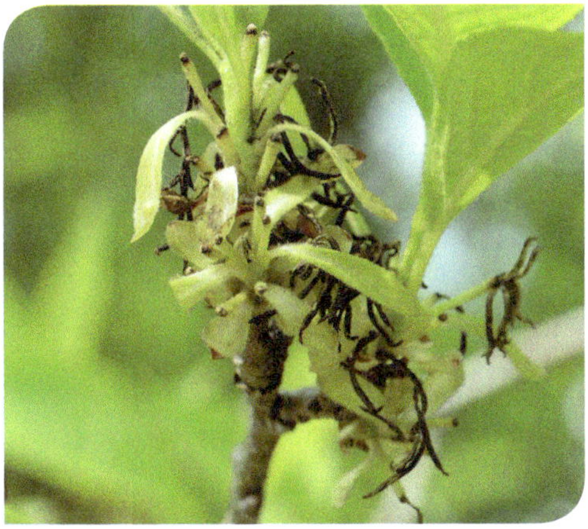

꽃

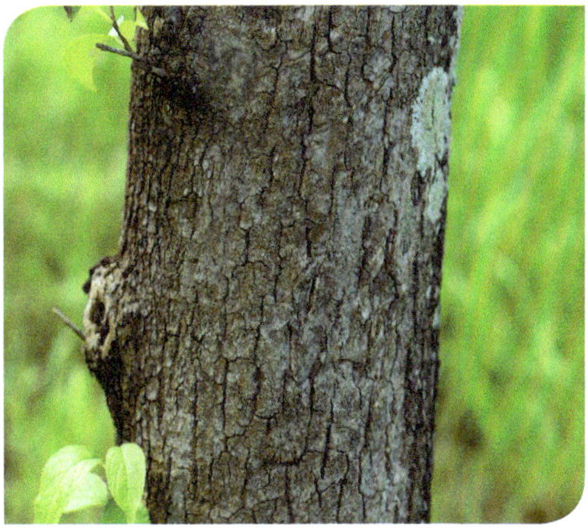

수피

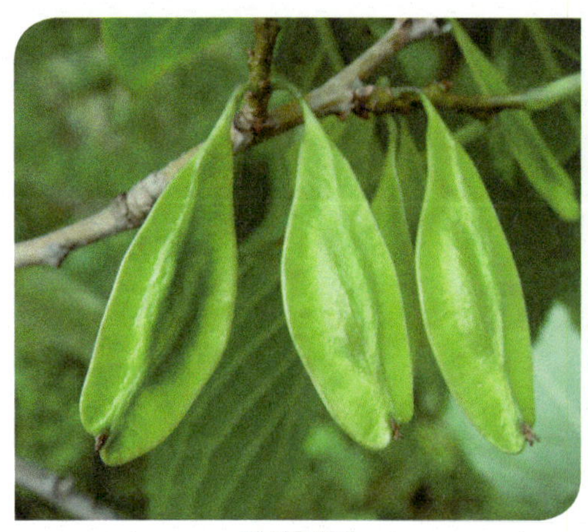
덜 익은 열매

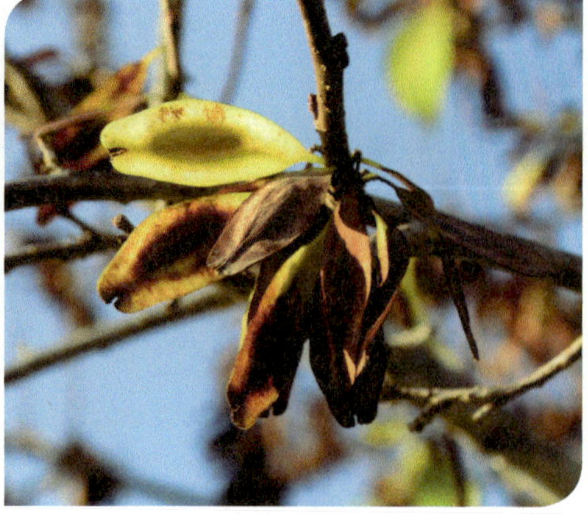
완숙 열매

연녹색으로 피며 꽃잎은 없다. 열매는 날개열매로 달걀 모양 타원형으로 편평하고 끝이 오목하게 들어가 있다. 열매는 9~10월에 달리고, 안에는 1개의 종자가 들어있다.

채취 시기 나무껍질은 4~6월, 잎은 봄에 처음 나온 어린잎을 채취한다.

약초의 성분 나무껍질에는 구타페르카(guttapercha), 배당체, 알칼로이드(alkaloid), 펙틴(pectin), 지방, 수지, 유기산, 비타민 C, 클로로겐산(chlorogenic acid), 알도오스(aldose), 케토스(ketose)가 함유되어 있으며 나무껍질의 배당체 중에는 아우쿠빈(aucubin)이 있다. 수지 중에는 말산(malic acid), 타타르산(tartaric acid), 푸마르산(fumaric acid) 등이 함유되어 있다. 잎에는 구타페르카, 알칼로이드, 글루코사이드(glucoside), 펙틴, 케토스, 알도스(aldose), 비타민 C, 카페인산, 클로로겐산, 타닌(tannin)이 함유되어 있다. 종자에 들어 있는 지방유를 구성하는 지방산은 리놀렌산(linolenic acid), 리놀산(linolic acid), 올레산(oleic acid), 스테아르산(stearic acid), 팔미트산(palmitic acid)이다.

약초의 성미 나무껍질은 성질이 따뜻하고, 맛은 달고 약간 맵다. 잎은 성질이 따뜻하고, 맛은 달다.

약초의 작용부위 간(肝), 신(腎) 경락에 작용한다.

약초의 효능과 치료 나무껍질은 생약명을 두충(杜冲)이라 하여 고혈압, 이뇨, 보간(補肝: 간기를 보함), 보신, 근골강화, 안태(安胎: 태아를 편안하게 함)의 효능이 있으며 요통, 관절마비, 소변잔뇨, 음부 가려움증 등을 치료한다. 어린잎은 생약명을 두충엽(杜冲葉)이라 하여 풍독각기(風毒脚氣: 풍사의 독성으로 인한 각기병)와 구적풍냉(久積風冷: 차가운 풍사가 오래 쌓임), 장치하혈(腸痔下血: 치질로 인한 하혈) 등을 치료한다. 두충 추출물은 신경계질환, 기억력장애, 치매, 항산화, 피부노화, 골다공증, 류머티스 관절염 등의 치료 효과가 있는 것으로 연구결과 밝혀졌다.

약초 처방 및 약용법과 용량 말린 나무껍질 30~50g을 물 900mL에 넣어 반이 될 때까지 달여 하루에 2~3회 나눠 마시거나, 술을 담가서 마시기도 한다. 말린 어린잎 20~30g을 물 900mL에 넣어 반이 될 때까지 달여 하루에 2~3회 나눠 마시거나, 가루로 만들어 따뜻한 물에 타서 마신다.

특허로 입증된 기능성 물질

두충 추출물을 포함하는 신경계 질환 예방 또는 치료용 조성물

두충 추출물 또는 그의 유효성분은 퇴행성 뇌신경 질환의 예방 또는 치료용 조성물 및 건강 기능 식품용 조성물로 유용하다.

- 등록번호 : 10-1087297, 출원인 : 박현미

학습 장애, 기억력 장애 또는 치매의 예방 또는 치료용 두충 추출물

본 발명은 두충피 조추출물 또는 그의 분획층을 유효성분으로 포함하는 학습 장애, 기억력 장애 또는 치매의 예방 또는 치료용 또는 학습 또는 기억력 증진용 약학조성물 또는 학습·기억력 증진용 기능성식품을 제공한다.

- 공개번호 : 10-2010-0043669, 출원인 : (주)유니베라

두충 추출물을 포함하는 경조직 재생 촉진제 조성물

본 발명은 두충 추출물을 포함하는 경조직 재생 촉진제 조성물에 관한 것으로, 두충의 물, 저급 알코올 또는 유기용매 추출물을 포함하는 본 발명의 조성물은 알칼리성 포스파타아제의 활성을 유도함으로써 조골세포의 분화와 미네랄화를 촉진하고, 콜라겐의 합성을 증가시킴으로써 경조직의 기질을 견고히 하며, 조골세포의 ERK2(Extracellular signal-Regulated Kinase 2)를 활성화시켜 조골세포의 증식이나 분화작용을 유도할 수 있을 뿐만 아니라 조골세포의 성장을 농도 의존적으로 증가시키므로 골다공증, 치조골 파손과 같은 경조직 질환 또는 치주 질환과 같은 골 대사 질환의 예방 및 치료제로 유용하다.

- 공개번호 : 10-2002-0086109, 출원인 : 김성진

폐 기능을 돕고, 당뇨, 협심통

둥굴레

Polygonatum odoratum var. pluriflorum (Miq.) Ohwi

한약의 기원

이 약은 둥굴레, 기타 동속 근연 식물의 뿌리줄기이다.

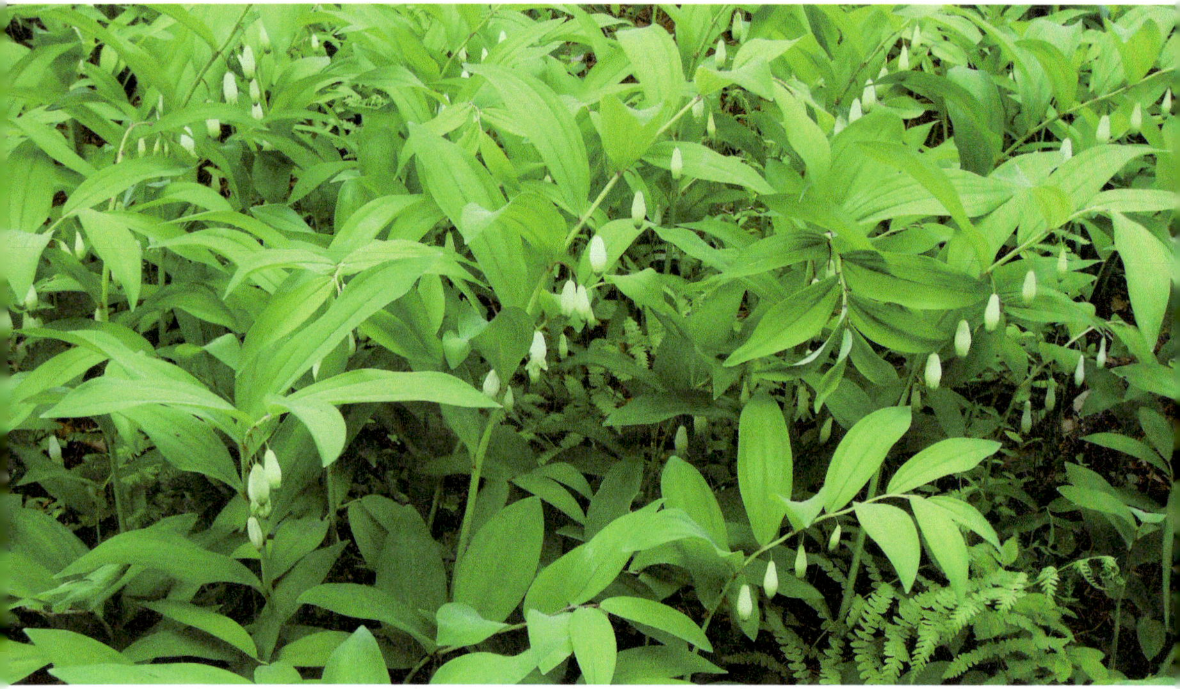

- **생약명** : 옥죽(玉竹), 위유(萎蕤)
- **이명** : 맥도둥굴레, 애기둥굴레, 좀둥굴레, 여위(女萎)
- **사용부위** : 뿌리줄기
- **꽃 피는 시기** : 6~7월
- **과명** : 백합과(Liliaceae)

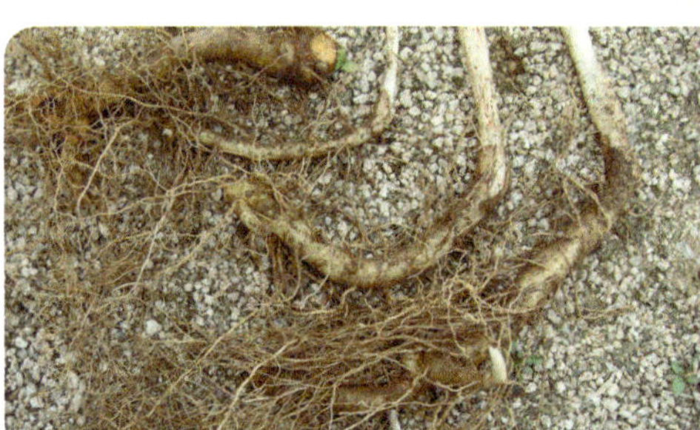

뿌리(채취품)

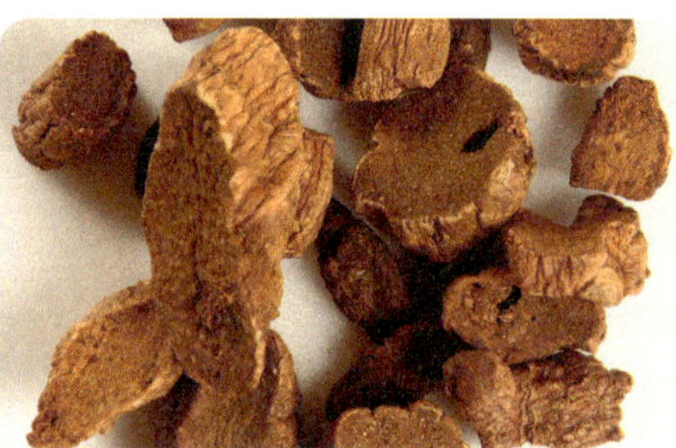

뿌리(약재)

생태적 특성 둥굴레는 여러해살이풀로, 전국 각지의 산지에서 자생하거나 농가에서 많이 재배하는 식물 중의 하나로 특히 충청도, 전라도, 경상도 지역에서 많이 생산된다. 키는 30~60cm로 자라며, 굵은 육질의 뿌리줄기는 옆으로 뻗고, 줄기에는 6개의 능각이 있으며 끝은 비스듬히 처진다. 잎은 서로 어긋나고 길이는 5~ 10cm로 한쪽으로 치우쳐 퍼지며 잎자루가 없다. 꽃은 밑부분은 흰색, 윗부분

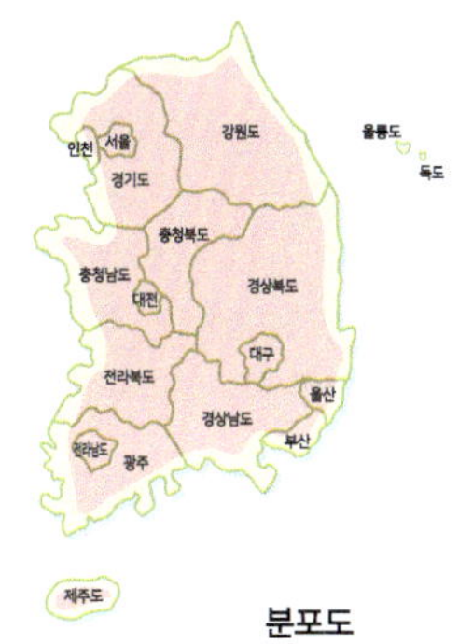

분포도

각 부위별 생김새

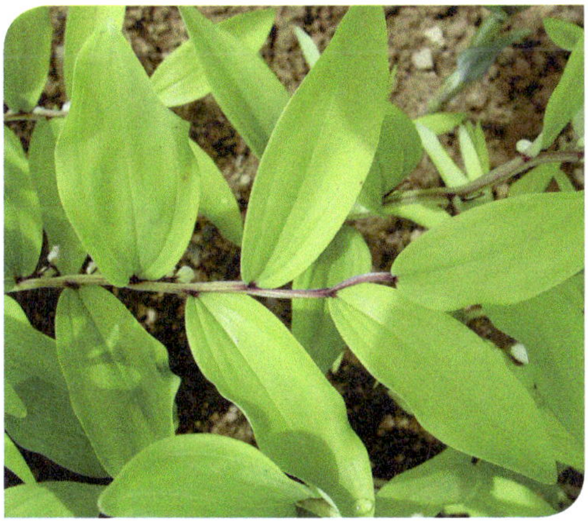

잎 생김새

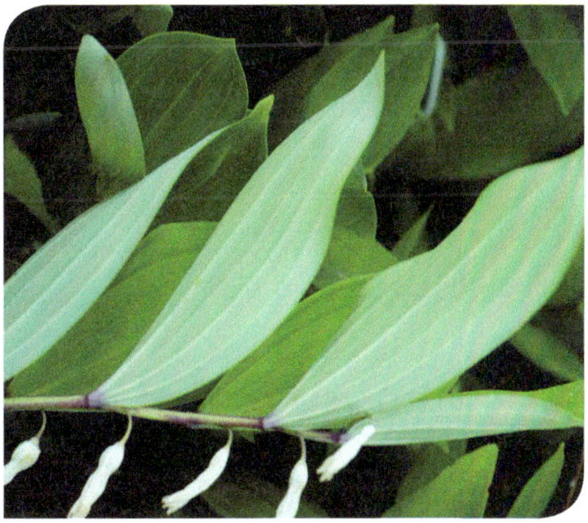

잎 뒷면

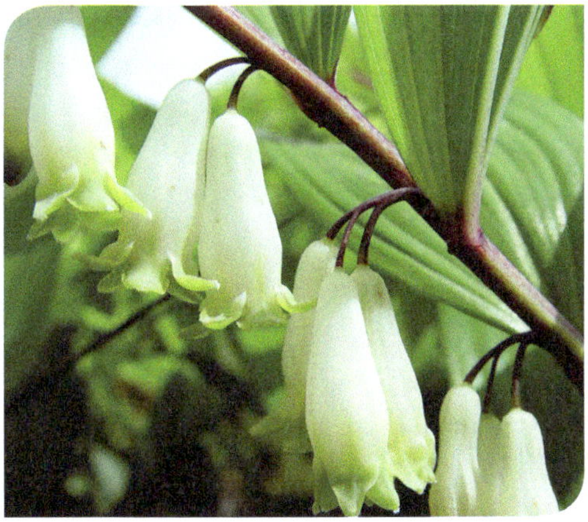

꽃

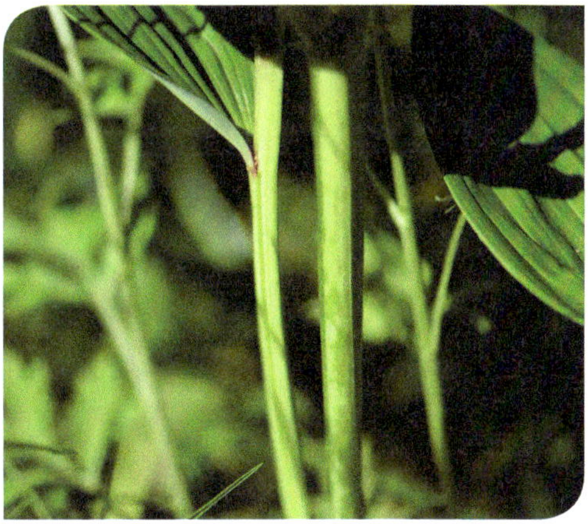

줄기

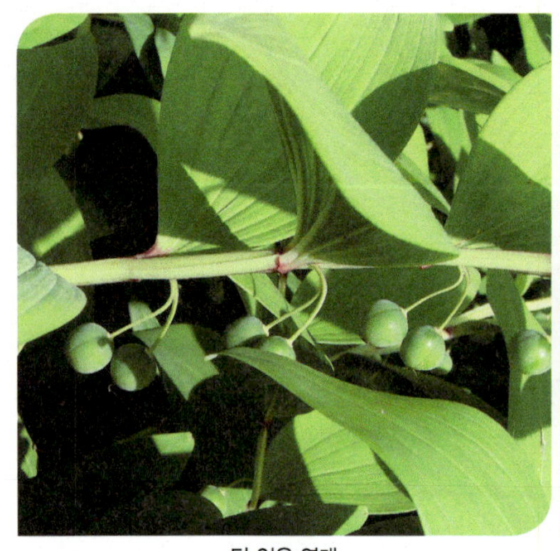
덜 익은 열매

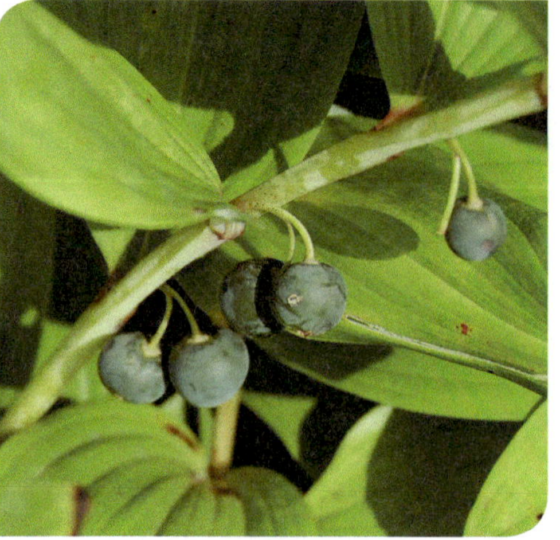
완숙 열매

은 녹색으로 6~7월에 줄기의 중간부분부터 1~2송이씩 잎겨드랑이에서 통 모양으로 핀다.

꽃의 길이는 1.5~2cm로 2개의 작은 꽃자루가 밑부분에서 서로 합쳐져 꽃대가 된다. 열매는 검은색으로 9~10월에 둥근 모양으로 달린다.

채취 시기 지상부의 잎과 줄기가 다 말라 죽는 가을부터 이른 봄 싹이 나기 전까지 뿌리줄기를 채취하여 줄기와 수염뿌리를 제거한 후 수증기로 쪄서 말린다.

약초의 성분 콘발라마린(convallamarin), 콘발라린(convllarin), 켈리도닉산(chelidonic acid), 아제도닉-2-카보닉산(azedidine-2-carbonic acid), 캠페롤-글루코사이드(kaempferol-glucoside), 쿼시티오-글리코사이드(quercitio-glycoside) 등이 함유되어 있다.

약초의 성미 성질이 평범하고, 맛은 달다.

약초의 작용부위 폐(肺), 신(腎), 위(胃) 경락에 작용한다.

약초의 효능과 치료 몸안의 진액과 양기를 길러주는 자양, 폐가 건조하지 않도록 윤활하게 해주는 윤폐(潤肺), 갈증을 멈추어주는 지갈, 진액을 생성해주는 생진(生

津) 등의 효능이 있어 허약체질 개선, 폐결핵, 마른기침, 가슴이 답답하고 갈증이 나는 번갈(煩渴), 당뇨병, 심장쇠약, 협심통, 소변이 자주 마려운 소변빈삭(小便頻數) 증상 등을 치유하는 데 응용한다.

약초 처방 및 약용법과 용량 말린 뿌리 10~15g을 물 700mL에 넣어 끓기 시작하면 약하게 줄여 200~300mL가 될 때까지 달여 하루에 2회 나눠 마신다.

사용 시 주의사항 습사(濕邪)가 쌓여 기혈의 운행을 막는 담습(痰濕)이나 기가 울체된 경우에는 사용을 피하고, 비허(脾虛)로 인해 진흙 같은 대변을 누는 사람은 신중하게 사용하여야 한다.

그리고 민간에서는 흔히 둥굴레를 황정(黃精)과 혼동하는 경향이 있으나 황정은 층층갈고리둥굴레, 진황정 등의 뿌리줄기로 보중익기(補中益氣: 소화기능을 담당하는 중초의 기운을 돕고 기를 더함)의 기능과 강근골(强筋骨: 근육과 뼈를 튼튼하게 하는 기능)의 효능이 강한 보기(補氣: 허약한 원기를 돕는 기능) 약재인 반면 둥굴레(옥죽)는 보음(補陰: 몸의 원기를 보하는 기능) 약재로 자양(滋養: 몸의 영양을 좋게 함) 윤폐(潤肺)의 특징이 있으므로 구분해서 사용하는 것이 좋다.

특허로 입증된 기능성 물질

둥굴레 추출물과 그를 함유한 혈장 지질 및 혈당강하용 조성물

본 발명은 둥굴레 추출물과 그를 함유한 혈장 지질 및 혈당강하용 조성물에 관한 것으로, 둥굴레 추출물은 동물체 내의 혈장 지질 및 혈당강하 효과 등의 좋은 생리활성도를 유의적으로 나타내고, 부작용이나 급성 독성 등의 면에서 안전하여 심혈관계 질환인 고지혈증 및 당뇨병의 예방, 치료를 위한 약학적 조성물 또는 기능성 식품 등의 유효성분으로 이용할 수 있는 매우 뛰어난 효과가 있다.

– 공개번호 : 10-2002-0030687, 출원인 : 신동수

비슷한 약초

둥굴레 | 층층둥굴레

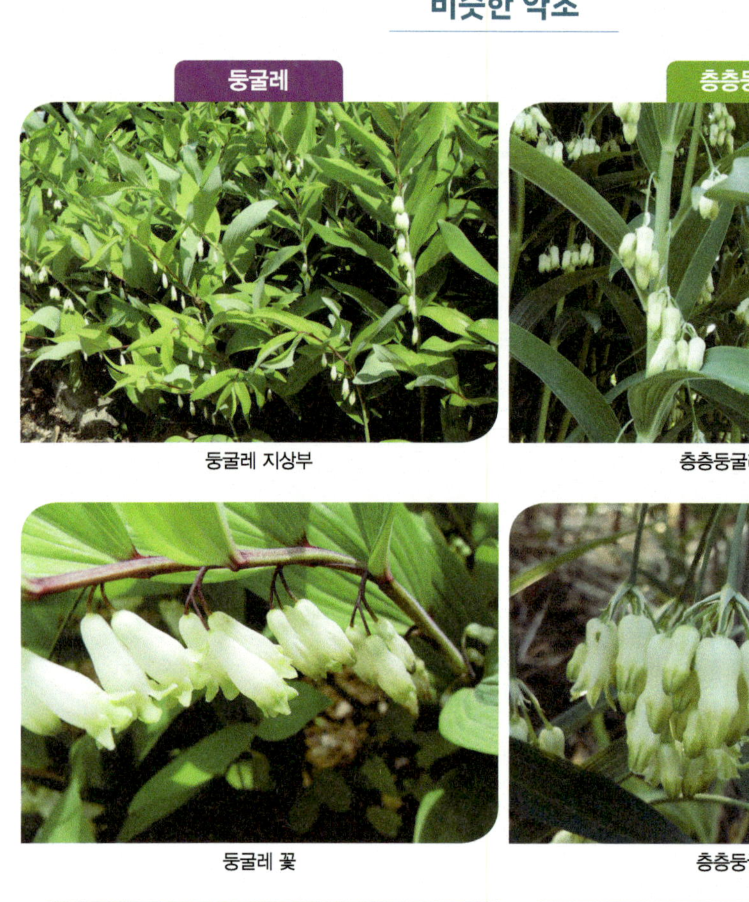

둥굴레 지상부

층층둥굴레 지상부

둥굴레 꽃

층층둥굴레 꽃

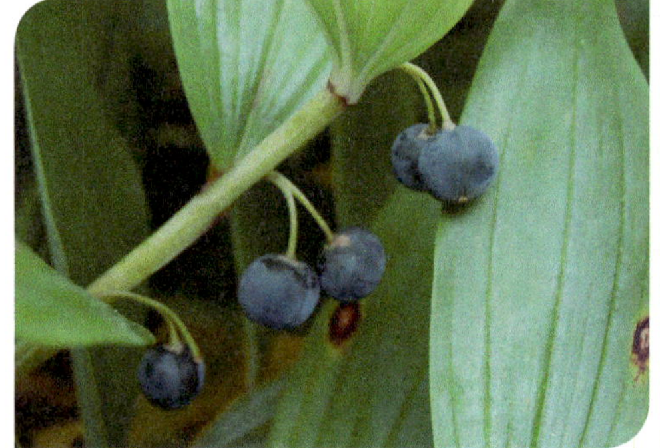

둥굴레 열매

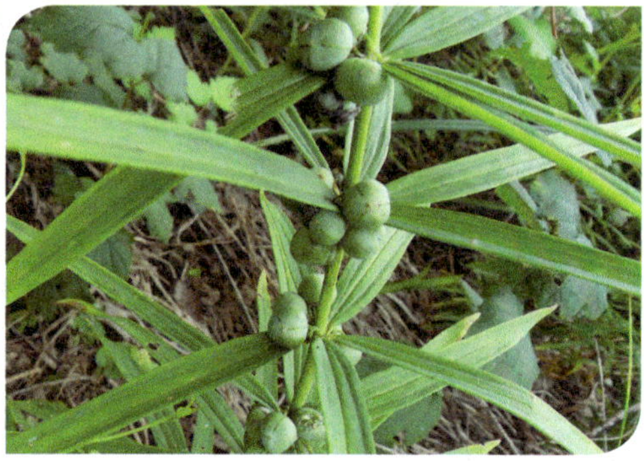

층층둥굴레 열매

•둥굴레와 층층둥굴레의 차이점

둥굴레 꽃은 일렬로 꽃이 피고, 층층둥굴레 꽃은 원형으로 피며, 꽃자루가 있는 것이 특징이다.

둥굴레 꽃차

채취 방법

4월 초에 둥굴레 꽃을 채취하는데 꽃이 녹색이기 때문에 필 때 눈에 쉽게 띄지 않으므로 2~3일에 한 번씩은 꽃이 피었는지 살펴봐야 한다. 둥굴레 꽃을 아침에 한 송이씩 떼어서 증기나 바람이 잘 통하는 그늘에서 말려 사용한다. 꽃잎이 두꺼워 말리는데 10일 이상 걸린다.

꽃차 만들기

말린 둥굴레 꽃 10송이 정도를 찻잔에 넣고 뜨거운 물을 부어 우려내어 차로 마신다. 둥굴레 꽃을 얼음으로 만들어 차게 만들어 먹기도 한다. 남은 둥굴레 차 건더기는 말려 두었다가 다시 차로 만들어 마셔도 된다. 둥굴레 뿌리를 갈아 찹쌀가루와 섞어 전을 부치고 그 위에 둥굴레 꽃잎을 올려 먹기도 하는데 모양과 맛이 아주 좋다.

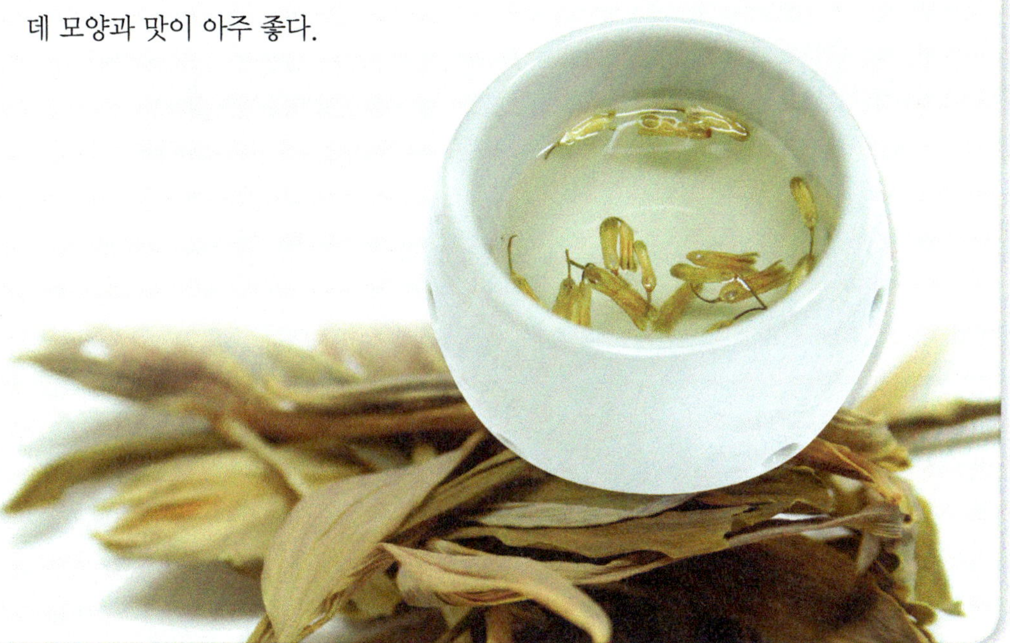

둥굴레 약차

채취 방법

가을에 둥굴레 잎과 줄기가 다 고사한 후부터 이른 봄 싹이 나기 전까지 뿌리줄기를 채취하여 둥굴레의 줄기와 수염뿌리를 제거한 후 깨끗이 씻어 수증기로 쪄서 말려 사용한다.

약차 만들기

말린 둥굴레 뿌리 12~18g을 사용하며, 보통 말린 약재 10~15g을 물 2L에 넣어 끓기 시작하면 약한 불로 줄여 2시간 정도 더 끓여 차로 마신다. 꿀 또는 설탕을 가미하여 마셔도 되지만 당뇨병이 있다면 고려하여 결정하는 게 좋다.

약차 더하기

민간에서 둥굴레차를 만들어 마실 때 둥굴레 뿌리를 볶거나 팽화(튀겨서)하여 사용하는데 그런 과정을 거치면 차도 잘 우러나오고 향도 더 좋다고 한다.

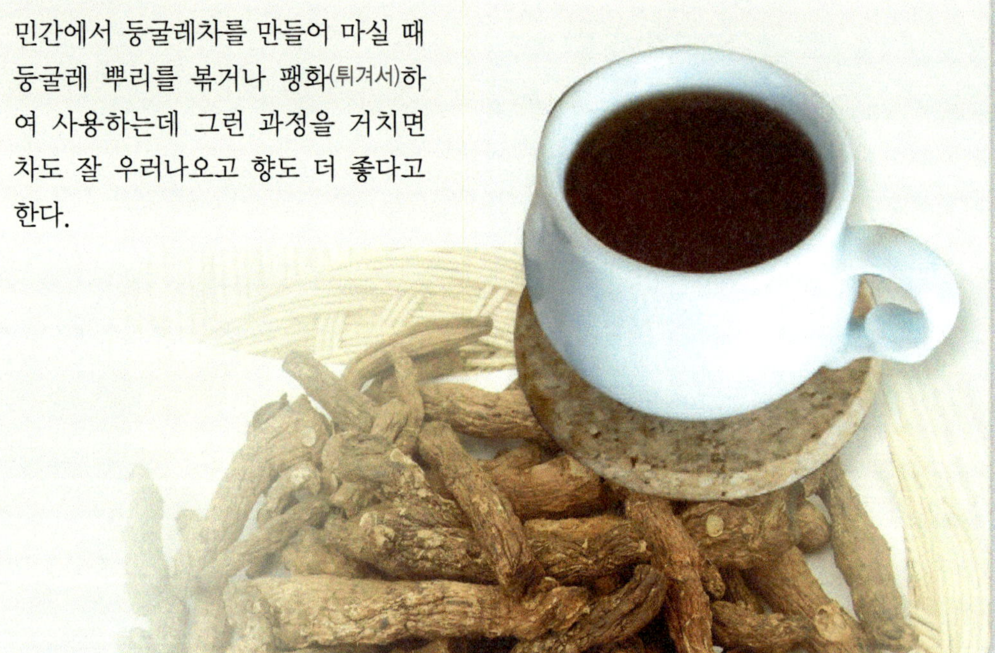

결핵성 림프샘염, 골수염, 소변불리, 대장염

등대풀

Euphorbia helioscopia L.

한약의 기원

이 약은 등대풀의 전초이다.

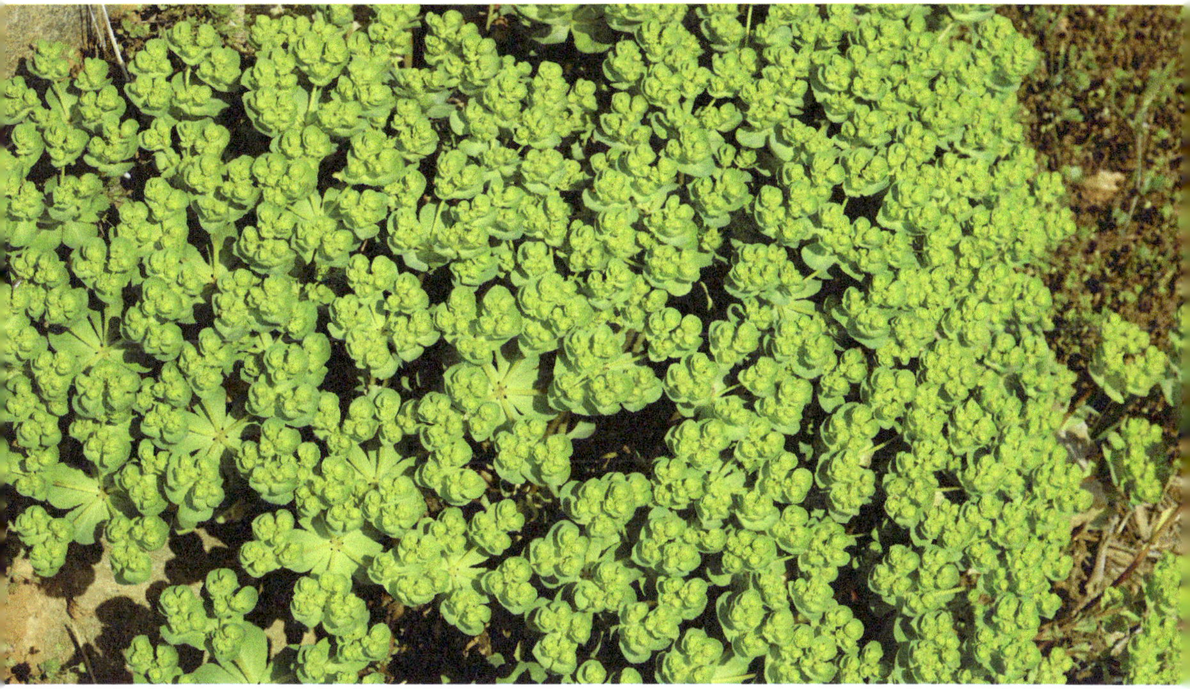

- **생약명** : 택칠(澤漆)
- **이명** : 등대대극. 등대초, 유초(乳草), 양산초(凉傘草), 오풍초(五風草)
- **사용부위** : 전초
- **꽃 피는 시기** : 5월
- **과명** : 대극과(Euphorbiaceae)

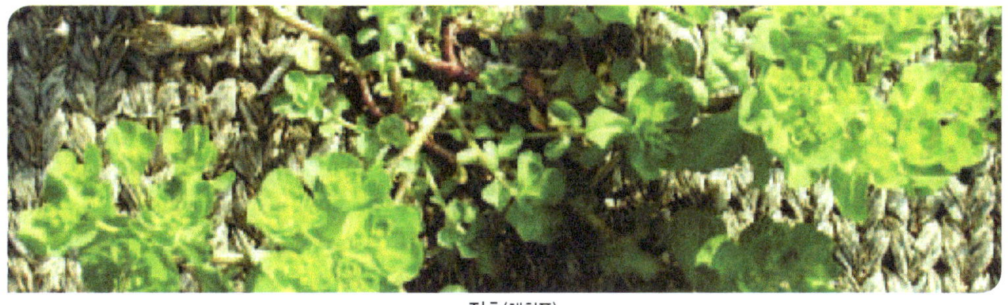

전초(채취품)

생태적 특성 등대풀은 두해살이풀로, 경기도 이남에서 분포하며 특히 제주도에서 많이 자생하고 있다. 유사종으로 두메대극, 암대극, 흰대극 등이 있다. 키는 30cm 정도로 곧게 자라며, 줄기 전체에 유즙(乳汁)이 들어 있다. 대부분 아랫부분은 적자색이며 가지를 많이 치기도 하고, 잎은 어긋나고 거꿀달걀 모양 또는 주걱 모양으로 끝이 둥글다. 가지가 갈라진 끝부분에서는 5장의 잎이 돌려난다. 꽃은 황록

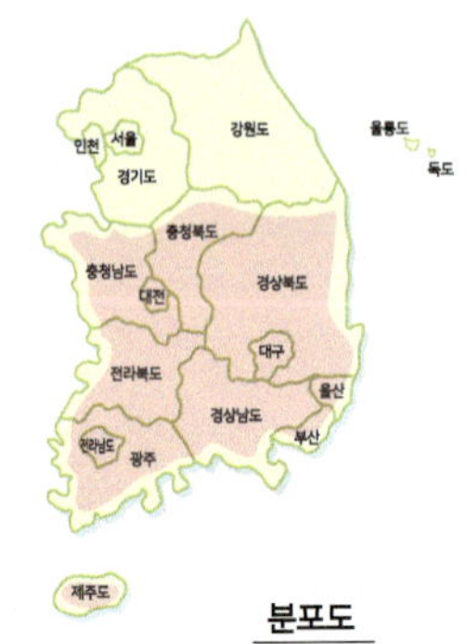

분포도

각 부위별 생김새

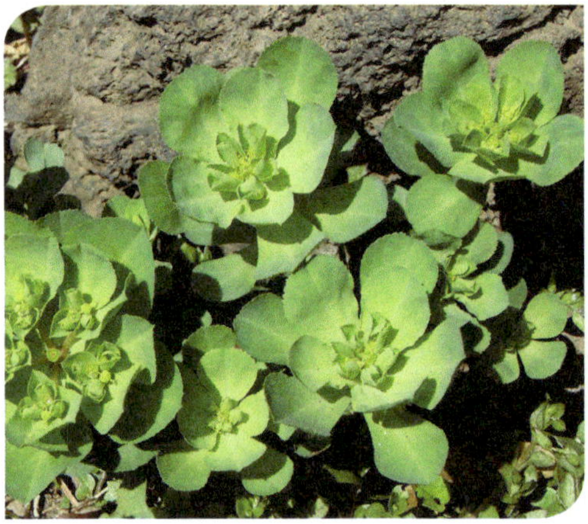

잎 생김새

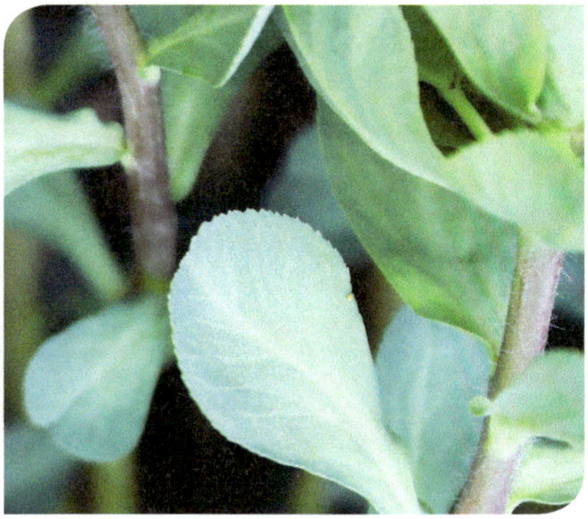

잎 뒷면

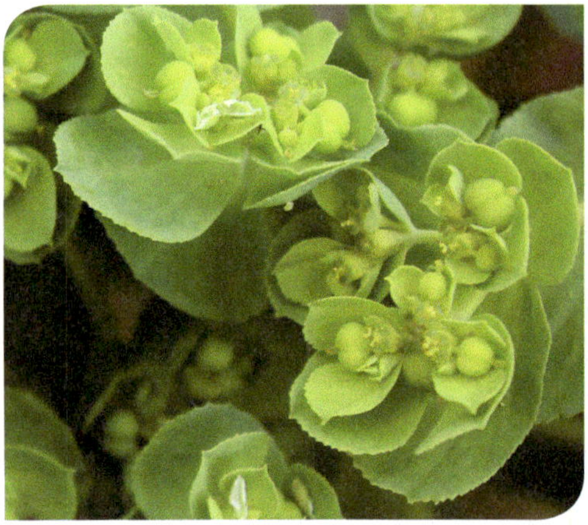

꽃

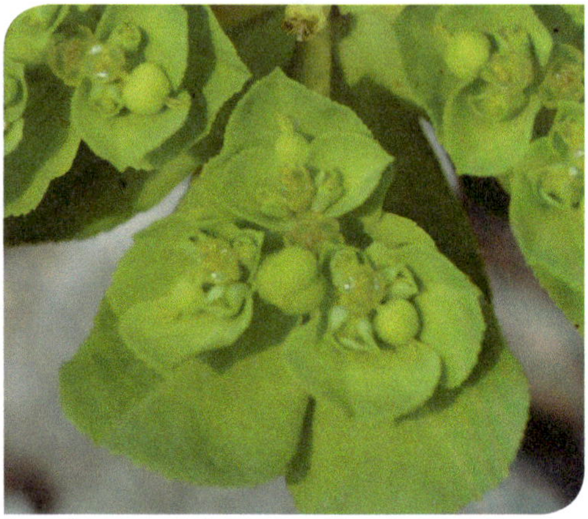

열매

색으로 5월에 술잔 모양의 취산꽃차례로 꼭대기에서 핀다. 열매는 6월에 달린다.

채취 시기 꽃이 피는 5월경에 전초를 채취하여 햇볕에 말린다.

약초의 성분 파신(phasin), 티치말린(tithymalin), 헬리스코피올(heliscopiol), 부티릭산(butyric acid), 유포르빈(euphorbine), 파신(phasine), 사포닌이 함유되어 있다.

약초의 성미 성질이 시원하고, 맛은 쓰고 매우며, 독성이 있다.

약초의 작용부위 비(脾), 폐(肺), 신(腎), 대장(大腸) 경락에 작용한다.

약초의 효능과 치료 소변을 잘 나가게 하는 이수, 가래를 제거하는 거담, 독을 풀어주는 해독, 종기를 삭히는 소종 등의 효능이 있어 수종, 소변불리, 해수, 결핵성 림프샘염, 골수염, 이질, 대장염, 개선(疥癬: 옴) 등을 치유하는 데 사용한다. 소변이 잘 나오게 하는 효과로는 대극과 비슷하고, 등대풀(택칠)은 소변을 잘 나오게 하면서 남성의 음기도 돕는 효능이 있다.

약초 처방 및 약용법과 용량 말린 전초 10g을 물 700mL에 넣어 끓기 시작하면 약하게 줄여 200~300mL가 될 때까지 달여 하루에 2회 나눠 마신다. 가루나 환으로 만들어 복용하기도 하고, 외용할 경우에는 물에 달여 환부를 닦아내거나, 가루로 만든 약재를 우린 물에 개어 환부에 붙이기도 한다.

사용 시 주의사항 독성이 있고 축수(逐水: 수분을 빼내는 효능)작용이 있으므로 기혈이 허약한 사람이나 비위가 허한 사람, 임산부는 사용을 금하고, 마와 함께 사용해서는 안 된다.

딱총나무

Sambucus williamsii Hance

한약의 기원

이 약은 딱총나무, 동속 근연식물의 줄기, 가지이다.

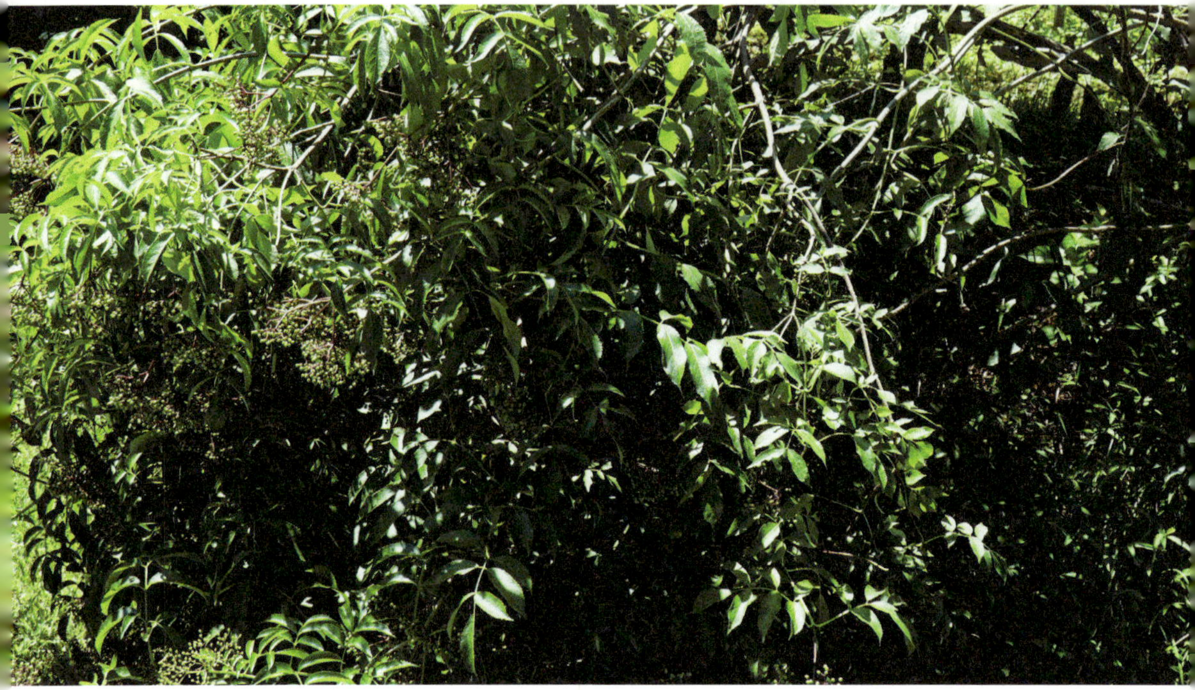

- **생약명** : 접골목(接骨木)
- **이명** : 접골초(接骨草), 당딱총나무, 청딱총나무, 고려접골목, 당접골목
- **사용부위** : 뿌리, 뿌리껍질, 줄기, 가지, 잎, 꽃
- **꽃 피는 시기** : 4~5월
- **과명** : 인동과(Caprifoliaceae)

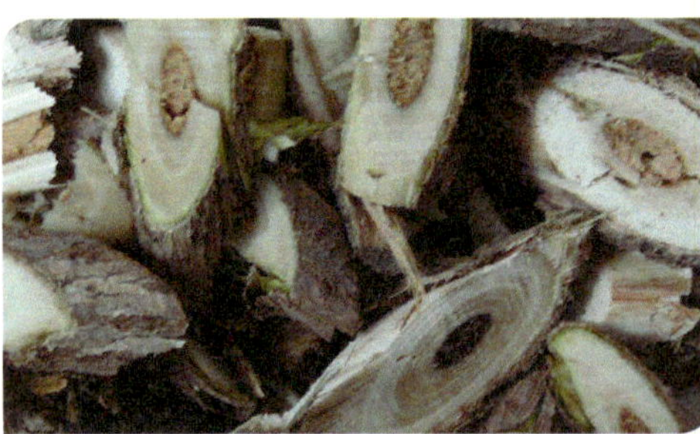

줄기(약재)

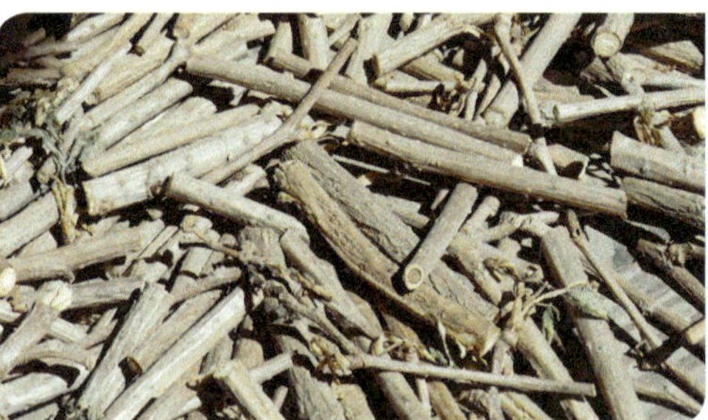

줄기(약재전형)

생태적 특성 딱총나무는 전국의 산골짜기 산기슭의 습기 많은 곳에서 분포하는 낙엽활엽관목으로, 높이는 3~4m이다. 가지는 많이 갈라져 나오며 회갈색 내지 암갈색이고 털은 없다. 잎은 2~3쌍의 잔잎으로 홀수깃꼴겹잎에 서로 마주나고 길쭉한 달걀 모양, 타원형 혹은 달걀 모양 바소꼴이며 잎끝은 날카롭고 밑부분은 좌우가 같지 않은 넓은 쐐기 모양이며 가장자리에는 톱니가 있고 양면에는 모두 털

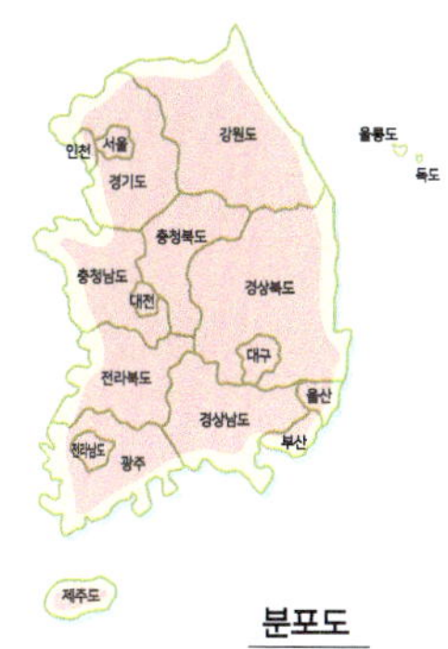

분포도

각 부위별 생김새

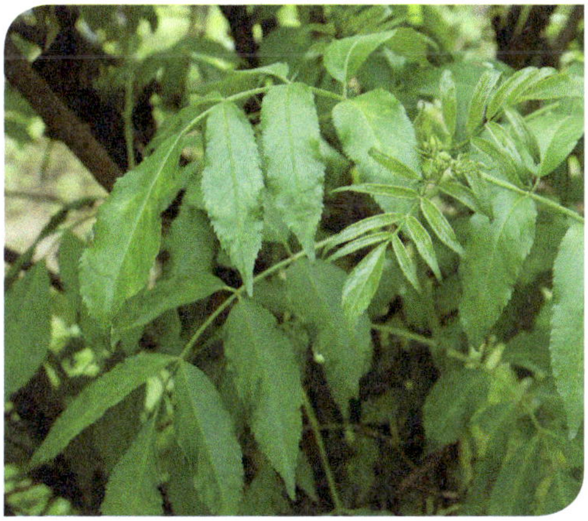

잎 생김새

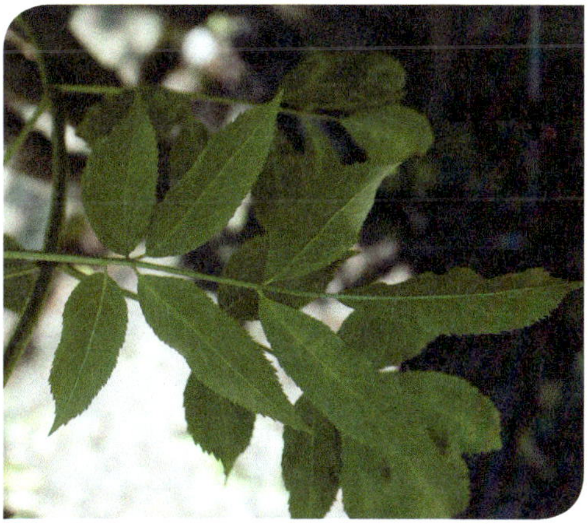

잎 뒷면

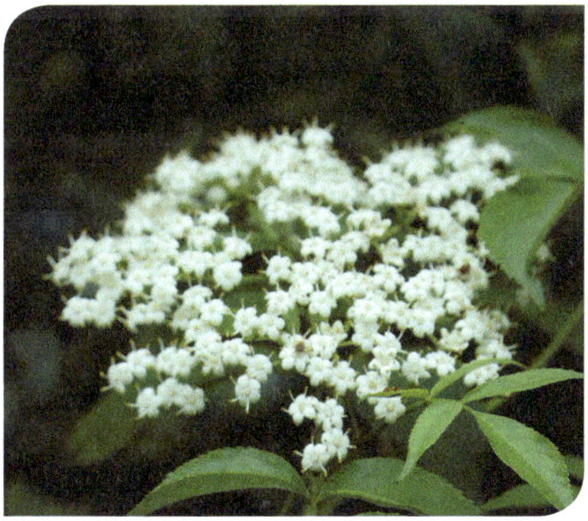

꽃

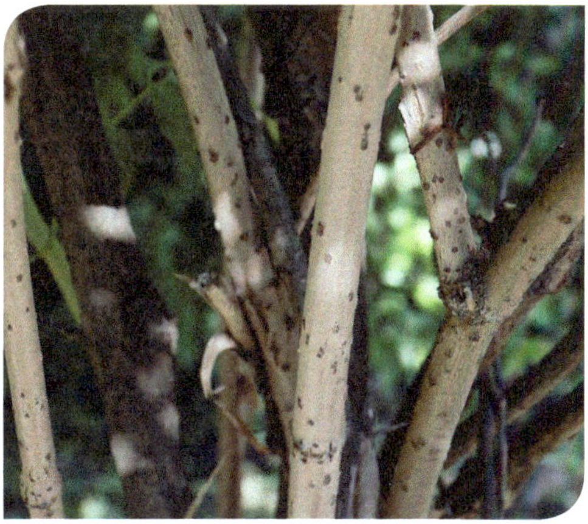

수피

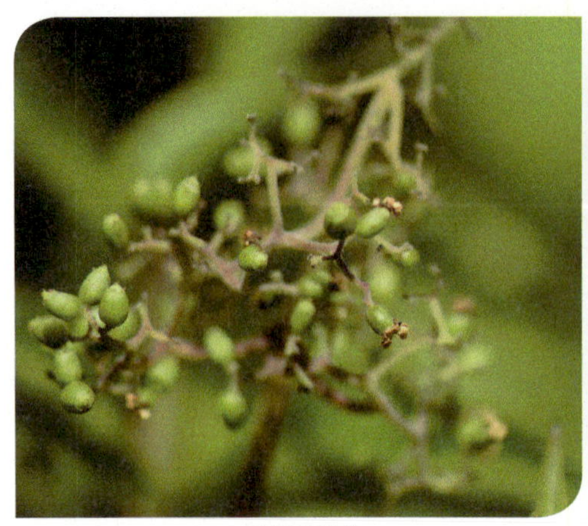
덜 익은 열매

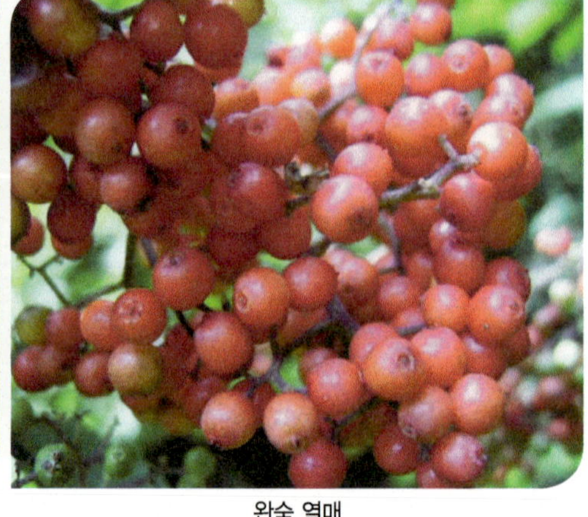
완숙 열매

이 없다. 꽃은 흰색 또는 담황색으로 4~5월에 피고, 꽃받침은 종 모양에 쐐기 모양의 찢어진 조각이 5개 있다. 열매는 둥근 핵과의 씨열매로 둥글고 7~8월에 붉은색으로 달린다.

채취 시기 줄기와 가지는 연중 수시, 뿌리와 뿌리껍질은 9~10월, 잎은 4~10월, 꽃은 4~5월에 채취한다.

약초의 성분 알파-아미린(α-amyrin), 알부틴(arbutin), 올레인산(oleic acid), 우르솔릭산(ursolic acid), 베타-시토스테롤(β-sitosterol), 캠페롤(kaempferol), 퀴세틴(quercetin), 타닌(tannin) 등이 함유되어 있다.

약초의 성미 뿌리, 뿌리껍질은 성질이 평범하고, 맛은 달며, 독성은 없다. 줄기, 가지는 성질이 평범하고, 맛은 달고 쓰며, 독성은 없다. 잎은 성질이 차고, 맛은 쓰다. 꽃은 성질이 평범하고, 맛은 달다.

약초의 작용부위 간(肝), 심(心), 비(脾) 경락에 작용한다.

약초의 효능과 치료 뿌리 또는 뿌리껍질은 생약명을 접골목근(接骨木根)이라 하여 류머티즘에 의한 동통, 황달, 타박상, 화상 등을 치료한다. 줄기와 가지는 생약명을

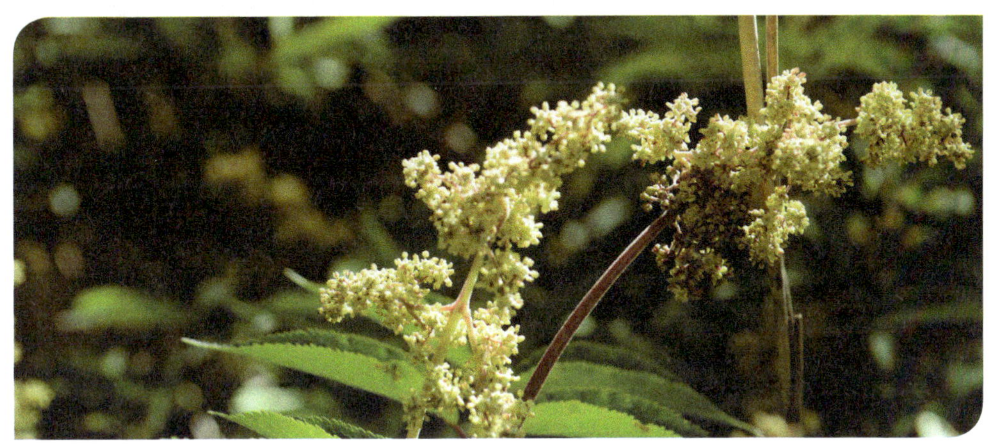

꽃봉우리

접골목(接骨木)이라 하여 거풍, 진통, 활혈, 어혈, 타박상, 골절, 류머티즘에 의한 마비, 요통, 수종, 창상출혈, 심마진(蕁痲疹: 두드러기), 근골동통 등을 치료한다. 잎은 생약명을 접골목엽(接骨木葉)이라 하여 진통, 어혈, 활혈, 타박, 골절, 류머티즘에 의한 통증, 근골동통을 치료한다. 꽃은 생약명을 접골목화(接骨木花)라 하여 이뇨, 발한의 효능이 있다.

약초 처방 및 약용법과 용량 말린 뿌리 또는 뿌리껍질 100~150g을 물 900mL에 넣어 반이 될 때까지 달여 하루에 2~3회 나눠 마신다. 외용할 경우에는 짓찧거나 가루와 섞어 환부에 바른다. 말린 줄기와 가지 30~50g을 물 900mL에 넣어 반이 될 때까지 달여 하루에 2~3회 나눠 마신다. 말린 잎 50~ 100g을 물 900mL에 넣어 반이 될 때까지 달여 하루에 2~3회 나눠 마신다. 외용할 경우에는 짓찧어서 환부에 붙이거나 달인 액으로 환부를 씻은 뒤 바른다. 말린 꽃 15~30g을 물 900mL에 넣어 반이 될 때까지 달여 하루에 2~3회 나눠 마신다.

사용 시 주의사항 임산부는 복용을 금한다.

자양강장, 지사, 소갈, 강정, 요통

마(참마)

Dioscorea polystachya Turcz.

한약의 기원

이 약은 마, 참마의 주피를 제거한 뿌리줄기로, 그대로 또는 쪄서 말린 것이다.

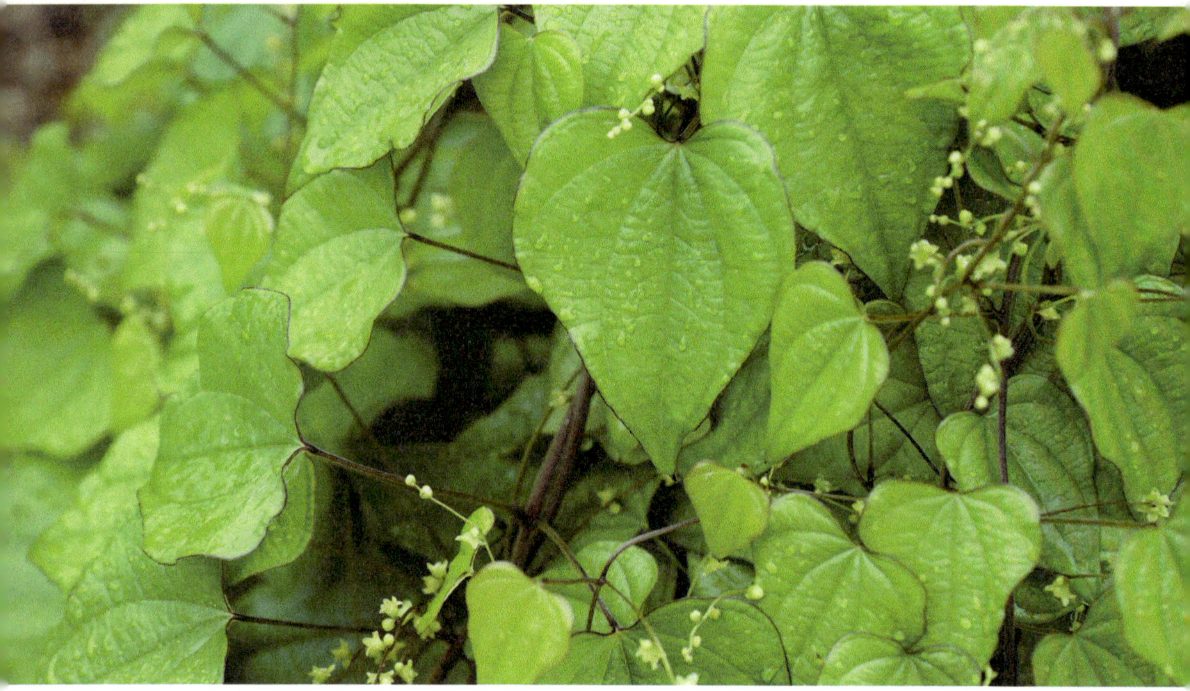

- **생약명** : 산약(山藥)
- **이명** : 서여(薯蕷), 산우(山芋), 산여(山蕷), 옥연(玉延), 서약(薯藥)
- **사용부위** : 덩이뿌리 또는 겉껍질을 벗겨낸 덩이뿌리
- **꽃 피는 시기** : 7~8월
- **과명** : 콩과(Leguminosae)

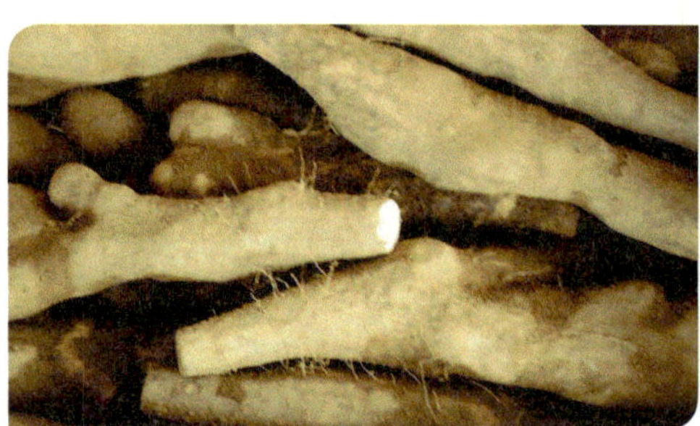

뿌리(채취품)

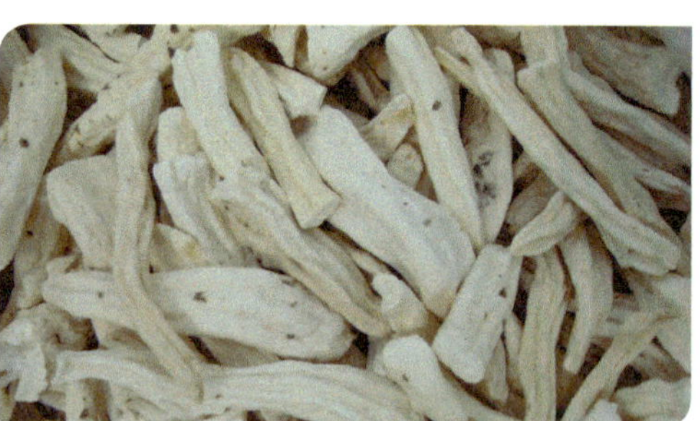

뿌리(약재)

생태적 특성 마(참마)는 중국이 원산지로, 우리나라와 일본, 대만 등지에 분포하며 우리나라에서는 전국에서 재배도 많이 하고 있다. 이 약재의 기원에 대하여 『대한약전』에서는 '마과의 덩굴성 여러해살이풀인 마(*Dioscorea batatas* Decne.) 또는 참마(*Dioscorea japonica* Thunb.)의 주피를 제거한 뿌리줄기로서 그대로 또는 쪄서 말린 것'이라고 기재하고 있다. 산속에서 자라는 마는 덩굴줄기 끝

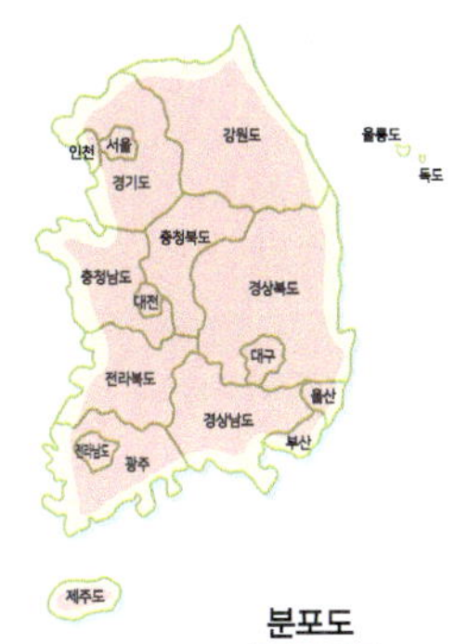

분포도

각 부위별 생김새

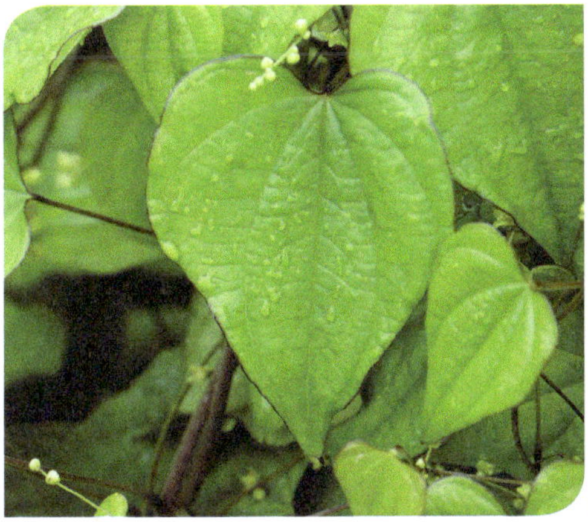

잎 생김새

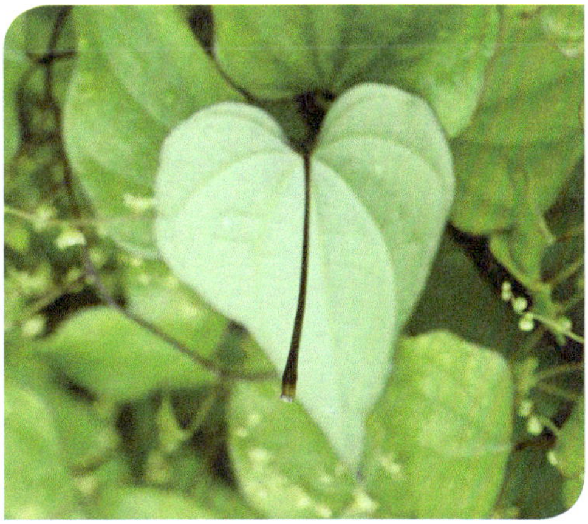

잎 뒷면

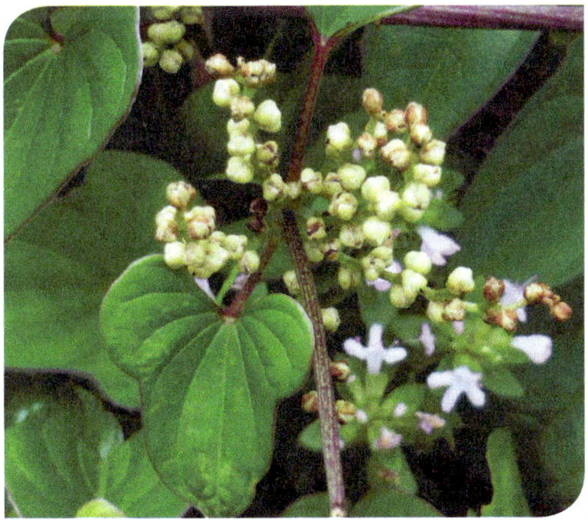

꽃

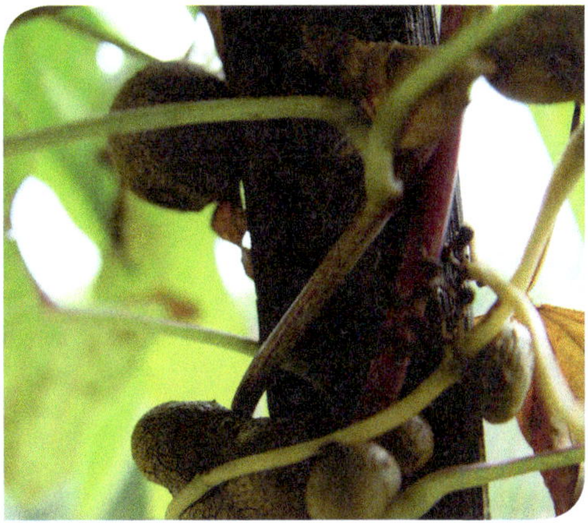

줄기

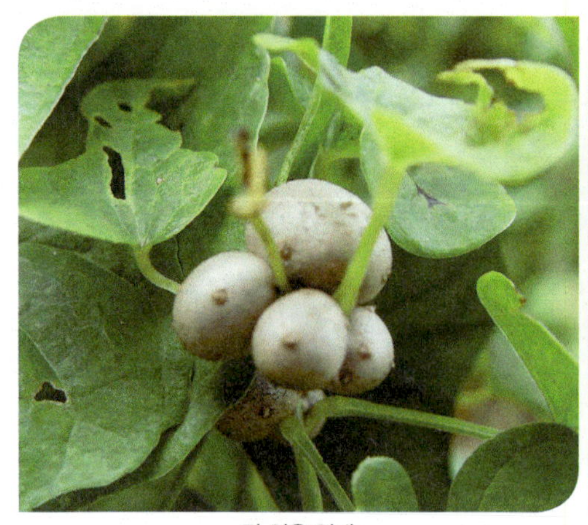
덜 익은 열매

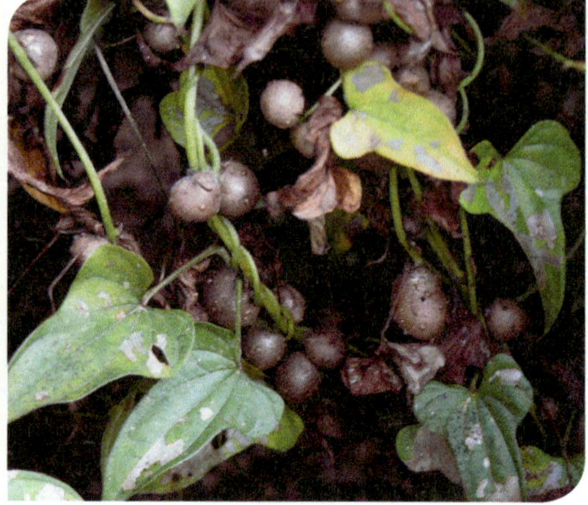
완숙 열매

부분에 새로운 마가형성되어 지난해의 묵은 마에서 양분을 받아 아주 빠르게 자란다. 암수딴그루로, 잎은 긴 달걀 모양이거나 달걀 모양의 바소꼴이고 끝이 뾰족하며 아래쪽은 화살촉 모양이고 잎자루가 있다. 7~8월경 잎겨드랑이에서 1~2g의 주아가 자라 9월에 덩굴에서 떨어져 번식한다.

채취 시기 가을에 잎이 떨어진 다음(남부 지방은 이듬해 이른 봄까지)에 뿌리를 수확하는데 채취할 때 상처가 생기지 않도록 주의해야 한다.

약초의 성분 마에는 전분 외에 점액질의 뮤신(mucin), 알란토인(allantoin), 용혈(적혈구의 세포막이 파괴되어 그 안의 헤모글로빈이 혈구 밖으로 나오는 현상)작용이 매우 적은 사포닌(saponin), 아르기닌(arginine) 등이 함유되어 있다.

약초의 성미 성질이 평범하고, 맛은 달다.

약초의 작용부위 비(脾), 폐(肺), 신(腎) 경락에 작용한다.

약초의 효능과 치료 자양강장, 가래 제거, 지사, 소갈, 강정, 요통, 건위, 빈뇨, 당뇨, 유종, 대하, 신장질환, 폐허증을 개선하는 데 탁월한 효과가 있다.
신라시대 향가인 〈서동요〉에도 등장할 정도로 우리 민족의 식생활 속에 깊숙이 자리 잡고 있는 마는 어지러움과 두통, 진정, 체력 보강, 담 제거 등 한방에서 알려진 효능만 해도 10여 가지에 달할 정도로 산약(山藥)이라는 생약명에 걸맞게 예로부터 약용으로 널리 이용되어 왔다.

마는 자양강장에 특별한 효험이 있고 소화불량이나 위장장애, 당뇨병, 기침, 폐질환 등의 치료에도 효과가 두드러진다. 특히 신장 기능을 튼튼하게 하는 작용이 강해 원기가 쇠약한 사람이 오래 복용하면 좋다고 한다. 마는 구워서도 먹지만 생으로 가늘게 썰거나 갈아서 복용하기도 하고 찐 뒤에 말려 가루로 만들어 먹기도 한다.

마에 함유된 효소는 열에 약하므로 생즙으로 먹는 것이 좋다고 하며 마만 갈아 먹는 것보다 사과나 당근 등을 함께 넣어 갈아 먹으면 향이 좋아 먹기도 좋고 영양도 만점이다. 또한 마는 혈관에 콜레스테롤이 쌓이는 것을 예방하는 좋은 식품으로 옛날부터 '마장국(메주에 마즙을 넣어 만든 것)을 먹으면 중풍에 걸리지 않는다'라는 말이 있을 정도이다. 이는 마에 함유된 사포닌이 콜레스테롤 함량을 낮춰 혈압을 내리게 하기 때문으로 보인다. 영양적 측면에서 마에는 녹말과 당분이 많이 함유되어 있는데 비타민 B, B_2, C, 사포닌 성분도 함유되어 있다.

특히 마의 점액질에는 소화효소와 단백질의 흡수를 돕는 '뮤신(mucin)'이라는 성분이 들어 있는데 뮤신은 사람의 위 점막에서도 분비되며 이것이 결핍되면 위궤양을 일으키는 원인이 된다고 한다. 따라서 마를 섭취함으로써 위궤양 예방과 치료 및 소화력 증진에도 도움이 된다. 뿐만 아니라 뮤신은 장벽을 통과할 때 장벽에 쌓인 노폐물을 흡착하여 배설하는 중요한 역할을 하여 정장작용이 매우 뛰어난 것으로도 알려져 있다.

약초 처방 및 약용법과 용량 한방약에서는 팔미환(八味丸) 등에 마를 섞어 체력이 떨어진 노인에게 처방하였다. 팔미환이란 숙지황 320g, 산약(마) · 산수유 각 160g, 목단피 · 백복령 · 택사 각 120g, 육계 · 부자포 각 40g을 가루로 만든 뒤 꿀을 섞어 환으로 만든 것이다. 또한 가래가 제거되지 않을 때에는 마 뿌리를 찜구이로 부드럽게 만들어 먹거나 설탕이나 꿀을 발라 먹어도 좋다. 생마를 식용하는 것도 좋은데 민간에서는 생마를 10cm 정도 길이로 잘라 석쇠에 굽거나 오븐이나 팬에 적당히 구워 소금에 찍어 꾸준히 먹으면 과로로 인한 식은땀이나 야뇨증 치료에 효과가 있다고 한다.

또한 소주에 넣어 약술로 만들어 마시는 방법도 있다. 예로부터 참마를 갈아서 밥에 올려 먹으면 소화도 잘되고 영양가도 높은 것으로 알려져 있다. 민간에서는 마를 강판에 갈아 종기에 붙이면 잘 낫는다고 한다.

사용 시 주의사항 피부 알러지를 유발시킬 수 있으므로 민감한 사람은 마를 맨손으로 다뤄서는 안 된다.

특허로 입증된 기능성 물질

산약을 포함하는 소화성 궤양 예방용 조성물 및 위산과다 분비 억제용 조성물

본 발명은 산약 분말, 산약 분말의 펠릿(pellet), 산약즙 또는 산약 추출물을 포함하는 소화성 궤양 예방용 조성물 및 위산분비 억제용 조성물에 대한 것이며 추가적으로 그러한 조성물을 포함하는 약제학적 제제 또는 건강기능식품에 대한 것이다. 본 발명에 따른 조성물을 포함하는 약제학적 제제 또는 건강기능식품을 평소에 복용할 경우, 소화성 궤양 발병의 위험성이 현저히 감소될 수 있으며 소화성 궤양이 발병한 경우라도 조기에 회복될 수 있는 효과를 가진다. 또한 본 발명에 따른 조성물은 위산의 과다분비로 인한 속쓰림 등의 증상 완화에도 탁월한 효능을 가진다.

- 공개번호 : 10-2012-0119235, 출원인 : 안동시, 안동대학교 산학협력단

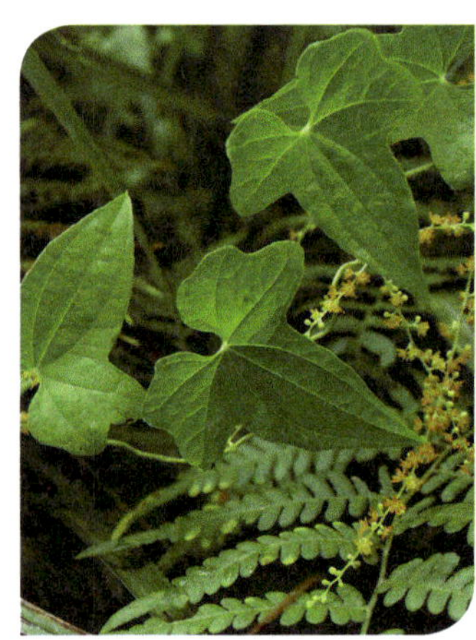
단풍마

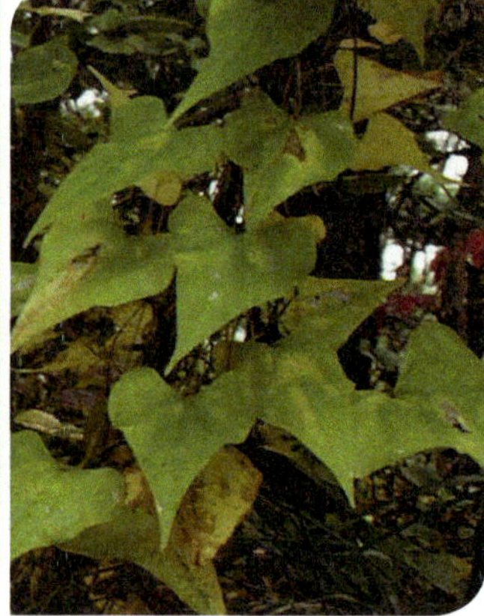
각시마

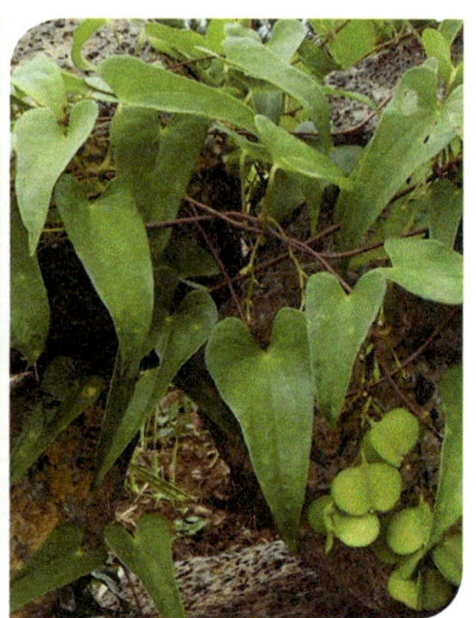
참마

마의 종류

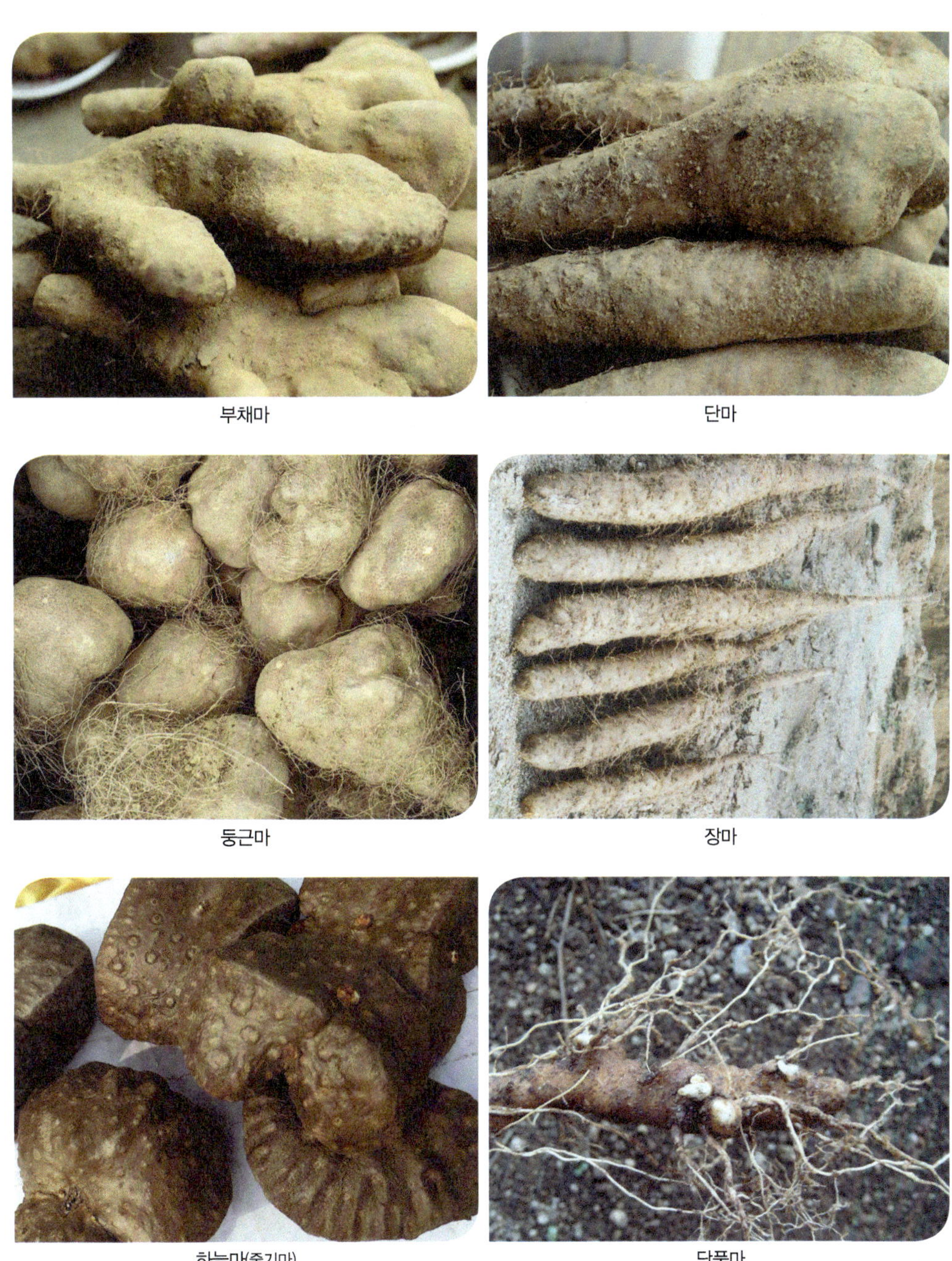

부채마

단마

둥근마

장마

하늘마(줄기마)

단풍마

강장, 진해, 해독

마가목

Sorbus commixta Hedl.

한약의 기원

이 약은 마가목의 나무껍질, 종자이다.

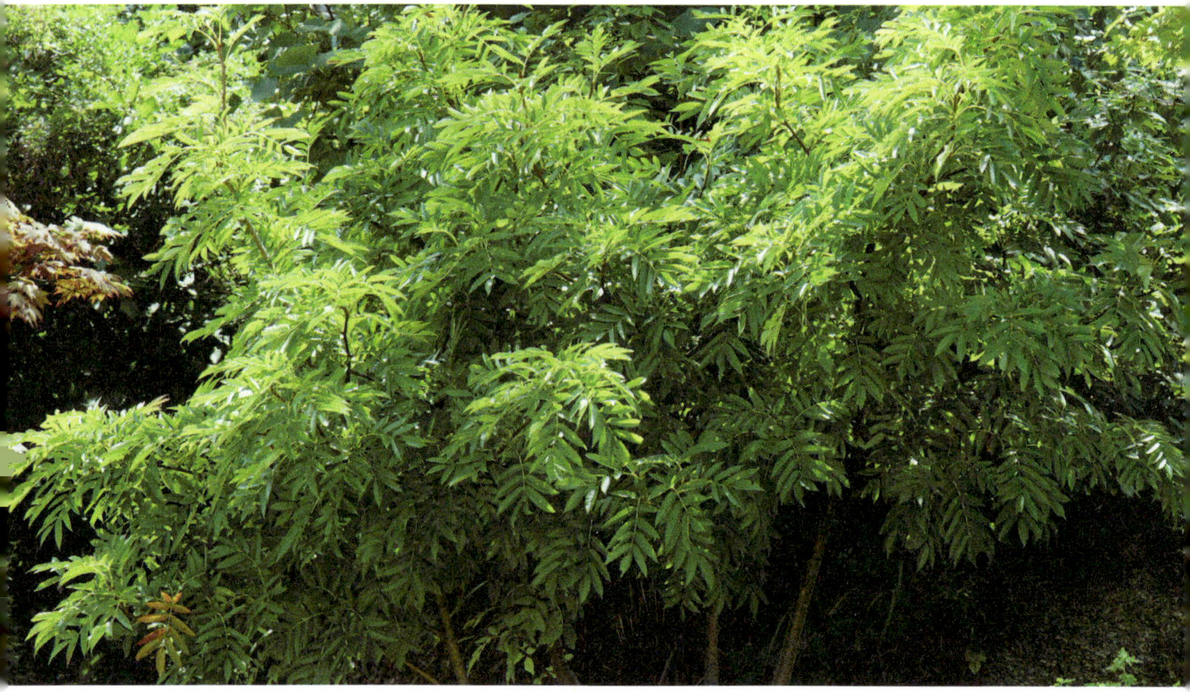

■ **생약명** : 정공피(丁公皮), 마가자(馬家子)

■ **이명** : 은빛마가목, 잡화추(雜花楸), 일본화추(日本花楸)

■ **사용부위** : 나무껍질, 종자

■ **꽃 피는 시기** : 5~6월

■ **과명** : 장미과(Rosaceae)

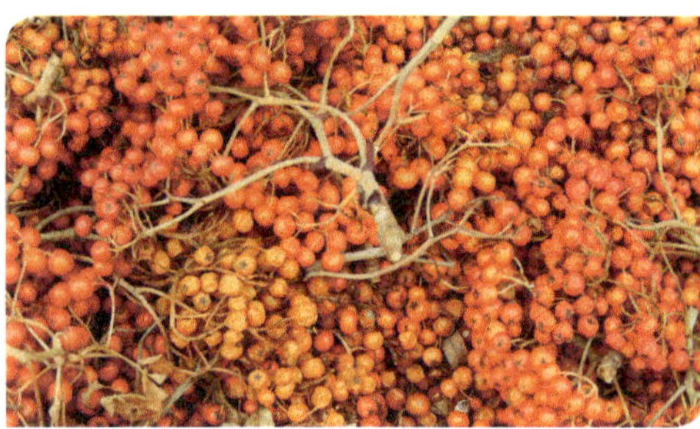

열매(약재 전형)

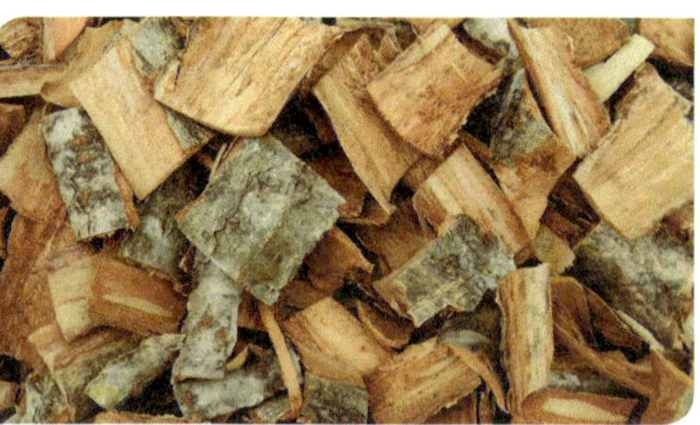

나무 겉껍질(약재)

생태적 특성 마가목은 중 · 남부 지방에서 자라는 낙엽 활엽소교목으로, 높이는 6~8m로, 작은 가지와 겨울눈에는 털이 없다. 잎은 깃꼴겹잎이며 서로 어긋나고 잔잎은 9~13장에 바늘 모양, 넓은 바늘 모양 또는 타원형 바늘 모양이고 양면에 털이 없이 잎 가장자리에 길고 뾰족한 겹톱니 또는 홑톱니가 있다. 꽃은 흰색으로 5~6월에 겹산방꽃차례로 피고, 털이 없으며 열매는 이과(梨果)로 둥글고 9~10

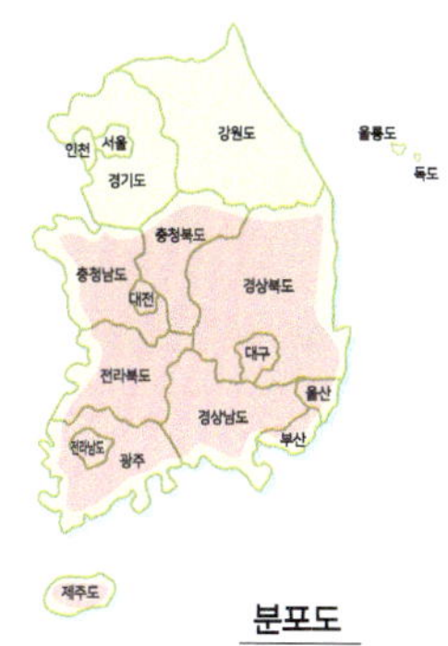

분포도

각 부위별 생김새

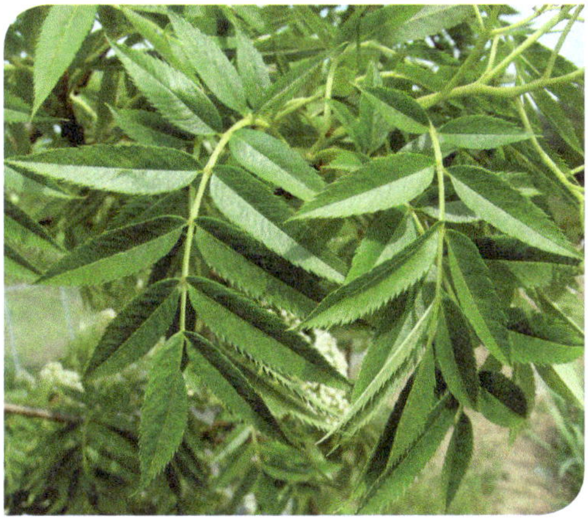

잎 생김새

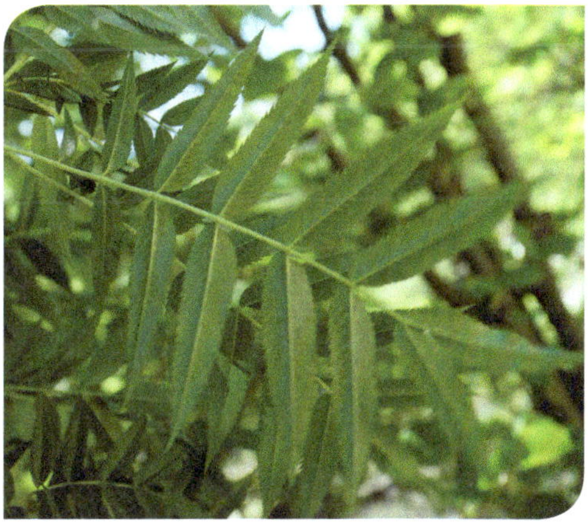

잎 뒷면

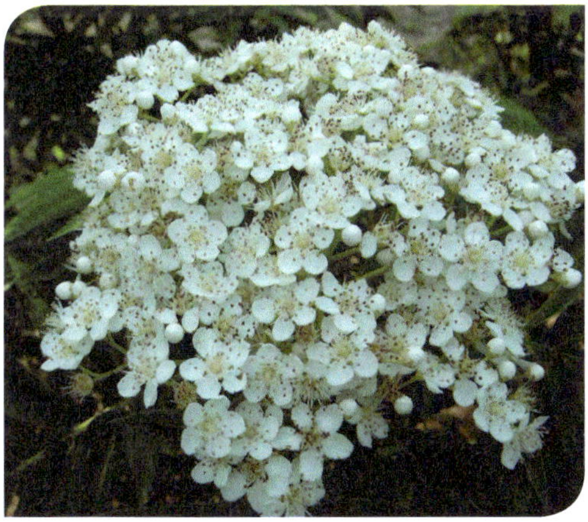

꽃

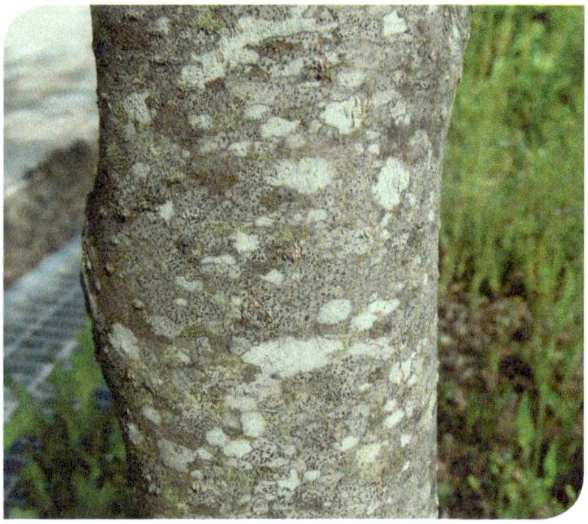

수피

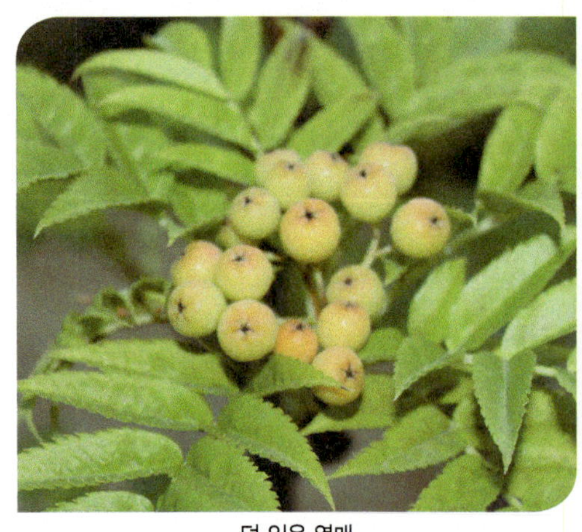

덜 익은 열매

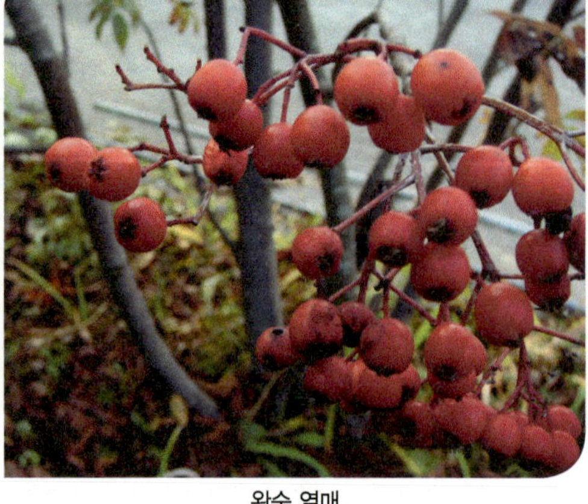

완숙 열매

월에 붉은색 또는 황적색으로 달린다.

채취 시기 나무껍질은 봄, 종자는 9~10월에 채취한다.

약초의 성분 루페논(lupenone), 루페올(lupeol), 베타-시토스테롤(β-sitosterol), 리그난(lignan), 솔비톨(solbitol), 아미그달린(amygdalin), 플라보노이드(flavonoid)류가 함유되어 있다.

약초의 성미 나무껍질은 성질이 따뜻하고, 맛은 시고 약간 쓰다.

약초의 작용부위 간(肝), 비(脾), 폐(肺), 신(腎) 경락에 작용한다.

약초의 효능과 치료 나무껍질은 생약명을 정공피(丁公皮)라 하여 거풍, 진해, 강장, 신체허약, 요슬산통(腰膝酸痛: 허리와 무릎이 저리고 아픈 증상), 풍습비통(風濕痺痛), 백발을 치료한다.

종자는 생약명을 마가자(馬家子)라 하여 진해, 거담, 이수, 지갈(止渴), 강장, 기관지염, 폐결핵, 수종, 위염, 신체허약, 해독 등에 효능이 있다. 연구결과 마가목 추출물은 해독작용을 하는 것으로 밝혀졌다.

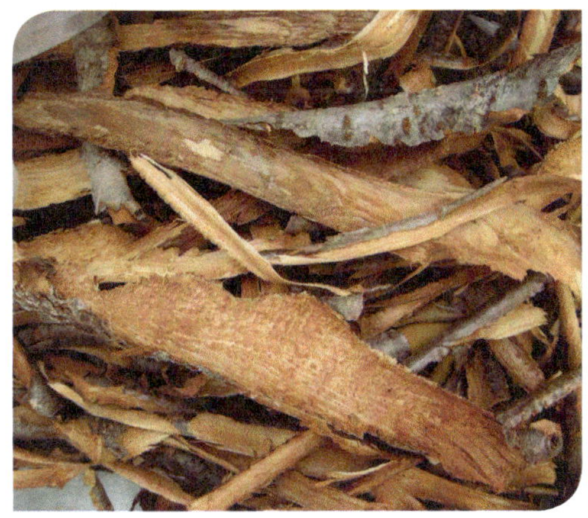
겉껍질

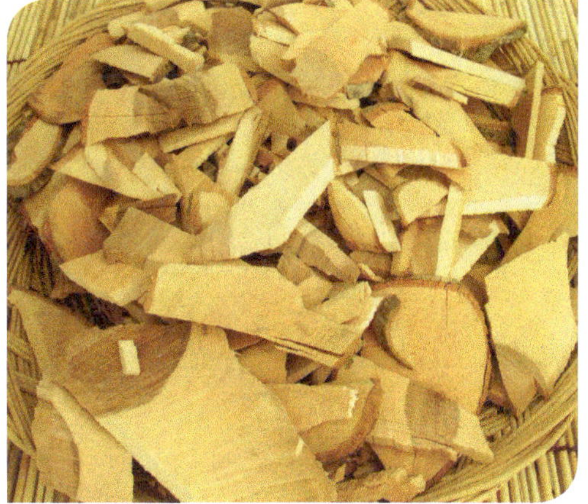
목질부

약초 처방 및 약용법과 용량 말린 약재 40~80g을 물 900mL에 넣어 반이 될 때까지 달여 하루에 2~3회 나눠 마시거나, 술을 담가 마신다.

특허로 입증된 기능성 물질

마가목 추출물을 유효성분으로 하는 흡연독성 해독용 약제학적 조성물

본 발명은 흡연독성 해독용 약제학적 조성물에 관한 것으로서, 구체적으로는 마가목 추출물을 유효성분으로 하는 흡연독성 해독용 약제학적 조성물에 관한 것이다.

- 출원번호 : 10-2011-0044223, 특허권자 : 남종현

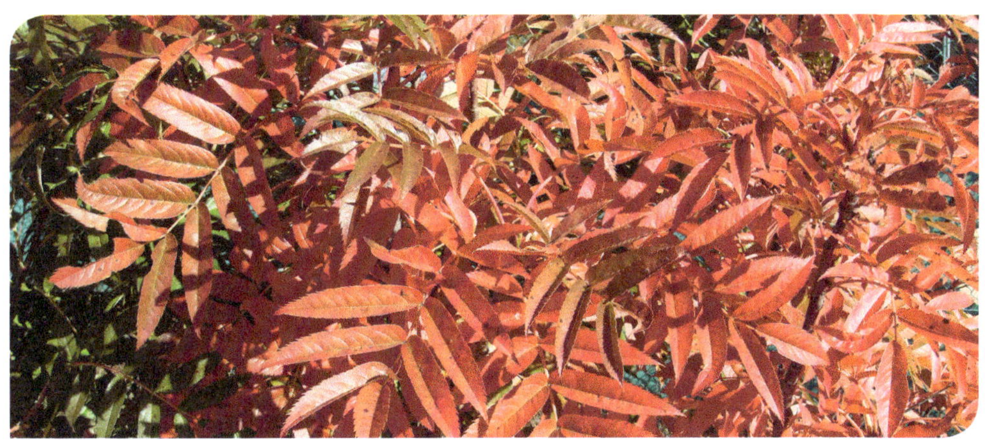
마가목 단풍

열을 식히고, 독을 풀어주며, 종기와 어혈을 다스리는

마타리

Patrinia scabiosaefolia Fisch. ex Trevir.

한약의 기원

이 약은 마타리, 뚝갈의 뿌리이다.

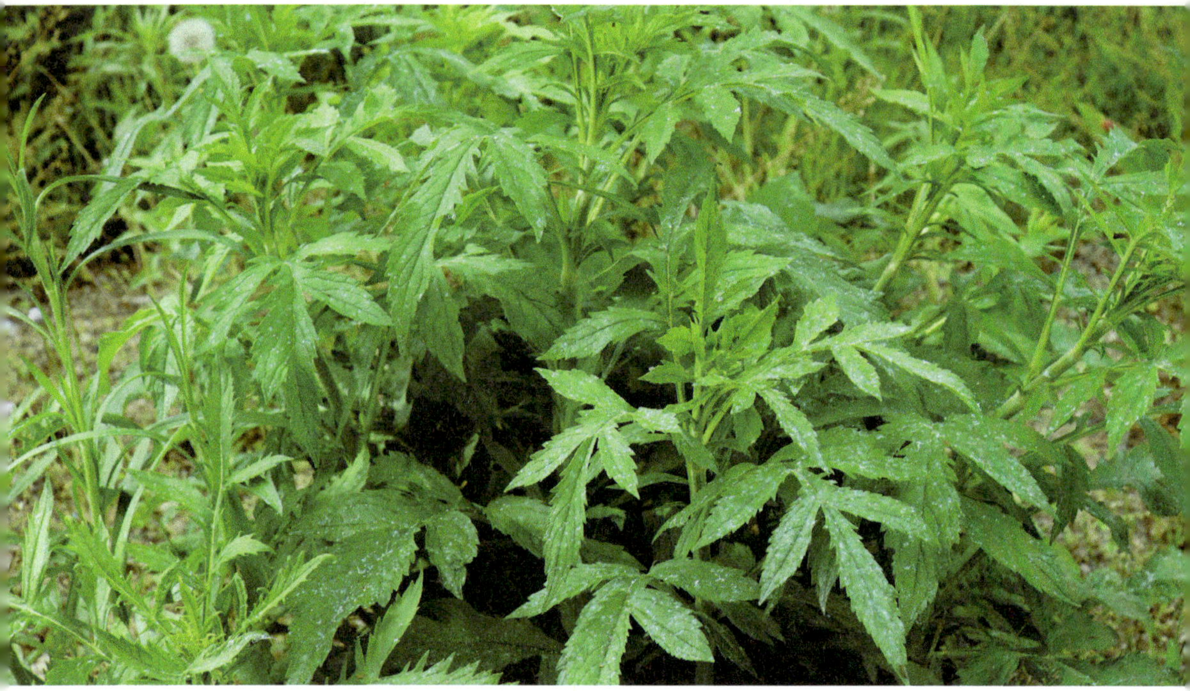

- **생약명** : 패장(敗醬), 황화패장(黃花敗醬)
- **이명** : 가양취, 미역취, 가얌취, 녹사(鹿賜), 녹수(鹿首), 마초(馬草), 녹장(鹿醬)
- **사용부위** : 전초
- **꽃 피는 시기** : 7~8월
- **과명** : 마타리과(Valerianaceae)

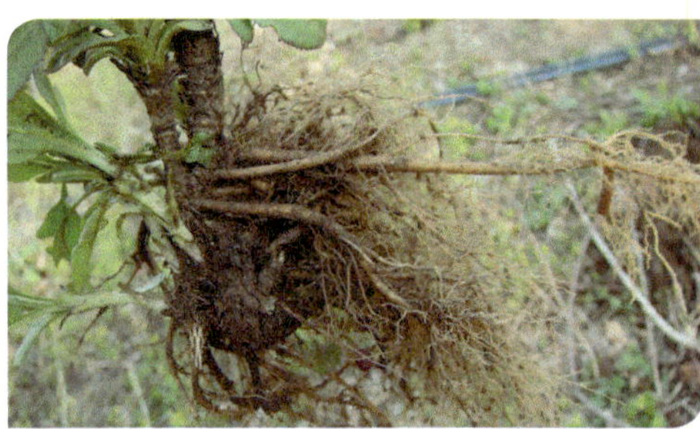

뿌리(채취품)

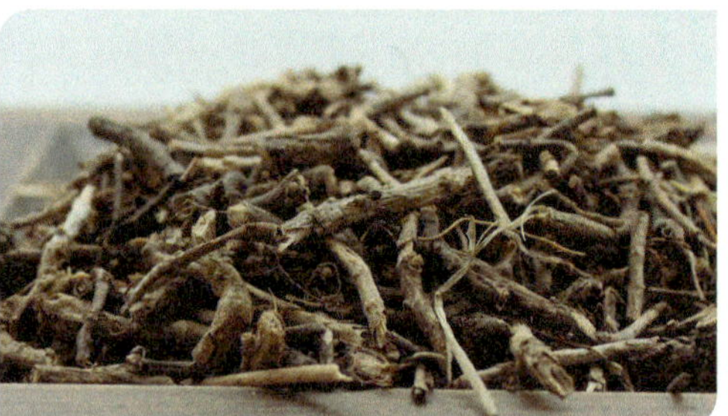

약재

생태적 특성 마타리는 여러해살이풀로, 전국 각지의 산과 들에서 분포한다. 키가 60~150cm에 달하며 곧게 자란다. 원줄기 길이는 50~100cm이다. 뿌리줄기는 원기둥 모양으로 한쪽으로 구부러졌고 마디가 있으며 마디와 마디 사이 길이는 2cm 정도로 마디 위에는 가는 뿌리가 있다. 줄기는 원기둥 모양으로 지름은 0.2~ 0.8cm인데 황록색 또는 황갈색으로 마디가 뚜렷하며 엉성한 털이 나 있다.

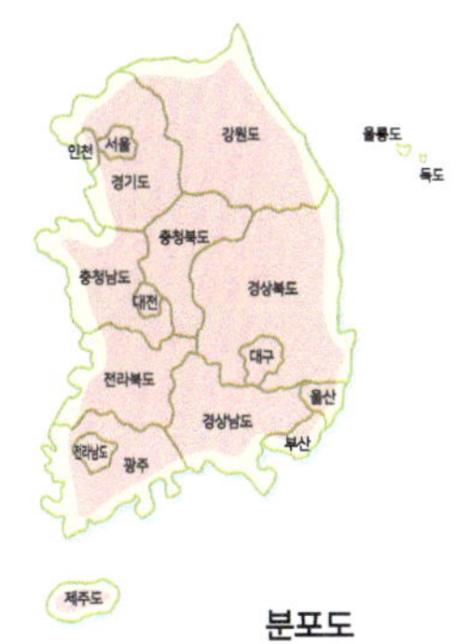

분포도

각 부위별 생김새

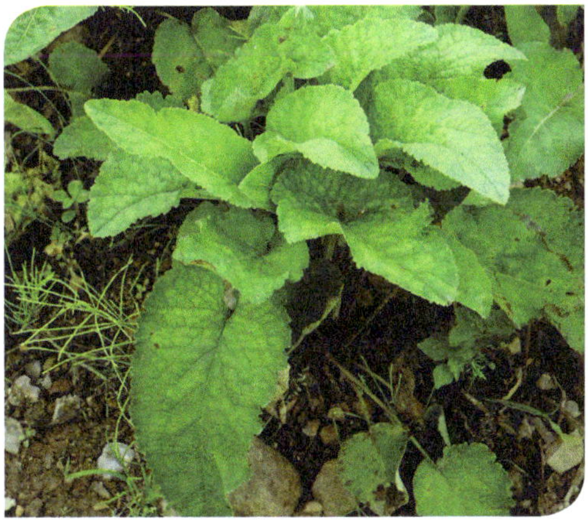

잎 생김새

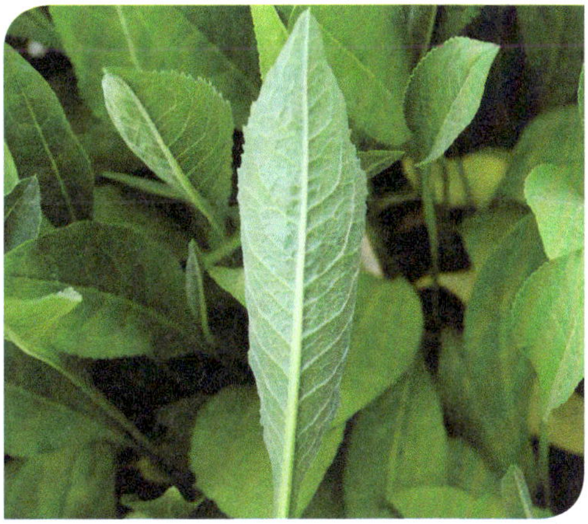

잎 뒷면

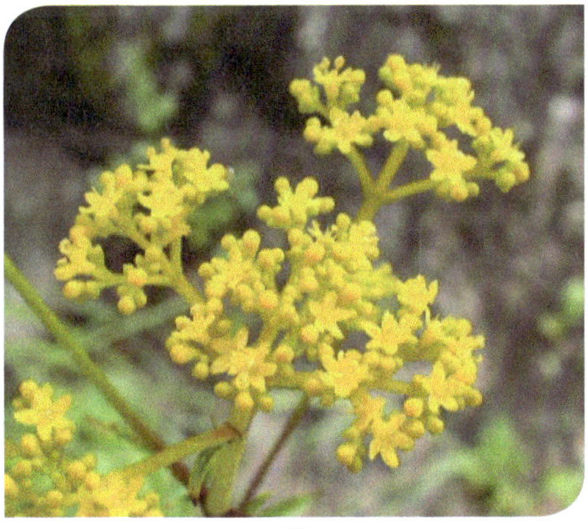

꽃

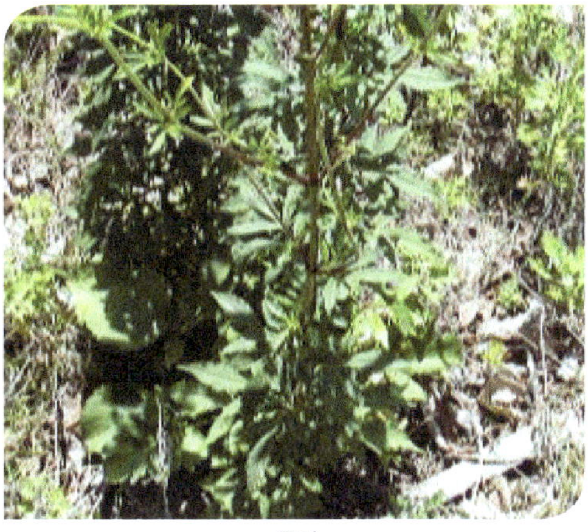

줄기

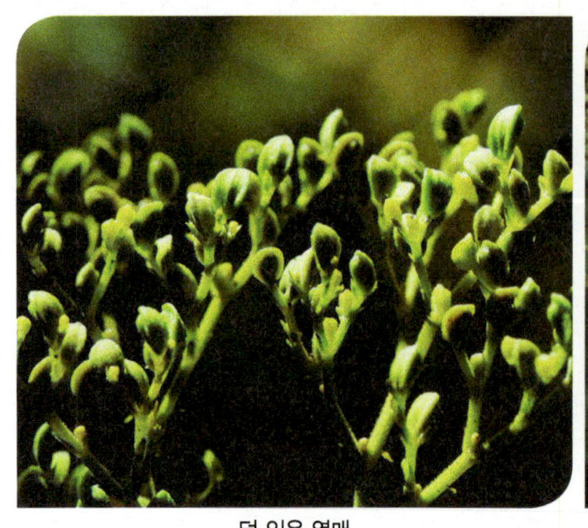
덜 익은 열매

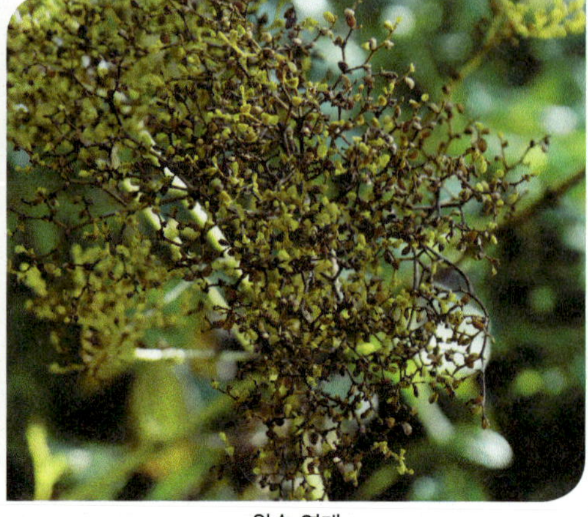
완숙 열매

질은 부서지기 쉽고, 단면의 중앙에는 부드러운 속심이 있거나 비어 있다. 잎은 마주나고, 잎몸은 얇으며 쭈그러졌거나 파쇄되었고 다 자란 잎을 펴보면 깃꼴로 깊게 쪼개졌고 거친 톱니가 있으며 녹색 또는 황갈색이다. 꽃은 노란색으로 7~8월에 피며, 열매는 타원형이다.

채취 시기 여름부터 가을에 걸쳐 채취하며 이물질을 제거하고 두께 0.2~0.3cm로 가늘게 썰어 사용한다.

약초의 성분 뿌리와 줄기에는 모로니사이드(morroniside), 로가닌(loganin), 빌로사이드(villoside), 파트리노사이드(patrinoside) C와 D, 스카비오사이드(scabioside) A~G 등이 함유되어 있다.

약초의 성미 성질이 약간 차고, 맛은 맵고 쓰며, 독성은 없다.

약초의 작용부위 간(肝), 위(胃), 대장(大腸) 경락에 작용한다.

약초의 효능과 치료 열을 식히고 독을 풀어주는 청열해독, 종기를 다스리고 농을 배출하는 소종배농(消腫排膿), 어혈을 풀고 통증을 멈추게 하는 거어지통(去瘀止痛)의 효능이 있다. 또한 장옹(腸癰)과 설사, 적백대하, 산후어체복통(産後瘀滯腹痛: 산후에 어

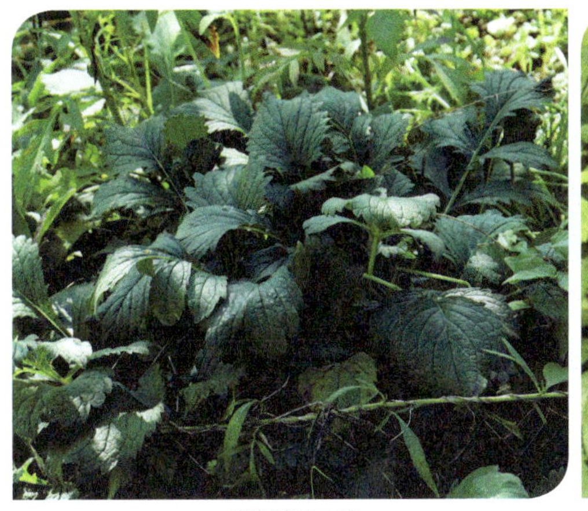
어린 잎(둥글 잎)

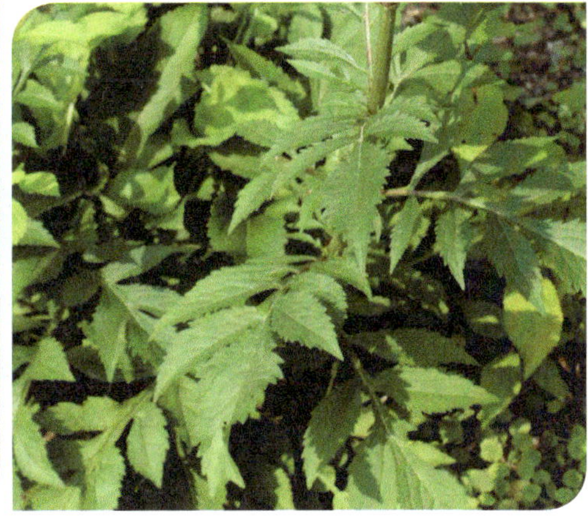
성장한 잎(갈라진 잎)

혈이 완전히 제거되지 않고 남아서 심한 복통을 유발하는 증상), 목적종통(目赤腫痛: 눈에 핏발이 서거나 종기가 생기면서 아픈 증상), 옹종개선(癰腫疥癬: 종양이나 옴) 등을 치유한다. 또한 마타리는 열을 내리고 울결(鬱結: 막히고 덩어리 진 것)을 제거하며 소변을 잘 나오게 하고 부기를 가라앉히며 어혈을 없애고 농(膿)을 배출시키는 데 아주 좋은 효과가 있다.

약초 처방 및 약용법과 용량 말린 전초 8~20g을 사용하며 용도에 따라 청열소종에는 적작약, 화농의 배설에는 율무, 옹종 치료에는 금은화, 설사 치료에는 백두옹 등과 각각 배합하여 물을 붓고 끓여 마신다. 보통 약재가 충분히 잠길 정도의 물을 붓고 끓기 시작하면 약하게 줄여 1/3이 될 때까지 달여 마신다. 산후에 오로(惡露)로 인하여 심한 복통이 있을 경우에는 약재 200g을 물 7~8L에 넣어 3~4L가 될 때까지 달여 한 번에 200mL씩, 하루에 3번 나눠 마신다.

사용 시 주의사항 맛이 쓰고 차서 혈액순환을 촉진시키고 어혈을 흩어지게 하는 작용이 있으므로 실열(實熱: 외부의 사기가 몸안에 침입해 정기와 싸워 생기는 열)이나 어혈(瘀血)이 없는 경우에는 신중하게 사용해야 하며, 출산 후의 과도한 출혈이나 혈허(血虛) 또는 비위가 허약한 사람이나 임산부도 사용에 신중을 기해야 한다.

거풍, 진통, 관절통, 월경불순

만병초

Rhododendron brachycarpum D. Don ex G. Don

한약의 기원

이 약은 만병초의 잎이다.

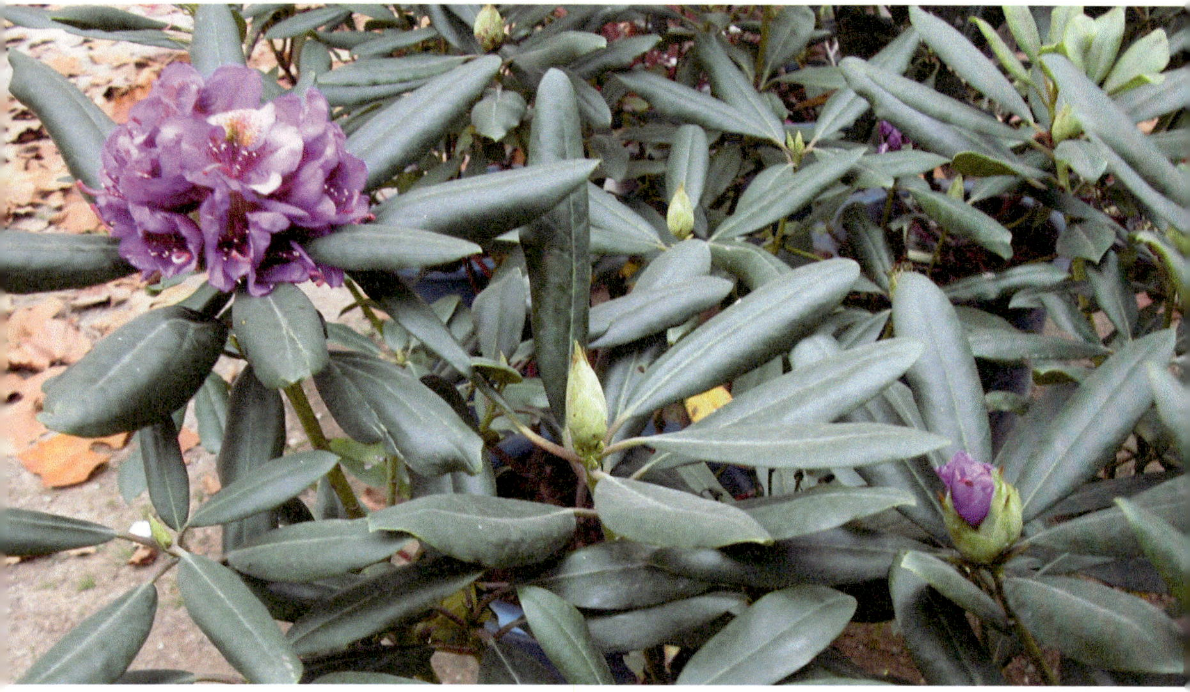

- **생약명** : 석남엽(石南葉), 만병초(萬病草)
- **이명** : 뚝갈나무, 들쭉나무, 붉은만병초, 큰만병초, 홍뚜갈나무, 홍만병초, 흰만병초
- **사용부위** : 잎
- **꽃 피는 시기** : 6~7월
- **과명** : 진달래과(Ericaceae)

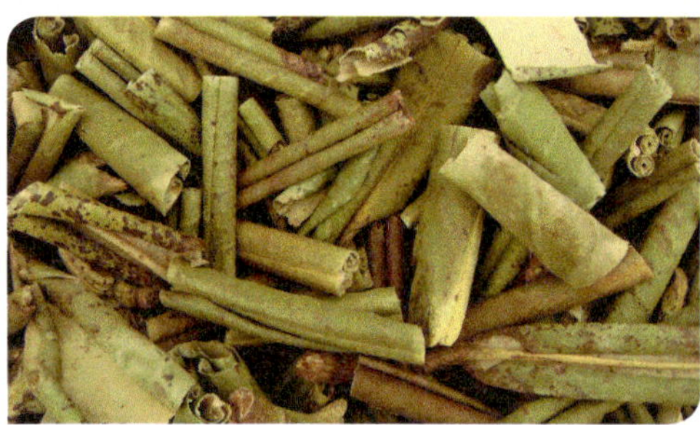

잎(약재)

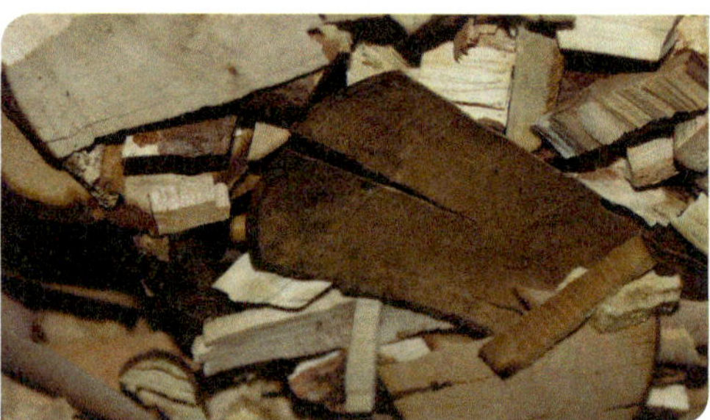

줄기 약재

생태적 특성 만병초는 전국 고산지대에서 자생하는 상록활엽관목으로, 높이가 4m 전후로 자라며, 어린 가지에는 회색 털이 빽빽하게 나지만 곧 없어지고 갈색으로 변한다. 잎은 서로 어긋나며 가지 끝에는 5~7장이 모여 나며 타원형 또는 타원형이고 잎 가장자리에는 톱니가 없다. 잎 표면은 짙은 녹색이며 두꺼우며 뒤로 말리고 뒷면은 회갈색 또는 연한 갈색 털이 빽빽하게 나 있다. 꽃은 흰색, 붉은색,

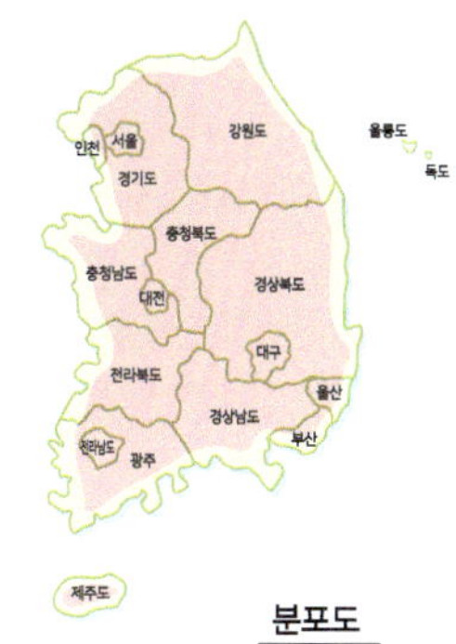

분포도

각 부위별 생김새

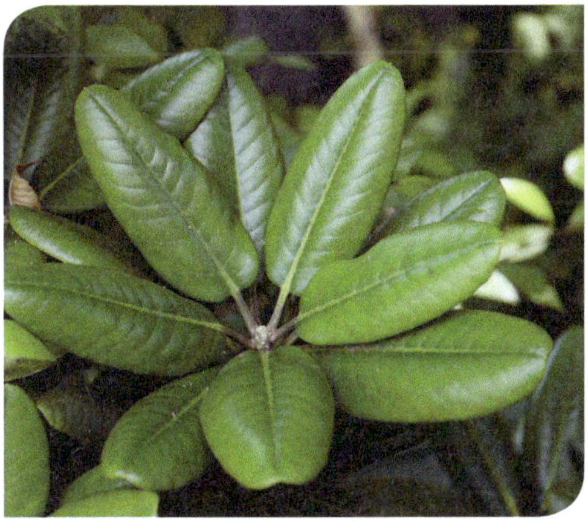

잎 생김새

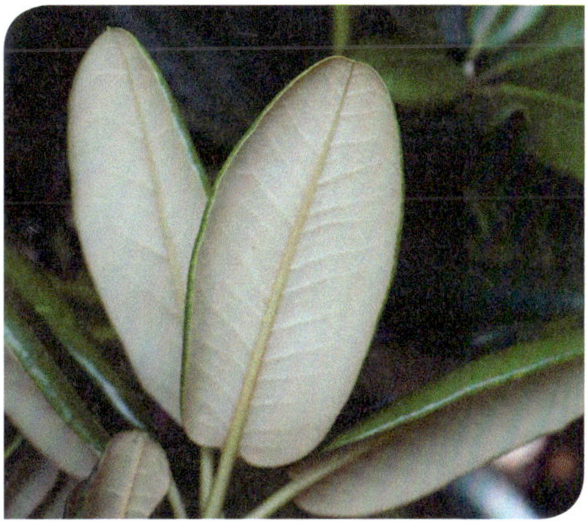

잎 뒷면

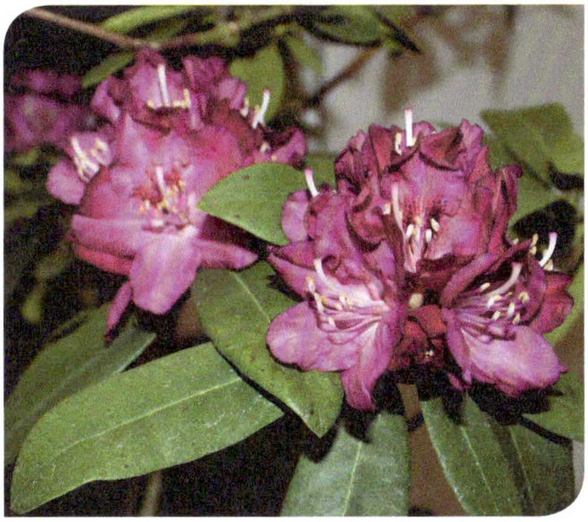

꽃

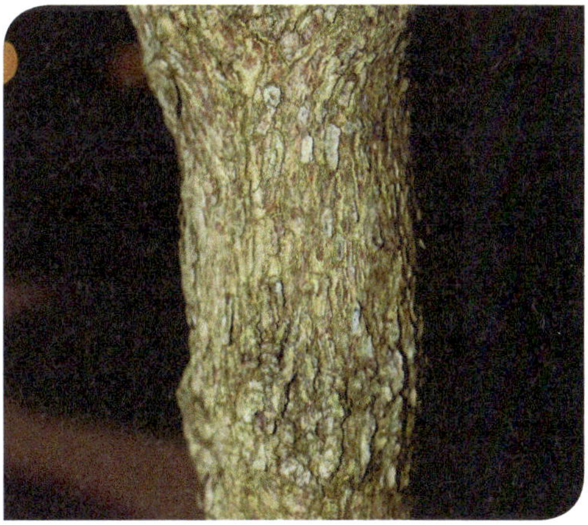

수피

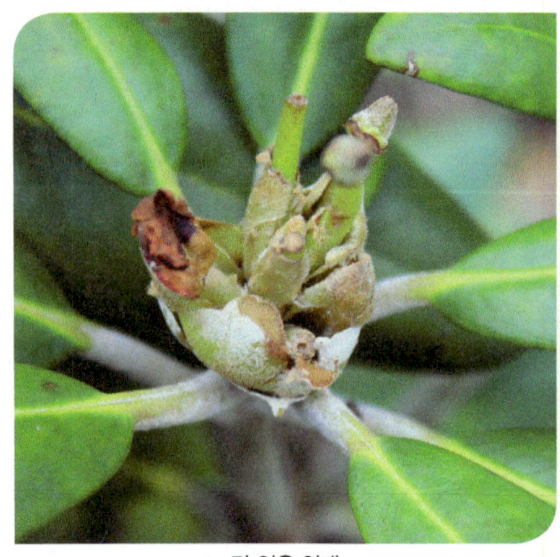

덜 익은 열매

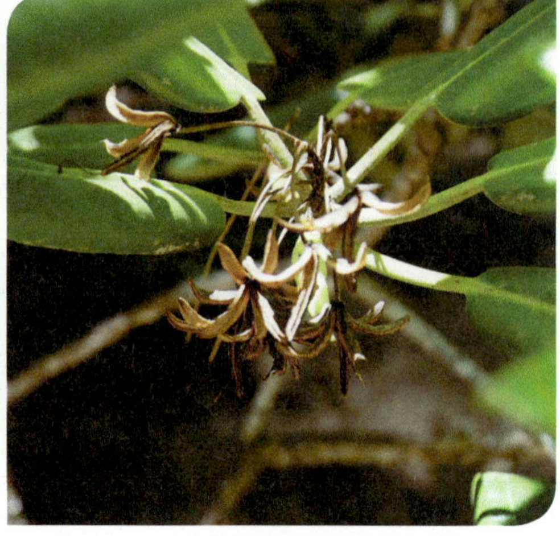

완숙 열매 꼬투리

노란색 등으로 6~7월에 가지 끝에서 10~20송이가 핀다. 열매는 튀는 열매로 8~9월에 달린다.

채취 시기 연중 수시로 잎을 채취한다.

약초의 성분 알파-아미린(α-amyrin), 베타-아미린(β-amyrin), 우르솔산(ursolic acid), 올레아놀릭산(oleanolic acid), 캄파눌린(campanulin), 우바올(uvaol), 시미아레놀(cimiarenol), 베타-시토스테롤(β-sitosterol), 퀴세틴(quercetin), 아비쿨라린(abicularin), 히페린(hyperin) 등의 플라보노이드(flavonoid)류 등이 함유되어 있다.

약초의 성미 성질이 평범하고, 맛은 쓰고 맵다.

약초의 작용부위 간(肝), 비(脾), 신(腎) 경락에 작용한다.

약초의 효능과 치료 잎은 생약명을 석남엽(石南葉)이라 하여 거풍, 진통, 강장, 이뇨, 요배산통(腰背酸痛), 두통, 관절통, 신허요통(腎虛腰痛), 양위(陽痿), 월경불순, 불임증, 당뇨병, 비만 등을 치료한다.

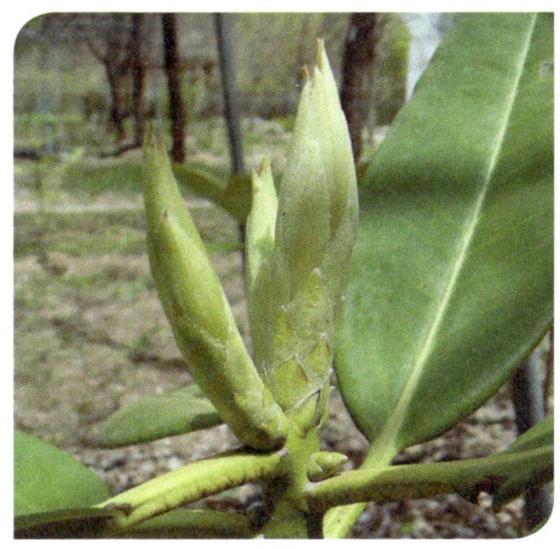
겨울눈

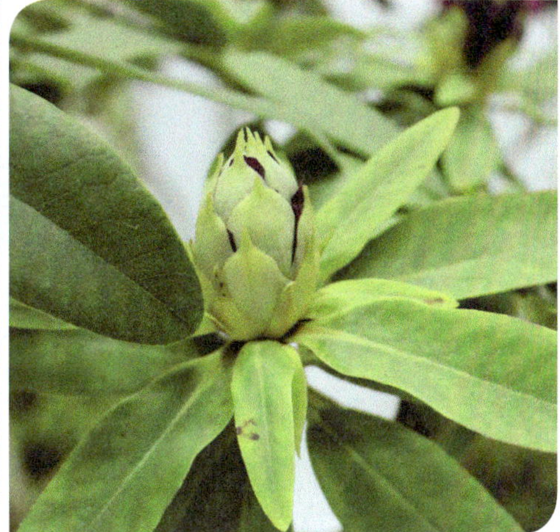
꽃봉우리

약초 처방 및 약용법과 용량 말린 잎 20~30g을 물 900mL에 넣어 반이 될 때까지 달여 하루에 2~3회 나눠 마신다.

사용 시 주의사항 독성이 있으므로 반드시 전문가의 지도를 받아 사용해야 하고 일반식품으로 사용해서는 안 된다.

특허로 입증된 기능성 물질

만병초로부터 분리된 트리테르페노이드계 화합물을 함유하는 대사성 질환의 예방 또는 치료용 조성물

본 발명은 만병초로부터 분리된 트리테르페노이드계 화합물을 함유하는 대사성 질환의 예방 또는 치료용 조성물에 관한 것이다. 상기 만병초 유래의 화합물들은 단백질 타이로신 탈인산화 효소 1B의 억제 활성이 우수하여 당뇨병 또는 비만의 예방 또는 치료용 조성물로 유용하게 사용될 수 있다.

- 등록번호 : 10-1278273-0000, 출원인 : 충남대학교 산학협력단

폐와 심장의 기능을 돕고, 각혈, 변비치료

맥문동

Liriope muscari (Decne.) L.H.Bailey

한약의 기원

이 약은 맥문동, 소엽맥문동 뿌리의 팽대부이다.

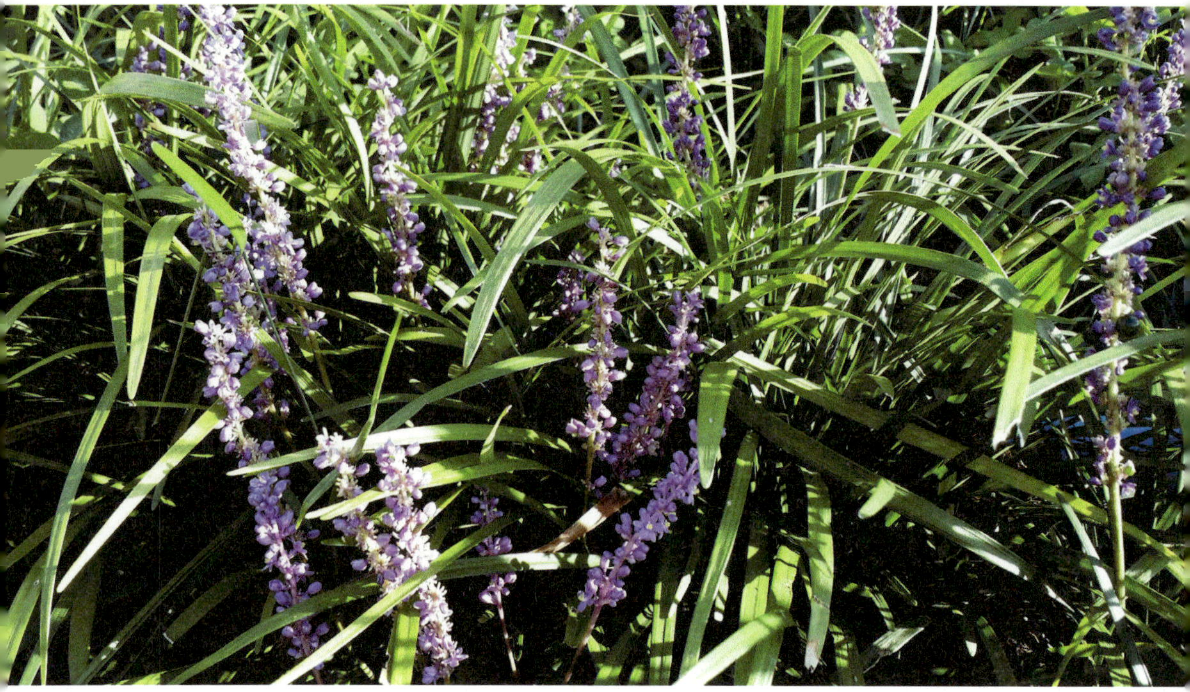

- **생약명** : 맥문동(麥門冬)
- **이명** : 알꽃맥문동, 넓은잎맥문동, 맥동(麥冬), 문동(門冬)
- **사용부위** : 덩이뿌리
- **꽃 피는 시기** : 5~7월
- **과명** : 백합과(Liliaceae)

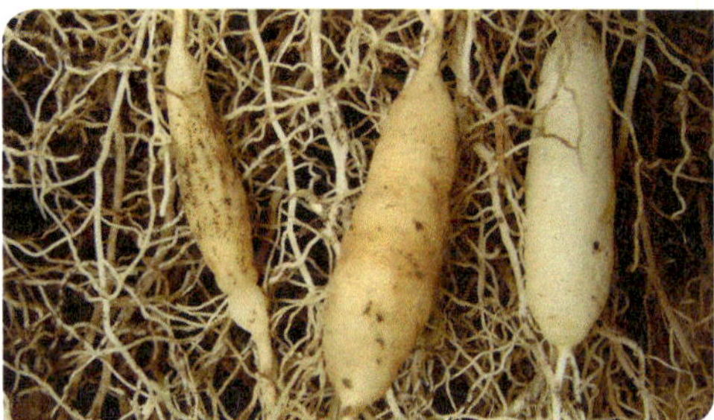
덩이뿌리(채취품)

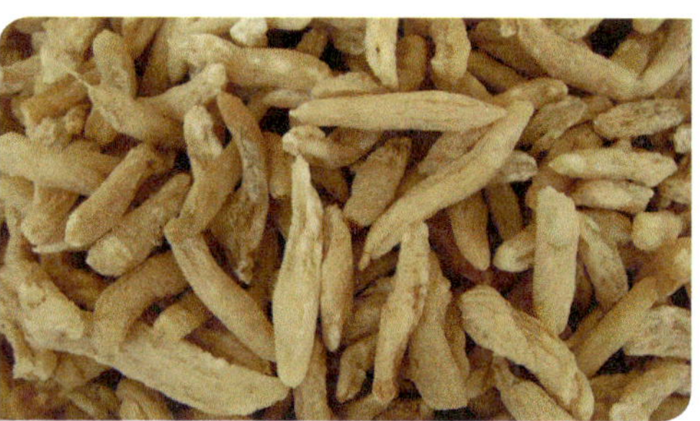
덩이뿌리(약재 전형)

생태적 특성 맥문동은 중부 이남의 산지에서 자라는 상록여러해살이풀로, 주변에서 조경용으로 많이 심어 친숙한 식물이다. 생육환경은 반그늘 혹은 햇빛이 잘 들어오는 나무 아래이다. 키는 30~50cm로 자라고, 줄기는 잎과 따로 구분되지 않는다. 짙은 녹색의 잎이 밑에서 모여나며 길이는 30~50cm, 너비는 0.8~1.2cm이며 끝이 뾰족해지다가 둔해지기도 한다. 잎은 겨울에도 지상부에 남아 있기 때문

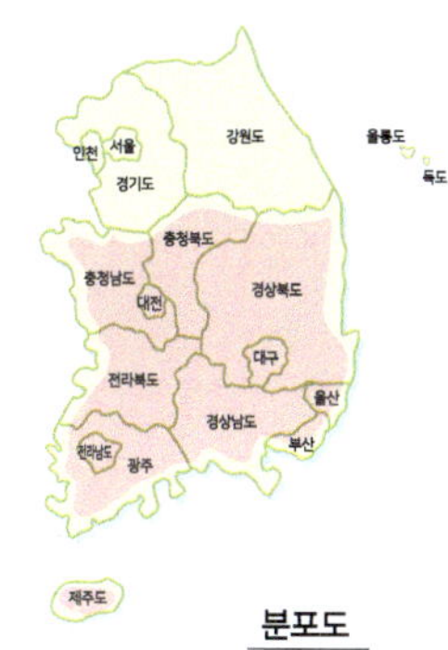

분포도

각 부위별 생김새

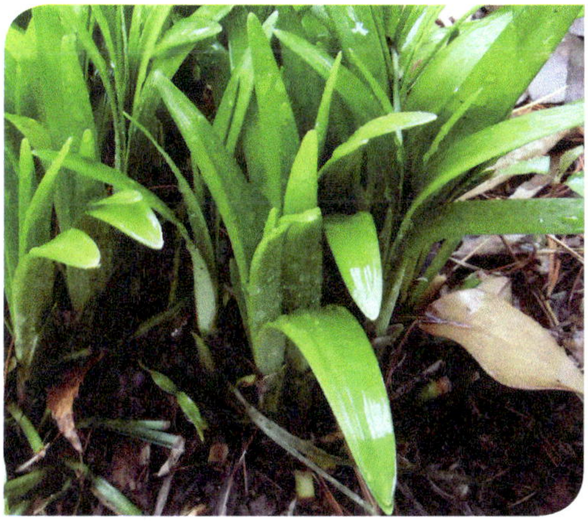

잎 생김새

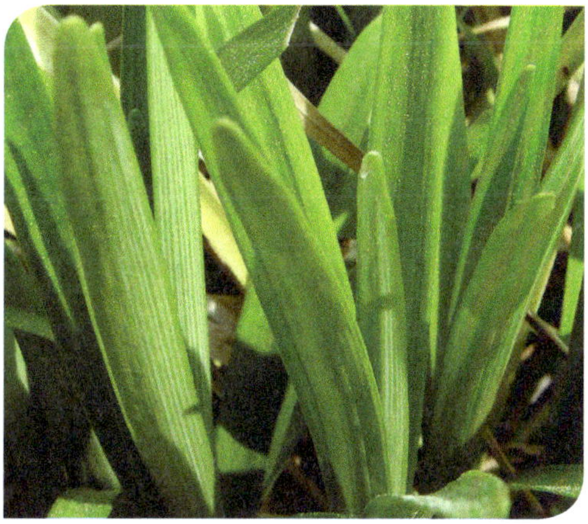

잎 뒷면

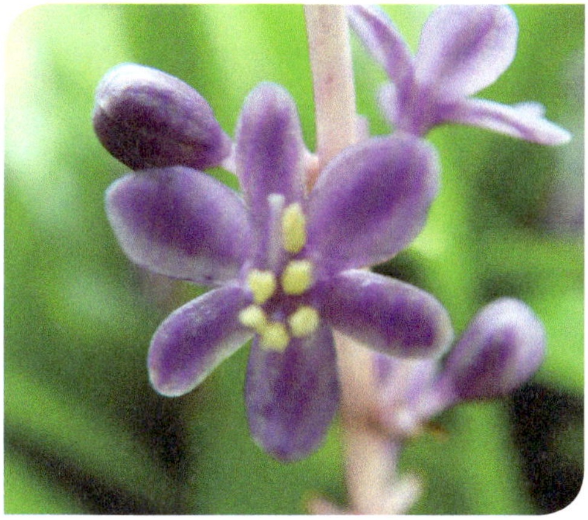

꽃

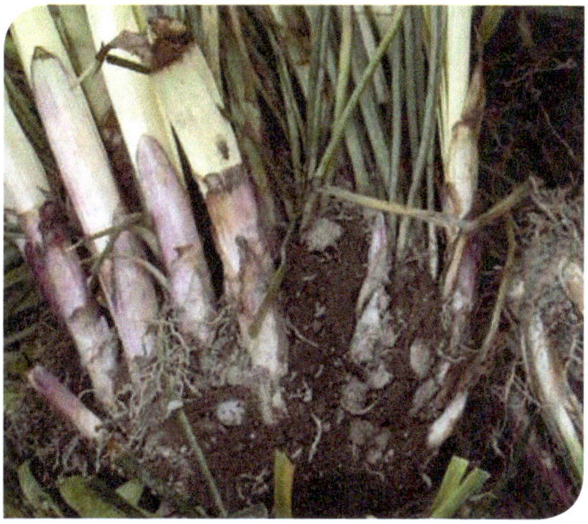

줄기

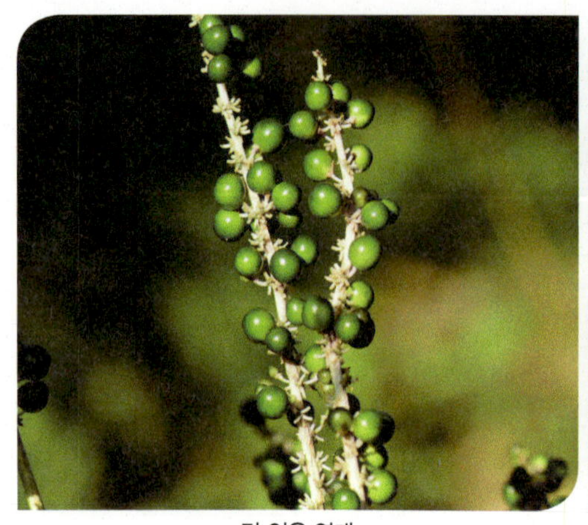

덜 익은 열매

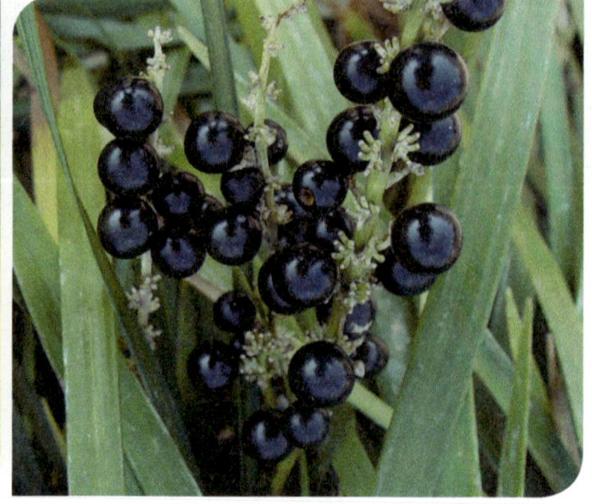

완숙 열매

에 쉽게 찾을 수 있다. 꽃은 자줏빛으로 5~7월에 1마디에 여러 송이가 피고, 꽃대는 30~50cm로 자라 맥문동의 키가 된다. 열매는 10~11월에 검푸른색으로 달리며 껍질이 벗겨지면 검은색 종자가 나타난다.

채취 시기 반드시 겨울을 넘겨 봄(4월 하순~5월 초순)에 채취하여 말리고, 포기는 다시 정리하여 분주묘(分株苗: 포기나누기용 묘)로 사용한다.

약초의 성분 오피오포고닌(ophiopogonin) A~D, 베타-시토스테롤(β-sitosterol), 스티그마스테롤(stigmaterol) 등이 함유되어 있다.

약초의 성미 성질이 약간 차고, 맛은 달며 조금 쓰고, 독성은 없다.

약초의 작용부위 심(心), 폐(肺), 위(胃) 경락에 작용한다.

약초의 효능과 치료 음기를 자양하고 폐를 윤활하게 하는 자음윤폐(養陰潤肺), 심의 기능을 맑게 하여 번다(煩多: 체한 것처럼 가슴이 답답하고 괴로운 증상) 증상을 제거하는 청심제번(淸心除煩), 위의 기운을 돕고 진액을 생성하는 익위생진(益胃生津) 등의 효능이 있어 폐의 건조함으로 오는 마른기침을 다스리는 폐조건해(肺燥乾咳), 토혈, 각혈, 폐의 기운이 위축된 증상, 폐옹(肺癰), 허로번열(虛勞煩熱), 소갈(消渴), 열병으로 진액이 손상된 열병상진(熱病傷津) 증상, 인후부의 건조함과 입안이 마르는 인건구조(咽乾口燥) 증상, 변비 등을 치료한다.

약초 처방 및 약용법과 용량 말린 덩이뿌리 10g을 물 700mL에 넣어 끓기 시작하면 약하게 줄여 200~300mL가 될 때까지 달여 하루에 2회 나눠 마신다. 폐, 위의 음기를 청양(淸養: 맑게 하고 길러주는 것)하려면 맑은 물에 2시간 이상 담가서 습윤(濕潤: 습기를 머금어서 무르게 된 것)한 다음 거심(祛心: 약재의 중간부를 관통하는 실뿌리를 제거함)하여 사용한다. 자음청심(滋陰淸心: 음기를 기르고 심장의 열을 식힘)하려면 거심하여 사용하고, 자보(滋補)하는 약에 넣으려면 주침(酒浸: 청주를 자작하게 부어서 충분히 스며들게 함)하여 거심하여 사용하고, 정신을 안정시키는 안신(安神)약제에 응용하려면 주맥문동[朱麥門冬: 속심을 제거한 맥문동을 대야에 담고 물을 조금 뿌려서 눅눅하게 한 다음 여기에 부드러운 주사(朱砂) 가루를 뿌려줌과 동시에 수시로 뒤섞어 맥문동의 겉면에 주사가 고루 묻게 한 다음 꺼내 말린다. 맥문동 5kg에 주사 110g 사용]을 만들어 사용하기도 한다.

사용 시 주의사항 이 약재는 자이성(滋膩性: 매끄럽고 끈적끈적 들러붙는 성질)으로 약하지만 달고 윤(潤: 젖은)한 성질, 약간의 찬 성질 등이 있기 때문에 비위가 허하고 찬 원인으로 인해 설사를 하거나 풍사(風邪)나 한사(寒邪)로 인해 기침과 천식이 유발된 경우에는 모두 피해야 한다.

특허로 입증된 기능성 물질

맥문동 추출물을 유효성분으로 포함하는 염증성 질환 치료 및 예방용 조성물

본 발명은 맥문동 추출물을 유효성분으로 포함하는 것을 특징으로 하는 염증성 질환 치료 및 예방용 조성물에 관한 것으로, 더욱 상세하게는 맥문동 추출물 중 악티제닌의 함량이 일정 범위로 포함되도록 규격화 및 표준화시키고 제제화하여 진통 억제, 급성 염증 억제 및 급성 부종 억제 등의 염증성 변화에 의하여 나타나는 제증상의 억제 효과가 우수하게 발현되어 관절염 등의 염증성 변화에 의한 질환 치료 및 예방에 유용한 약제로 사용할 수 있는 맥문동 추출물에 관한 것이다.

–등록번호 : 10-1093731, 출원인 : 신도산업(주)

비슷한 약초

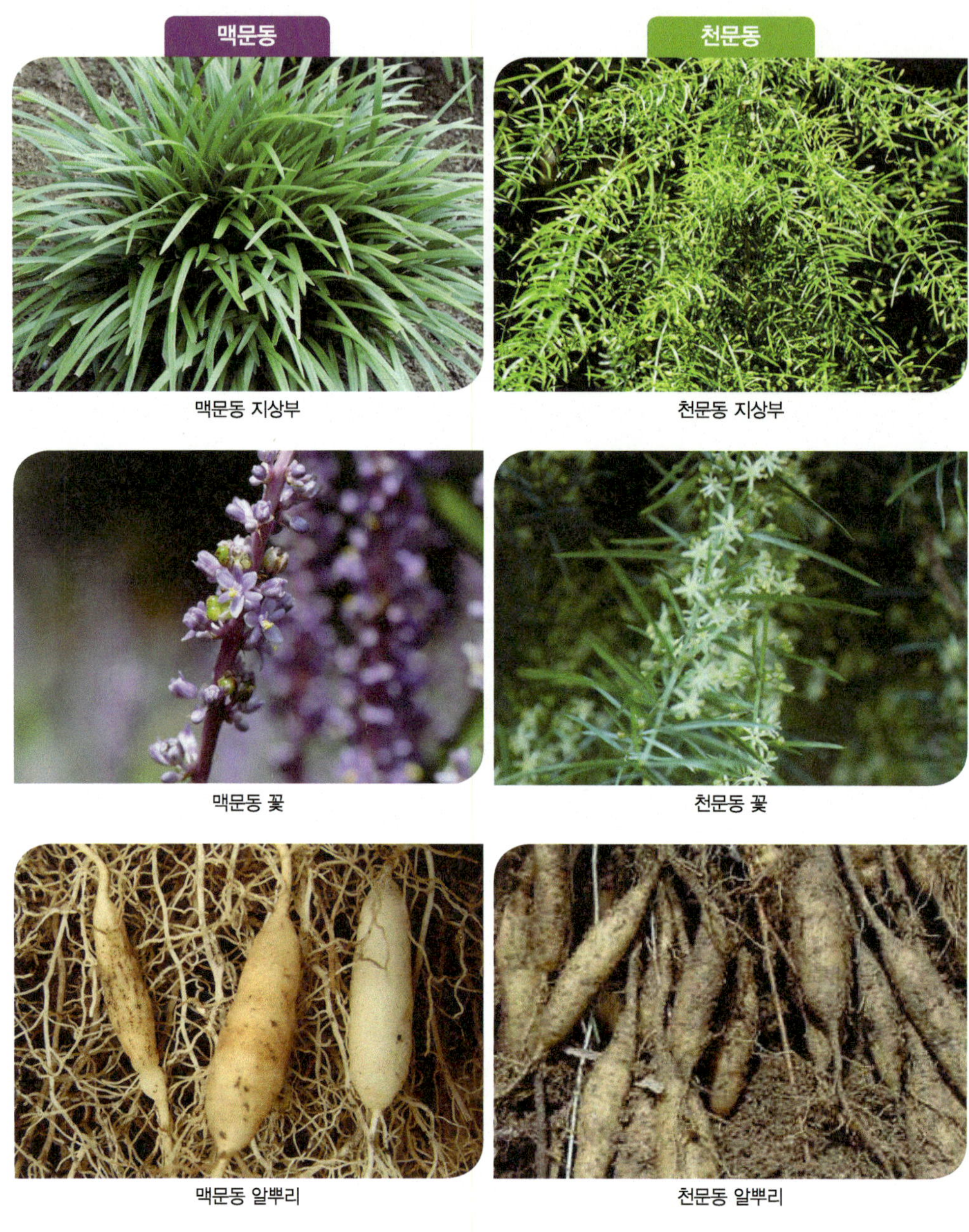

맥문동 지상부

천문동 지상부

맥문동 꽃

천문동 꽃

맥문동 알뿌리

천문동 알뿌리

• 맥문동과 천문동의 차이점

맥문동과 천문동의 차이는 지상부는 각기 다르나, 알뿌리가 비슷하여 혼동하기 쉽다.

맥문동 꽃차

채취 방법

맥문동 봉오리에서 바로 핀 꽃을 채취한 후 그늘에서 일주일 정도 말린다. 말린 꽃은 밀폐 용기에 보관해 사용한다.

꽃차 만들기

말린 맥문동 꽃줄기 2~3개를 찻잔에 넣고 끓는 물을 부어 1~2분간 우려 차로 마신 후 남은 건더기는 재탕하여 마셔도 된다.

꿀 또는 설탕을 가미하여 마셔도 되지만 당뇨병이 있다면 고려하여 결정하는 게 좋다.

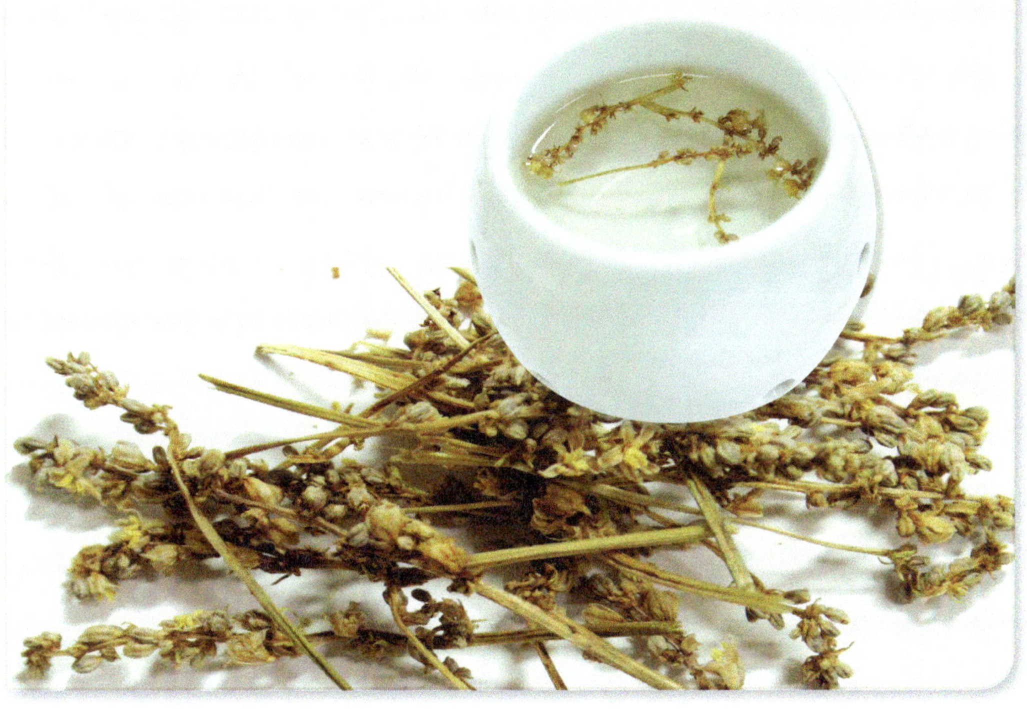

맥문동 약차

채취 방법

반드시 겨울을 넘긴 4월 말에서 5월초인 봄에 맥문동 뿌리를 채취해 말리며 포기는 다시 정리하여 분주묘(分株苗: 포기나누기용 묘)로 이용한다.

약차 만들기

말린 맥문동 뿌리 4~16g을 사용하며, 보통 말린 약재 10g을 물 2L에 넣어 끓기 시작하면 약하게 줄여 2시간 정도 더 끓여 차로 마신다. 꿀 또는 설탕을 가미하여 마셔도 되지만 당뇨병이 있다면 고려하여 결정하는게 좋다.

약차 더하기

말린 맥문동 뿌리를 인삼, 오미자 등과 함께 달여서 여름철 땀을 많이 흘린 뒤의 갈증과 기력 회복에 최고의 음료수로 이용한다[생맥산(生脈散)]. 또 위(胃)의 진액이 손상된 경우에는 맥문동에 사삼(沙蔘), 건지황(乾地黃), 옥죽(玉竹) 등을 배합하여 이용한다[익위탕(益胃湯)]. 보통 정신불안에 사용하는 처방에는 맥문동을 쓰고, 유정(遺精), 강장(强壯) 등의 처방에는 천문동(天門冬)을 사용한다. 맥문동과 천문동을 배합하면 마른기침[건해(乾咳)]과 지나친 방사(성행위)로 인한 기침[노수(勞嗽)]을 치료한다. 또한 맥문동 15g에 오미자와 구기자 각 10g을 배합하여 잘게 찧어서 찻잔에 넣어 끓는 물을 부어 5분 정도 우려낸 뒤 차로 하루에 3~4회 정도 마시면 자음윤폐(滋陰潤肺)하고 신장과 심장을 보양하여 노년기 체력 저하나 기억력 감퇴 등의 증상, 현기증이나 입안이 건조한 증상 치료에도 매우 효과가 좋다. 또 적당량의 물에 맥문동 10g을 행인(살구씨, 반드시 씨의 뾰족한 끝을 제거하고 써야 한다) 5g의 비율에 부은 뒤 달여서 하루 2~3회 차로 만들어 마시면 오래된 기침을 멎게 하고 진액을 생성하는 데 도움이 된다.

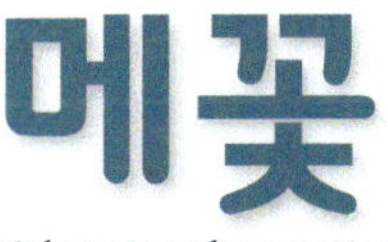

메꽃

Calystegia pubescens Lindl.

한약의 기원

이 약은 메꽃의 전초이다.

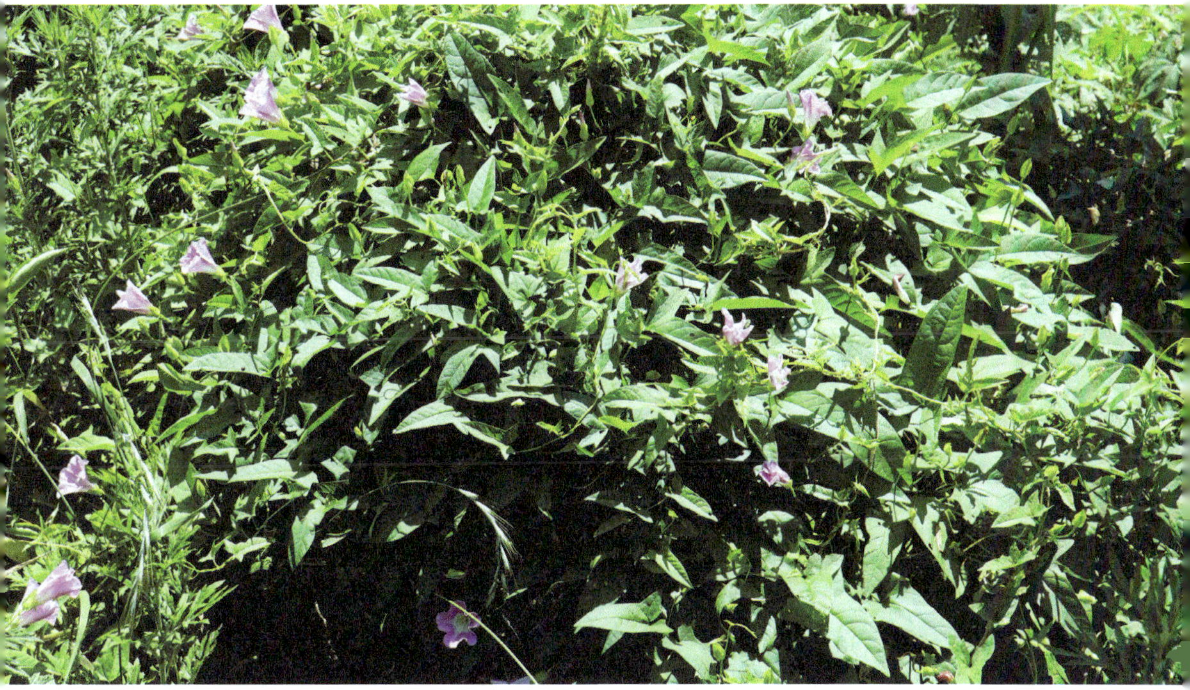

- **생약명** : 선화(旋花), 구구앙(狗狗秧)
- **이명** : 근근화(筋根花), 고자화(鼓子花)
- **사용부위** : 전초
- **꽃 피는 시기** : 6~8월
- **과명** : 메꽃과(Convolvulaceae)

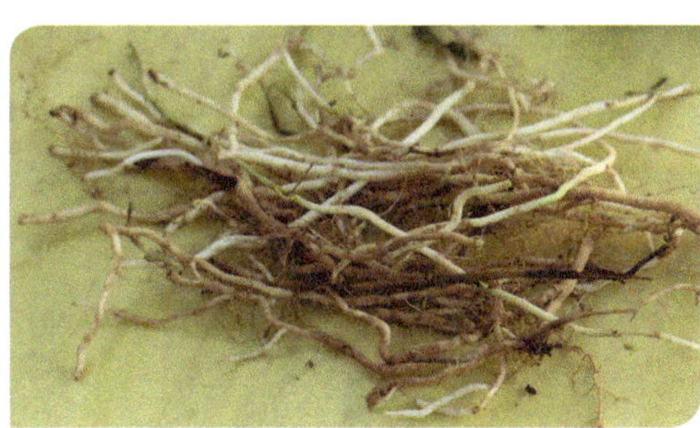

뿌리 채취품

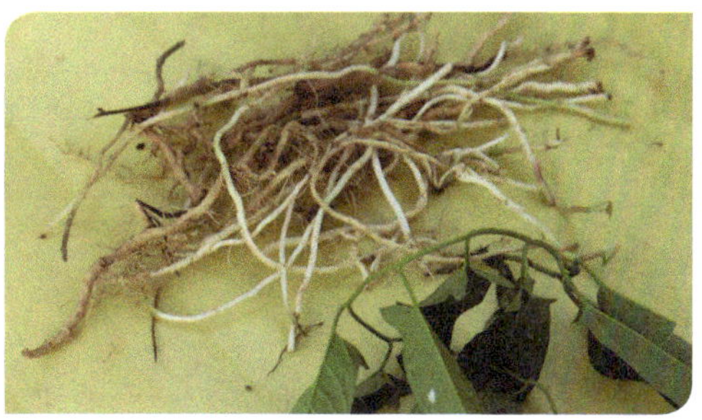

전초 채취품

생태적 특성 메꽃은 덩굴성 여러해살이풀로, 전국 각지의 산과 들에 분포한다. 줄기는 1~2m 길이로 뻗고 지하줄기는 흰색이며 사방으로 뻗으면서 새순이 나온다. 잎은 타원형 바늘 모양으로 끝이 둔한 편이고, 꽃은 엷은 붉은색으로 6~8월에 피고, 열매는 잘 맺지 않는다.

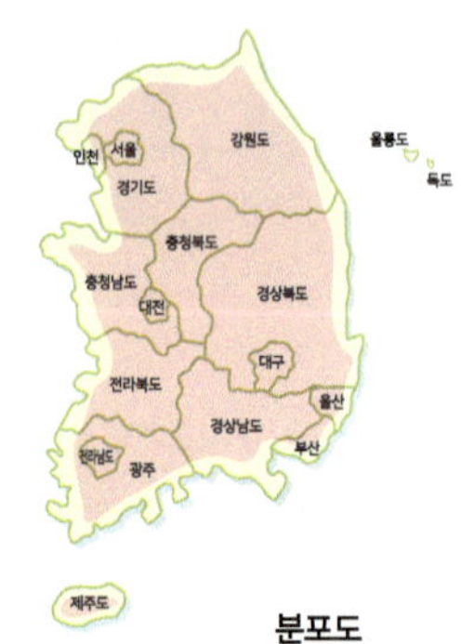

분포도

채취 시기 6~8월에 전초를 채취하여 흙먼지를 제거하고 햇볕에 말리거나 생것으로 사용하기도 한다.

각 부위별 생김새

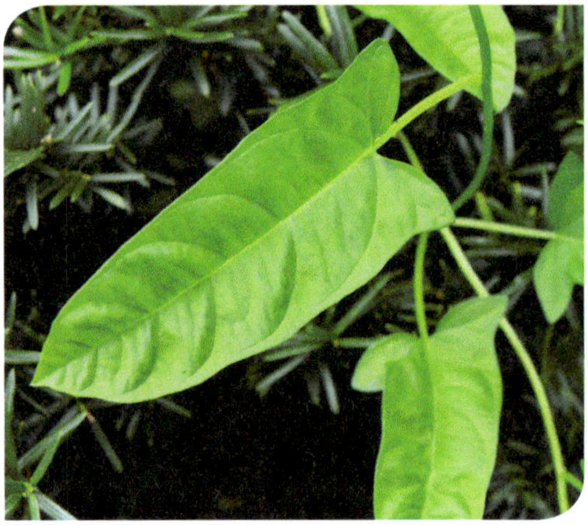

잎 생김새

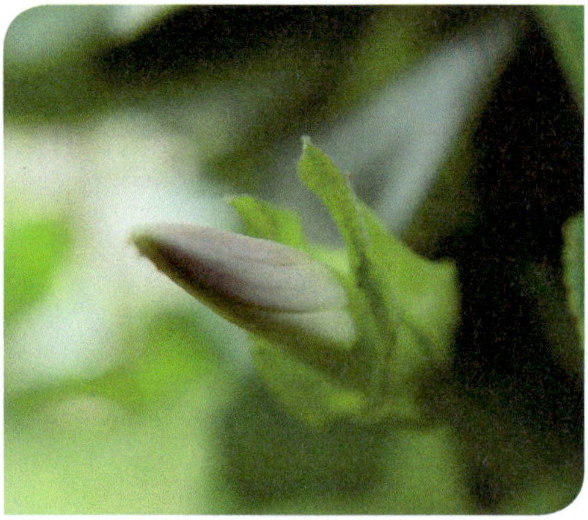

꽃봉우리

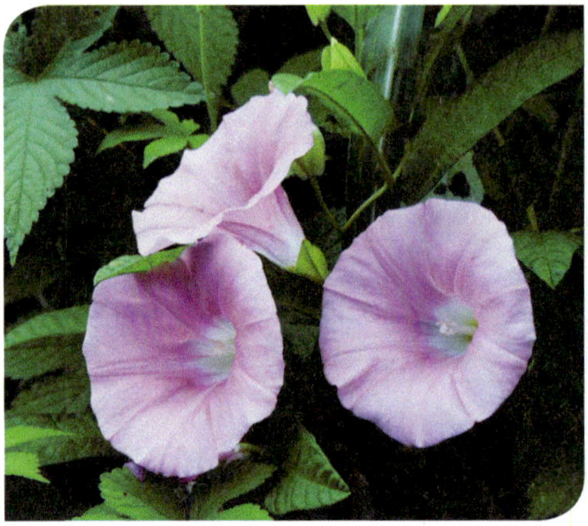

꽃

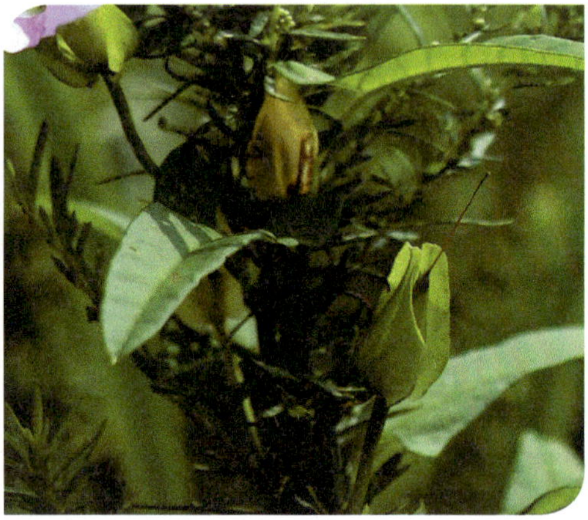

열매

약초의 성분 뿌리와 꽃에는 캠페롤(kaempferol), 캠페롤-3-람노글루코사이드(kaempferol-3-rhamnoglucoside), 콜룸빈(columbin), 팔마틴(palmatine) 등이 함유되어 있다.

약초의 성미 성질이 따뜻하고, 맛은 달고 쓰다.

약초의 작용부위 비(脾), 신(腎) 경락에 작용한다.

약초의 효능과 치료 기를 더해주는 익기(益氣), 소변을 잘 나오게 하는 이수(利水), 혈당을 조절하는 항당뇨 등의 효능이 있어 신체가 허약하고 기가 손상되었을 때 사용할 수 있고, 소변을 잘 보지 못하는 소변불리, 고혈압, 당뇨병 등의 치료에도 응용할 수 있다. 뿌리와 싹을 짓찧어서 그 즙을 마시면 단독(丹毒), 소아열독을 치료한다. 뿌리는 근골을 접합시키고 칼에 베인 상처를 아물게 한다.

약초 처방 및 약용법과 용량 말린 전초 20g을 물 700mL에 넣어 끓기 시작하면 약하게 줄여 200~300mL가 될 때까지 달여 하루에 2회 나눠 마신다.

신선할 때 채취하여 생즙을 내어 마시기도 한다.

어린순은 나물로 만들어 먹는다.

특허로 입증된 기능성 물질

메꽃 추출물을 유효성분으로 함유하는 당뇨병 예방 및 치료용 약학적 조성물

본 발명은 메꽃 추출물을 유효성분으로 함유하는 당뇨병 예방 및 치료용 약학적 조성물에 관한 것으로, 보다 상세하게는, 메꽃 추출물이 유의하게 α-글루코시다제 활성저해효과를 나타내므로, 당뇨병 예방 및 치료용 약학적 조성물 또는 상기 목적의 건강식품 조성물로 유용하게 사용될 수 있다.

- 공개번호 : 10-2014-0125594, 출원인 : (주)화평디엔에프

비슷한 약초

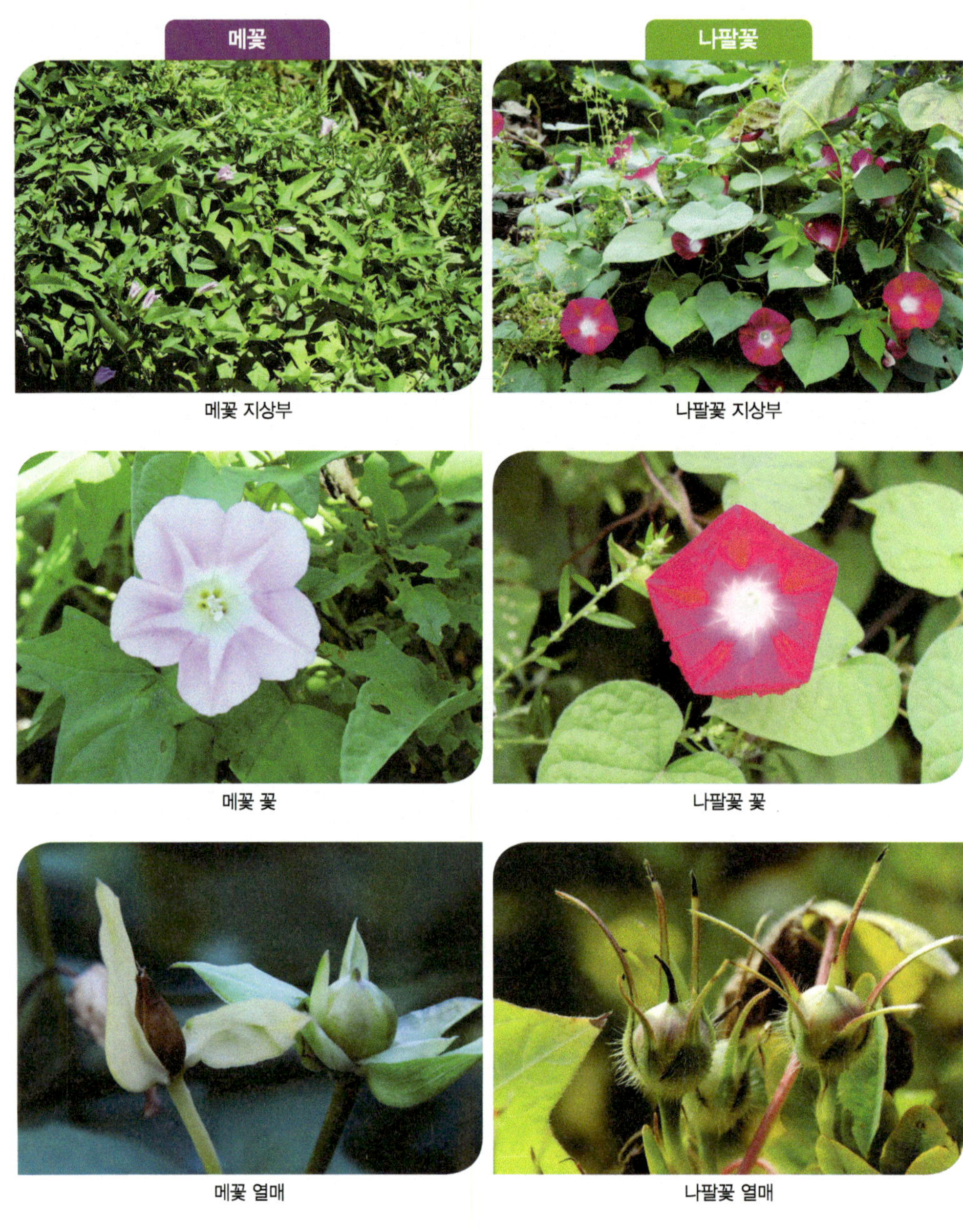

메꽃 | 나팔꽃

메꽃 지상부

나팔꽃 지상부

메꽃 꽃

나팔꽃 꽃

메꽃 열매

나팔꽃 열매

• 메꽃과 나팔꽃의 차이점

메꽃과 나팔꽃의 차이는 거의 흡사하나, 꽃 색상에 따라 차이가 날 뿐이다.

진정, 진통, 양혈, 어혈

모란

Paeonia suffruticosa Andrews = [*Paeonia moutan* Sims.]

한약의 기원

이 약은 목단의 뿌리껍질이다.

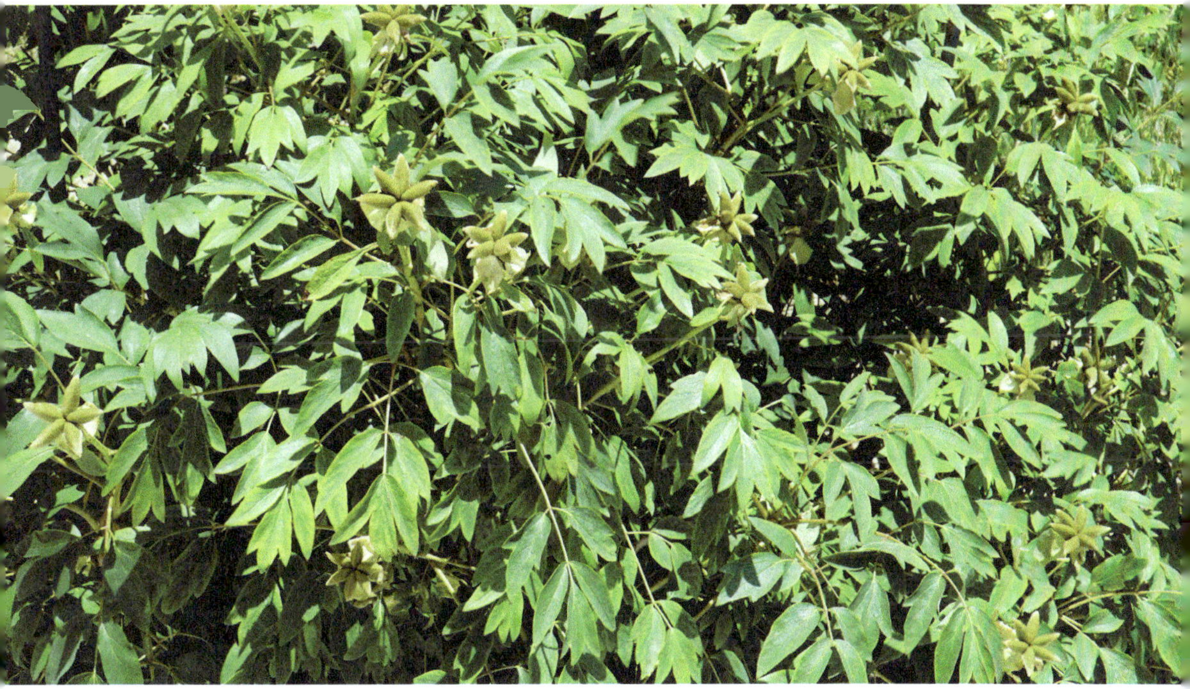

- **생약명** : 목단피(牧丹皮)
- **이명** : 목단(牧丹), 부귀화, 모단(牡丹)
- **사용부위** : 뿌리껍질, 꽃
- **꽃 피는 시기** : 4~5월
- **과명** : 작약과(Paeoniaceae)

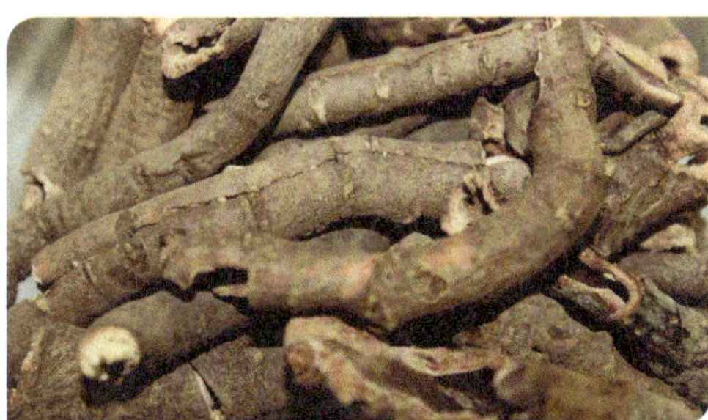
뿌리(약재 전형)

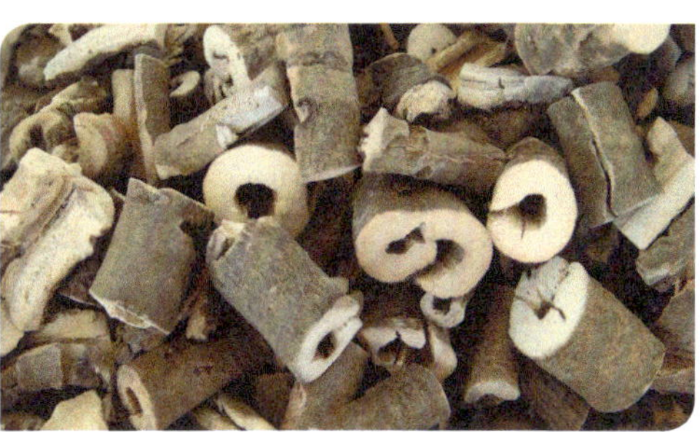
뿌리(약재)

생태적 특성 모란은 전국의 정원이나 꽃밭에 심는 낙엽 활엽관목으로, 높이는 1~ 1.5m이다. 뿌리줄기는 통통하고 가지가 많이 갈라져 굵으며 튼튼하다. 잎은 2회 3출 잎으로 서로 어긋나고 잔잎은 달걀 모양 혹은 넓은 달걀 모양에 보통은 3개로 갈라지며 표면에는 털이 없고 뒷면에는 잔털이 나 있다. 꽃은 양성화로 4~5월에 진홍색, 붉은색, 자색, 흰색 등의 꽃이 피고, 열매는 2~5개의 대과가 모여 7~8월에

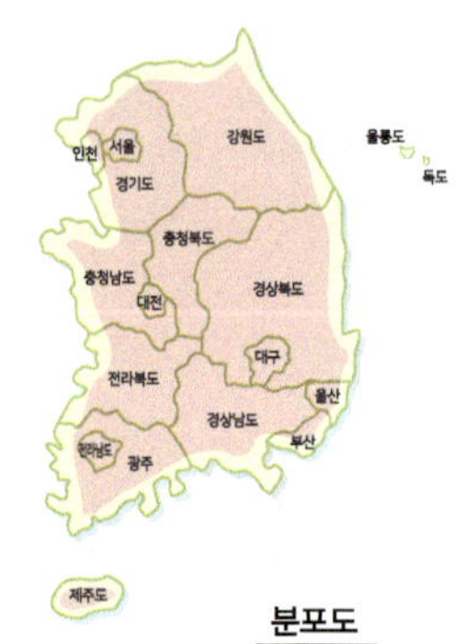

분포도

각 부위별 생김새

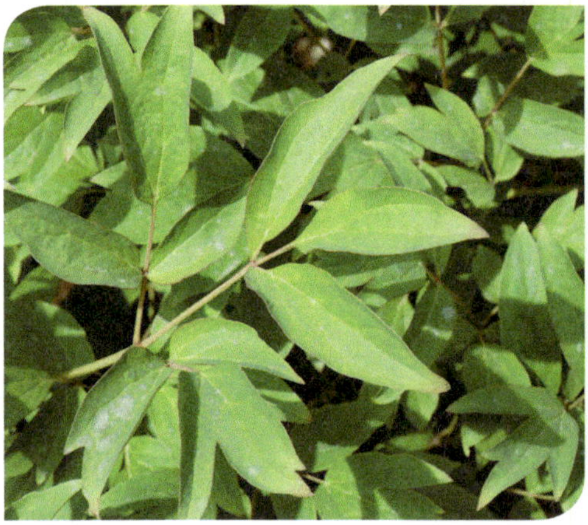

잎 생김새

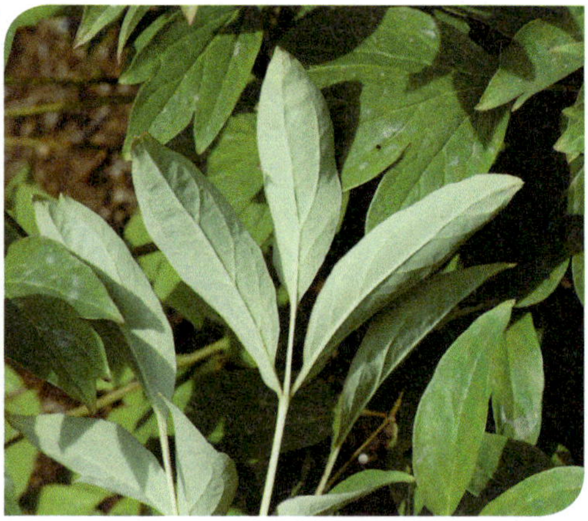

잎 뒷면

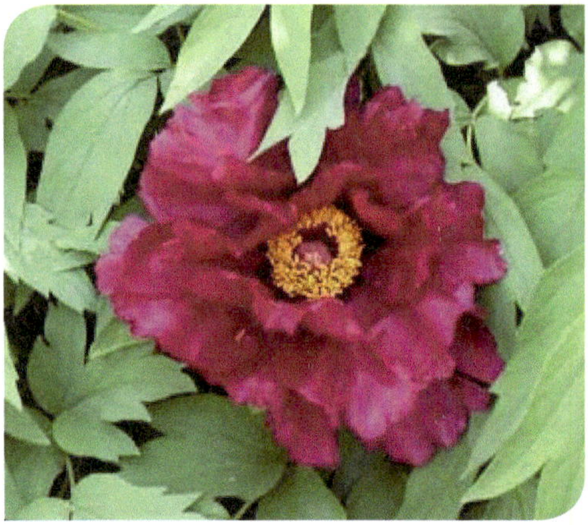

꽃

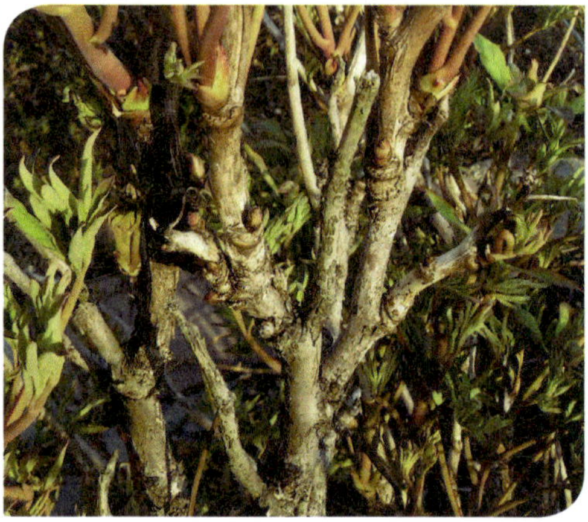

수피

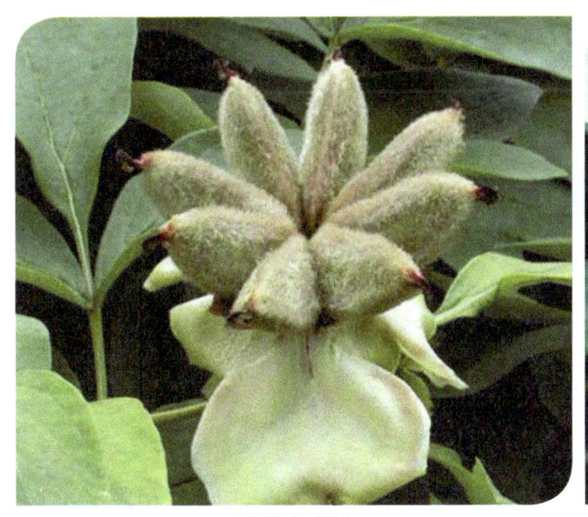
덜 익은 열매

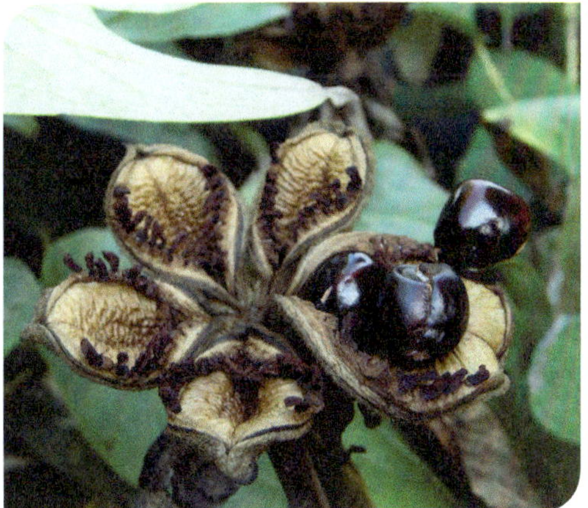
완숙 열매

달린다.

채취 시기 꽃은 4~5월에 꽃이 피었을 때, 뿌리껍질은 가을부터 이듬해 초봄(보통 4~5년생)에 채취한다.

약초의 성분 뿌리와 뿌리껍질에는 파에오놀(paeonol), 파에오노시드(paeonoside), 파에오니플로린(paeoniflorin), 정유, 피토스테롤(phytosterol) 등이 함유되어 있다. 꽃에는 아스트라갈린(astragalin)이 함유되어 있다.

약초의 성미 뿌리껍질은 성질이 시원하고, 맛은 맵고 쓰다. 꽃은 성질이 평범하고, 맛은 쓰고 담백하며, 독성은 없다.

약초의 작용부위 심(心), 간(肝), 폐(肺) 경락에 작용한다.

약초의 효능과 치료 뿌리껍질은 생약명을 목단피(牧丹皮)라 하여 진정, 최면, 진통, 고혈압, 항균, 청열, 양혈, 어혈, 지혈, 타박상, 옹양 등을 치료한다. 꽃은 생약명을 목단화(牧丹花)라 하여 조경, 활혈의 효능이 있고 월경불순, 경행복통(徑行腹痛)을 치료한다.

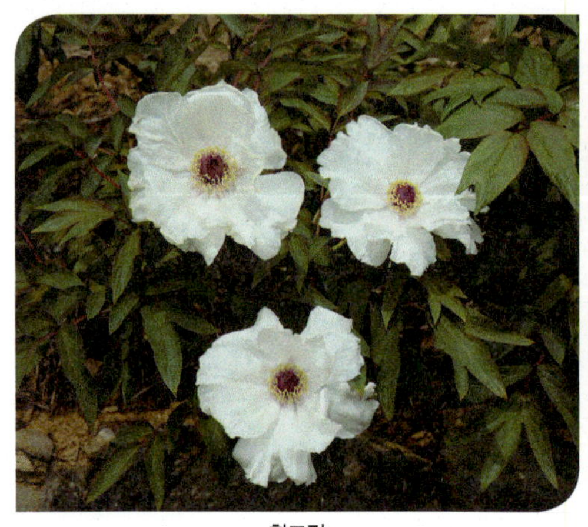
흰모란

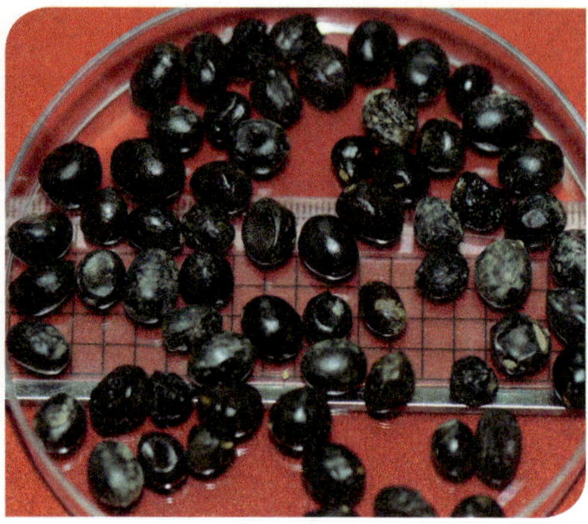
종자

약초 처방 및 약용법과 용량 말린 뿌리껍질 15~30g을 물 900mL에 넣어 반이 될 때까지 달여 하루에 2~3회 나눠 마신다. 말린 꽃 10~20g을 물 900mL에 넣어 반이 될 때까지 달여 하루에 2~3회 나눠 마신다.

사용 시 주의사항 혈허한(血虛寒) 사람이나 임산부, 월경과다인 경우에는 주의를 요한다.

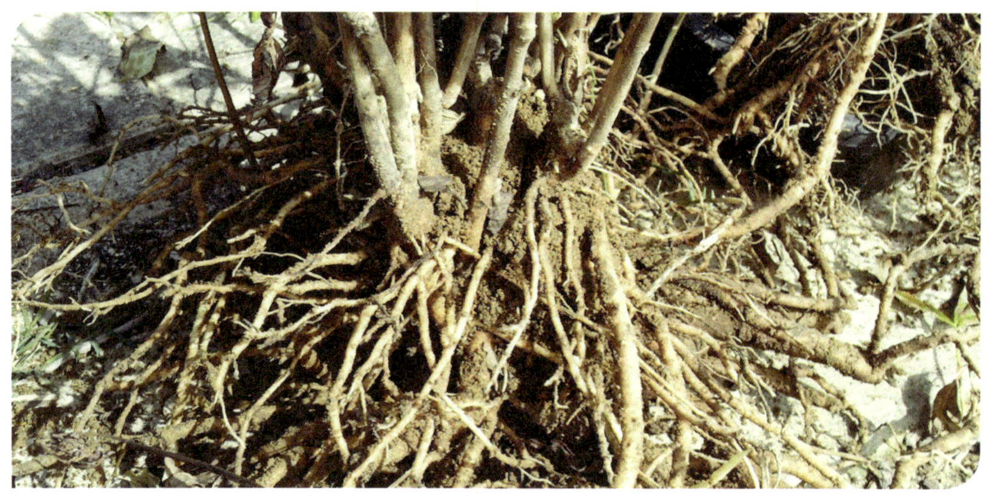
뿌리 채취품

비슷한 약초

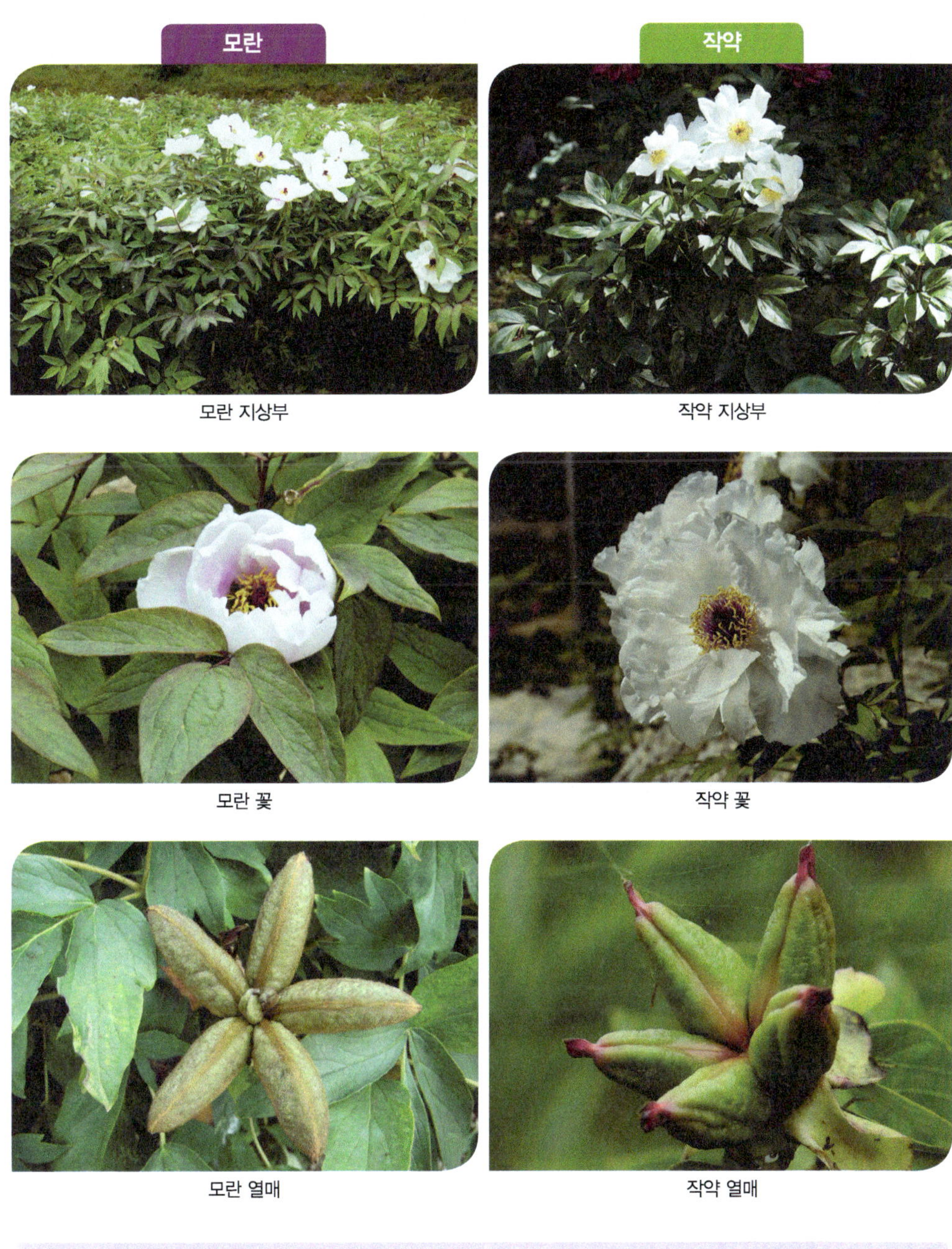

모란 지상부

작약 지상부

모란 꽃

작약 꽃

모란 열매

작약 열매

• 모란과 작약의 차이점

모란은 목본이고, 작약은 초본이며 줄기를 보면 구분할 수 있다.

청열, 진해, 거담, 항균

물푸레나무

Fraxinus rhynchophylla Hance

한약의 기원

이 약은 물푸레나무, 동속 근연 식물의 줄기껍질, 가지껍질이다.

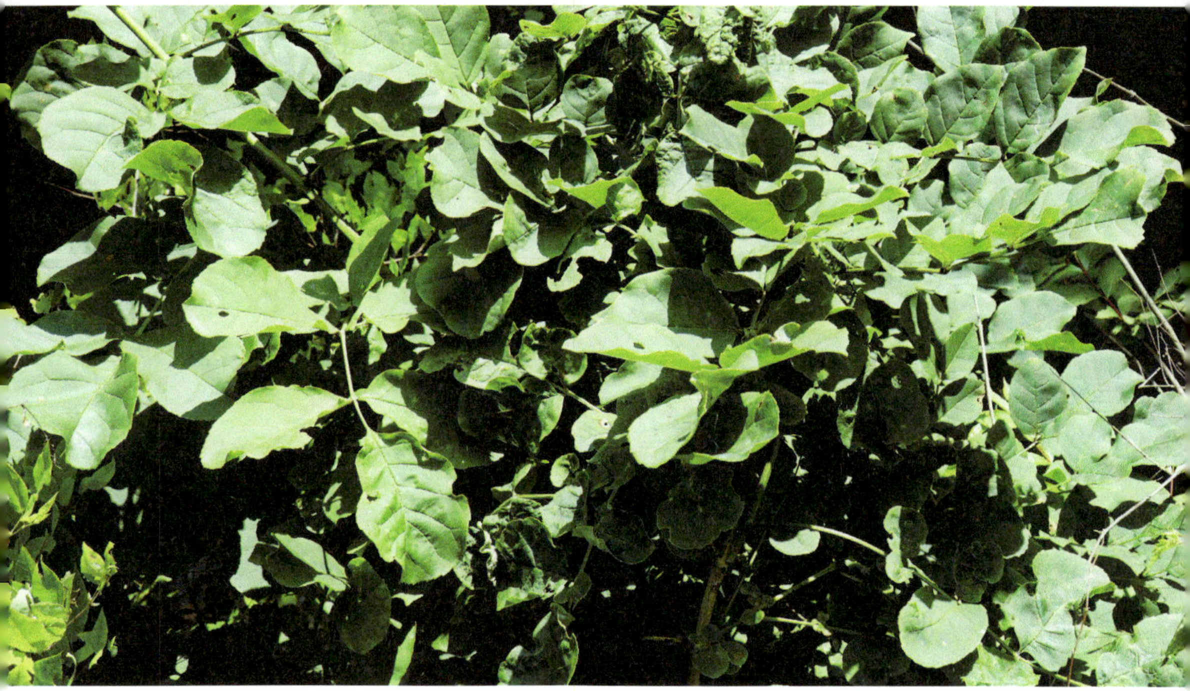

- **생약명** : 진피(秦皮)
- **이명** : 쉬청나무, 떡물푸레나무, 광능물푸레나무, 민물푸레나무, 고력백랍수(苦櫪白蠟樹), 대엽백사수(大葉白蜡樹)
- **사용부위** : 나무껍질
- **꽃 피는 시기** : 5~6월
- **과명** : 물푸레나무과(Oleaceae)

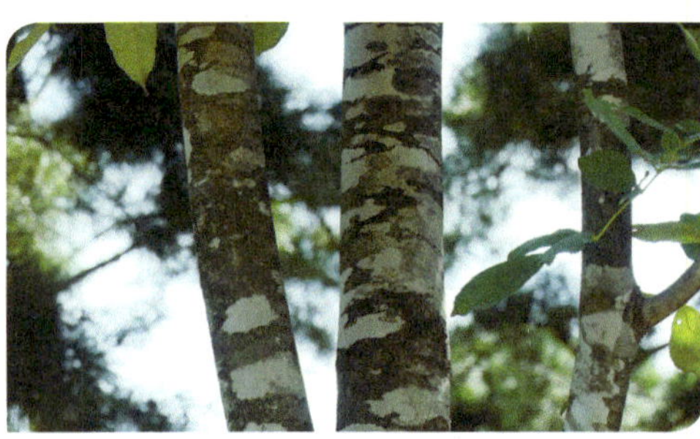

나무 겉껍질(약재)

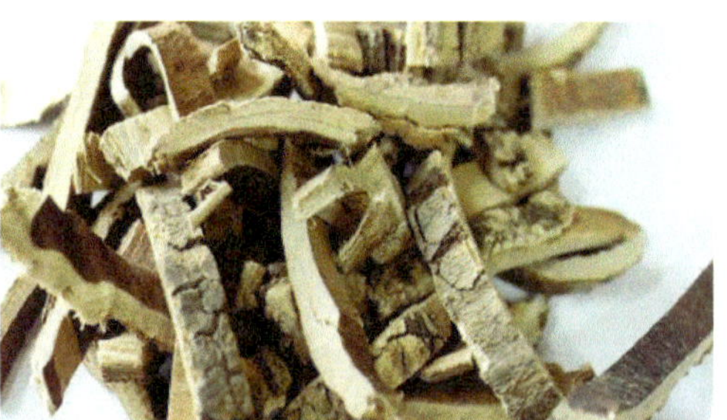

나무껍질

생태적 특성 물푸레나무는 전국의 산기슭, 골짜기, 개울가에서 자생하는 낙엽활엽교목이다. 높이는 10m 전후이고, 보통 관목상이고, 나무껍질은 회갈색이다. 잎은 홀수깃꼴겹잎에 서로 마주나고 잔잎은 보통 5장인데 3장 또는 7장인 것도 있다. 잔잎의 잎자루는 짧고 달걀 모양이며 끝에 달린 1개가 가장 크며 밑부분에 있는 한쌍은 작고 잎 가장자리에는 얕은 톱니가 있다. 꽃은 연한 백록색으로 5~6월에 원뿔

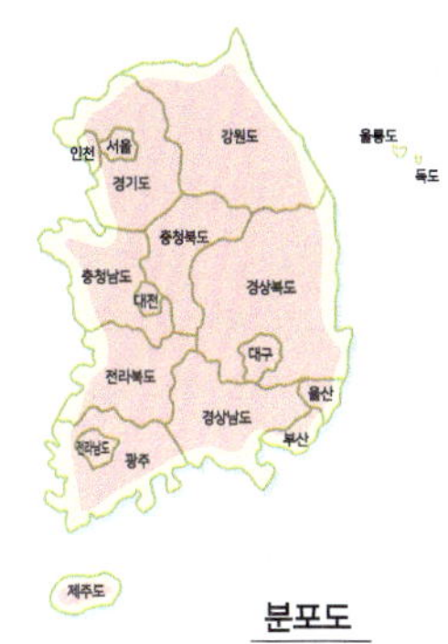

분포도

각 부위별 생김새

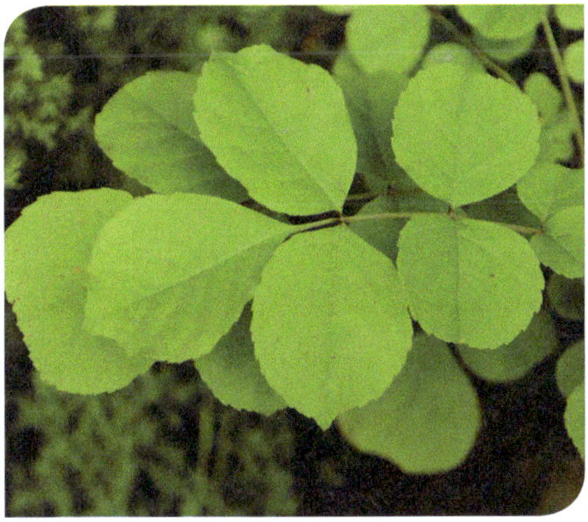

잎 생김새

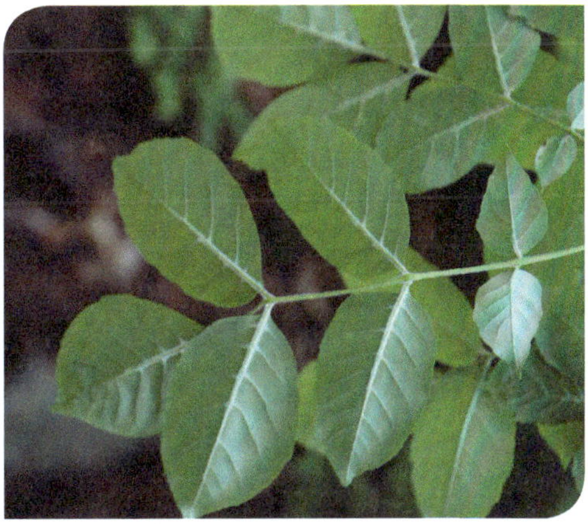

잎 뒷면

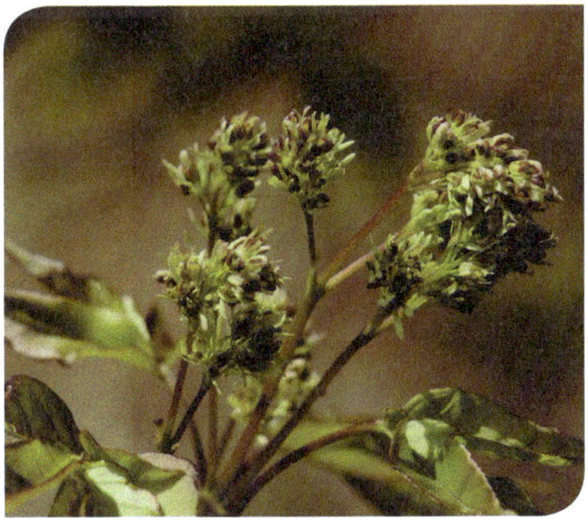

꽃

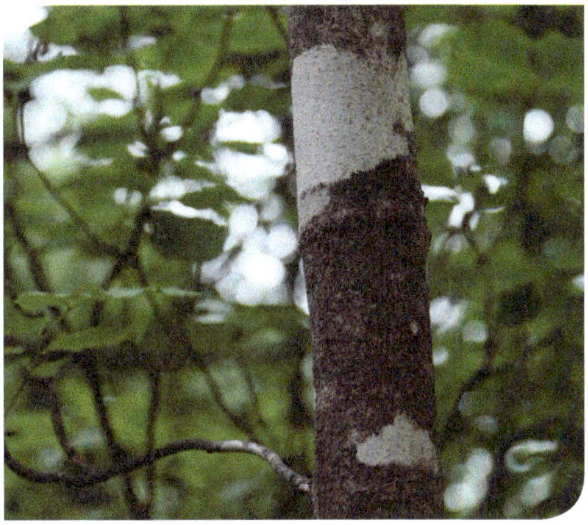

수피

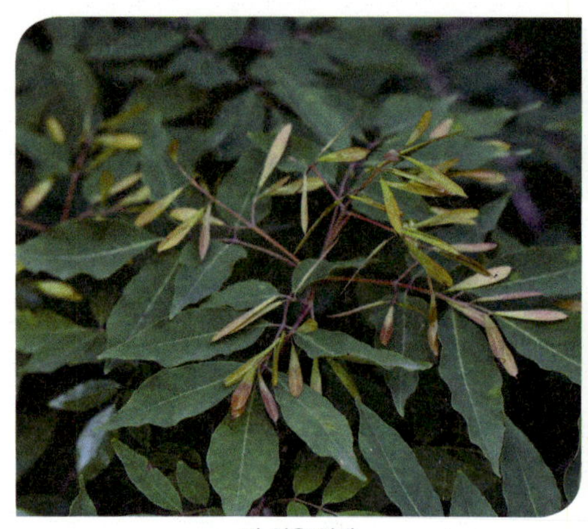
덜 익은 열매

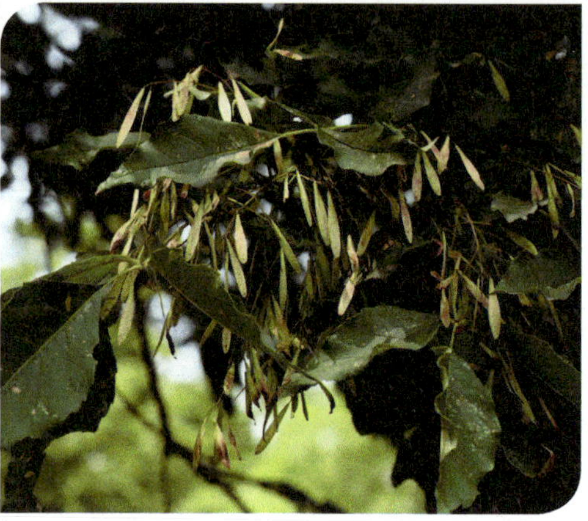
완숙 열매

꽃차례로 잎과 함께 피거나 잎보다 조금 늦게 핀다. 열매는 날개열매로 긴 거꿀바소꼴이고 9~10월에 달린다.

채취 시기 봄부터 가을까지 나무껍질을 채취한다.

약초의 성분 나무껍질에는 애스쿨린(aesculin), 애스쿨레틴(aesculetin) 및 α · β · d-글루코시드(α · β · d-glucoside)인 애스쿨린이 함유되어 있다.

약초의 성미 성질이 차고, 맛은 쓰다.

약초의 작용부위 간(肝), 신(腎), 폐(肺), 대장(大腸) 경락에 작용한다.

약초의 효능과 치료 나무껍질은 생약명을 진피(秦皮)라 하여 청열, 천식, 기침, 가래, 명목, 항균, 세균성 이질, 장염, 백대하, 만성 기관지염, 목적종통(目赤腫痛), 눈물 분비과다증 등을 치료한다. 최근에 물푸레나무 추출물에서 피부 미백작용이 있다는 사실이 밝혀졌다.

약초 처방 및 약용법과 용량 말린 나무껍질 20~30g을 물 900mL에 넣어 반이 될 때까지 달여 하루에 2~3회 나눠 마신다. 외용할 경우에는 달인 액으로 환부를 씻어준다.

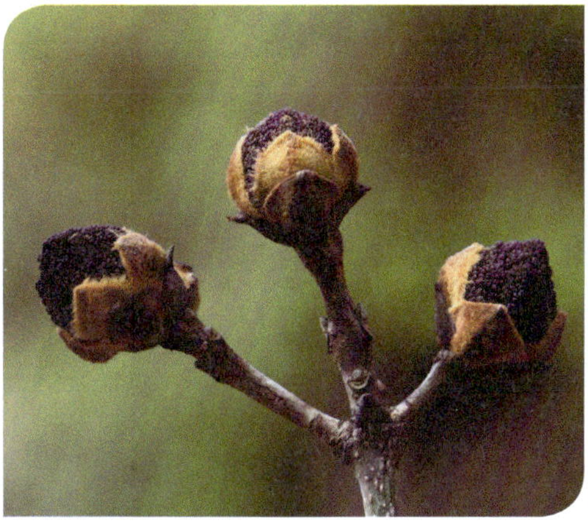

꽃봉우리

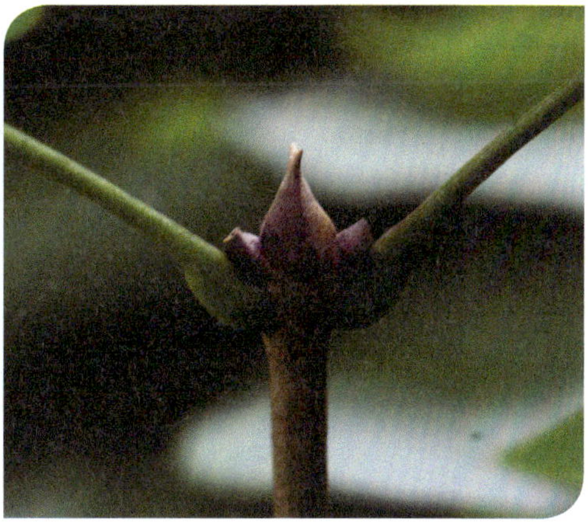

겨울눈

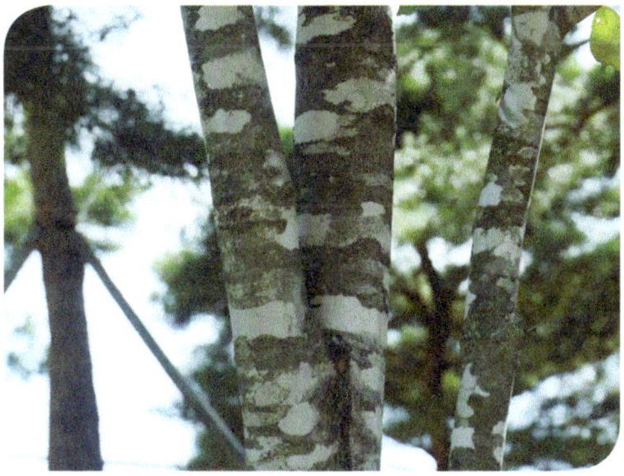

어린 나무 수피

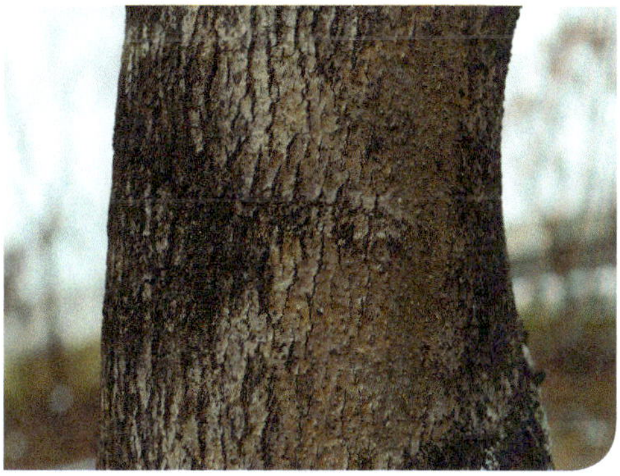

고목 수피

사용 시 주의사항 물푸레나무와 대극, 산수유는 상극이므로 함께 사용해서는 안 된다.

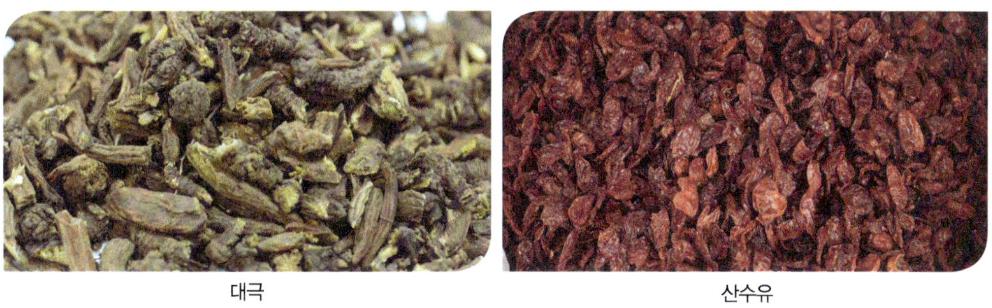

대극　　　산수유

폐와 장의 농양, 목적(目赤), 황달

민들레

Taraxacum platycarpum Dahlst.

한약의 기원

이 약은 민들레, 서양민들레, 털민들레, 흰민들레의 전초이다.

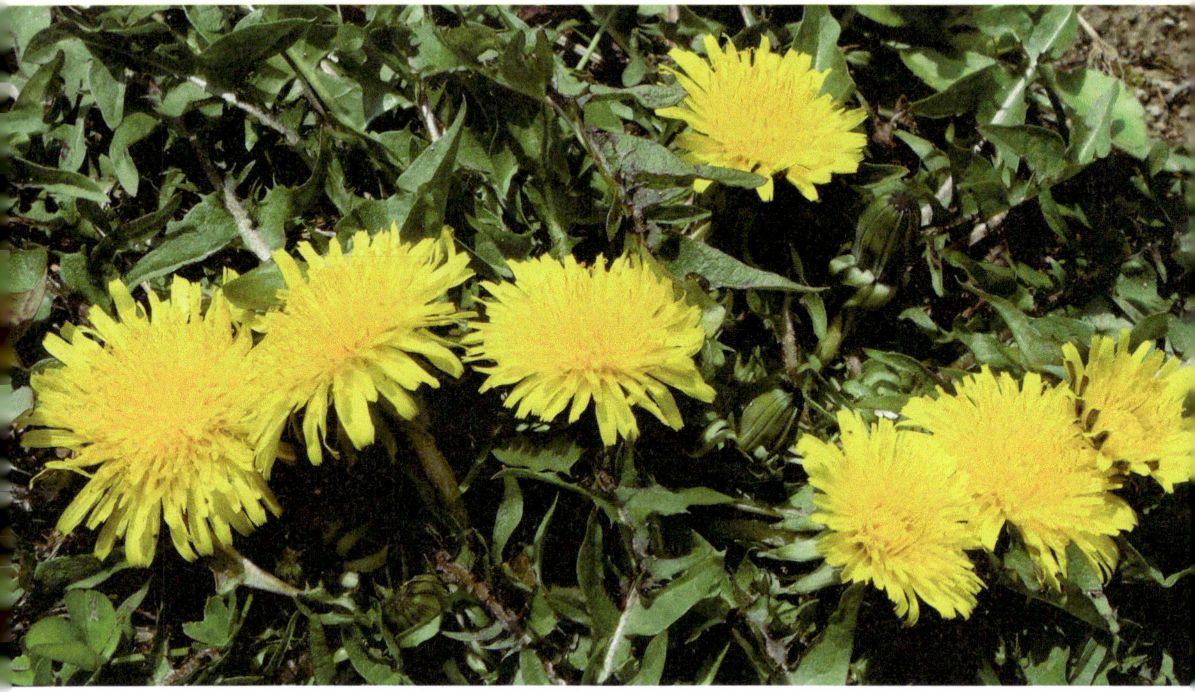

- **생약명** : 포공영(蒲公英)
- **이명** : 안질방이, 부공영(鳧公英), 포공초(蒲公草), 지정(地丁)
- **사용부위** : 전초
- **꽃 피는 시기** : 4~5월
- **과명** : 국화과(Compositae)

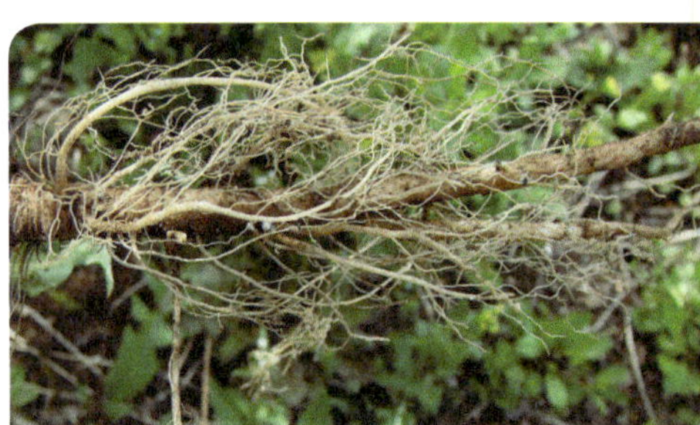

뿌리(채취품)

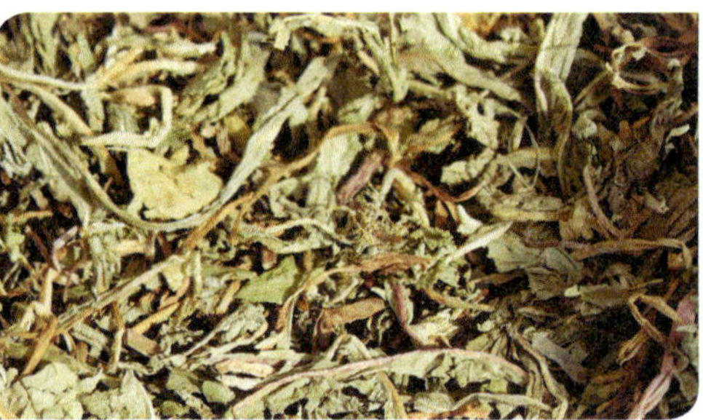

전초(약재)

생태적 특성 민들레는 여러해살이풀로, 전국 각지에서 분포하며 경남 의령과 강원도 양구에서 많이 재배한다. 뿌리는 육질로 길며 포공영이라 해서 약재로 사용한다. 생명력이 강해 뿌리를 잘게 잘라도 다시 살아난다. 키는 30cm 정도로 자라며, 원줄기 없이 잎이 뿌리에서 모여나 옆으로 퍼진다. 잎의 길이는 6~15cm, 너비는 1.2~5cm이고 뾰족하다. 잎몸은 무 잎처럼 깊게 갈라지고 갈래는 6~8쌍이며

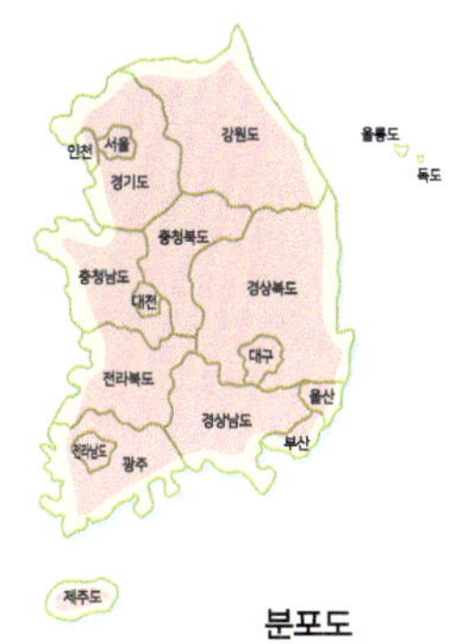

분포도

각 부위별 생김새

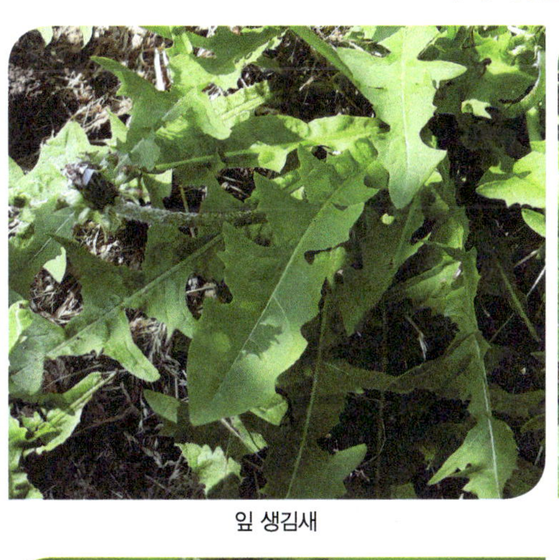
잎 생김새

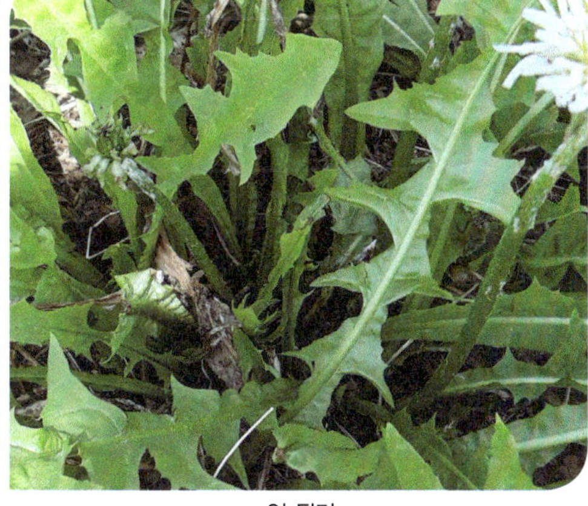
잎 뒷면

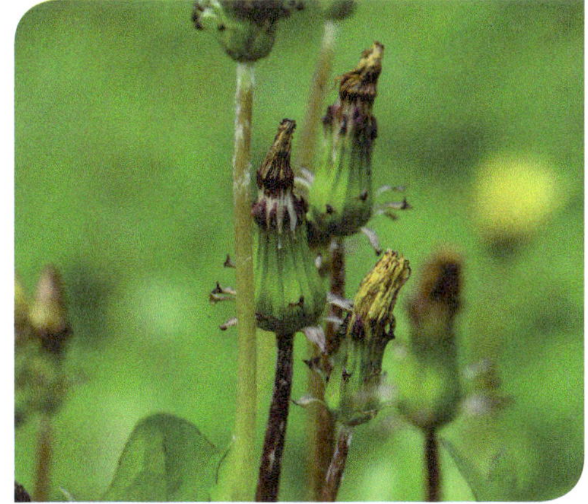
꽃봉우리

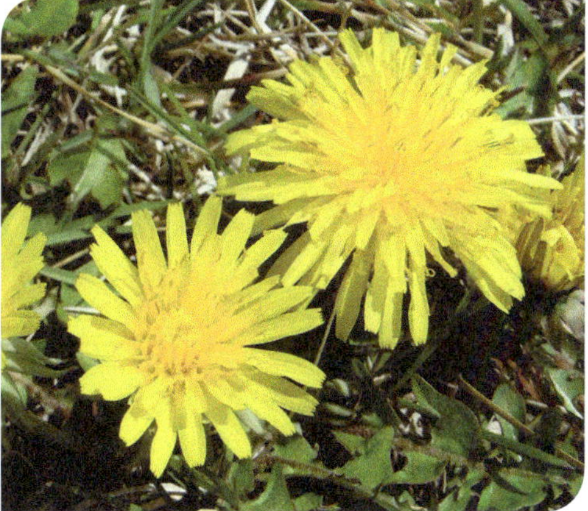
꽃

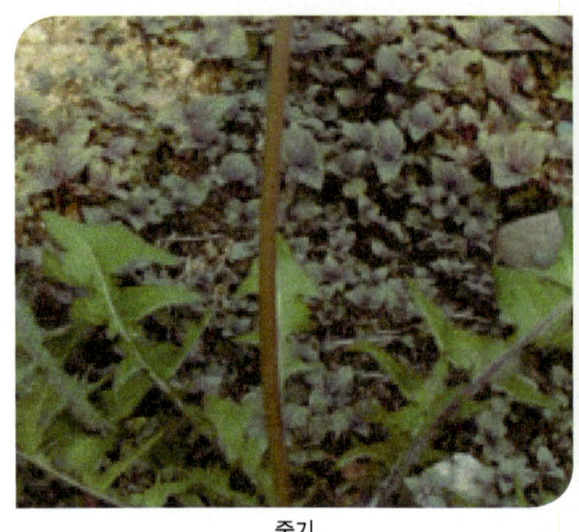
줄기

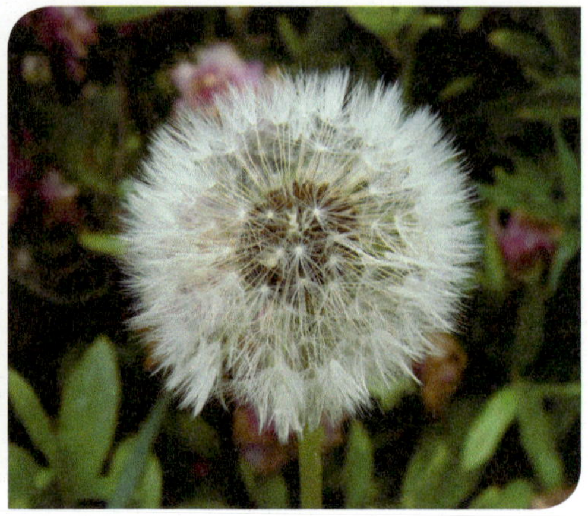
열매

가장자리에 톱니가 있다. 꽃은 노란색으로 4~5월에 잎과 같은 길이의 꽃줄기 위에서 피고 지름은 3~7cm이다(서양민들레는 3~9월에 핀다). 토종 민들레는 꽃받침이 그대로 있지만 서양민들레는 뒤집혀서 아래로 처진다. 열매는 5~6월경에 검은색 종자가 달리며 종자에는 하얀색이나 은색 날개 같은 갓털이 붙어 있다. 종자는 공처럼 둥글게 안쪽에 뭉쳐 있고 이것이 바람에 날려 사방으로 퍼져 번식한다.

채취 시기 꽃이 피기 전이나 후인 봄과 여름에 채취해 흙먼지나 이물질을 제거하고 가늘게 썰어 말린 후 사용한다.

약초의 성분 전초에는 타락사스테롤(taraxasterol), 타락사롤(taraxarol), 타락세롤(taraxerol), 잎에는 루테인(rutein), 비오악산틴(vioaxanthin), 플라스토퀴논(plastoquinone), 꽃에는 아르니디올(arnidiol), 루테인(lutein), 플라복산틴(flavoxanthin)이 함유되어 있다.

약초의 성미 성질이 차고, 맛은 쓰며 달며, 독성은 없다.

약초의 작용부위 간(肝), 위(胃), 신(腎) 경락에 작용한다.

약초의 효능과 치료 열을 내리고 독을 푸는 청열해독, 종기를 없애고 기가 뭉친 것을 흩어지게 하는 소종산결(消腫散結), 소변을 잘 나가게 하고, 종기 또는 배가 그득하게 차오르는 종창, 유옹(乳癰), 연주창, 눈이 충혈되고 아픈 목적(目赤), 목구멍의 통증, 폐의 농양, 장의 농양, 습열황달(濕熱黃疸) 등을 치료하는 효과가 있다.

약초 처방 및 약용법과 용량 말린 전초 15g을 물 700mL에 넣어 끓기 시작하면 약하게 줄여 200~300mL가 될 때까지 달여 하루에 2회 나눠 마신다.

사용 시 주의사항 쓰고 찬 성미로 인해 열을 내리고 습사를 다스리는 청열이습(淸熱利濕)작용이 있으므로 실증(實症: 주로 급성 열병이나 기혈의 울혈, 담음, 식적 등이 있다)이 아니거나 음달(陰疸: 황달의 일종)인 경우에는 신중하게 사용해야 한다.

특허로 입증된 기능성 물질

포공영 추출물을 함유하는 급·만성 간염 치료 및 예방용 조성물

본 발명은 급·만성 간염 치료 및 예방 효과를 갖는 포공영 추출물 및 이를 함유하는 조성물에 관한 것으로, 각종 식이 방법에 의해 유발된 증가된 GOT 및 GPT 수치를 유의적으로 억제하여 급·만성 간염의 예방 및 치료에 효과적이고 안전한 의약품 및 건강기능식품을 제공한다.

- 공개번호 : 10-2005-0051629, 출원인 : 학교법인 인제학원

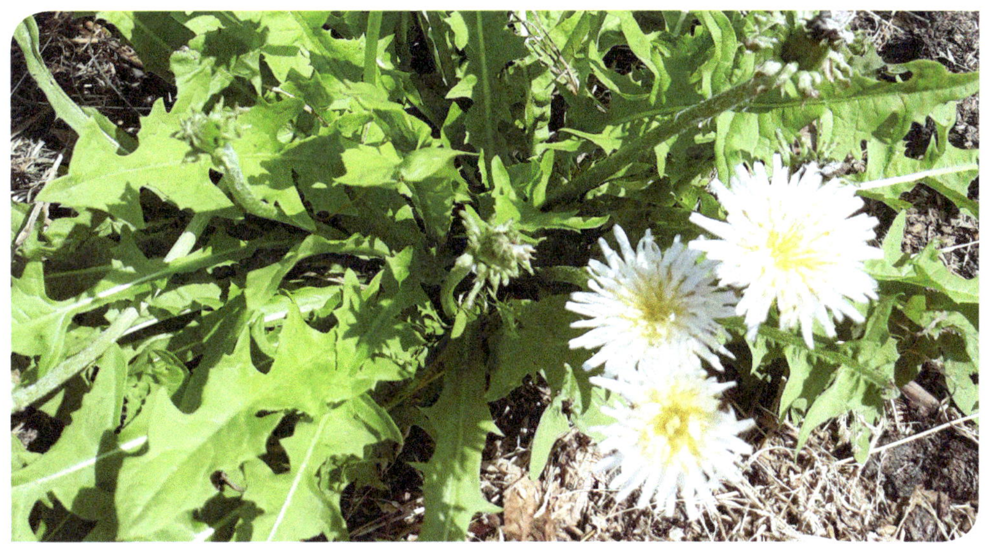

흰민들레

민들레 꽃차

채취 방법

해가 질 무렵에는 민들레 꽃이 오므라들어 채취하기 어렵기 때문에 오전에 봉오리에서 바로 핀 꽃을 꽃받침 바로 밑에서 잘라 채취해 사용한다. 간혹 민들레씨를 봉오리로 착각해 채취하기도 하는데 주의해야 한다.

꽃차 만들기

민들레 꽃봉오리를 따서 깨끗이 씻은 뒤 1~2분 정도 찐 후 채반에 펼쳐 놓고 그늘에서 전체 양의 70%를 말리고 나머지는 햇볕에서 말린다. 말린 민들레 꽃은 프라이팬에 살짝 볶아 내어 차로 우려내어 마신다. 꿀 또는 설탕을 가미하여 마셔도 되지만 당뇨병이 있다면 고려하여 결정하는 게 좋다. 민들레 꽃봉오리를 따서 꽃 무게와 같은 양의 꿀에 재고 15일 이상 그늘지고 선선한 곳에서 숙성시킨 후 냉장고에 보관한다. 재어 둔 민들레 꽃 1~2송이를 찻잔에 넣고 끓는 물을 부어 우려내어 차로 마신다. 마시고 난 건더기는 다시 말린 뒤 베갯속이나 목욕제로 사용한다.

꽃차 더하기

민들레 꽃을 소금에 절였다가 살짝 데쳐서 잠시 우려낸 후 무쳐서 나물로 만들어 먹는다. 민들레 뿌리를 갈아 찹쌀가루와 섞어 부치고 그 위에 민들레 꽃을 얹어 먹으면 맛과 향, 보기에도 좋다.

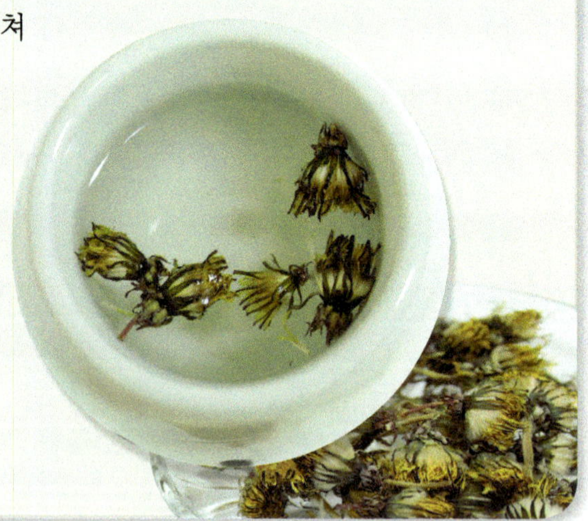

민들레 약차

채취 방법

꽃이 피기 전이나 후인 봄과 여름에 민들레 전초를 채취한 후 흙먼지나 이물질을 제거하고 깨끗이 씻어 가늘게 썰어서 말린 후 사용한다.

약차 만들기

말린 민들레 전초 12~20g을 사용하며, 보통 말린 약재 10~15g을 물 2L에 넣어 끓기 시작하면 약하게 줄여 2시간 정도 더 끓여서 차로 마신다. 꿀 또는 설탕을 가미하여 마셔도 되지만 당뇨병이 있다면 고려하여 결정하는 게 좋다. 녹차처럼 가볍게 덖어서 우려 차로 마시기도 하며, 티백 차나 환으로 만들어 복용하기도 한다.

약차 더하기

말린 약재를 가루로 만들어 국수 등 다양한 식품으로 개발, 판매되기도 한다. 간의 피로를 풀고, 위를 튼튼하게 만들어 소화력을 돕는 귀한 약재로 활용 가치가 매우 높다.

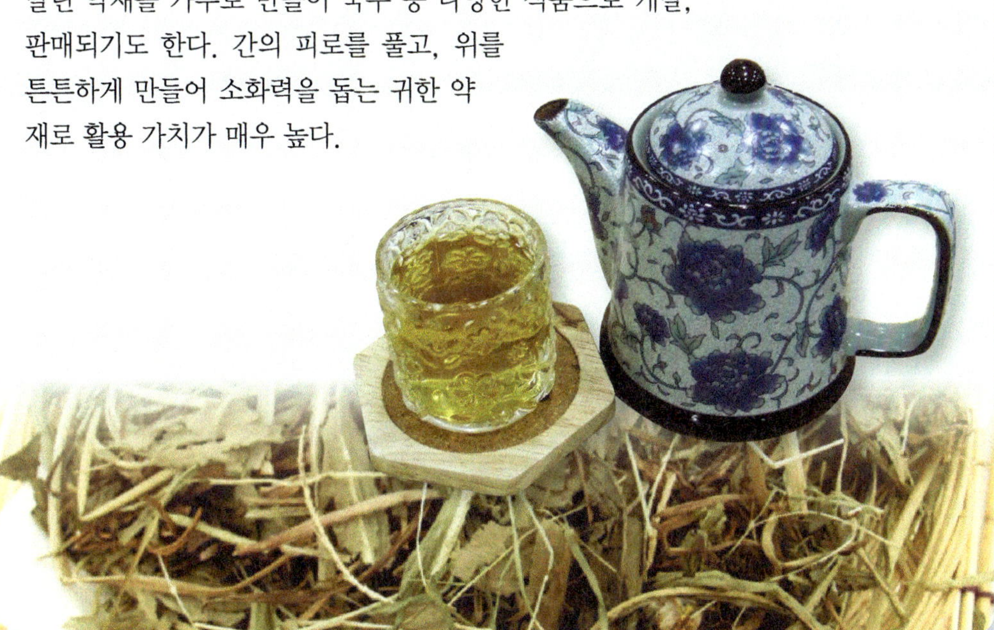

해수, 백일해, 천식, 조루, 여성 냉증

박주가리

Metaplexis japonica (Thunb.) Makino

한약의 기원

이 약은 박주가리의 전초, 뿌리, 잘 익은 열매껍질이다.

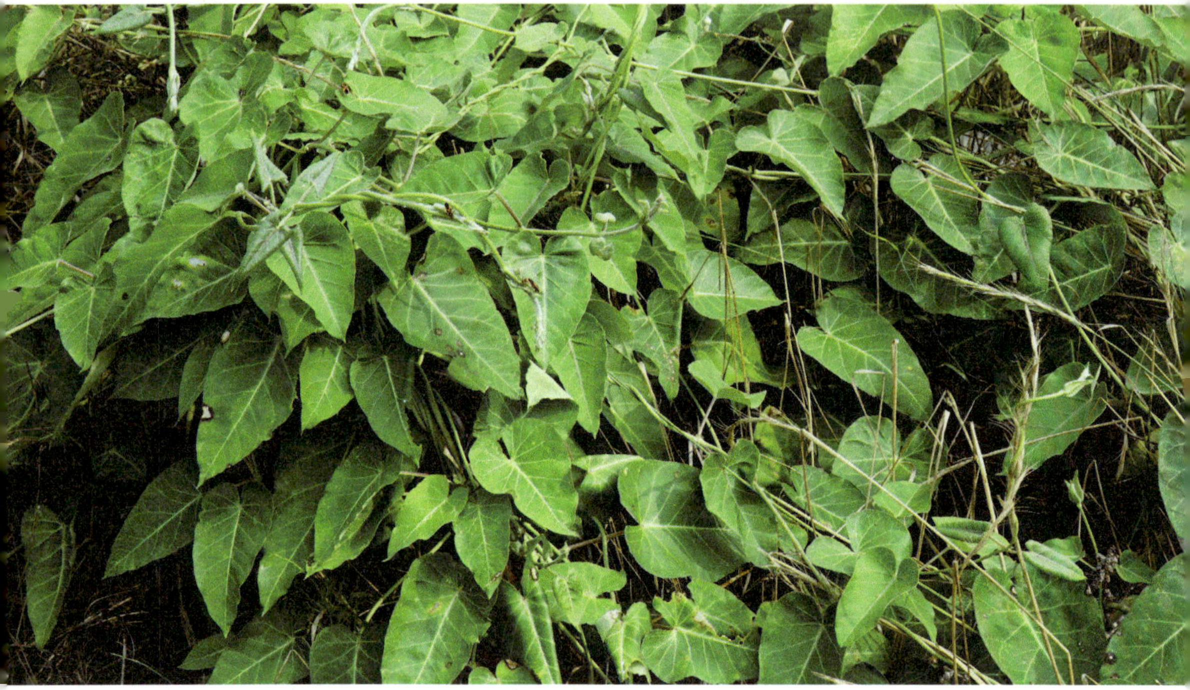

■ **생약명** : 나마(蘿藦), 천장각(天漿殼)

■ **이명** : 고환(苦丸), 작표(雀瓢), 백환등(白環藤), 세사등(細絲藤), 양각채(羊角菜)

■ **사용부위** : 전초, 열매껍질

■ **꽃 피는 시기** : 7~8월

■ **과명** : 박주가리과(Asclepiadaceae)

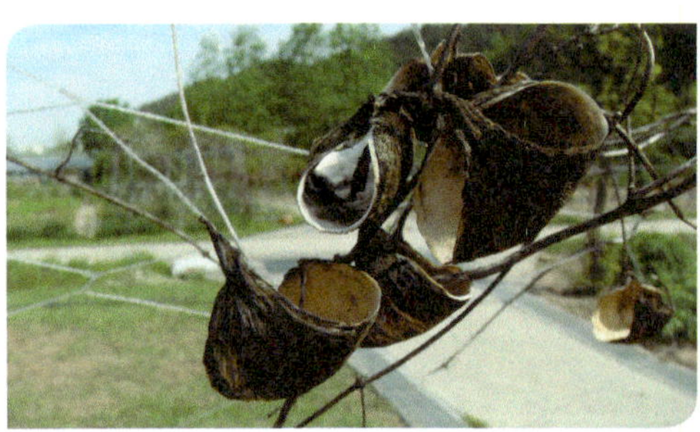

열매껍질

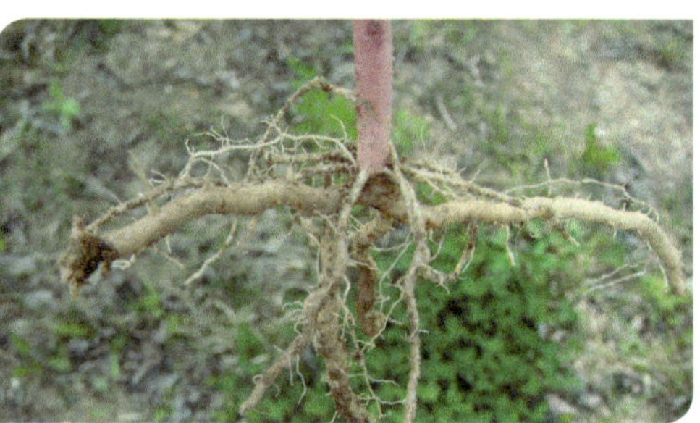

뿌리(채취품)

생태적 특성 박주가리는 덩굴성 여러해살이풀로, 양지의 건조한 곳에서 잘 자란다. 일반적으로 박주가리와 혼동하는 식물로 큰조롱(Cynanchum wilfordii)과 하수오(Fallopia multiflora)가 있다. 같은 박주가리과의 큰조롱은 생약명이 백수오이고 은조롱이나 하수오라는 이명으로도 불린다. 바로 이 하수오라는 이명 때문에 마디풀과에 속하는 하수오와 혼동되는 식물이다. 큰조롱은 박주가리처럼 줄기에서 유즙

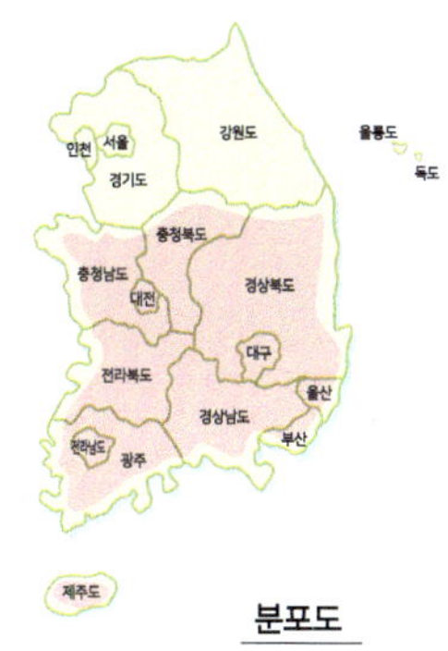

분포도

각 부위별 생김새

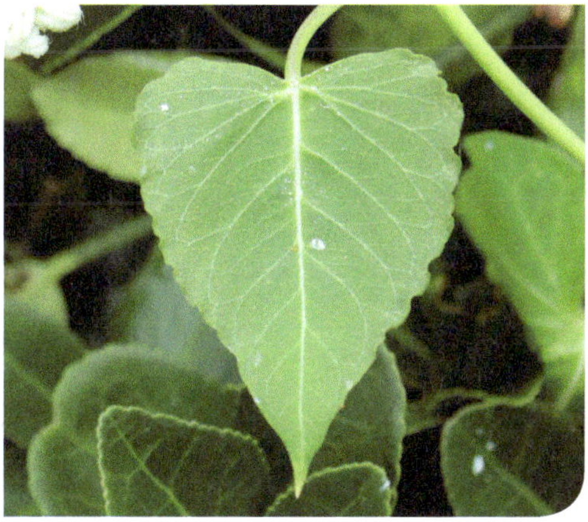

잎 생김새

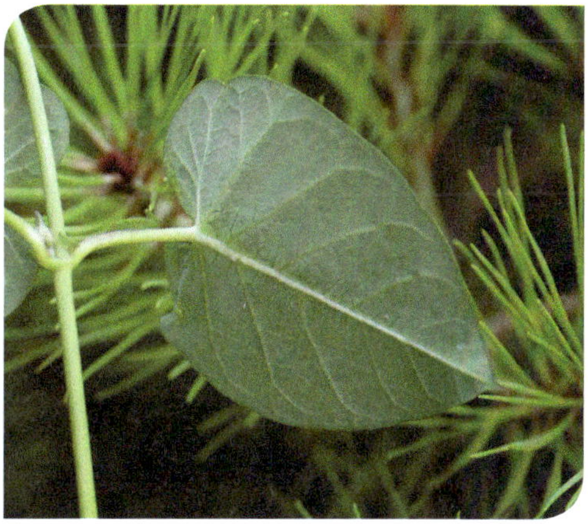

잎 뒷면

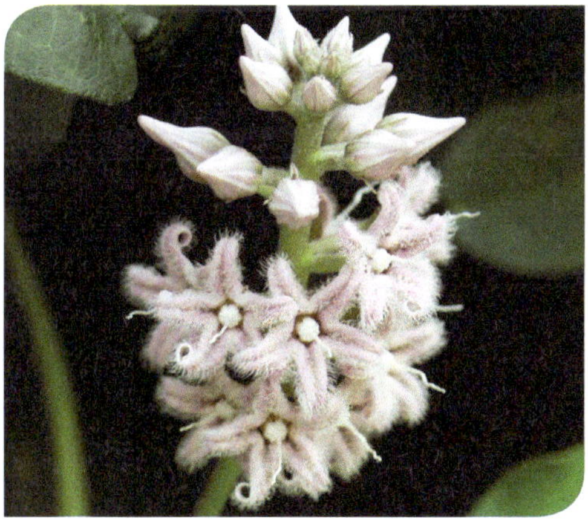

꽃

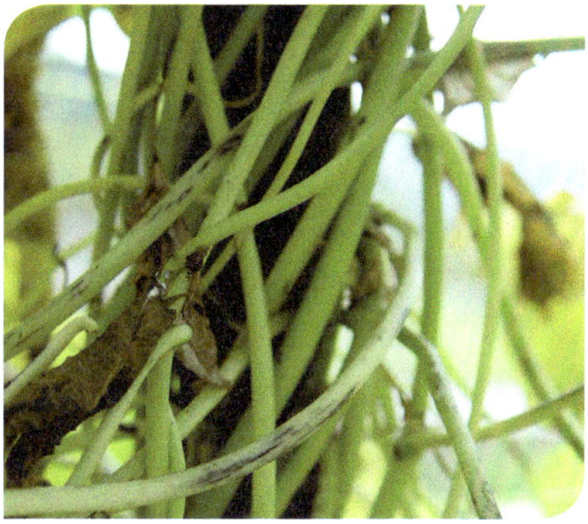

줄기

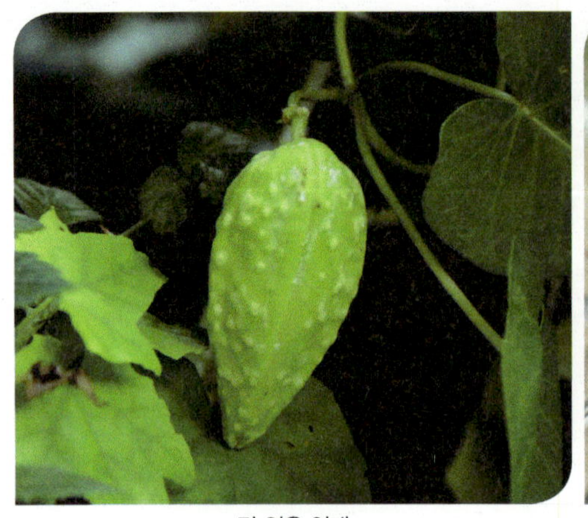
덜 익은 열매

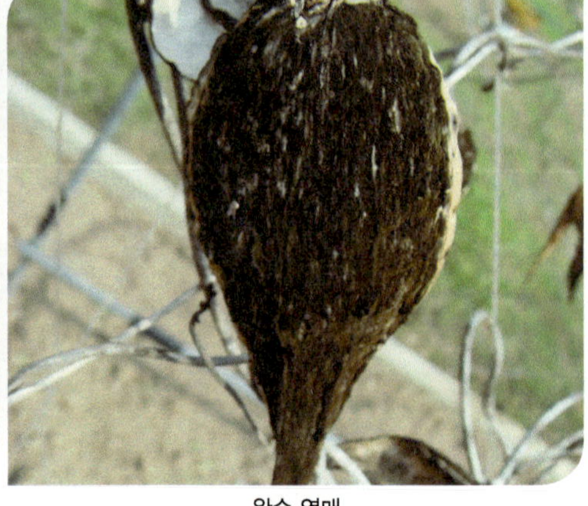
완숙 열매

이 나오며 꽃은 연한 황록색이며, 하수오는 유즙이 없으며 꽃은 흰색이고 꽃부리 열편이 안쪽으로 오그라드는 것이 박주가리와 다른 점이다. 줄기는 3m 이상 자라며, 줄기나 잎을 자르면 흰색 유즙이 나온다. 잎은 마주나고 달걀 모양으로 잎끝이 뾰족하다. 꽃은 자주색으로 7~8월에 총상꽃차례로 잎겨드랑이에서 피며 꽃부리가 넓은 종 모양이고 5개로 깊게 갈라지며 끝이 뒤로 말리고 안쪽에 털이 빽빽하게 나 있다. 열매는 8~10월에 달린다.

채취 시기 가을에 열매가 익었을 때 채취해 햇볕에 말리거나 생것으로 사용한다.

약초의 성분 뿌리에는 벤조일라마논(benzoylramanone), 메타플렉시게닌(metaplexigenin), 이소람논(isoramanone), 사르코시틴(sarcositin)이 함유되어 있다. 잎과 줄기에는 디지톡소즈(digitoxose), 사르코스틴(sarcostin), 우텐딘(utendin), 메타플렉시게닌 등이 함유되어 있다.

약초의 성미

- 나마(蘿藦) : 박주가리의 전초 또는 뿌리를 여름에 채취해 햇볕에 말리거나 생으로 사용하는 것으로, 성질이 평범하고, 맛은 달고 맵다.
- 천장각(天漿殼): 박주가리의 익은 열매의 열매껍질을 말린 것으로 표주박처럼 생겼

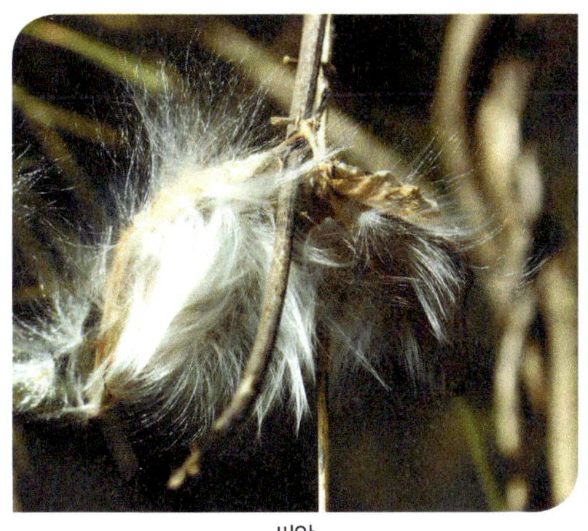
씨앗

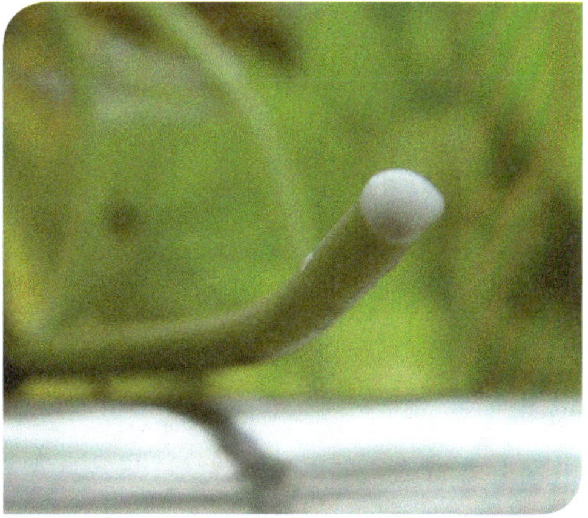
줄기를 꺾으면 유액이 나옴

으며, 성질이 평범하고, 맛은 짜며, 독성은 없다.

약초의 작용부위 나마는 비(脾), 신(腎) 경락에 작용한다. 천장각은 간(肝), 폐(肺) 경락에 작용한다.

약초의 효능과 치료

- 나마 : 정액과 기를 보하는 보익정기(補益精氣), 젖이 잘 나오게 하는 통유(通乳), 독을 풀어주는 해독 등의 효능이 있어 신(腎)이 허해서 오는 유정(遺精), 방사(성행위)를 지나치게 많이 하여 오는 기의 손상, 양도(陽道)가 위축되는 양위(陽萎), 여성의 냉이나 대하, 젖이 잘 나오지 않는 유즙불통, 단독, 창독 등의 치료에 응용할 수 있으며, 뱀이나 벌레 물린 상처 등에도 사용할 수 있다.
- 천장각 : 폐의 기운을 깨끗하게 하고 가래를 없애는 청폐화담(淸肺化痰), 기침을 멈추고 천식을 다스리는 지해평천(止咳平喘), 발진이 솟아나오도록 하는 투진(透疹) 등의 효능이 있어 기침과 가래가 많은 해수담다(咳嗽痰多), 백일해, 여러 가지 천식 기운을 가리키는 기천(氣喘), 마진이 있는데 열꽃이 피지 못해서 고생하는 마진투발불창(痲疹透發不暢) 치료에 응용할 수 있다.

약초 처방 및 약용법과 용량 나마는 15~60g, 천장각은 6~9g을 사용한다.

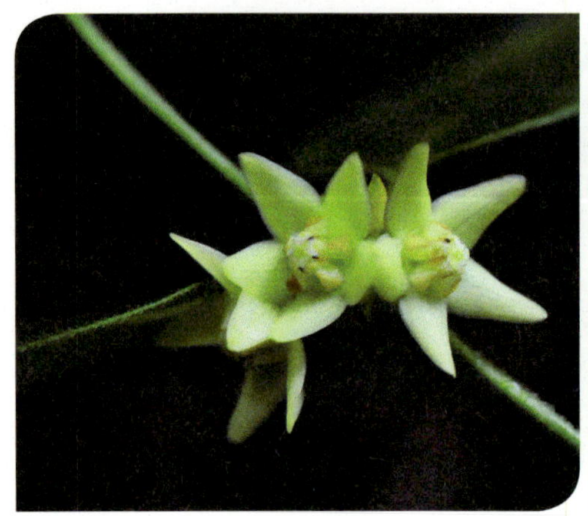

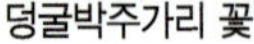

덩굴박주가리 꽃

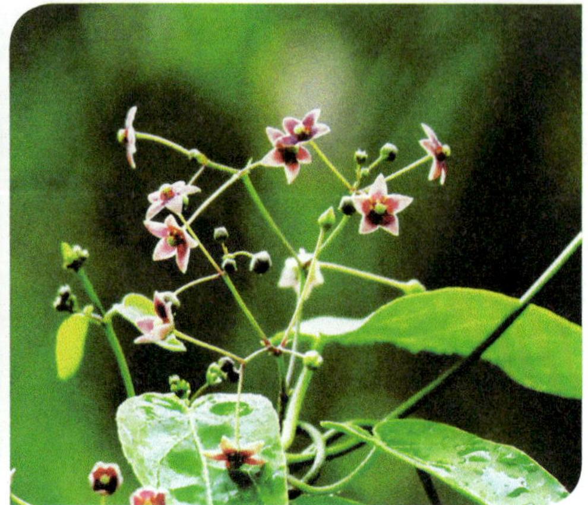

외박주가리 꽃

- 나마 : 말린 뿌리 40g을 물 900mL에 넣어 끓기 시작하면 약하게 줄여 200~300mL가 될 때까지 달여 하루에 2회 나눠 마신다.
- 천장각 : 말린 열매 10g을 물 700mL에 넣어 끓기 시작하면 약하게 줄여 200~300mL가 될 때까지 달여 하루에 2회 나눠 마시거나, 짓찧어 환부에 붙이기도 한다.

사용 시 주의사항 대변을 통하게 하고 장을 윤활하게 하며 수렴하는 성질이 있으므로 대변당설(大便溏泄: 곱이 섞인 묽은 대변을 누면서, 소변은 누렇고, 가슴이 답답하면서 목이 마르는 증상) 및 습담(濕痰: 속에 수습이 오래 머물러 생긴 담증)이 있는 경우에는 사용을 금하고, 무씨와 함께 사용하지 않는다.

특허로 입증된 기능성 물질

박주가리 추출물 또는 이의 분획물을 유효성분으로 함유하는 퇴행성 뇌질환 예방 및 치료용 조성물

본 발명은 박주가리 추출물 또는 상기 추출물의 에틸 아세테이트 또는 부탄올 분획물은 뇌허혈에 의해 유도되는 뇌신경세포 손상을 보호하는 효과를 나타내고, 신경행동학적 회복 효과 실험에서 뛰어난 회복 효과가 있으므로 퇴행성 뇌질환의 예방 및 치료용 조성물 또는 건강기능식품의 유효성분으로 유용하게 사용될 수 있다.

- 공개번호 : 10-2010-0052119, 출원인 : 경희대학교 산학협력단

비슷한 약초

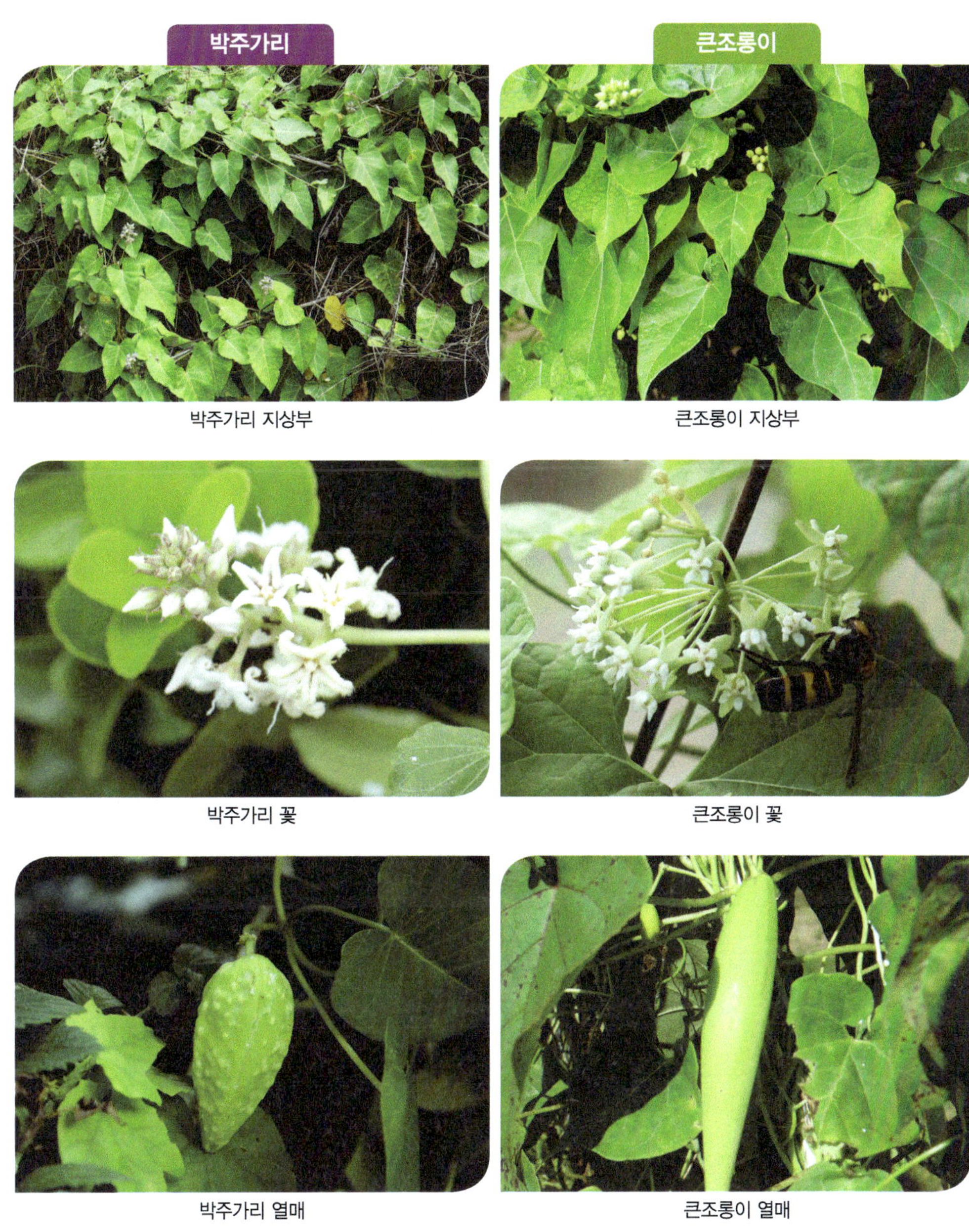

박주가리 | 큰조롱이

박주가리 지상부

큰조롱이 지상부

박주가리 꽃

큰조롱이 꽃

박주가리 열매

큰조롱이 열매

• 박주가리와 큰조롱이의 차이점

잎은 비슷하나, 꽃과 열매가 차이점이 분명하다.

두통, 목적(目赤), 목의 통증, 홍역

박하

Mentha arvensis var. piperascens Malinv. ex Holmes

한약의 기원

이 약은 박하의 지상부이다.

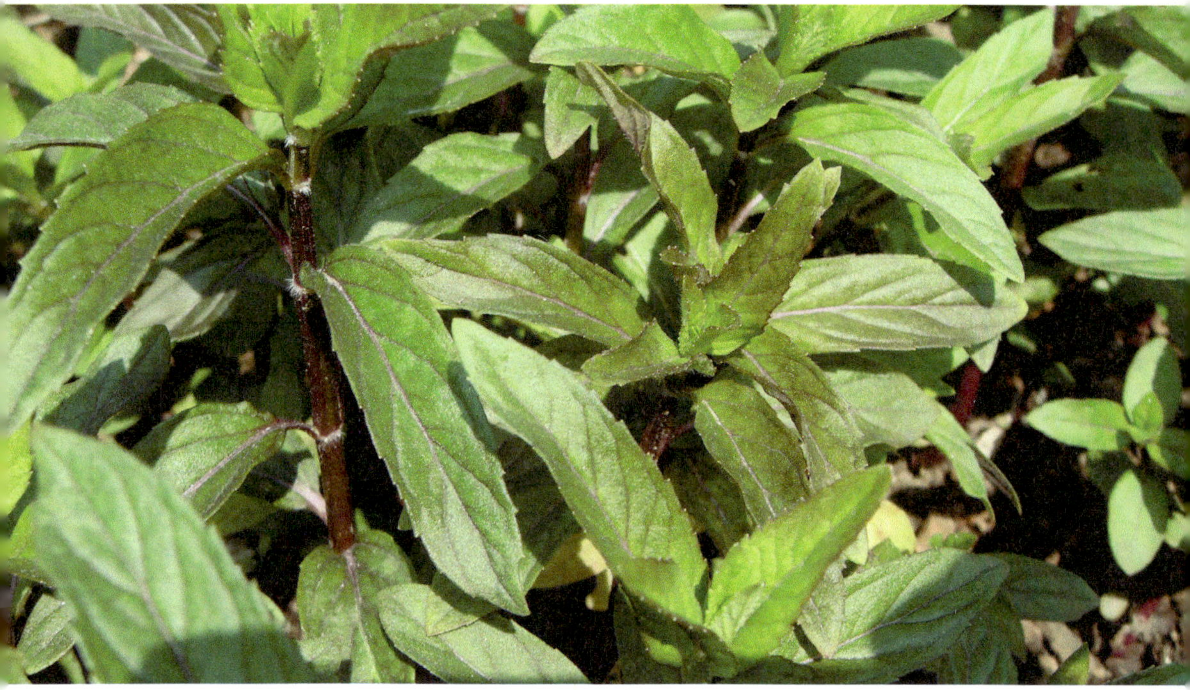

- **생약명** : 박하(薄荷)
- **이명** : 털박하, 재배종박하, 소박하(蘇薄荷)
- **사용부위** : 지상부
- **꽃 피는 시기** : 7~9월
- **과명** : 꿀풀과(Labiatae)

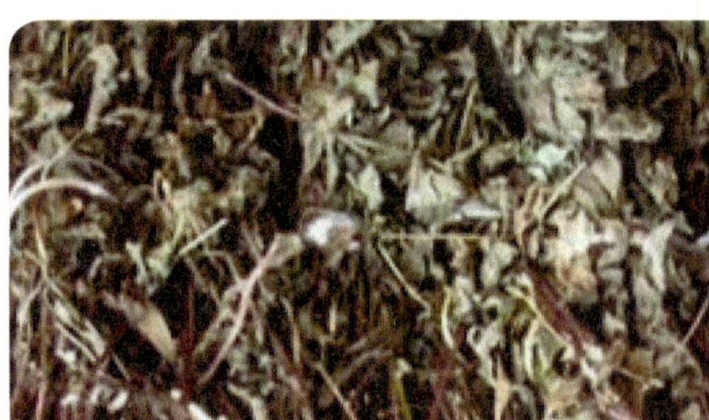
전초(약재 전형)

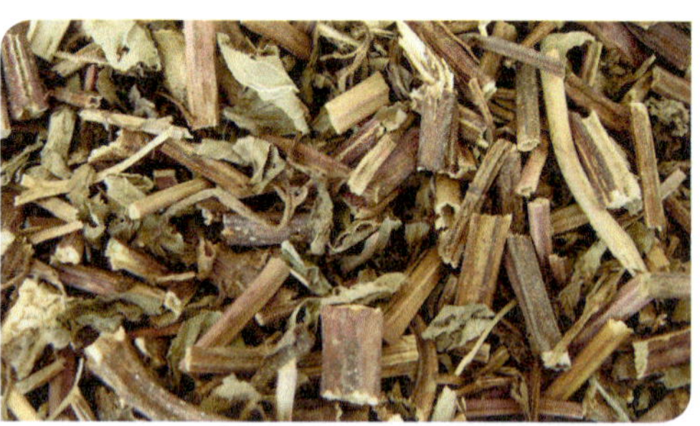
약재

생태적 특성 박하는 여러해살이풀로, 전국 각지의 습지나 냇가에서 자라거나 재배한다. 키는 50cm 정도로 자라며, 뿌리는 땅속줄기를 뻗어 번식한다. 줄기는 곧추서고 가지가 갈라지며 줄기의 표면은 자갈색 또는 담녹색으로 네모지고 무성한 털이 나 있으며 마디 사이의 길이는 2~5cm이다. 단면은 흰색으로 속은 비어 있다. 잎은 마주나며 긴 타원형이고 끝이 뾰족하며 가장자리에는 톱니가 있다.

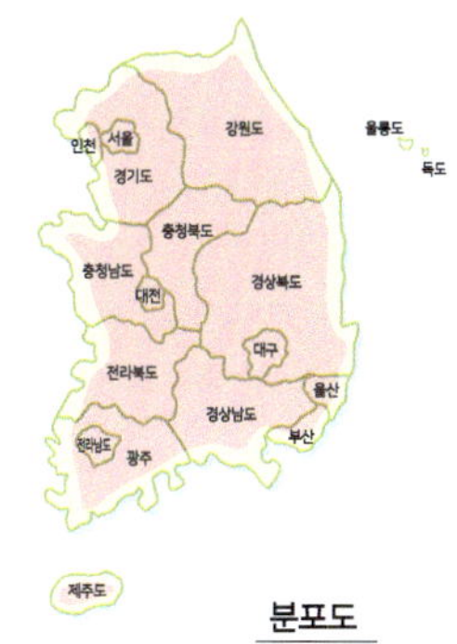

분포도

각 부위별 생김새

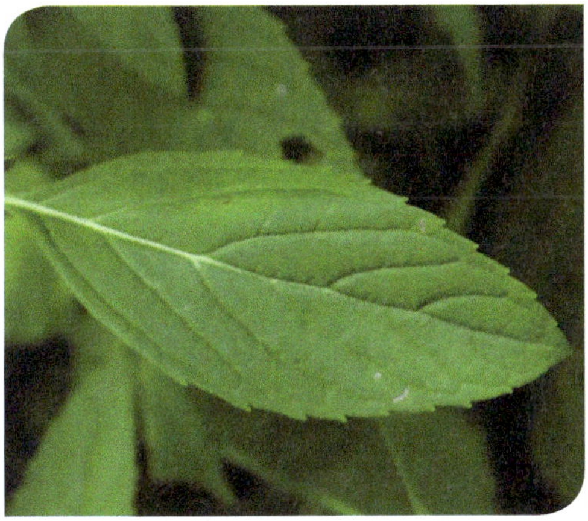

잎 생김새

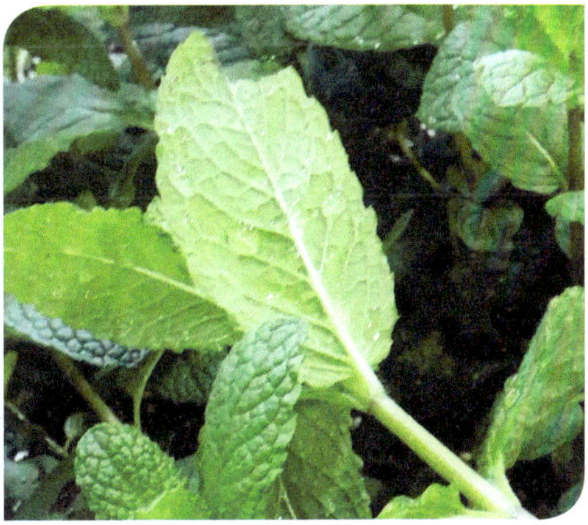

잎 뒷면

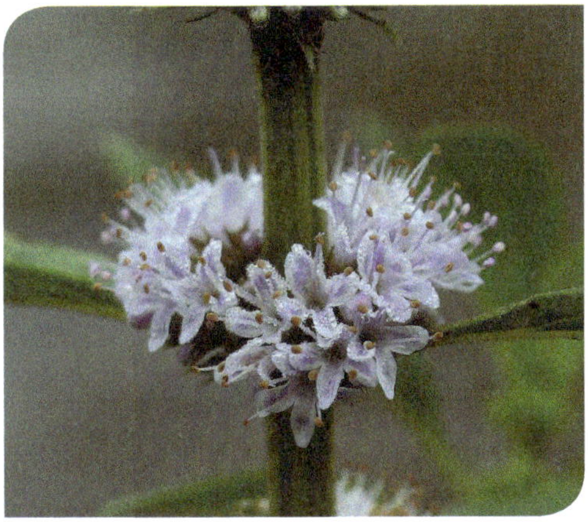

꽃

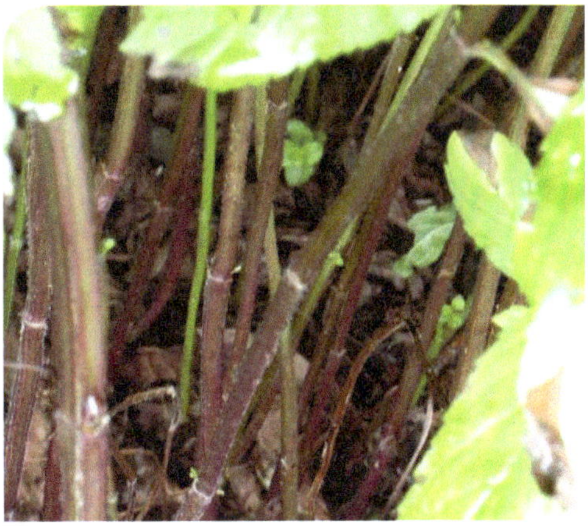

줄기

양면에는 유점과 털이 나 있으며 길이는 2~7cm, 너비는 1~3cm이고, 짧은 잎자루는 쭈그러져 말려 있다. 꽃은 연보라색으로 7~9월에 윗부분과 가지의 잎겨드랑이에서 층을 이루며 핀다.

채취 시기 날씨가 맑은 여름과 가을에 잎이 무성하고 꽃이 세 둘레 정도 피었을 때 지상부를 채취하여 그늘이나 건조기에 넣어 말리고, 묵은 줄기와 이물질을 제거하고 절단해 사용한다.

약초의 성분 잎과 줄기에는 정유 성분이 1% 내외로 들어 있으며 주성분이 멘톨(menthol)로 전체의 70~90%에 달한다. 그 외에 멘톤(menthone), 캄펜(camphene), 리모넨(limonene), 이소멘톤(isomenthone), 피페리톤(piperitone), 플리겐(pulegene) 등이 함유되어 있다.

약초의 성미 성질이 시원하고, 맛은 맵고, 독성은 없다.

약초의 작용부위 간(肝), 폐(肺) 경락에 작용한다.

약초의 효능과 치료 풍열을 잘 흩어지게 하고, 머리와 눈을 맑게 하며, 투진(透疹: 열꽃이 잘 피어나게 하는 것)하는 효능이 있어 풍열감기를 치료하고, 두통, 눈이 충혈되는 목적(目赤), 후비(喉痺: 목구멍의 통증), 구창(口瘡: 입안의 종창), 풍진(風疹: 풍사를 받아서 생긴 발진성 전염병의 하나), 마진(麻疹: 어린이의 급성 발진성 전염병의 하나, 홍역), 흉협창민(胸脇脹悶) 등을 다스린다.

약초 처방 및 약용법과 용량 말린 지상부 10g을 물 700mL에 넣어 끓기 시작하면 약하게 줄여 200~300mL가 될 때까지 달여 하루에 2회 나눠 마신다. 민간요법으로는 감기, 구내염, 결막염, 위경련 등의 치료를 위해 박하를 물에 달여 마시기도 한다.

사용 시 주의사항 맛이 맵고 발산작용과 소간(疏肝: 간에 울체된 기운을 풀어주는 것)작용을 하므로 표허(表虛: 외부를 보존하는 양기가 쇠약하여 나타나는 증후)로 인한 자한(自汗)과 음허혈조(陰虛血燥: 음기가 허하여 혈이 부족한 증상), 간양항성(肝陽亢盛: 간의 양기가 지나치게 충만한 증상) 등의 병증에는 맞지 않다. 유즙 분비가 줄어드는 부작용이 있으므로 수유 기간에는 사용해서는 안 된다.

특허로 입증된 기능성 물질

박하 등 생약혼합물의 추출물을 함유하는 스트레스 해소용 건강기능식품

본 발명은 박하, 감국, 하고초, 향유, 울금을 포함하는 생약혼합물의 추출물을 함유하는 건강기능식품에 관한 것으로서, 상기 생약혼합물의 추출물을 함유하는 조성물은 스트레스 해소 효과가 우수하여 수험생, 직장인, 일상에 지친 현대인들의 스트레스 해소용 식품으로 용이하게 사용 가능하다.

- 등록번호 : 10-1450813-0000, 출원인 : 구미경

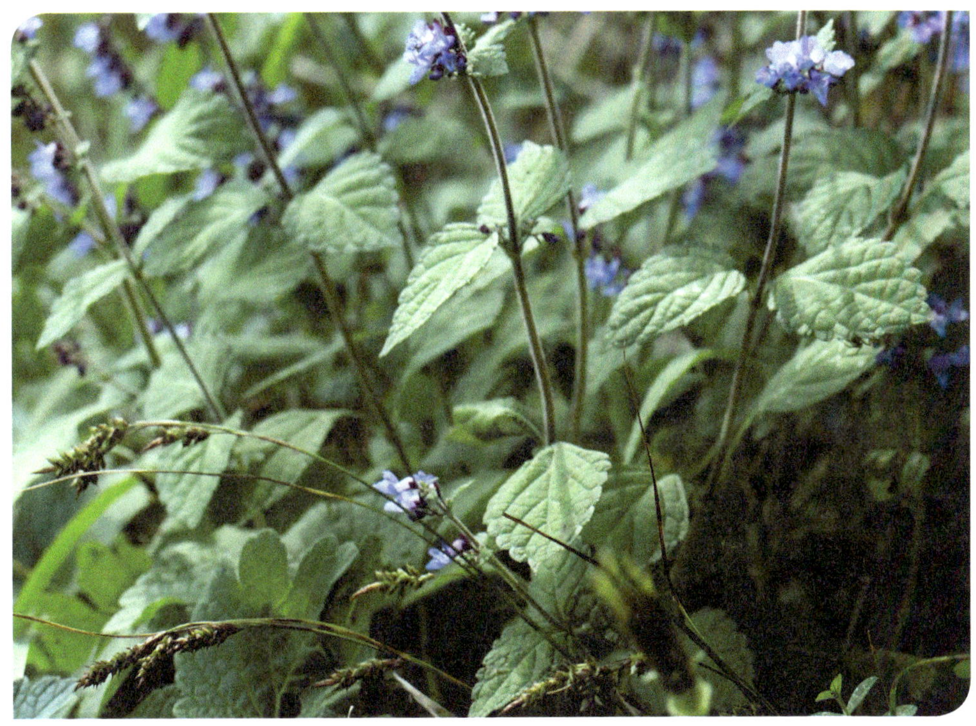

털산박하

반위, 위염, 오심, 구토, 구안와사, 간질

반하

Pinellia ternate (Thunb.) Breit.

한약의 기원

이 약은 반하의 알뿌리로, 주피를 완전히 제거한 것이다.

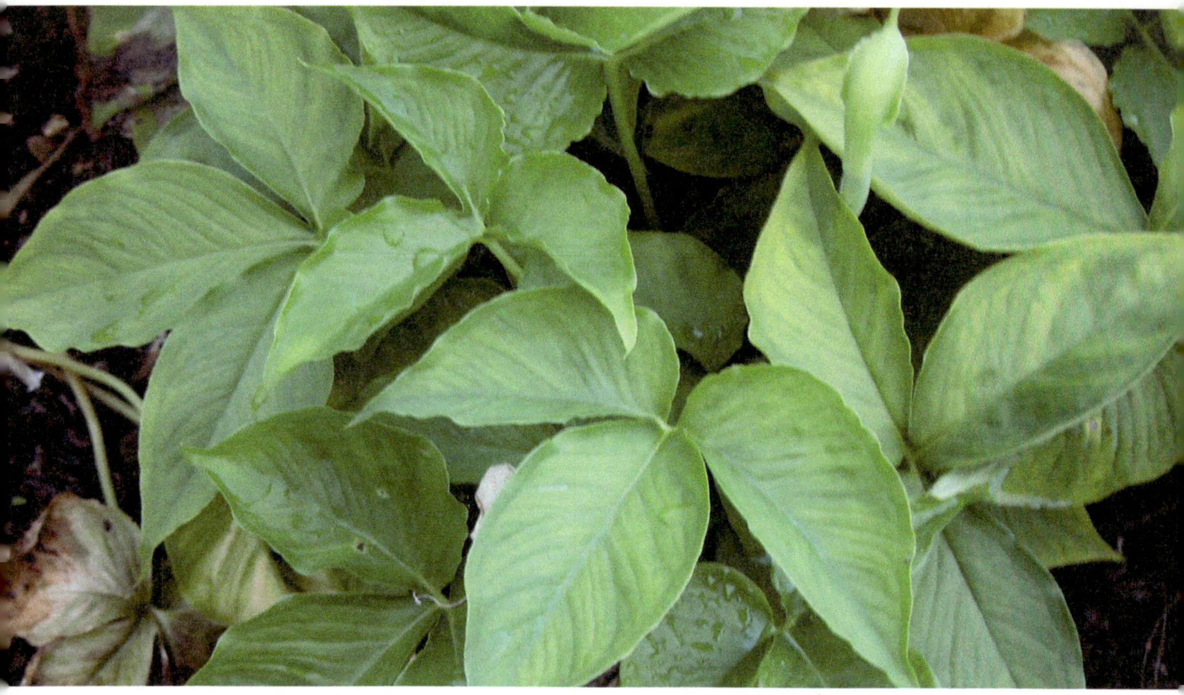

- **생약명** : 반하(半夏)
- **이명** : 끼무릇
- **사용부위** : 알뿌리
- **꽃 피는 시기** : 5~7월
- **과명** : 천남성과(Araceae)

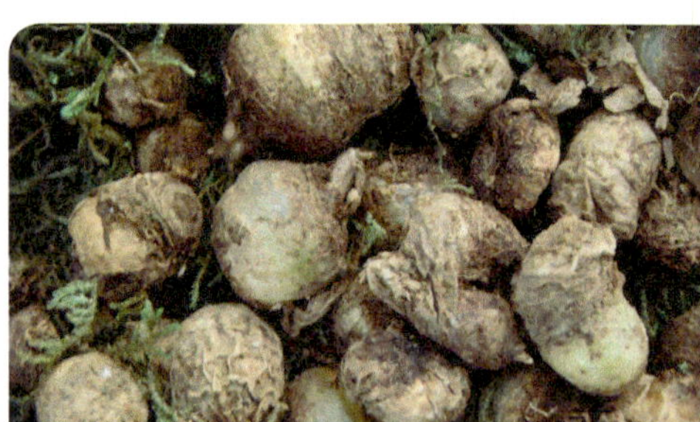
알뿌리(채취품)

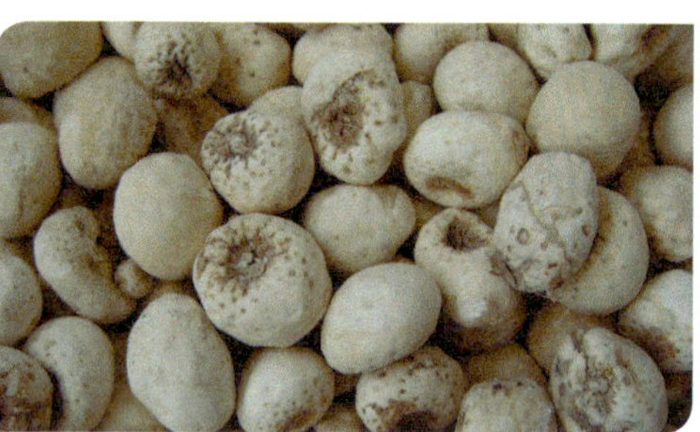
알뿌리(약재 전형)

생태적 특성 반하는 전국 각처의 밭에서 나는 여러해살이풀로, 생육환경은 풀이 많고 물 빠짐이 좋은 반음지 혹은 양지이다. 키는 20~40cm이고, 뿌리는 땅속에 지름 1cm 정도의 알뿌리가 있고 1~2장의 잎이 나온다. 잎은 잔잎이 3장이고 길이는 3~12cm, 너비는 1~5cm이다. 가장자리는 밋밋한 긴 타원형이고, 잎몸은 길이가 10~20cm이며 밑부분 안쪽에 1개의 눈이 달리거나 끝에 달릴 수도 있다.

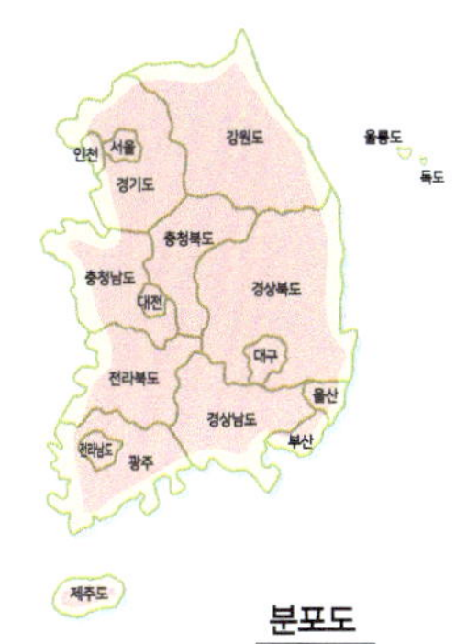

분포도

각 부위별 생김새

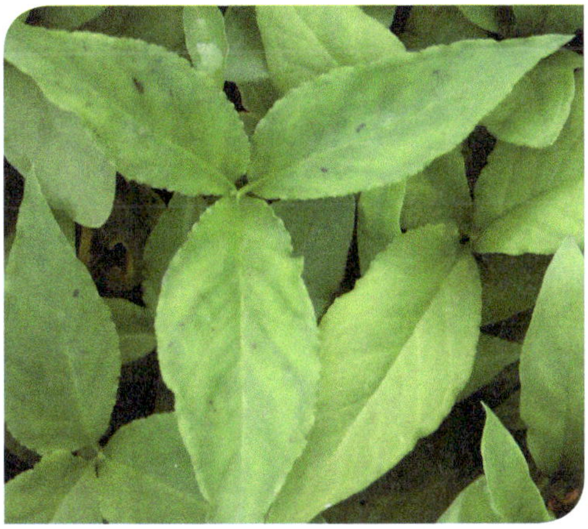

잎 생김새

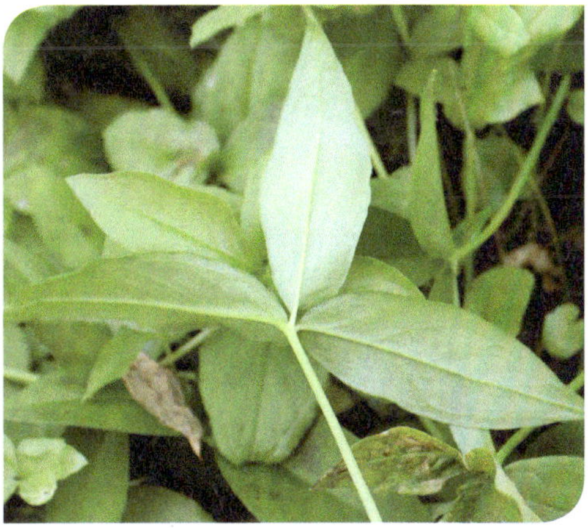

잎 뒷면

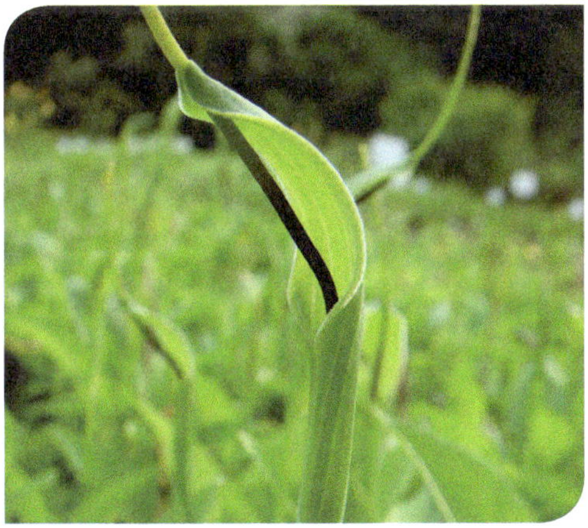

꽃

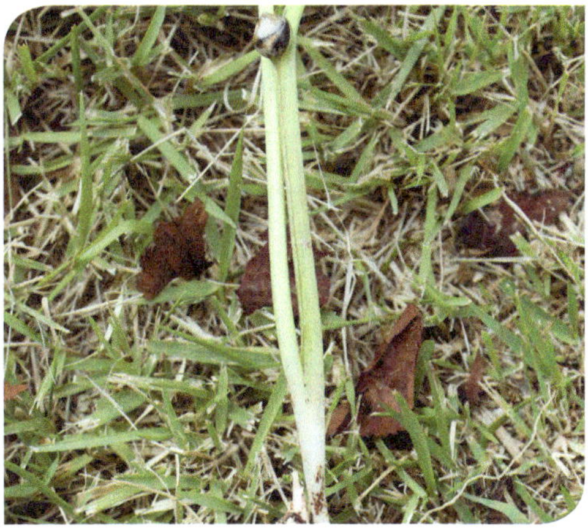

줄기

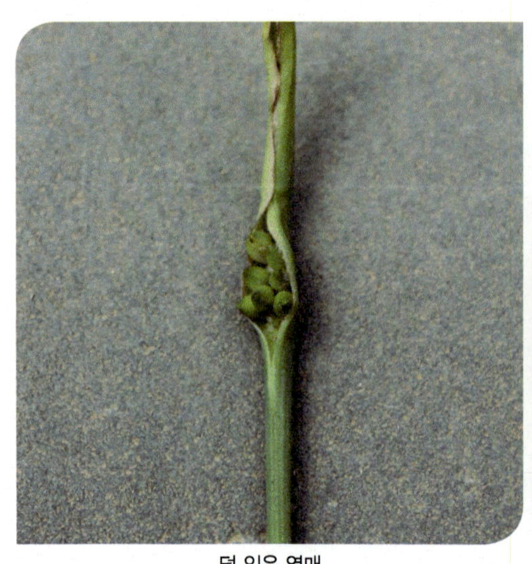
덜 익은 열매

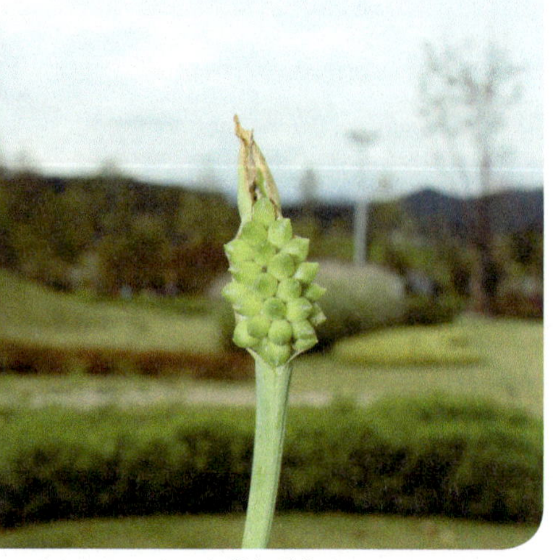
완숙 열매

꽃은 녹색으로 5~7월에 피며 길이는 6~7cm이며 몸통부분은 길이가 1.5~2cm이다. 꽃줄기 밑부분에 암꽃이 달리고 윗부분에는 길이 1cm 정도의 수꽃이 달리고 수꽃은 대가 없는 꽃밥만으로 이루어져 있고 연한 황백색이다. 열매는 8~10월경에 달리며 녹색이고 작다.

채취 시기 가을에 알뿌리를 채취하여 껍질을 벗기고 햇볕에 말린다.

약초의 성분 정유, 소량의 지방, 전분, 점액질, 아스파라긴산(asparaginic acid), 글루타민(glutamine), 캠페스테롤(campesterol), 콜린(choline), 니코틴, 다우코스테롤(daucosterol), 피넬리아렉틴(pinellia lectin), 베타-시토스테롤(β-sitosterol) 등이 함유되어 있다.

약초의 성미 성질이 따뜻하고, 맛은 맵고, 독성이 있다.

약초의 작용부위 폐(肺), 비(脾), 위(胃) 경락에 작용한다.

약초의 효능과 치료 토하는 증상을 가라앉히고 기침을 멎게 하며 담을 없애는 효능이 있다. 또한 습사를 다스리는 조습(燥濕), 결린 것을 낫게 하고 맺힌 것은 흩어지게 하는 소비산결(消痞散結), 종기를 삭이는 소종 등의 효능이 있어 오심, 구토, 반위(反胃: 음식물을 소화시켜 아래로 내리지 못하고 위로 올리는 증상으로 위암 등의 병증이 있을 때 나타남), 여러 가지 기침병, 담다불리(痰多不利: 가래가 많고 이를 뱉어내지 못하는 증세), 가슴이 두근거리면서 불안해하는 심계(心悸), 급성 위염, 어지럼증(현기증), 구안와사, 반신불수, 간질, 경련, 부스럼이나 종기 등을 다스린다.

약초 처방 및 약용법과 용량 말린 알뿌리 4~10g을 물 1L에 넣어 1/3이 될 때까지 달여 하루에 2~3회 나눠 마신다. 보통은 처방에 따라 다른 약재와 함께 조제해 사용한다.

사용 시 주의사항 독성이 있으므로 반드시 정해진 방법에 따라 포제해야 하며, 쪼개서 혀끝에 댔을 때 톡 쏘는 마설감(麻舌感)이 없을 때까지 물에 담가서 독성을 제거해 사용한다. 또는 생강 달인 물이나 백반 녹인 물에 담가 끓인 후 혀끝에 대어 마설감이 없도록 포제한 다음 사용하며, 사용할 때에는 전문가의 지도를 받아야 한다.

특허로 입증된 기능성 물질

반하, 백출, 천마, 진피 등을 포함하는 한약제제 혼합물의 동맥경화 및 관련 질환의 예방 및 치료용 추출물과 약학 조성물

본 발명은 반하, 백출, 천마, 진피, 복령, 산사, 희렴 및 황련을 포함하는 한약제제 혼합물의 동맥경화 및 관련 질환의 예방 및 치료용 추출물과 이를 유효성분으로 포함하는 약학 조성물에 관한 것으로, 본 발명에 따른 추출물은 동맥경화 및 관련 질환의 예방 및 치료용 제재로 유용하게 사용될 수 있다.

– 등록번호 : 10-0787174, 출원인 : 동국대학교 산학협력단

비슷한 약초

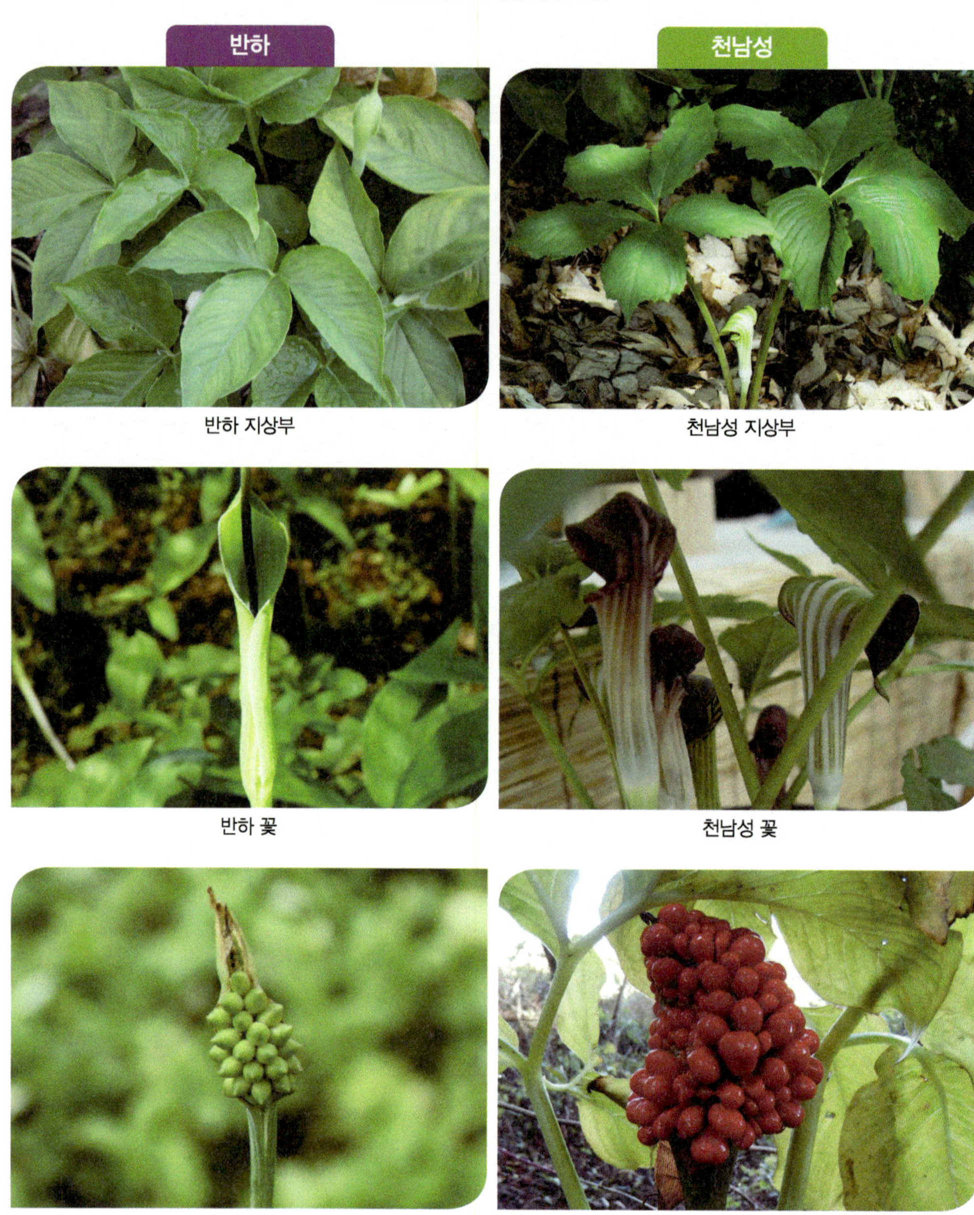

반하 | 천남성

반하 지상부

천남성 지상부

반하 꽃

천남성 꽃

반하 열매

천남성 열매

• 반하와 천남성의 차이점 |

두가지 다 독초이나, 잎은 반하는 뾰족하고 천남성은 둥글다. 꽃은 비슷하나, 열매는 차이가 확연히 난다.

항암, 해열, 진통, 건위, 양혈의 효능

방아풀

Isodon japonicus (Burm.) H.Hara

한약의 기원

이 약은 방아풀의 전초이다.

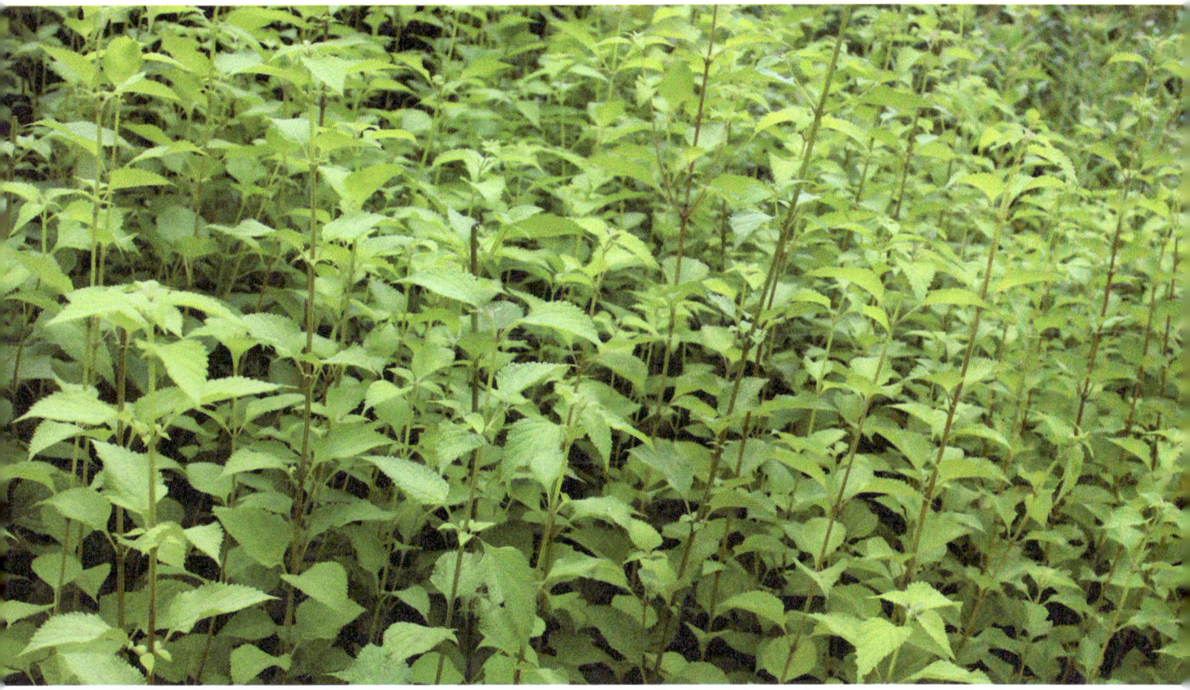

- **생약명** : 연명초(延命草)
- **이명** : 회채화(回菜花)
- **사용부위** : 전초
- **꽃 피는 시기** : 8~9월
- **과명** : 꿀풀과(Labiatae))

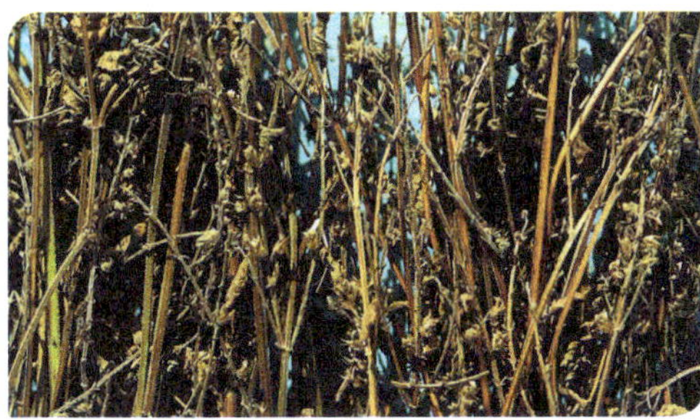

전초(약재 전형)

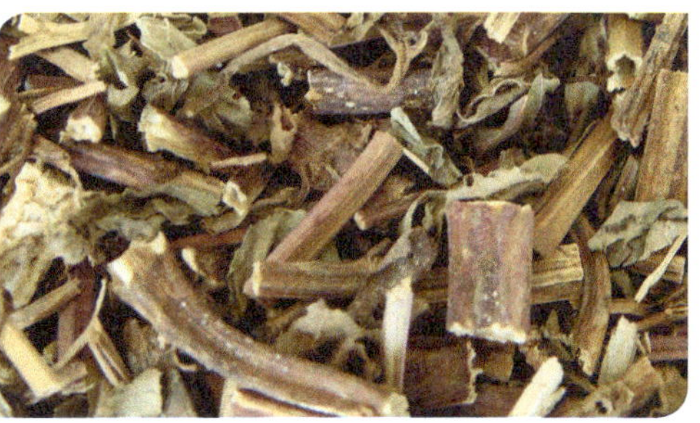

약재

생태적 특성 방아풀은 여러해살이풀로, 전국 각지의 산과 들에서 자생하며 농가에서도 재배하고 있다. 키는 50~100cm로 곧게 자라고, 줄기는 사각형이며 부드러운 털이 아래를 향해 나 있다. 잎은 마주나고 넓은 달걀 모양이며 톱니가 있고 끝이 뾰족하다. 꽃은 연한 자주색으로 8~9월에 취산꽃차례(전체적으로는 원뿔꽃차례)로 잎겨드랑이와 줄기 끝에 마주나기로 핀다. 열매는 10월에 달린다.

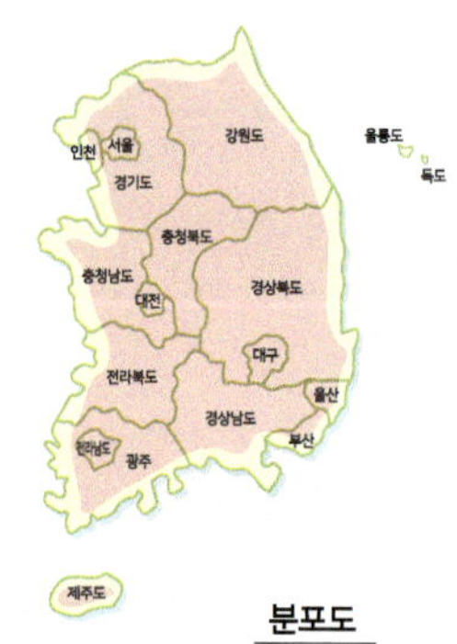

분포도

각 부위별 생김새

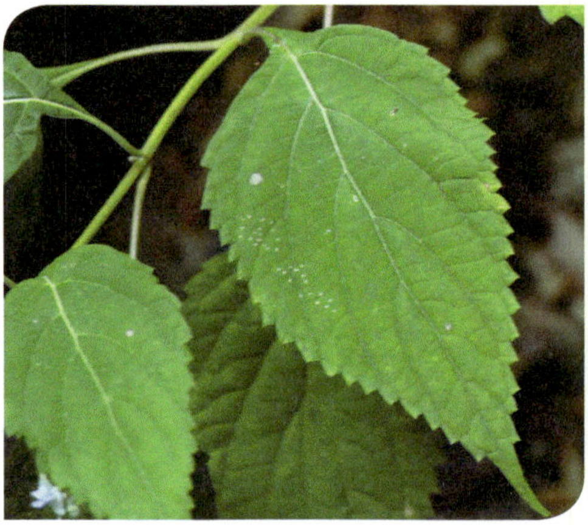

잎 생김새

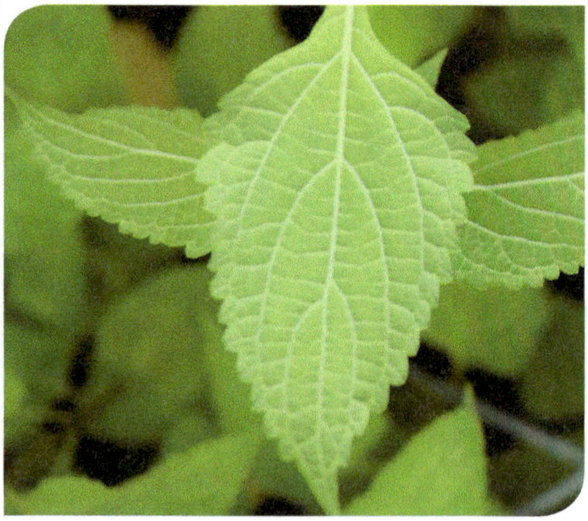

잎 뒷면

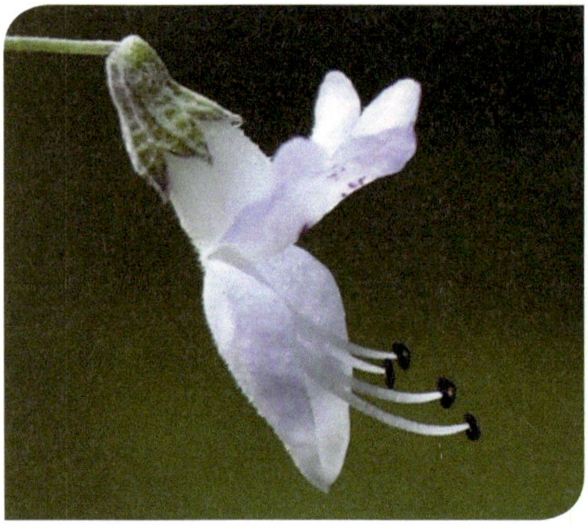

꽃

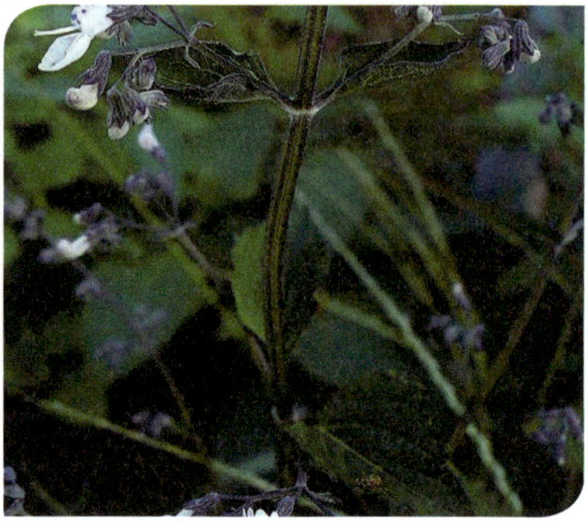

줄기

채취 시기 꽃이 필 때 전초를 채취해 햇볕이나 그늘에서 말리고 잘게 썰어 사용한다.

약초의 성분 전초에는 쓴맛의 성분인 카우렌(kaurene) 계통의 디테르페노이드(diterpenoid) 화합물인 디하이드로엔메인(dihydroenmein), 엔메인(enmein), 엔메인-3-아세테이트(enmein-3-acetate), 이소도카르핀(isodocarpin), 노도신(nodosin), 이소도트리신(isodotricin) 등이 함유되어 있다.

약초의 성미 성질이 차고, 맛은 쓰다.

약초의 작용부위 간(肝), 심(心), 비(脾) 경락에 작용한다.

약초의 효능과 치료 통증을 멈추게 하는 진통, 위를 튼튼하게 하는 건위(健胃), 혈액을 맑게 하는 양혈, 독을 풀어주는 해독, 종기를 없애주는 소종, 열을 풀어주는 해열과 항암 등의 효능이 있어 소화불량, 복통, 타박상, 옹종을 치료하고, 식도, 간, 유방 등의 암종(癌腫), 인후종통(咽喉腫痛), 뱀에 물린 상처 등의 치료에도 사용할 수 있다.

약초 처방 및 약용법과 용량 말린 전초 15g을 물 700mL에 넣어 끓기 시작하면 약하게 줄여 200~300mL가 될 때까지 달여 하루에 2회 나눠 마신다. 가루로 만들어 복용하기도 하며, 짓찧어 환부에 붙이기도 한다.

사용 시 주의사항 어떠한 병증에도 부작용이나 사용 시 금기는 없다. 다만 그 기원에 있어 특히 영남 지방에서는 추어탕이나 보신탕에 넣어서 즐겨 먹는 방아잎이라는 식물이 있는데 이는 식물 기원으로 볼 때 배초향(곽향)이라는 식물로 그 기원이 방아풀과는 같지 않다(배초향편 참조). 배초향은 씹어보면 약간 쓴맛이 나면서도 강한 향이 나는데 방아풀은 강한 쓴맛이 나기 때문에 쉽게 구별할 수 있다.

옹저창독, 산후출혈, 항진균

배롱나무

Lagerstroemia indica L.

한약의 기원

이 약은 배롱나무의 뿌리, 잎, 꽃이다.

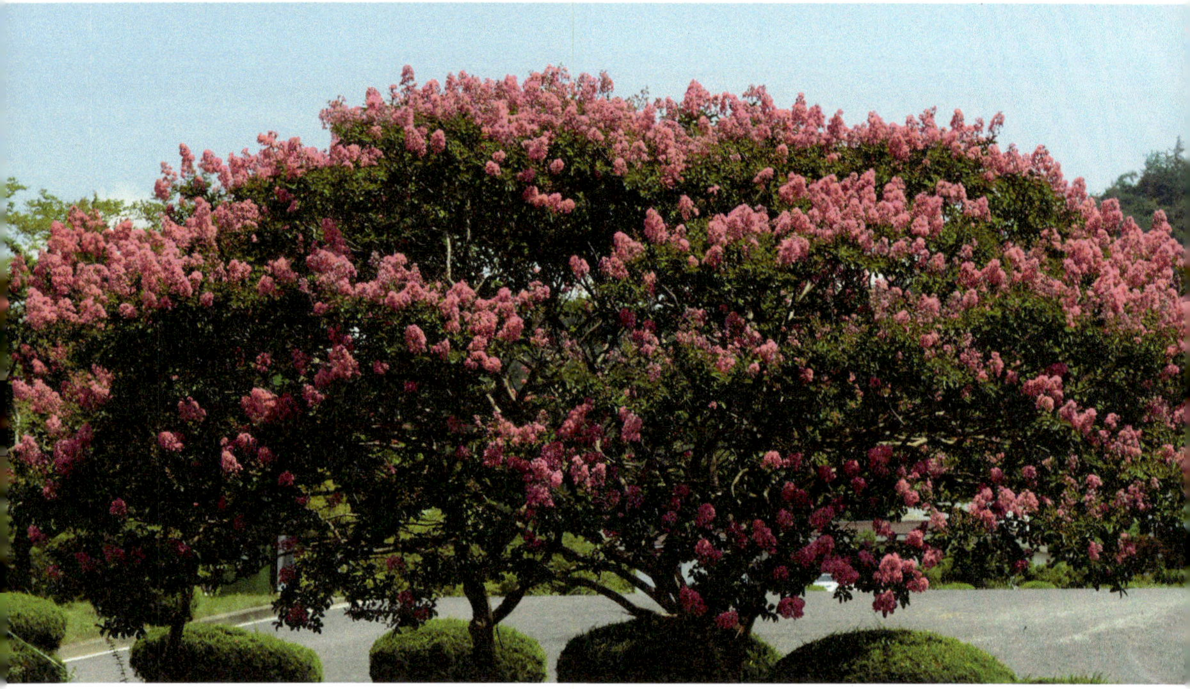

- **생약명** : 자미화(紫薇花)
- **이명** : 백일홍(百日紅), 오리향(五里香), 홍미화(紅微花)
- **사용부위** : 뿌리, 잎, 꽃
- **꽃 피는 시기** : 7~9월
- **과명** : 부처꽃과(Lythraceae)

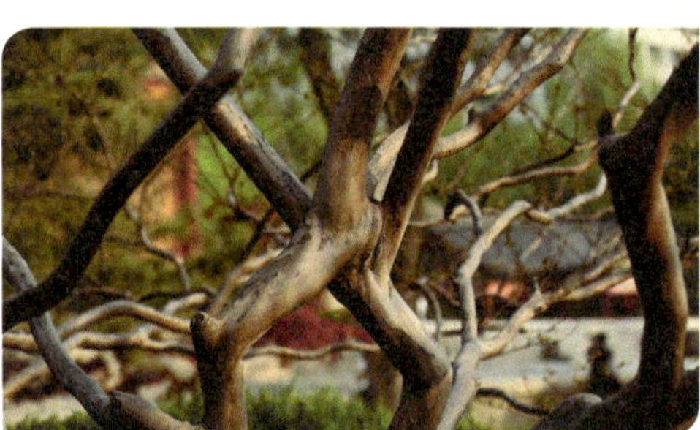

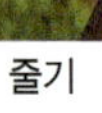

줄기

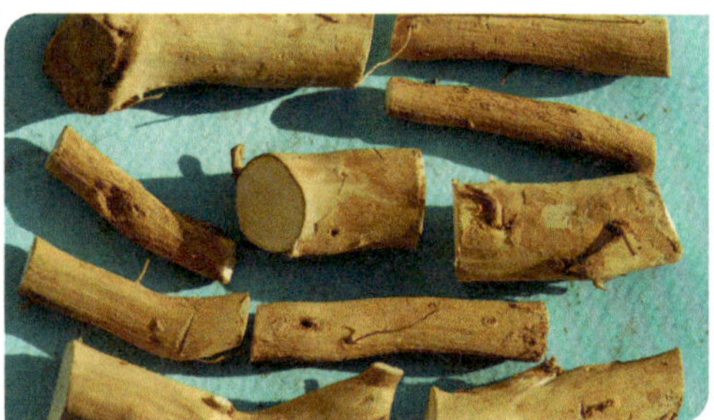

뿌리(약재)

생태적 특성 배롱나무는 중·남부 지방의 정원이나 도로변 가로수로 심는 낙엽활엽관목 또는 소교목으로, 높이는 5m 전후에, 가지는 윤기가 나고 매끄러우며 햇가지에는 4개의 능선이 있다. 잎은 마주나기 또는 마주나기에 가깝고 위로 올라가면 서로 어긋나며 잎자루는 거의 없고 타원형 또는 거꿀달걀 모양이다. 꽃은 붉은색, 분홍색, 흰색, 형광색 등으로 7~9월에 원뿔꽃차례로 가지 끝에서 핀다.

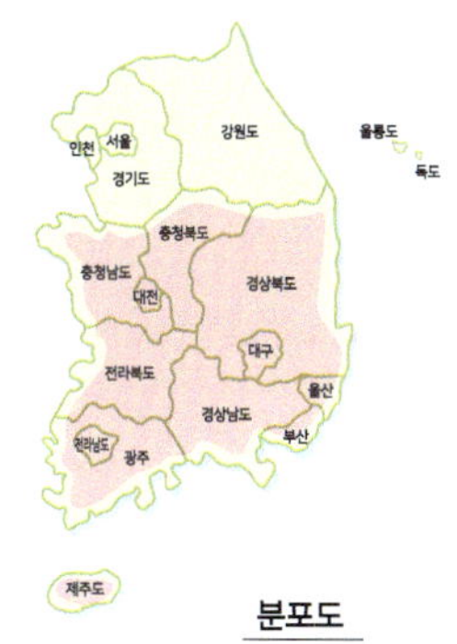

분포도

각 부위별 생김새

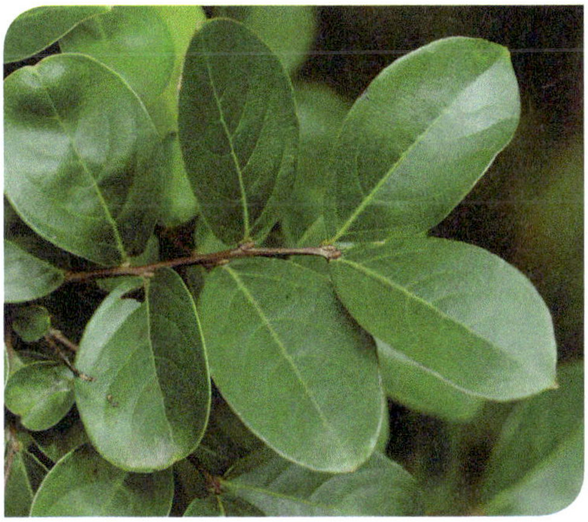

잎 생김새

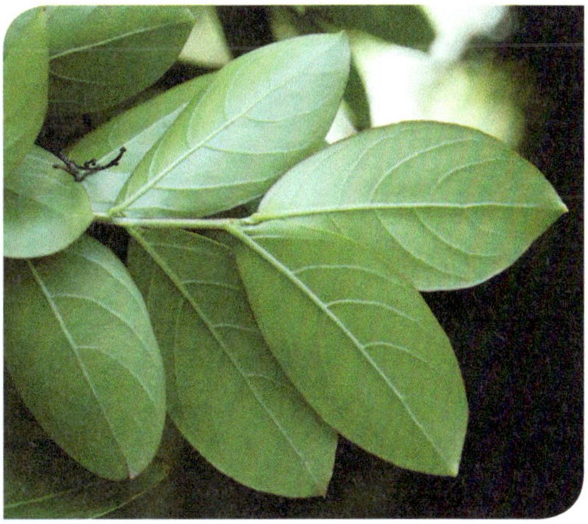

잎 뒷면

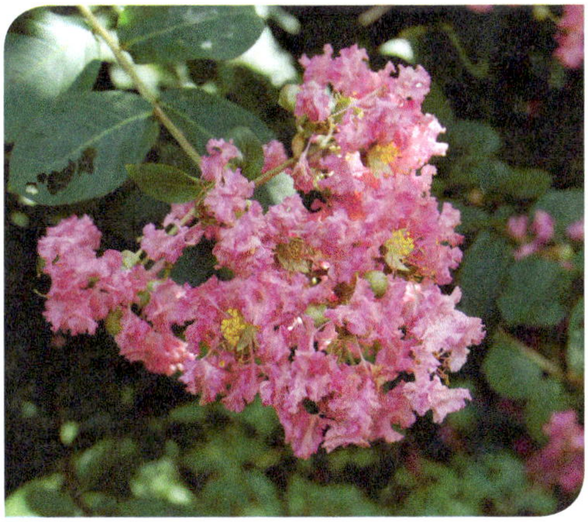

꽃

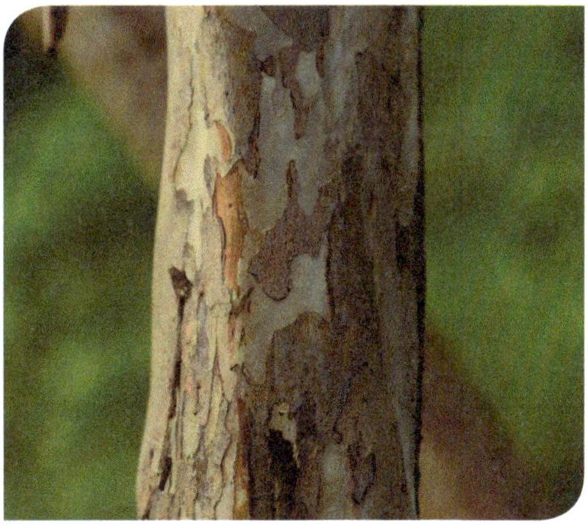

수피

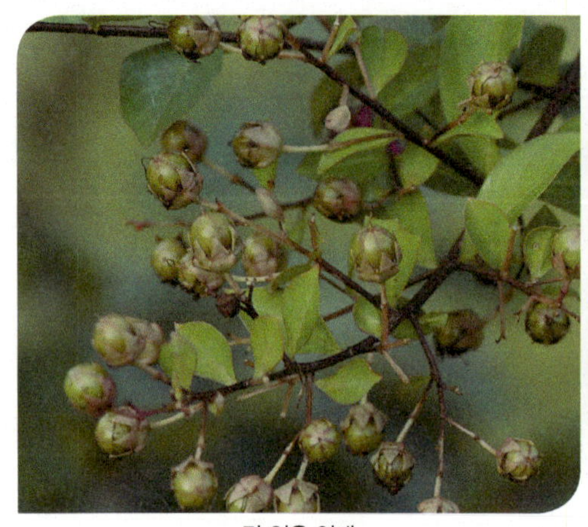

덜 익은 열매

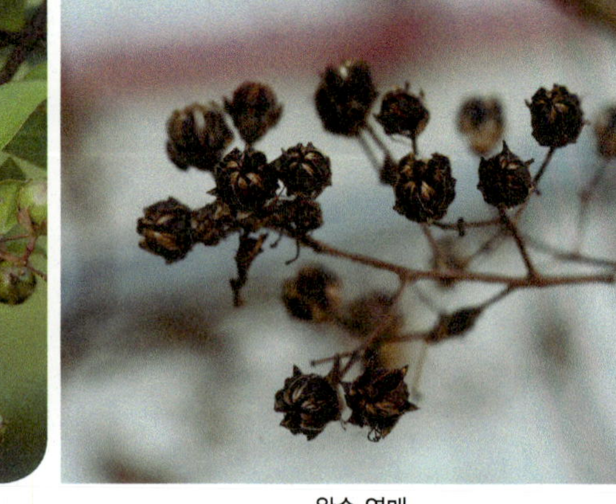

완숙 열매

열매는 튀는 열매로 긴 타원형이고 10~11월에 달린다.

채취 시기 꽃은 7~9월, 뿌리는 연중 수시, 잎은 봄부터 초가을에 채취한다.

약초의 성분 뿌리에는 시토스테롤(sitosterol), 3,3′,4-트리메틸에라긴산(3,3′,4-trimethylellagic acid), 잎에는 데시닌(decinine), 데카민(decamine), 라겔스트로에민(lagerstroemine), 라게린(lagerine), 디하이드로벨티실라틴(dihydroverticillatine), 데코딘(decodine) 등의 알칼로이드(alkaloid), 꽃에는 델피니딘-3-아라비노시드(delphinidin-3-arabinoside), 페투니딘-3-아라비노시드(petunidin-3-arabinoside), 몰식자산(galic acid), 메틸에스테르(methyl ester), 엘라그산(ellagic acid), 알칼로이드의 메틸라게린(methyl lagerine)이 함유되어 있다.

약초의 성미 성질이 차고, 맛은 약간 시다.

약초의 작용부위 간(肝), 심(心) 경락에 작용한다.

약초의 효능과 치료 뿌리는 생약명을 자미근(紫薇根)이라 하여 옹저창독(癰疽瘡毒), 치통, 이질 등을 치료한다. 잎은 생약명을 자미엽(紫薇葉)이라 하여 항진균작용이 있으며 이질, 습진, 창상출혈(瘡傷出血)을 치료한다. 꽃은 생약명을 자미화(紫薇花)라 하

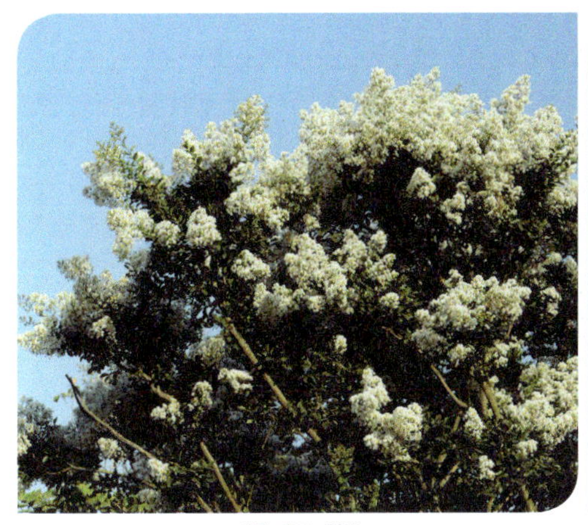
배롱나무_흰꽃

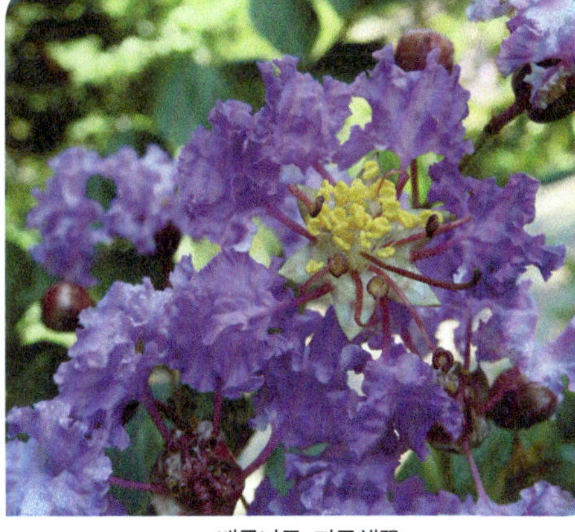
배롱나무_자주색꽃

여 산후출혈, 소아태독(小兒胎毒), 대하증 등을 치료한다. 배롱나무 추출물은 항알레르기, 아토피피부염, 천식 개선 등에 유효하다는 연구결과가 밝혀졌다.

약초 처방 및 약용법과 용량 말린 뿌리 30~50g을 물 900mL에 넣어 반이 될 때까지 달여 하루에 2~3회 나눠 마신다. 외용할 경우에는 가루로 만들어 다른 약재와 섞어 환부에 붙인다. 말린 잎 20~30g을 물 900mL에 넣어 반이 될 때까지 달여 하루에 2~3회 나눠 마신다. 외용할 경우에는 달인 액으로 환부를 닦는다. 짓찧어 환부에 바르거나, 가루로 만들어 환부에 뿌리기도 한다. 말린 꽃 10~30g을 물 900mL에 넣어 반이 될 때까지 달여 하루에 2~3회 나눠 마신다. 외용할 경우에는 달인 액으로 환부를 닦는다.

특허로 입증된 기능성 물질

배롱나무의 추출물을 유효성분으로 함유하는 알레르기 예방 또는 개선용 약학적 조성물

본 발명은 천연물을 유효성분으로 하는 항아토피용 약학조성물에 관한 것으로, 보다 상세하게는 배롱나무 추출물 및 이를 유효성분으로 함유하는 알레르기 예방 또는 개선용 약학조성물에 관한 것으로, 상기 본 발명에 따른 약학조성물은 인체에 무해하고 피부에 전혀 자극이 없으며, 염증성 사이토카인 및 케모카인(chemokine)의 분비 조절, 면역 글로불린 IgE의 합성 억제 등에 작용하여 홍반 감소, 가려움증 소멸작용, 항균작용, 면역 억제 및 조절작용 등의 효과를 나타내어 아토피 또는 천식의 개선 또는 치료의 개선에 적용함으로써 유용하게 이용할 수 있다.

- 공개번호 : 10-2011-0050938, 특허권자 : 대전대학교 산학협력단

표사를 멈추게 하고, 더위 먹은 증상을 풀어주는

배초향

Agastache rugosa (Fisch. & C.A.Mey.) Kuntze

한약의 기원

이 약은 배초향의 지상부이다.

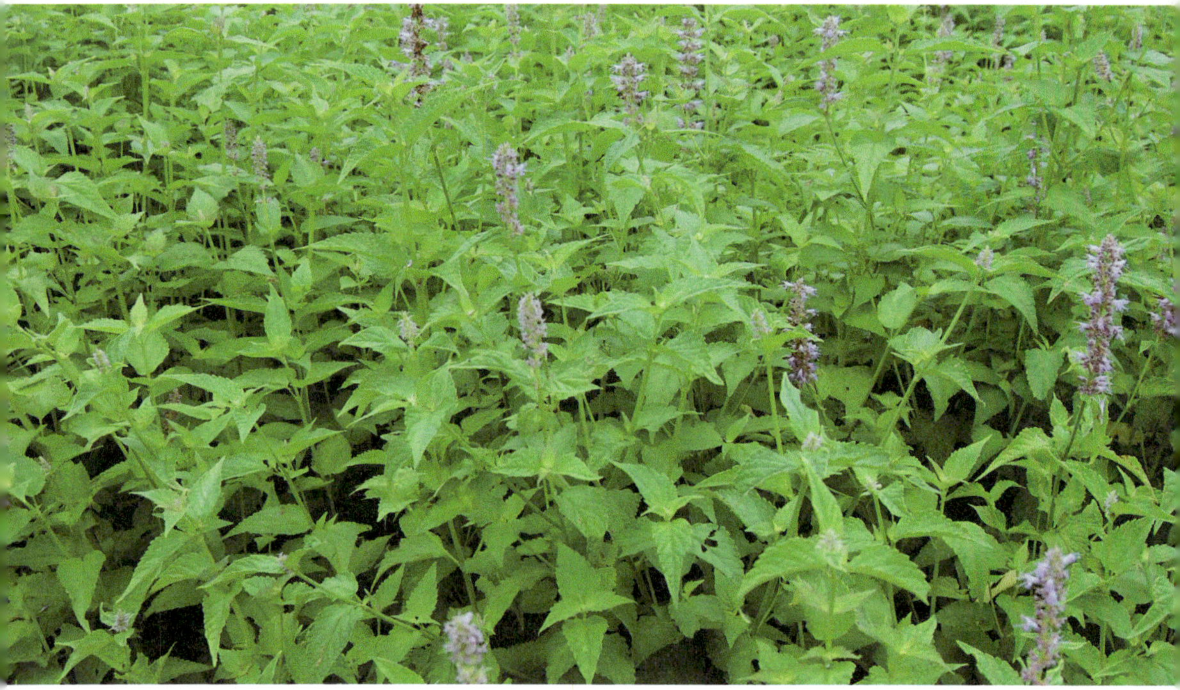

- **생약명** : 곽향(藿香)
- **이명** : 방앳잎, 토곽향(土藿香), 두루자향(兜婁婆香)
- **사용부위** : 전초, 꽃
- **꽃 피는 시기** : 7~9월
- **과명** : 꿀풀과(Labiatae)

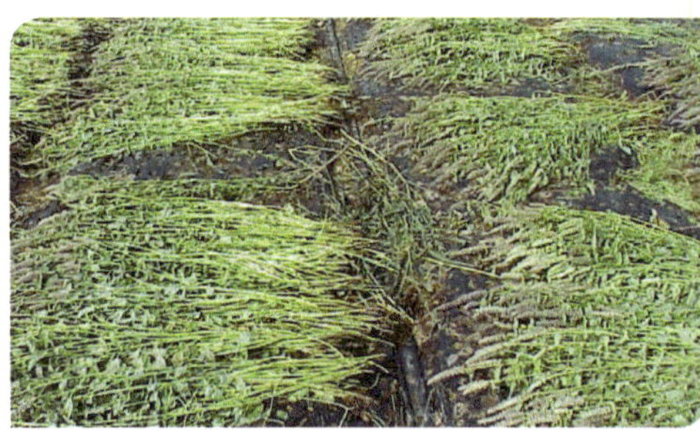

전초(채취품)

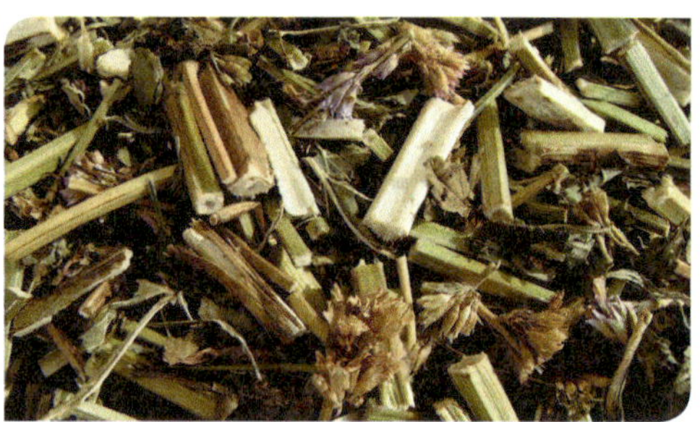

약재

생태적 특성 배초향은 전국 각지의 산과 들에서 자라는 여러해살이풀로, 생육환경은 토양에 부엽질이 풍부한 양지 혹은 반그늘이다. 키는 40~100cm로 자라고, 줄기 윗부분에서 가지가 갈라지며 네모가 진다. 줄기 표면은 황록색 또는 회황색으로 잔털이 적거나 혹은 없으며 단면 중앙에는 흰색의 부드러운 속심이 있다. 잎은 길이가 5~10cm, 너비는 3~7cm로 끝이 뾰족하고 심장 모양이다. 꽃은 자주색으

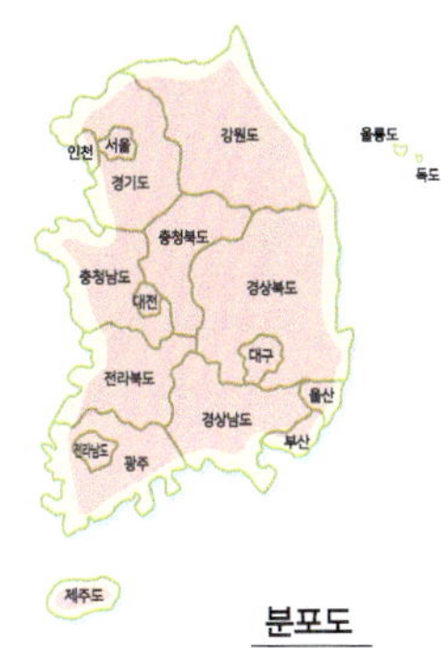

분포도

각 부위별 생김새

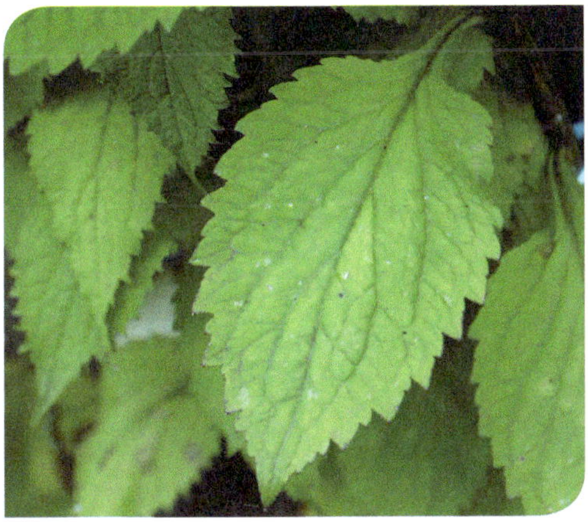

잎 생김새

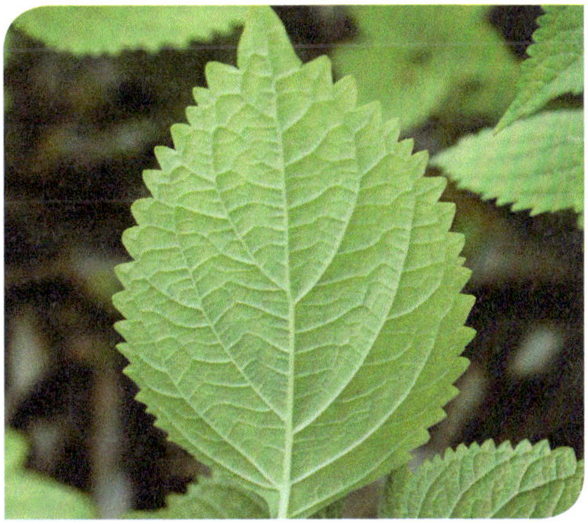

잎 뒷면

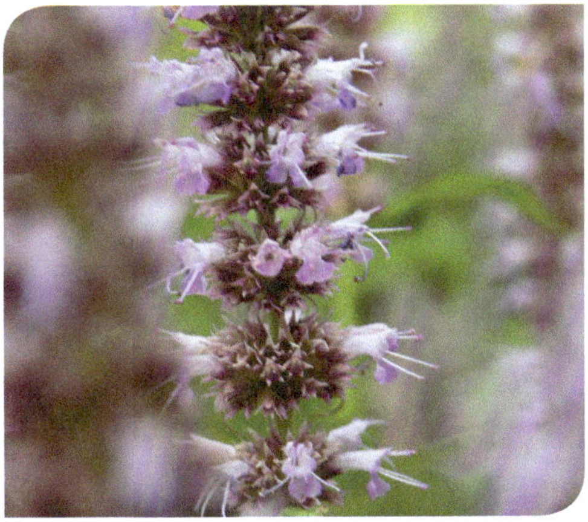

꽃

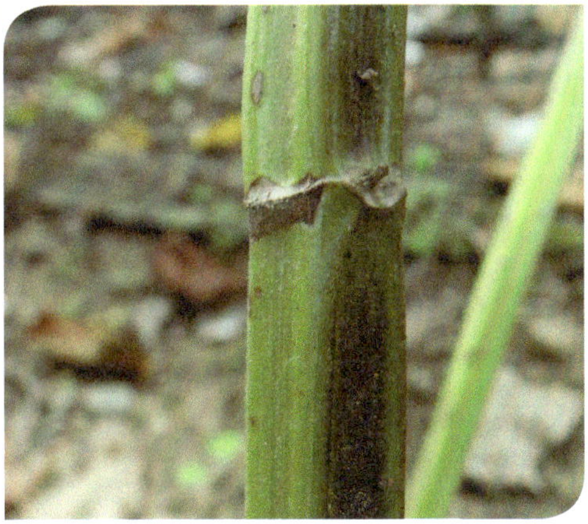

줄기

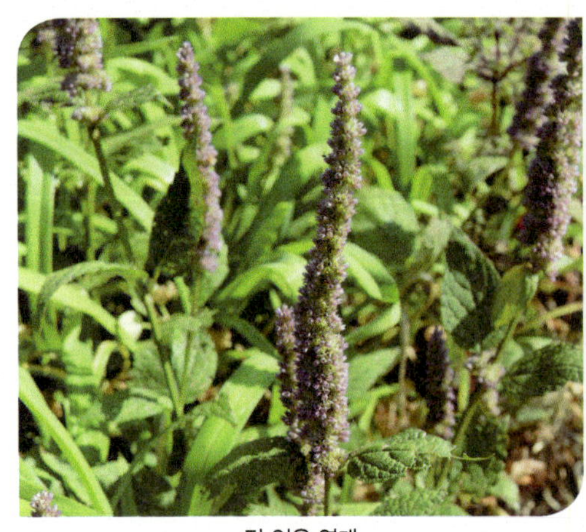
덜 익은 열매

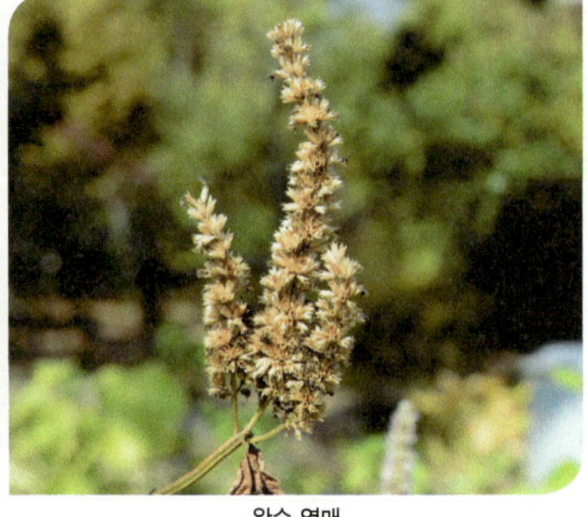
완숙 열매

로 7~9월에 가지 끝에서 원기둥 모양 꽃이삭에 입술 모양의 꽃이 촘촘하게 모여 핀다. 열매는 10~11월에 달리며 짙은 갈색으로 변한 씨방에는 종자가 미세한 형태로 많이 들어 있다.

채취 시기 꽃이 피기 직전부터 막 피었을 때까지인 6~7월에 꽃을 포함한 전초를 채취해 햇볕이나 그늘에서 말려 보관한다. 약재로 쓸 때에는 이물질을 제거하고 윤투(潤透: 습기를 약간 주어 부스러지지 않도록 하는 과정)시킨 다음 잘게 썰어 사용한다.

약초의 성분 전초에는 정유 성분이 들어 있으며 주성분은 메틸카비콜(methyl chavicol)이고 그 밖에도 아네톨(anethole), 아니스알데하이드(anisaldehyde), 델타-리모넨(δ-limonene), p-메톡시시남알데하이드(p-methoxycinnamaldehyde), 델타-피넨(δ-pinene) 등이 함유되어 있다.

약초의 성미 성질이 약간 따뜻하고, 맛은 매우며, 독성은 없다.

약초의 작용부위 폐(肺), 비(脾), 위(胃) 경락에 작용한다.

약초의 효능과 치료 방향화습(芳香化濕: 방향성 향기가 있어 습사를 말려줌), 중초를 조화롭게 하며 구토를 멈추게 한다. 표사(表邪)를 흩어지게 하고 더위 먹은 증상을 풀어준다.

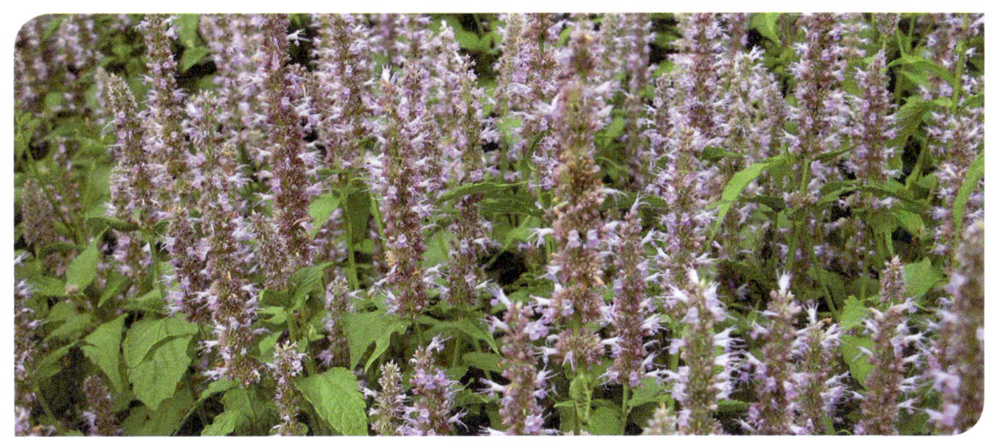

배초향 꽃무리

약초 처방 및 약용법과 용량 말린 약재 10g을 물 700mL에 넣어 끓기 시작하면 약하게 줄여 200~300mL가 될 때까지 달여 하루에 나눠 마신다. 환 또는 가루로 만들어 복용하기도 한다. 민간요법으로 옴이나 버짐 치료에는 곽향 달인 물에 환부를 30분간 담갔다고 한다. 또 구취가 날 때에는 배초향 달인 물로 양치를 하고 그 밖에도 복부팽만, 식욕부진, 구토, 설사, 설태가 두텁게 끼는 증상 등의 치료에도 사용한다.

사용 시 주의사항 따뜻하고 매운 성질과 진한 향 때문에 자칫 음기를 손상하고 기를 소모할 우려가 있기 때문에 혈허(血虛) 또는 무습(無濕)의 경우이거나 음허(陰虛)인 경우에는 피한다. 비슷한 이름으로 꿀풀과의 여러해살이풀인 광곽향[廣藿香, *Pogostemon cablin* (Blanco.) Benth.]이 있으나 식물 기원이 전혀 다르고 정유 성분 또한 다르기 때문에 혼용 또는 오용하지 않도록 한다. 광곽향은 『대한약전』에 수재되어 있다.

특허로 입증된 기능성 물질

당뇨 질환의 예방, 치료용 배초향 추출물 및 이를 포함하는 치료용 제제

본 발명은 당뇨 질환의 예방, 치료용 배초향(방아, 곽향) 추출물 및 이를 포함하는 치료용 제제에 관한 것으로, 더욱 상세하게는 퍼록시좀 증식인자 활성자 수용체 감마(PPARγ)의 활성화와 지방세포의 분화 조절, 인슐린 민감도의 증가를 일으키는 배초향 추출물에 관한 것이다.

- 공개번호 : 10-2011-0099369, 출원인 : 연세대학교 산학협력단

비슷한 약초

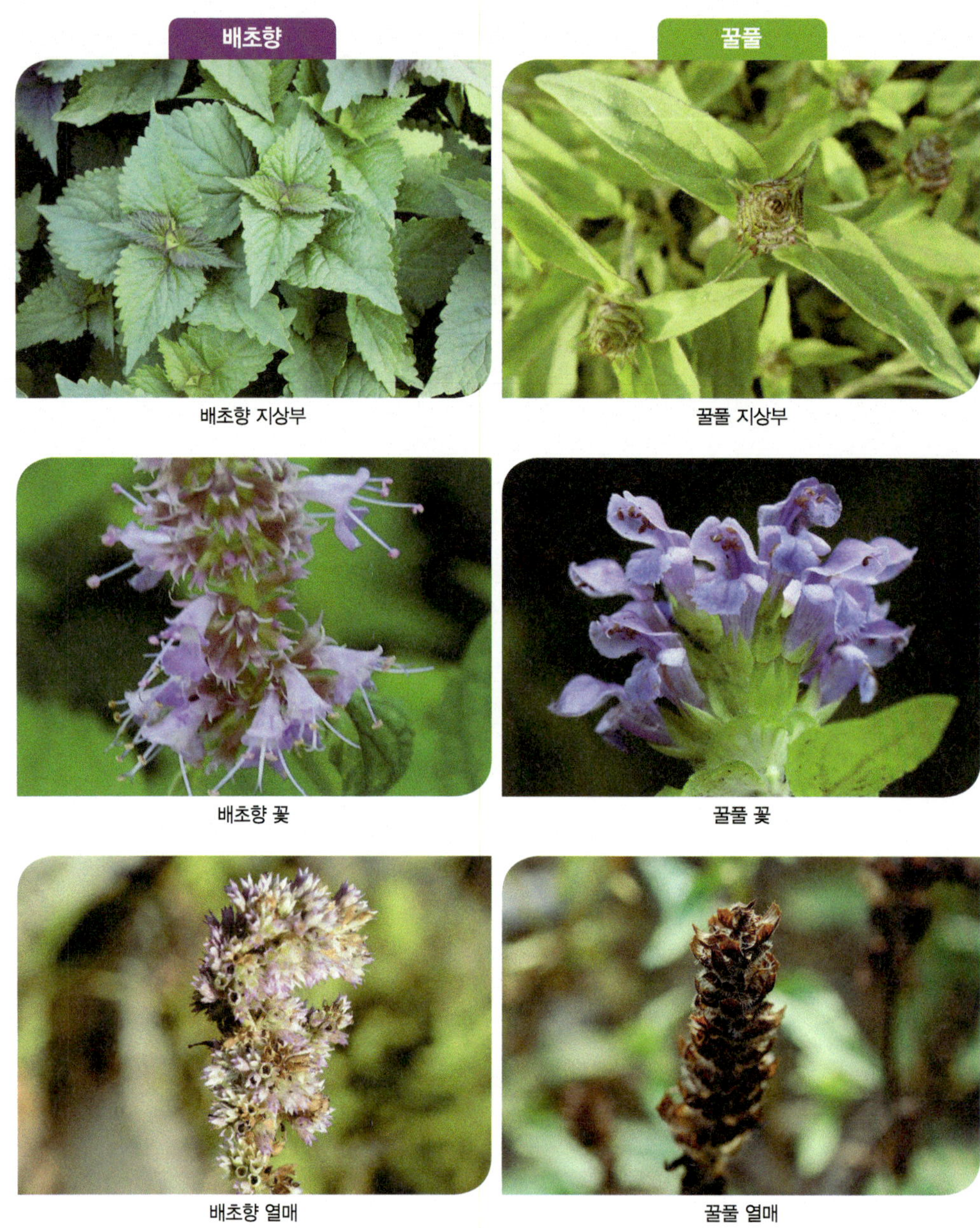

배초향 지상부

꿀풀 지상부

배초향 꽃

꿀풀 꽃

배초향 열매

꿀풀 열매

• 배초향과 꿀풀의 차이점

열매는 비슷하나 잎은 배초향은 톱니가 있고, 꿀풀은 잎에 톱니가 없다.

열을 내리고, 독을 풀어주며, 습진과 풍진

백선

Dictamnus dasycarpus Turcz.

한약의 기원

이 약은 백선의 뿌리껍질이다.

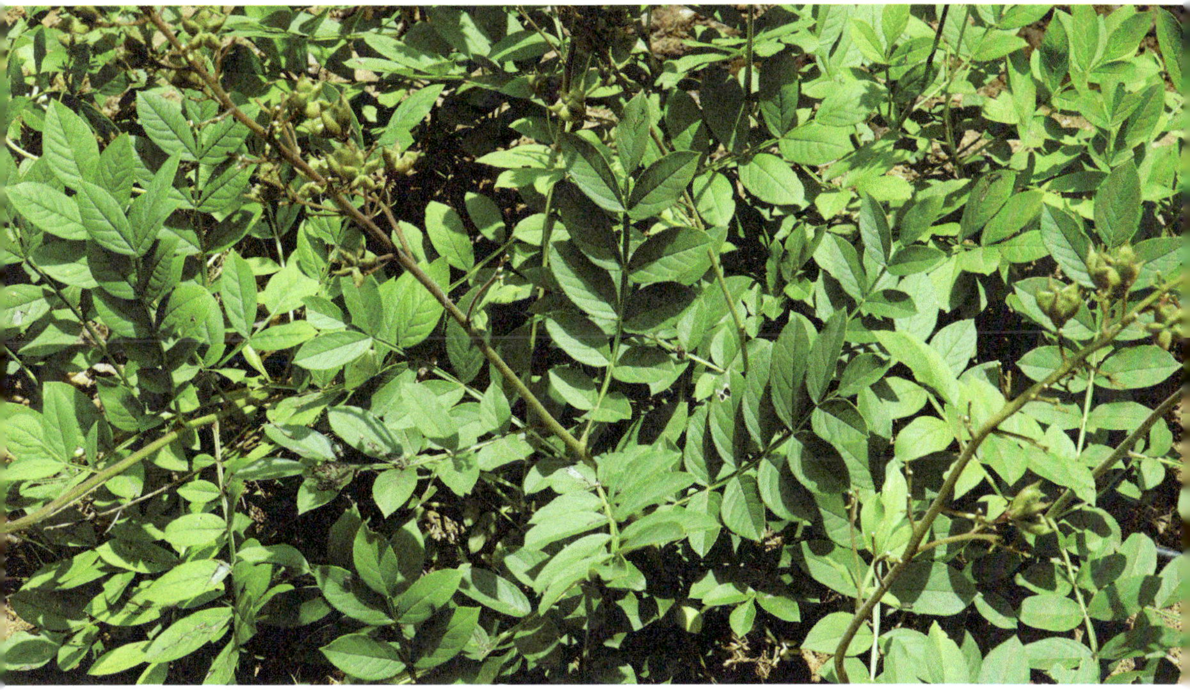

- **생약명** : 백선피(白鮮皮)
- **이명** : 자래초, 검화, 백전, 백양(白羊), 지양선(地羊鮮)
- **사용부위** : 뿌리껍질
- **꽃 피는 시기** : 5~6월
- **과명** : 운향과(Rutaceae)

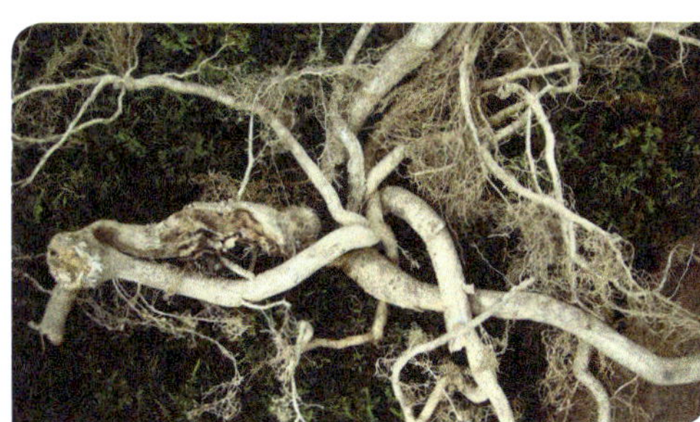

뿌리(채취품)

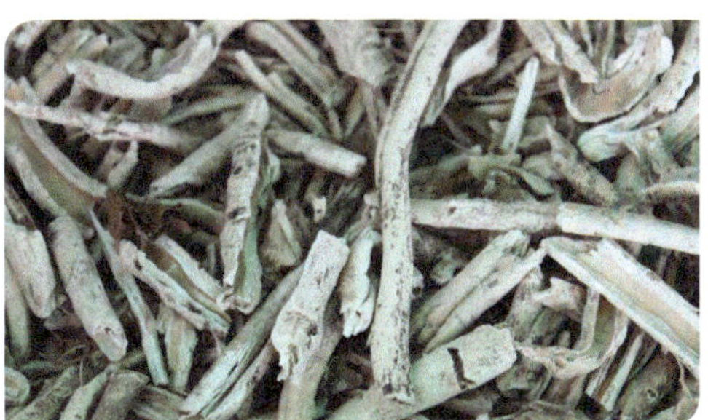

뿌리껍질(약재)

생태적 특성 백선은 숙근성 여러해살이풀로, 제주도를 제외한 전국의 산기슭에서 자란다. 키는 90cm 정도 자라며, 뿌리는 굵고, 줄기는 크고 곧추선다. 뿌리의 심을 빼낸 약재는 안으로 말려 들어간 통 모양으로 길이는 5~15cm, 지름은 1~2cm, 두께는 0.2~0.5cm이다. 바깥 표면은 회백색 또는 담회황색으로 가는 세로 주름과 가는 뿌리의 흔적이 있으며 돌기된 과립상(顆粒狀)의 작은 점이 있다. 안쪽

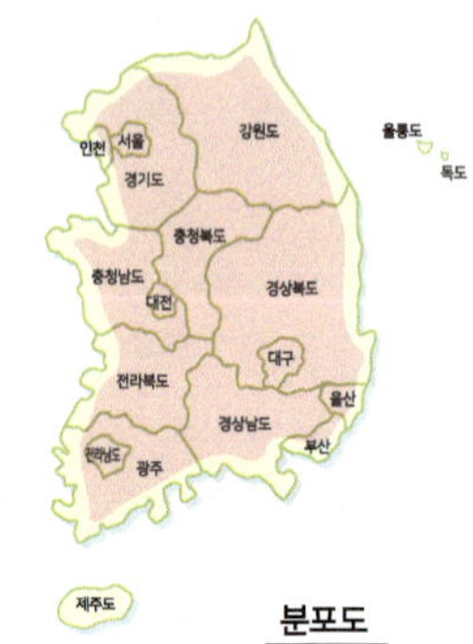

분포도

각 부위별 생김새

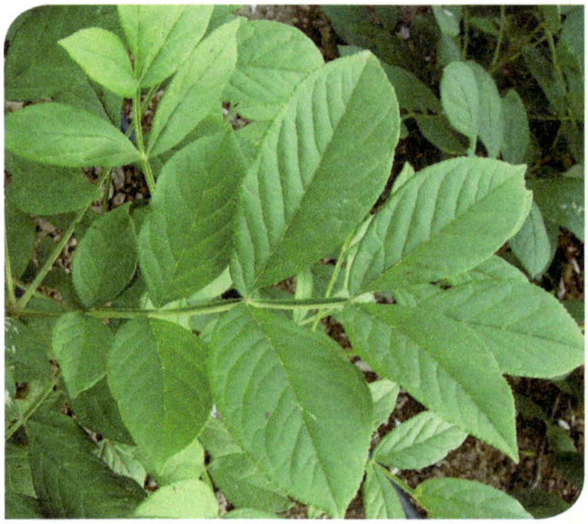

잎 생김새

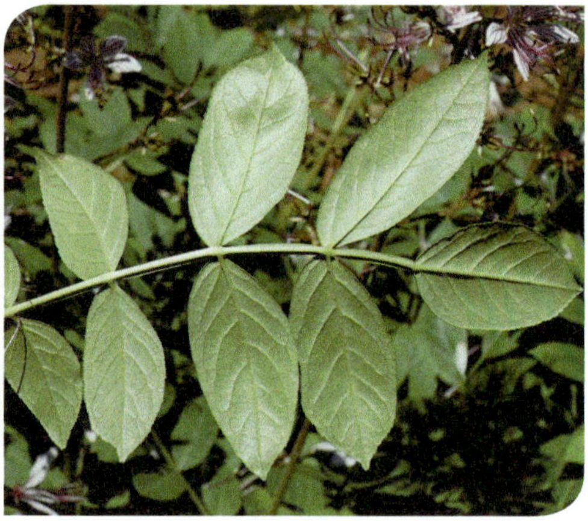

잎 뒷면

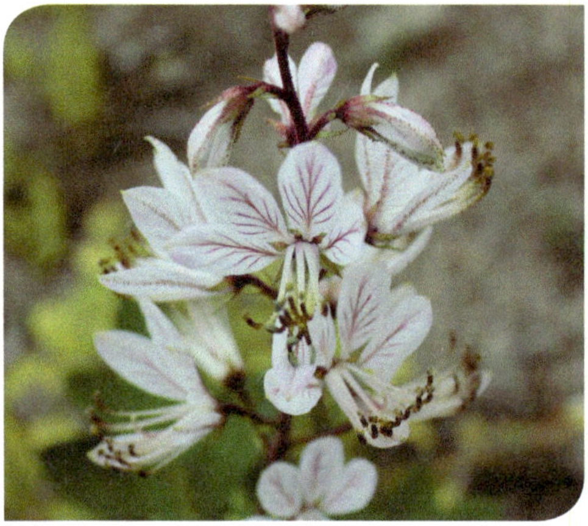

꽃

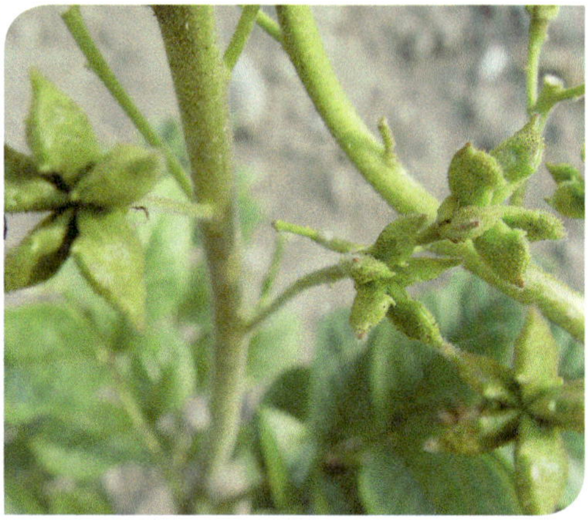

줄기

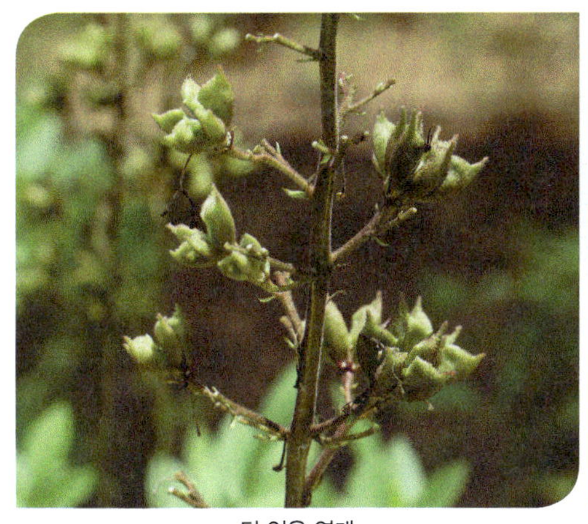
덜 익은 열매

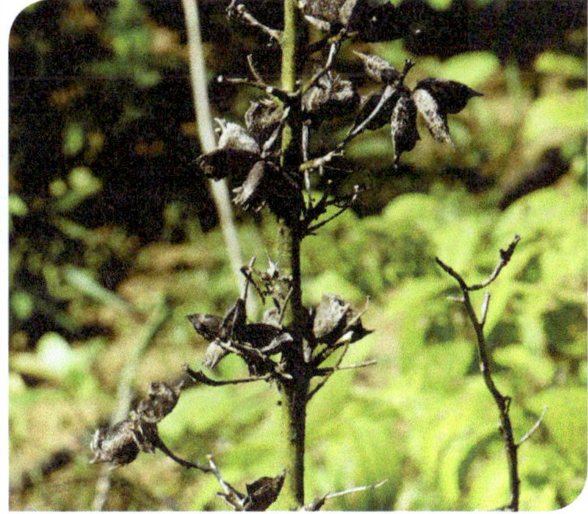
완숙 열매

표면은 유백색으로 가는 세로 주름이 있다. 질은 부스러지기 쉽고 절단할 때 가루가 일어나며 단면은 평탄하지 않고 약간 층을 이룬 조각 모양이다. 잎은 어긋나고 줄기의 중앙부에 모여난다. 꽃은 엷은 홍색으로 5~6월에 원줄기 끝에서 총상꽃차례로 피며 지름은 2.5cm 정도이다.

채취 시기 뿌리는 봄과 가을에 채취하여 흙과 모래, 코르크층을 제거하고 뿌리껍질을 벗겨 이물질을 제거해 잘게 썰어서 말린다.

약초의 성분 뿌리에는 푸로퀴놀론알칼로이드(furoquinolone alkalloid)로 딕타민(dictamine), 스킴미아닌(skimmianine), 감마-파가린(γ-fagarine), 로부스틴(robustine), 할로파인(halopine), 마쿨로시딘(maculosidine), 리모닌(limonin), 트리고넬린(trigonellin), 프락시넬론(fraxinellone), 오바쿨라톤(obakulatone), 사포닌 등이 함유되어 있다.

약초의 성미 성질이 차고, 맛은 쓰며, 독성은 없다.

약초의 작용부위 비(脾), 위(胃), 방광(膀胱) 경락에 작용한다.

약초의 효능과 치료 열을 내리고 습사를 다스리며, 풍사를 제거하고 해독하며, 습열창독을 치료한다. 또한 습진(濕疹), 풍진 등을 다스린다.

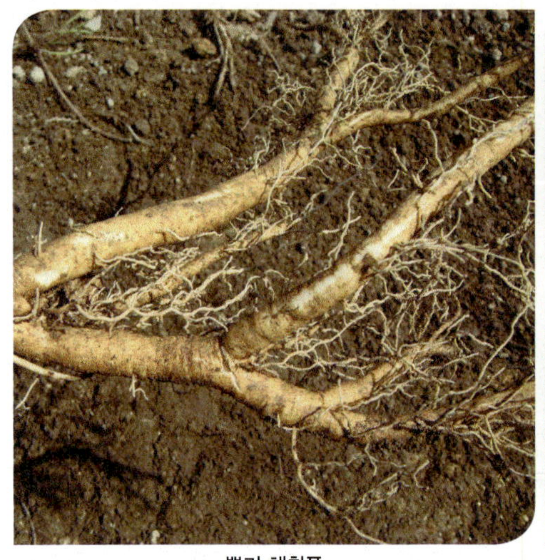

뿌리 채취품

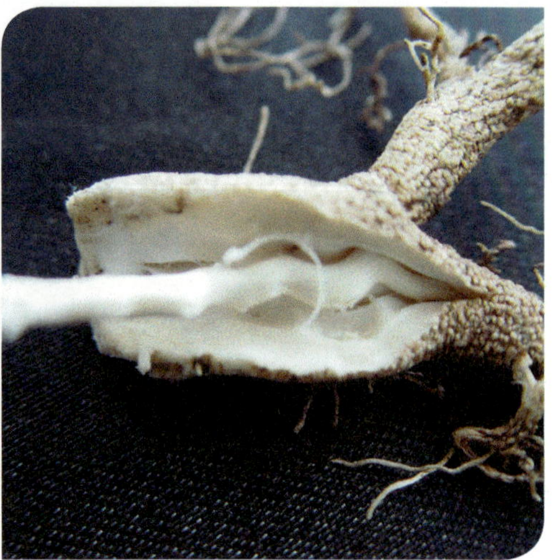

뿌리껍질 벗긴 모습

약초 처방 및 약용법과 용량 말린 뿌리껍질 10g을 물 700mL에 넣어 끓기 시작하면 약하게 줄여 200~300mL가 될 때까지 달여 하루에 2회 나눠 마신다.

사용 시 주의사항 성미가 차고 쓰면서 아래로 내리는 성질이 있어 하초(下焦: 신장, 방광, 자궁 등 생식과 배설을 담당하는 장부)가 허하고 냉한 경우에는 사용을 피한다.

특허로 입증된 기능성 물질

백선피 추출물을 유효성분으로 포함하는 지질 관련 심혈관 질환 또는 비만의 예방 및 치료용 조성물

본 발명은 백선피 추출물, 또는 백선피와 길경 또는 인삼의 혼합 생약재 추출물을 유효성분으로 함유하는 항비만용 조성물에 관한 것이다. 본 발명의 추출물들은 고지방식이에 의한 체중 증가 및 체지방 증가를 억제하고, 혈중 지질인 트리글리세라이드(triglyceride), 총 콜레스테롤을 낮춤으로써 비만 증상을 개선시키므로, 지질관련 심혈관 질환 또는 비만의 예방 또는 치료제, 또는 상기 목적의 건강식품으로 유용하게 사용될 수 있다.

- 공개번호 : 10-2011-0097220, 출원인 : 사단법인 진안군 친환경홍삼한방산업클러스터사업단

정력감퇴, 활혈, 기억력 개선

복분자딸기

Rubus coreanus Miq. = [*Rubus tokkura* Sieb.]

한약의 기원

이 약은 복분자딸기의 덜 익은 열매이다.

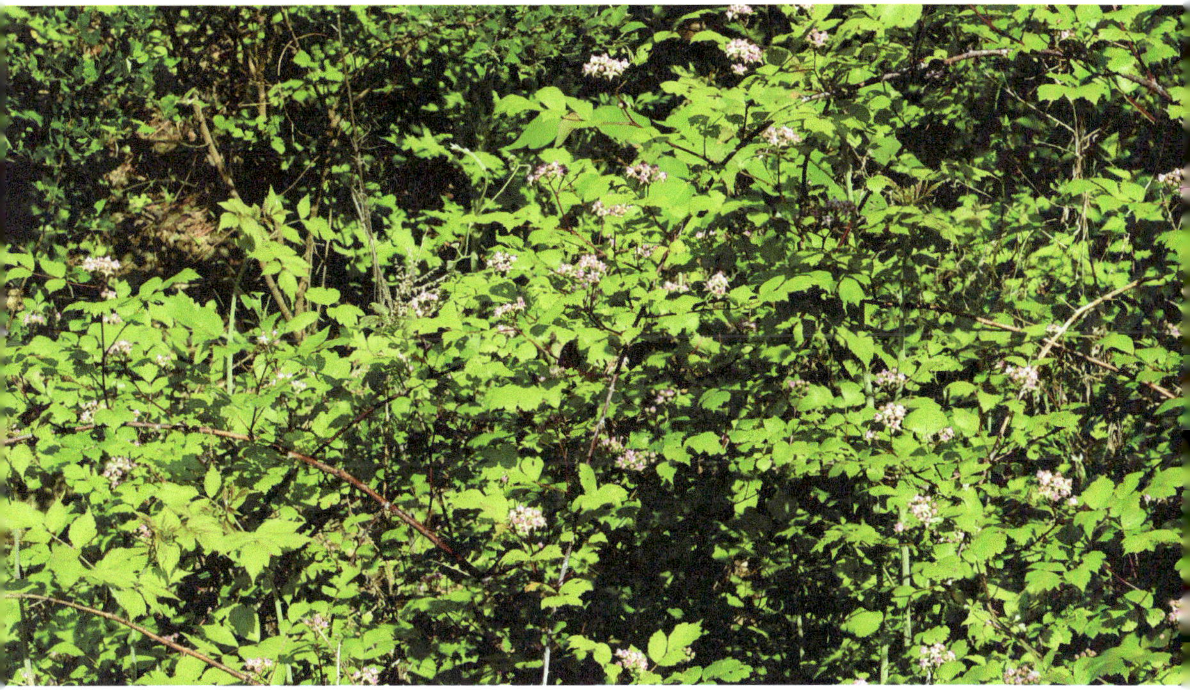

■ **생약명** : 복분자(覆盆子)

■ **이명** : 곰딸, 곰의딸, 복분자딸, 복분자, 교맥포자(蕎麥抛子), 조선현구자(朝鮮懸鉤子), 호수묘(胡須苗), 삽전포(插田泡)

■ **사용부위** : 뿌리, 줄기, 잎, 열매

■ **꽃 피는 시기** : 5~6월

■ **과명** : 장미과(Rosaceae)

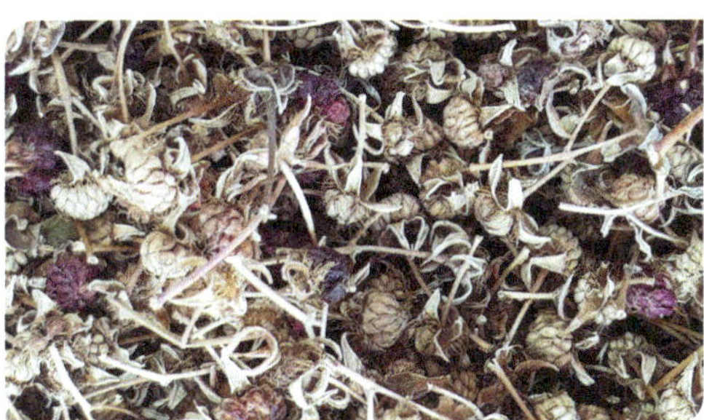

열매(약재 전형)

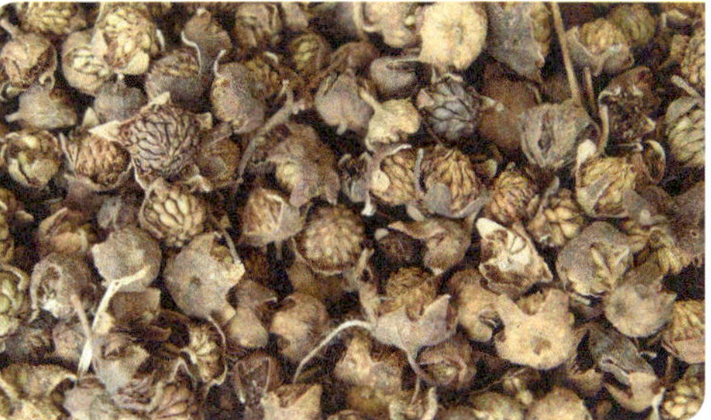

열매(약재)

생태적 특성 복분자딸기는 중·남부 지방의 산기슭 계곡 양지에서 자생 또는 재배하는 낙엽활엽관목이다. 높이는 3m 전후로 자라고, 줄기는 곧게 서지만 덩굴처럼 휘어져 땅에 닿으면 뿌리를 내리며 적갈색에 백분(白粉)이 덮여 있고 갈고리 모양의 가시가 있다. 잎은 홀수깃꼴겹잎이며 어긋나고 잎자루가 있으며 잔잎은 3~7장이다. 가지 끝에 붙어 있는 잔잎은 비교적 크고 달걀 모양으로 잎끝은 날카

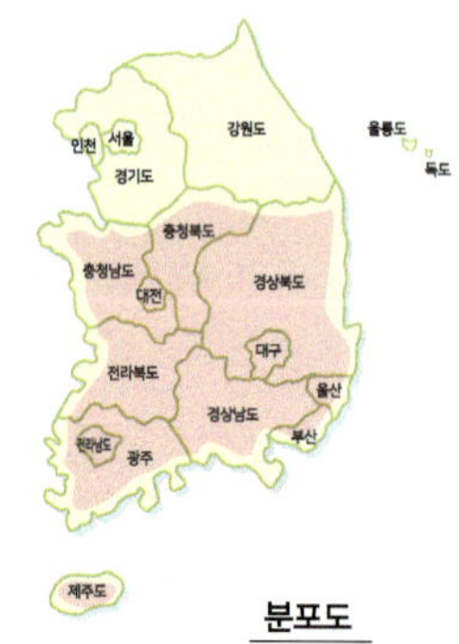

분포도

각 부위별 생김새

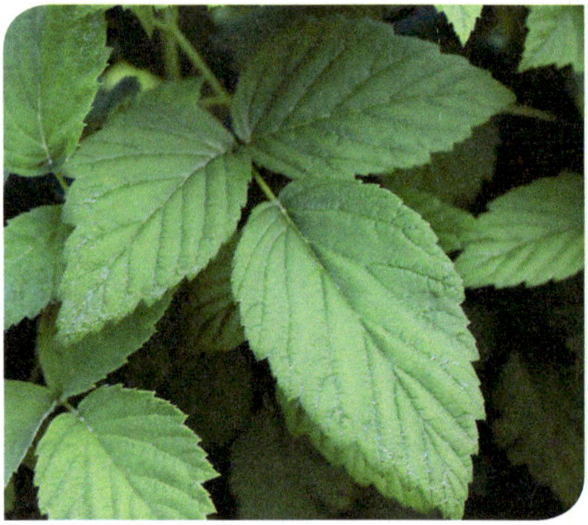

잎 생김새

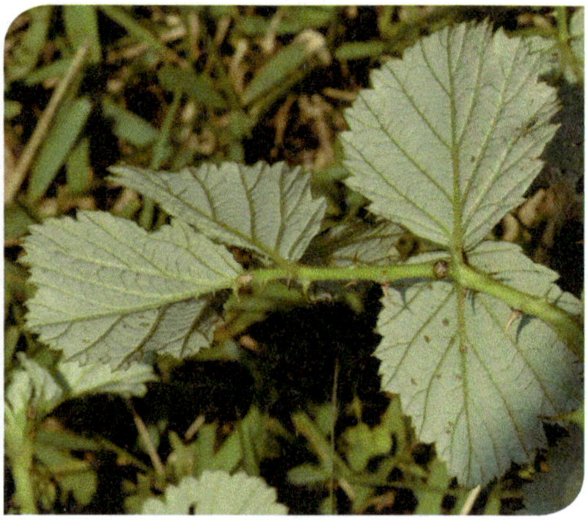

잎 뒷면

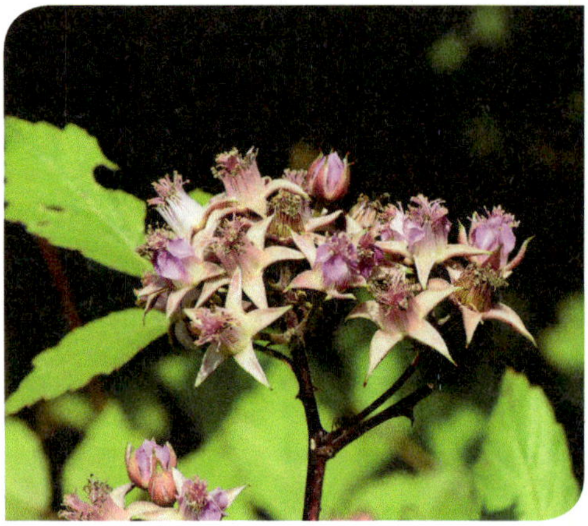

꽃

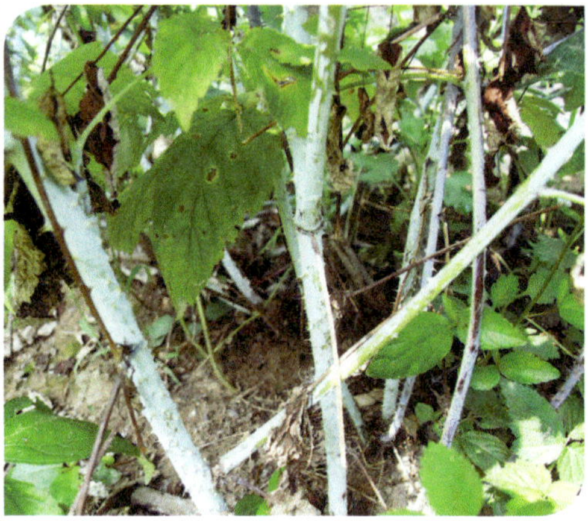

수피

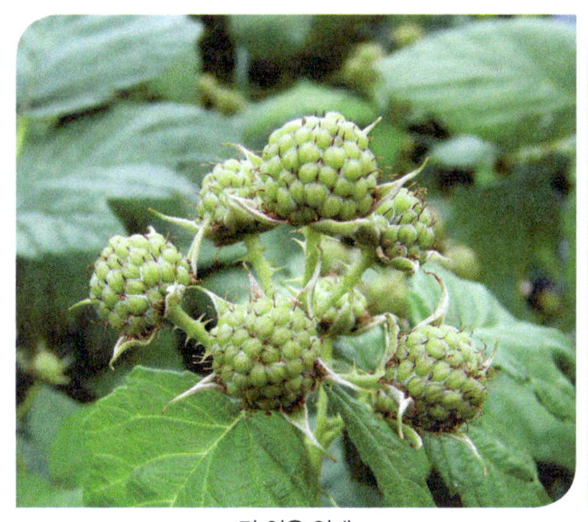

덜 익은 열매

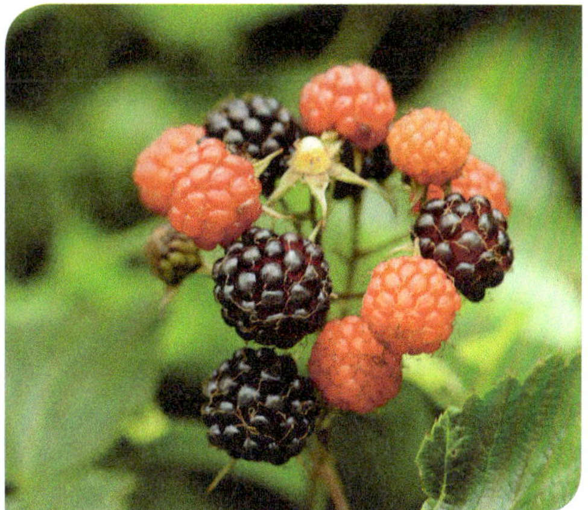

완숙 열매

롭고 가장자리에는 불규칙한 크고 날카로운 톱니가 있다. 꽃은 담홍색으로 5~6월에 산방꽃차례로 가지 끝이나 잎겨드랑이에서 핀다. 열매는 취합과로 작은 달걀 모양으로 7~8월에 붉은색으로 달리지만 나중에 검은색이 된다.

채취 시기 열매는 익기 전인 7~8월, 뿌리는 연중 수시, 줄기와 잎은 봄부터 가을에 채취한다.

약초의 성분 뿌리 및 줄기와 잎에는 플라보노이드(flavonoid) 배당체가 함유되어 있다. 열매에는 필수아미노산과 비타민 B_2, 비타민 E, 주석산(tartaric acid), 구연산, 트리테르페노이드글리코시드(triterpenoid glycoside), 카보닉산(carvonic acid), 소량의 비타민 C, 당류가 함유되어 있다.

약초의 성미 뿌리는 성질이 평범하고, 맛은 짜고 시고, 독성은 없다. 줄기와 잎은 성질이 평범하고, 맛은 짜고 시고, 독성은 없다. 열매는 성질이 평범하고, 맛은 달고 시다.

약초의 작용부위 간(肝), 비(脾), 신(腎) 경락에 작용한다.

약초의 효능과 치료 뿌리는 생약명을 복분자근(覆盆子根)이라 하여 지혈, 활혈, 토혈, 월경불순, 타박상 등을 치료한다. 줄기와 잎은 생약명을 복분자경엽(覆盆子莖葉)이라 하여 명목(明目), 지누(止淚), 다누(多淚), 습기수렴(濕氣收斂), 치통, 염창(臁瘡) 등을 치료한다. 덜 익은 열매는 생약명을 복분자(覆盆子)라 하여 보간(補肝), 보신(補腎), 정력감퇴, 명목(明目), 양위(陽痿), 유정 등을 치료한다. 복분자 추출물은 골다공증, 기억력 개선, 비뇨기 기능 개선, 우울증, 치매 등의 예방 및 치료 효과도 인정되고 있다.

약초 처방 및 약용법과 용량 말린 뿌리 20~30g을 물 900mL에 넣어 반이 될 때까지 달여 하루에 2~3회 나눠 마신다. 외용할 경우에는 뿌리를 짓찧어 환부에 붙인다. 줄기와 잎을 외용할 경우에는 짓찧어 즙을 내어 살균 후 눈에 넣거나 달인 액을 눈에 넣는다. 가루로 만들어 환부에 바르기도 한다. 소금물에 담갔다가 말린 열매 30~50g을 물 900mL에 넣어 반이 될 때까지 달여 하루에 2~3회 나눠 마신다. 또 술을 담거나 가루, 환, 고(膏)로 만들어 사용한다.

특허로 입증된 기능성 물질

복분자 추출물을 함유하는 골다공증 예방 또는 치료용 조성물

본 발명의 조성물은 조골세포 활성 유도분만 아니라 파골세포 활성 억제효과를 동시에 나타내므로 다양한 원인으로 인해 유발되는 골다공증의 예방 또는 치료에 유용하게 사용될 수 있다.

-등록번호 : 10-0971039, 출원인 : 한재진

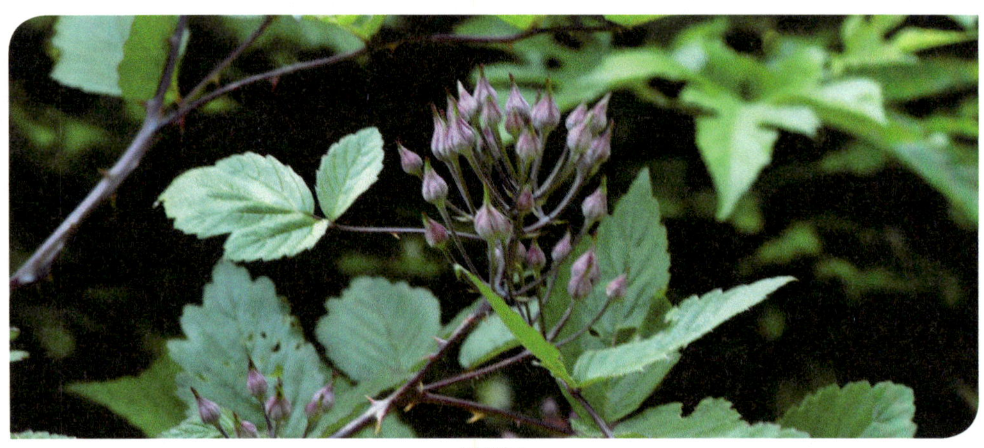

꽃봉우리

비슷한 약초

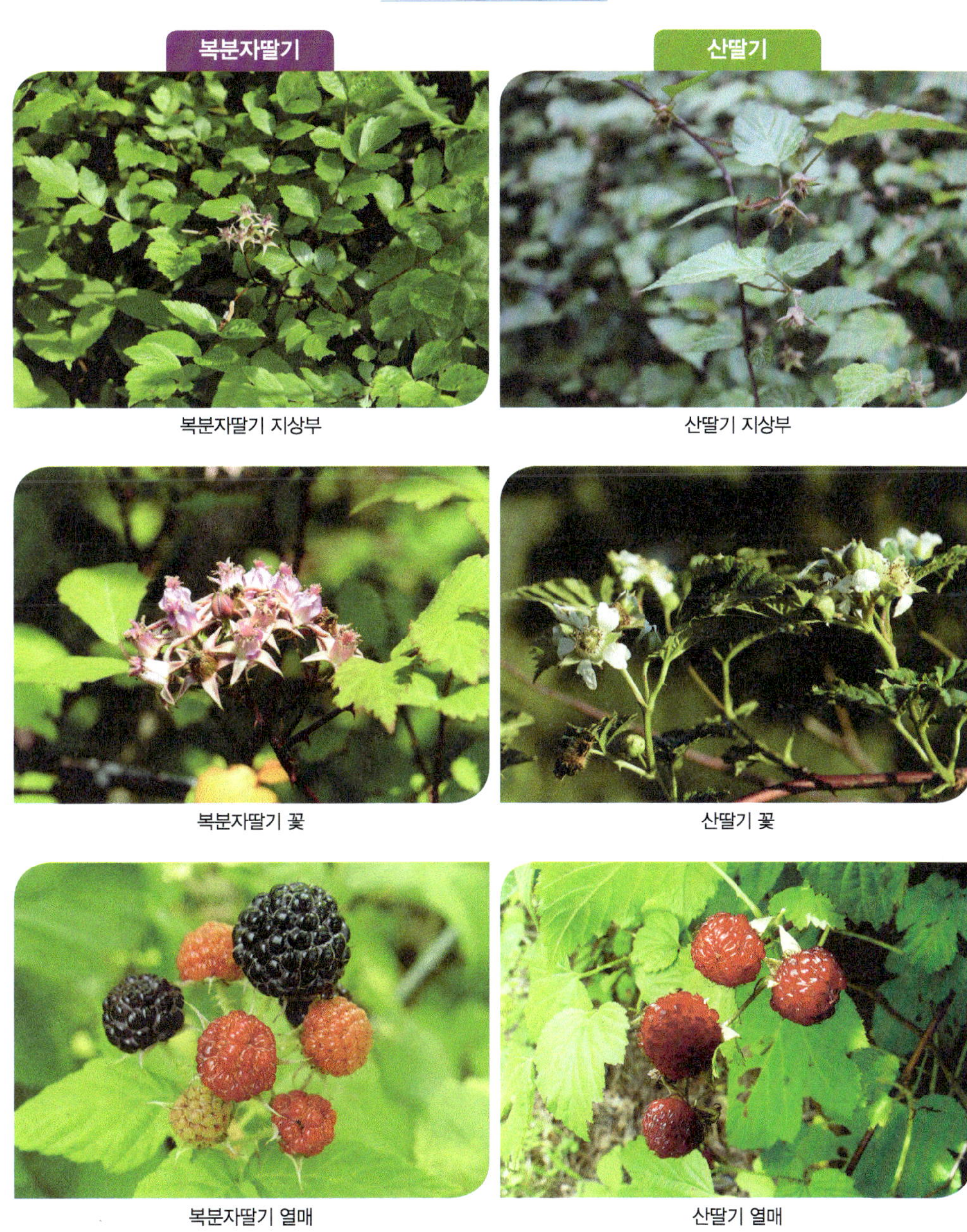

복분자딸기 지상부

산딸기 지상부

복분자딸기 꽃

산딸기 꽃

복분자딸기 열매

산딸기 열매

• 복분자딸기와 산딸기의 차이점

복분자딸기는 꽃이 주황색이고, 산딸기는 흰색이며, 복분자딸기 열매는 검정색이 완숙열매이고 산딸기 열매는 빨간색이다.

복분자 약차

채취 방법

6월 하순에서 7월경 복분자딸기의 덜 익은 녹색 열매를 채취한 후 깨끗이 씻어 햇볕에 말리거나 끓는 소금물에 1~2분 정도 넣었다가 꺼내어 햇볕에 말린다. 까맣게 잘 익은 복분자딸기 열매를 채취해 깨끗이 씻어 술을 담거나 주스로 만들어 마시기도 한다.

약차 만들기

말린 복분자딸기의 덜 익은 열매 6~12g을 사용하며, 보통 말린 약재 5~10g을 물 2L에 넣어 중불로 2시간 정도 끓여 차로 마신다. 가루 또는 환으로 만들어 복용하기도 한다.

약차 더하기

민간에서는 까맣게 잘 익은 복분자딸기 열매 500g을 술(소주) 1.8L에 넣어 한 달 이상 우린 다음 마시기도 한다.

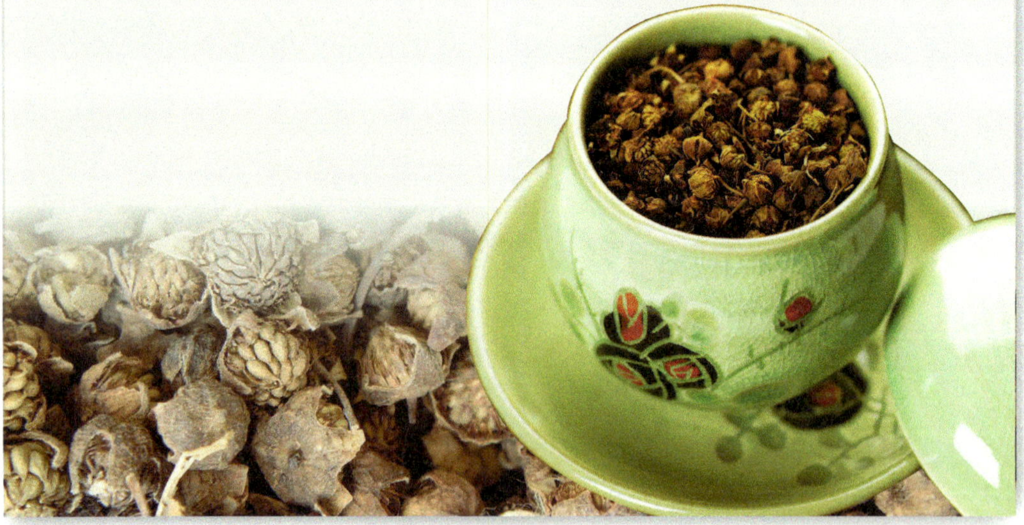

출혈을 멈추고, 피를 잘 통하게 하며, 어혈을 제거

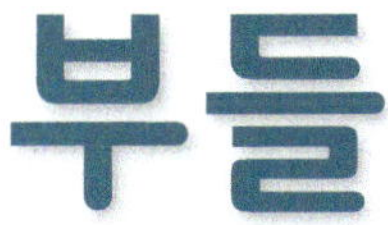

부들

Typha orientalis C. Presl

한약의 기원

이 약은 부들, 기타 동속식물의 꽃가루이다.

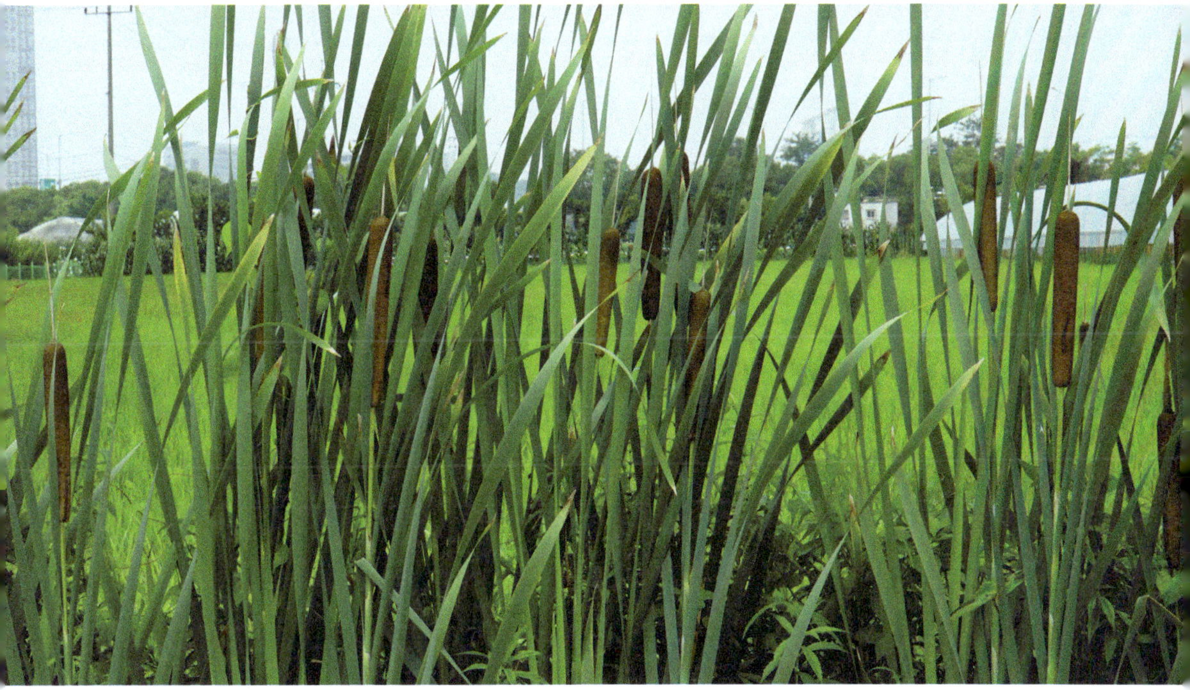

- **생약명** : 포황(蒲黃)
- **이명** : 향포(香蒲), 포화(蒲花), 감통(甘痛)
- **사용부위** : 꽃가루
- **꽃 피는 시기** : 6~7월
- **과명** : 부들과(Typhaceae)

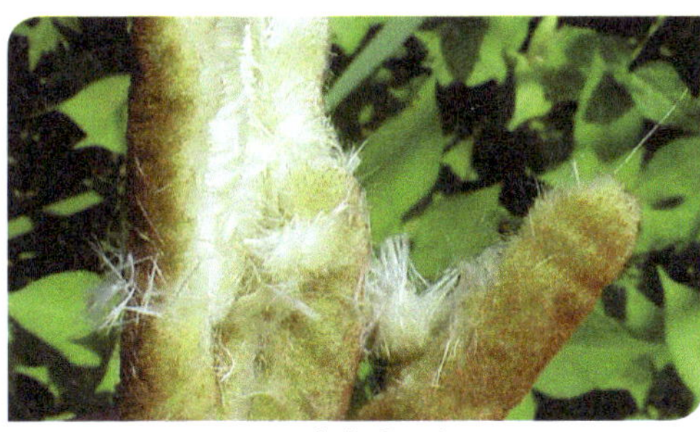

꽃 갈라놓은 모습

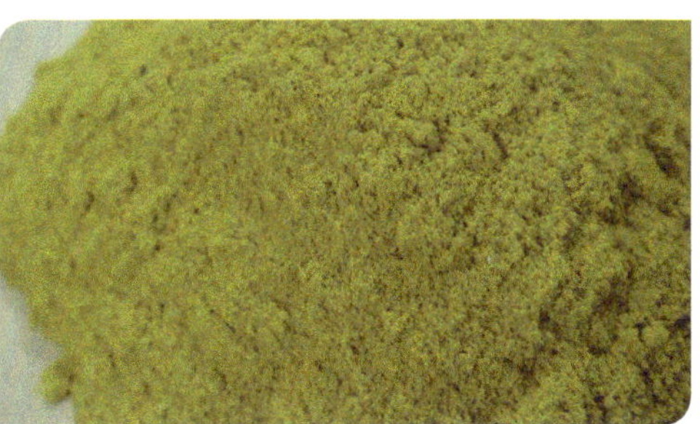

꽃가루(포황)

생태적 특성 부들은 중 · 남부 지방에서 분포하는 여러해살이풀로, 꽃은 암수한그루이고 적갈색으로 6~7월에 피는데 원기둥 모양의 수상꽃차례를 이루며 윗부분에는 수꽃, 아랫부분에는 암꽃이 달린다. 꽃은 작고 많으며, 포는 없거나 일찍 떨어진다. 암꽃에는 긴 꽃자루가 있고, 수꽃은 수술만 2~3개이다. 개화기에 황색의 꽃가루를 수시로 채취해 말리며 꽃가루는 가볍고 물에 넣으면 수면에 뜨고 손

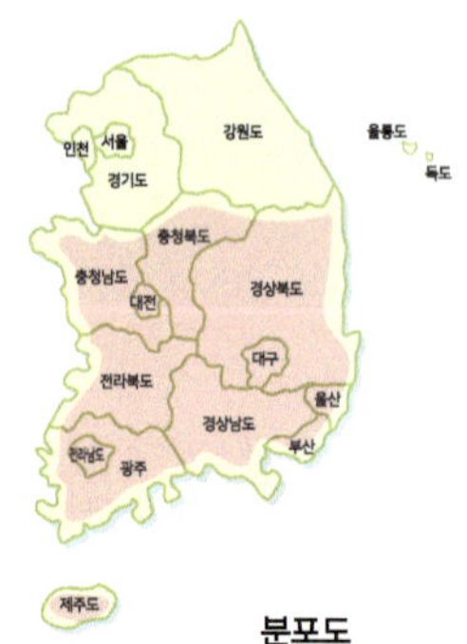

분포도

각 부위별 생김새

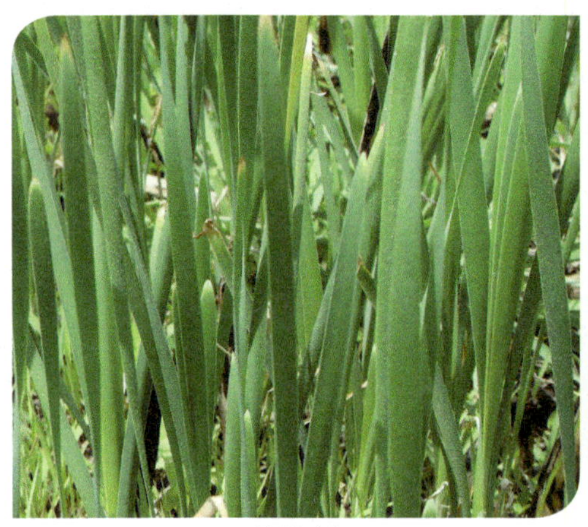
잎 생김새

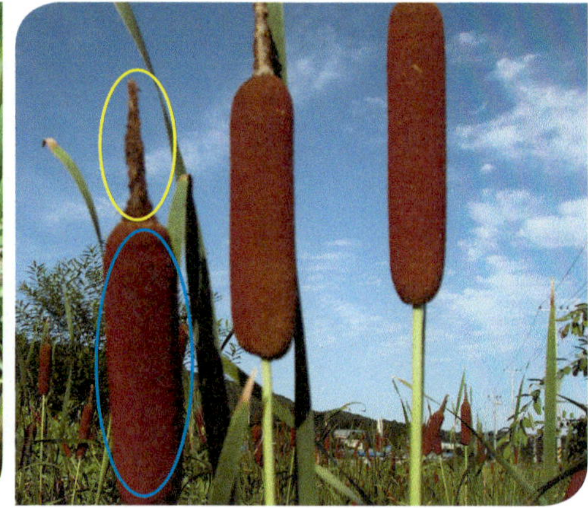
위쪽은 수꽃 아래는 암꽃

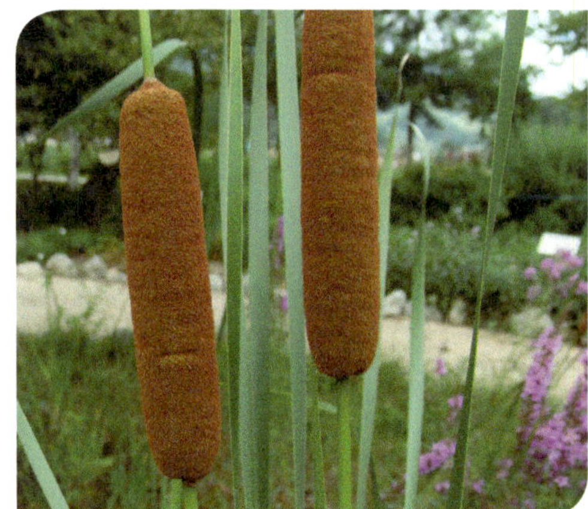
열매

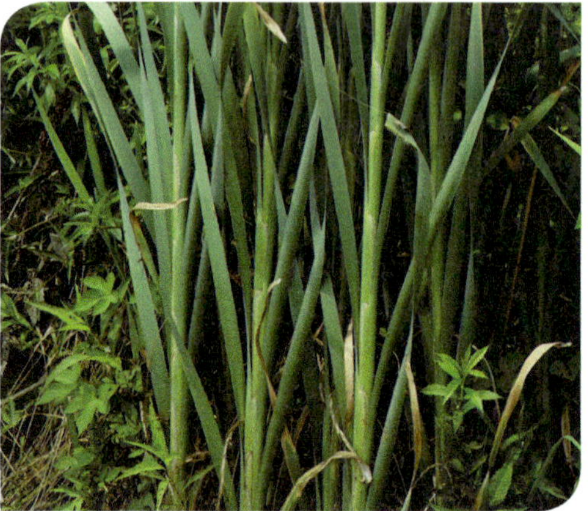
줄기

으로 비비면 매끄러운 느낌이 있으며 손가락에 잘 붙는다. 현미경으로 보면 4개의 꽃가루 입자가 정방형이나 사다리형으로 결합되어 있고 지름은 35~40㎛이다.

채취 시기 꽃이 피어날 때 윗부분의 수꽃 이삭을 채취해 꽃가루를 채취하고, 전초는 수시로 채취하여 말린다. 이물질을 제거하여 쓰는데 혈을 잘 통하게 하며 어혈을 제거하는 행혈화어(行血化瘀)를 위한 약재는 그대로 쓰고, 수렴지혈(收斂止血)을 위한 약재는 초탄(炒炭: 프라이팬에 넣고 가열하여 불이 붙으면 산소를 차단해서 검은 숯을 만드는 포제 방법)하여 사용한다.

약초의 성분 꽃가루에는 이소람네틴(isorhamnetin), 베타-시토스테롤(β-sitosterol), 알파-티파스테롤(α-typhasterol) 등이 함유되어 있다.

약초의 성미 성질이 평범하고, 맛은 달며, 독성은 없다.

약초의 작용부위 간(肝), 심포(心包) 경락에 작용한다.

약초의 효능과 치료 출혈을 멈추게 하고, 혈을 잘 통하게 하며 어혈을 제거한다. 토혈과 육혈(衄血: 코피), 각혈, 붕루, 외상출혈 등을 치료하고, 여성의 폐경이나 월경이 잘 이루어지지 않을 때, 위를 찌르는 듯한 복통 등을 치료하는 데 사용한다. 외용할 경우에는 짓찧어 환부에 바르기도 한다.

애기부들(*T. angustifolia* L.) 및 동속근연식물의 꽃가루도 부들과 같은 약재로 사용한다.

약초 처방 및 약용법과 용량 꽃가루 10g을 물 700mL에 넣어 끓기 시작하면 약하게 줄여 200~300mL가 될 때까지 달여 하루에 2회 나눠 마신다.

사용 시 주의사항 자궁 수축작용이 있으므로 임신부는 사용에 신중을 기해야 한다.

특허로 입증된 기능성 물질

부들 추출물을 포함하는 순환기 질환의 예방 및 치료용 조성물

본 발명은 부들 화분의 유기용매 추출물 및 이로부터 분리한 나린게닌 화합물에 관한 것으로, 이들은 혈관 평활근 세포의 증식을 억제하여 순환기 계통 질환의 예방 및 치료에 널리 이용될 수 있다.

- 등록번호 : 10-1039145, 출원인 : 충남대학교 산학협력단

부처손

Selaginella involvens (Sw.) Spring

한약의 기원

이 약은 부처손, 점상권백의 전초이다.

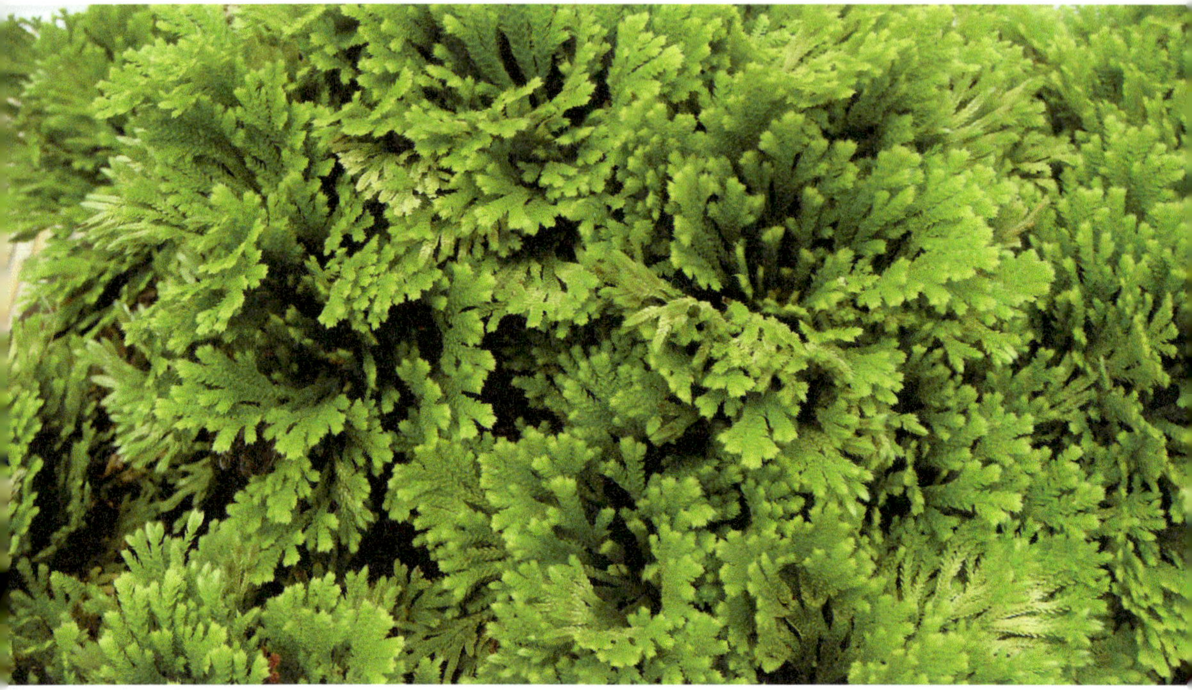

- **생약명** : 권백(卷柏)
- **이명** : 두턴부처손, 표족(豹足), 구고(求股), 신투시(神投時), 교시(交時)
- **사용부위** : 전초
- **꽃 피는 시기** : 포자번식
- **과명** : 부처손과(Selaginellaceae)

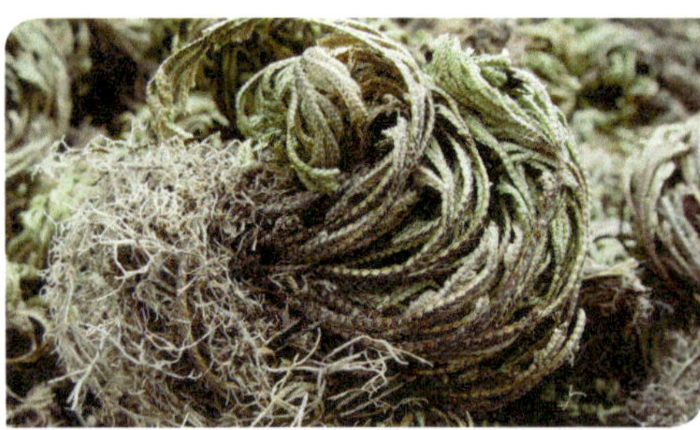

전초(채취품)

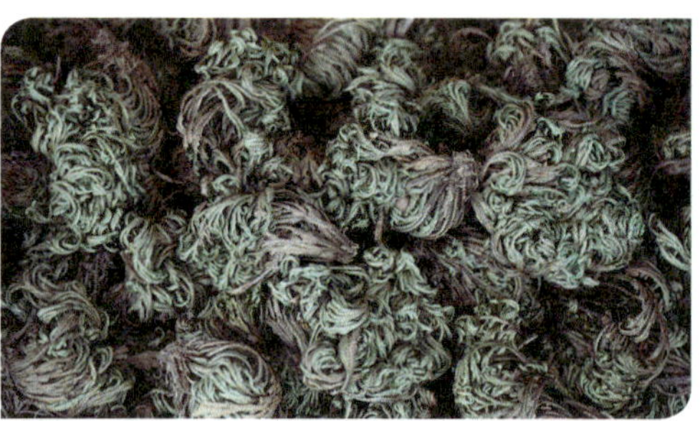

전초(약재 전형)

생태적 특성 부처손은 제주도 및 전국 산지의 건조한 바위 위나 나무 위에서 자라는 상록여러해살이풀로, 일본, 대만, 중국에도 분포한다. 유사종으로는 바위손(Selaginella tamariscina)이 있다. 전체가 말려져 쭈그러진 모양은 주먹과 같으며 크기는 일정하지 않다. 줄기와 잎이 주먹 모양을 하고 있는 특징 때문에 약재 이름을 권백(卷柏)이라 한다. 키는 15~40cm에 이르며, 줄기 윗부분에 다발로 뭉쳐 난 여러

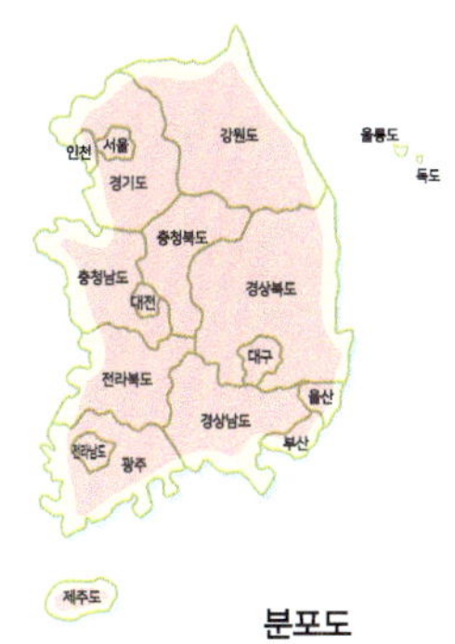

분포도

각 부위별 생김새

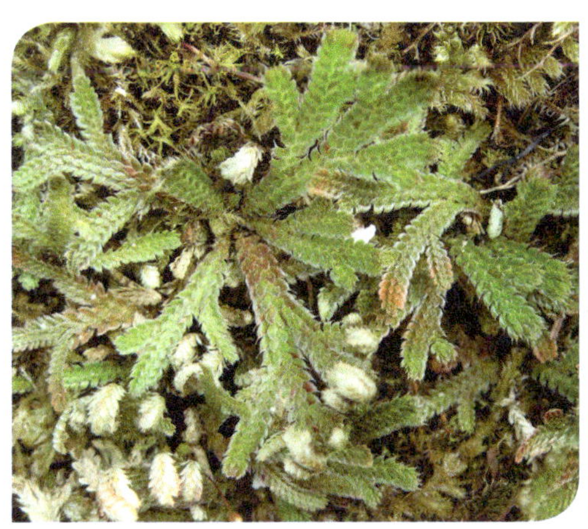
잎 생김새

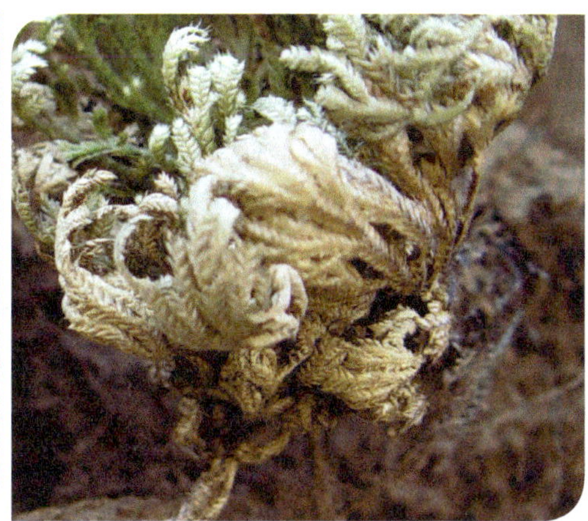
잎 뒷면

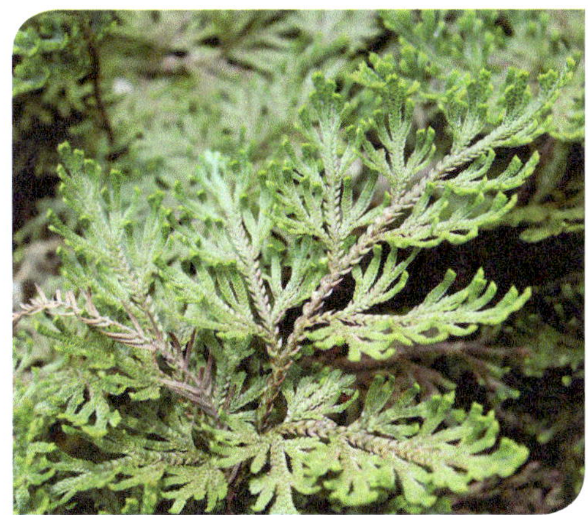
개부처손 잎 생김새

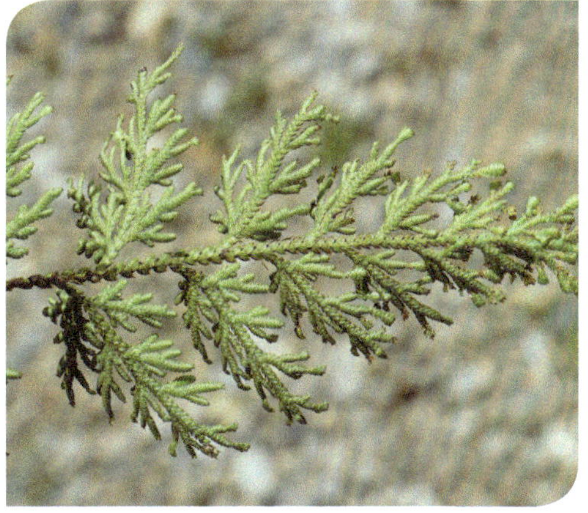
개부처손 잎 뒷면

개의 가지가 바큇살 모양으로 퍼지고 녹색 또는 갈황색으로 속으로 말리면서 구부러지고 분지에는 비늘조각 모양의 잔잎이 빽빽하게 나 있다. 질은 부스러지기 쉽다.

채취 시기 봄부터 가을까지 전초를 채취해 이물질을 제거하고 말려 사용한다.

약초의 성분 플라본(flavone), 페놀, 아미노산, 트레할로스(trehalose), 아피게닌(apigenin), 아멘토플라본(amentoflavone), 히노키플라본(hinokiflavone), 살리카인(salicain), 실리카이린(silicairin), 페칼라인(pecaline) 등이 함유되어 있다.

약초의 성미 성질이 평범하고, 맛은 매우며, 독성은 없다.

약초의 작용부위 간(肝), 담(膽) 경락에 작용한다.

약초의 효능과 치료 어혈을 푸는 데는 생용(生用: 볶지 않고 말린 것을 그대로 사용)하고, 지혈에는 초용(炒用: 볶아서 사용)한다. 생용하면 경폐(經閉: 여성의 월경이 막힌 증상), 징가(癥瘕: 몸안에 기가 뭉친 덩어리), 타박상, 요통, 해수천식 등을 치료할 수 있고, 볶아서 사용하면 토혈, 변혈, 요혈, 탈항 등을 치료한다. 아울러 석위, 해금사, 차전자 등의 약물과 배합하여 소변임결(小便淋結: 소변 보는 횟수는 많으나 양은 적고 배출이 힘들며 방울방울 떨어지는 증상)의 병증을 다스린다.

약초 처방 및 약용법과 용량 말린 전초 2~6g을 사용하며, 보통 파혈(破血: 어혈을 제거하는 것)에는 생용하고, 지혈에는 초용한다.

사용 시 주의사항 파혈작용이 있으므로 임신부는 사용을 피한다.

특허로 입증된 기능성 물질

부처손 추출물 또는 이의 분획물을 포함하는 폐 기능 향상용 약학적 조성물

본 발명에서 제안하고 있는 폐 기능 향상용 약학적 조성물에 따르면, 부처손 추출물 또는 이의 분획물을 유효성분으로 포함함으로써, 폐 기능을 향상시켜 운동능력, 특히 유산소성 운동능력을 향상시킬 수 있다.

- 공개번호 : 10-2013-0056137, 출원인 : 서웅진

수렴, 류머티즘에 의한 동통, 해독, 당뇨

붉나무

Rhus chinensis Mill. = [*Rhus javanica* L.]

한약의 기원

이 약은 붉나무, 청부양(靑麩楊), 홍부양(紅麩楊)의 잎 위에 주로 오배자면충이 기생하여 만든 벌레집이다. 외형에 따라 두배(肚倍)와 각배(角倍)로 나뉜다.

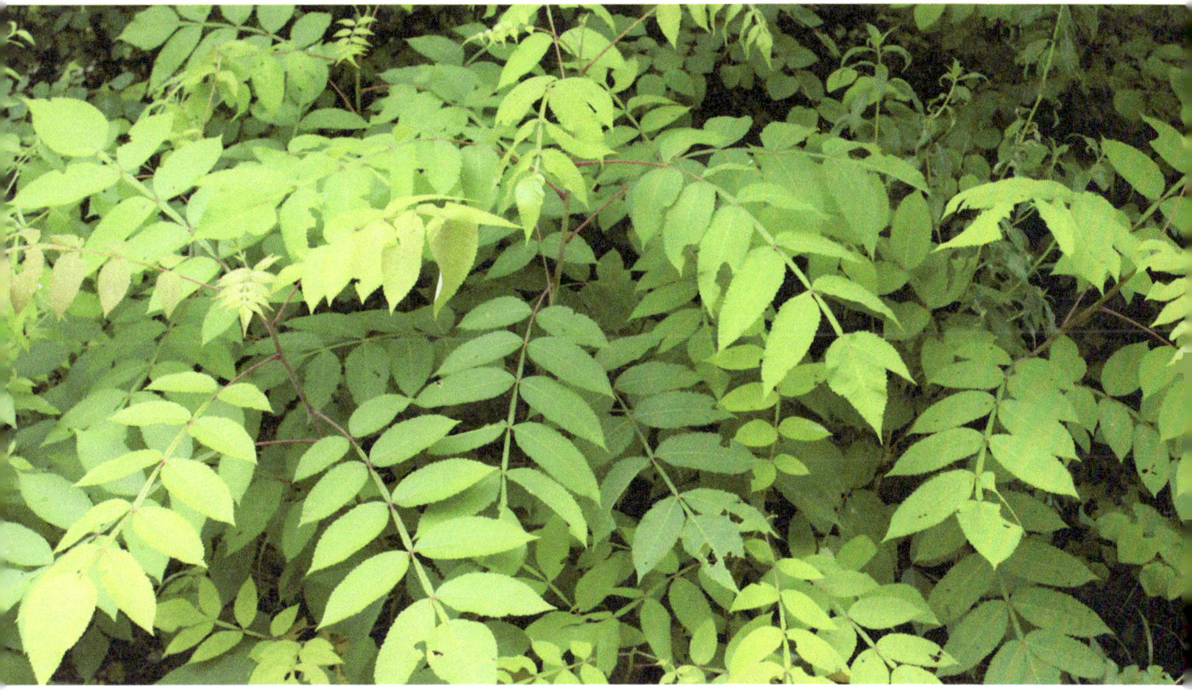

■ **생약명** : 오배자(五倍子), 염부자(鹽膚子), 염부자근(鹽膚子根), 염부수근피(鹽膚樹根皮), 염부수백피(鹽膚樹白皮), 염부엽(鹽膚葉), 염부화(鹽膚花)

■ **이명** : 오배자나무, 굴나무, 뿔나무, 불나무, 염해자(鹽海子)

■ **사용부위** : 뿌리, 뿌리껍질, 잎, 열매, 벌레집(오배자)

■ **꽃 피는 시기** : 8~9월

■ **과명** : 옻나무과(Anacardiaceae)

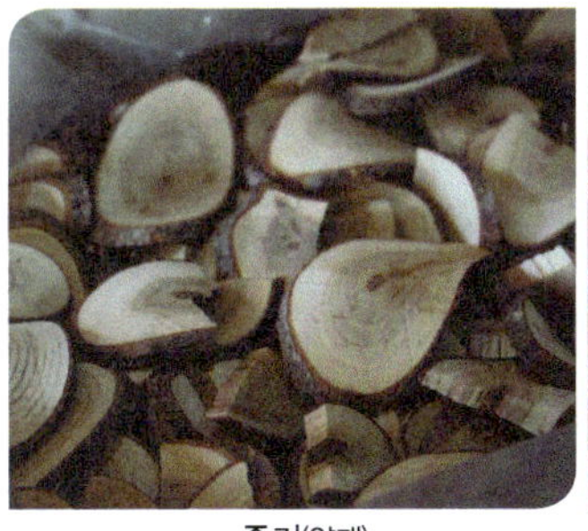

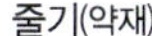

줄기(약재)

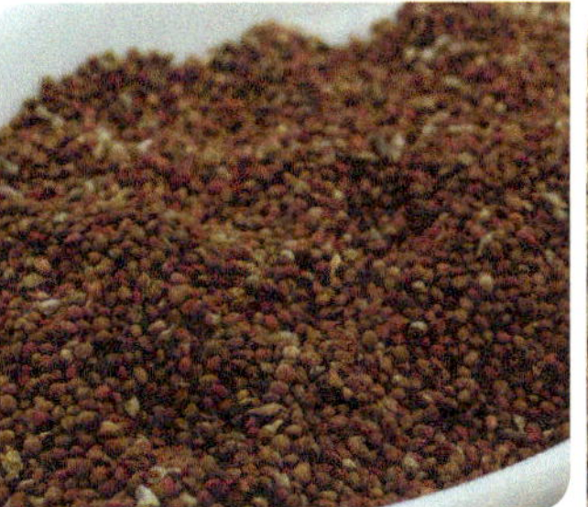

씨앗

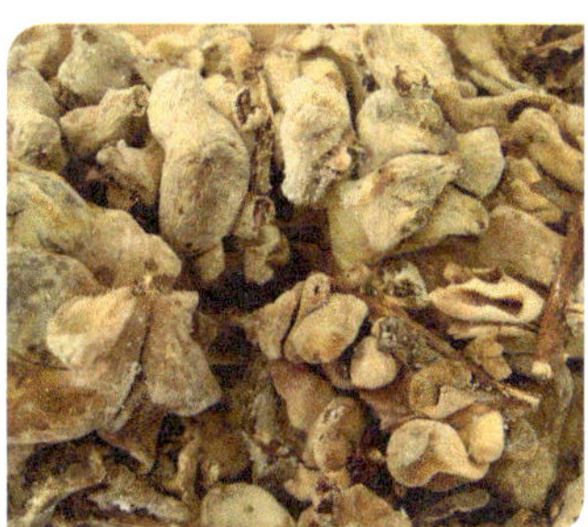

벌레집(오배자, 약재)

생태적 특성 붉나무는 전국의 산기슭이나 산골짜기에서 자라는 낙엽활엽관목 또는 소교목으로, 높이는 7m 전후이며, 굵은 가지가 드문드문 있고 작은 가지는 노란색이다. 잎은 홀수깃꼴겹잎으로 서로 어긋나고 잔잎은 7~13장이다. 잔잎은 달걀모양이거나 달걀 모양 타원형에 잎자루가 없고 잎 축에는 날개가 붙어 있으며 잎끝은 날카롭고 밑부분은 둥글거나 뾰족하며 가장자리에는 거친 톱니가 있다.

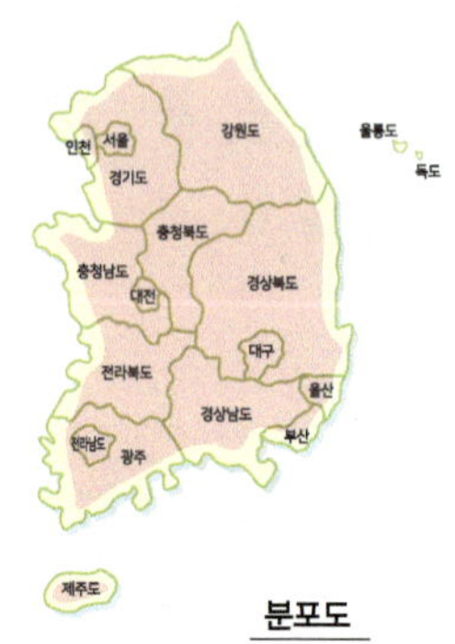

분포도

각 부위별 생김새

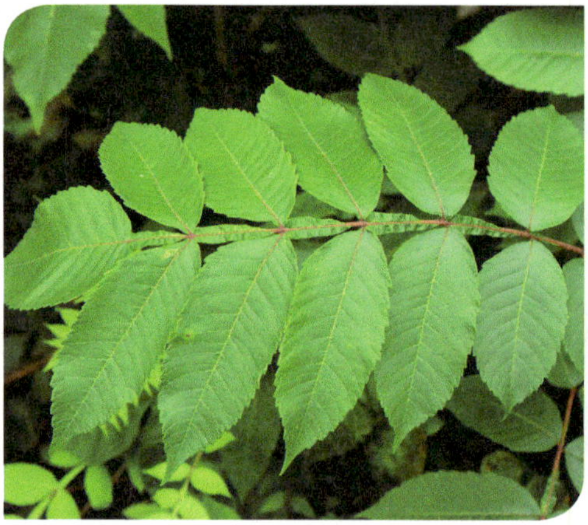

잎 생김새

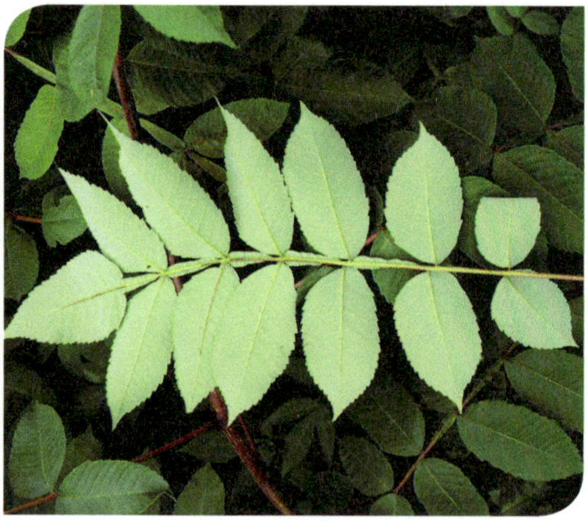

잎 뒷면

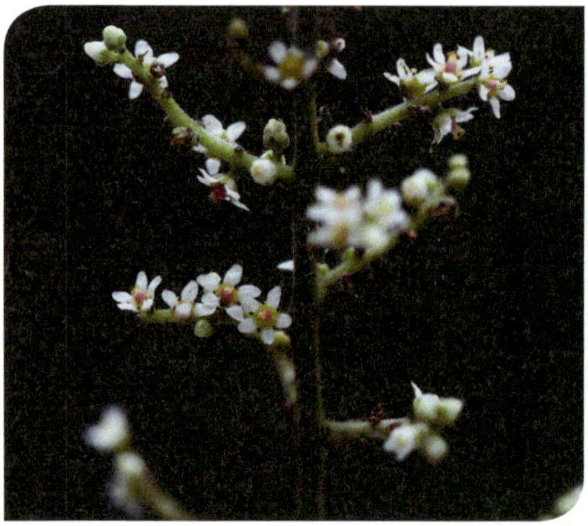

꽃

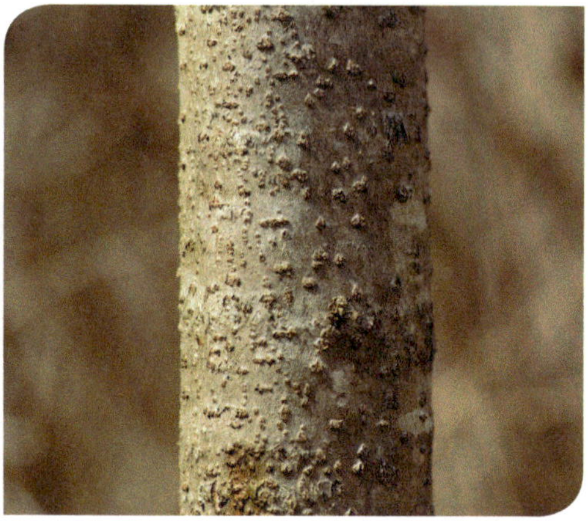

수피

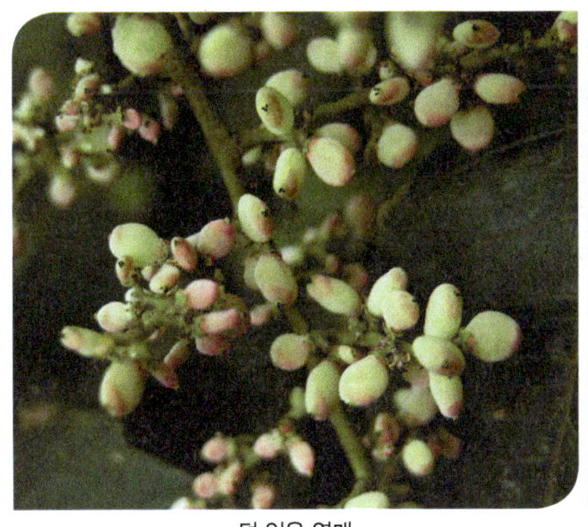

덜 익은 열매

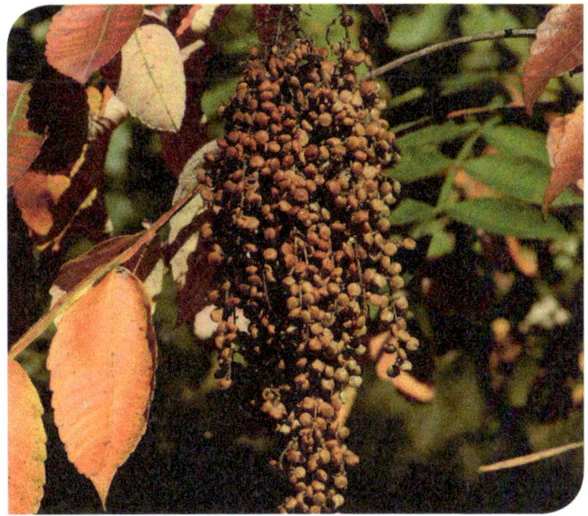

익은 열매

꽃은 황백색으로 8~9월에 잡성에 원뿔꽃차례로 가지 끝에서 핀다. 열매는 씨열매로 납작하며 둥근 모양으로 10~11월에 황갈색으로 달린다.

채취 시기 열매는 10~11월, 뿌리와 뿌리껍질은 연중 수시, 잎은 여름, 오배자는 가을에 채취한다.

약초의 성분 뿌리와 뿌리껍질에는 스코폴레틴 3,7,4-트리하이드록시플라본(scopoletin3,7,4-trihydroxy flavone), 휘세틴(ficetin), 잎에는 쿼세틴(quercetin), 메틸에스테르(methylester), 엘라그산(ellag acid), 열매에는 타닌(tannin)이 50~70% 함유되어 있으며 유기몰식자산(galic acid)이 2~4%, 그 외 지방, 수지, 전분이 함유되어 있으며 유기물에는 사과산(malic acid), 주석산(tartaric acid), 구연산 등이 함유되어 있다. 벌레집에는 갈로타닌(gallotannin), 펜타갈로일글루코스(pentagalloylglucose)가 함유되어 있다.

약초의 성미 뿌리와 뿌리껍질은 성질이 시원하고, 맛은 시고 짜며 떫다. 잎은 성질이 차고, 맛은 시고 짜다. 열매는 성질이 시원하고, 맛은 시다. 벌레집은 성질이 평범하고, 맛은 떫다.

약초의 작용부위 간(肝), 폐(肺) 경락에 작용한다.

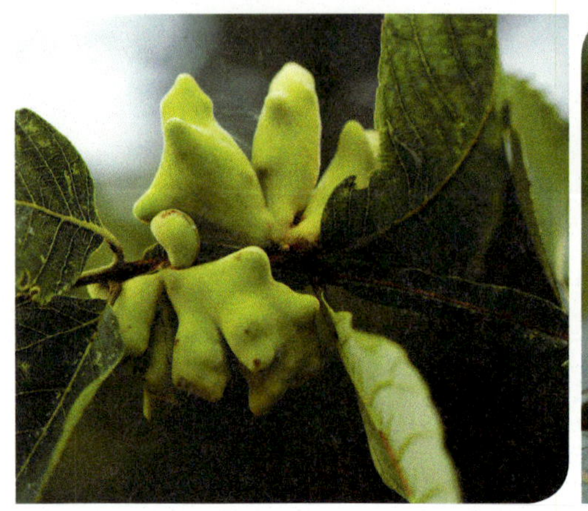
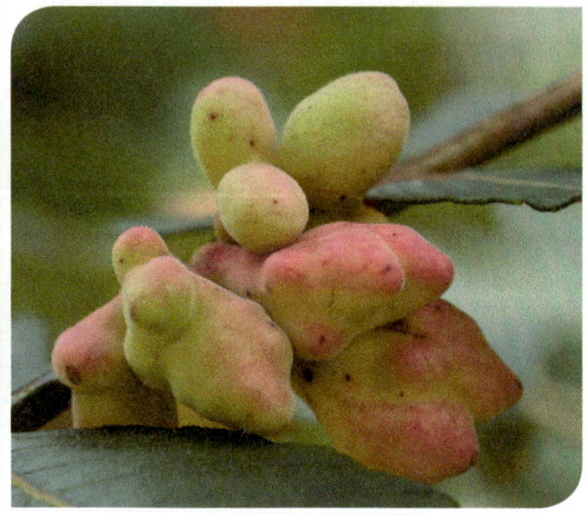

벌레집(오배자, 각기 다른 벌레집)

약초의 효능과 치료 뿌리는 생약명을 염부자근(鹽膚子根)이라 하여 거풍, 소종, 화습(化濕)의 효능이 있고 감기에 의한 발열, 해수, 하리, 수종, 류머티즘에 의한 동통, 타박상, 유선염, 주독 등을 치료한다. 뿌리껍질은 생약명을 염부수근피(鹽膚樹根皮)라 하며, 청열, 해독, 어혈(瘀血), 해수, 요통, 기관지염, 황달, 외상출혈, 수종, 타박상, 종독, 독사교상 등을 치료한다. 잎은 생약명을 염부엽(鹽膚葉)이라 하여 수렴, 해독, 진해, 화담의 효능이 있다. 열매는 생약명을 염부자(鹽膚子)라 하여 수렴, 지사, 화담의 효능이 있고 해수, 황달, 도한, 이질, 완선, 두풍 등을 치료한다. 벌레집은 생약명을 오배자(五倍子)라 하여 수렴(收斂), 지사제로서 지사, 지혈, 지한, 궤양, 습진, 진해, 항균, 항염, 구내염, 창상, 화상, 동상 등의 치료에 사용한다. 붉나무 추출물은 뇌기능 개선, 당뇨병 예방 및 치료에도 사용할 수 있다.

tip

오배자

붉나무의 잎에 오배자 진딧물의 자상에 의하여 생긴 벌레집을 오배자(五倍子)라고 한다.

- 오배자 생김새와 성질 : 불규칙하게 2~4개의 갈라진 주머니 모양을 하거나 깨져 있다. 바깥면은 회색을 띤 회갈색으로 연한 회갈색의 짧은 털로 덮여 있고 길이는 3~7cm, 너비는 2~5cm, 두께는 0.2cm 정도이며 단단하면서 부서지기 쉽다. 속은 비어 있지만 회백색의 분질 또는 죽은 벌레와 분비물이 남아 있을 때도 있다. 냄새가 없고 맛은 떫으며 수렴성이다.
- 오배자의 약효 : 오배자는 수렴, 지사제로 단백질에 대한 수렴작용으로 장 점막에 불용성의 보호막을 형성하여 장 연동운동을 억제해 지사 효과를 낸다. 그 외 지혈, 지한, 습진, 진해, 항균 효과를 가지고 있다.

약초 처방 및 약용법과 용량 말린 뿌리 및 뿌리껍질 30~50g(생것은 100~150g)을 물 900mL에 넣어 반이 될 때까지 달여 하루에 2~3회 나눠 마신다. 외용할 경우에는 뿌리 및 뿌리껍질 달인 액으로 환부를 씻거나 짓찧어 도포하며, 가루로 만들어 참깨기름이나 들깨기름에 섞어 환부에 바른다.

생잎 100~150g을 물 900mL에 넣어 반이 될 때까지 달여 하루에 2~3회 나눠 마시며, 외용할 경우에는 잎을 짓찧어 환부에 바르거나, 즙을 내어 가제에 적셔 환부에 바른다. 말린 열매 30~50g을 물 900mL에 넣어 반이 될 때까지 달여 하루에 2~3회 나눠 마시거나 가루로 만들어 복용한다.

외용할 경우에는 열매 달인 액으로 환부를 씻거나 짓찧어 도포하며, 가루로 만들어 참깨기름이나 들깨기름에 섞어 환부에 바른다. 말린 벌레집 10~20g을 물 900mL에 넣어 반이 될 때까지 달여 하루에 2~3회 나눠 마시며, 외용할 경우에는 벌레집을 가루로 만들어 연고제 등과 섞어 환부에 바른다.

특허로 입증된 기능성 물질

뇌 기능 개선효과를 가지는 붉나무 추출물을 포함하는 약학조성물 및 건강식품조성물

본 발명은 뇌 기능 개선효과를 가지는 성분인 붉나무 추출물을 포함하는 약학조성물 및 건강식품조성물에 관한 것으로 보다 상세하게는 붉나무로부터 추출된 담마레인 트리테르펜 화합물(3-hydroxy-3,19-epoxydammar-20,24-dien-22,26-olide)을 포함하는 것을 특징으로 하는 뇌 기능 개선용 약학조성물 및 건강식품조성물에 관한 것이다. 본 발명의 붉나무 추출물을 포함하는 약학조성물은 뇌 기능 개선의 효과를 가지는 바 뇌관련 질환의 치료 및 예방에 유용하게 사용될 수 있을 것이며, 또한 본 발명의 붉나무 추출물을 포함하는 건강식품조성물은 일반 소비자가 거부감 없이 즐길 수 있는 기능성 건강식품을 제공하여 국민생활건강에 이바지할 수 있을 것이다.

- 공개번호 : 10-2011-0004691, 출원인 : 대한민국(농촌진흥청장)

붉나무 추출물을 포함하는 당뇨병 치료 또는 예방용 조성물

본 발명은 붉나무 추출물을 유효성분으로 포함하는 당뇨병 치료 또는 예방용 조성물에 관한 것으로 붉나무 추출물은 알파-글루코시다제 저해효과가 우수할 뿐만 아니라, 프로틴 티로신 포스파타제(protein tyrosinephosphatase, PTP1B) 저해효과와 인슐린 저항성 완화효과가 우수하여 당뇨병의 치료 또는 예방 효과가 우수하다.

- 공개번호 : 10-2010-0128668, 출원인 : 목포대학교 산학협력단

비슷한 약초

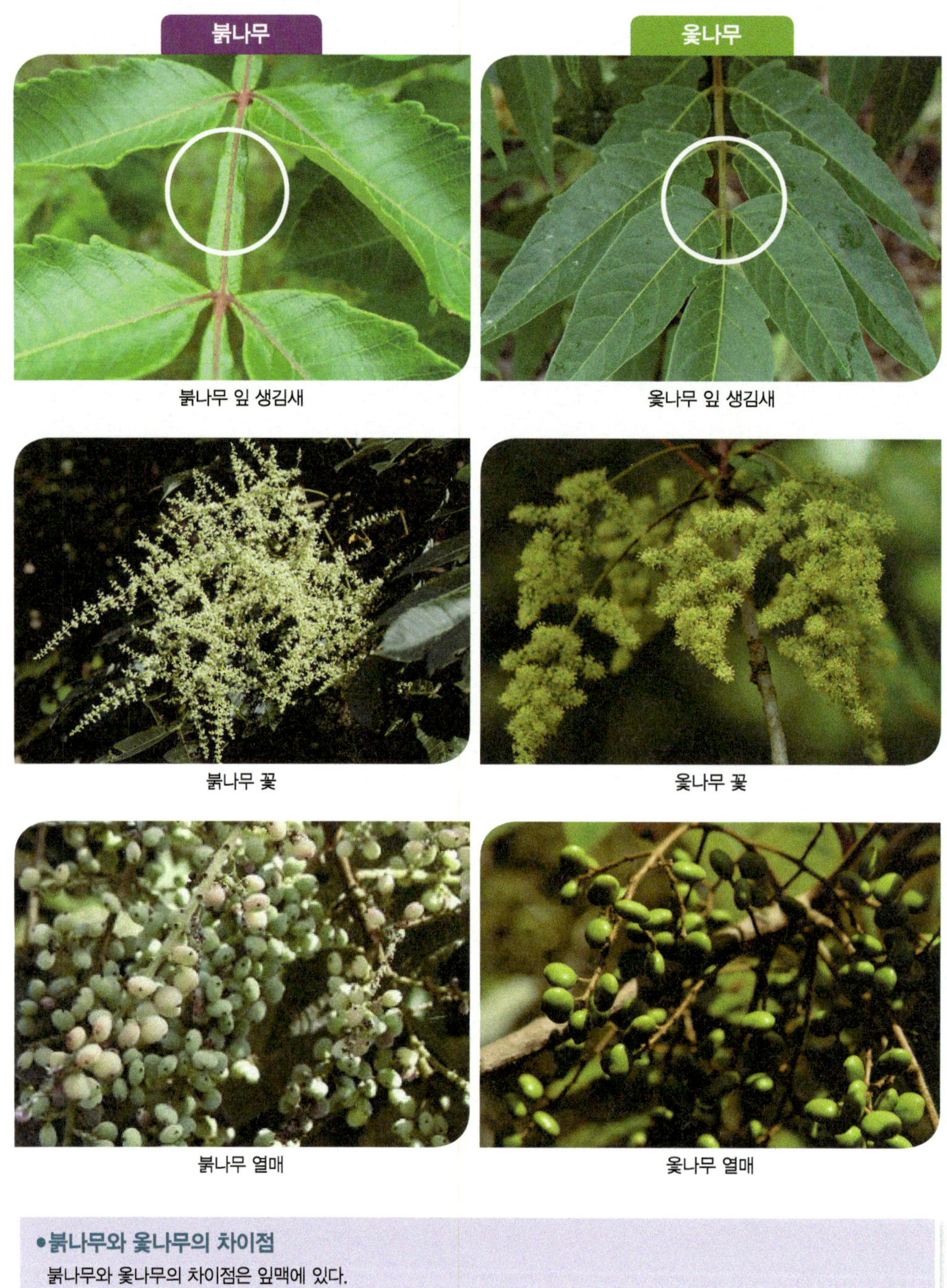

붉나무

옻나무

붉나무 잎 생김새

옻나무 잎 생김새

붉나무 꽃

옻나무 꽃

붉나무 열매

옻나무 열매

•붉나무와 옻나무의 차이점

붉나무와 옻나무의 차이점은 잎맥에 있다.

비수리

Lespedeza cuneata (Dum. Cours.) G. Don

한약의 기원

이 약은 비수리의 전초이다.

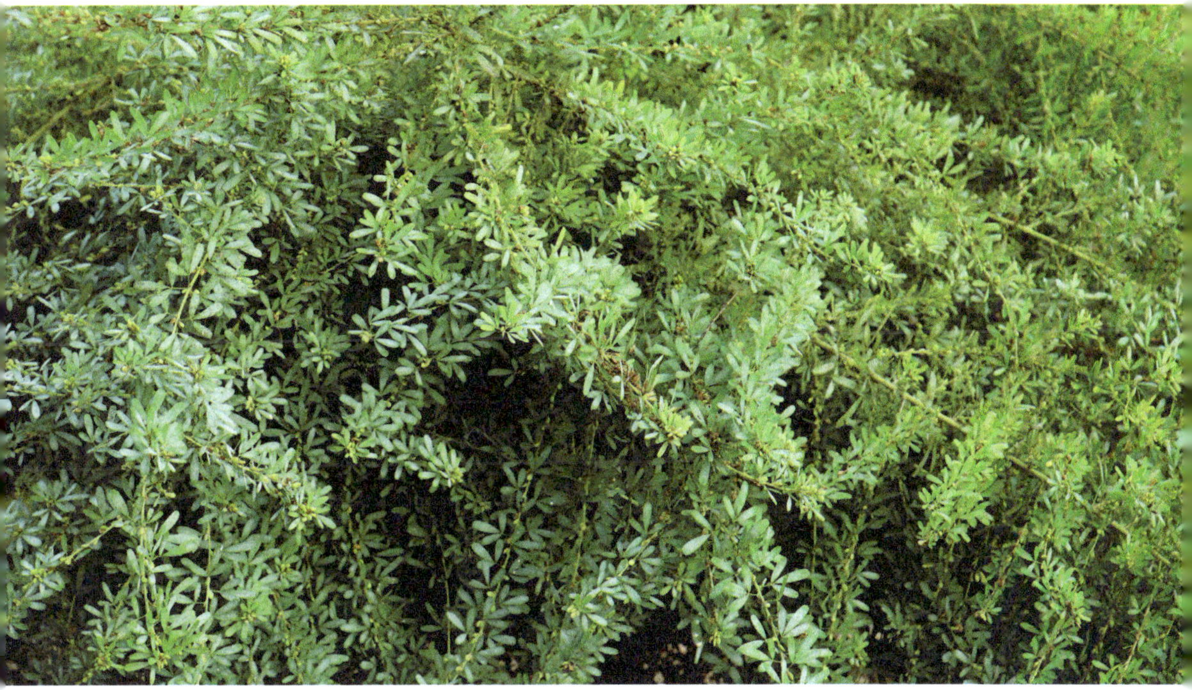

- **생약명** : 야관문(夜關門)
- **이명** : 철소파(鐵掃把), 철선팔초(鐵線八草), 야계초(野鷄草)
- **사용부위** : 전초
- **꽃 피는 시기** : 8~9월
- **과명** : 콩과(Leguminosae)

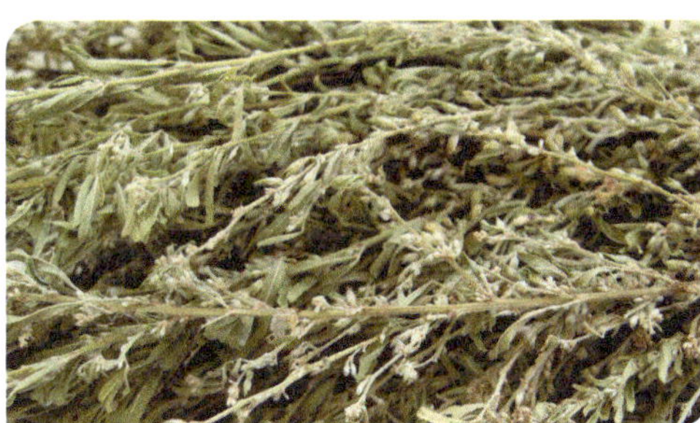

전초(약재 전형)

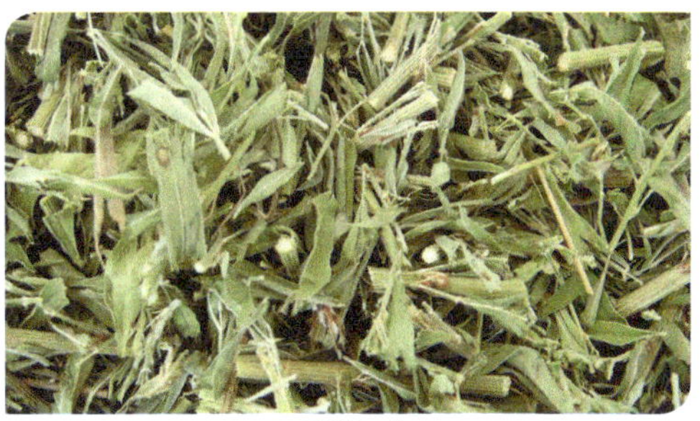

전초(약재)

생태적 특성 비수리는 전국의 산과 들, 산기슭, 도로변 등에 자생하거나 재배하는 여러해살이풀 혹은 낙엽활엽반관목으로, 전체에 가는 털이 나 있다. 키는 1m 전후이고, 줄기는 곧게 자라며 위쪽은 가지가 많이 갈라지고, 잎은 서로 어긋나고 3출엽이며 잔잎은 선상 거꿀바소꼴로 표면에는 털이 없고 뒷면에는 잔털이 나 있다. 꽃은 흰색으로 8~9월에 피며 자색의 반점줄이 있고 꽃받침 잎은 선상 바늘

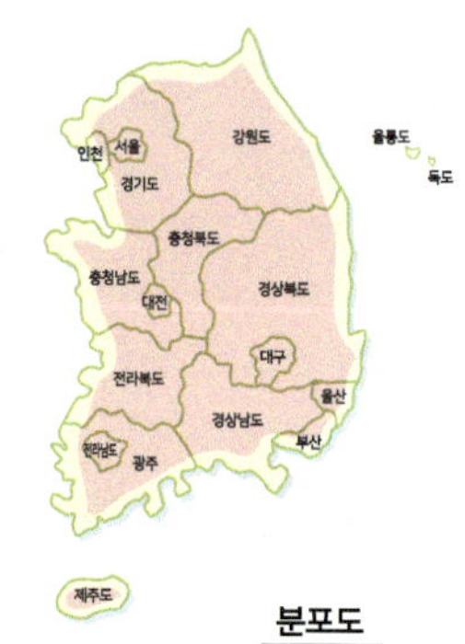

분포도

각 부위별 생김새

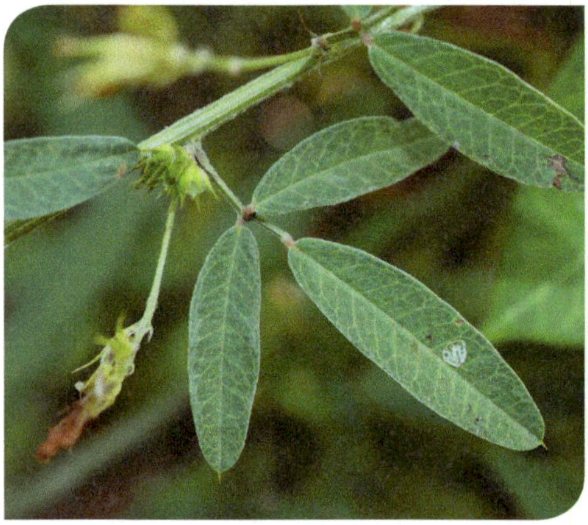

잎 생김새

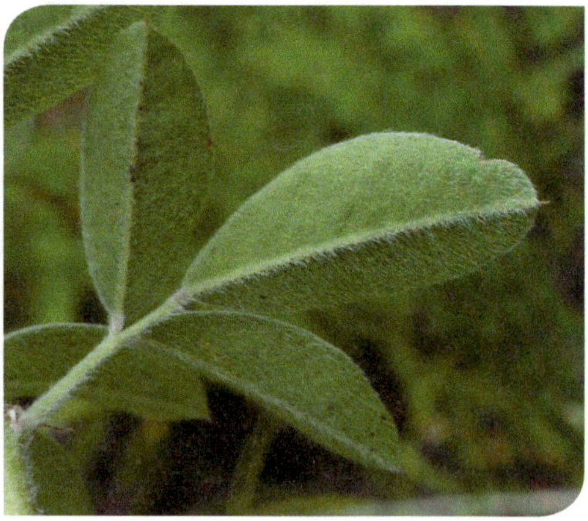

잎 뒷면

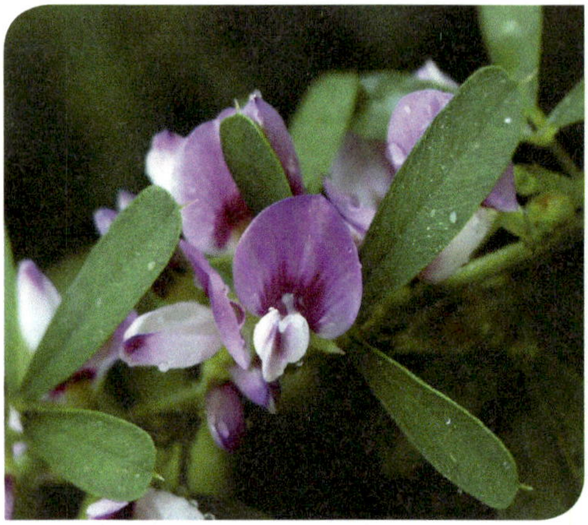

꽃

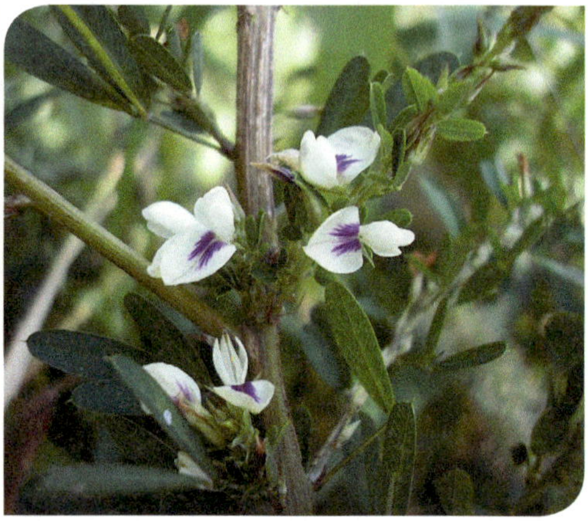

줄기

모양이며 밑부분까지 갈라지며 각 열편은 1개의 맥과 명주털이 나 있다. 열매는 꼬투리 열매로 넓은 달걀 모양이며 10~11월에 달린다.

채취 시기 꽃이 피는 8~9월에 전초를 채취한다.

약초의 성분 피니톨(pinitol), 플라보노이드(flavonoid), 페놀, 타닌(tannin), 베타-시토스테롤(β-sitosterol)이 함유되어 있고, 플라보노이드에서는 퀴세틴(quercetin), 캠페롤(kaempferol), 비텍신(vitexin), 오리엔틴(orientin) 등이 분리된다.

약초의 성미 성질이 시원하고, 맛은 쓰고 맵다.

약초의 작용부위 간(肝), 신(腎), 폐(肺) 경락에 작용한다.

약초의 효능과 치료 전초는 생약명을 야관문(夜關門)이라 하는데 이는 '밤에 문이 열린다'는 뜻으로 정력작용의 뛰어난 효과를 강조한 듯하다. 정력작용 외에 간장과 신장을 도와주고 폐음(肺陰)을 보익(補益)하며 종기, 유정(遺精), 유뇨(遺尿), 백대(白帶), 위통, 하리, 타박상, 시력감퇴, 목적(目赤), 결막염, 급성 유선염(乳腺炎) 등을 치료한다. 비수리 추출물은 항산화작용, 세포손상 보호, 피부노화 방지 등의 효과가 있다.

약초 처방 및 약용법과 용량 말린 전초 50~100g을 물 900mL에 넣어 반이 될 때까지 달여 하루에 2~3회 나눠 마신다.

특허로 입증된 기능성 물질

항산화작용을 갖는 비수리의 추출물을 포함하는 조성물

본 발명은 비수리 추출물을 유효성분으로 포함하는 항산화 조성물에 관한 것이다. 비수리 추출물은 1,1-디페닐-2-피크릴 하이드라질 라디칼 소거 활성 및 수산(oxalic acid)기 라디칼 소거 활성이 우수하고 강한 항산화활성을 가져 화장료 조성물, 약학조성물, 건강기능식품 등에 다양하게 이용할 수 있다.

- 공개번호 : 10-2012-0055476, 출원인 : 대한민국(산림청 국립수목원장)

비수리 추출물 함유 기능성 맥주 및 상기 기능성 맥주 제조 방법

본 발명은 맥주 제조 방법에 관한 것으로 보다 상세하게는 맥주의 맛과 향, 건강 기능상의 효과를 향상시키기 위해 기능성 식물인 비수리의 지상부 추출물을 함유한 기능성 맥주 및 상기 기능성 맥주의 제조 방법에 관한 것이다.

- 공개번호 : 10-2012-0082571, 출원인 : 강진오·박서현

비파나무

Eriobotrya japonica (Thunb.) Lindl. = [*Mespilus japonica* Thunb.]

한약의 기원

이 약은 비파나무의 잎이다.

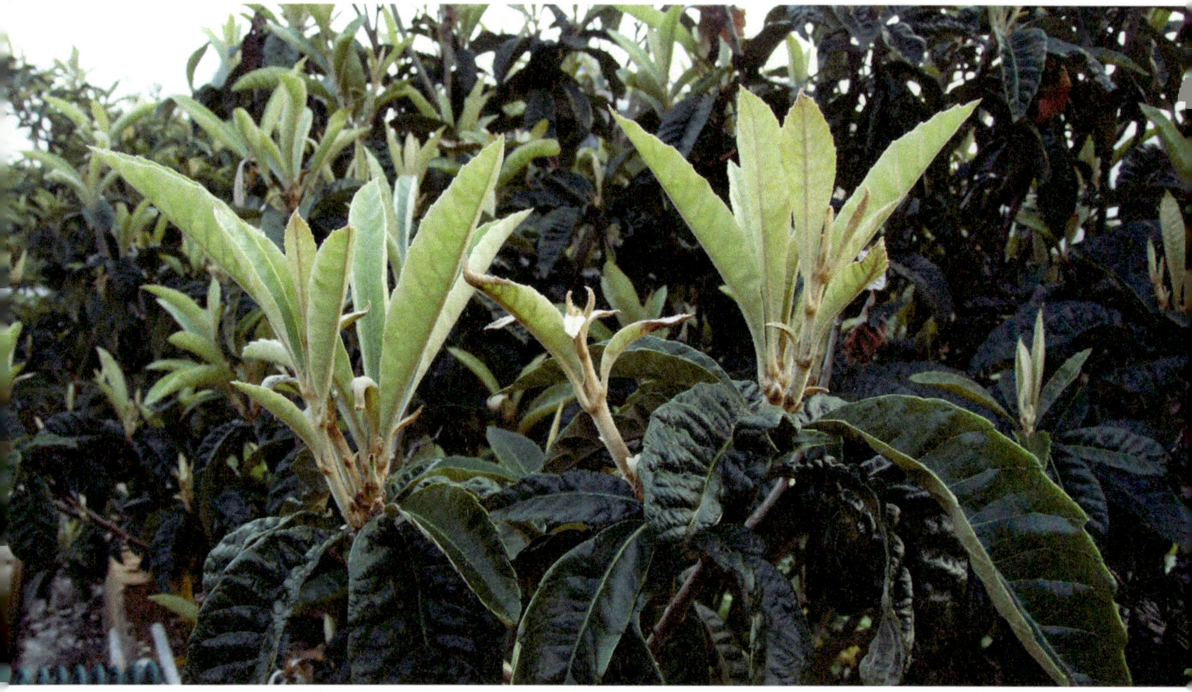

- **생약명** : 비파엽(枇杷葉)
- **이명** : 비파(枇杷), 비파근(枇杷根), 비파화(枇杷花)
- **사용부위** : 잎, 꽃, 열매
- **꽃 피는 시기** : 10~11월
- **과명** : 장미과(Rosaceae)

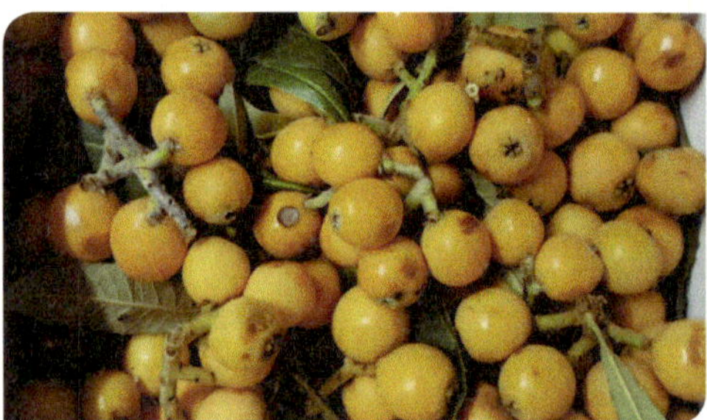

열매(채취품)

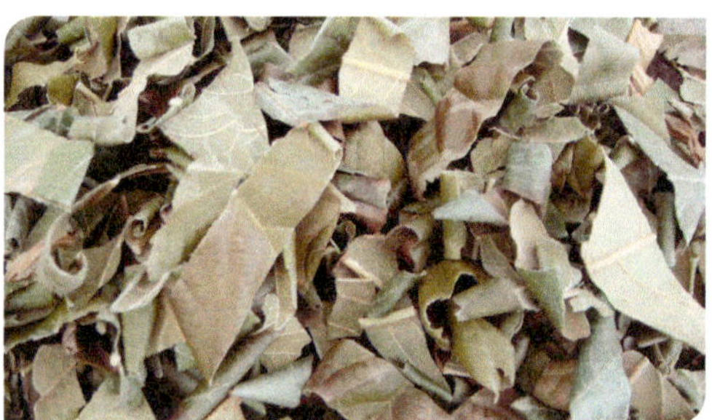

잎(약재)

생태적 특성 비파나무는 제주도 및 남부 지방에서 과수 또는 관상용으로 재배하는 상록활엽소교목으로, 높이는 10m 내외로 자란다. 작은 가지는 굵고 튼튼하며 가지는 많이 갈라지고 연한 갈색의 가는 털로 덮여 있다. 잎은 두껍고 서로 어긋나며 긴 타원형 또는 거꿀달걀 모양 바소꼴로 잎끝은 짧고 뾰족하다. 잎 가장자리에는 톱니가 있고 윗면은 심녹색에 광택이 나며 뒷면은 연한 갈색의 가는 털이 빽

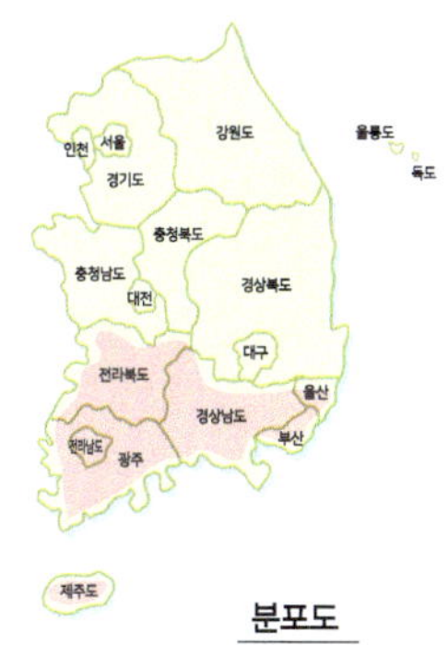

분포도

각 부위별 생김새

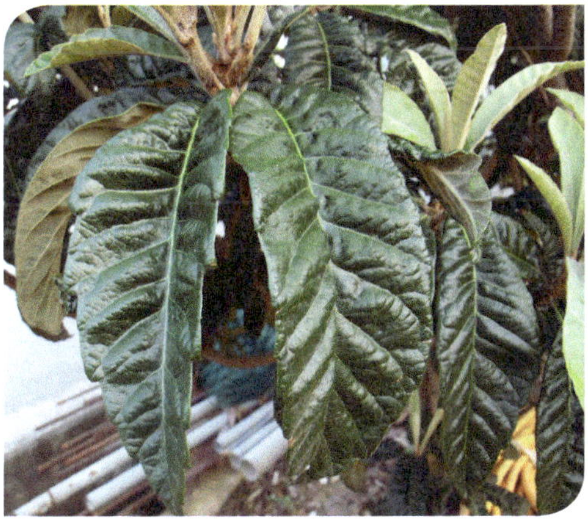

잎 생김새

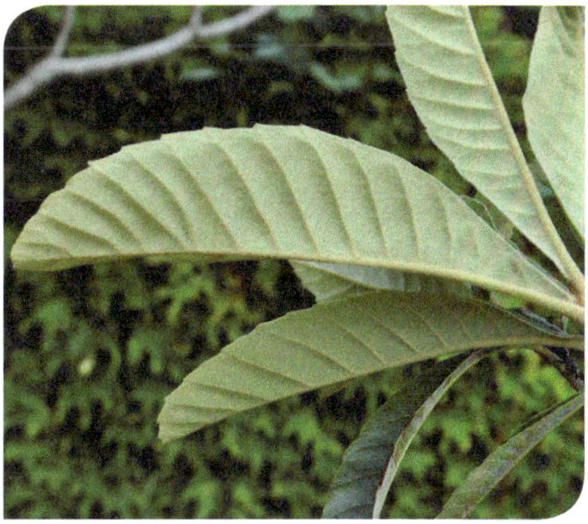

잎 뒷면

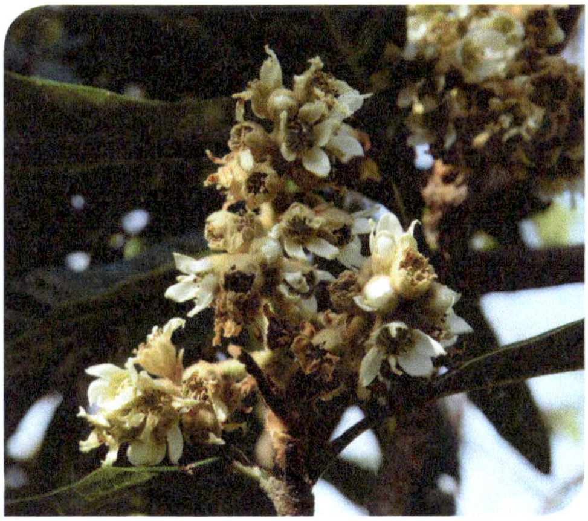

꽃

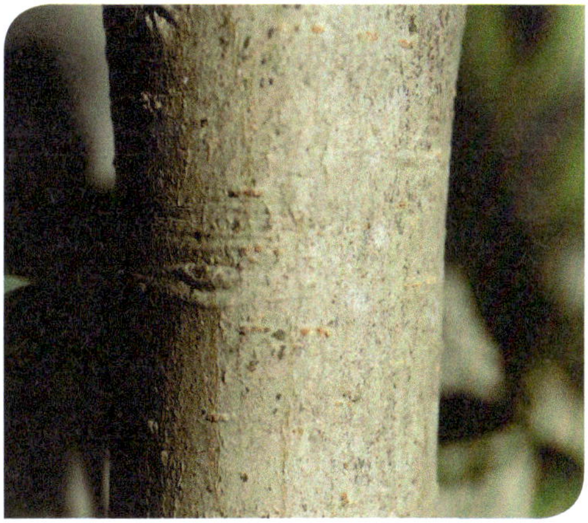

수피

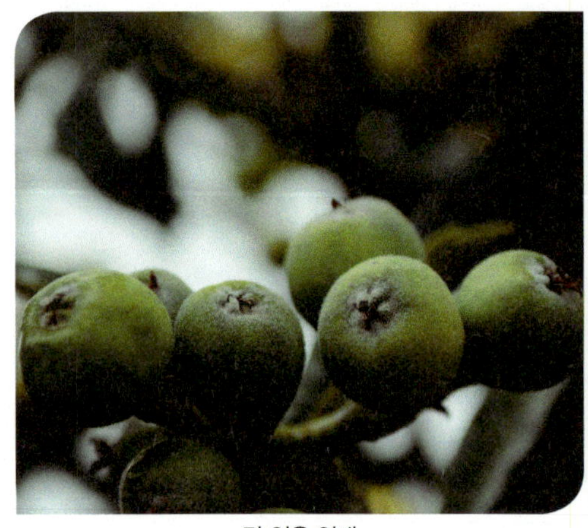
덜 익은 열매

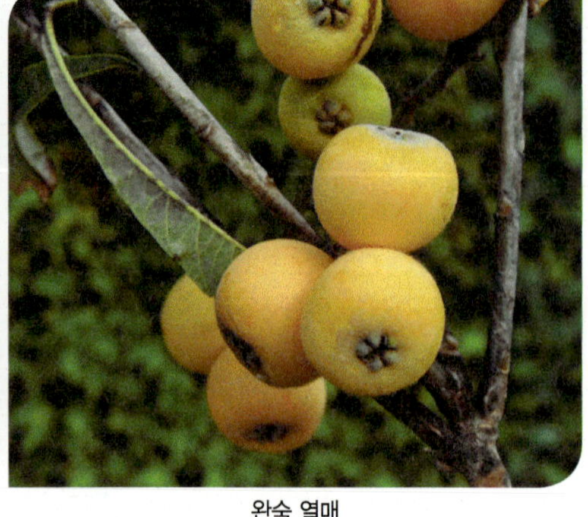
완숙 열매

빽하게 나 있다. 꽃은 황백색으로 10~11월에 원뿔꽃차례로 수십 송이가 한데 모여 서 핀다. 열매는 액상의 이과로 공 모양 또는 타원형에 가깝고 다음해 6~7월에 황색 혹은 등황색으로 달린다.

채취 시기 열매는 6~7월, 잎은 연중 수시, 꽃은 10~11월에 채취한다.

약초의 성분 잎에는 정유가 들어 있으며 그 주성분은 네롤리돌(nerolidol) 및 파르네솔(farnesol)이다. 그 외에는 알파-피넨(α-pinene), 베타-피넨(β-pinene), 캄펜, 미르센(myrcene), p-시멘(p-cymene), 리날룰(linalool), 알파-일란겐(α-ylangene), 알파-파르네센(α-farnesene), 베타-파르네센(β-farnecene), 캄퍼(camphor), 네롤(nerol), 게라니올(geraniol), 알파-카디놀(α-cadinol), 엘레몰(elemol), 리날룰옥사이드(linalool oxide), 아미그달린(amygdalin), 우르솔산(ursolic acid), 올레아놀산(oleanolic acid), 주석산(tartaric acid), 사과산(malic acid), 타닌(tannin), 비타민 B · C, 소비톨(sorbitol) 등이 함유되어 있다. 꽃에는 정유와 올리고사카라이드(oligosaccharide)가 함유되어 있다. 열매에는 수분, 질소, 탄수화물이 함유되어 있고 그중에서 환원당이 70% 이상을 차지하고 이 밖에 펜토산(pentosan)과 조섬유가 차지한다. 과육에는 지방, 당류, 단백질, 셀룰로오스(cellulose), 펙틴(pectin), 타닌, 회분 중에는 나트륨, 칼륨, 철분, 인 등이 함유되어 있고 비타민

B · C도 함유되어 있다. 크립토잔틴(cryptoxanthin), 베타-카로틴 등의 색소도 함유되어 있고, 열매 즙에는 포도당, 과당, 서당, 사과산이 함유되어 있다

약초의 성미 잎은 성질이 시원하고, 맛은 쓰다. 꽃은 성질이 조금 따뜻하고, 맛은 담백하다. 열매는 성질이 시원하고, 맛은 달고 시며, 독성은 없다.

약초의 작용부위 폐(肺), 위(胃), 방광(膀胱) 경락에 작용한다.

약초의 효능과 치료 잎은 생약명을 비파엽(枇杷葉)이라 하여 건위, 청폐(淸肺), 강기(降氣), 화담(化痰), 진해, 거담, 비출혈, 구토 등을 치료한다. 꽃은 비파화(枇杷花)라 하여 감기, 해수, 혈담(血痰)을 치료한다. 열매는 비파(枇杷)라 하여 자양강장작용을 비롯하여 지갈(止渴), 윤폐(潤肺), 하기(下氣), 해수, 토혈, 비혈, 조갈, 구토를 치료한다.

약초 처방 및 약용법과 용량 말린 잎 20~30g을 물 900mL에 넣어 반이 될 때까지 달여 하루에 2~3회 나눠 마신다. 말린 꽃 20~30g을 물 900mL에 넣어 반이 될 때까지 달여 하루에 2~3회 나눠 마신다. 생열매 10~15개를 하루에 2~3회 매 식후 나눠 먹거나 생열매 10~15개를 물 900mL에 넣어 반이 될 때까지 달여 하루에 2~3회 나눠 마신다.

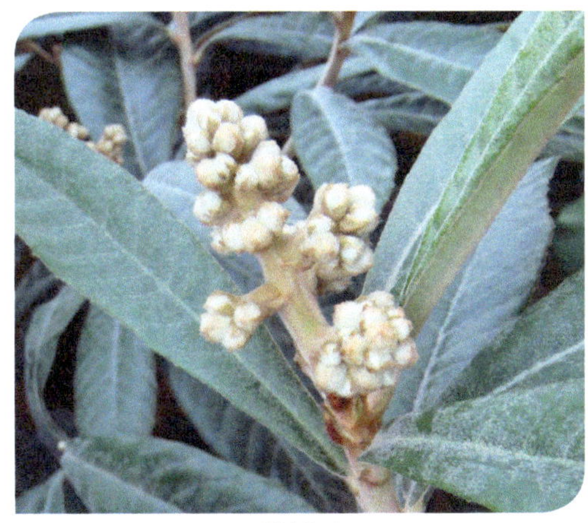
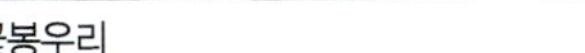
꽃봉우리

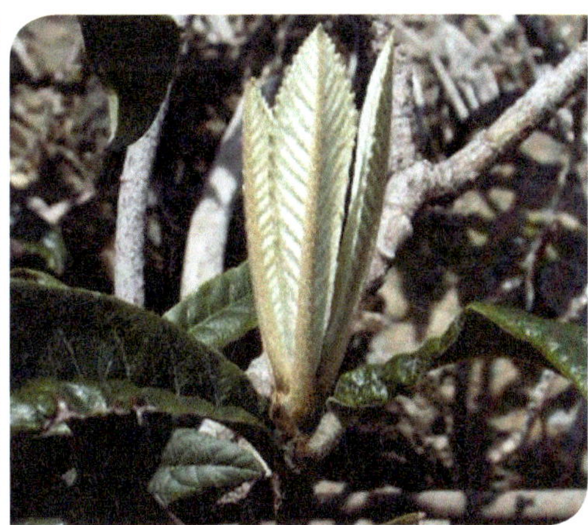
새잎

거풍, 고혈압, 자양강장, 당뇨

뽕나무

Morus alba L.

한약의 기원

이 약은 뽕나무의 주피를 제거한 뿌리껍질, 완전히 익기 전의 열매, 잎, 어린 가지이다.

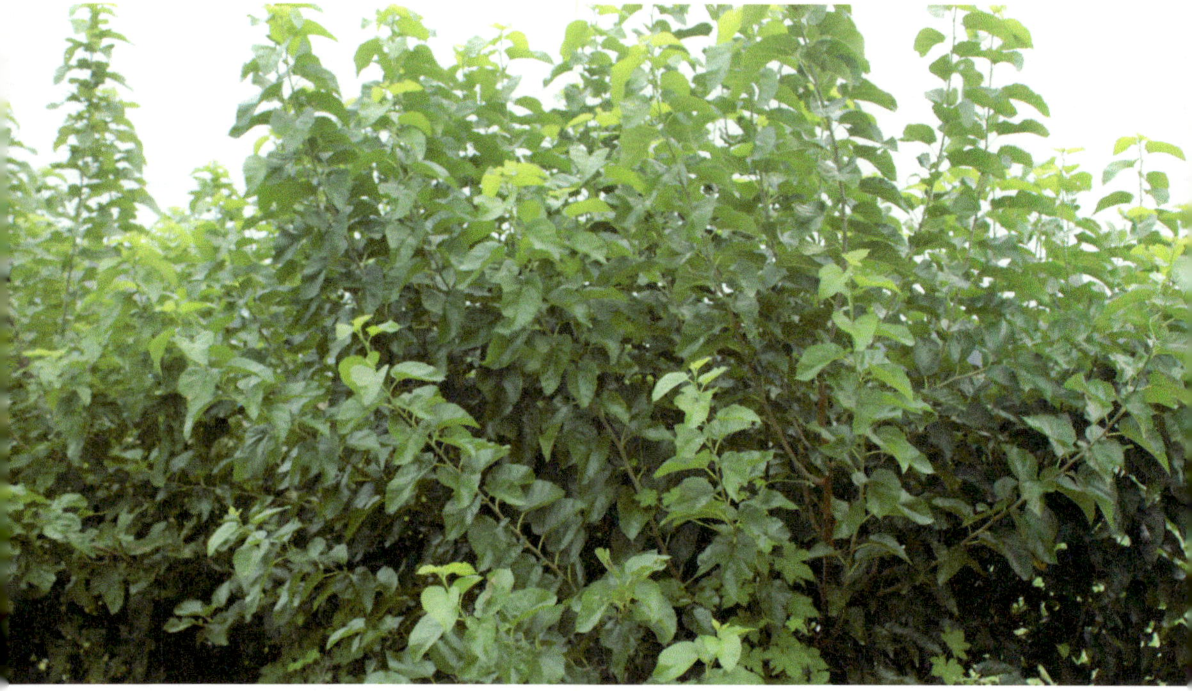

- **생약명** : 상엽(桑葉), 상백피(桑白皮), 상지(桑枝), 상심자(桑椹子)
- **이명** : 오디나무, 새뽕나무, 상목(桑木), 상근(桑根)
- **사용부위** : 뿌리, 뿌리껍질, 가지, 잎, 열매
- **꽃 피는 시기** : 5~6월
- **과명** : 뽕나무과(Moraceae)

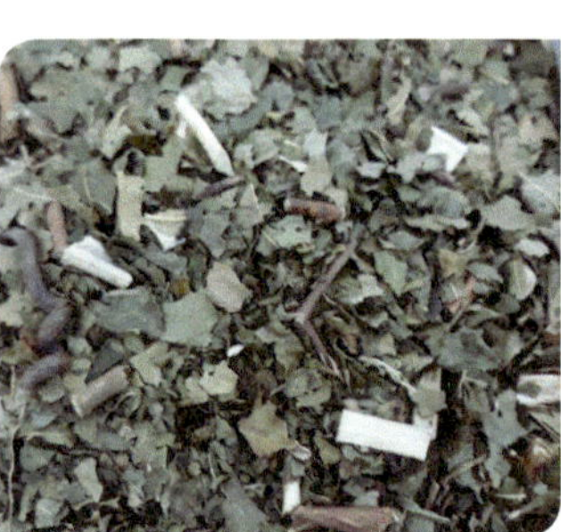

잎 약재

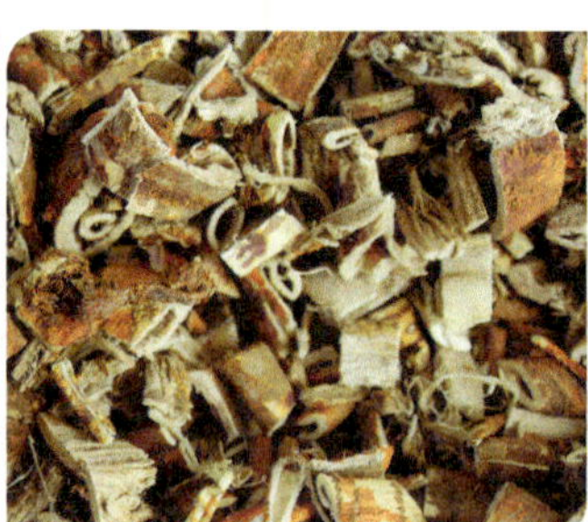

뿌리껍질 약재

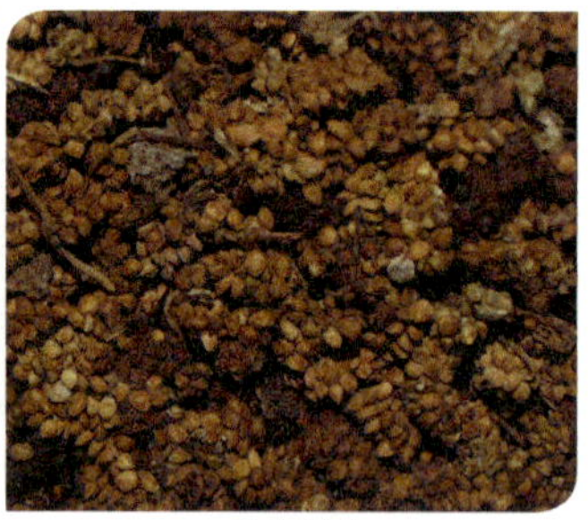

열매 약재

생태적 특성 뽕나무는 전국의 산기슭이나 마을 부근에서 자생하거나 심어 가꾸는 낙엽활엽교목 또는 관목으로, 작은 가지가 많고 회백색 혹은 회갈색으로 잔털이 나 있으나 차츰 없어진다. 잎은 달걀 모양의 원형 또는 긴 타원형 달걀 모양으로 3~5장으로 갈라지고 가장자리에는 둔한 톱니가 있으며 잎끝이 뾰족하고 표면은 거칠거나 평활하다. 꽃은 황록색으로 5~6월에 단성으로 암수딴그루이며 잎과

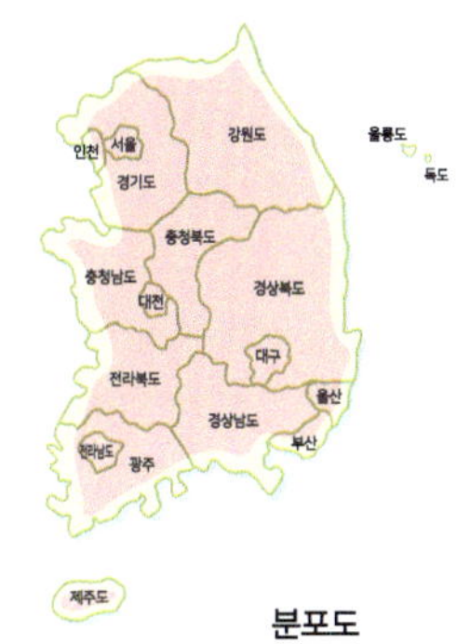

분포도

각 부위별 생김새

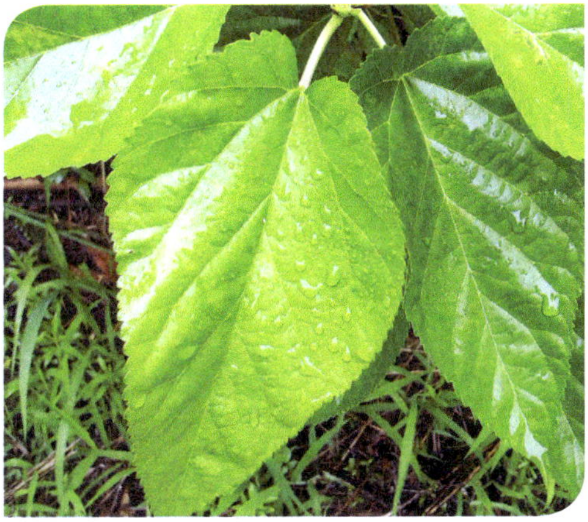

잎 생김새

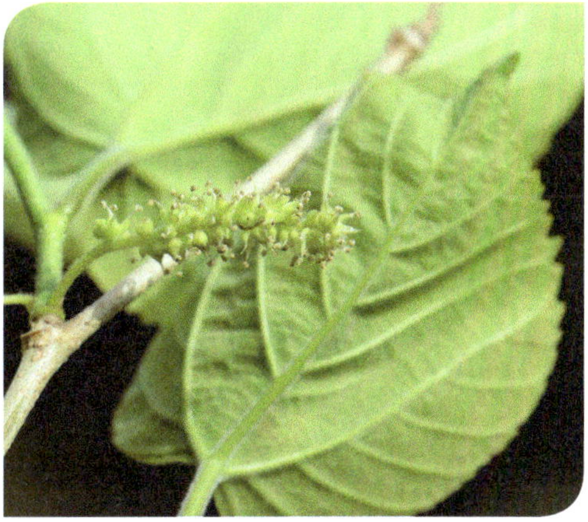

잎 뒷면

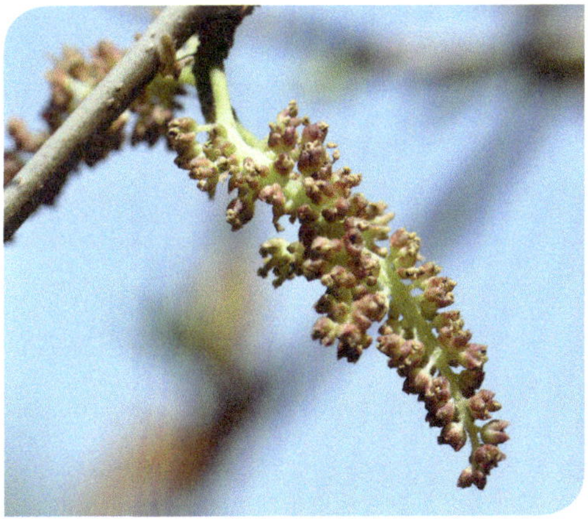

꽃

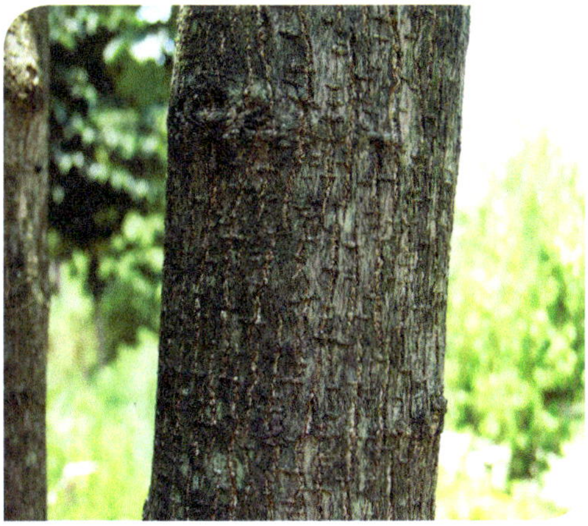

수피

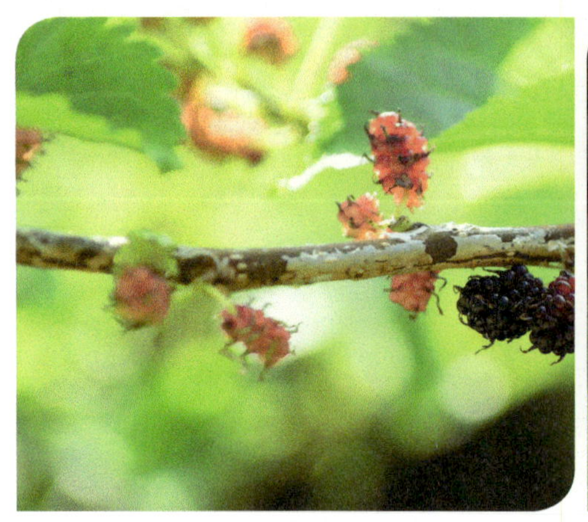
덜 익은 열매

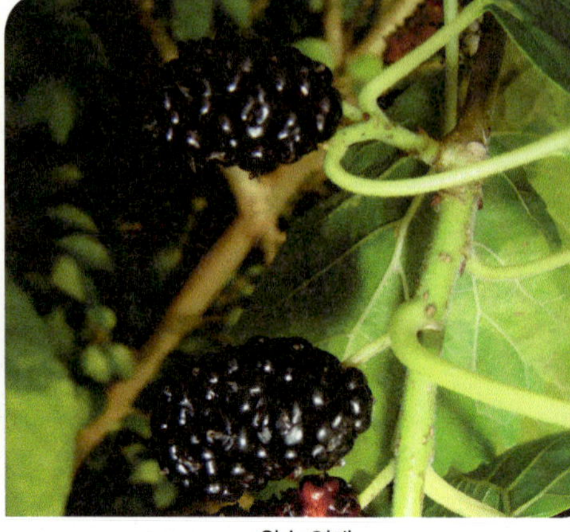
완숙 열매

거의 동시에 피며, 수꽃은 새 가지의 밑부분 잎겨드랑이에서 밑으로 처지는 미상꽃차례로 달리고 암꽃은 길이가 0.5~1cm이고 암술대는 거의 없다. 열매는 6월에 검은색으로 달린다.

채취 시기 잎은 봄·여름, 뿌리와 뿌리껍질은 겨울, 가지는 늦은 봄부터 초여름, 열매는 6월에 익었을 때 채취한다.

약초의 성분 뿌리껍질(상백피)에는 움벨리페론(umblliferone), 멀베로크로멘(mulberrochromene), 시클로멀베린(cyclomulberrin), 시클로멀베로크로맨(cyclomulberro-chromene), 스코폴레틴(scopoletin), 트리고넬린(trigonelline), 타닌(tannin)질 등이 함유되어 있고 플라보노이드(flavonoid)계의 모루신(morusin), 트리테르페노이드(triterpenoid)계의 알파,베타-아미린(α,β-amyrin), 시토스테롤(sitosterol), 베물린산, 아데닌(adenin), 베타인(betaine), 팔미트산(palmitic acid), 스테아르산(stearic acid) 등이 함유되어 있다. 잎(상엽)에는 곤충 변태성 호르몬인 이노코스테론(inokosterone), 엑다이스테론(ecdysterone), 트리테르페노이드계 베타-시토스테롤(β-sitosterol), 베타-시토스테롤-베타-글루코시드(β-sitosterol-β-glucoside)가 함유되어 있고, 플라보노이드계의 루틴(rutin), 모라세틴(moracetin), 이소쿼세틴(isoquercetin)이 함유되어 있으며, 쿠마린(coumarin)계의 움벨리페

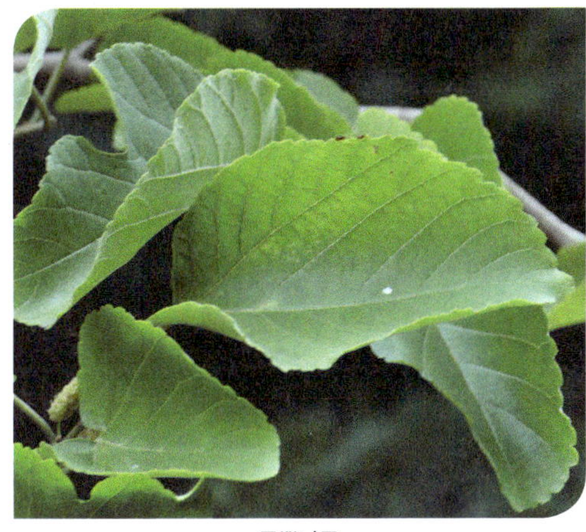

물뽕나무

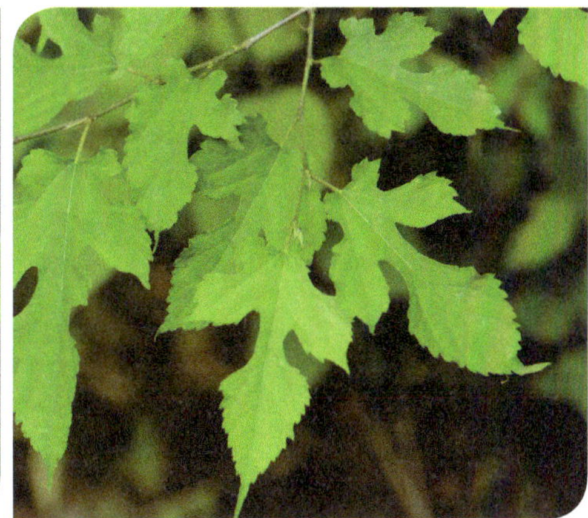

가세뽕나무

론(umbelliferone), 스코폴레틴, 스코폴린(scopolin) 등이 함유되어 있다. 정유(精油, essential oils) 성분으로 알파,베타-헥세날(α,β-hexenal), 오이게놀(eugenol), 과이어콜(guaiacol), 메틸살리실레이트(methyl salicylate) 등 20여 종의 물질로 이루어져 있다. 그 밖에 염기성물질인 트리고넬린, 아데닌과, 유기산인 클로로겐산(chlorogenic acid), 푸마르산(fumal acid), 엽산(folate: 비타민 B_9) 등, 아미노산인 아스파라긴산(asparaginicacid), 글루탐산(glutamic acid), 감마-아미노부틸산(γ-Aminobutyric Acid), 피페콜산(pipecolic acid), 글루타치온(glutathione) 등이 함유되어 있다. 이 밖에도 티아민(thiamine), 리보플라빈(rivoflavin: 비타민 B_2), 피리독신(pyridoxine: 비타민 B_6), 니코틴산(nicotinic acid), 판토텐산(pantothenic acid), 타닌질 등이 함유되어 있다. 열매(상심)에는 당분, 탄닌이 함유되어 있고, 사과산(malic acid), 레몬산(citric acid) 같은 유기산과, 비타민 B_1, B_2, C, 카로틴(carotene), 리놀산(linolic acid), 스테아린산(stearic acid), 올레인산(oleic acid) 등이 함유되어 있다.

약초의 성미 뿌리는 성질이 따뜻하고, 맛은 달고, 독성은 없다. 뿌리껍질, 열매는 성질이 차고, 맛은 달다. 가지는 성질이 평범하고, 맛은 쓰다. 잎은 성질이 차고, 맛은 쓰고 달다.

약초의 작용부위 뿌리껍질은 비(脾), 폐(肺), 신(腎) 경락에 작용한다. 줄기는 간(肝)

경락에 작용한다. 잎은 간(肝), 비(脾), 폐(肺) 경락에 작용한다. 열매는 간(肝), 신(腎) 경락에 작용한다.

약초의 효능과 치료 뿌리는 상근(桑根)이라 하여 진균 억제작용이 있고 어린이의 경풍, 관절통, 타박상, 눈충혈, 아구창을 치료한다. 뿌리껍질의 코르크층을 제거한 가죽질의 껍질은 생약명을 상근백피(桑根白皮)라 하여 이뇨, 고혈압, 해열, 진해, 천식, 종기, 황달, 토혈, 수종, 각기, 빈뇨를 치료한다. 가지는 생약명을 상지(桑枝)라 하여 고혈압, 각기부종, 거풍습, 수족마비, 손발저림 등을 치료한다. 잎은 생약명을 상엽(桑葉)이라 하여 당뇨, 거풍, 청열, 양혈, 두통, 목적, 고혈압, 구갈, 중풍, 해수, 습진, 하지상피종 등을 치료한다. 열매는 오디라 하며 생약명은 상심자(桑椹子)이고 보간, 익신, 진해, 소갈, 당뇨, 변비, 이명, 피로해소, 자양강장, 관절 부위를 치료한다.

약초 처방 및 약용법과 용량 말린 뿌리 50~100g을 물 900mL에 넣어 반이 될 때까지 달여 하루에 2~3회 나눠 마신다. 말린 뿌리껍질 20~50g을 물 900mL에 넣어 반이 될 때까지 달여 하루에 2~3회 나눠 마신다. 외용할 경우에는 짓찧어 환부에 바른다. 말린 가지 100~150g을 물 900mL에 넣어 반이 될 때까지 달여 하루에 2~3회 나눠 마신다. 말린 잎 20~30g을 물 900mL에 넣어 반이 될 때까지 달여 하루에 2~3회 나눠 마신다. 생열매 50~100g을 하루에 2~3회 나눠 먹거나, 물 900mL에 넣어 반이 될 때까지 달여 하루에 2~3회 나눠 마신다.

특허로 입증된 기능성 물질

항당뇨 기능성 뽕나무 오디 침출주 및 그 제조 방법

본 발명은 뽕나무 오디를 시료로 오디 주스분말, 오디 침출주, 오디 발효주 및 오디 식초를 제조하고 식이군으로 나누어 스트렙토조토신(streptozotocin) 유발 당뇨 쥐를 실험동물로 하여 실험한 결과, 오디 침출주 투여군이 혈당 수준, 혈청인슐린 수준 및 혈청콜레스테롤과 중성지방에 있어서 가장 우수하였다.

- 공개번호 : 10-2012-0118379, 출원인 : 대구가톨릭대학교 산학협력단

뽕나무 약차

채취 방법

뽕나무 뿌리[상백피(桑白皮)]는 수시로 캐서 깨끗이 씻은 뒤 겁질을 벗겨서 말린다. 가지[상지(桑枝)]는 잎이 진 이후인 늦가을이나 이른 봄 싹이 나기 전에 잔가지를 채취하여 깨끗이 씻은 뒤 그대로 잘게 잘라서 말려 사용한다. 가을에 서리가 내린 뒤에 뽕나무 잎[상엽(桑葉)]을 따서 말리고, 열매[상심자(桑椹子)]는 자홍색을 띨 때 채취하여 이물질을 제거하고 깨끗이 씻어서 말린다.

약차 만들기

뽕나무 열매는 생으로 먹기도 하고, 소주를 부어 술을 담기도 하고(잘 익은 뽕나무 열매 500g을 소주 1.8L짜리 2병 정도에 넣어 한 달 이상 우려낸 다음 밀봉해 두고 마신다), 즙액을 짜서 마시기도 한다. 말린 뽕나무 열매는 12~20g을 사용하며, 말린 것을 그대로 사용하거나 소금물(약재 무게 2% 정도의 소금을 물에 풀어서 사용)에 담갔다가 말려서 사용하기도 한다. 꿀 또는 설탕을 가미하여 마셔도 되지만 당뇨병이 있다면 고려하여 결정하는 게 좋다.

약차 더하기

뽕나무 열매를 추출한 액에 벌꿀[봉밀(蜂蜜)]을 첨가해 중탕하여 엿처럼 졸여서[오고(熬膏)] 사용하기도 한다.

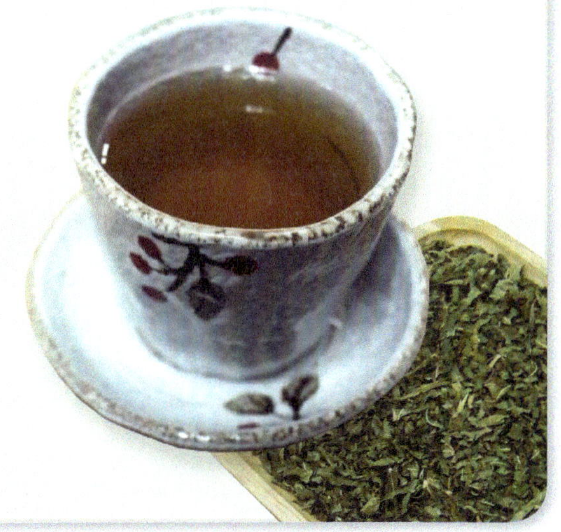

양기를 튼튼하게 하며, 조루, 불임증, 음낭습진

사상자

Torilis japonica (Houtt.) DC.

한약의 기원

이 약은 사상자, 벌사상자의 열매이다.

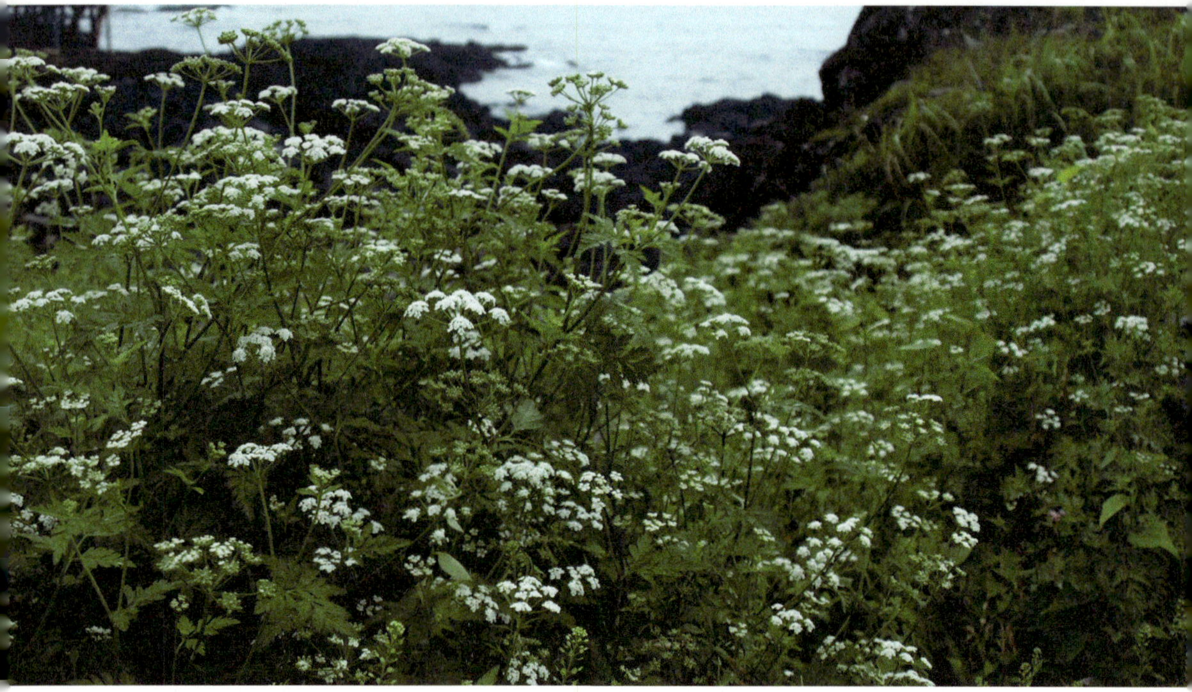

- **생약명** : 사상자(蛇床子)
- **이명** : 뱀도랏, 진들개미나리, 사미(蛇米), 사주(蛇珠)
- **사용부위** : 종자
- **꽃 피는 시기** : 6~8월
- **과명** : 산형과(Umbelliferae)

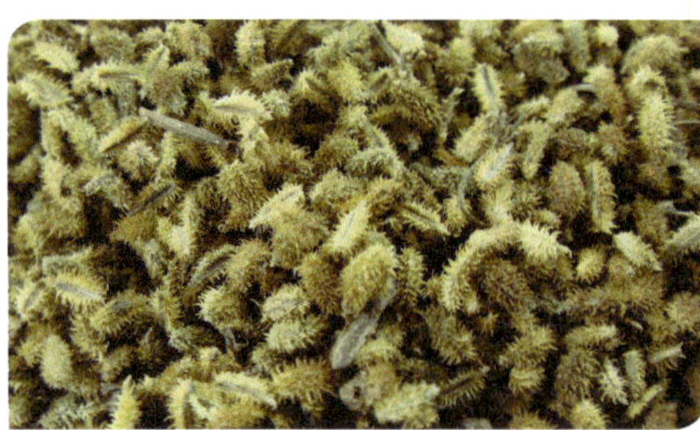

열매

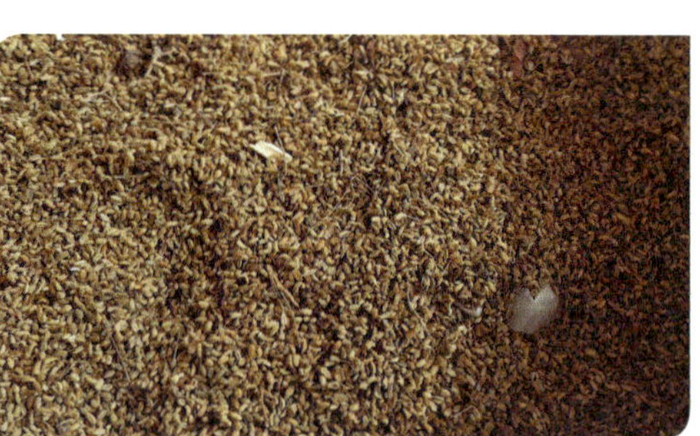

씨앗(종인)

생태적 특성 사상자는 전국 각지의 산과 들에서 흔하게 자라는 두해살이풀로, 키는 30~70cm로 곧게 자라고, 전체에는 잔털이 나 있다. 잎은 어긋나고 3출 2회 깃꼴로 갈라지며 잔잎은 달걀 모양 바소꼴로 가장자리에 톱니가 있고 끝이 뾰족하다. 꽃은 흰색으로 6~8월에 겹산형꽃차례로 핀다. 소산경(小傘梗: 작은 우산대 모양의 꽃자루)은 5~9개로 6~20송이의 꽃이 달린다. 열매는 달걀 모양으로 8~9월에 달리

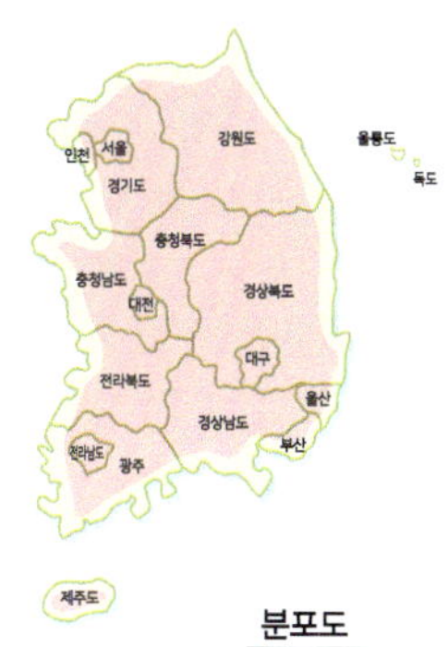

분포도

각 부위별 생김새

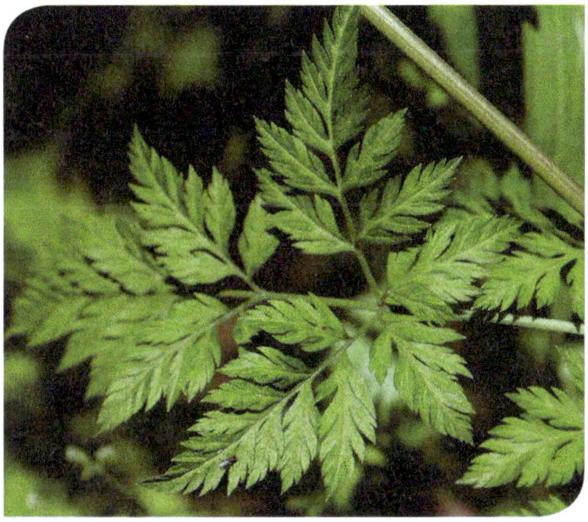

잎 생김새

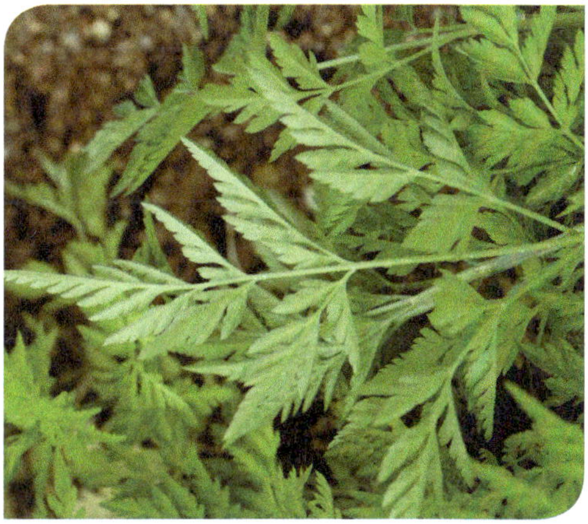

잎 뒷면

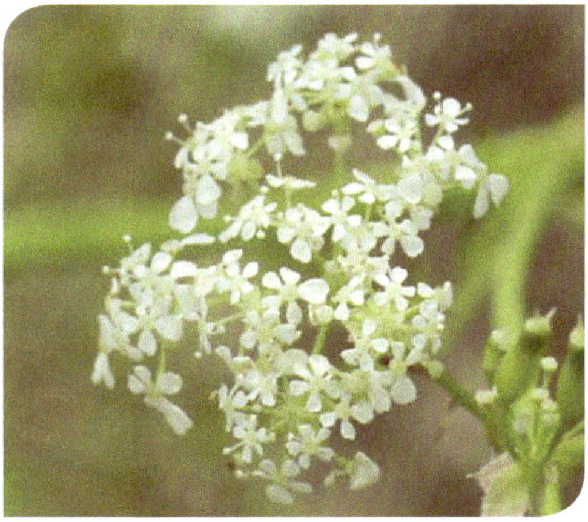

꽃

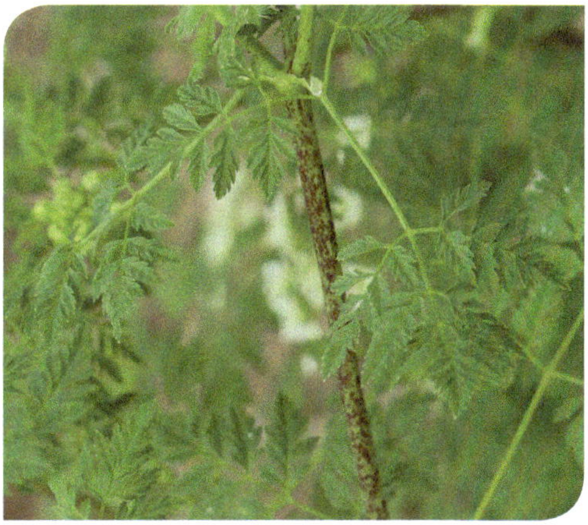

줄기

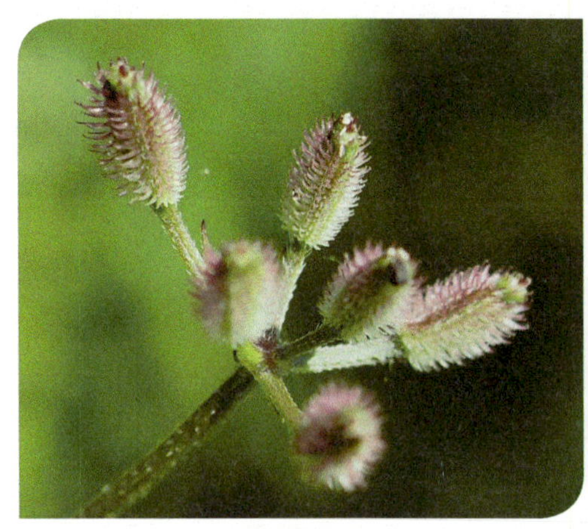
덜 익은 열매

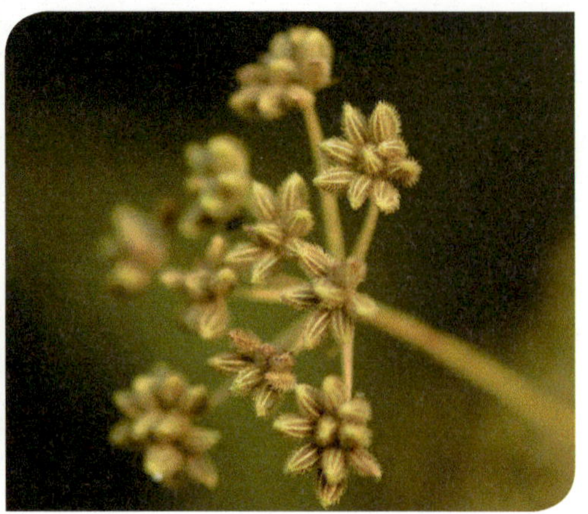
완숙 열매

며 짧은 가시 같은 털이 나 있어서 다른 물체에 잘 달라붙는다.

채취 시기 열매가 익었을 때 채취하여 햇볕에 말린다.

약초의 성분 열매에는 약 1.4%의 정유가 함유되어 있고 주성분은 알파-카디넨(α-cadinene), 토릴렌(torilene), 토릴린(torilin) 등이고, 그 밖에 페트로셀린(petroceline), 미리스틴(myristine), 올레인(oleine) 등이 함유되어 있다.

약초의 성미 성질이 따뜻하고, 맛은 맵고 쓰다.

약초의 작용부위 비(脾), 신(腎) 경락에 작용한다.

약초의 효능과 치료 신장 기능을 따뜻하게 하여 양기를 튼튼하게 하며, 풍을 제거하는 거풍의 효능이 있고, 수렴성 소염작용을 한다. 양위(陽萎), 자궁이 한랭하여 생기는 불임 증상, 음낭의 습진, 부인 음부 가려움증, 습진, 피부 가려움증 등의 치료에 사용할 수 있다.

약초 처방 및 약용법과 용량 말린 종자 10g을 물 700mL에 넣어 끓기 시작하면 약하게 줄여 200~300mL가 될 때까지 달여 하루에 2회 나눠 마신다. 가루나 환으로

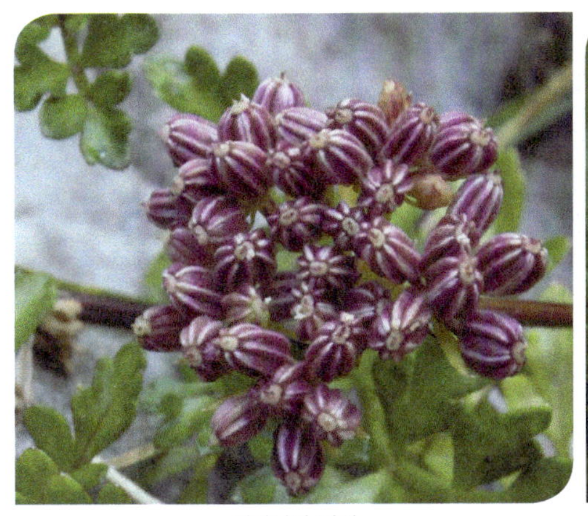
갯사상자 열매

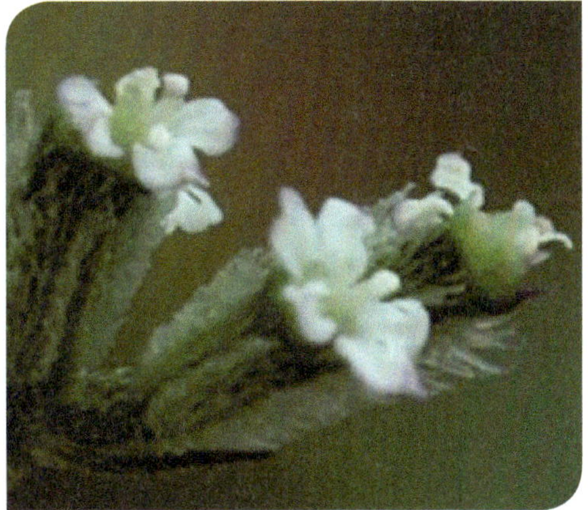
개사상자 꽃

만들어 복용하기도 한다. 사상자는 복분자, 구기자, 토사자(菟絲子), 오미자 등과 합하여 오자(五子)라 불리며 같은 양을 배합하여 신장의 정기를 돋우는 최고의 처방으로 사용한다.

사용 시 주의사항 양기를 보하고 습사를 말리는 작용을 하기 때문에 하초(下焦)에 습열(濕熱)이 있거나 신음(腎陰)이 부족한 증상 또는 정활불고(精滑不固: 정이 단단하지 못하여 유정, 몽정 등으로 잘 흘러나가는 경우)인 경우에는 사용하지 않는다.

특허로 입증된 기능성 물질

사상자 추출물을 함유하는 면역 증강용 조성물

본 발명은 사상자의 추출물을 함유하는 면역 활성 증강을 위한 조성물에 관한 것으로, 보다 구체적으로 본 발명은 선천성 면역에 관계된 수용체인 TLR-2 및 TLR-4(Toll-like receptor 2 and 4)의 면역세포 내에서 활성 증진 효과, 실험동물에서 림프구 수의 증가 및 대장균 감염을 유도한 동물 모델의 면역 증강 효능이 우수하여 면역 저하증의 예방, 억제 및 치료에 우수한 면역 증강 효능을 갖는 식품, 의약품 및 사료 첨가제로서 유용하다

- 공개번호 : 10-2010-0102756, 출원인 : 원광대학교 산학협력단

비슷한 약초

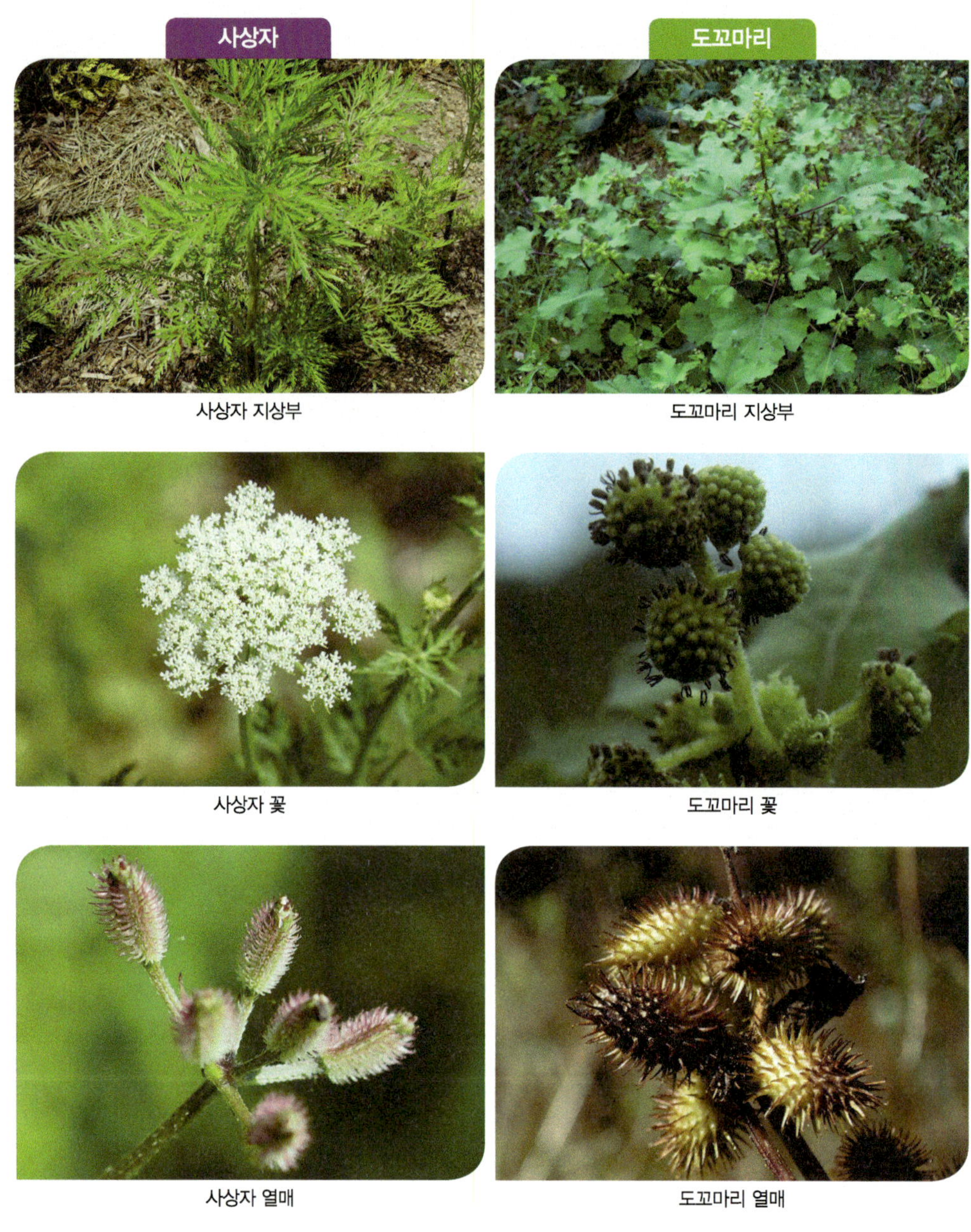

사상자 지상부

도꼬마리 지상부

사상자 꽃

도꼬마리 꽃

사상자 열매

도꼬마리 열매

•사상자와 도꼬마리의 차이점 |

식물의 형태는 다 다르나, 약재인 열매가 아주 유사하여 혼동하기 쉽다.

산사나무

Crataegus pinnatifida Bunge

한약의 기원

이 약은 산사나무 및 그 변종의 잘 익은 열매이다.

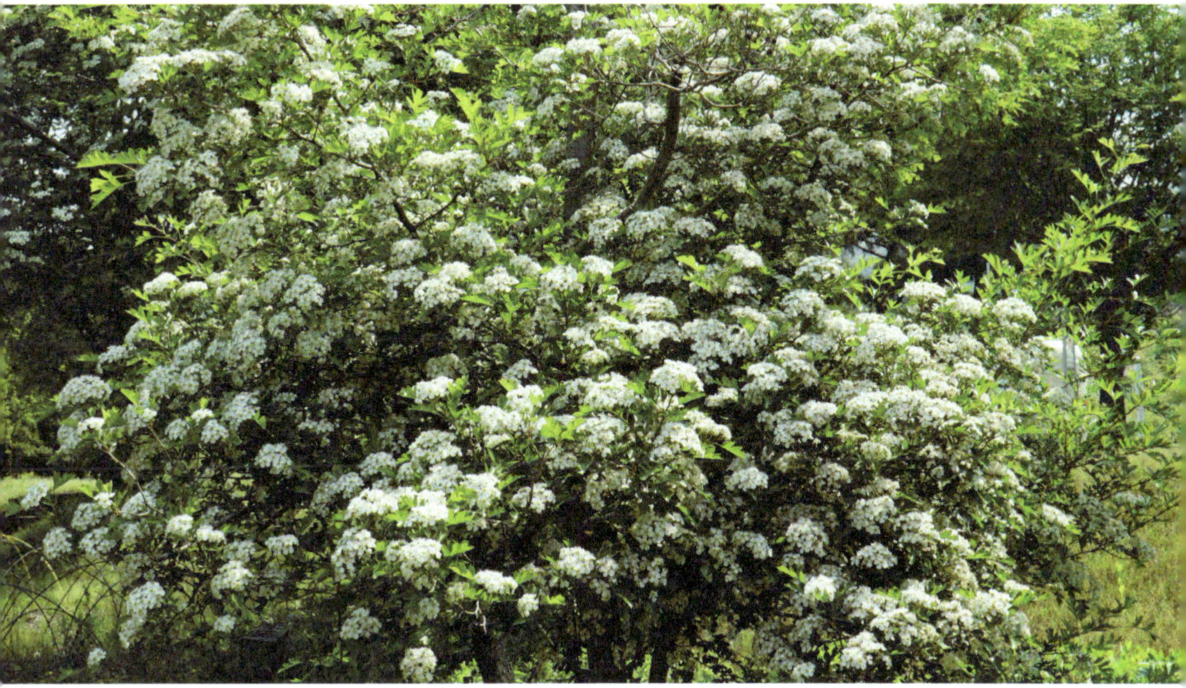

- **생약명** : 산사(山査)
- **이명** : 아아가위나무, 아그배나무, 찔구배나무, 질배나무, 동배, 애광나무, 산사, 양구자(羊仇子), 산사자(山査子)
- **사용부위** : 뿌리, 목재, 나무껍질, 열매
- **꽃 피는 시기** : 4~5월
- **과명** : 장미과(Rosaceae)

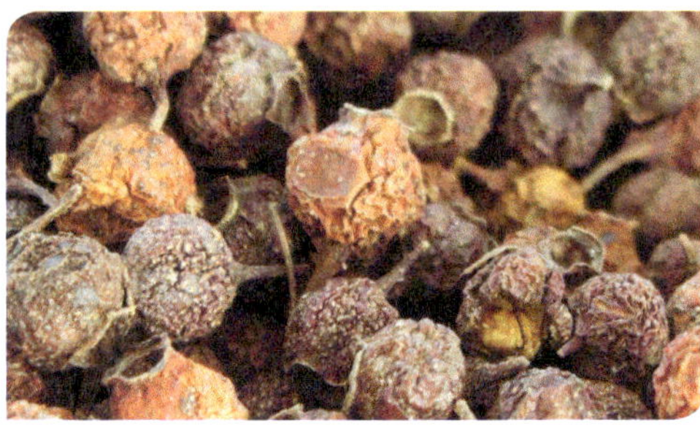

열매(약재 전형)

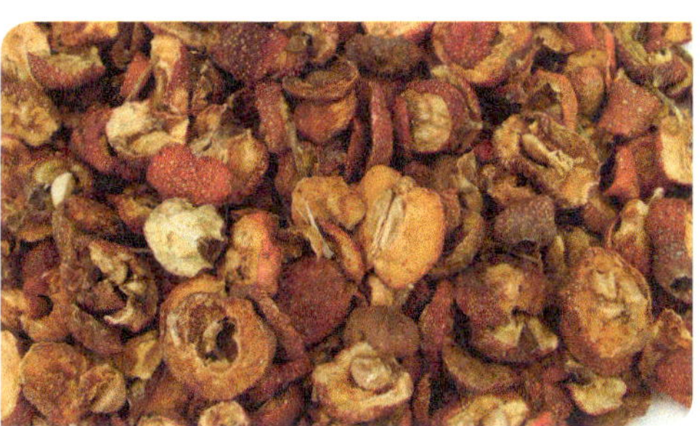

열매(약재)

생태적 특성 산사나무는 전국 각지의 산과 들, 촌락 부근에서 자생 또는 심어 가꾸는 낙엽활엽교목으로, 높이는 6m 정도이며, 가지에는 털이 없고 가시가 나 있다. 잎은 넓은 달걀 모양 또는 삼각상 달걀 모양으로 서로 어긋나고 새 날개깃처럼 깊게 갈라지며 가장자리에는 불규칙한 톱니가 있다. 꽃은 흰색으로 4~5월에 산방꽃 차례로 10~12송이가 모여서 피고, 열매는 이과(梨果)로 둥글며 흰색 반점이 있

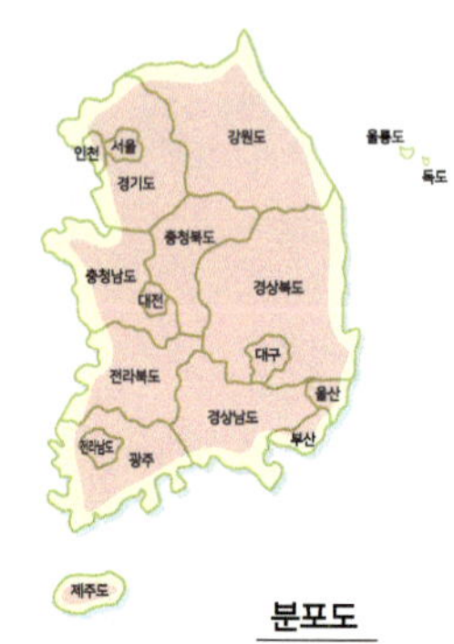

분포도

각 부위별 생김새

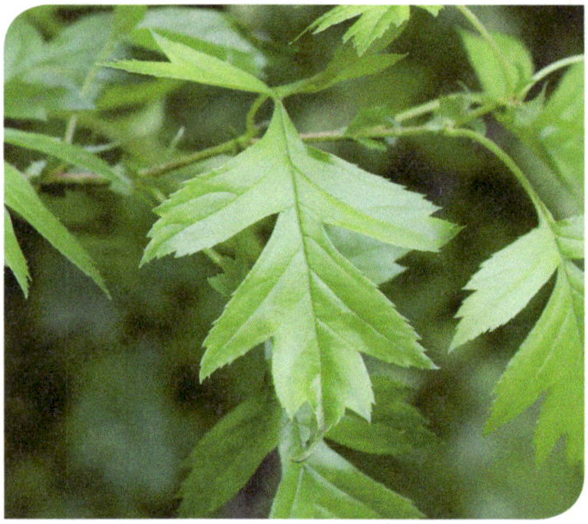

잎 생김새

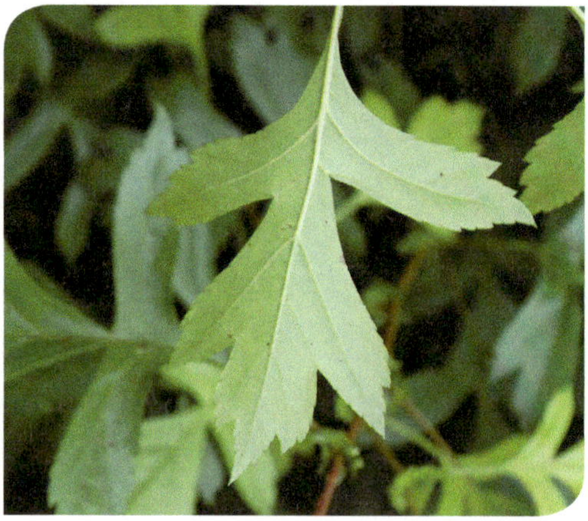

잎 뒷면

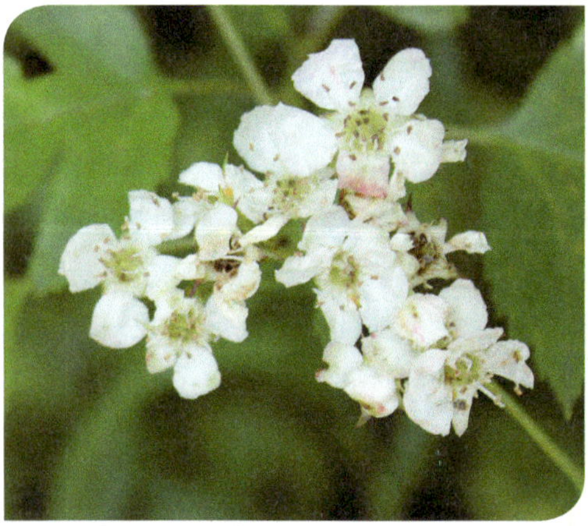

꽃

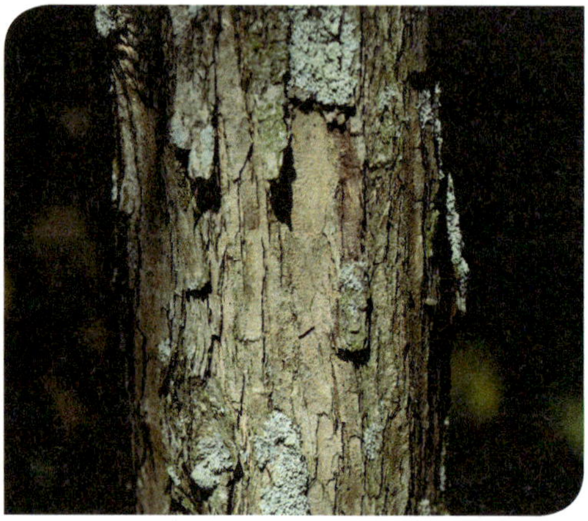

수피

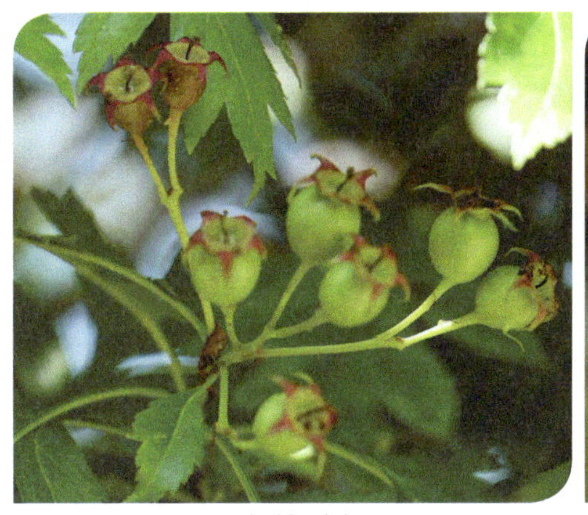
덜 익은 열매

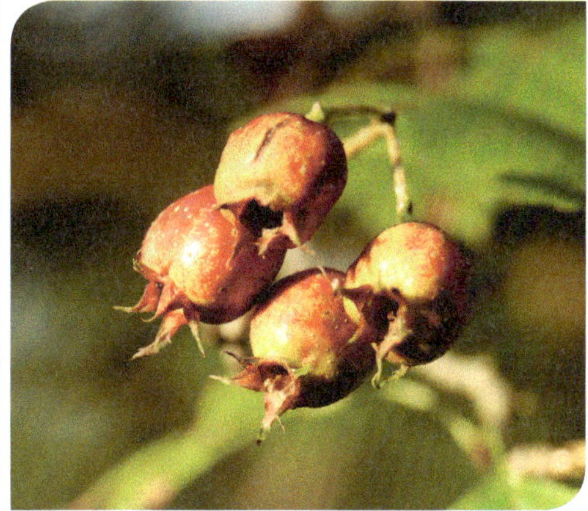
완숙 열매

고 9~10월에 붉게 익는다.

채취 시기 열매는 가을에 익었을 때, 뿌리는 봄 · 겨울, 목재는 연중 수시 채취한다.

약초의 성분 뿌리 및 나무껍질, 목재에는 애스쿠린(aesculin)이 함유되어 있다. 열매에는 하이페로사이드(hyperoside), 퀴세틴(quercetin), 안토시아니딘(anthocyanidin), 올레아놀산(oleanolic acid), 당류, 산류 등이 함유되어 있고, 비타민 C가 많이 들어 있다. 그 외 타닌(tannin), 하이페린(hyperin), 클로로겐산(chlorogenic acid), 아세틸콜린(acetylcholine), 지방유, 시토스테롤(sitosterol), 주석산(tartaric acid), 사과산(malic acid) 등도 함유되어 있다. 종자에는 아미그달린(amygdalin), 하이페린, 지방유가 함유되어 있다.

약초의 성미 뿌리는 성질이 평범하고, 맛은 달다. 목재는 성질이 차고, 맛은 쓰고, 독성은 없다. 열매는 성질이 조금 따뜻하고, 맛은 시고 달다.

약초의 작용부위 간(肝), 심(心), 비(脾), 위(胃) 경락에 작용한다.

약초의 효능과 치료 뿌리는 산사근(山查根)이라고 하여 소적(消積), 거풍, 지혈, 식적, 이질, 관절염, 객혈을 치료한다. 목재는 산사목(山查木)이라고 하여 심한 설사,

두풍(頭風: 머리 통증이 오랫동안 수시로 발작하는 증상), 가려움증을 치료한다. 열매는 생약명을 산사(山査)라고 하며 혈압강하작용과 항균작용이 있고 식적(食積: 음식이 잘 소화되지 않고 뭉쳐 생기는 증상)을 치료하고 어혈을 풀어주며 조충(絛蟲: 촌충)을 구제해주는 효능이 있고 건위, 육고기 정체(肉積), 소화불량, 식욕부진, 담음(痰飮: 체내의 수액이 잘 돌지 못해 만들어진 병리적인 물질), 하리, 장풍(腸風: 대변을 볼 때 피가 나오는 증상), 요통, 선기(仙氣) 등을 치료한다. 산사 추출물은 최근에 지질 관련 대사성질환과 건망증 및 뇌질환 치료에 유용한 약학조성물이라는 연구결과가 발표된 바 있다.

약초 처방 및 약용법과 용량 말린 뿌리 30~50g을 물 900mL에 넣어 반이 될 때까지 달여 하루에 2~3회 나눠 마신다. 말린 목재 50~60g을 물 900mL에 넣어 반이 될 때까지 달여 하루에 2~3회 나눠 마신다. 말린 열매 20~30g을 물 900mL에 넣어 반이 될 때까지 달여 하루에 2~3회 나눠 마신다. 외용할 경우에는 열매 달인 액으로 환부를 씻거나 짓찧어서 붙인다.

사용 시 주의사항 비위 허약자는 복용에 주의해야 한다. 많은 양을 오래 복용하면 치아가 손상될 수 있으니 주의해야 한다.

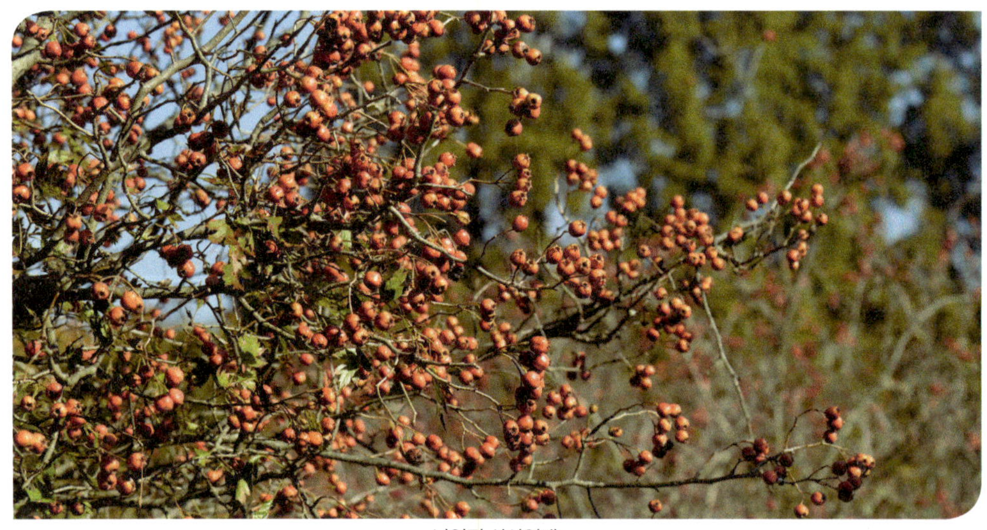

낙엽진 산사열매

산사나무 약차

채취 방법

가을에 잘 익은 산사나무 열매를 채취해 깨끗이 씻은 다음 0.15~0.3cm 두께로 절단하여 햇볕에 말리거나 압착하여 말려 두고 사용한다.

약차 만들기

말린 산사나무 열매 6~15g을 사용하며, 물 2L에 말린 약재 5~10g을 넣어 중불로 끓여서 차로 마신다. 꿀 또는 설탕을 가미하여 마셔도 되지만 당뇨병이 있다면 고려하여 결정하는 게 좋다.

약차 더하기

고기 먹고 체한 증상, 위가 더부룩하고 부풀어 오르는 증상, 설사를 하면서 배가 아픈 증상, 어혈과 월경이 막힌 증상, 산후에 어혈이 다 빠져나오지 못한 증상, 고지혈증 등의 치료에 사용할 수 있다. 산사 160g, 백출 160g, 신곡 80g을 가루로 만들어 쪄서 오동나무씨 크기로 환을 만들어 따뜻한 물과 함께 마시면 각종 소화불량을 다스리는 데 효과가 매우 좋다. 또 고기를 먹고 소화가 되지 않는 증상에는 산사육(山肉) 160g을 삶아서 먹고 그 물도 마신다. 산사 50g과 맥아(엿기름) 30g을 적당량의 물에 넣어 중불로 20분 이상 달여서 매 식후에 마시면 각종 소화불량과 식욕부진 치료에 도움이 된다. 산사 15g과 맥아 10g, 나복자(무씨) 8g, 대황 2g을 잘게 다져서 찻잔에 넣고 끓는 물을 부어 우려낸 다음, 하루 3~4회 수시로 매 식후에 마시면 식욕부진 치료에 매우 효과적이다. 산사를 말린 뒤 가루로 만들어 쑥을 달인 물 한 잔에 산사 가루 5g 정도를 타서 마시면 장출혈 증상 치료에 매우 효과적이다.

자양강장, 정기수렴, 강정, 항산화

산수유

Cornus officinalis Siebold & Zucc. = [*Macrocarpium officinale* (Sieb. et Zucc.) Nakai]

한약의 기원

이 약은 산수유나무의 씨를 제거한 잘 익은 열매이다.

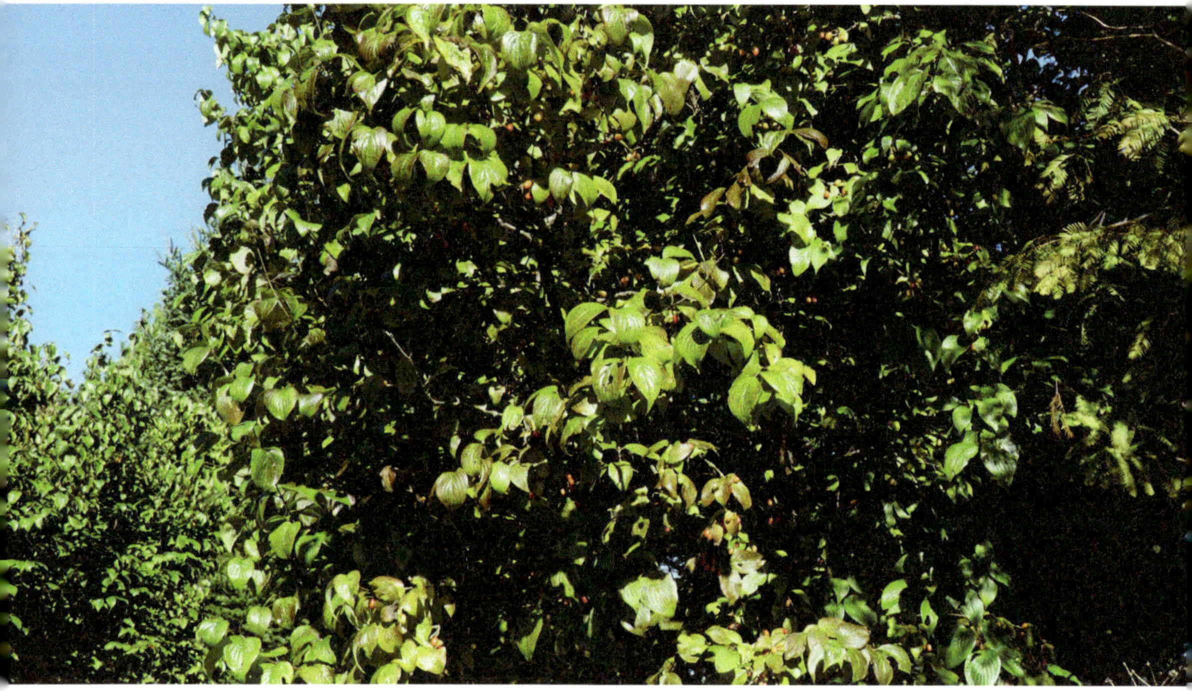

- **생약명** : 산수유(山茱萸)
- **이명** : 산수유나무, 산시유나무, 실조아(實棗兒), 촉산조(蜀酸棗), 약조(藥棗), 홍조피(紅棗皮), 육조(肉棗), 계족(鷄足)
- **사용부위** : 과육
- **꽃 피는 시기** : 3~4월
- **과명** : 층층나무과(Cornaceae)

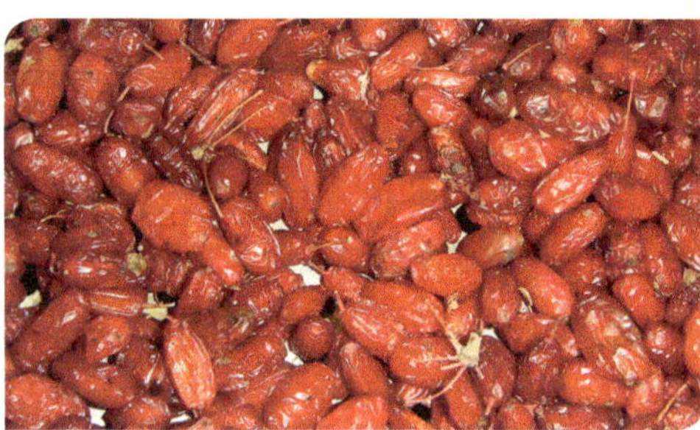

열매(채취품)

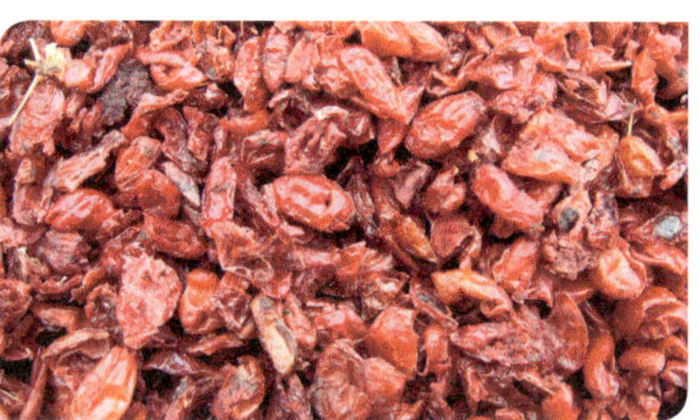

씨를 제거한 과육(약재)

생태적 특성 산수유는 전국 각지의 인가 근처에 조경용 또는 약용으로 재배하는 낙엽활엽소교목으로, 높이 7m 전후로 자란다. 나무껍질은 연한 갈색이며 잘 벗겨지고 큰 가지나 작은 가지에는 털이 없다. 잎은 달걀 모양, 타원형 또는 긴 타원형에 서로 마주나고 잎끝이 좁고 날카로우며 밑은 둥글거나 넓은 쐐기형이고 가장자리는 밋밋하다. 꽃은 양성화이며 황색으로 3~4월에 잎보다 먼저 피고 작은 꽃

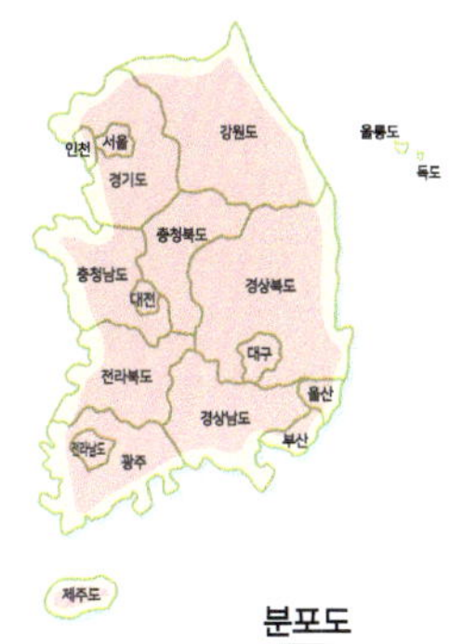

분포도

각 부위별 생김새

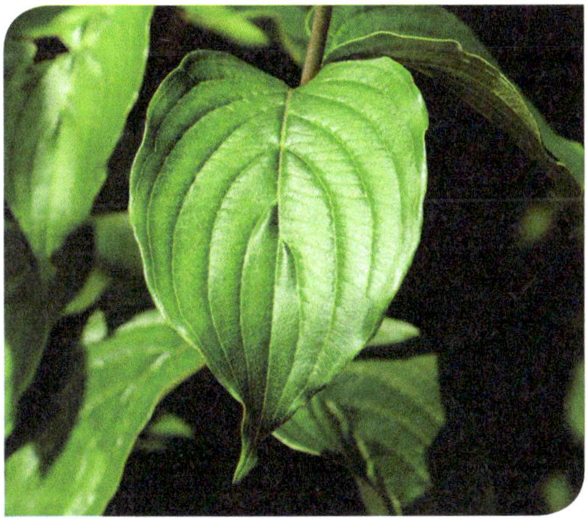

잎 생김새

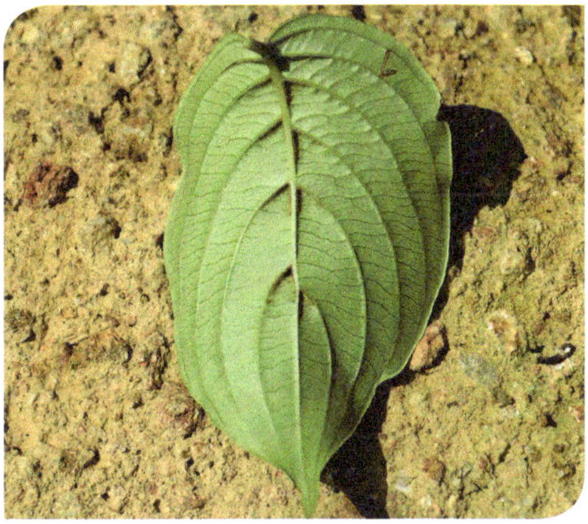

잎 뒷면

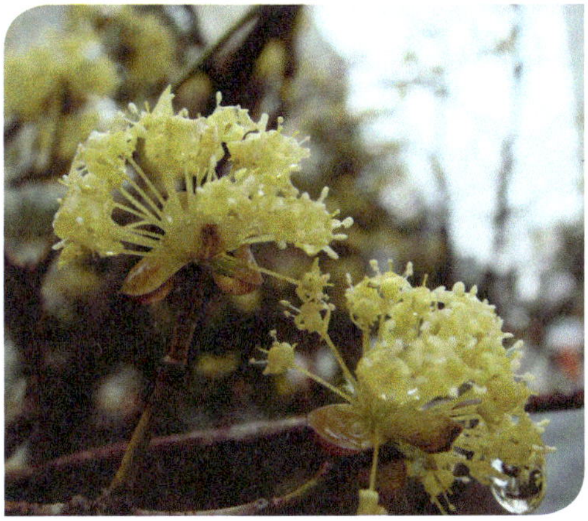

꽃

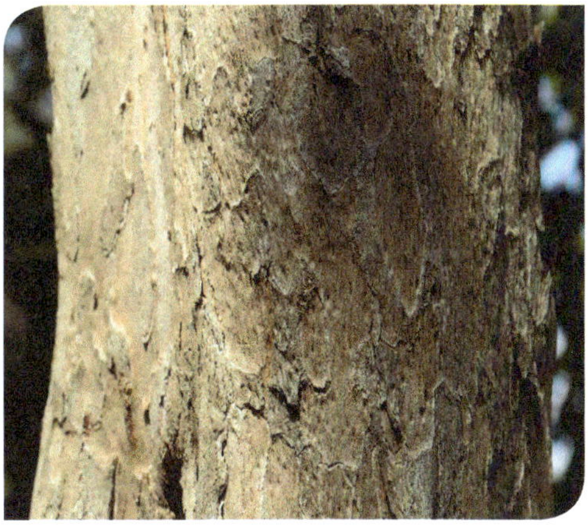

수피

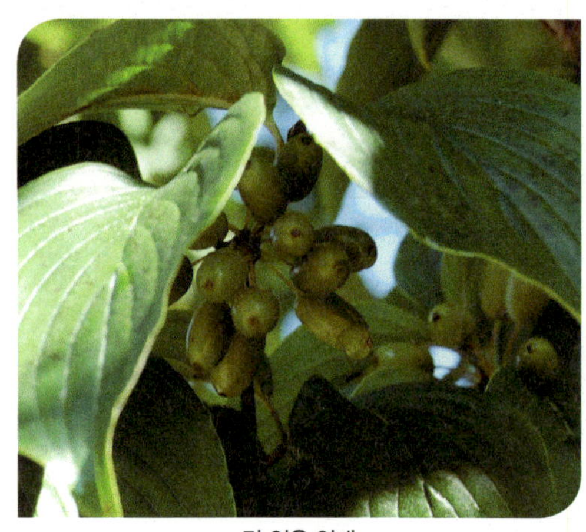
덜 익은 열매

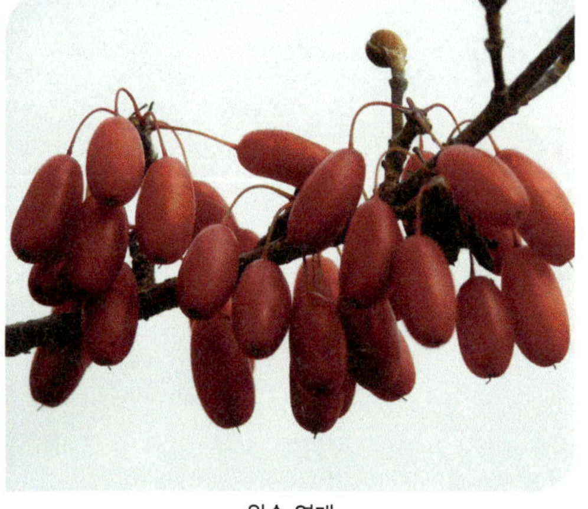
완숙 열매

이 산형꽃차례로 20~30송이씩 달려 있다. 열매는 씨열매로 긴 타원형에 9~10월경에 적색으로 익는다.

채취 시기 9~10월에 열매를 채취한다.

약초의 성분 과육의 주성분은 코르닌(cornin), 즉 벨베나린사포닌(verbenalin saponin), 타닌(tannin), 우르솔산(ursolic acid), 몰식자산(galic acid), 사과산(malic acid), 주석산(tartaric acid), 비타민 A가 함유되어 있으며, 종자의 지방유에는 팔미틴산(palmitic acid), 올레산(oleic acid), 리놀산(linolic acid) 등이 함유되어 있다.

약초의 성미 성질이 약간 따뜻하고, 맛은 시고 달고, 독성은 없다.

약초의 작용부위 간(肝), 신(腎) 경락에 작용한다.

약초의 효능과 치료 과육은 생약명을 산수유(山茱萸)라고 하며 항균작용과 혈압강하 및 이뇨작용이 있고 보간, 보신, 정기수렴, 요슬둔통(腰膝鈍痛), 이명, 양위, 유정, 빈뇨, 간허한열 등을 치료한다.
산수유 추출물은 협전증, 항산화, 노화방지 등에 약효가 있다는 것이 연구결과 밝혀졌다.

약초 처방 및 약용법과 용량 말린 과육 20~30g을 물 900mL에 넣어 반이 될 때까지 달여 하루에 2~3회 나눠 마신다.

사용 시 주의사항 길경(桔梗), 방풍(防風), 방기(防己) 등은 산수유와 배합금기이므로 사용해서는 안 된다.

특허로 입증된 기능성 물질

산수유 추출물을 함유하는 혈전증 예방 또는 치료용 조성물

산수유 추출물을 유효성분으로 함유하는 약학조성물은 트롬빈 저해활성 및 혈소판 응집 저해 활성을 나타내어 혈전 생성을 효율적으로 억제할 수 있으며 추출액, 분말, 환, 정 등의 다양한 형태로 가공되어 상시 복용 가능한 제형으로 조제할 수 있는 뛰어난 효과가 있다.

\- 공개번호 : 10-2013-0058518, 출원인 : 안동대학교 산학협력단

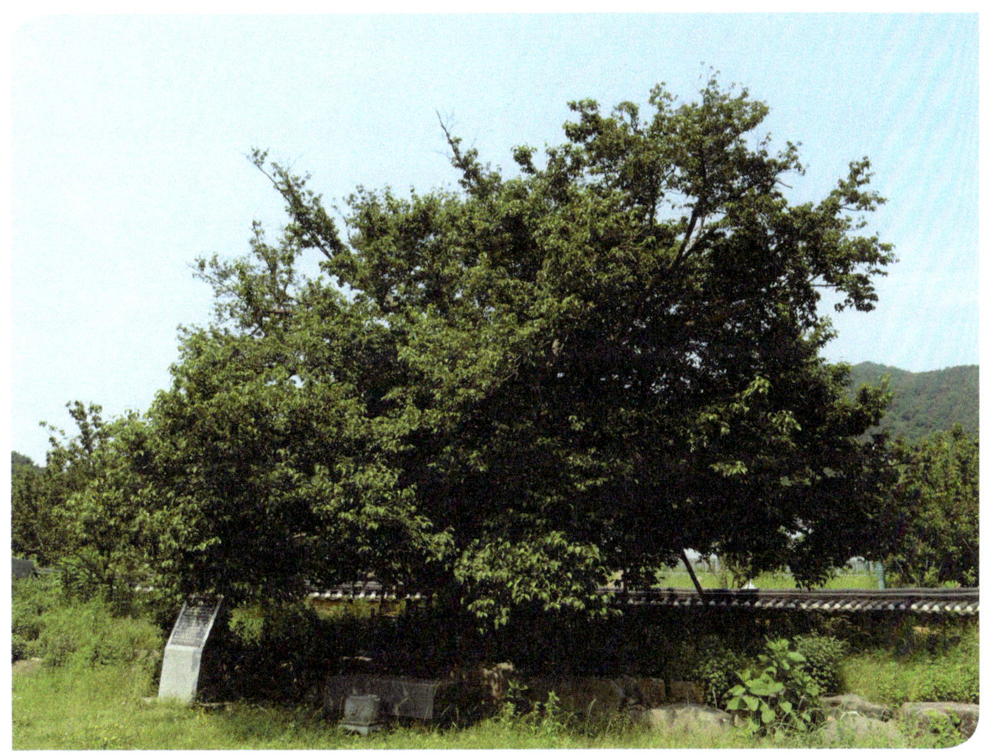

구례에 소재한 산수유 시목

비슷한 약초

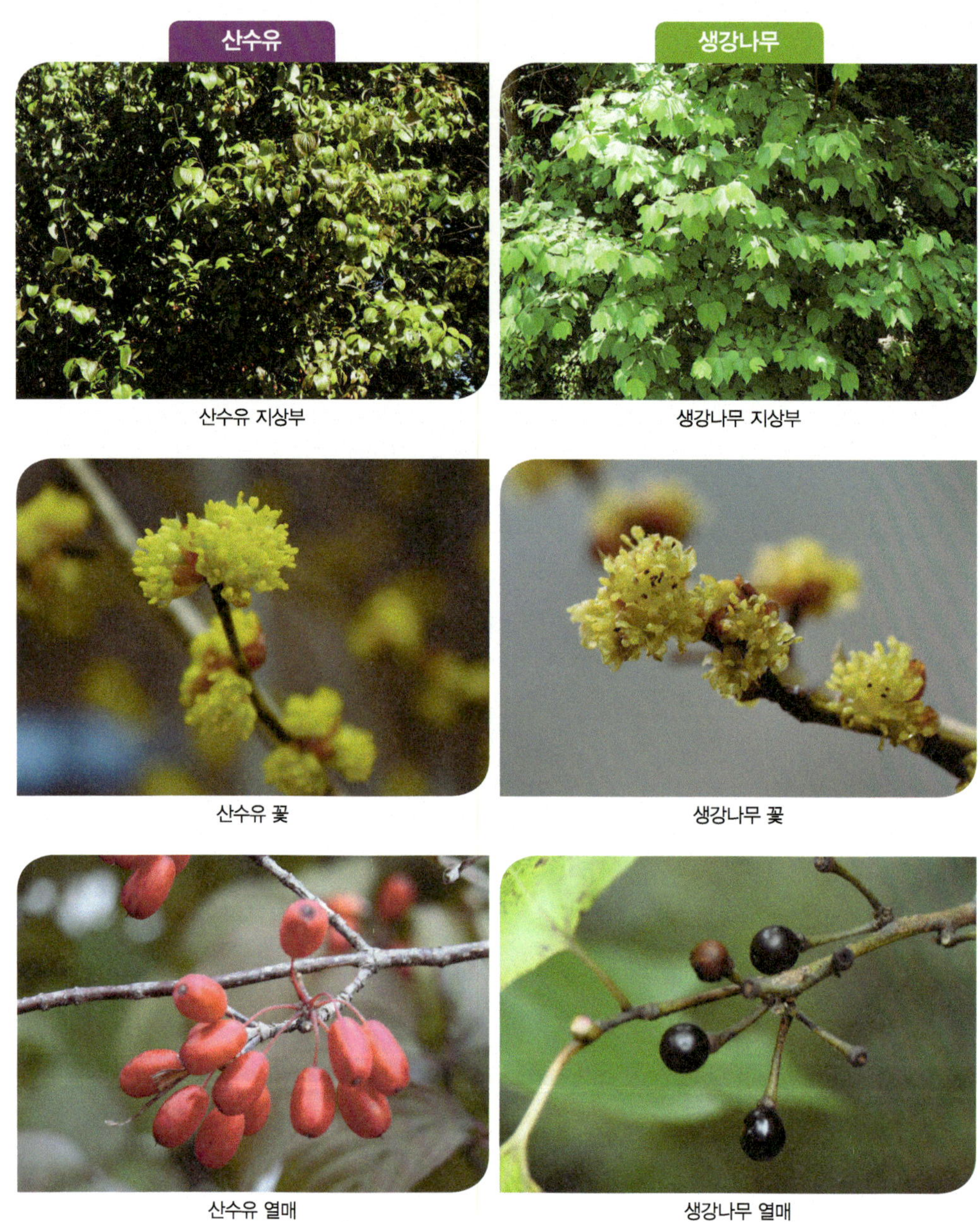

산수유 지상부

생강나무 지상부

산수유 꽃

생강나무 꽃

산수유 열매

생강나무 열매

•산수유와 생강나무의 차이점

식물개체는 서로 다르나, 꽃이 피는 시기와 꽃모양이 비슷하여 혼동하기 쉽다.

산수유 꽃차

채취 방법

산수유나무 봉오리에서 바로 핀 꽃을 봉오리째 채취한 후 이물질을 제거하고 소금물에 씻은 뒤 그늘에서 잘 말려 밀폐용기에 넣어 보관해 사용한다.

꽃차 만들기

말린 산수유나무 꽃 2~3송이를 찻잔에 담고 끓는 물을 부어 우려내어 차로 마신다. 산수유나무 꽃으로 얼음을 만들어 두었다가 냉차로 마셔도 좋다. 꿀 또는 설탕을 가미하여 마셔도 되지만 당뇨병이 있다면 고려하여 결정하는 게 좋다.

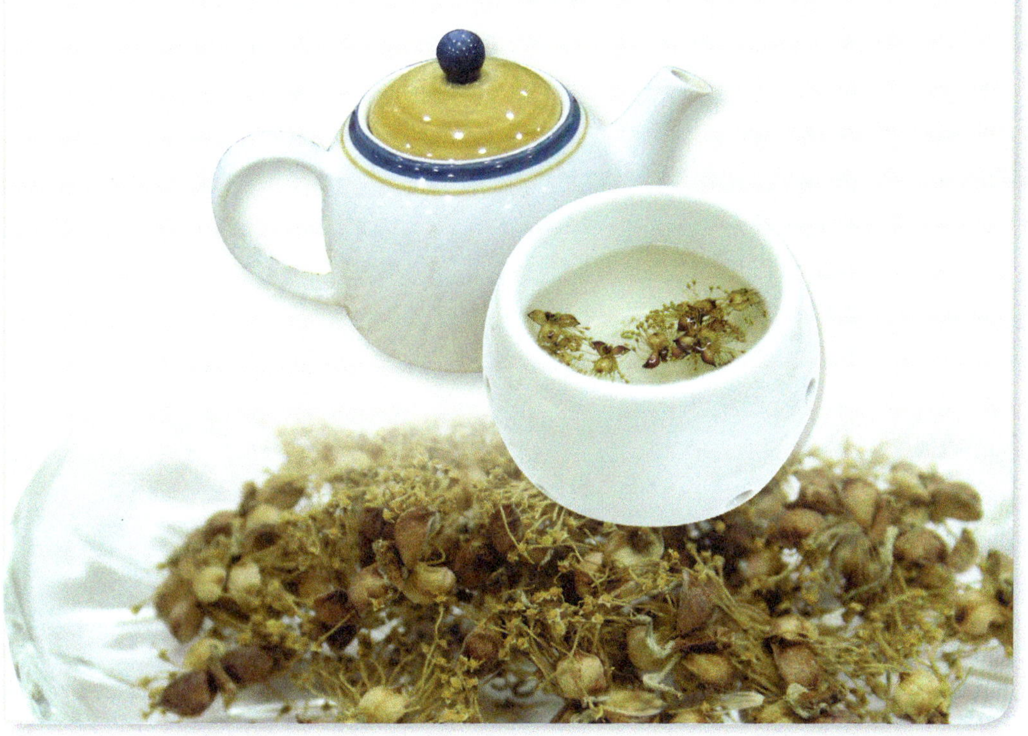

산수유 약차

채취 방법

늦가을과 초겨울에 홍색으로 변한 산수유나무 열매껍질[과피(果皮)]을 채취한 후 끓는 물에 살짝 삶아(끓인 물을 80℃ 정도로 식힌 후 산수유나무 생열매를 담가 2~3분 정도 데친 다음 바로 꺼내면 씨와 과육이 분리되어 씨를 제거하기 쉽다.) 핵(과육 속의 딱딱한 씨)을 빼내고 햇볕에 말린다. 이물질과 남아 있는 씨, 열매자루[과병(果柄)] 등을 제거하고 과육만을 취하여 주증(酒蒸: 술을 흡수시켜 시루에 찌는 방법)하면 신장의 정기를 보하는 보신정(補腎精)의 작용이 증강되고, 씨를 제거해 말린 산수유나무 열매를 그대로 생용(生用)하면 염음지한(斂陰止汗: 체내의 음적 에너지 소스를 거두어들이고 땀을 멈추게 하는 작용)이 우수하다.

약차 만들기

씨를 제거한 말린 산수유나무 열매 8~16g을 사용하며, 보통 말린 약재 8~10g을 물 2L에 넣어 중불로 끓여 차로 마신다. 꿀 또는 설탕을 가미하여 마셔도 되지만 당뇨병이 있다면 고려하여 결정하는 게 좋다.

약차 더하기

씨를 제거한 산수유나무 열매 60g에 익지인 50g, 당삼과 백출 각 25g을 배합하여 적당량의 물을 붓고 달인 다음 10회 정도로 나누어 마시면 비(脾)와 신(腎)을 덥게 보하고 정(精)을 간직하여 빈뇨를 다스린다. 또한 신허로 인한 허리와 무릎의 시큰거림을 다스리고 현기증, 이명, 발기부전, 유정 등의 치료에도 좋다.

삼백초

Saururus chinensis (Lour.) Baill.

한약의 기원

이 약은 삼백초의 뿌리를 포함한 전초이다.

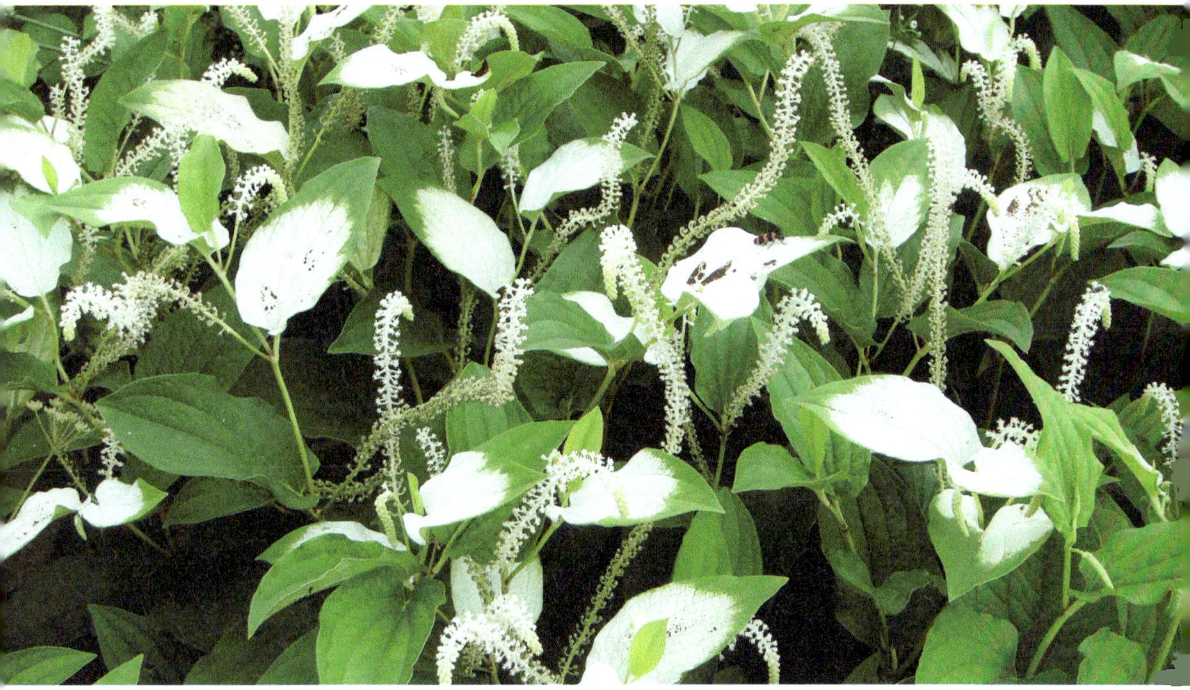

- **생약명** : 삼백초(三白草)
- **이명** : 수목통(水木通), 오로백(五路白), 삼점백(三點白)
- **사용부위** : 전초
- **꽃 피는 시기** : 4~6월
- **과명** : 삼백초과(Saururaceae)

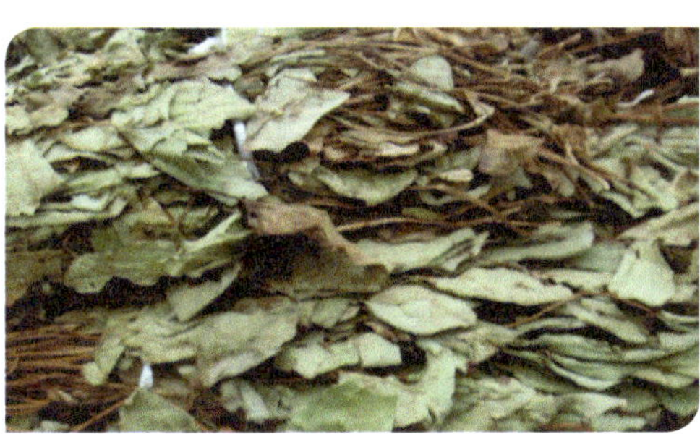

전초(약재 전형)

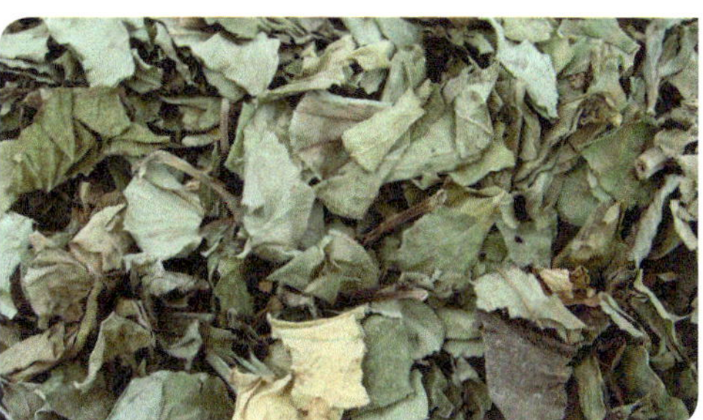

잎(약재)

생태적 특성 삼백초는 제주도에서 자생하고 남부 지방에서 많이 재배하는 숙근성 여러해살이풀로, 꽃 · 잎 · 뿌리의 세 곳이 흰색을 띤다고 하여 삼백(三白)으로 이름이 붙여졌다. 키는 50~100cm이다. 잎은 어긋나고 5~7개의 맥이 있으며 뒷면은 연한 흰색이고 끝부분의 2~3장과 잎의 앞면은 흰색이다. 꽃은 흰색으로 6~8월에 수상꽃차례를 이루며 처음에는 처져 있으나 꽃이 피면 곧추서고 양성화이

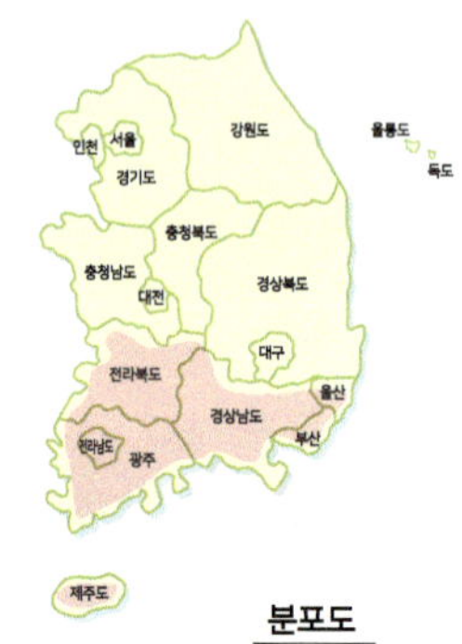

분포도

각 부위별 생김새

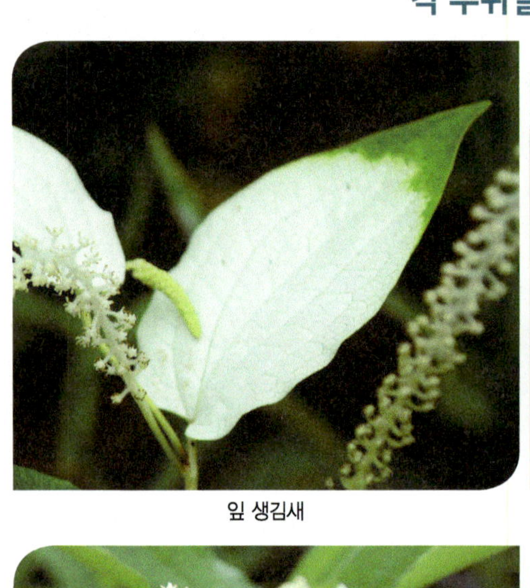
잎 생김새

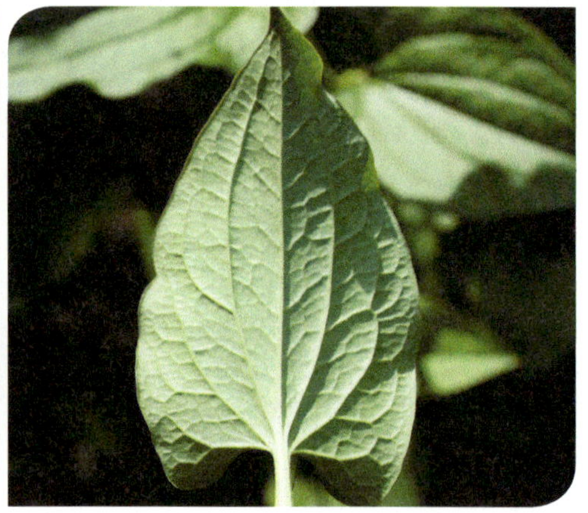
잎 뒷면

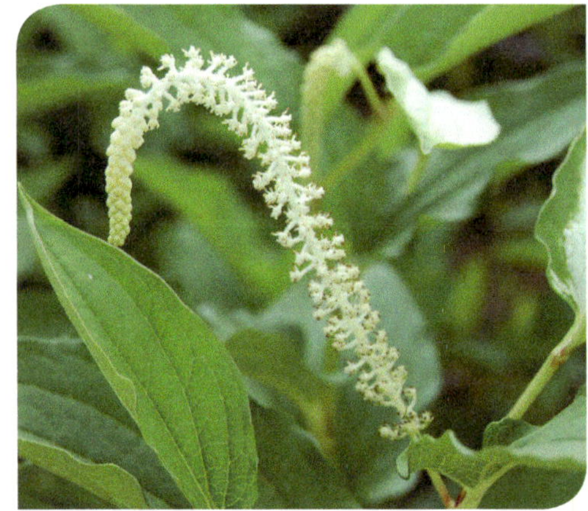
꽃

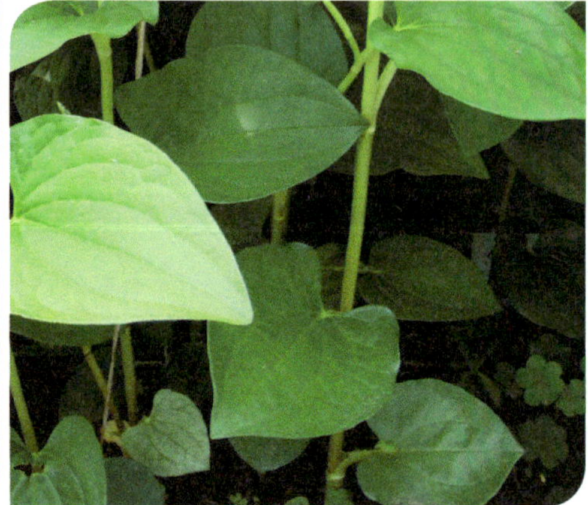
줄기

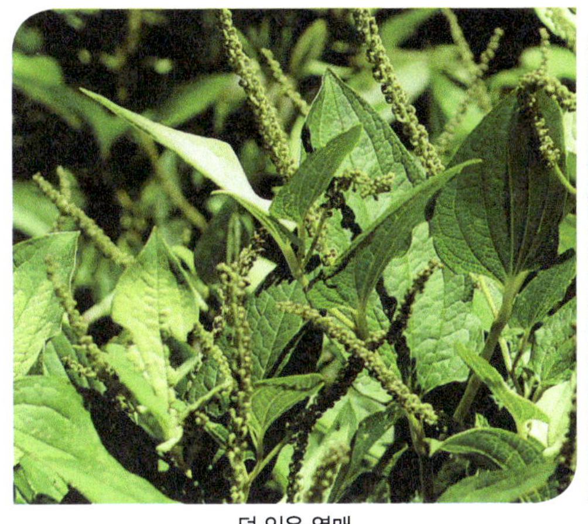

덜 익은 열매

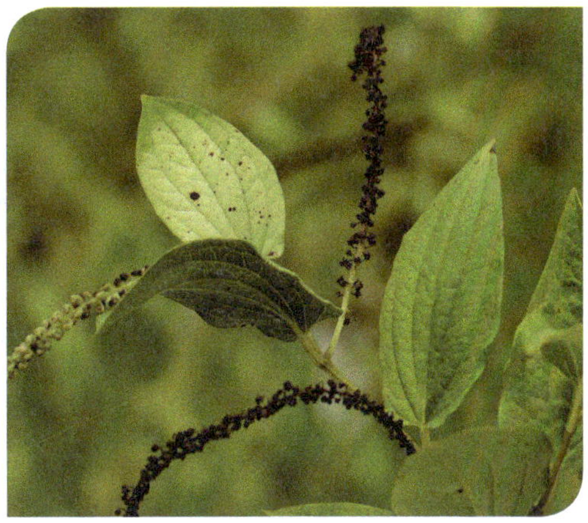

완숙 열매

며 꽃잎은 없다. 열매는 둥글고, 종자는 각 실에 1개씩 들어 있다.

채취 시기 7~8월에 전초를 채취하여 햇볕에 말리고 흙모래와 이물질을 제거하고 가늘게 썰어서 사용한다.

약초의 성분 정유가 함유되어 있으며 주성분은 메틸-n-노닐케톤(methyl-n-nonylketone)이다. 그 외에 쿼세틴(quercetin), 이소쿼시트린(isoquercitrin), 아비쿨라린(avicularin), 하이페린(hyperin), 루틴(rutin) 등이 함유되어 있다.

약초의 성미 성질이 차고, 맛은 쓰고 매우며, 독성은 없다.

약초의 작용부위 비(脾), 신(腎), 담(膽), 방광(膀胱) 경락에 작용한다.

약초의 효능과 치료 열을 식히고 소변을 잘 나가게 하는 청열이수, 독을 풀고 종기를 삭히는 해독소종, 담을 제거하는 거담 등의 효능이 있어서 수종과 각기, 황달, 임탁, 대하, 옹종, 종독 등을 치료한다.

약초 처방 및 약용법과 용량 청열, 이수, 대하 등의 치료를 위해서는 한 가지 약재를 사용한다. 말린 전초 15g을 물 700mL에 넣어 끓기 시작하면 약하게 줄여 200~300mL가 될 때까지 달여 하루에 2회 나눠 마신다. 특히 민간에서는 간암으로 인해

복수(腹水)가 생길 때, 황달이나 각기, 여성의 대하 치료에 사용한다고 한다.

사용 시 주의사항 찬 성질의 약재이므로 비위가 허하고 냉한 경우에는 사용에 신중을 기해야 한다.

특허로 입증된 기능성 물질

삼백초 추출물을 포함하는 당뇨병 예방 및 치료용 조성물

본 발명은 현저한 혈당강하 효과를 갖는 삼백초 잎 추출물을 유효성분으로 함유하는 조성물에 관한 것으로서, 본 발명의 삼백초 잎 추출물은 우수한 α-글루코시다제 저해활성을 나타낼 뿐만 아니라 식후 탄수화물의 소화속도를 느리게 하여 혈중 포도당(glucose) 농도의 급격한 상승을 억제하므로, 이를 포함하는 조성물은 당뇨병 예방 및 치료를 위한 의약품 및 건강기능식품으로 유용하게 이용될 수 있다.

- 공개번호 : 10-2005-0093371, 특허권자 : 학교법인 인제학원

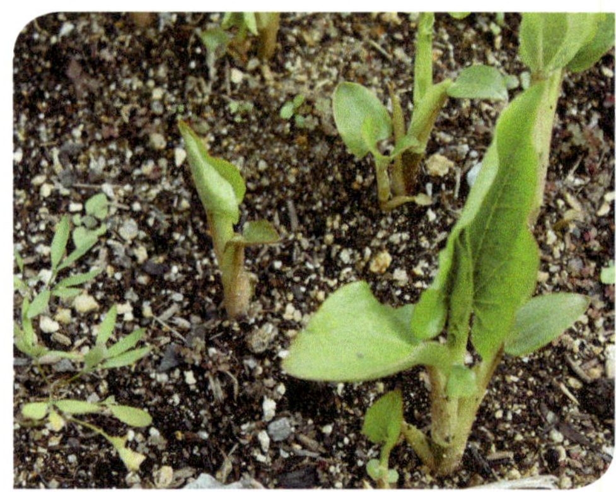

새싹이 올라온 모습

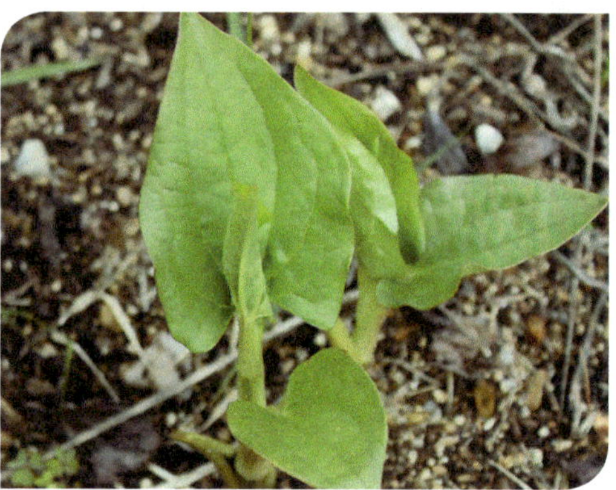

잎이 활착된 모습

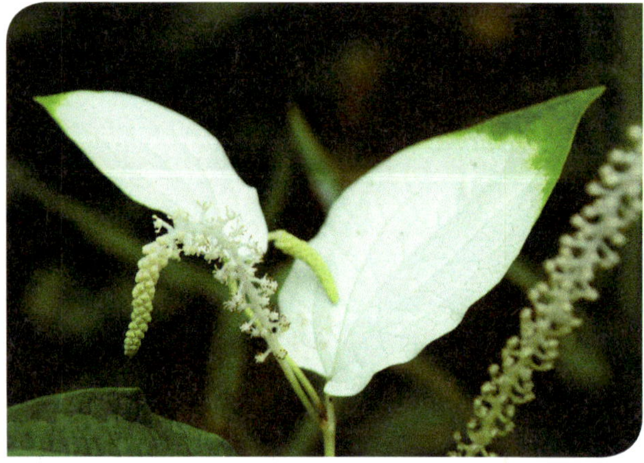

※ 잎의 변화 모습

삼백초는 어린 식물일 때에는 잎이 파란색을 띠나, 성장하면 흰색으로 변색한다.

삼백초 약차

채취 방법

7~8월에 삼백초 뿌리와 전초를 채취한 후 이물질을 제거하고 깨끗이 씻어 햇볕에 말려 가늘게 썰어 사용한다.

약차 만들기

말린 삼백초 지상부 12~20g을 사용하며 청열, 이수, 대하 등의 치료를 위해서는 말린 약재 10~15g을 물 2L에 넣어 끓기 시작하면 약하게 줄여 2시간 정도 더 끓인 뒤 차로 마신다. 흔히 삼백초만을 사용해 만드는 데, 다른 약재들을 적당하게 배합하여 사용하기도 한다.

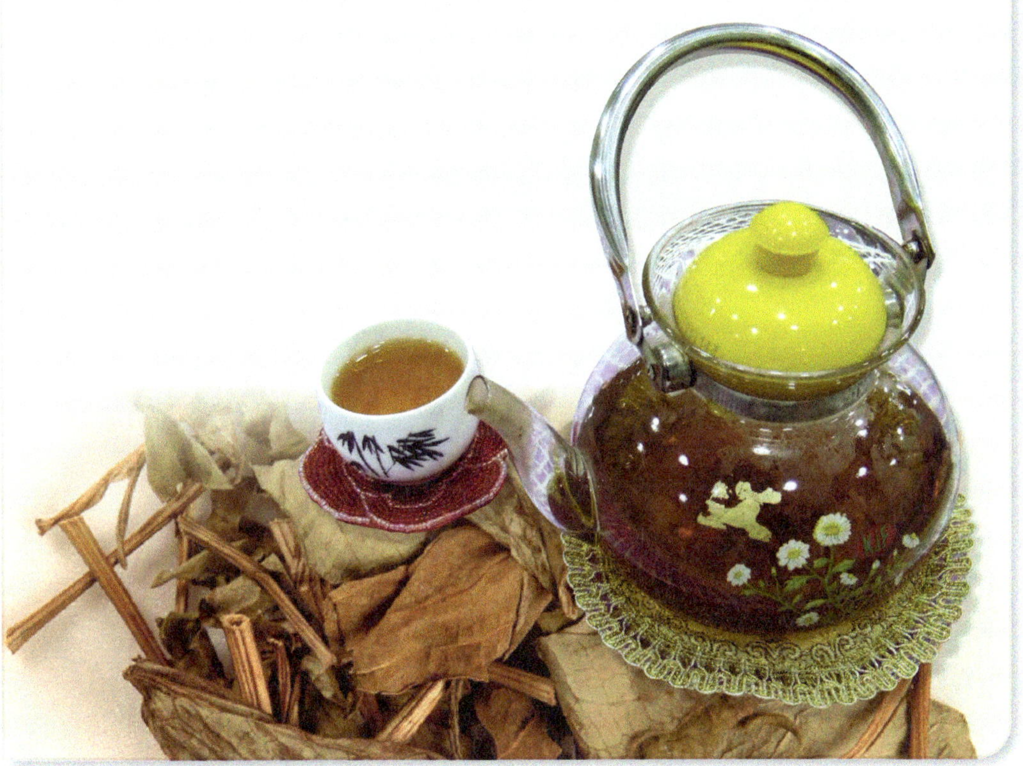

양기를 보하고, 허리와 무릎의 무력증

삼지구엽초

Epimedium koreanum Nakai

한약의 기원

이 약은 삼지구엽초, 음양곽(淫羊藿), 유모음양곽(柔毛淫羊藿), 무산음양곽(巫山淫羊藿), 전엽음양곽(箭葉淫羊藿)의 지상부이다.

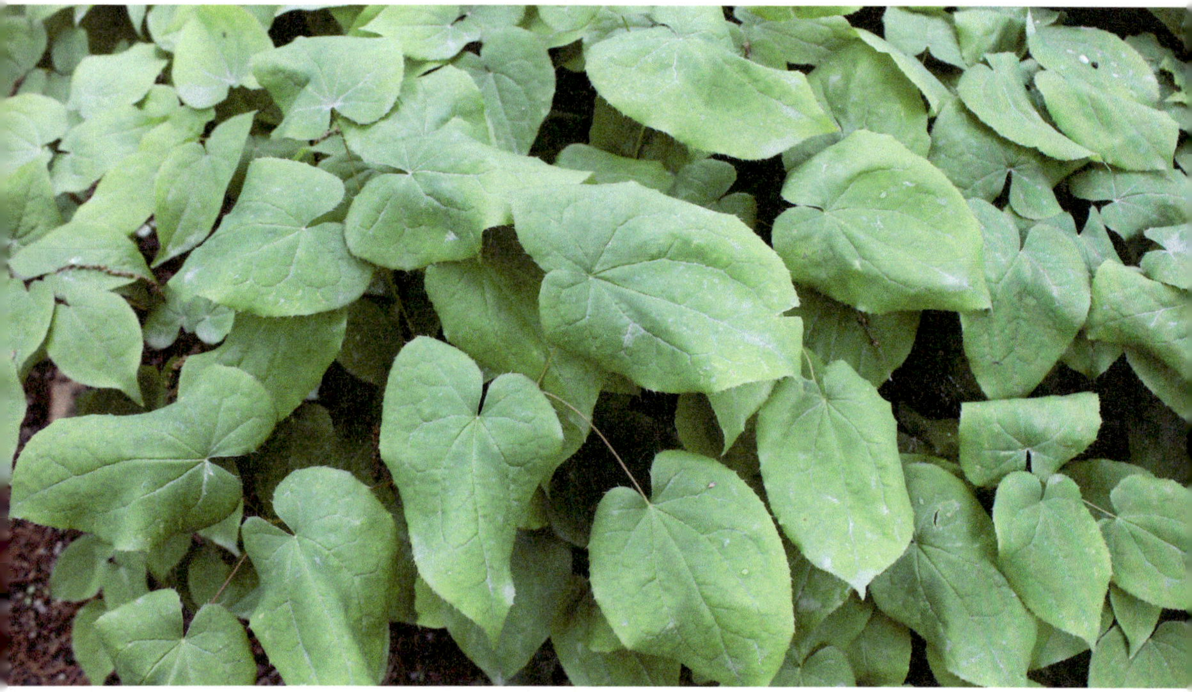

- **생약명** : 음양곽(淫羊藿)
- **이명** : 음양각, 선령비(仙靈脾), 천냥금(千兩金)
- **사용부위** : 전초
- **꽃 피는 시기** : 4~5월
- **과명** : 매자나무과(Berberidaceae)

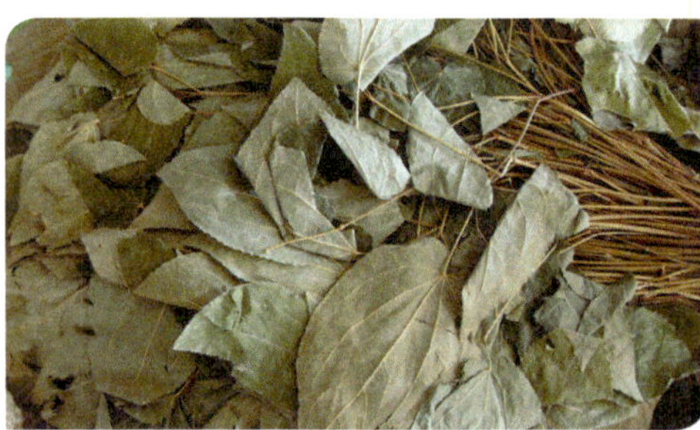

전초(약재 전형)

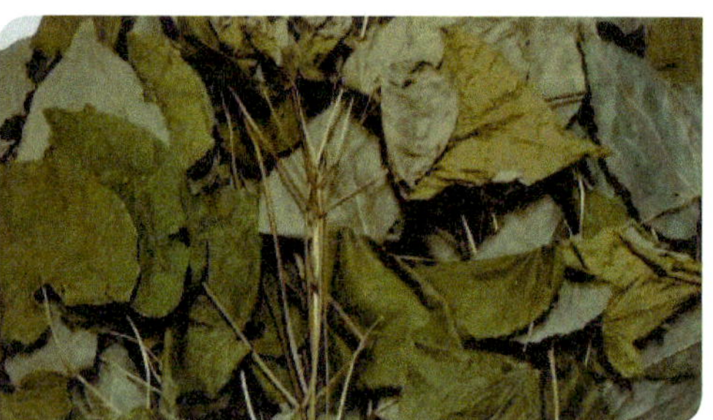

잎(약재)

생태적 특성 삼지구엽초는 강원도와 경기도 등 주로 경기 이북의 산속, 숲에서 자생하는 여러해살이풀이다. 키는 30cm 정도로 자라며, 3갈래로 갈라진 가지에 각각 달린 3개의 잔잎은 조금 긴 작은 잎자루를 가지며 끝이 뾰족하고 긴 달걀 모양이다. 잔잎은 길이 5~13cm, 너비 2~7cm이다. 표면은 녹갈색이며 잔잎 뒷면은 엷은 녹갈색이다. 잎의 가장자리에는 잔 톱니가 있고 밑부분은 심장 모양이며 옆

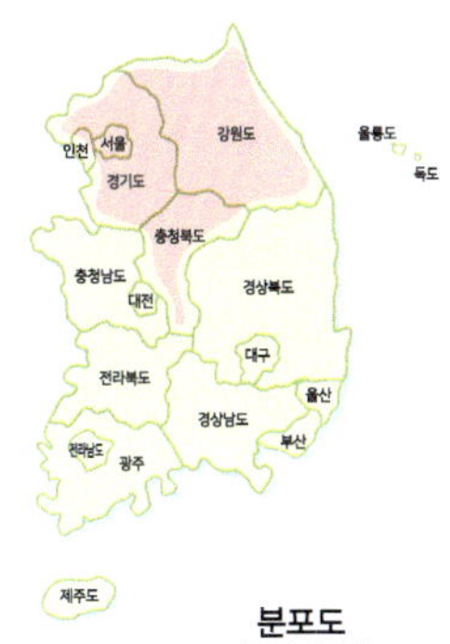

분포도

각 부위별 생김새

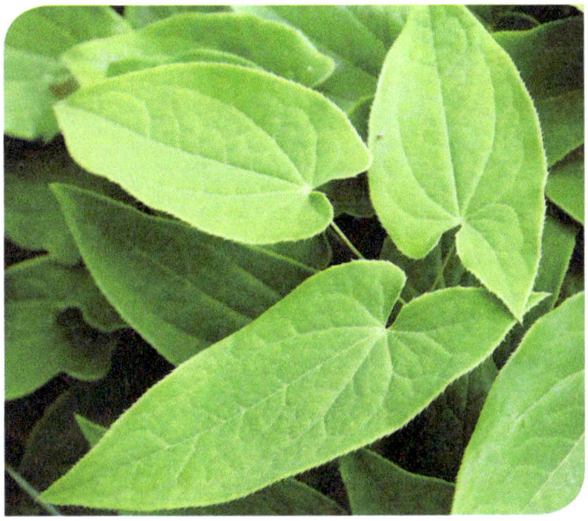

잎 생김새

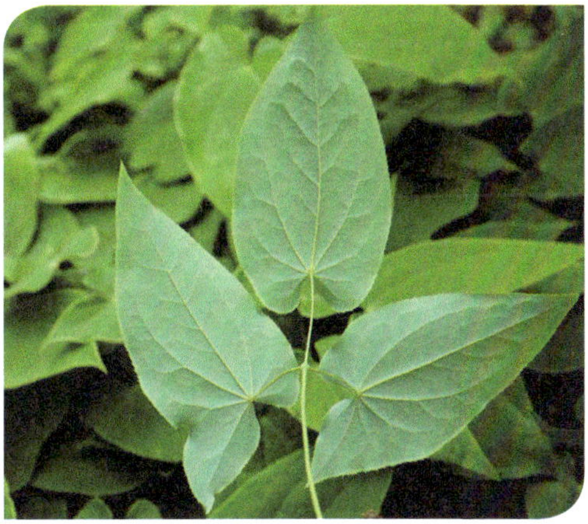

잎 뒷면

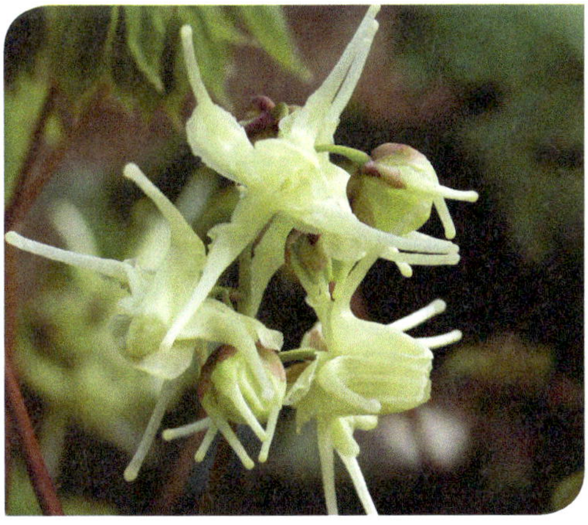

꽃

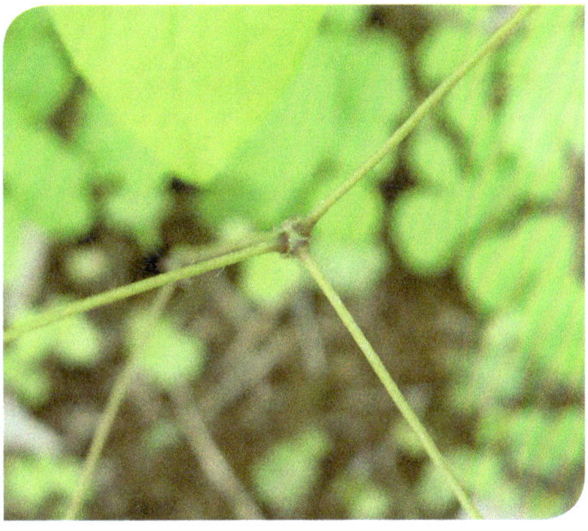

줄기

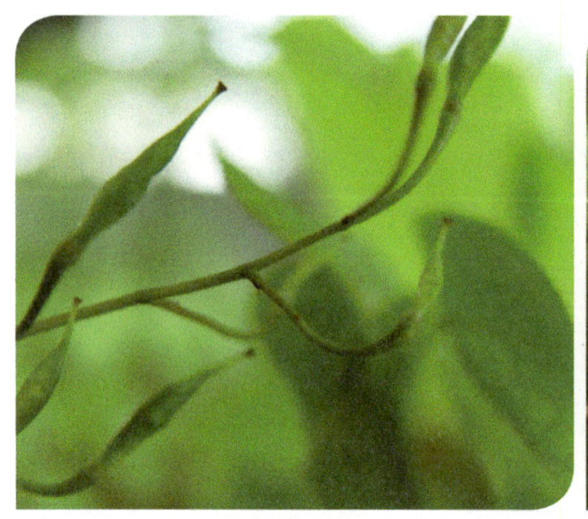
덜 익은 열매

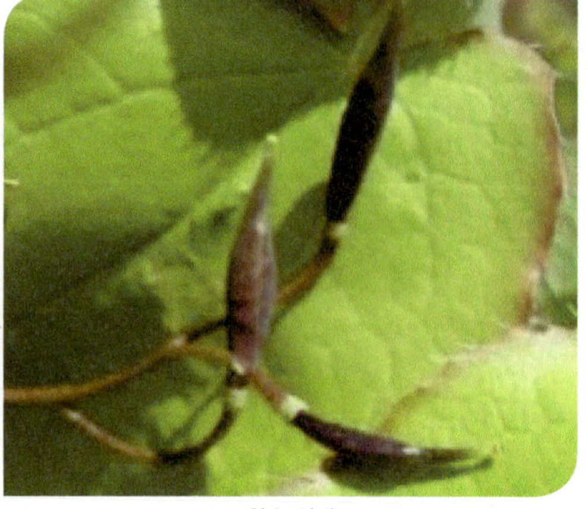
완숙 열매

으로 난 잔잎은 좌우가 고르지 않고 질은 빳빳하며 부스러지기 쉽다. 줄기는 속이 비었으며 약간 섬유성이다. 꽃은 황백색으로 4~5월에 아래를 향하여 피고, 열매는 튀는 열매로 방추형이며 2개로 갈라진다.

채취 시기 여름과 가을에 줄기와 잎이 무성할 때 전초를 채취하여 햇볕 또는 그늘에서 말린다. 사용할 때에는 그대로 사용하거나 특별한 가공을 하여 사용하는데 가공해 사용하면 약효를 높일 수 있다.

- 양지유(羊脂油) 가공 : 양지유(양의 지방 부위를 팬에 눌러가며 기름을 추출하여 모은 것)를 가열하여 용화(溶化)하고 가늘게 절단한 음양곽을 넣어 약한 불[文火]로 볶아서[炙] 음양곽에 양지유가 충분히 흡수되어 겉면이 고르게 광택이 날 때 꺼내어 말린 후 사용한다.
- 연유(酥乳: 수유) 가공 : 연유는 음양곽 무게의 약 15%를 사용하며 용기에 넣고 약한 불로 가열하여 완전히 녹인 뒤에 재차 음양곽을 넣고 고르게 저어주면서 볶아낸다.
- 술 가공[주제(酒製)] : 음양곽에 황주(막걸리)를 분사하여 황주가 음양곽에 충분히 스며들게 한 뒤에 볶아준다(황주 20~25%).

약초의 성분 뿌리에는 데스-O-메틸이카린(des-O-methylicariin)이 함유되어 있다. 지상부(잎과 줄기)에는 이카린(icariin), 케릴알코올(cerylalcohol), 헤니트리아콘탄(henitriacontane), 파이토스테롤(phytosterol), 팔미트산(palmitic acid), 올레산(oleic acid), 리놀레산(linoleic acid)이 함유되어 있다.

약초의 성미 성질이 따뜻하고, 맛은 맵고 달며, 독성은 없다.

약초의 작용부위 간(肝), 신(腎) 경락에 작용한다.

약초의 효능과 치료 신(腎)을 보하며 양기를 튼튼하게 하는, 풍사를 물리치고 습사를 제거하는 등의 효능이 있어서 양도가 위축되어 일어서지 않는 증상을 치료한다. 또한 소변임력(小便淋瀝), 반신불수, 허리와 무릎의 무력증인 요슬무력(腰膝無力), 풍사와 습사로 인하여 결리고 아픈 통증인 풍습비통(風濕痺痛), 기타 반신불수나 사지불인(四肢不仁), 갱년기 고혈압증(更年期高血壓症) 등을 치료하는 데 사용한다. 또한 빈혈, 부인의 냉병 치료 등에도 널리 사용되었다.

약초 처방 및 약용법과 용량 말린 약재 15g을 물 700mL에 넣어 끓기 시작하면 약하게 줄여 200~300mL가 될 때까지 달여 하루에 2회 나눠 마신다. 풍습을 제거[거풍습(祛風濕)]할 목적이라면 말린 약재를 그대로 사용하고(生用), 신(腎)의 양기를 보하고자[익신보양(益腎補陽)] 할 목적이거나 몸을 따뜻하게 하여 한사(寒邪)를 흩어지게 하고자 할 목적[온산한사(溫散寒邪)]이라면 양지유(羊脂油)로 가공하여 사용한다.
중국에서는 음양곽(*E. brevicornum* Maxim.), 유모음양곽(柔毛淫羊藿, *E. pubescens* Maxim.) 등을 사용한다.

사용 시 주의사항 성미가 맵고 따뜻하면서 양기를 튼튼하게 하는 작용이 있으므로 음허로 스트레스가 쉽게 생기는 경우에는 사용을 피한다. 일부 민간에서 '꿩의다리' 종류를 삼지구엽초라고 잘못 알고 사용하는 사람이 있으나 기원이 다르므로 주의해야 한다.

특허로 입증된 기능성 물질

삼지구엽초 추출물을 포함하는 허혈성 뇌혈관 질환 예방 또는 개선용 조성물

본 발명은 삼지구엽초 추출물을 포함하는 허혈성 뇌혈관 질환 예방 또는 개선용 조성물에 관한 것으로, 보다 상세하게는 뇌허혈에 민감하다고 알려져 있는 해마조직 CA1 영역의 신경세포 손상을 효과적으로 예방할 뿐만 아니라, 인체에 부작용을 발생시키지 않는 무해한 삼지구엽초 추출물을 포함하는 허혈성 뇌혈관 질환 예방 또는 개선용 조성물을 제공할 수 있다.

- 공개번호 : 10-2007-0092497, 출원인 : (주)네추럴에프앤피

삼지구엽초 꽃의 종류

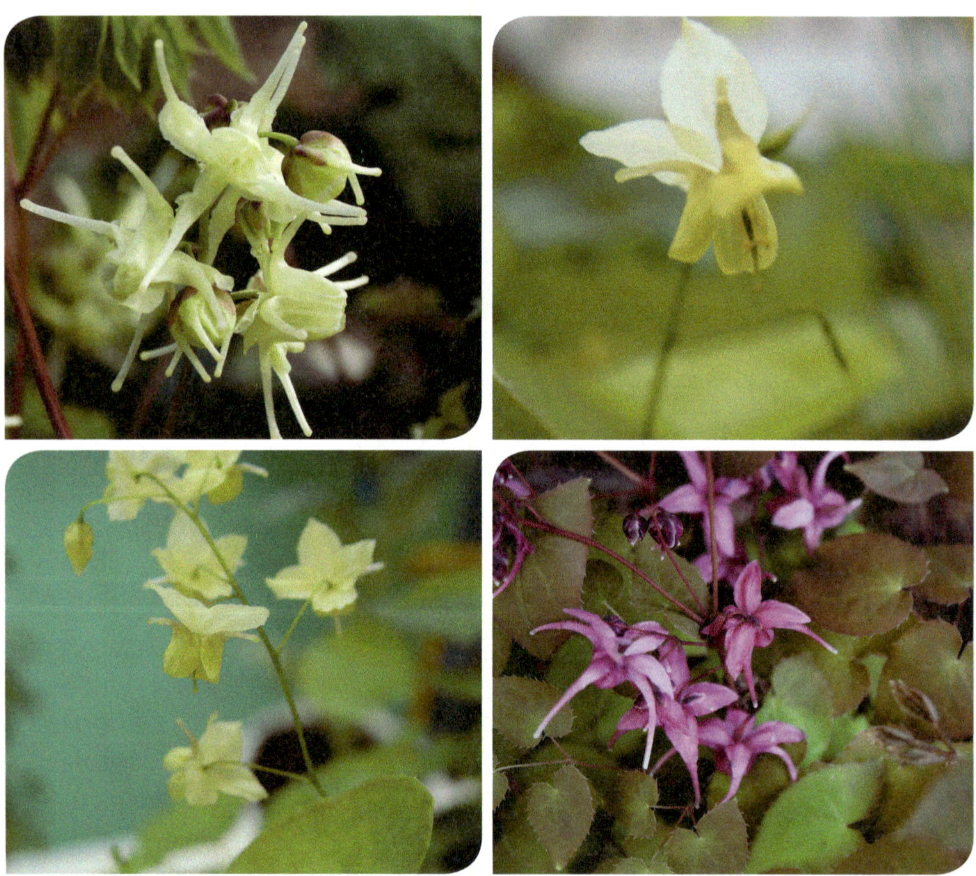

삼지구엽초 약차

채취 방법

여름과 가을, 삼지구엽초 줄기와 잎이 무성할 때 채취한 후 깨끗이 씻어 햇볕이나 그늘에서 말려 그대로 사용하거나 특별한 가공을 하여 사용한다. 가공해 사용하면 약효를 높일 수 있는 양지유(羊脂油) 가공, 연유(酥乳, 수유) 가공, 술 가공[주제(酒製)] 등이 있다.

약차 만들기

말린 삼지구엽초 줄기와 잎 4~12g을 사용하며, 보통 말린 약재 4~5g을 물 2L에 넣어 끓기 시작하면 약하게 줄여 2시간 정도 더 달여서 차로 마신다. 꿀 또는 설탕을 가미하여 마셔도 되지만 당뇨병이 있다면 고려하여 결정하는 게 좋다. 전통적으로 민간에서는 남성불임 치료를 위해 음양곽 20g을 차처럼 달여 하루에 여러 차례 나누어 마셨다.

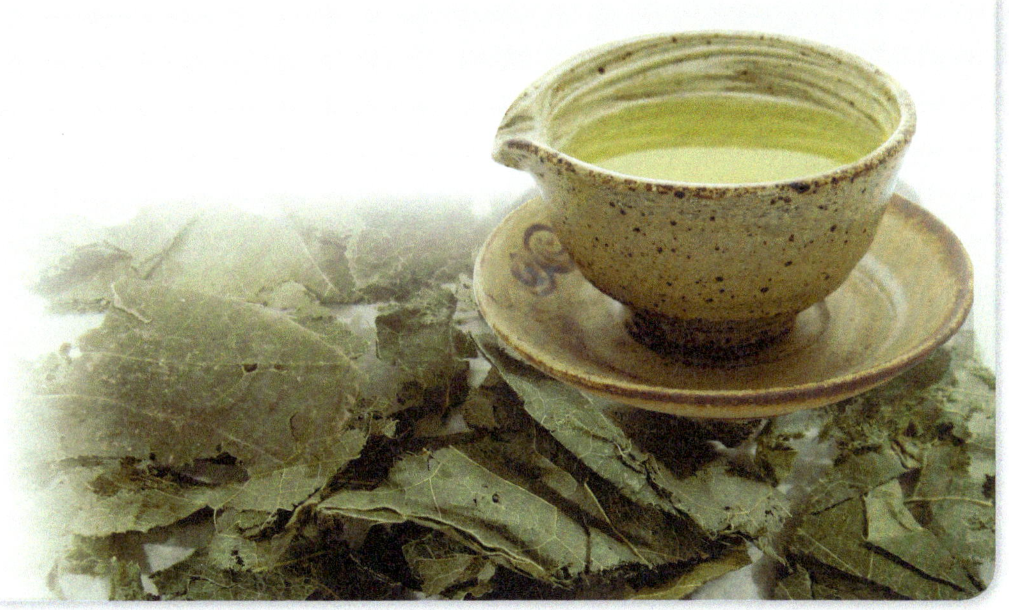

삽주(큰삽주)

Atractylodes ovata (Thunb.) DC.

한약의 기원

이 약은 삽주, 백출(白朮)의 뿌리줄기를 그대로, 또는 주피를 제거한 것이다.

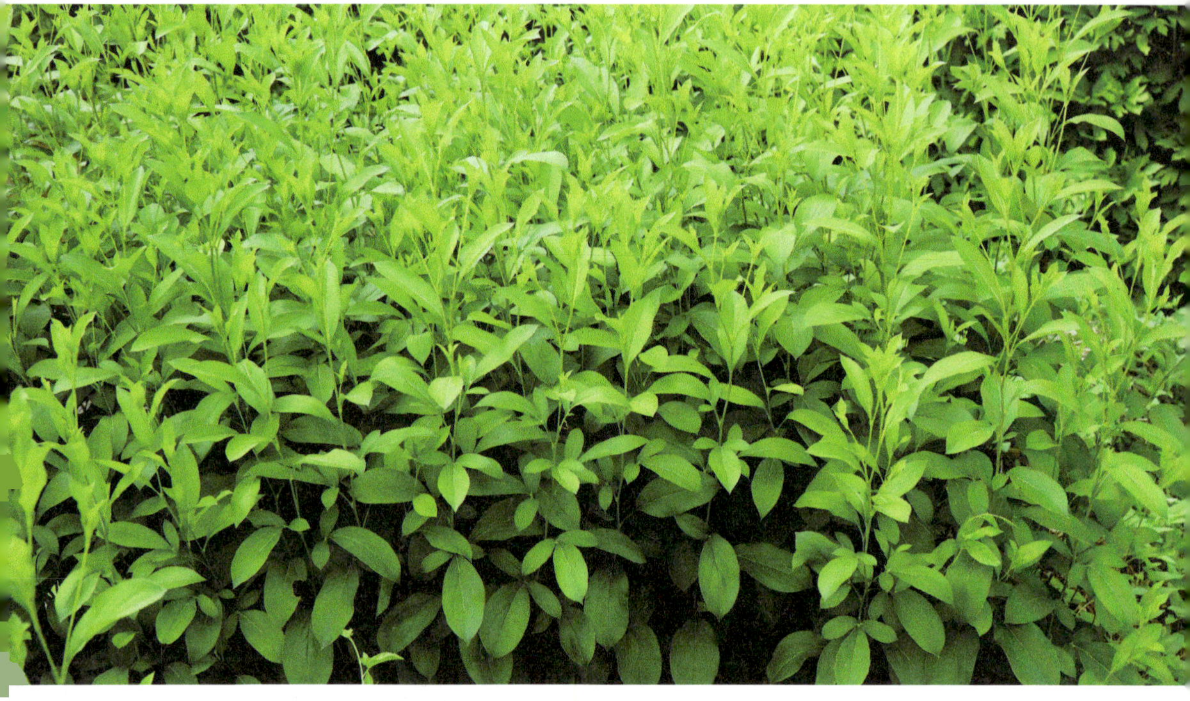

- **생약명** : 백출(白朮: 큰삽주), 창출(蒼朮: 삽주)
- **이명** : 산계(山薊), 출(朮), 산개(山芥), 천계(天薊), 산강(山薑)
- **사용부위** : 뿌리줄기
- **꽃 피는 시기** : 7~10월
- **과명** : 국화과(Compositae)

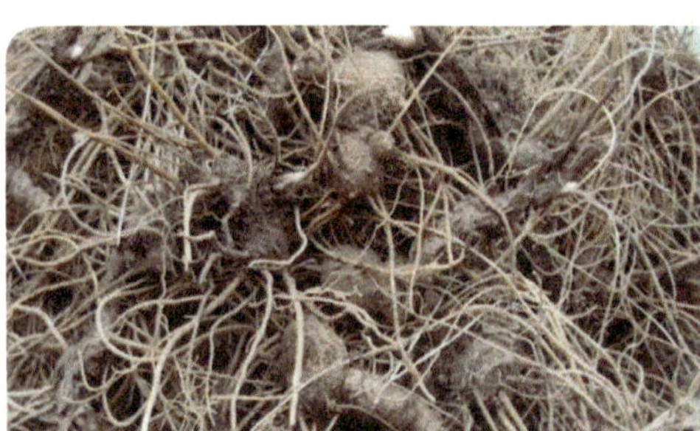
뿌리(채취품)

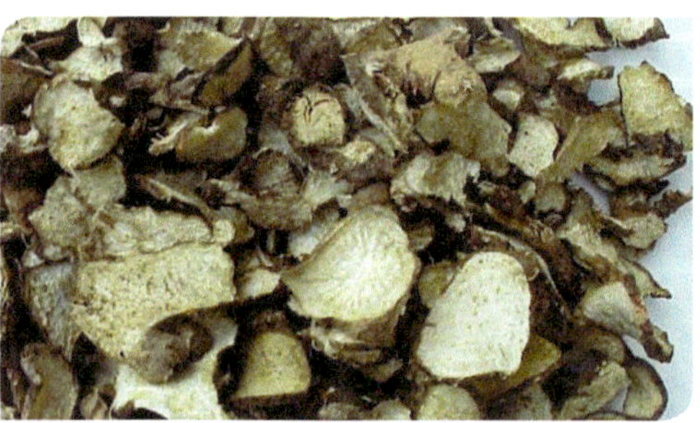
뿌리줄기(약재)

생태적 특성 삽주(창출)와 큰삽주(백출)로 구분하며, 분류학적으로 백출(白朮)과 창출(蒼朮)은 구분할 때 조심해야 한다. 『대한약전』에 따르면 백출은 백출(*Atractylodes macrocephala*)과 삽주(*A. japonica*)를 기원으로 하고 창출은 가는잎삽주(=모창출, *A. lancea* D.C.) 또는 만주삽주(=북창출, 당삽주, *A. chinensis* D.C.)의 뿌리줄기라고 기재하고 있으나 본서에서는 국생종에 따라 큰삽주(*A. ovata*)는 백출로, 삽주(*A. japonica*)는 창출로 정리

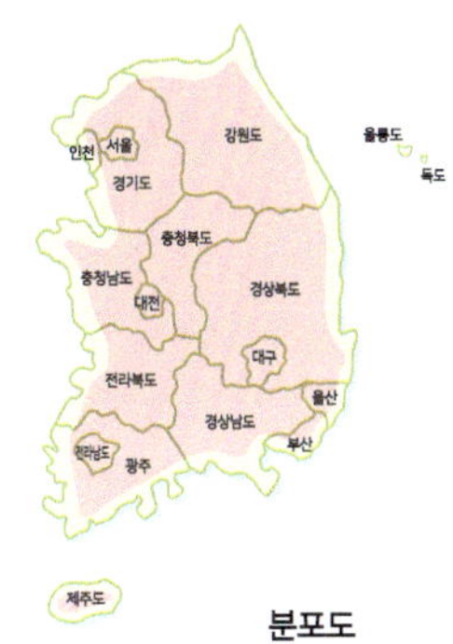

분포도

각 부위별 생김새

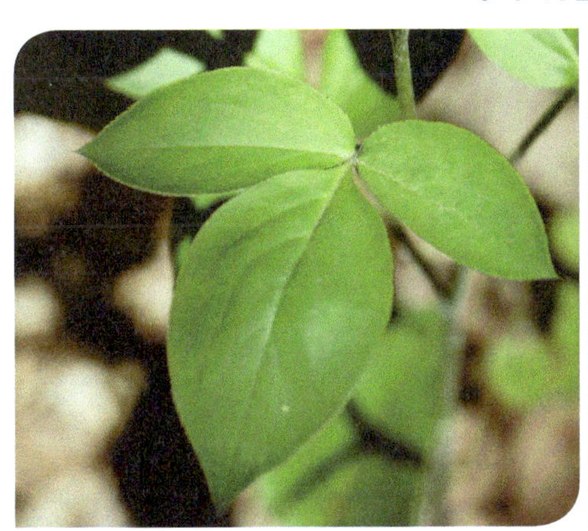

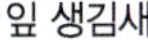

잎 생김새

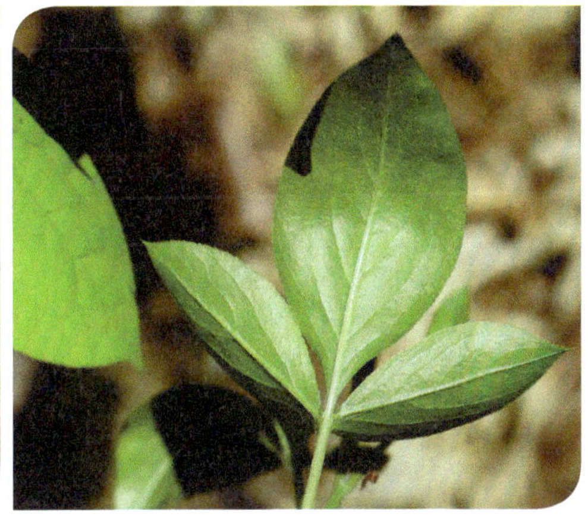

잎 뒷면

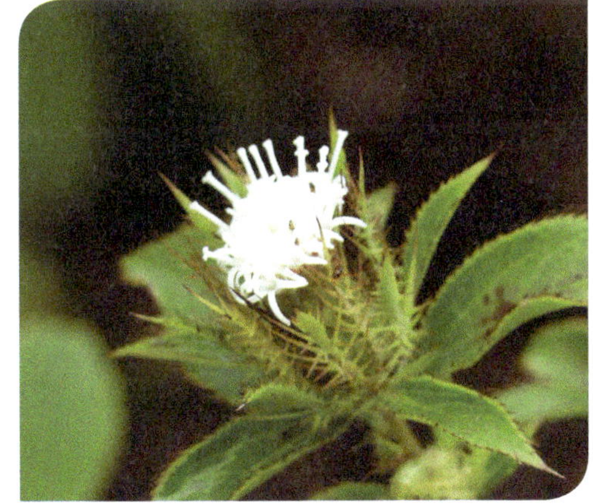

꽃

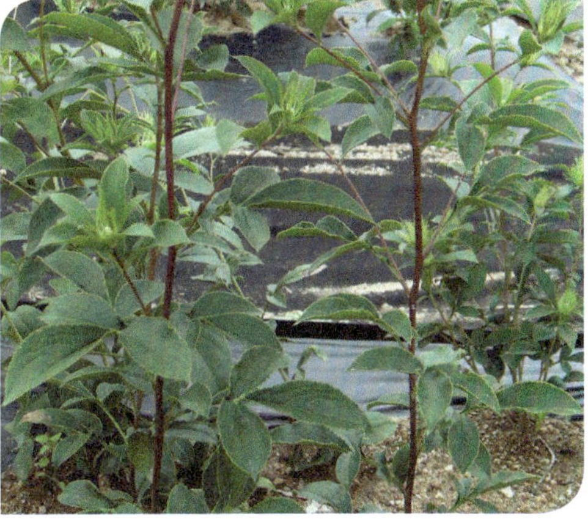

줄기

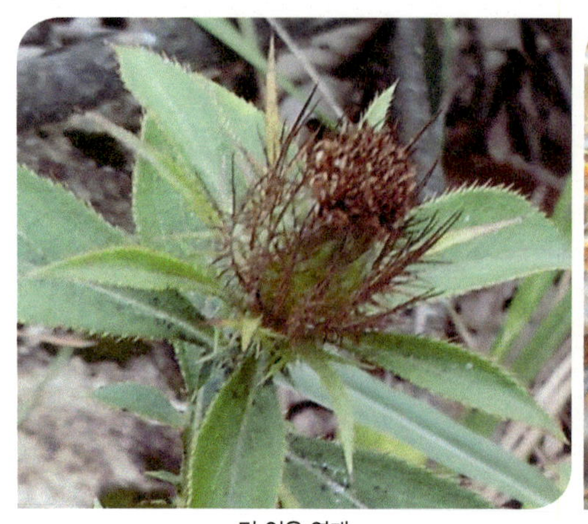
덜 익은 열매

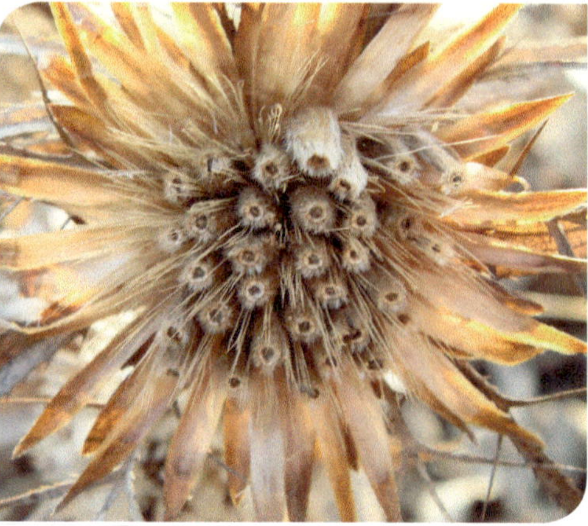
완숙 열매

하였다. 일반인들이 가장 쉽게 식물체를 분류할 수 있는 특징은 백출 기원의 큰삽주와 백출의 경우에는 잎자루(엽병)가 있으나 창출 기원의 모창출과 북창출의 경우에는 모창출의 신초 잎을 제외하고는 잎자루(엽병)가 전혀 없다는 점이다. 이를 주의하여 관찰하면 쉽게 구분할 수 있다.

- 삽주(창출): 삽주는 여러해살이풀로, 우리나라 각지에서 분포하며, 키가 30~100cm로 자란다. 뿌리줄기를 창출이라 하여 약재로 사용하며 섬유질이 많고, 백출에 비하여 분성이 적다. 불규칙한 연주상 또는 결절상의 둥근기둥 모양으로 약간 구부러졌으며 분지된 것도 있고 길이 3~10cm, 지름 1~2cm이다. 표면은 회갈색으로 주름과 수염뿌리가 남아 있고, 정단에는 줄기의 흔적이 있다. 질은 견실하고, 단면은 황백색 또는 회백색으로 여러 개의 등황색 또는 갈홍색의 유실(油室)이 흩어져 존재한다. 꽃은 흰색과 붉은색으로 7~10월에 원줄기 끝에서 두상꽃차례로 피고 암수딴그루이며 지름은 1.5~2cm이다. 암꽃은 모두 흰색이다.
- 큰삽주(백출): 큰삽주는 여러해살이풀로, 중국의 절강성에서 대량 생산하고 다른 지역에서도 재배하고 있으며, 키가 50~60cm로 자란다. 뿌리줄기는 불규칙한 덩어리 또는 일정하지 않게 구부러진 둥근기둥 모양을 하고 길이 3~12cm, 지름 1.5~7cm이다. 표면은 회황색 또는 회갈색으로 혹 모양의 돌기가 있으며 끊겼다

이어지는 세로 주름과 수염뿌리가 떨어진 자국이 있고 맨 꼭대기에는 잔기와 싹눈의 흔적이 있다. 질은 단단하고 잘 절단되지 않으며, 단면은 평탄하고 황백색 또는 담갈색으로 갈황색의 점상유실(點狀油室)이 흩어져 있으며 창출에 비하여 섬유질이 적고 분성이 많다. 꽃은 7~10월에 원줄기 끝에서 암수딴그루로 핀다. 열매는 여윈열매로 부드러운 털이 나 있다.

채취 시기 상강(霜降) 무렵부터 입동(立冬) 사이에 뿌리줄기를 채취한 후 흙과 모래 등을 제거하고 말린 뒤 다시 이물질을 제거하고 저장한다.

약초의 성분 뿌리줄기에는 아트락티롤(atractylol), 아트락틸론(atractylon), 푸르푸랄(furfural), 3β-아세톡시아트락틸론(3β-acetoxyatractylon), 셀리나-4(14)-7(11)-디엔-8-원[selina-4(14)-7(11)-diene-8-one], 아트락틸레놀리(atractylenolie) Ⅰ~Ⅲ 등이 함유되어 있다.

약초의 성미

- 삽주(창출) : 성질이 따뜻하고, 맛은 맵고 쓰며, 독성은 없다.
- 큰삽주(백출) : 성질이 따뜻하고, 맛은 쓰고 달며, 독성은 없다.

약초의 작용부위 삽주는 간(肝), 비(脾), 위(胃) 경락에 작용한다. 큰삽주는 비(脾), 위(胃) 경락에 작용한다.

약초의 효능과 치료

- 삽주(창출): 습사를 말리고 비(脾)를 튼튼하게 하는 조습건비(燥濕健脾), 풍사와 습사를 제거하는 거풍습(去風濕), 눈을 밝게 하는 명목(明目) 등의 효능이 있어서 식욕부진, 구토설사, 각기, 풍한사에 의한 감기 등을 치료하는 데 사용된다.
- 큰삽주(백출): 비의 기운을 보하고 기를 더하는 보비익기(補脾益氣), 습사를 말리고 소변을 잘 나가게 하는 조습이수(燥濕利水), 피부를 튼튼하게 하며 땀을 멈추게 하는 고표지한(固表止汗), 태아를 안정시키는 안태(安胎) 등의 효능이 있어서 비위허약과 음식을 못 먹고 헛배가 부르는 증상, 설사, 소변을 못 보는 증상, 기가 허하여

식은땀을 흘리는 증상, 태동불안 등을 치료하는 데 사용된다.

- 사용상의 주의: 삽주(창출)와 큰삽주(백출)는 모두 습사를 제거하고 비를 튼튼하게 하는 작용이 있으나 백출은 비를 튼튼하게 하는 보비(補脾)의 효능이 뛰어나지만 습사를 말리는 조습(燥濕) 효능은 창출에 비하여 떨어진다. 반면 창출은 조습의 효능이 백출보다 뛰어나면서 운비(運脾)의 효능이 좋다. 따라서 비위가 허하여 그 기능을 보하고자 할 때에는 백출을 사용하고, 비위가 실(實)하여 그 기능을 사(瀉)하고자 할 때에는 창출을 사용하는 것이 좋다. 그러므로 습사로 인하여 결리고 아픈 증상을 치료하는 데 있어서 허하면서 습이 중할 때에는 백출을, 실할 때에는 창출을 응용하는 것이 좋다.

약초 처방 및 약용법과 용량 습사를 말리고 수도를 편하게 하기 위해서는 약재를 말려 가공하지 않고 그대로 사용하고, 기를 보하고 비를 튼튼하게 하는 목적으로 사용할 때에는 쌀뜨물에 담갔다가 건져서 약한 불에 볶아서 사용하면 좋고, 건비지사(健脾止瀉)에는 갈색이 나도록 볶아 사용한다. 민간에서는 음식 먹고 체한 데, 소화불량을 치료하는 데 삽주 가루 5g 정도를 사용하였고, 만성 위염(부드럽게 가루로 만든 것을 4~6g씩 하루 3회 복용), 감기 치료 등에 응용하였다. 민간에서는 말린 뿌리 10g을 물 700mL에 넣어 끓기 시작하면 약하게 줄여 200~300mL가 될 때까지 달여 하루에 2회 나눠 마신다.

사용 시 주의사항

- 창출 : 성질이 따뜻하고 건조하고, 맛이 매워 음액(陰液)을 손상시킬 우려가 있으므로 음허내열(陰虛內熱: 음기가 허하고 내적으로 열이 있는 증상. 음허화왕과 같은 뜻이다)의 경우나 기허다한(氣虛多汗: 기가 허하여 땀을 많이 흘리는 증상)의 경우에는 사용을 피한다.
- 백출 : 성질이 따뜻하고 건조하고, 맛이 쓰기 때문에 많은 양을 오래 복용할 때에는 음기(陰氣: 진액)가 손상될 염려가 있으므로 음허내열 또는 진액휴모(津液虧耗: 진액이 소진된 경우)의 경우에는 사용에 신중을 기한다.

비슷한 약초

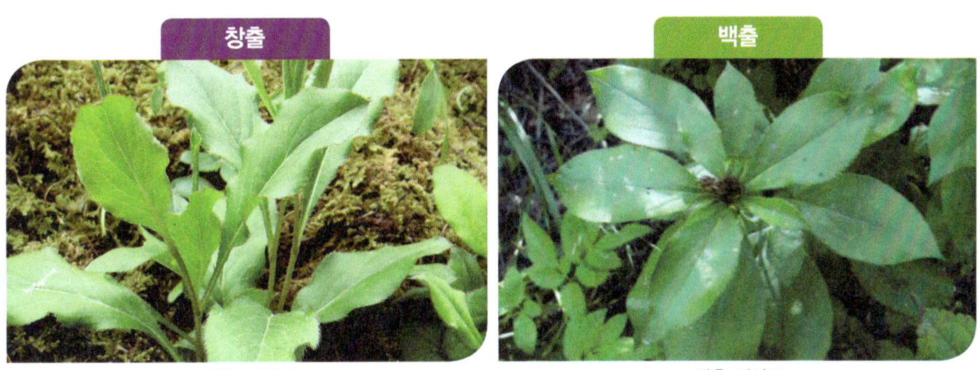

창출 지상부 백출 지상부

뇌두

창출

백출

창출 뿌리

• 창출과 백출의 차이점

식물은 같으나 뿌리에서 구분한다.

부종, 옹종, 옴

상사화

Lycoris squamigera Maxim.

한약의 기원

이 약은 상사화의 비늘줄기이다.

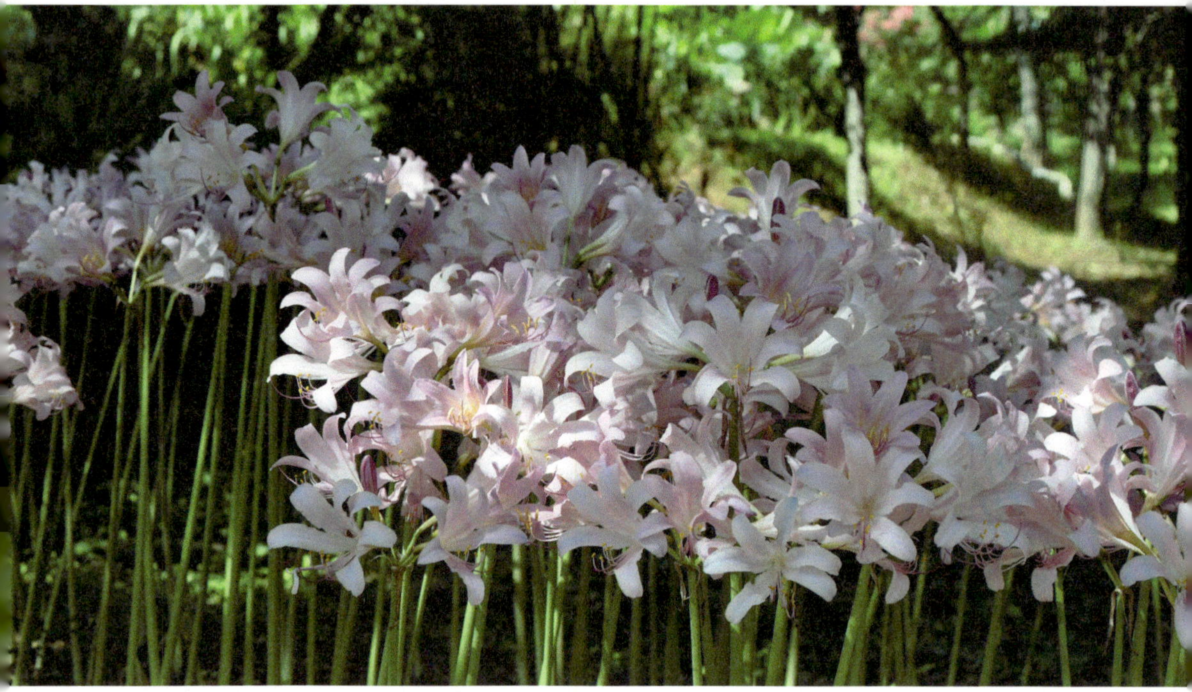

- **생약명** : 상사화(相思花)
- **이명** : 개가재무릇, 이별초, 녹총(鹿葱)
- **사용부위** : 비늘줄기(알뿌리)
- **꽃 피는 시기** : 8월
- **과명** : 수선화과(Amaryllidaceae)

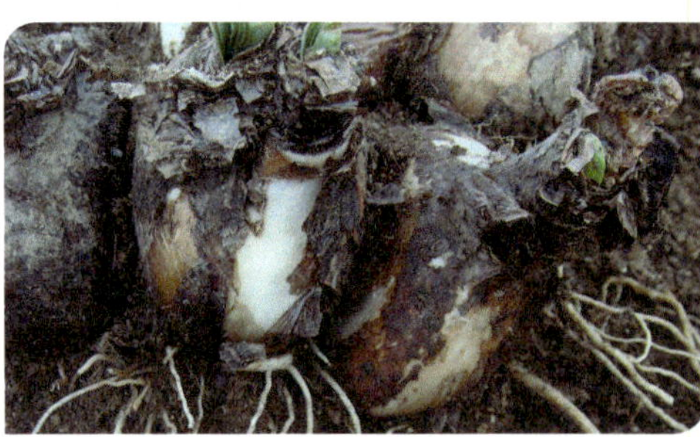

알뿌리(채취품)

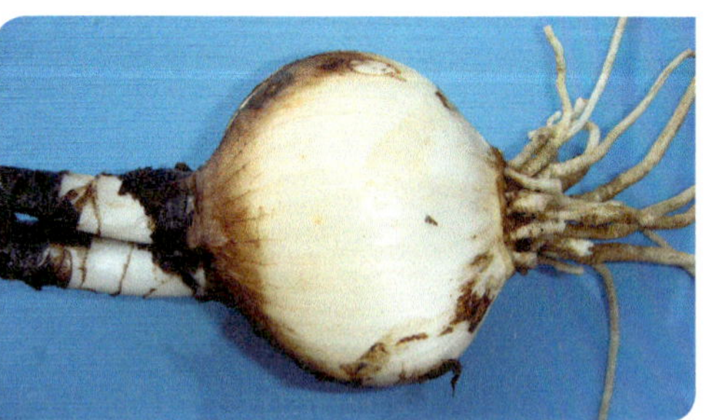

비늘줄기(채취품)

생태적 특성 상사화는 제주도를 포함하여 중부 지방 이남에서 자생하고 재배도 하는 여러해살이풀이다. '상사화(相思花)'라는 이름은 꽃이 필 때에는 잎이 없고, 잎이 있을 때에는 꽃이 피지 않으므로 꽃과 잎이 서로 그리워한다는 뜻에서 붙여졌다. 키는 60cm 정도로 자라며, 비늘줄기의 겉껍질은 흑갈색이다. 잎은 넓은 선 모양으로 길이는 20~30cm이며 봄에 나와서 6~7월에 말라 죽는다. 꽃은 연한

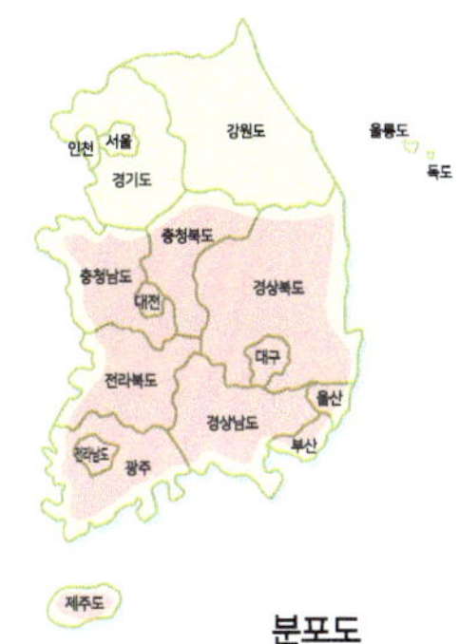

분포도

각 부위별 생김새

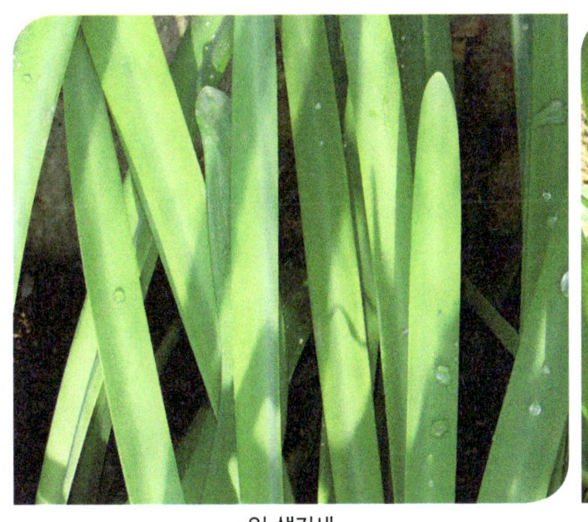
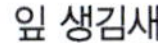
잎 생김새

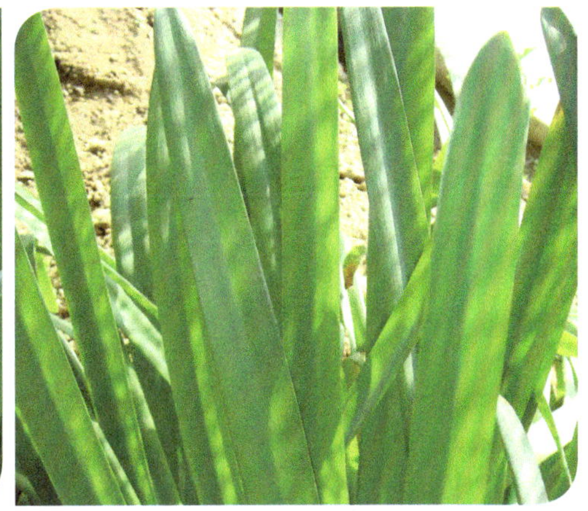
잎 뒷면

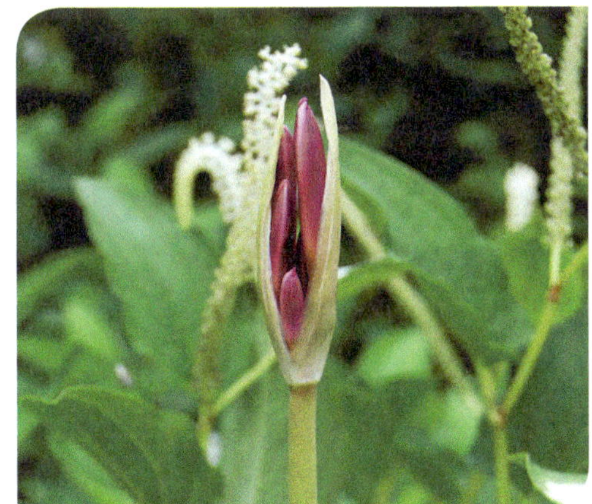
꽃봉우리

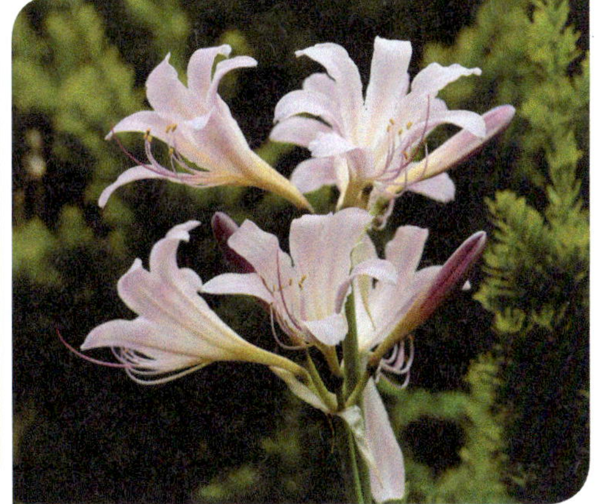
꽃

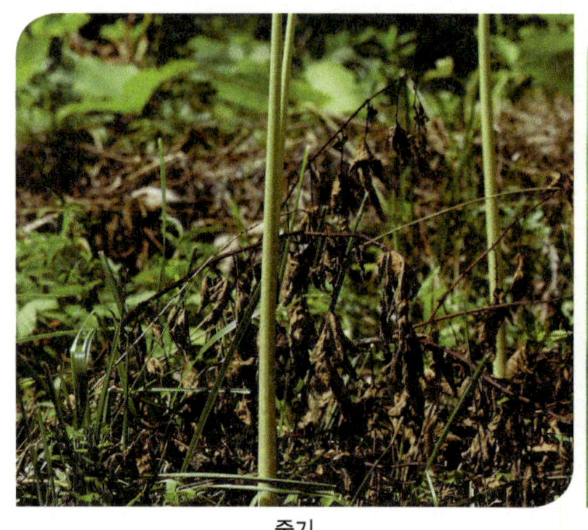
줄기

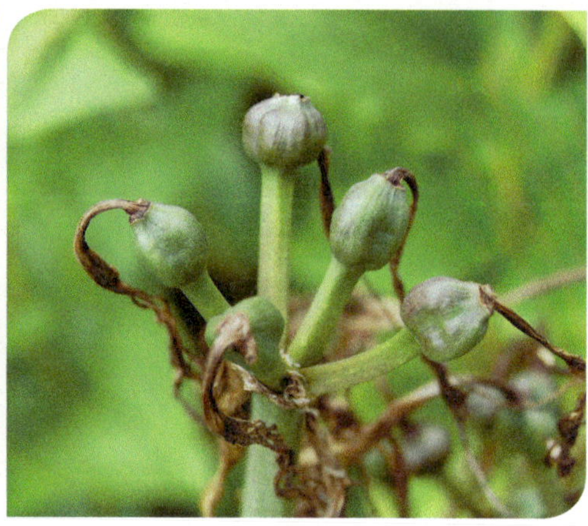
열매

홍자색으로 8월에 산형꽃차례를 이루며 피고 관상용으로 재배된다.

채취 시기 알뿌리 모양의 비늘줄기는 언제든지 채취가 가능하며 햇볕에 말려서 보관하며 사용하거나, 생것을 그대로 사용한다. 생용은 대부분 생것을 짓찧어 환부에 붙일 때 쓰는 약용법이다.

약초의 성분 비늘줄기에는 전분, 알칼로이드(alkaloid), 라이코린(lycorine) 등이 함유되어 있다.

약초의 성미 성질이 따뜻하고, 맛은 매우며, 독성은 없다.

약초의 작용부위 간(肝), 방광(膀胱) 경락에 작용한다.

약초의 효능과 치료 소변을 잘 나가게 하는 이수, 종기를 삭히는 소종 등의 효능이 있어서 수종(水腫: 부종), 옹종, 개선(疥癬: 옴) 등의 치료에 응용한다.

약초 처방 및 약용법과 용량 말린 비늘줄기 5g을 물 700mL에 넣어 끓기 시작하면 약하게 줄여 200~300mL가 될 때까지 달인 뒤 하루에 2회 나눠 마신다. 생것을 짓찧어서 환부에 바르기도 하는데 보통은 자기 전에 붙이고 다음 날 아침에 떼어낸다.

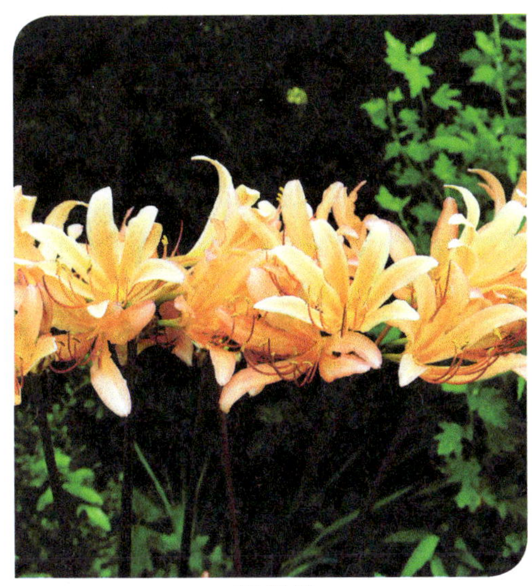
제주상사화

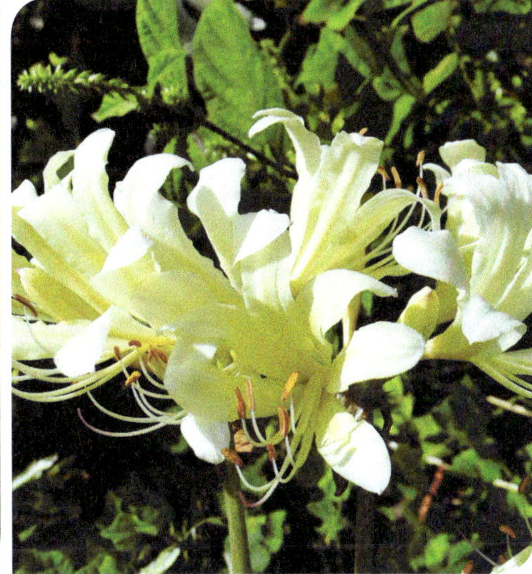
위도상사화

사용 시 주의사항 성미가 따뜻하고 매워 기혈을 손상시킬 우려가 있으므로 지나치게 많이 사용하지 않도록 주의한다.

석산(石蒜: 꽃무릇)을 상사화로 잘못 알고 있는 사람도 있으나 석산에는 독이 있으므로 구별해서 사용해야 한다.

특허로 입증된 기능성 물질

상사화 추출물을 함유하는 항바이러스 조성물

본 발명은 상사화 추출물을 함유하는 항바이러스 조성물에 관한 것으로서, 더욱 상세하게는 인간, 돼지, 말, 조류 등을 감염시키는 인플루엔자 바이러스(influenza virus) 질환의 예방 또는 치료용 조성물에 관한 것이다. 본 발명의 상사화 추출물은 정상세포에 대한 독성이 낮으면서도 항바이러스 효과가 탁월하므로 이를 포함하는 조성물은 인플루엔자 바이러스 질환의 예방 및 병증 개선을 위한 식품 또는 약학 조성물 등에 유용하다.

- 등록번호 : 10-0740563-0000, 출원인 : (주)알앤엘바이오

어혈, 진통, 신경통, 피부염

생강나무

Lindera obtusiloba Blume = [*Benzoin obtusiloboum* (Bl.) O. Kuntze.]

한약의 기원

이 약은 생강나무의 싹이 트기 전 채취한 어린가지이다.

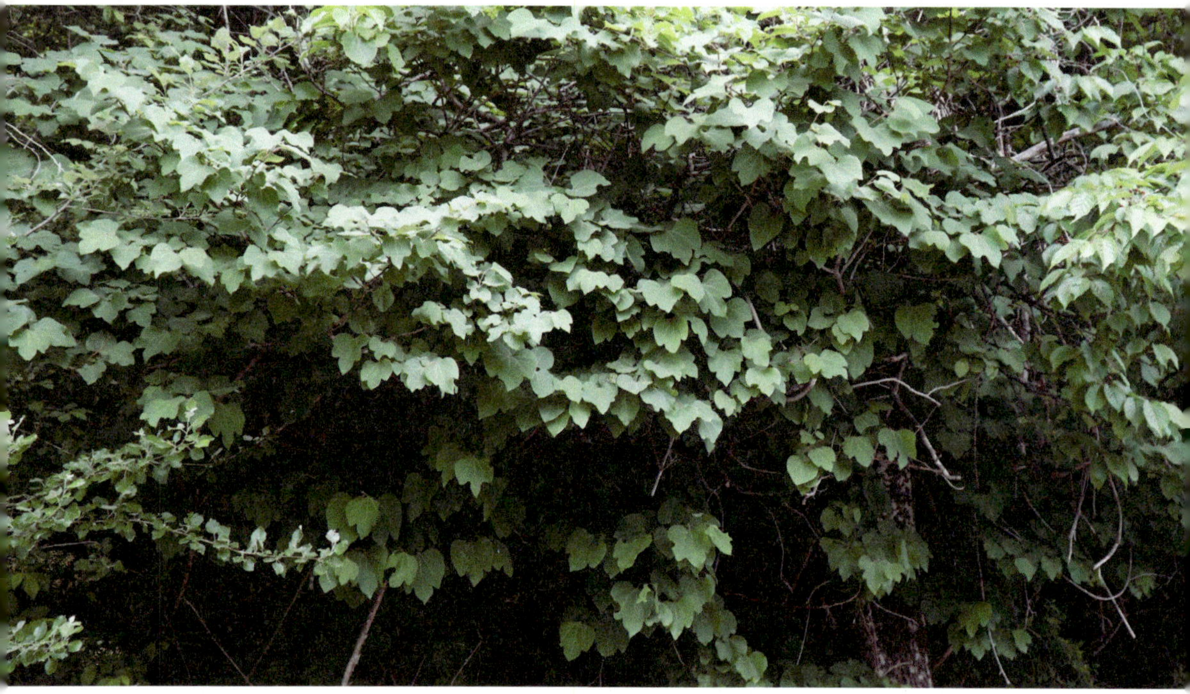

- **생약명** : 황매목(黃梅木)
- **이명** : 아귀나무, 동백나무, 아구사리, 개동백나무, 삼각풍(三角楓), 향려목(香麗木), 단향매(檀香梅), 삼찬풍(三鑽風)
- **사용부위** : 나무껍질
- **꽃 피는 시기** : 3월
- **과명** : 녹나무과(Lauraceae)

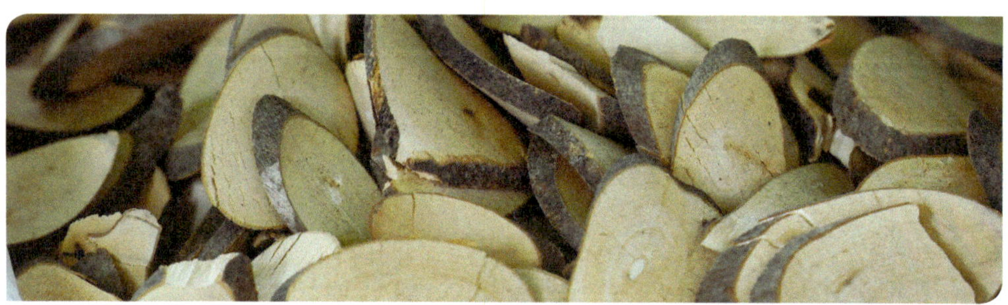

줄기(약재)

생태적 특성 생강나무는 전국의 산기슭 계곡에서 잘 자라는 낙엽활엽관목으로, 높이는 3m 정도로, 가지가 많이 갈라지며 꺾으면 생강 냄새가 난다. 잎은 달걀 모양 또는 넓은 달걀 모양에 서로 어긋나고 잎 밑은 날카로우며 양 끝은 뭉툭하고 가장자리에는 톱니가 없이 윗부분은 3개로 갈라진다. 윗면은 녹색이고 처음에는 단모(短毛)가 있으나 뒤에는 털이 없어지며 아랫면은 명주털이 빽빽하게 나 있거

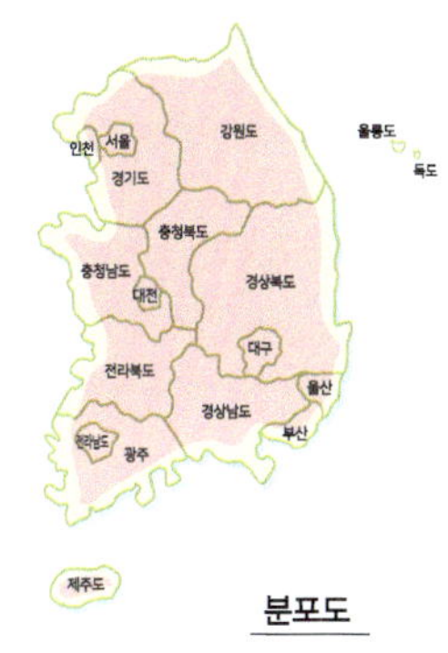

분포도

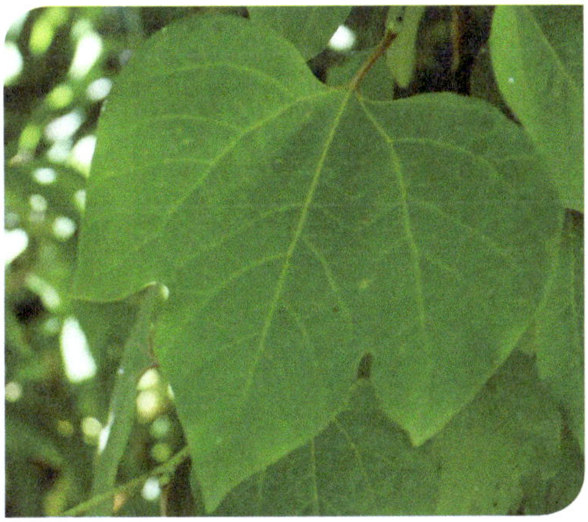

잎 생김새

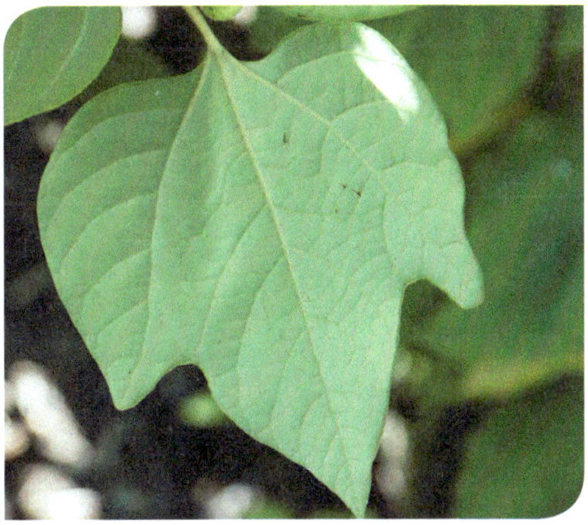

잎 뒷면

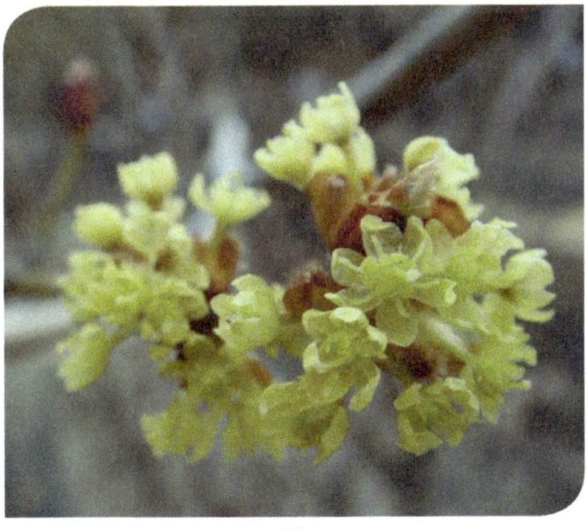

꽃

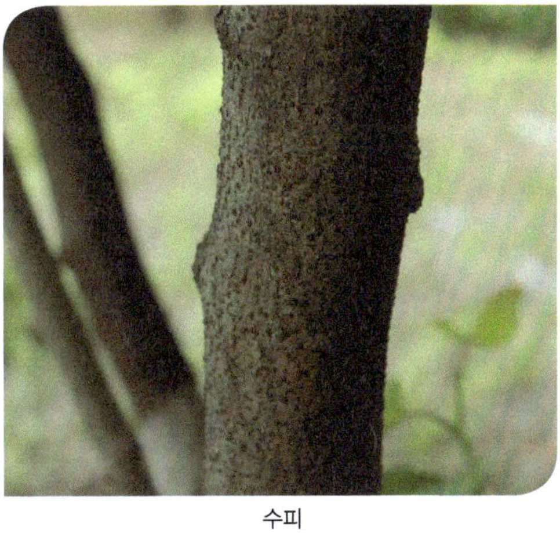

수피

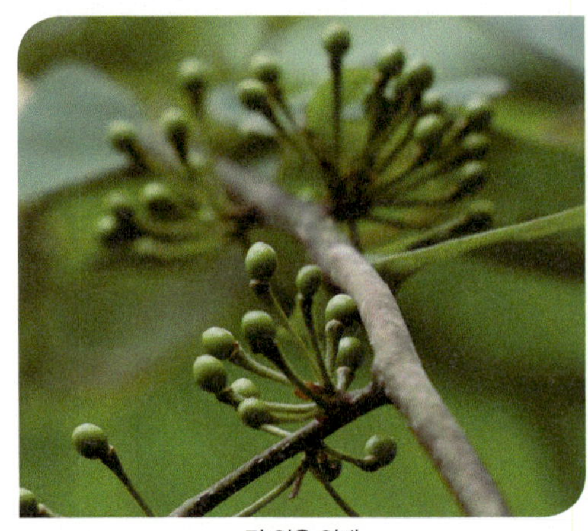
덜 익은 열매

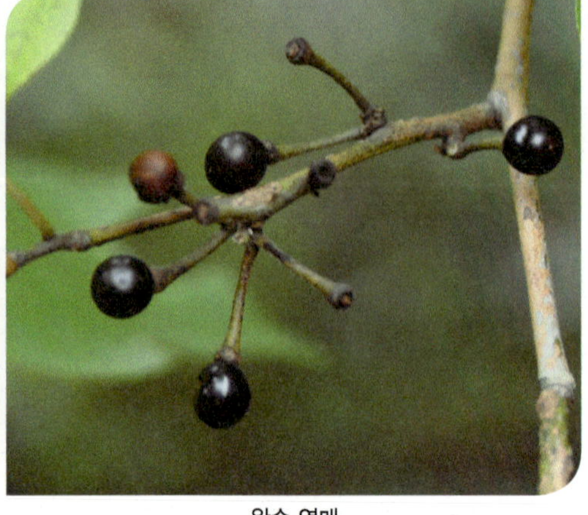
완숙 열매

나 털이 없다. 꽃은 암수딴그루이며 황색으로 3월에 잎보다 먼저 피고 꽃자루가 없이 산형꽃차례로 많이 핀다. 열매는 씨열매로 둥글고 9~10월에 검은색으로 익 는다.

채취 시기 나무껍질을 연중 수시 채취한다.

약초의 성분 나무껍질에는 시토스테롤(sitosterol), 스티그마스테롤(stigmasterol), 캄페스테롤(campesterol), 가지와 잎에는 방향유가 함유되어 있으며 주성분은 린데롤(linderol), 즉 1-보르네올(l-borneol)이다. 종자유 속에는 카프린산(capric acid), 라우린산(lauric acid), 미리스틴산(myristic acid), 린데린산(linderic acid), 동백산(decan-4-oic acid), 추주산(tsuzuic acid), 올레인산(oleic acid), 리놀레산(linoleic acid) 등이 함유되어 있다.

약초의 성미 성질이 따뜻하고, 맛은 맵다.

약초의 작용부위 심(心), 폐(肺), 간(肝) 경락에 작용한다.

약초의 효능과 치료 생강이 도입되기 전 생강 대용으로 활용되던 생강나무는 소종, 활혈, 어혈의 효능이 있고 타박상, 어혈종통(瘀血腫痛), 진통, 신경통, 염좌를 치료한다. 생강나무 추출물은 피부질환의 아토피, 염증, 알레르기, 혈액순환, 심혈관 질환, 피부미백 등의 효과도 있다.

약초 처방 및 약용법과 용량 말린 나무껍질 20~30g을 물 900mL에 넣어 반이 될 때까지 달여 하루에 2~3회 나눠 마신다. 외용할 경우에는 생것을 짓찧어 환부에 붙인다.

특허로 입증된 기능성 물질

생강나무 추출물을 유효성분으로 함유하는 혈행 개선 조성물

본 발명은 생강나무 추출물을 유효성분으로 함유하는 혈행 개선 조성물에 관한 것으로서, 더욱 상세하게는 생강나무 추출물을 유효성분으로 함유하는 혈행 개선에 의한 혈전 질환의 예방 및 치료용 약학조성물 및 건강보조식품에 관한 것이다. 본 발명의 생강나무 추출물 및 조정제물은 물, 에탄올, 메탄올, 부탄올 등의 다양한 용매로 추출하여 획득할 수 있으며, 추출물 및 조정제물은 시험관 내에서 다양한 응집유도에 의해 유도된 혈소판 응집 저해효과가 우수할 뿐 아니라, 생체 내 급격한 혈전생성 저해효과가 우수하므로 혈전 색전증 등과 같이 혈액순환 장애로 수반되는 질환의 예방 및 치료에 유용하게 사용될 수 있다.

- 공개번호 : 10-2011-0055872, 특허권자 : 양지화학(주)

생강나무 가지의 추출물을 포함하는 심혈관계 질환의 예방 및 치료용 조성물

본 발명은 생강나무 가지의 추출물을 포함하는 심혈관계 질환의 치료 및 예방을 위한 조성물에 관한 것으로서 구체적으로 생강나무 추출물은 혈관 질환의 주요 원인인 NAD(P)H 옥시다제(oxidase)를 강력하게 저해하는 동시에 혈관평활근(vascular smooth muscle)의 수축과 이완을 조절하여 강력한 혈관 이완효과를 나타내어 혈압조절 및 혈관 내피세포 기능장애(endothelial dysfunction)를 개선시키므로, 이를 유효성분으로 함유하는 조성물은 심혈관계 질환의 예방 및 치료를 위한 의약품 또는 건강기능식품으로 유용하게 이용될 수 있다.

- 공개번호 : 10-2009-0079584, 특허권자 : 한화제약(주)

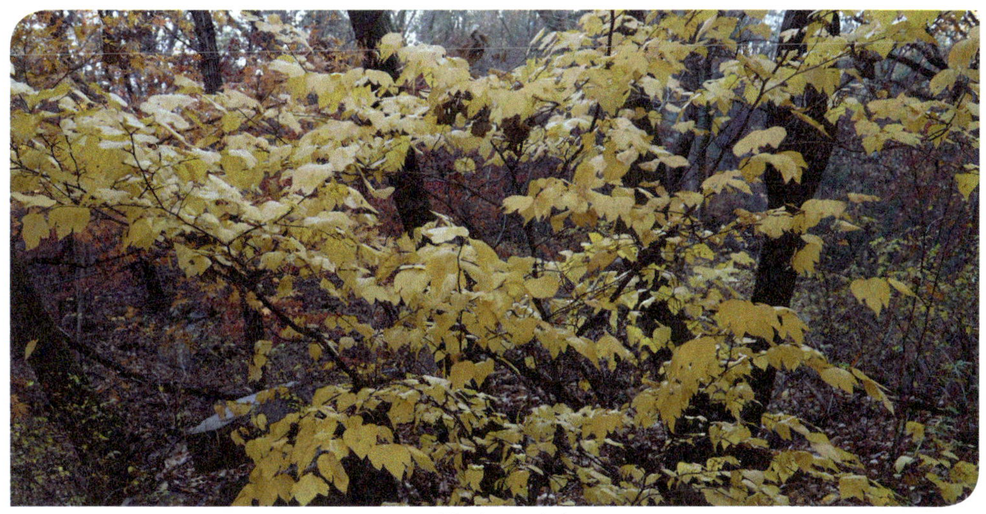

가을 단풍 든 사진

생강나무 약차

채취 방법

생강나무는 전국에 분포하는데 이른 봄 산에 산수유처럼 노랗게 피는 꽃은 거의 생강나무다. 1년 내내 채취가 가능하며 채취한 어린가지를 깨끗이 씻어 햇볕에 말려 사용한다.

약차 만들기

말린 생강나무 어린 가지 15~30g을 사용하며, 보통 말린 약재 10~15g을 물 2L에 넣어 끓기 시작하면 약하게 줄여 2시간 정도 더 끓인 뒤 차로 마신다. 꿀 또는 설탕을 가미하여 마셔도 되지만 당뇨병이 있다면 고려하여 결정하는 게 좋다.

약차 더하기

산행 중 타박상 등의 부상을 입었을 때, 생강나무의 신선한 잎이나 줄기 등을 짓찧어 환부에 붙이면 상당한 치료 효과를 볼 수 있다.

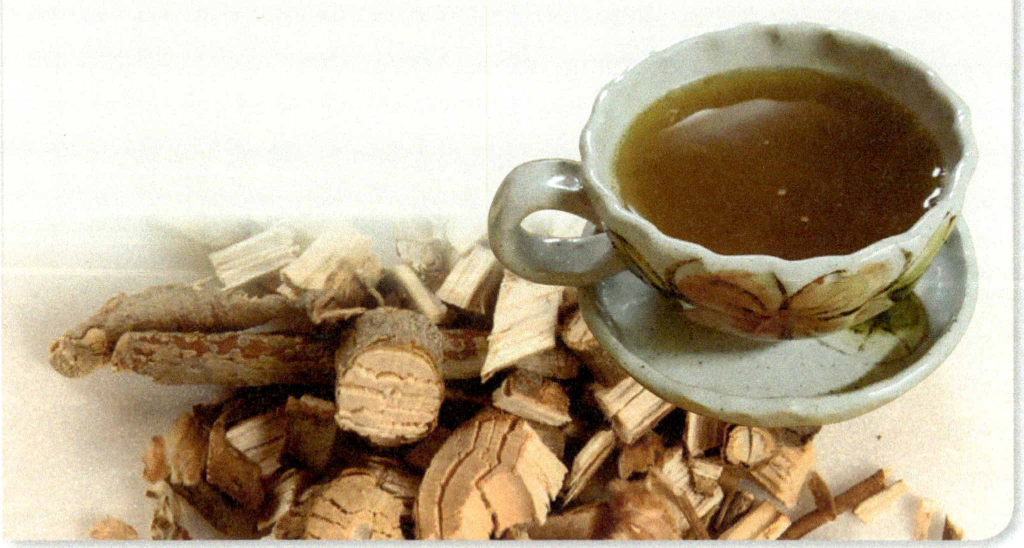

거담, 이뇨, 소종, 최토(催吐)

석산(꽃무릇)

Lycoris radiata (L'Hér.) Herb.

한약의 기원

이 약은 석산의 비늘줄기이다.

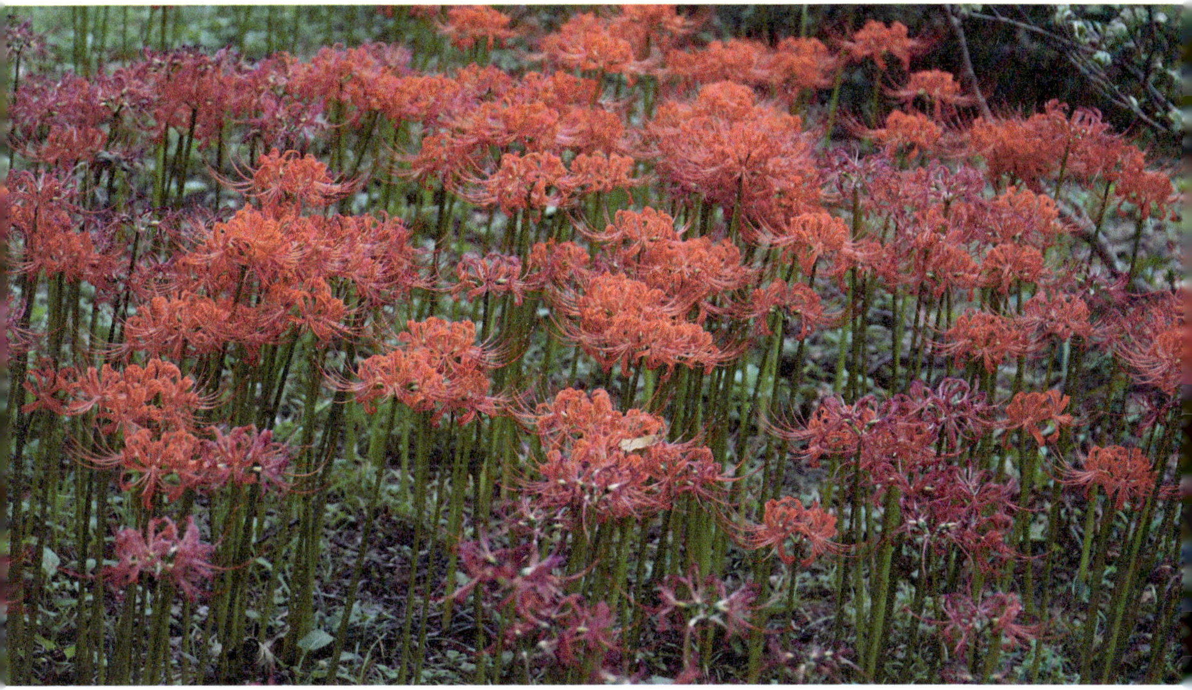

- **생약명** : 석산(石蒜)
- **이명** : 가을가재무릇, 꽃무릇, 오산(烏蒜), 독산(獨蒜)
- **사용부위** : 비늘줄기
- **꽃 피는 시기** : 9~10월
- **과명** : 수선화과(Amaryllidaceae)

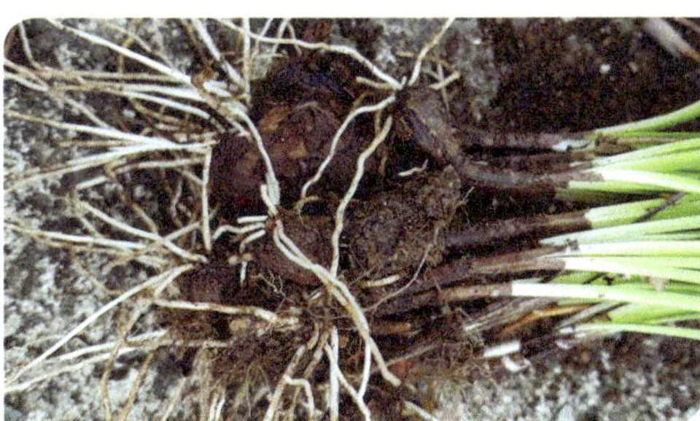

알뿌리(채취품)

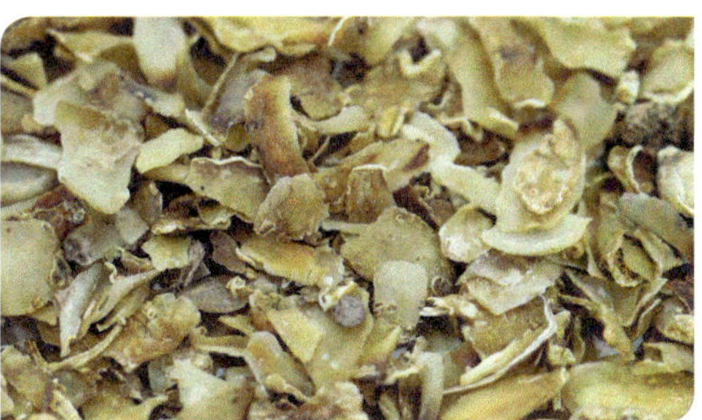

뿌리비닐줄기 인경(약재)

생태적 특성 석산은 여러해살이풀로, 남부 지방에서 주로 분포하고 전북 고창 선운사와 전남 영광 불갑사 등의 석산 군락지가 유명하며, 습윤한 곳에서 잘 자란다. 비늘줄기는 타원형 또는 공 모양이며 외피는 자갈색이다. 잎은 한곳에 모여나기하고 줄 모양 또는 띠 모양이며 윗면은 청록색, 아랫면은 분녹색(粉綠色)이다. 꽃은 붉은색으로 9~10월에 피고 잎이 없이 꽃대가 나와서 피며 열매도 달리지 않고,

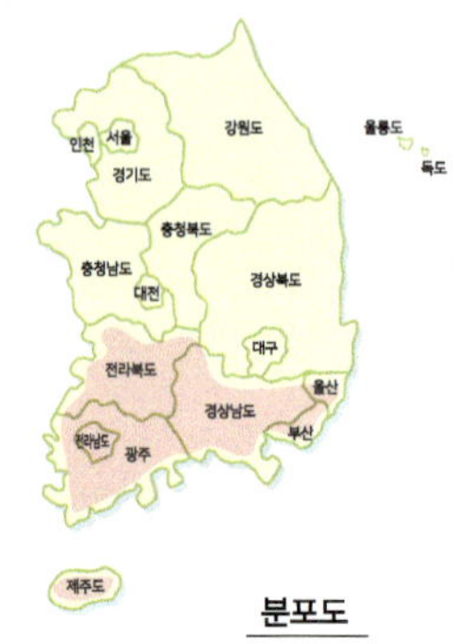

분포도

각 부위별 생김새

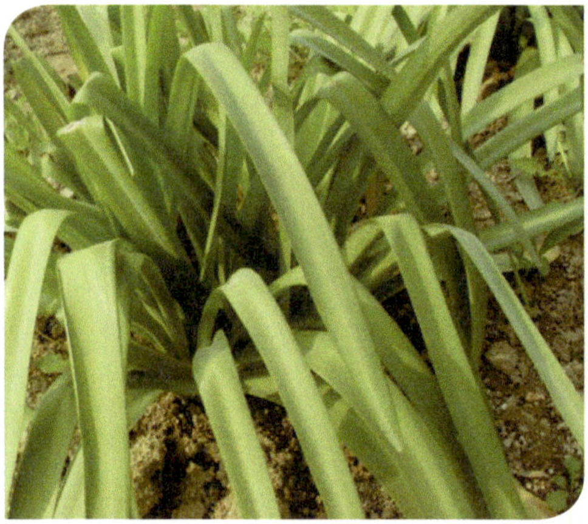

잎 생김새

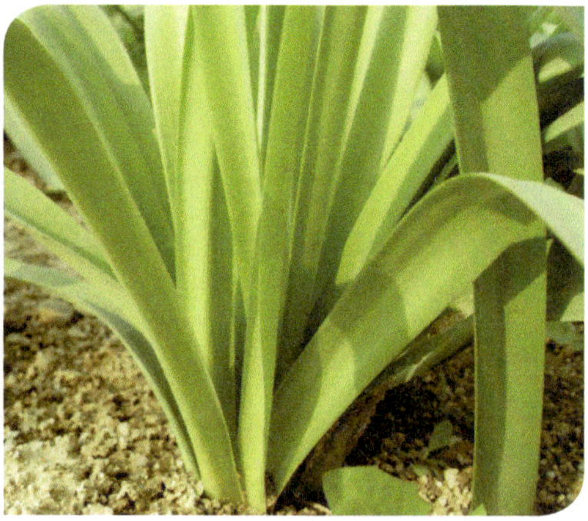

잎 뒷면

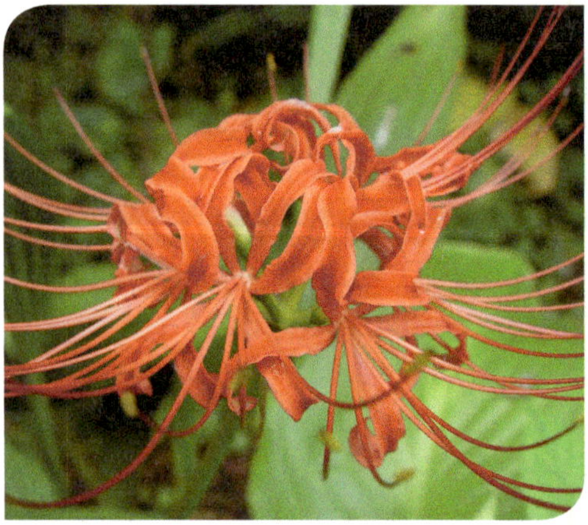

꽃

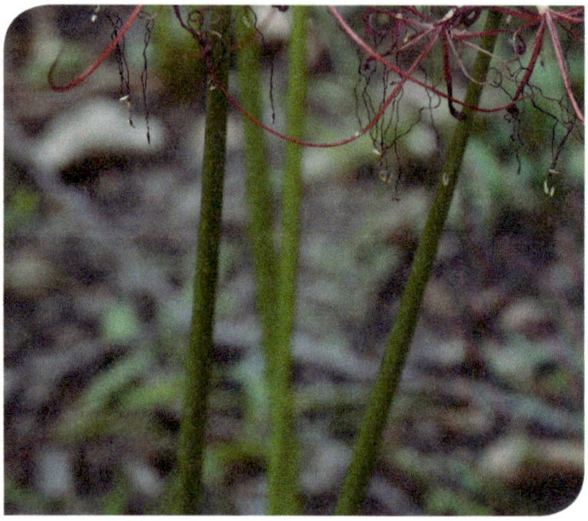

줄기

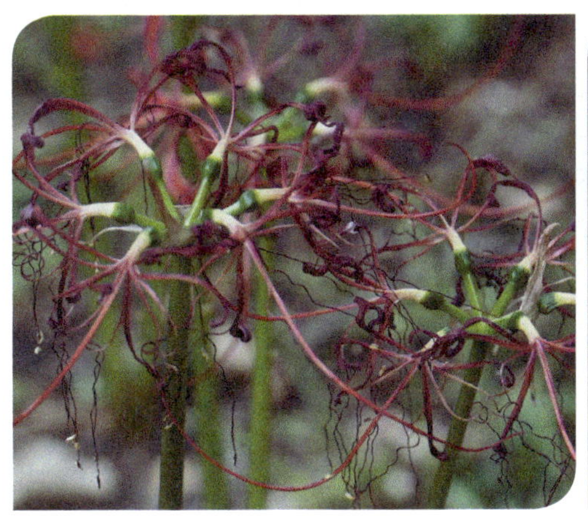
덜 익은 열매

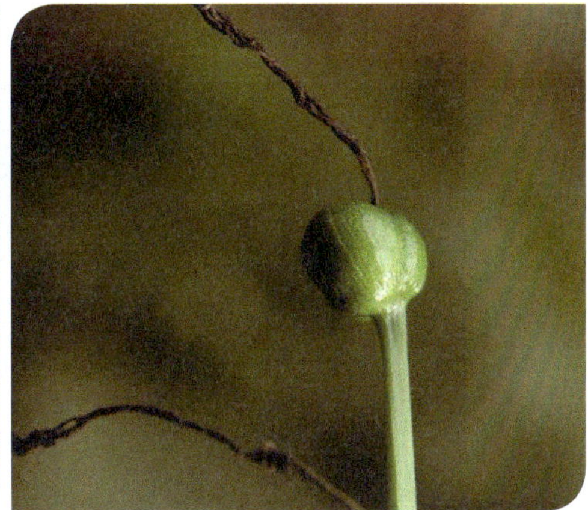
완숙 열매

꽃이 스러진 다음에 짙은 녹색의 잎이 나온다.

채취 시기 가을에 꽃이 진 뒤에 채취한 비늘줄기를 깨끗이 씻어서 그늘에서 말린다.

약초의 성분 비늘줄기에는 호모라이코린(homolycorine), 라이코레닌(lycorenine), 타제틴(tazettine), 라이코라민(lycoramine), 라이코린(lycorine), 슈도라이코린(pseudolycorine), 칼라르타민(calarthamine) 등과 같은 여러 종류의 알칼로이드가 함유되어 있다. 비늘줄기는 물에 담가서 알칼로이드를 제거하면 좋은 녹말을 얻을 수 있다. 그 밖에 20%의 전분과 식물의 생장 억제 및 항암작용이 있는 라이코리시디놀(lycoricidinol), 라이코리시딘(lycoricidine)이 함유되어 있다. 잎과 꽃에는 당류와 글리코사이드(glycoside)가 함유되어 있다.

약초의 성미 성질이 따뜻하고, 맛은 맵고, 독성이 있다(상사화는 독성이 없음).

약초의 작용부위 간(肝), 비(脾), 폐(肺), 신(腎) 경락에 작용한다.

약초의 효능과 치료 가래를 제거하는 거담, 소변을 잘 보게 하는 이뇨, 종기를 삭히는 소종, 잘 토하도록 도와주는 최토(催吐) 등의 효능이 있어서 해수, 수종(水腫),

림프샘염 등의 치료에 사용할 수 있다. 또한 옹저(癰疽), 창종(瘡腫) 등의 치료에 사용하기도 한다.

약초 처방 및 약용법과 용량 말린 비늘줄기 2~3g을 물 700mL에 넣어 끓기 시작하면 약하게 줄여 200~300mL가 될 때까지 달여 하루에 2회 나눠 마신다. 생것을 짓찧어서 환부에 붙이거나, 달인 물로 환부를 씻어내기도 한다.

사용 시 주의사항 독성이 있으므로 함부로 복용하면 안 된다. 특히 신체가 허약한 사람, 실사(實邪)가 없고 구역질을 하는 사람은 복용하면 안 된다.
석산을 상사화로 혼동하는 사람이 더러 있으나 다른 식물이므로 혼동하지 않도록 주의를 요한다.

특허로 입증된 기능성 물질

석산 추출물을 유효성분으로 포함하는 항균용 조성물

본 발명의 석산 추출물은 식중독 병원균인 대장균, 녹농균, 살모넬라균 및 황색포도상구균에 대한 항균활성을 나타낼 뿐만 아니라 헬리코박터 파일로리균(helicobacter pylori)에 대한 항균활성도 우수하므로, 이를 유효성분으로 포함하는 본 발명의 조성물은 항균 용도로 유용하게 사용될 수 있다.

- 공개번호 : 10-2013-0079282, 출원인 : 태극제약(주), 영광군, 충남대학교 산학협력단

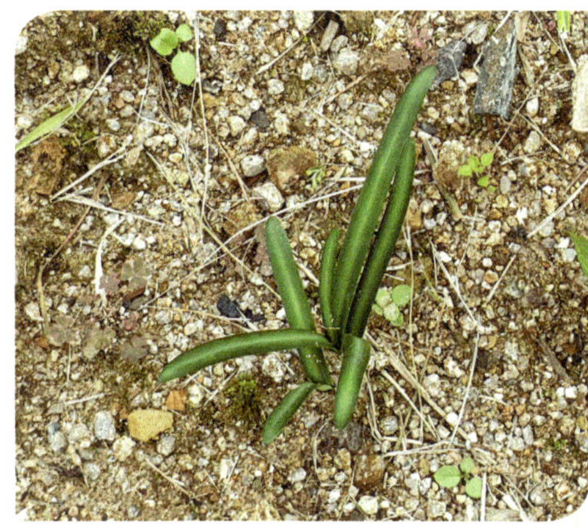

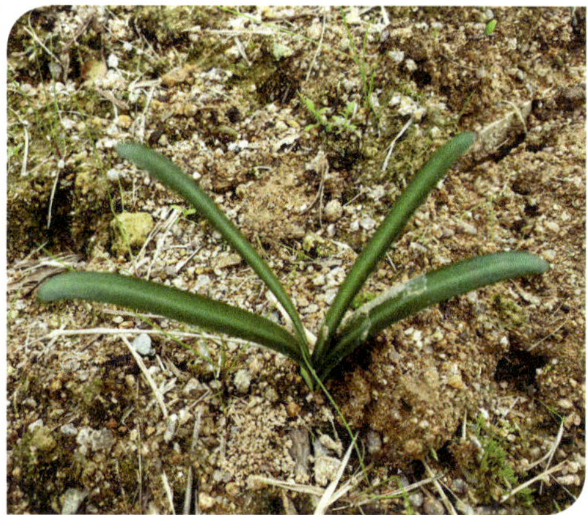

※ 석산은 꽃이 먼저 피고 잎이 나중에 나온다. 좌측은 새잎 모습이고 우측은 조금 성장한 잎

비슷한 약초

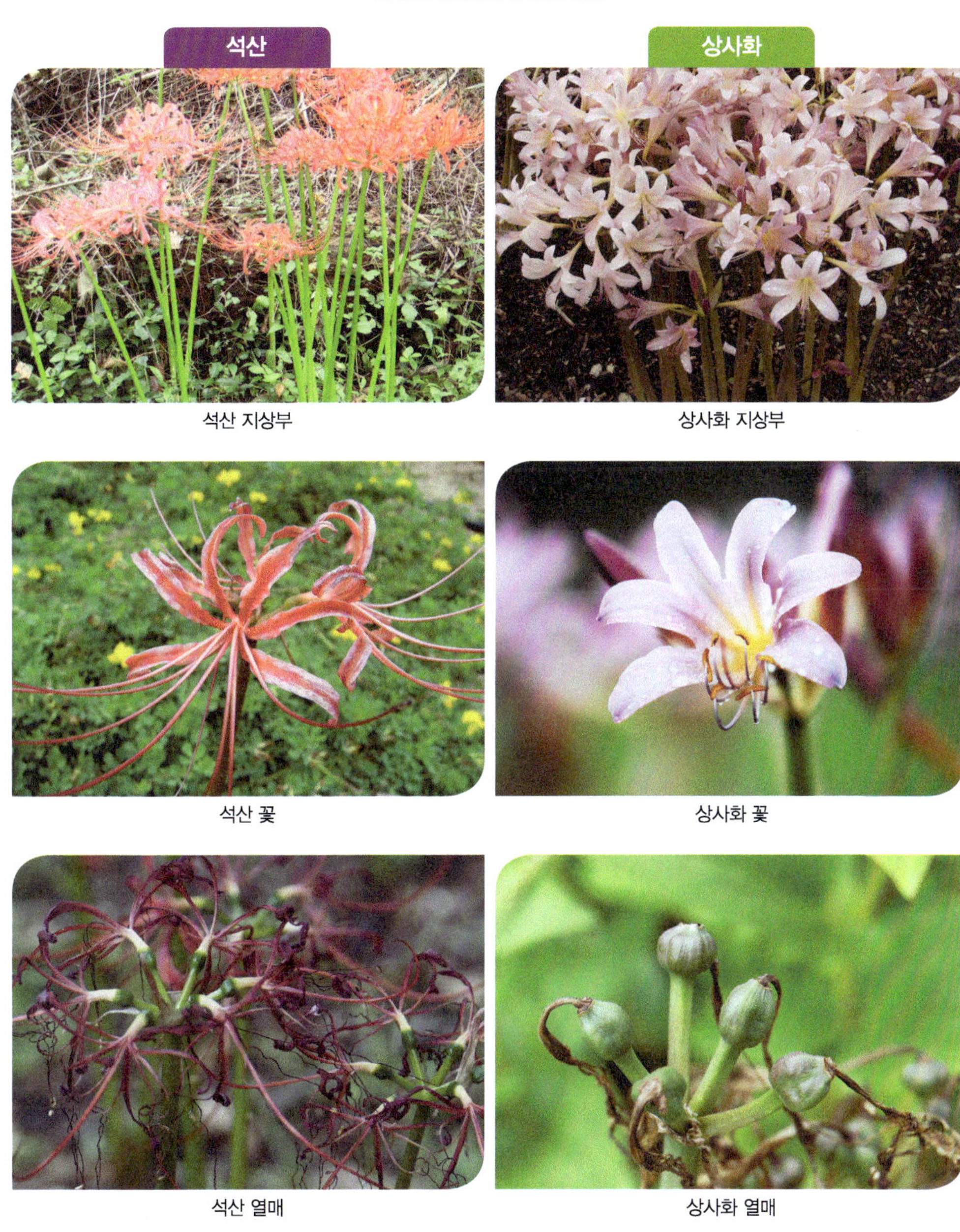

석산 | 상사화

석산 지상부

상사화 지상부

석산 꽃

상사화 꽃

석산 열매

상사화 열매

• 석산과 상사화의 차이점

석산과 상사화가 혼동하여 부르고 있으나, 석산과 상사화는 전혀 다른 식물개체이다.

열병, 간질 발작, 복부창만, 이명, 건망증

석창포

Acorus gramineus Sol.

한약의 기원

이 약은 석창포의 뿌리줄기이다.

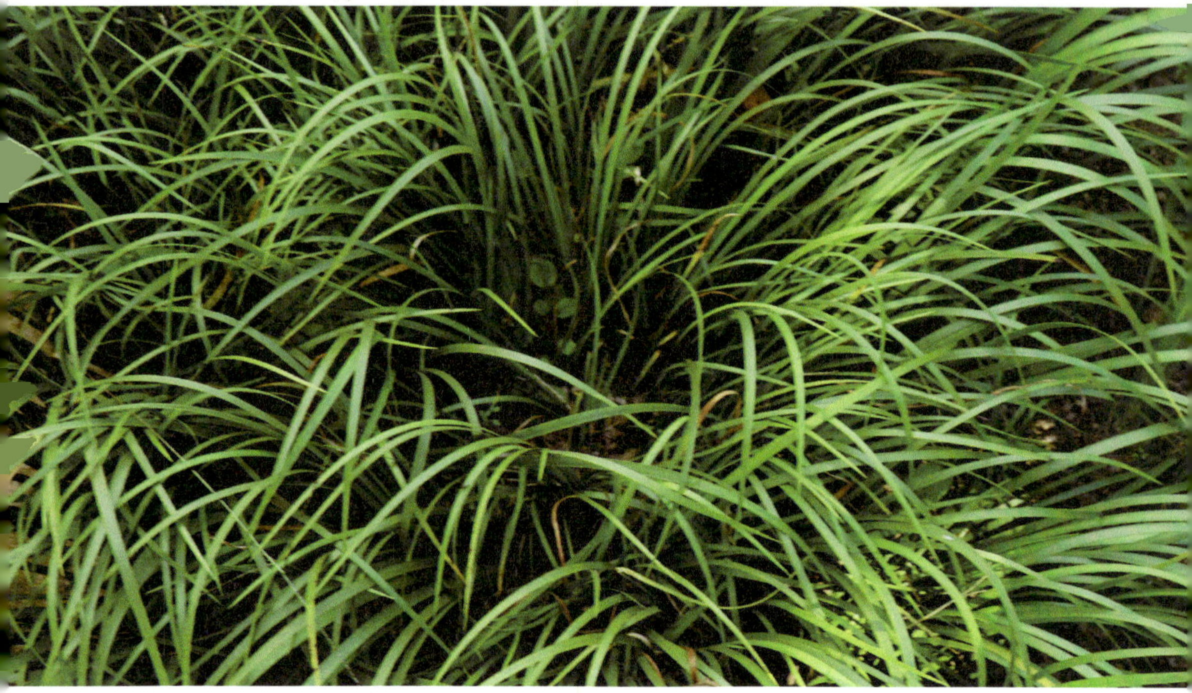

- **생약명** : 석창포(石菖蒲)
- **이명** : 석장포, 창포(菖蒲), 창본(昌本), 창양(昌陽), 구절창포(九節昌蒲)
- **사용부위** : 뿌리줄기
- **꽃 피는 시기** : 6~7월
- **과명** : 천남성과(Araceae)

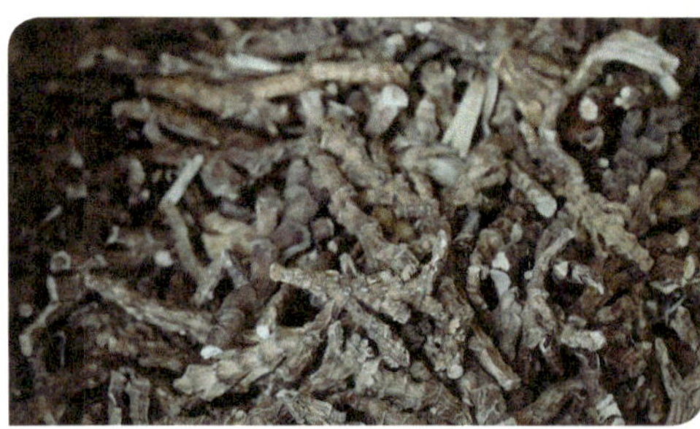

뿌리줄기(약재 전형)

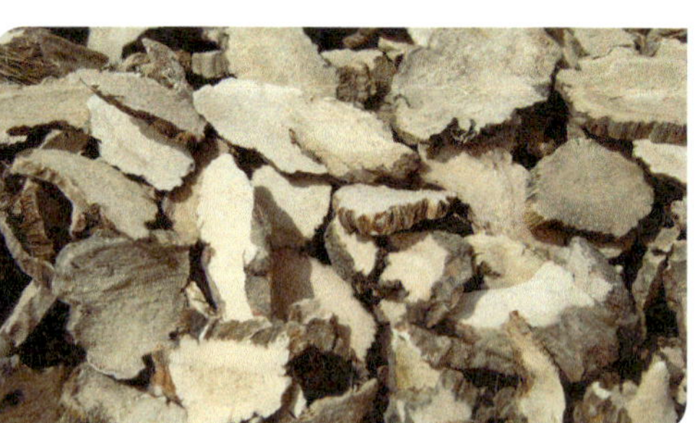

뿌리줄기(약재)

생태적 특성 석창포는 여러해살이풀로, 남부 지방에 분포하고 일부 농가에서는 재배도 한다. 약재로 쓰는 뿌리줄기는 납작하고 둥근기둥 모양으로 구부러지고 갈라졌으며 길이는 3~20cm, 지름은 0.3~1cm이다. 뿌리줄기의 표면은 자갈색 또는 회갈색으로 거칠고 고르지 않은 둥근 마디가 있으며 마디와 마디 사이 길이는 0.2~0.8cm로 고운 세로 주름이 있다. 다른 한쪽은 수염뿌리가 남아 있거나 둥근

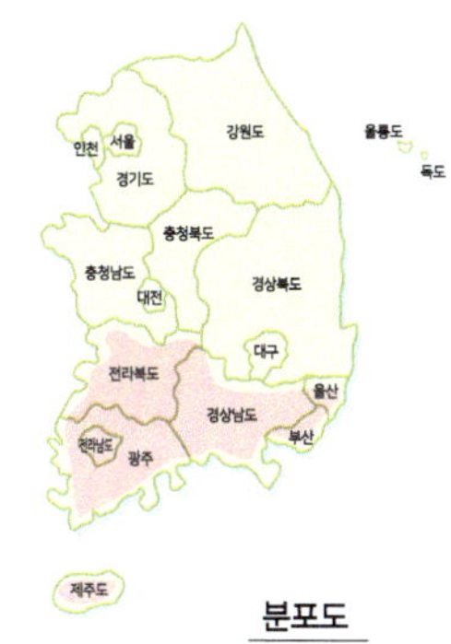

분포도

각 부위별 생김새

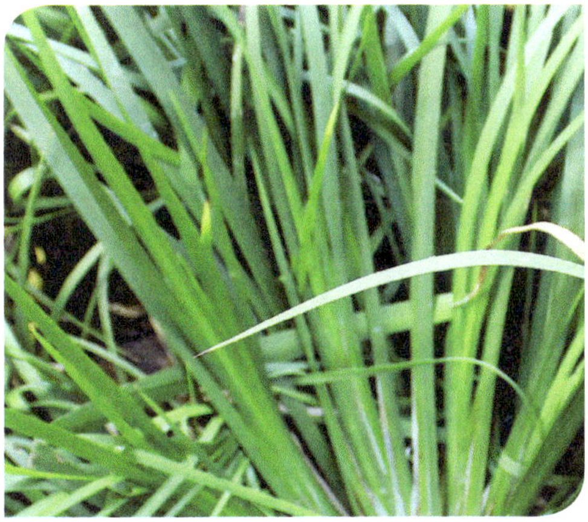

잎 생김새

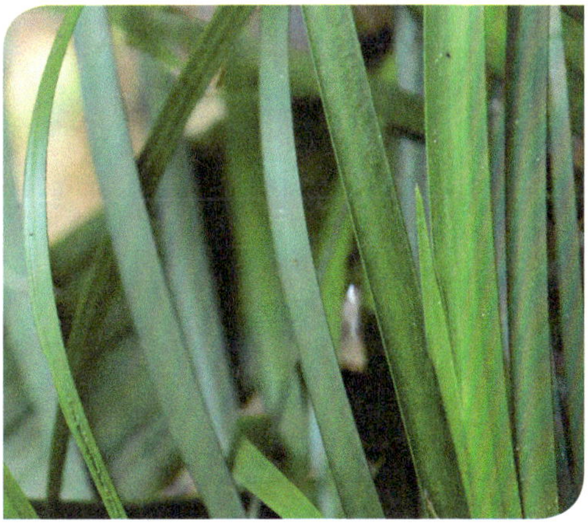

잎 뒷면

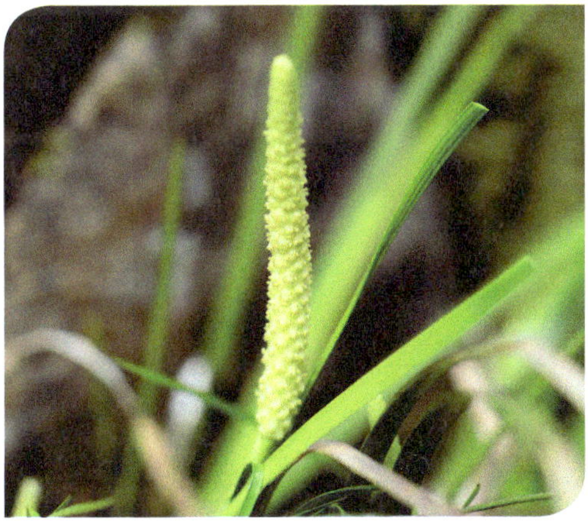

꽃

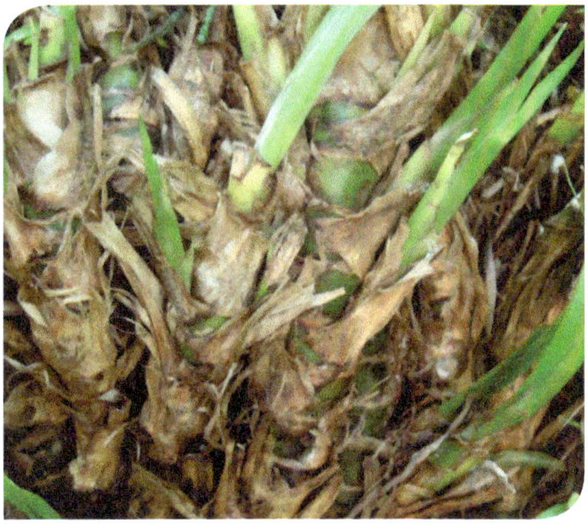

줄기

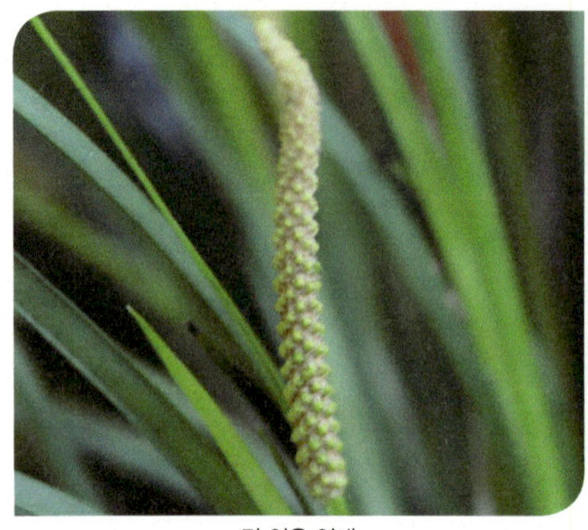
덜 익은 열매

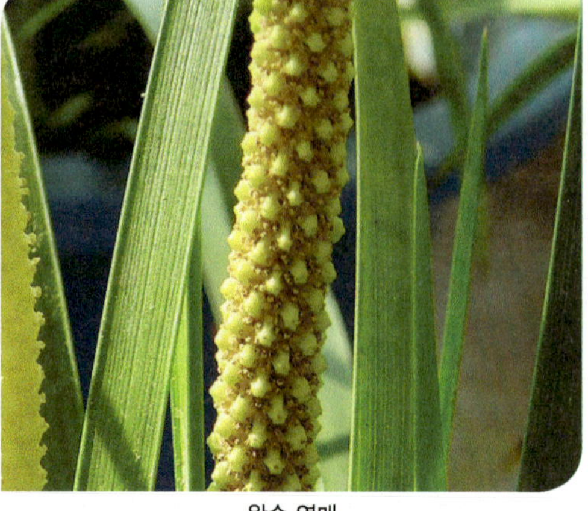
완숙 열매

점 모양의 뿌리 흔적이 있다. 잎 흔적은 삼각형으로 좌우로 서로 어긋나게 배열되었고 그 위에는 털비늘 모양의 남은 엽기가 붙어 있다. 질은 단단하고 단면은 섬유성으로 유백색 또는 엷은 홍색이며 내피의 층층고리인 층환(層環)이 뚜렷하고 많은 유관속과 갈색의 유세포를 볼 수 있다. 꽃은 연한 황색으로 6~7월에 핀다. 열매는 튀는열매로 달걀 모양이다.

채취 시기 가을과 겨울에 뿌리줄기를 채취하며 수염뿌리와 이물질을 제거하고 깨끗이 씻어서 잠시 침포(浸泡)한 다음 윤투(潤透)되면 절편해서 햇볕에 말려 사용한다.

약초의 성분 정유, 베타-아사론(β-asarone), 아사론(asarone), 카리오필렌(caryophyllene), 세키숀(sekishone) 등이 함유되어 있다.

약초의 성미 성질이 따뜻하고, 맛은 맵고 쓰며, 독성은 없다.

약초의 작용부위 간(肝), 심(心), 비(脾) 경락에 작용한다.

약초의 효능과 치료 담을 없애고 막힌 곳을 뚫어주는 화담개규(化痰開竅), 습사를 없애고 기를 통하게 하는 화습행기(化濕行氣), 풍사를 제거하고 결리고 아픈 증상을 다스리는 거풍이비(祛風利痺), 종기를 다스리고 통증을 없애는 소종지통(消腫止痛) 등의 효능이 있어서 열병으로 정신이 혼미한 증상, 심한 가래, 배가 그득하게 차오르며 통증이 있는 증상, 풍사와 습사로 인하여 결리고 아픈 증상, 간질 발작, 광증(狂症), 건망증, 이명, 이농(耳膿: 귓속의 농), 타박상, 기타 부스럼과 종창, 옴 등을 다스리는 데 응용한다.

약초 처방 및 약용법과 용량 말린 석창포 12g을 물 700mL에 넣어 끓기 시작하면 약하게 줄여 반 정도가 될 때까지 달여 하루에 2~3회 나눠 마시면 간질의 발작 횟수가 줄어들고 발작 증상도 가벼워진다고 한다. 중풍의 치료에도 활용하는데 얇게 썰어서 말린 석창포 1.8kg을 자루에 넣어 청주 180L에 담가 밀봉해서 100일 동안 두었다가 술이 초록빛이 되면 기장쌀 8kg으로 밥을 지어 술에 넣고 밀봉해 14일 동안 두었다가 걸러서 매일 마신다.

사용 시 주의사항 성미가 따뜻하며 맵고 방향성이 있어 공규(孔竅: 오장육부의 기를 여닫는 9개의 구멍)를 열어 통하게 하고, 담을 제거하는 작용이 있으므로 음기가 훼손되고 양기가 항진된 음휴양항(陰虧陽亢)의 경우나, 땀이 많이 나는 다한, 정액이 잘 흘러나가는 활정 등의 병증에는 신중하게 사용하여야 한다.

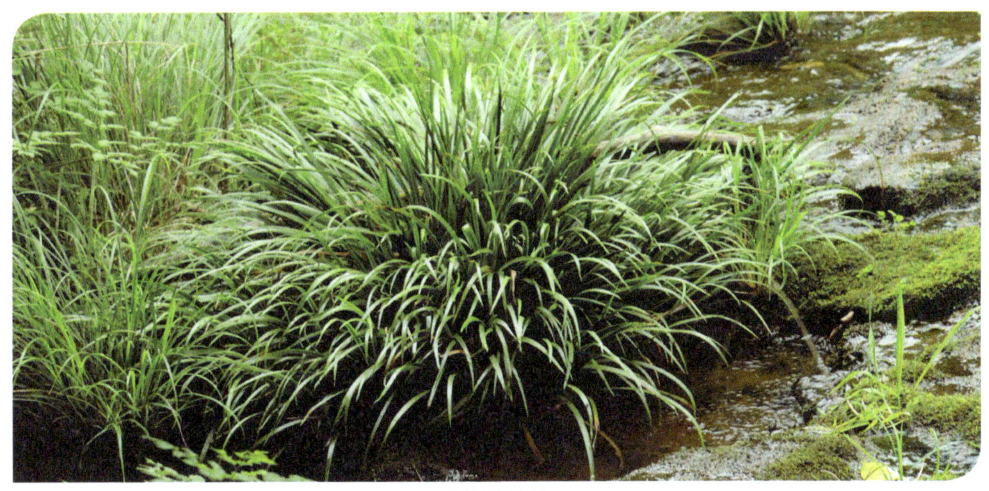

냇가에 자생

대장염, 장출혈, 탈항, 후두염, 옹종

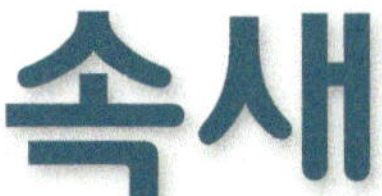

Equisetum hyemale L.

한약의 기원

이 약은 속새의 지상부이다.

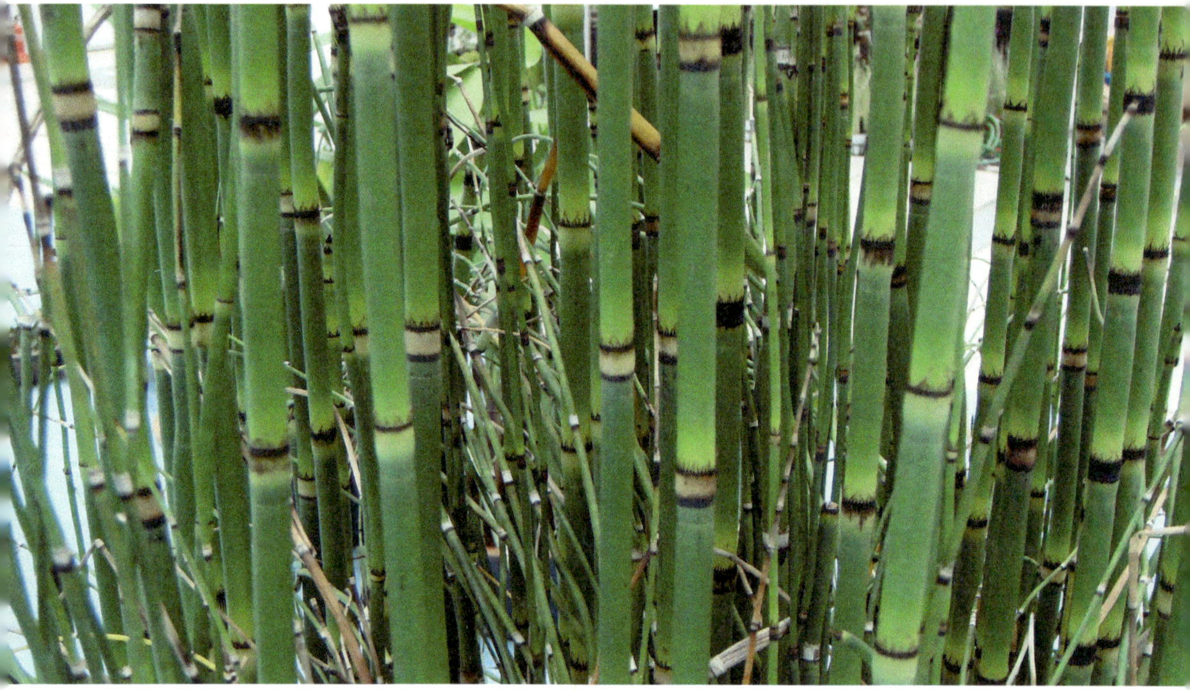

■ **생약명** : 목적(木賊)

■ **이명** : 찰초(擦草), 좌초(銼草), 목적초(木賊草), 절골초(節骨草), 절절초(節節草)

■ **사용부위** : 지상부

■ **꽃 피는 시기** : 포자번식

■ **과명** : 속새과(Equisetaceae)

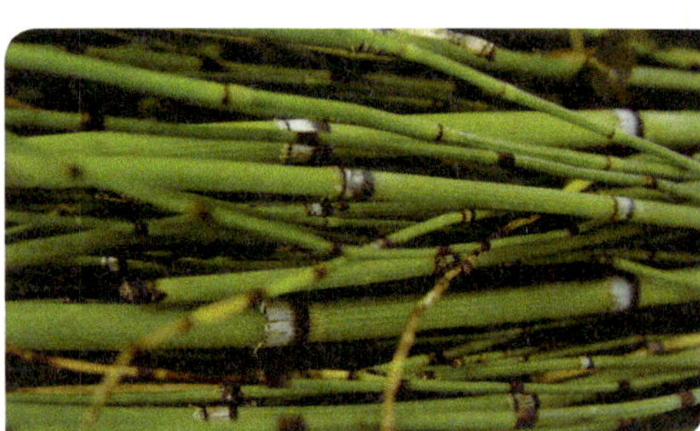

줄기(채취품)

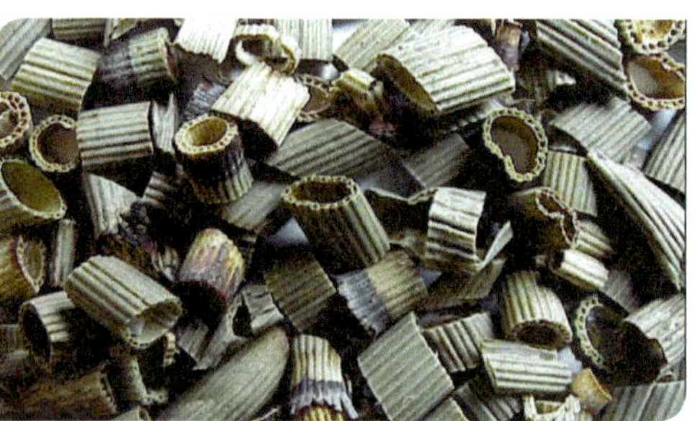

약재

생태적 특성 속새는 전국에 분포하는 상록여러해살이풀로, 생육환경은 산지의 나무 밑이나 음습지이다. 뿌리줄기는 짧고 검은색이고 옆으로 뻗는다. 원줄기 속은 비어 있고 가지를 치지 않으며 많은 마디와 세로 방향으로 패인 10~18개의 가느다란 능선을 가지고 있으며 규산염이 축적되어 단단하다. 줄기의 키는 30~60cm까지 자라며 지상부 줄기는 곧고 밀집해서 나온다. 땅 위 가까운 곳에서 여러 갈래

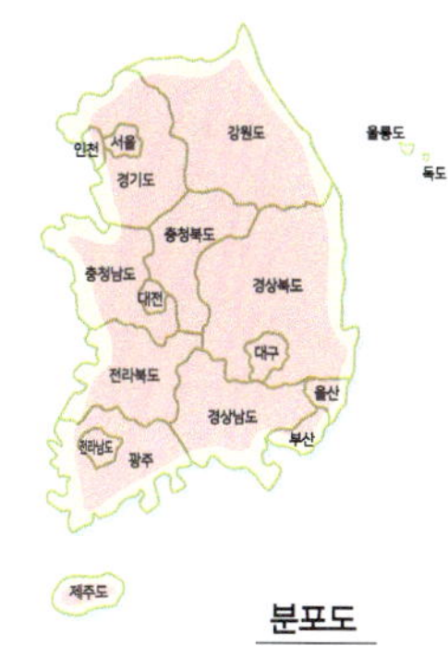

분포도

각 부위별 생김새

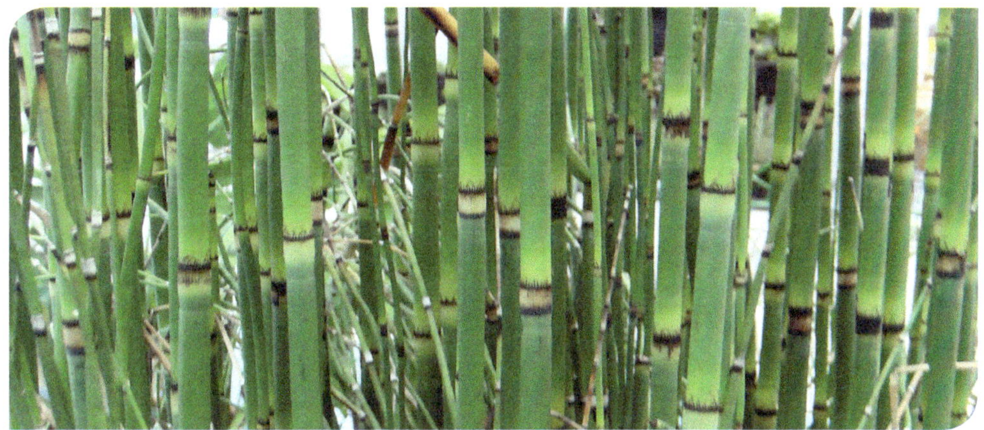
줄기

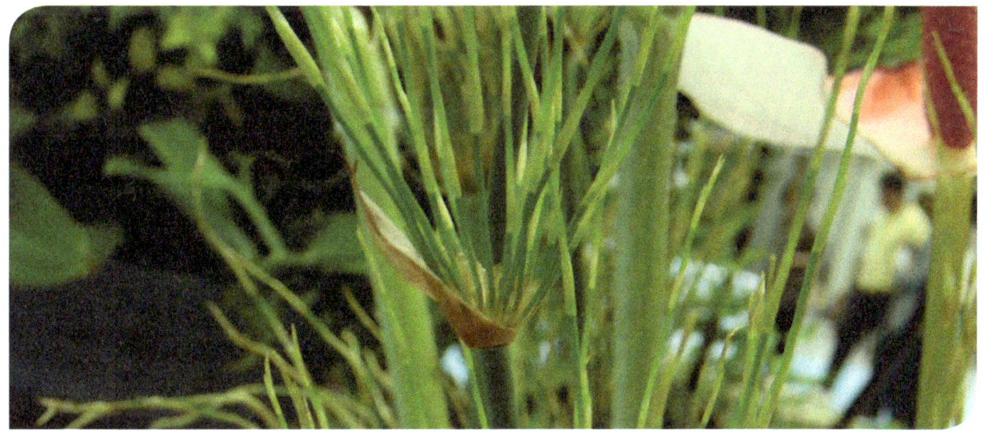
꽃

로 갈라져서 나오기 때문에 여러 줄기가 모여난 것 같다. 잎은 퇴화되어 비늘같이 보인다. 마디 부분을 완전히 둘러싼 엽초(칼집 모양의 잎자루)가 있으며 끝은 톱니가 있고 검은색이나 갈색 기운이 돈다.

채취 시기 여름부터 가을 사이에 지상부를 채취한 후 짧게 절단해 그늘에서 말리거나 햇볕에 말린다.

약초의 성분 줄기에는 파우스트린(paustrine), 디메틸설폰(dimethylsulfone), 티민(thymine), 바닐린(vanillin), 캠페롤(kaempferol), 캠페롤글루코사이드(kaempferolglycoside) 등이 함유되어 있다.

약초의 성미 성질이 평범하고, 맛은 달고 약간 쓰다.

약초의 작용부위 간(肝), 폐(肺), 담(膽) 경락에 작용한다.

약초의 효능과 치료 풍사를 없애는 소풍(疏風), 열을 내리게 하는 해열 등의 효능이 있으며 그 밖에도 이뇨, 소염, 해기(解肌: 외감병 초기에 땀이 약간 나는 표증을 치료하는 방법), 퇴예(退翳: 백내장을 치료함) 등의 효능이 있다. 대장염, 장출혈, 탈항, 후두염, 옹종 등의 치료에 응용한다.

약초 처방 및 약용법과 용량 말린 지상부 10g을 물 700mL에 넣어 끓기 시작하면 약하게 줄여 200~300mL가 될 때까지 달여 하루에 2회 나눠 마신다. 환이나 가루로 만들어 복용하기도 한다.

사용 시 주의사항 발산작용으로 진액이 손상될 우려가 있으므로 기혈이 허한 경우에는 사용에 신중을 기해야 한다.

특허로 입증된 기능성 물질

속새 등 약용식물 추출 발효물을 유효성분으로 함유하는 숙취 예방 또는 해소용 조성물 및 그 제조방법

본 발명은 속새, 감초, 갈근 등 약용식물 추출 발효물을 유효성분으로 함유하는 숙취 예방 또는 해소용 조성물 및 그 제조방법에 관한 것으로, 보다 상세하게는 인체에 부작용이 없으면서, 알코올 탈수소효소(ADH) 활성을 저해하면서 알데하이드 탈수소효소(ALDH) 활성을 촉진하여 숙취해소 효과가 뛰어난 약용식물 추출 발효물을 유효성분으로 함유하는 숙취 예방 또는 해소용 조성물 및 제조방법에 관한 것이다.

- 등록번호 : 10-0963227-0000 , 출원인 : 극동에치팜(주)

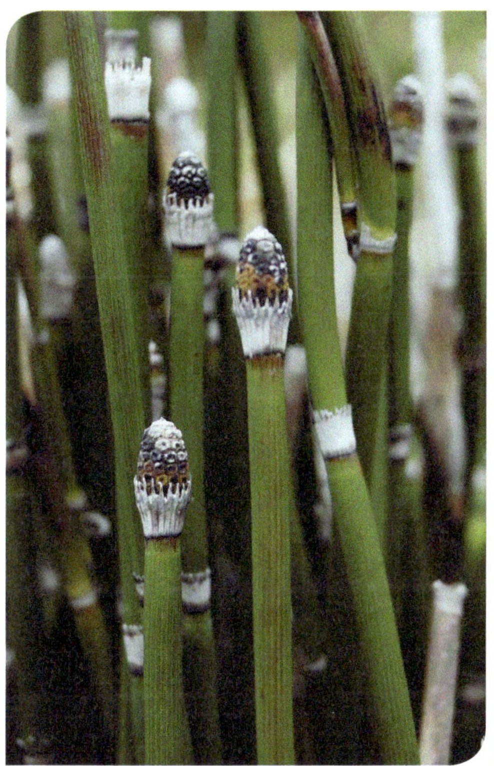
생장점 초기

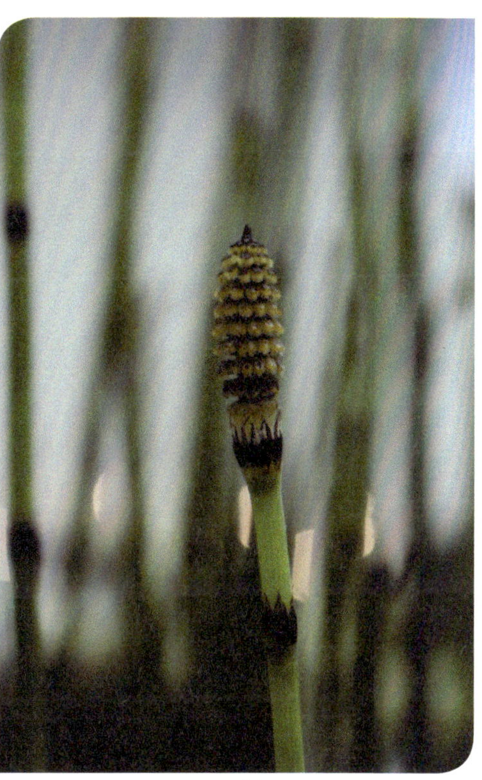
포자낭

토혈, 코피, 장출혈, 해수, 임질

쇠뜨기

Equisetum arvense L.

한약의 기원

이 약은 쇠뜨기의 전초이다.

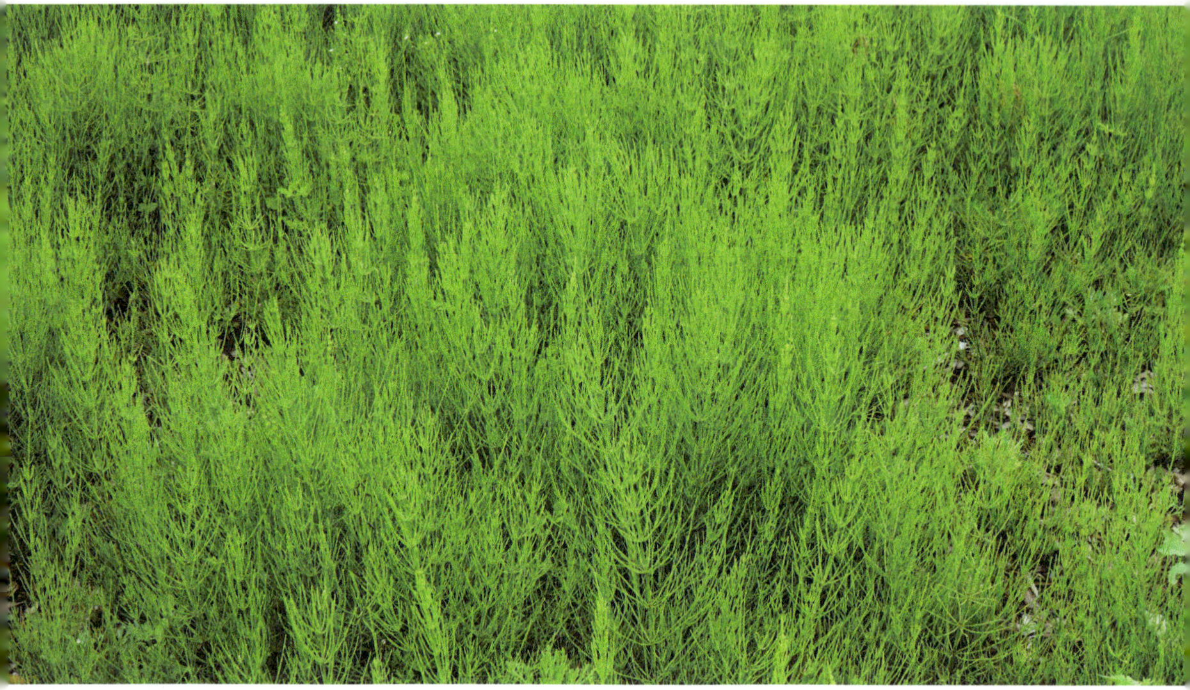

- **생약명** : 문형(問荊)
- **이명** : 뱀밥, 쇠띠기, 즌솔, 토필(土筆), 필두채(筆頭菜), 마봉초(馬蜂草)
- **사용부위** : 전초
- **꽃 피는 시기** : 포자 번식
- **과명** : 속새과(Equisetaceae)

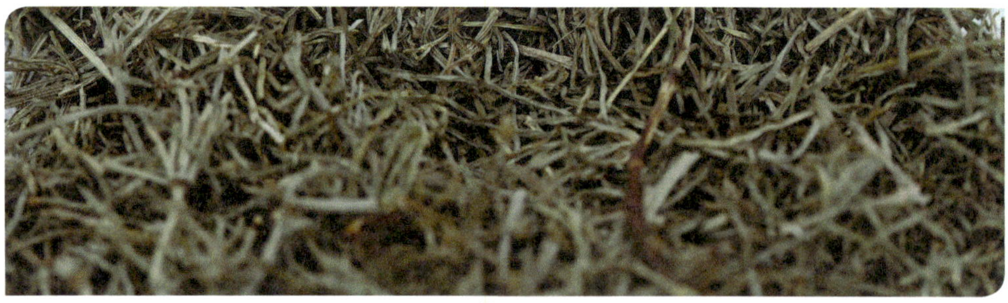

전초(약재)

생태적 특성 쇠뜨기는 전국 각지에서 분포하는 여러해살이풀로, 쇠뜨기라는 이름은 소가 이 풀을 잘 먹어서 '소가 뜯는 풀'이라는 뜻이다. 키는 30~40cm로 자라며, 땅속줄기는 옆으로 뻗으며 번식한다. 생식줄기는 이른 봄에 나와서 포자낭수(胞子囊穗: 이삭 모양의 포자주머니)를 형성하고 마디에는 비늘 같은 잎이 돌려나며 가시는 없다. 포자낭수는 5~6월에 나와서 줄기의 맨 끝에 나며, 영양줄기는 뒤늦게 나오

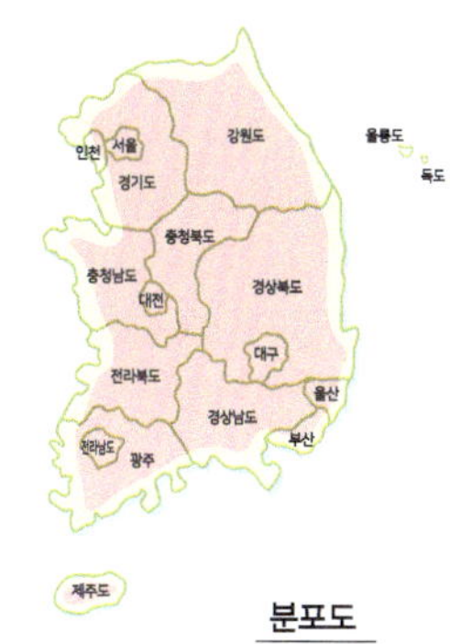

분포도

각 부위별 생김새

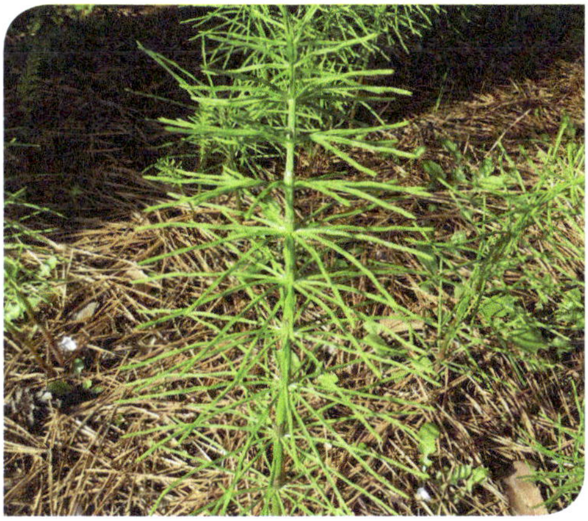

잎 생김새

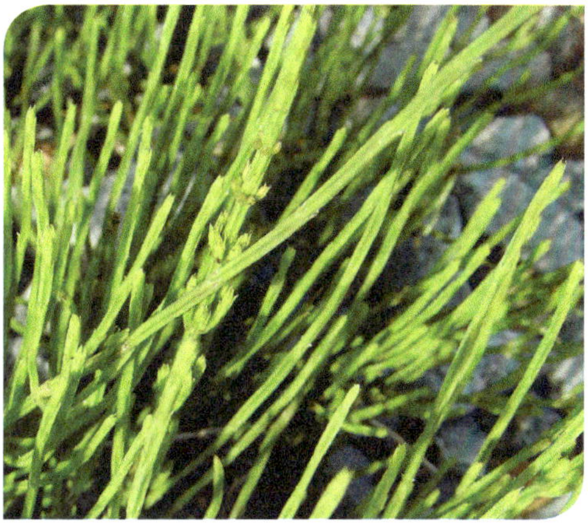

잎 뒷면

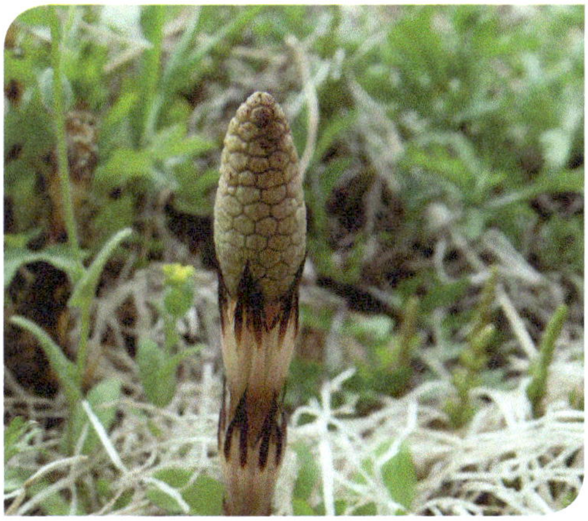

포자낭

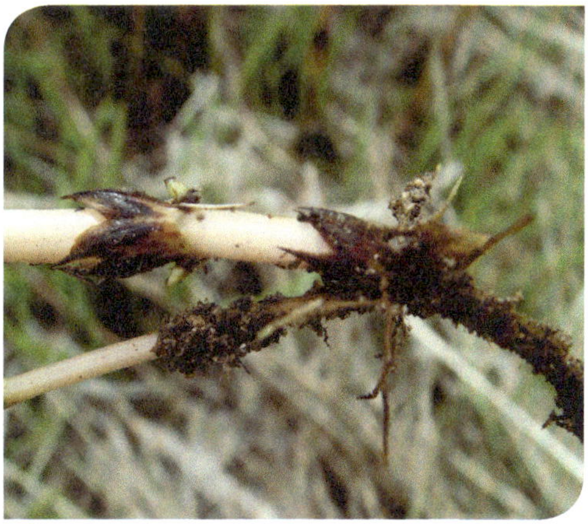

뿌리

고 키 30~40cm로 속이 비어 있고 마디에는 비늘 같은 잎이 돌려난다.

채취 시기 여름철에 전초를 채취하여 그늘에서 말리거나 더러는 생식하기도 한다.

약초의 성분 에퀴세토닌(equisetonin), 에퀴세트린(equisetrin), 마티쿨라린(articulain), 이소퀘레이트린(isoquereitrin), 갈루테올린(galuteolin), 포풀닌(populnin), 캠페롤-3,7-디글루코사이드(kaempferol-3,7-diglucoside), 아스트라갈린(astragalin), 팔러스트린(palustrine), 고시피트린(gossypitrin), 3-메톡시피리딘(3-methoxypyridine), 허바세트린(herbacetrin) 등이 함유되어 있다.

약초의 성미 성질이 시원하고, 맛은 쓰다.

약초의 작용부위 심(心), 폐(肺), 방광(膀胱) 경락에 작용한다.

약초의 효능과 치료 양혈, 진해, 이뇨의 효능이 있고 토혈, 장출혈, 코피, 해수, 기천(氣喘), 소변불리, 임질 등의 치료에 응용할 수 있다.

약초 처방 및 약용법과 용량 말린 전초 10g을 물 700mL에 넣어 끓기 시작하면 약하게 줄여 200~300mL가 될 때까지 달여 하루에 2회 나눠 마신다. 생식줄기는 생즙을 내어 마시기도 하며, 짓찧어 환부에 붙이기도 한다. 연한 생식줄기는 나물로 만들어 먹고, 영양줄기는 이뇨제 등의 약재로 사용한다.

사용 시 주의사항 성미가 서늘하고 맛이 쓰기 때문에 비위가 냉해서 설사를 하는 사람은 신중하게 사용하여야 한다.

특허로 입증된 기능성 물질

이뇨작용을 갖는 쇠뜨기 등의 천연식물의 음료 조성물

본 발명은 탁월한 이뇨작용을 갖고 있는 것으로 알려진 쇠뜨기 줄기, 등칡 줄기, 으름덩굴 줄기 등, 여러 천연식물의 추출물에 비타민 C, 감미료, 유기산 등을 첨가하여 맛의 신선함과 동시에 이러한 천연식물의 생리적 효능(이뇨작용)을 기대하는 새로운 음료 조성물 및 이에 함유되는 천연식물 추출액의 제조방법에 관한 것이다.

- 등록번호 : 10-0177548-0000, 출원인 : 씨제이(주)

비슷한 약초

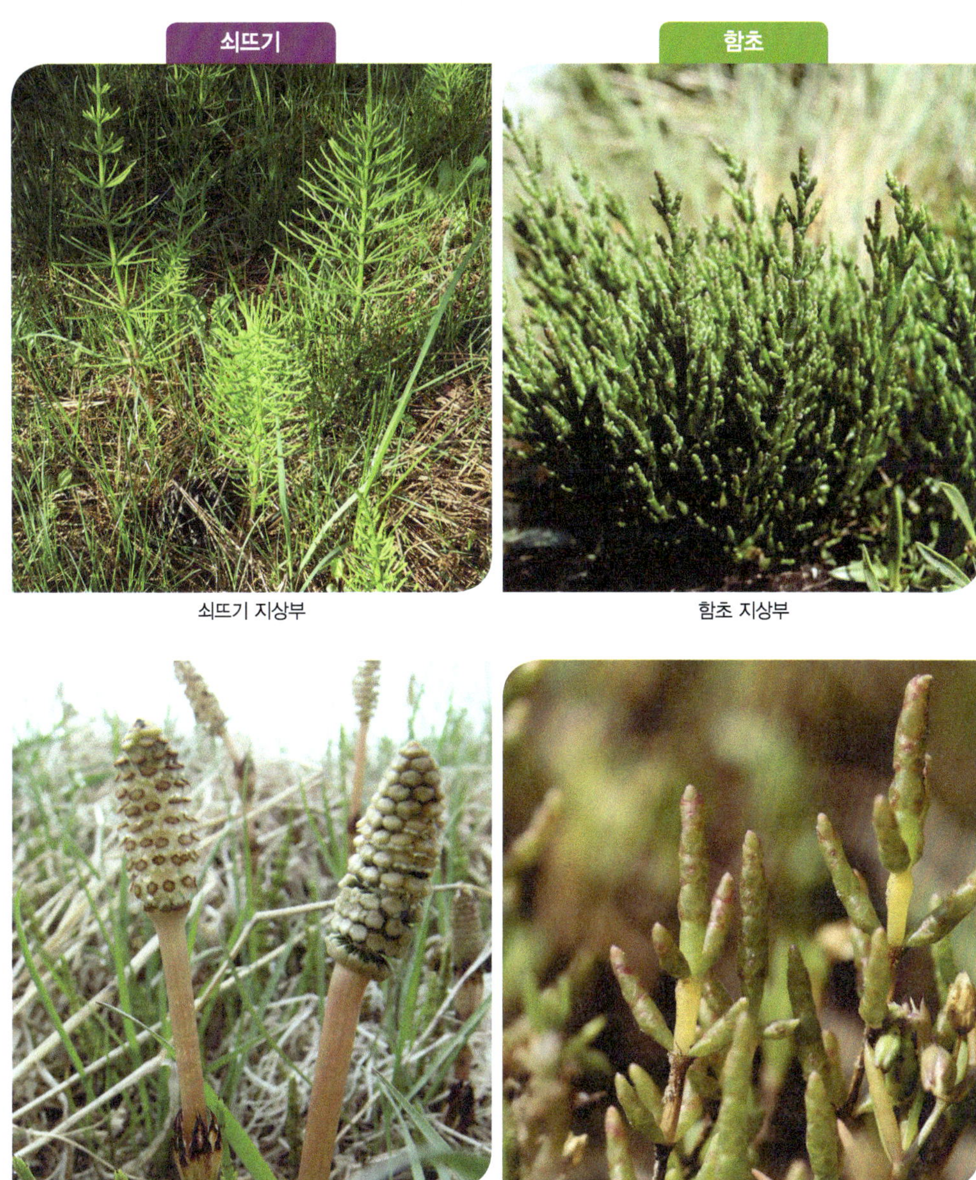

쇠뜨기 지상부

함초 지상부

쇠뜨기 포자낭

함초 포자낭

• 쇠뜨기와 함초의 차이점

둘다 꽃이 없이 포자낭으로 번식한다.

쇠뜨기 꽃차

채취 방법

쇠뜨기 꽃봉오리가 터지기 전에 마디의 껍질을 떼어 내 채취한 후 마르는 과정에서 자체의 수분으로 인해 꽃이 피기도 하므로 물기를 털어서 그늘에서 말린 뒤 밀폐 용기에 담아 보관해 사용한다.

꽃차 만들기

말린 쇠뜨기 꽃 3~4송이를 찻잔에 넣고 뜨거운 물을 부어 1분 정도 우려내어 차로 마신다. 꿀 또는 설탕을 가미하여 마셔도 되지만 당뇨병이 있다면 고려하여 결정하는 게 좋다. 차를 마시고 난 뒤의 건더기는 눌러서 다시 말려 열쇠고리 등의 압화 소품으로 사용하기도 한다.

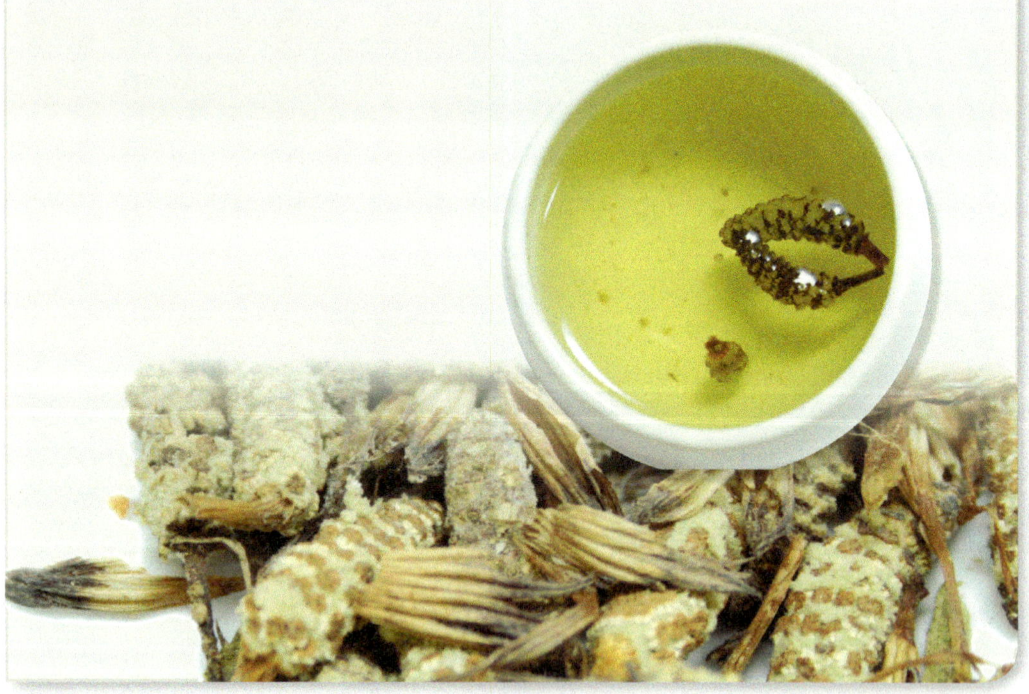

허리와 무릎이 아프고 시린 증상, 월경부조

쇠무릎

Achyranthes japonica (Miq.) Nakai

한약의 기원

이 약은 쇠무릎, 우슬의 뿌리이다.

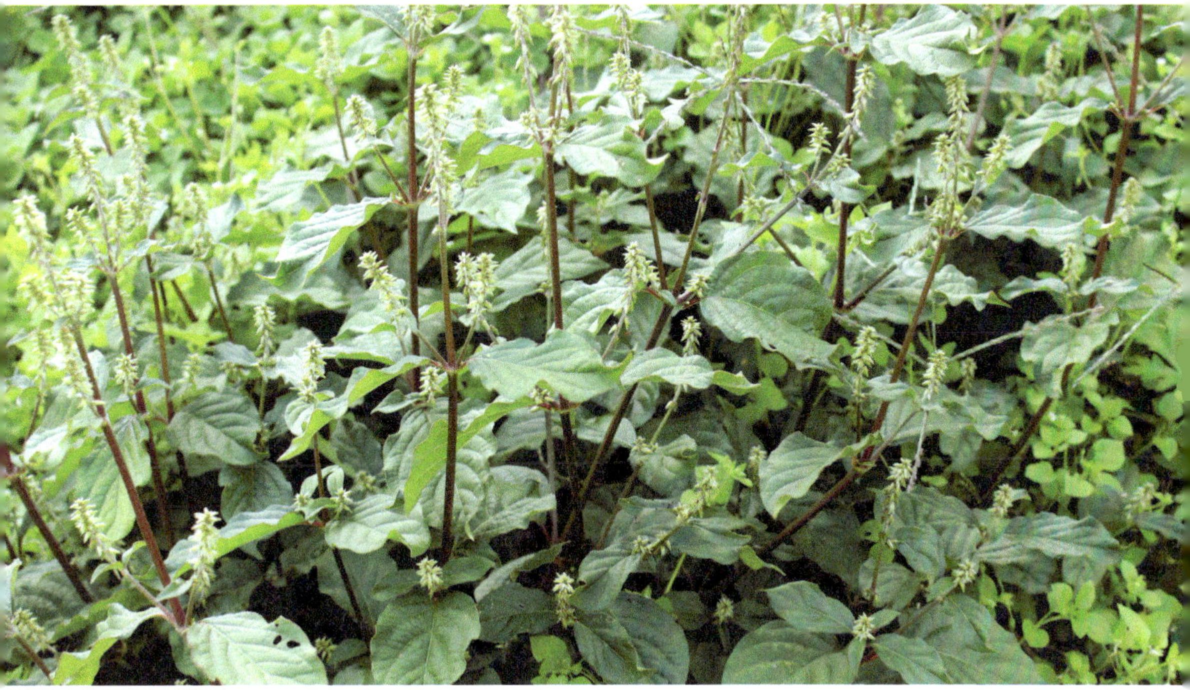

- **생약명** : 우슬(牛膝)
- **이명** : 쇠무릅, 우경(牛莖), 우석(牛夕), 백배(百倍), 접골초(接骨草)
- **사용부위** : 뿌리
- **꽃 피는 시기** : 8~9월
- **과명** : 비름과(Amaranthaceae)

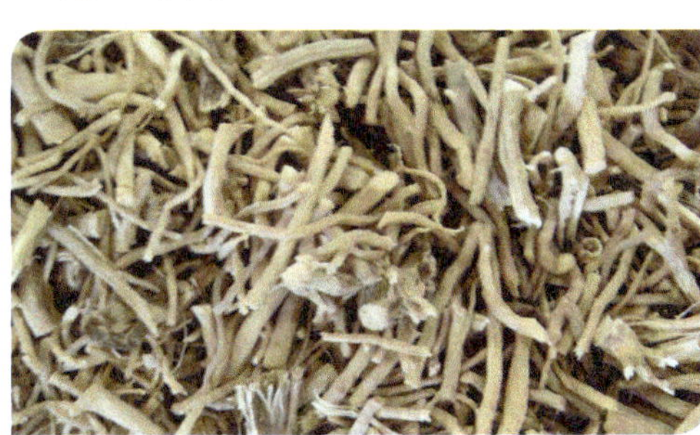

뿌리(약재 전형)

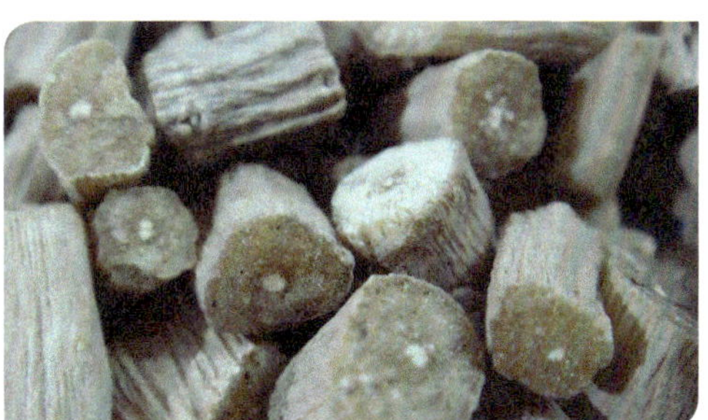

뿌리(약재)

생태적 특성 쇠무릎은 여러해살이풀로, 전국 각처의 산과 들에 분포하며, 줄기 마디가 소의 무릎처럼 굵어서 쇠무릎이라고 부른다. 당우슬은 남서부 섬 지방에, 붉은쇠무릎은 제주도 등지에 분포한다. 키는 50~100cm로 자라고, 뿌리는 가늘고 길며 토황색이다. 원줄기는 네모지고 곧추서며 가지가 많이 갈라지고, 줄기에는 털이 나 있다. 잎은 마주나고 타원형 또는 거꿀달걀 모양이며, 꽃은 녹색으로 8~

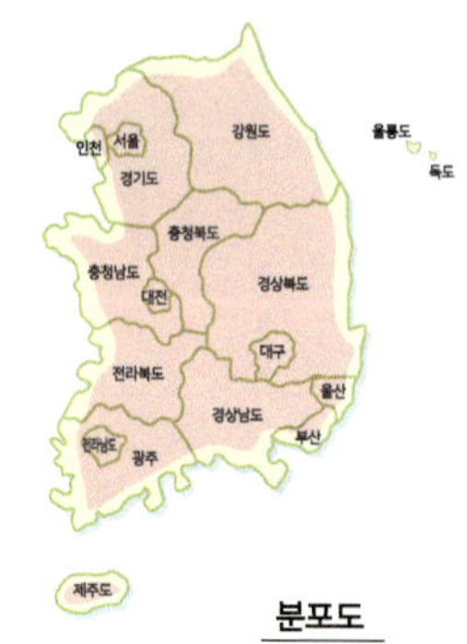

분포도

각 부위별 생김새

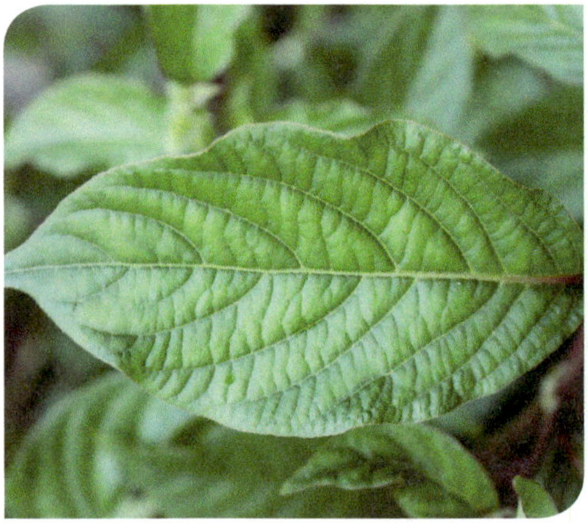

잎 생김새

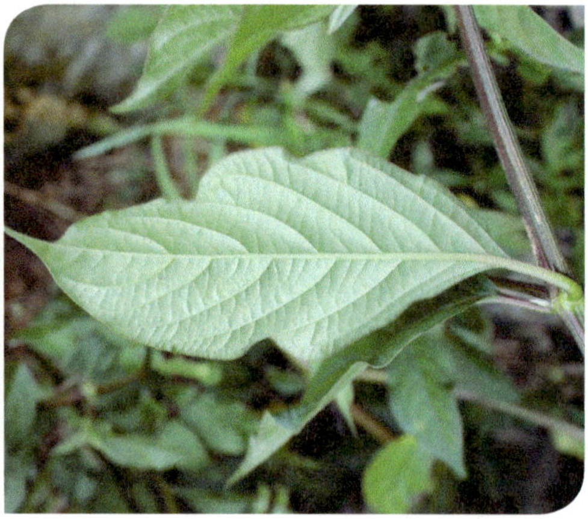

잎 뒷면

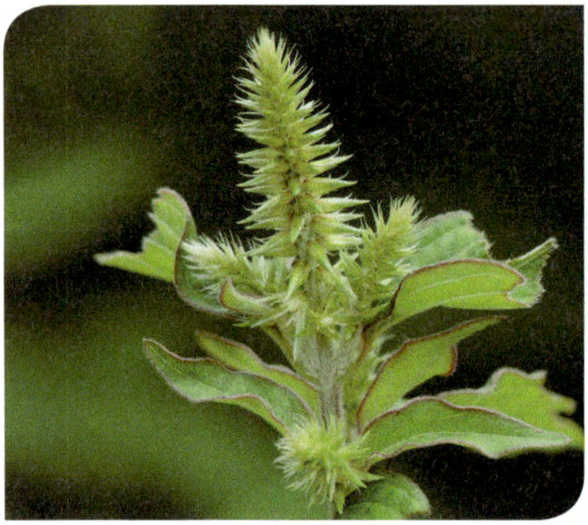

꽃

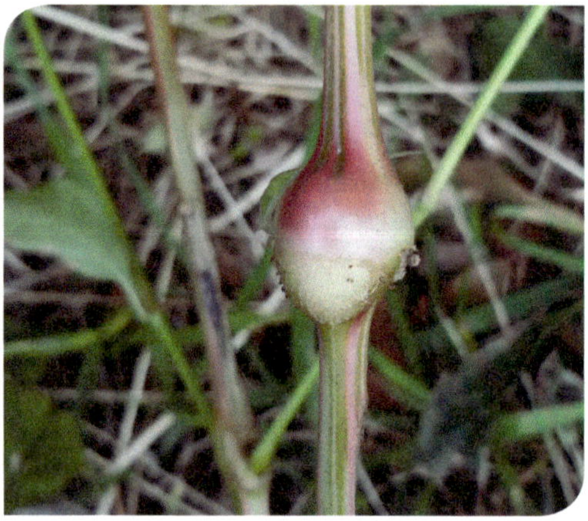

줄기

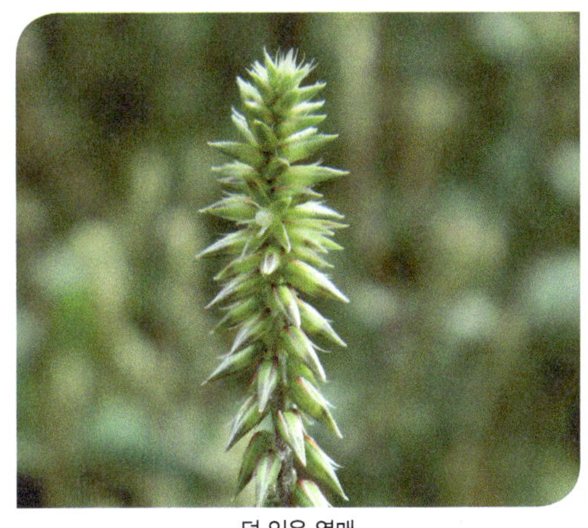

덜 익은 열매

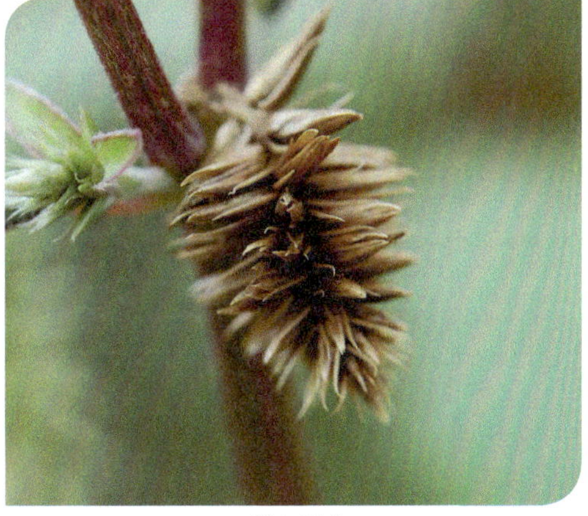

완숙 열매

9월에 잎겨드랑이와 원줄기 끝에서 이삭 모양으로 핀다. 열매는 포과(胞果)로 긴 타원형이며 9~10월에 달린다.

채취 시기 가을부터 이듬해 봄 사이에 줄기와 잎이 마른 뒤 뿌리를 채취하되 잔털과 이물질을 제거하고 말린다. 약재로 사용할 때에는 노두(蘆頭: 뿌리 꼭대기 줄기가 나오는 부분)를 제거하고 잘게 썰어서 그대로 또는 주초(酒炒: 약재 무게의 약 20%의 술을 흡수시켜 프라이팬에서 약한 불로 노릇노릇하게 볶음)하여 사용한다.

약초의 성분 엑다이스테론(ecdysterone), 이노코스트론(inokostrone), 미시스틱산(mysistic acid), 팔미틱산(palmitic acid), 올레산(oleic acid), 리놀릭산(linolic acid), 아키란테스 사포닌(achiranthes saponin) 등이 함유되어 있다.

약초의 성미 성질이 평범하고, 맛은 쓰고 시다.

약초의 작용부위 간(肝), 심(心), 신(腎) 경락에 작용한다.

약초의 효능과 치료 혈액순환과 경락을 잘 통하게 하는 활혈통락(活血通絡), 관절을 편하고 이롭게 하는 통리관절(通利關節), 혈을 하초로 인도하는 인혈하행(引血下行), 간과 신장의 기능을 보하는 보간신, 허리와 무릎을 강하게 하는 강요슬(强腰膝), 임질 등의 병증으로 소변이 원활하지 못할 때 이를 잘 통하게 하는 이뇨통림(利尿通淋) 등의 효능이 있어서 월경이 좋지 않은 월경부조(月經不調), 월경을 통하게 하는 통경(通經), 월경이 막힌 경폐(經閉), 출산 후의 태반이 나오지 않아서 오는 복통(腹痛), 습사와 열사로 인하여 관절이 결리고 아플 때, 코피를 흘릴 때, 입안의 종기나 상처, 두통, 어지럼증, 허리와 무릎이 시리고 아프며 무력한 병증인 요슬산통무력(腰膝痠痛無力) 등의 치료에 응용할 수 있다.

약초 처방 및 약용법과 용량 말린 뿌리 10g을 물 700mL에 넣어 끓기 시작하면 약하게 줄여 200~300mL가 될 때까지 달여 하루에 2회 나눠 마신다. 환이나 가루 또는 고로 만들거나 주침(酒浸)하여 복용하기도 한다.

말린 약재에 간과 신을 보하는 기능이 있는 두충(杜冲), 상기생(桑寄生), 금모구척(金毛狗脊), 모과(木瓜) 등의 약재를 배합하여 허리와 대퇴부의 시리고 아픈 증상, 발과 무릎이 연약해지고 무력해지는 증상 등을 치료하는 데 응용한다.

보통 이들 약재를 같은 양의 물을 붓고 달여서 마시기도 하지만, 식혜를 만들어 마시기도 한다.

사용 시 주의사항 월경과다, 몽정이나 유정, 임산부 등은 사용해서는 안 된다.

특허로 입증된 기능성 물질

우슬 또는 유백피 추출물을 함유한 류마토이드 관절염 치료용 약제 조성물

본 발명은 관절염 치료를 위하여 슈퍼옥사이드(Superoxide), 프로스타글란딘(PGE2), 인터루킨-1β(Interleukin-1β)의 생성을 억제할 뿐만 아니라 결합조직의 기질인 콜라겐 단백질을 분해하는 콜라게나제 효소의 활성을 억제시킴과 동시에 콜라겐 단백질 합성을 촉진시키는 우슬(쇠무릎 뿌리) 추출물, 유백피 추출물, 또는 이들의 혼합물을 함유한 류마토이드 관절염 치료용 약제 조성물에 관한 것이다.

- 공개번호 : 공개번호 : 10-1999-0039416, 출원인 : (주)엘지생활건강

쇠무릎 약차

채취 방법

늦가을부터 이듬해 이른 봄 사이에 쇠무릎(우슬)의 뿌리를 채취해 잔털과 흙모래, 줄기와 연결된 뇌두(腦頭)를 제거하고 깨끗이 씻어 말린 뒤 밀봉하여 사용한다. 술을 약재에 흡수시켜 볶은 뒤에 사용할 수도 있다.

약차 만들기

말린 우슬 뿌리 5~10g을 물 2L에 넣어 중불로 2시간 정도 끓여 차로 마신다. 꿀 또는 설탕을 가미하여 마셔도 되지만 당뇨병이 있다면 고려하여 결정하는게 좋다. 우슬 뿌리 달인 물에 식혜나 술을 담가 마시기도 한다.

약차 더하기

우슬 뿌리에 당귀, 도인, 홍화를 배합하면 어혈을 푸는 작용이 강해지고, 당귀, 구맥, 동규자와 배합하면 출산 후 태반이 잘 나오지 않을 때 치료 효과가 있으며, 두충, 속단, 보골지를 배합하면 신장이 허약하여 허리와 무릎이 아프거나 힘이 없을 때 치료 효과가 있고, 생지황, 택사, 차전자와 배합하면 소변불리나 수종 치료에 효과가 있다.

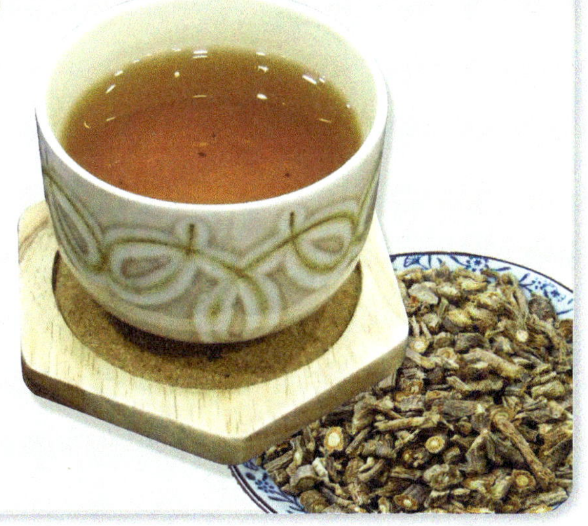

세균성 설사, 옹종, 사충교상, 시력감퇴

쇠비름

Portulaca oleracea L.

한약의 기원

이 약은 쇠비름의 전초로, 그대로 또는 쪄서 말린 것이다.

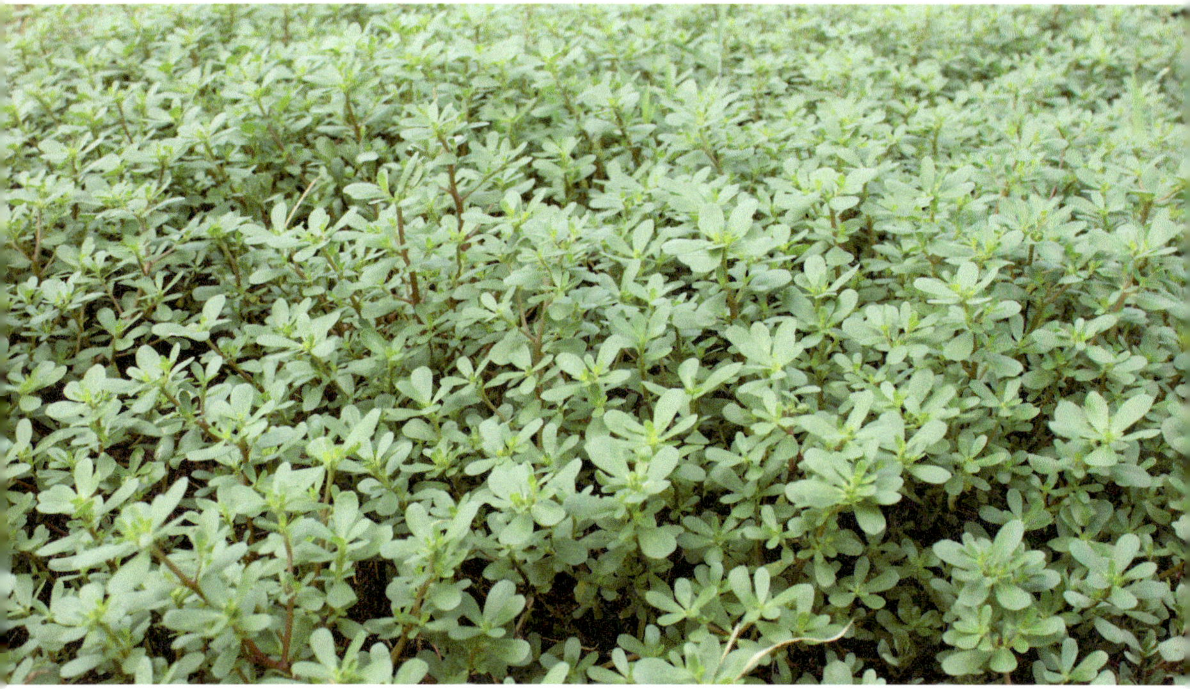

- **생약명** : 마치현(馬齒莧)
- **이명** : 돼지풀, 마현(馬莧), 오행초(五行草), 마치채(馬齒菜), 오방초(五方草)
- **사용부위** : 지상부
- **꽃 피는 시기** : 6~9월
- **과명** : 쇠비름과(Portulacaceae)

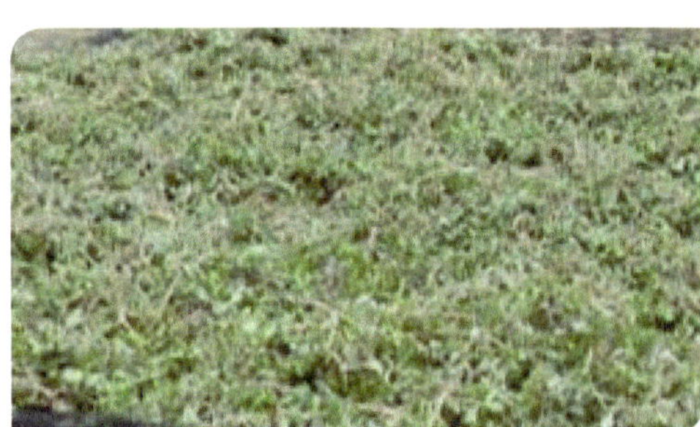

줄기(채취품)

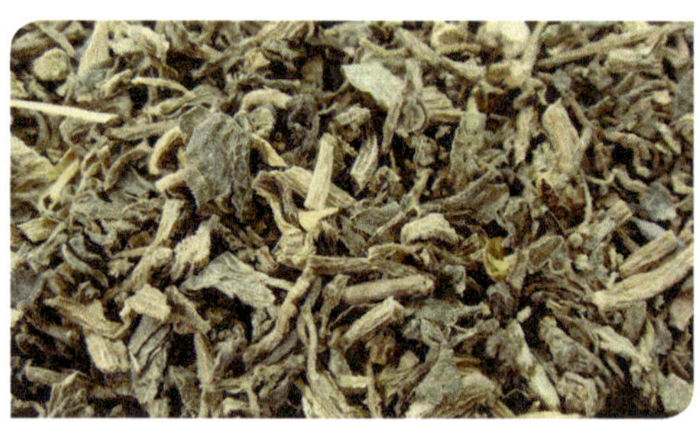

지상부(약재 전형)

생태적 특성 쇠비름은 한해살이풀로, 각지의 산과 들에서 분포하며 밭이나 밭둑, 나대지 등에 잡초로 많이 난다. 키는 30cm 정도이며, 뿌리는 흰색이지만 손으로 훑으면 원줄기처럼 붉은색으로 변한다. 줄기는 갈적색의 육질이며 둥근기둥 모양으로 가지가 많이 갈라져 옆으로 비스듬히 퍼진다. 잎은 마주나거나 어긋나지만 밑부분의 잎은 돌려난 것처럼 보인다. 긴 타원형의 잎은 끝이 둥글고 밑부분은

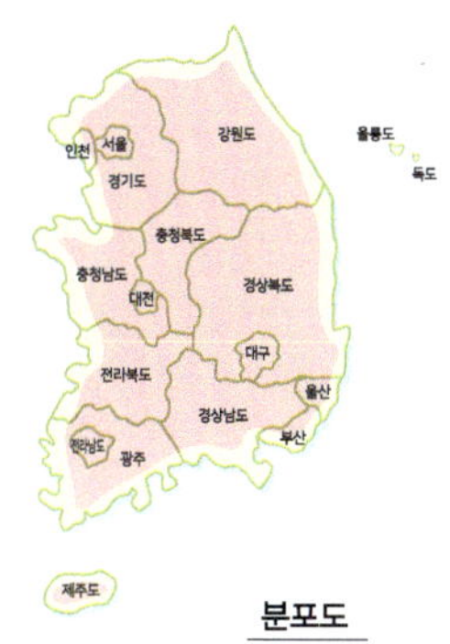

분포도

각 부위별 생김새

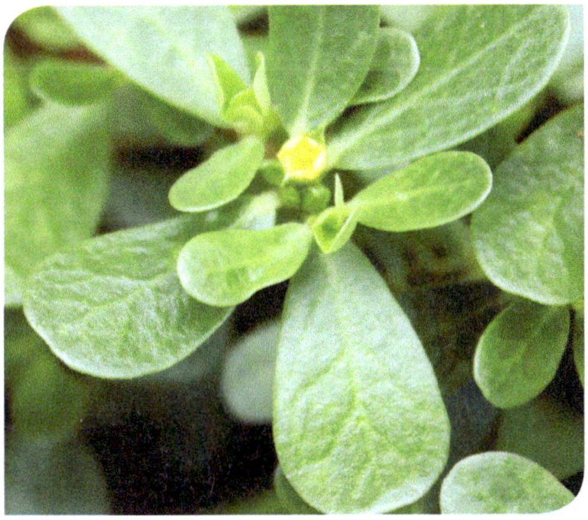

잎 생김새

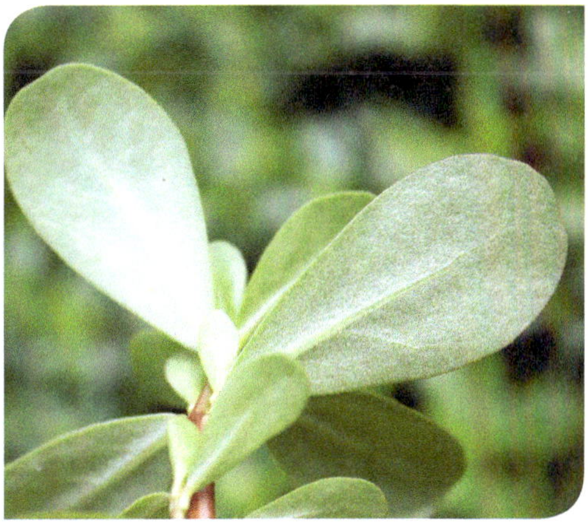

잎 뒷면

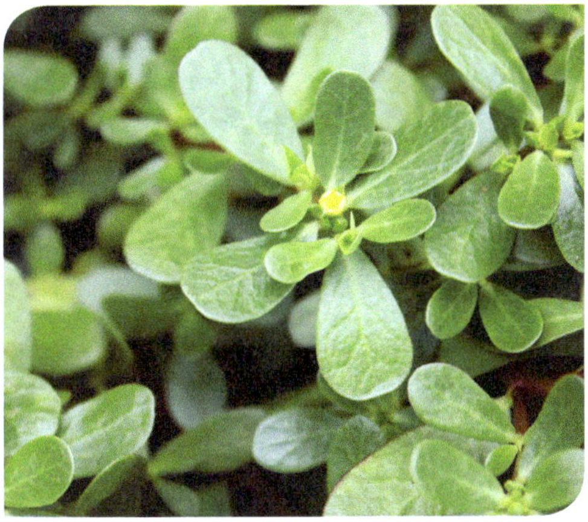

꽃봉우리

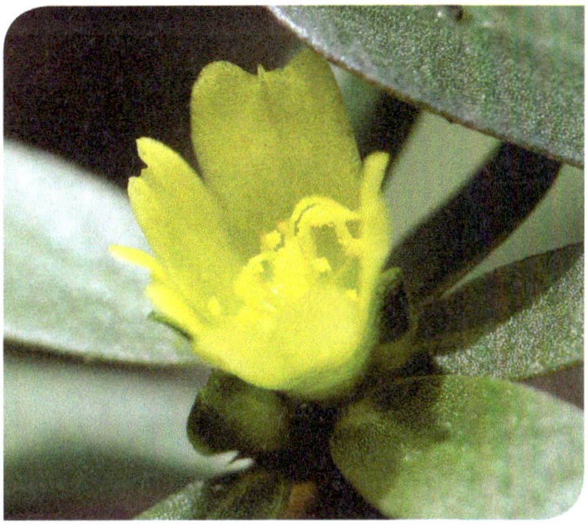

꽃

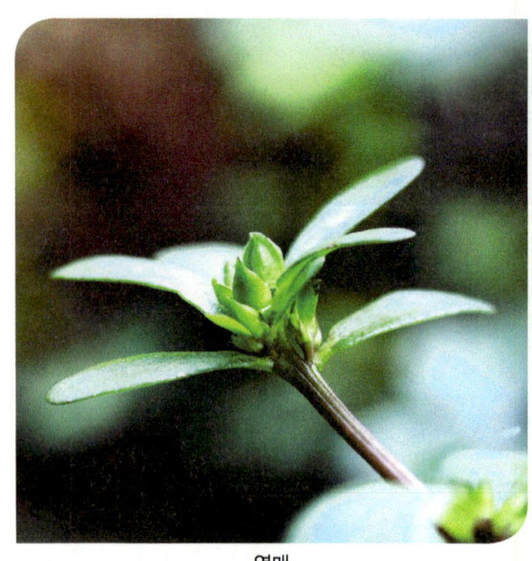
열매

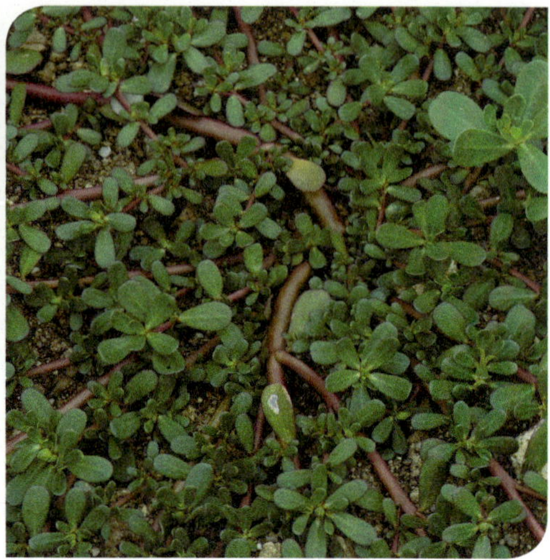
줄기

좁아진다. 잎의 길이는 1.5~2.5cm, 지름은 0.5~1.5cm이다.
꽃은 노란색으로 6월부터 가을까지 줄기나 가지 끝에서 3~5송이씩 모여서 피고 양성화이다.
열매는 타원형으로 가운데가 옆으로 갈라져 많은 종자가 퍼진다.

채취 시기 여름과 가을에 지상부를 채취한 후 이물질을 제거하고 씻은 다음 살짝 찌거나 끓는 물에 담갔다가 햇볕에 말린 뒤 절단하여 사용한다. 잘 마르지 않으므로 절단하여 열풍식 건조기에 말려 사용하는 것이 효과적이다.

약초의 성분 칼륨염, 카테콜라민(catecholamines), 노르에피네프린(norepinephrine), 도파민, 비타민 A와 B, 마그네슘 등이 함유되어 있다.

약초의 성미 성질이 차고, 맛은 시며, 독성은 없다.

약초의 작용부위 간(肝), 대장(大腸) 경락에 작용한다.

약초의 효능과 치료 열을 식히고 독을 풀어주는 청열해독, 혈의 열을 식히고 출혈을 멈추게 하는 양혈지혈 등의 효능이 있어서 열독과 피가 섞인 설사(대부분 세균성 설사를 말함)를 치료한다. 또한 옹종, 습진, 단독(丹毒), 뱀이나 벌레에 물린 상처인 사충교상을 치료한다.

그리고 변혈, 치출혈(痔出血), 붕루대하 등을 다스리며 눈을 밝게 하고, 청맹(青盲: 눈뜬 장님)과 시력감퇴 등을 다스린다.

약초 처방 및 약용법과 용량 말린 지상부 4~8g을 물 1L에 넣어 끓기 시작하면 약하게 줄여 200~300mL가 될 때까지 달여 하루에 2회 나눠 마시거나 생즙을 내어 마시기도 한다.

짓찧어서 환부에 붙이거나, 태워서 재로 만든 뒤 개어서 환부에 붙이거나, 물에 끓여서 환부를 세척하기도 한다.

민간에서는 말린 약재를 태워 재로 만든 뒤 물을 부어 한동안 놓아 두면 위에 맑은 물이 생기는데 이 물에 발을 10~15분씩 담궈 무좀을 치료하기도 했다.

사용 시 주의사항 청열작용을 하기 때문에 비허변당(脾虛便糖: 비의 기운이 허하여 진흙처럼 무른 설사를 하는 증상) 또는 임신부의 경우에는 신중하게 사용하여야 한다.

특허로 입증된 기능성 물질

항암 기능을 가지는 쇠비름 추출물

본 발명은 각종 암세포 성장을 억제할 수 있는 항암 기능을 가진 쇠비름 추출물을 이용한 항암제에 관한 것이다. 본 발명은 쇠비름을 헥산, 메탄올 등의 용매를 사용하여 용해한 후 고순도의 쇠비름 추출물을 구하는 것으로, 본 발명에 의하여 얻어진 쇠비름 추출물은 정상 세포에는 거의 영향을 미치지 않으나 각종 암세포, 즉 간암세포, 대장암세포, 위암세포, 자궁경부암세포 등에는 탁월한 암세포 성장 억제력을 발휘하여 각종 암의 치료효과를 기대할 수 있는 것이다.

\- 공개번호 : 10-1999-0064952, 출원인 : 배지현

비슷한 약초

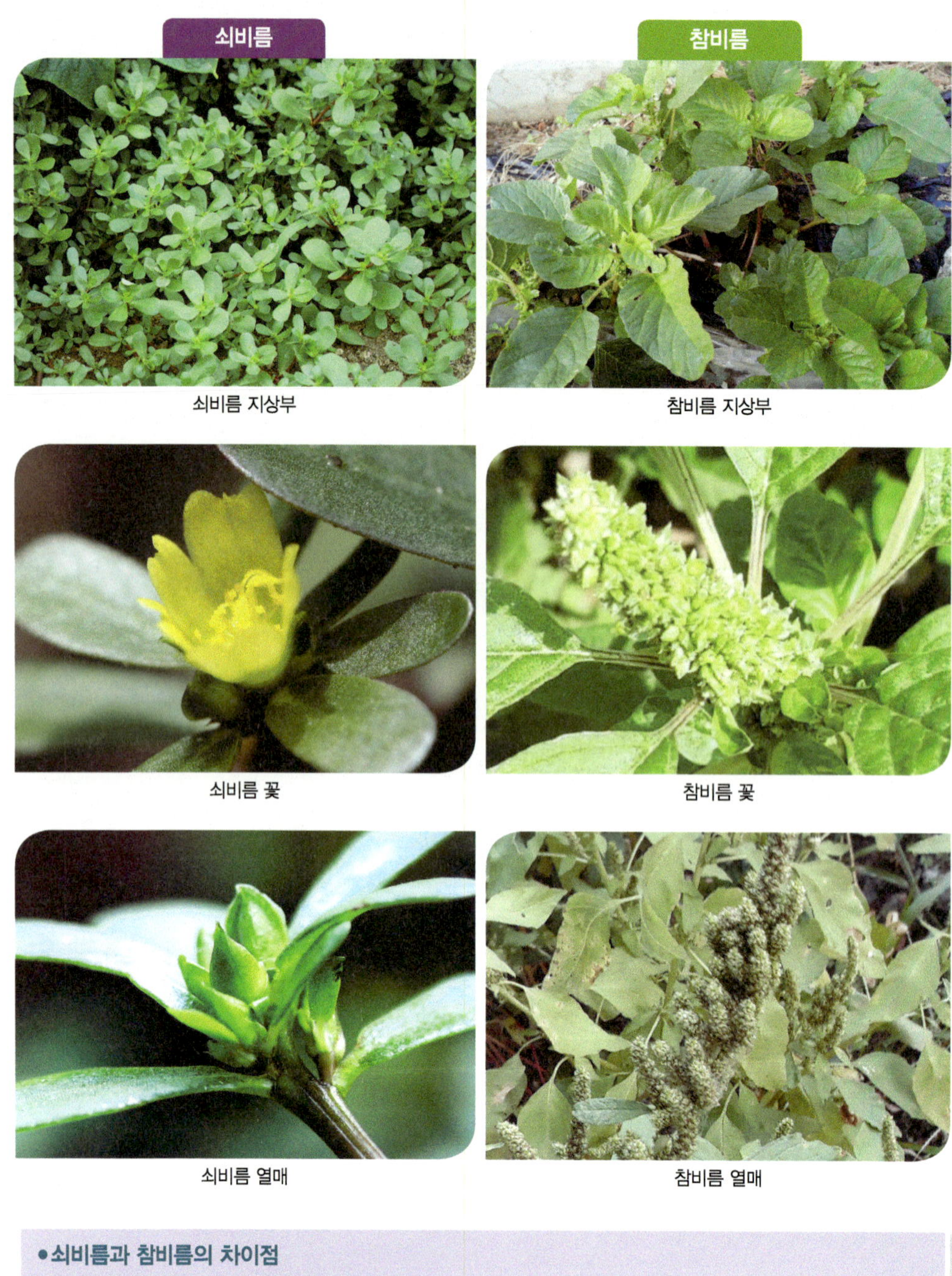

쇠비름 지상부

참비름 지상부

쇠비름 꽃

참비름 꽃

쇠비름 열매

참비름 열매

• 쇠비름과 참비름의 차이점

쇠비름은 약용으로 쓰나 참비름은 식용으로 쓰인다.

쇠비름 약차

채취 방법

여름과 가을에 쇠비름 전초를 채취한 후 이물질을 제거하고 깨끗이 씻어 살짝 찌거나 끓는 물에 담근 뒤 햇볕에 말린다. 잘 마르지 않으므로 절단하여 열풍식 건조기에 말리는 것이 효과적이다.

약차 만들기

말린 쇠비름 전초 4~8g을 사용하며, 보통 말린 약재 4~5g을 물 2L에 넣어 중불로 2시간 정도 끓여 차로 마신다. 기호에 따라 꿀 또는 설탕을 가미하여 마셔도 되지만 당뇨병이 있다면 고려하여 결정하는 게 좋다.

약차 더하기

중풍에 의한 반신불수라면 쇠비름 4~5근(약 3kg)을 삶아서 나물과 국물을 함께 먹으면 증상이 좋아진다. 예로부터 쇠비름나물은 많이 먹으면 장수한다 하여 장명채(長命菜)라는 이름으로도 불려 잘 말려서 매달아 두고 수시로 먹었다.

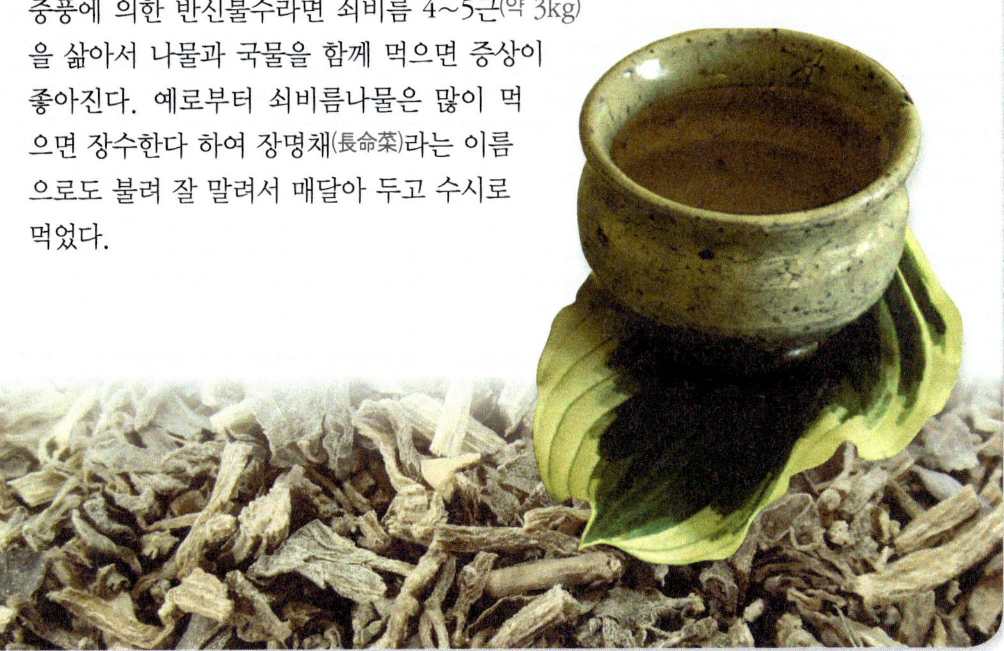

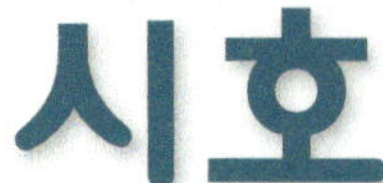

시호

Bupleurum falcatum L.

한약의 기원

이 약은 시호, 그 변종의 뿌리이다.

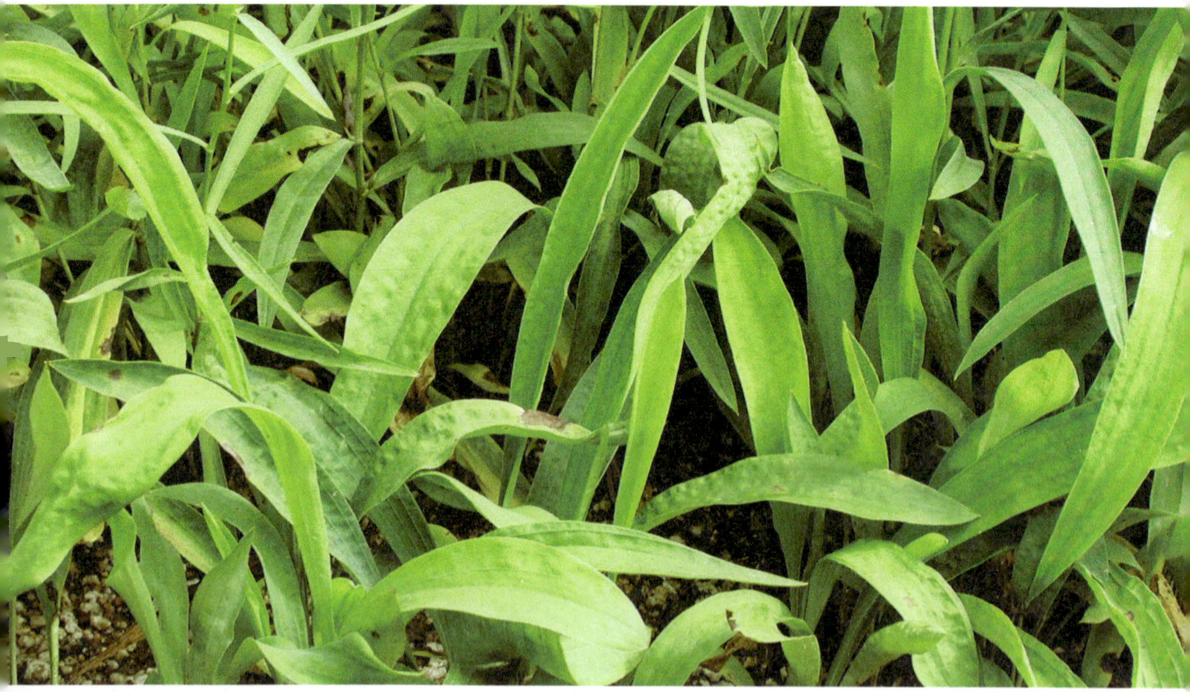

- **생약명** : 시호(柴胡)
- **이명** : 큰일시호, 자호(茈胡), 산채(山菜), 여초(茹草), 자초(紫草)
- **사용부위** : 뿌리
- **꽃 피는 시기** : 8~9월
- **과명** : 산형과(Umbelliferae)

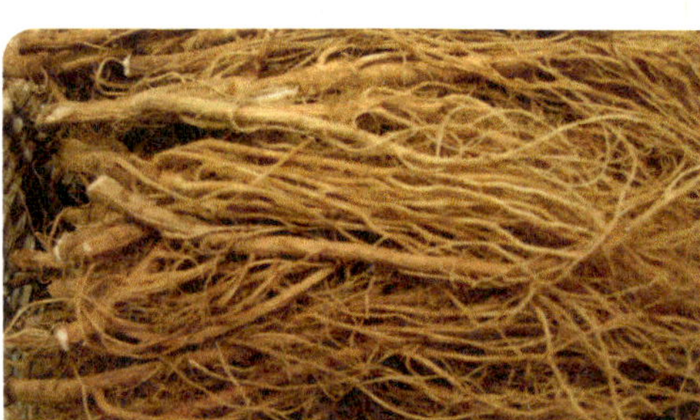

뿌리(채취품)

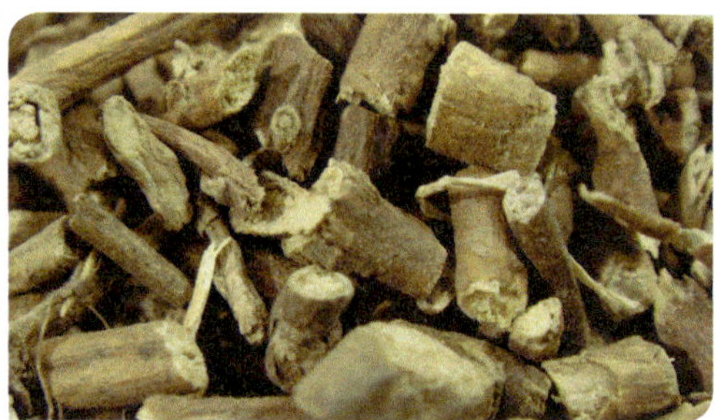

뿌리(약재)

생태적 특성 시호는 각지의 산과 들에 분포하며 지금은 밭에서 재배한다. 북시호는 중국의 길림, 요녕, 하남, 산동, 안휘, 강소, 절강, 호북, 사천, 산서, 합서, 감숙, 서장 등의 지역에서, 남시호는 흑룡강, 길림, 요녕, 내몽고, 하북, 산동, 강소, 안휘, 감숙, 청해, 신강, 사천, 호북 등에서 분포한다.

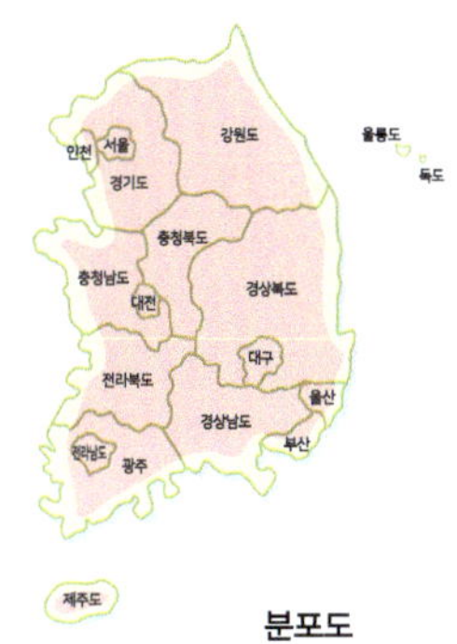

분포도

- 시호(柴胡) : 시호는 여러해살이풀로, 키는 40~70cm이다. 뿌리의 상부는 굵고 하부는 가늘고 길며 머리 부분에는

각 부위별 생김새

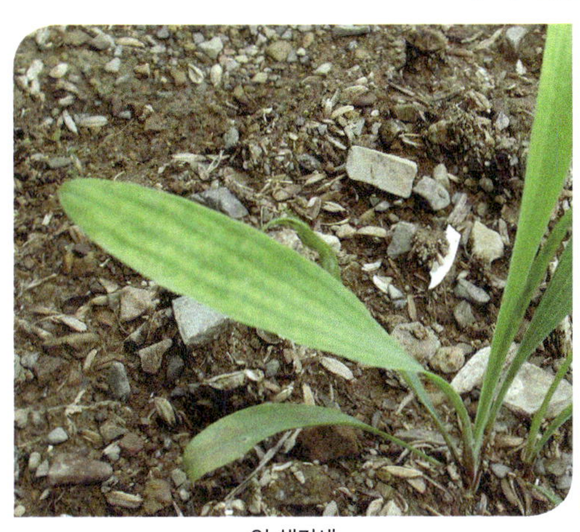
잎 생김새

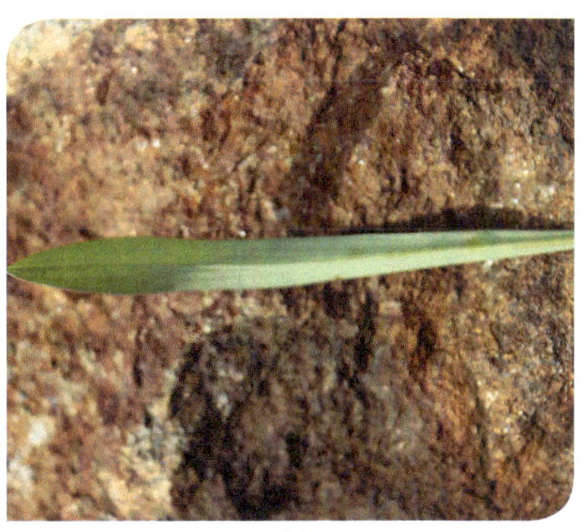
잎 뒷면

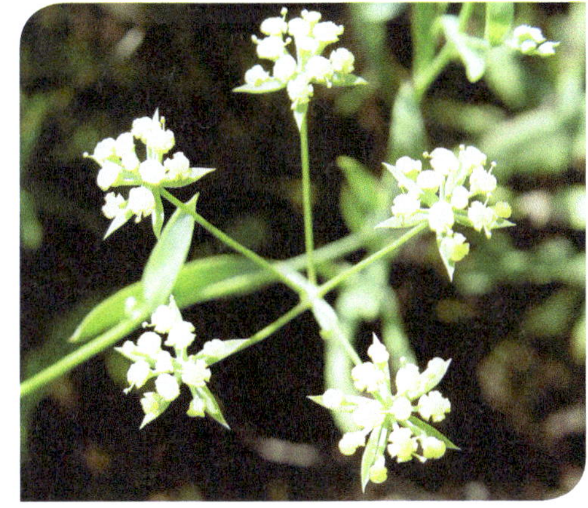
꽃

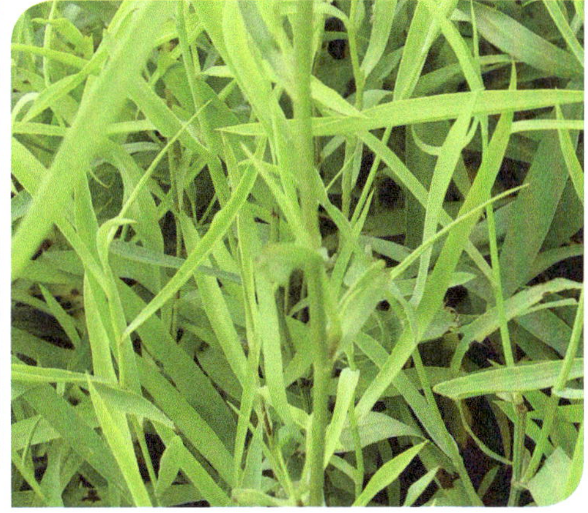
줄기

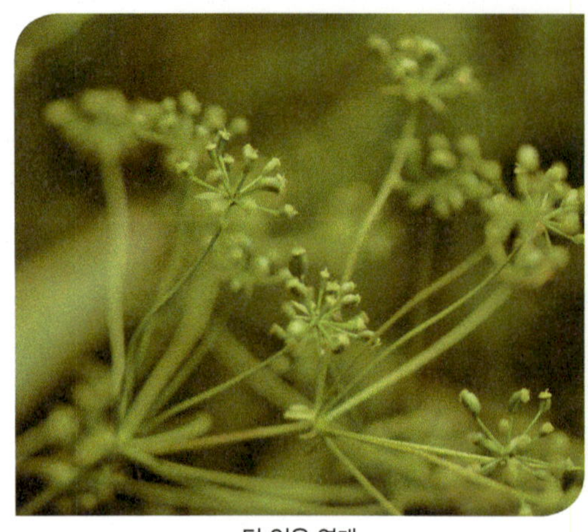
덜 익은 열매

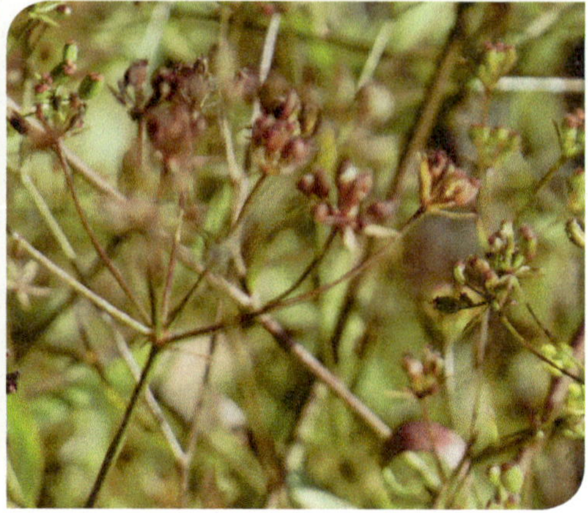
완숙 열매

줄기의 밑부분이 남아 있다. 뿌리 표면은 엷은 갈색 또는 갈색이며 깊은 주름이 있다. 질은 절단하기 쉽고, 단면은 약간 섬유성이다. 줄기잎은 넓은 선 모양 또는 바소꼴로 길이는 4~10cm, 너비는 0.5~1.5cm로 끝이 뾰족하고 밑부분이 좁아져서 잎자루처럼 되고 잎맥은 평행하며 가장자리는 밋밋하다. 꽃은 노란색으로 8~9월에 원줄기 끝과 가지 끝에서 겹우산 모양으로 핀다. 열매는 타원형으로 9월에 달린다.

- 북시호(北柴胡) : 뿌리는 둥근기둥 모양으로 분지되며 길이 6~15cm, 지름 0.3~0.8cm이다. 표면은 흑갈색 또는 담자갈색으로 세로주름과 곁뿌리의 흔적 및 피공(皮孔)이 있다. 정단에는 줄기의 밑부분과 섬유상의 잎 밑부분이 남아 있다. 질은 단단하면서 질기며 절단하기 어렵다. 단면은 편상의 섬유성으로 껍질부는 엷은 갈색이며 물관부는 황백색이다.
- 남시호(南柴胡) : 뿌리는 비교적 가늘고 많이 분지된다. 표면은 갈홍색 또는 흑갈색으로 뿌리의 머리 부분에는 여러 개의 혹 모양 돌기가 있으며, 정단에는 섬유상의 엽기로 싸여 있다. 질은 약간 유연하고 절단하기 쉬우며 단면은 약간 평탄하다.

채취 시기 봄과 가을에 뿌리를 채취한 후 줄기잎과 흙모래 및 이물질을 제거하고 말린다. 외감에는 말린 것을 그대로 사용[생용(生用)]하고, 내상승기(內傷升氣)에는 약재에 술을 흡수시킨 후 프라이팬에서 약한 불로 볶아내는 주초(酒炒)를 하여 사용한다. 음이 허한 사람에게 사용할 때에는 초초(醋炒: 식초를 흡수시켜 볶아서 사용하는 방법)하거나 또는 별혈초(鼈血炒: 자라피를 흡수시켜서 볶아서 사용하는 방법)한다.

약초의 성분 스코파린[scoparin: 담즙의 분비를 증가시키면서 빌리루빈(bilirubin)의 배설을 촉진시키는 성분], 카필린(capillin), 카필론(capillone), 카필렌(capillene), 카필라린(capillarine) 등이 함유되어 있다.

약초의 성미 성질이 약간 차고, 맛은 쓰며, 독성은 없다.

약초의 작용부위 간(肝), 담(膽) 경락에 작용한다.

약초의 효능과 치료 표사를 풀고 열을 물리치는 해표퇴열(解表退熱), 간의 기운을 통하게 하여 울체된 기운을 풀어주는 소간해울(疏肝解鬱), 양기를 거두어 올리는 승거양기(升擧陽氣)하는 등의 효능이 있는 약물로 감기발열을 치료하고, 한열이 왕래하는 증상, 가슴이 그득하고 옆구리가 통증이 있는 증상, 입이 마르고 귀에 농이 생기는 구고이농(口苦耳聾), 두통과 눈이 침침한 증상, 학질, 심한 설사로 인한 탈항, 월경부조, 자궁하수 등을 다스린다. 은시호와 대나물을 기원으로 하는 은시호는 『생약규격집』에 수재되어 있다.

약초 처방 및 약용법과 용량 말린 뿌리 4~12g을 물 1L에 넣어 1/3이 될 때까지 달여 하루에 나눠 마시거나, 환이나 가루로 만들어 복용한다. 민간에서는 해열, 진통, 감기 치료를 위하여 시호, 모과, 진피, 인동덩굴 각 8g씩을 물 1L에 넣어 끓기 시작하면 약하게 줄여 200~300mL가 될 때까지 달여 하루에 2회 나눠 마신다고 한다. 학질 치료를 위해서는 말린 뿌리 15~20g을 물 1L에 넣어 1/3이 될 때까지 달여 발작하기 2~3시간 전에 먹으면 추웠다 더웠다 하는 한열왕래(寒熱往來) 증상을 잘 낫게 한다.

사용 시 주의사항 상승(上昇)하고 발산(發散)하는 승발(昇發)의 기운이 있으므로 진액이 휴손된 경우나 간의 양기가 위로 항진된 간양상항(肝陽上亢)의 경우 및 간의 풍사가 안으로 동하는 간풍내동(肝風內動)의 경우에는 사용하지 않는다.

시호의 종류

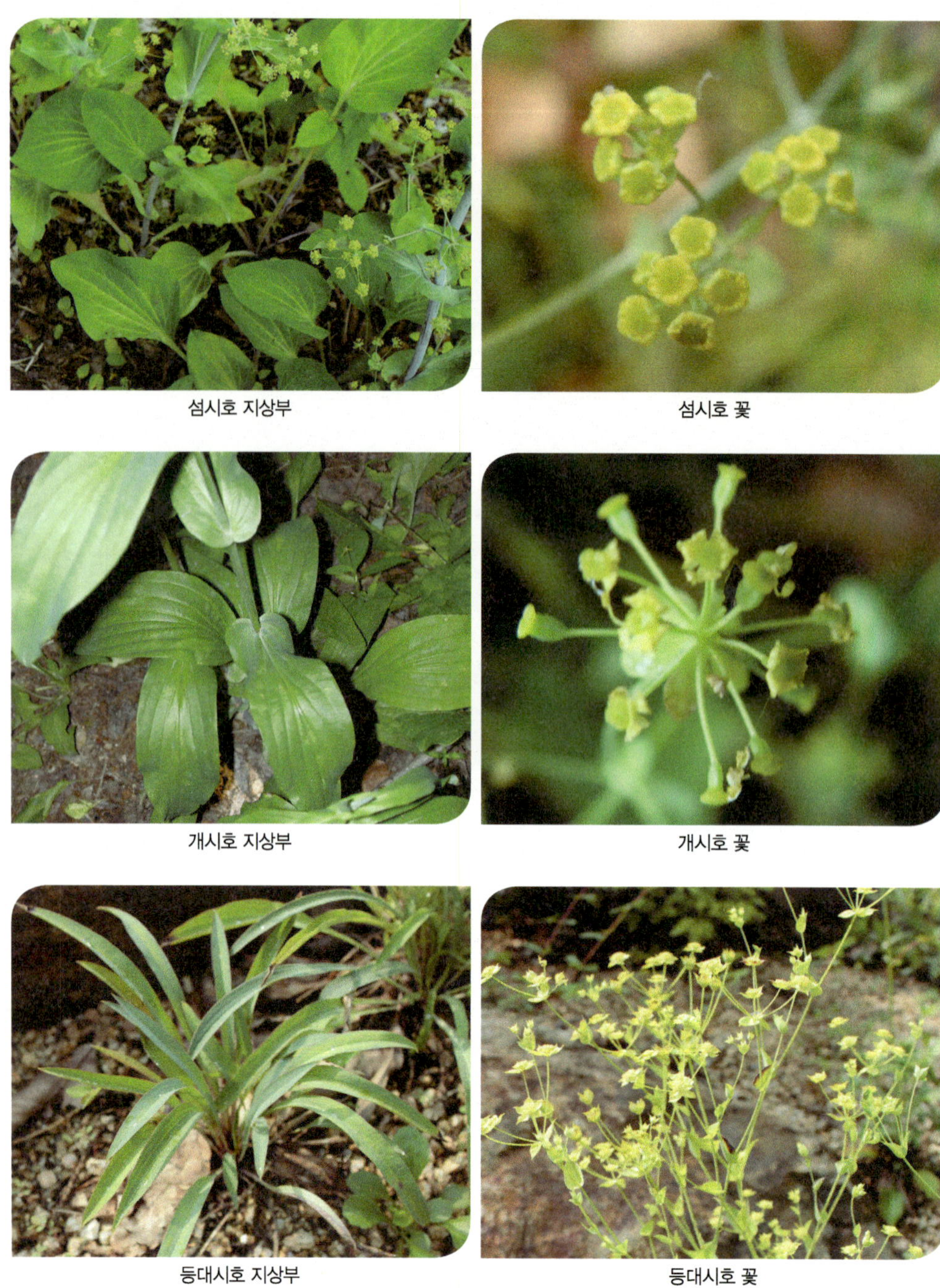

섬시호 지상부

섬시호 꽃

개시호 지상부

개시호 꽃

등대시호 지상부

등대시호 꽃

실새삼

Cuscuta australis R. Br.

한약의 기원

이 약은 갯실새삼의 종자이다.

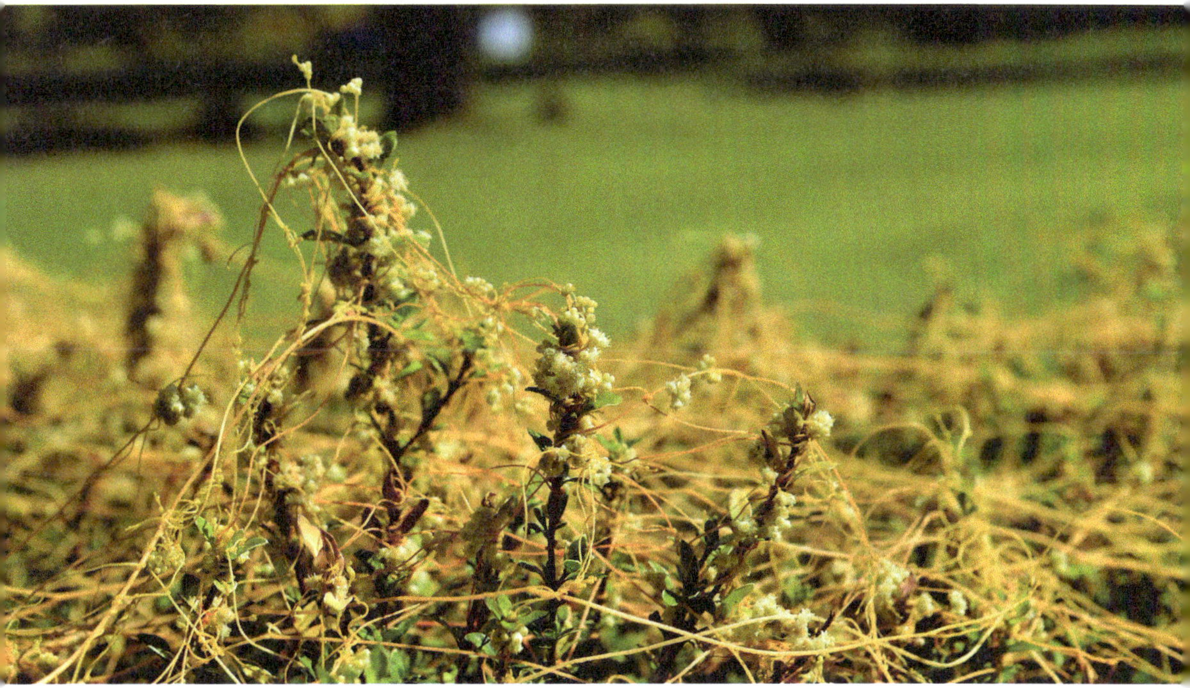

- **생약명** : 토사자(菟絲子)
- **이명** : 토노(菟蘆), 사실(絲實), 토사(菟絲)
- **사용부위** : 종자
- **꽃 피는 시기** : 7~8월
- **과명** : 메꽃과(Convolvulaceae)

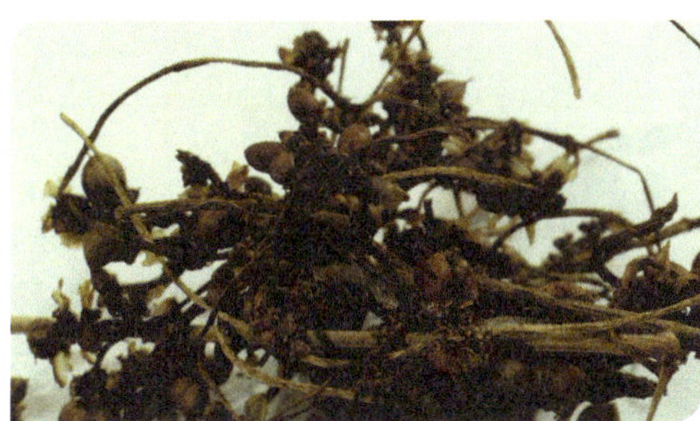

열매(약재 전형)

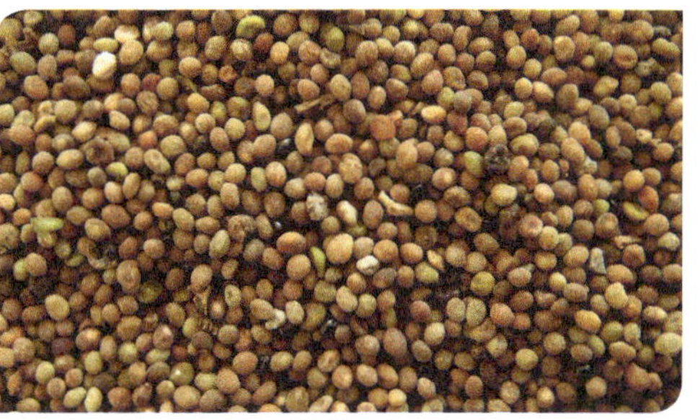

종자(약재)

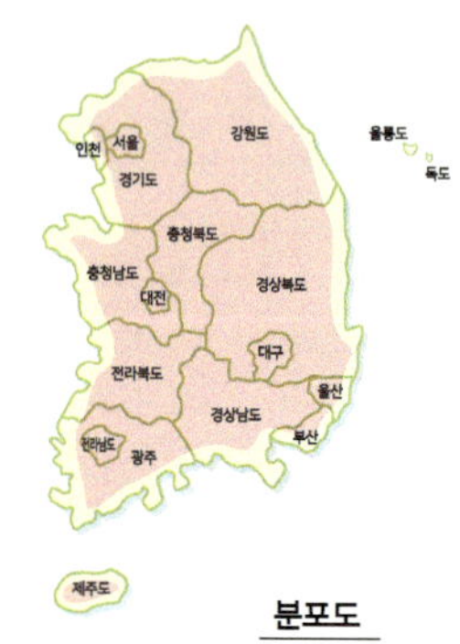

분포도

생태적 특성 새삼이나 실새삼은 우리나라 각지에서 자생하고 있으며 중국의 요녕, 길림, 하북, 하남, 산동, 산서, 강소성 등지에서도 생산하고 있다. 대토사자는 중국의 섬서, 귀주, 운남, 사천성 등지에서 생산하는데 거의 전량을 중국에서 수입한다.

- 새삼 : 새삼(*Cuscuta japonica* Choisy)은 덩굴성 한해살이 기생풀로, 전초를 토사(菟絲)라고 부른다. 줄기는 가늘고 황색

각 부위별 생김새

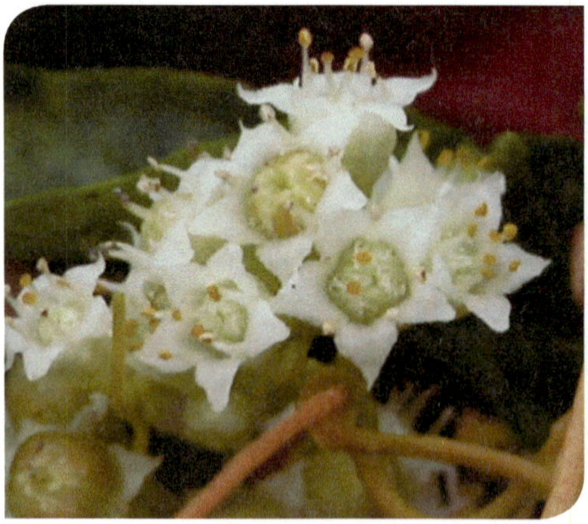

꽃

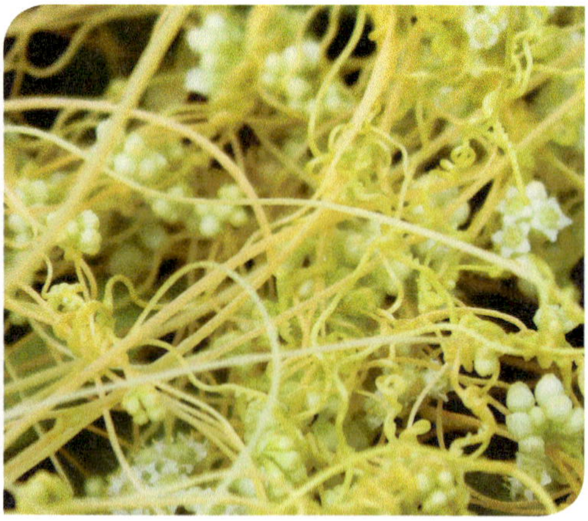

줄기

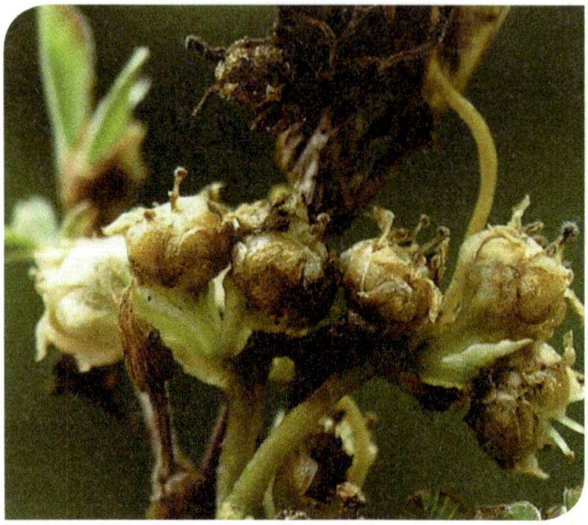

덜 익은 열매

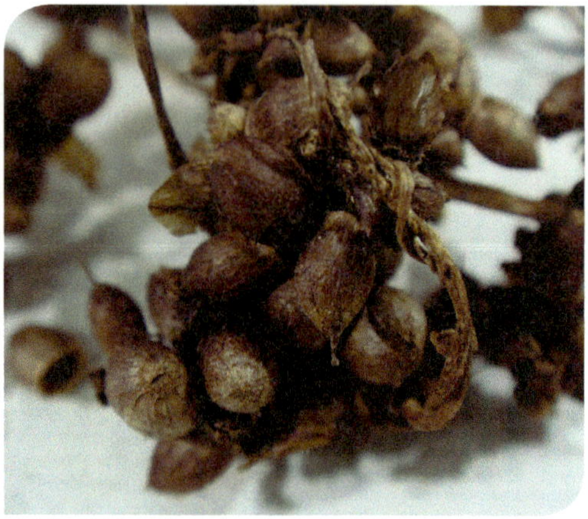

완숙 열매

이며 기생하는 식물체에 붙어서 왼쪽으로 감아 올라간다. 잎은 어긋나고 비늘 같은 것이 드문드문 달린다. 꽃은 흰색으로 8~9월에 가지의 각 부분에서 총상꽃차례로 핀다. 꽃자루는 매우 짧거나 없다. 열매는 9~10월에 황갈색으로 달리고 튀는열매이며 달걀 모양이고 지름은 0.25~0.3cm이다. 표면은 회갈색 또는 황갈색으로 세밀한 돌기의 작은 점이 있고 한쪽 끝에는 조금 들어간 홈의 종자배꼽(種臍)이 있다. 질은 견실하여 손가락으로 눌러도 부서지지 않는다. 종자는 토사자(菟絲子)라 부른다.

- 실새삼 : 실새삼은 새삼에 비해 줄기가 가늘고 꽃은 새삼보다 한 달가량 이른 7~8월에 흰색으로 핀다. 꽃자루가 짧고 몇 개의 잔꽃이 모여 피며, 암술대는 1개이고, 열매는 타원형이다. 그 밖의 약성, 약효 등은 유사종인 새삼과 동일하다.

채취 시기 9~10월에 익은 종자를 채취한 후 이물질을 제거하고 깨끗이 씻어서 햇볕에 말린 다음 사용한다. 전제(煎劑: 끓이는 약)에 넣을 때는 프라이팬에 미초(微炒: 약한 불로 살짝 볶음)하여 가루로 만들고, 환에 넣을 때에는 소금물(2% 정도)에 삶은 후 갈아서 떡으로 만들어 햇볕에 말려서 사용한다.

약초의 성분 종자에는 배당체인 베타-카로틴(β-carotene), 감마-카로틴(γ-carotene), 5,6-에폭시-알파-카로틴(5,6-epoxy-α-carotene, tetraxanthine), 루테인(lutein) 등이 함유되어 있다.

약초의 성미 성질이 평범하고, 맛은 맵고 달며, 독성은 없다.

약초의 작용부위 간(肝), 비(脾), 신(腎) 경락에 작용한다.

약초의 효능과 치료 간과 신을 보하며, 정액을 단단하게 하는 고정(固精), 간 기능을 자양하고 눈을 밝게 한다. 또한 안태(安胎)하며 진액을 생성하는 생진(生津)의 효능이 있어서 강장, 강정하고 정수를 보하는 기능이 있다. 신체허약, 허리와 무릎이 시리고 아픈 통증을 치료하며, 유정, 소갈(消渴: 당뇨), 음위(陰痿), 빈뇨 및 잔뇨감, 당뇨, 비허설사, 습관성 유산 등을 치료하는 데 사용한다.

약초 처방 및 약용법과 용량 말린 종자 6~15g을 물 1L에 넣어 1/3이 될 때까지 달여 마시거나, 환이나 가루로 만들어 복용한다. 숙지황, 구기자, 오미자, 육종용 등을 가미하여 신(腎)의 양기를 보양하고, 두충과 함께 사용하여 간과 신을 보하고 안태하는 효과를 얻는다. 민간에서는 말린 종자(토사자) 15g을 물 700mL에 넣어 끓기 시작하면 약하게 줄여 200~300mL가 될 때까지 달여 하루에 2회 나눠 마신다고 한다.

사용 시 주의사항 양기를 튼튼하게 하고 지사작용이 있기 때문에 신(腎)에 열이 많거나 양기가 강성하여 위축되지 않는 강양불위(强陽不萎), 대변조결(大便燥結)인 경우에는 모두 피한다.

특허로 입증된 기능성 물질

토사자 추출물을 포함하는 당뇨병 예방 및 치료를 위한 조성물

본 발명은 토사자(새삼 또는 실새삼의 씨) 추출물을 포함하는 당뇨병 예방 및 치료를 위한 조성물에 관한 것으로, 본 발명의 토사자 추출물은 우수한 혈당강하작용을 나타내 당뇨병 및 이로 인한 각종 합병증의 예방 및 치료에 유용한 약제 및 건강기능식품으로 이용할 수 있다.

- 공개번호 : 10-2005-0003668, 출원인 : 씨제이제일제당

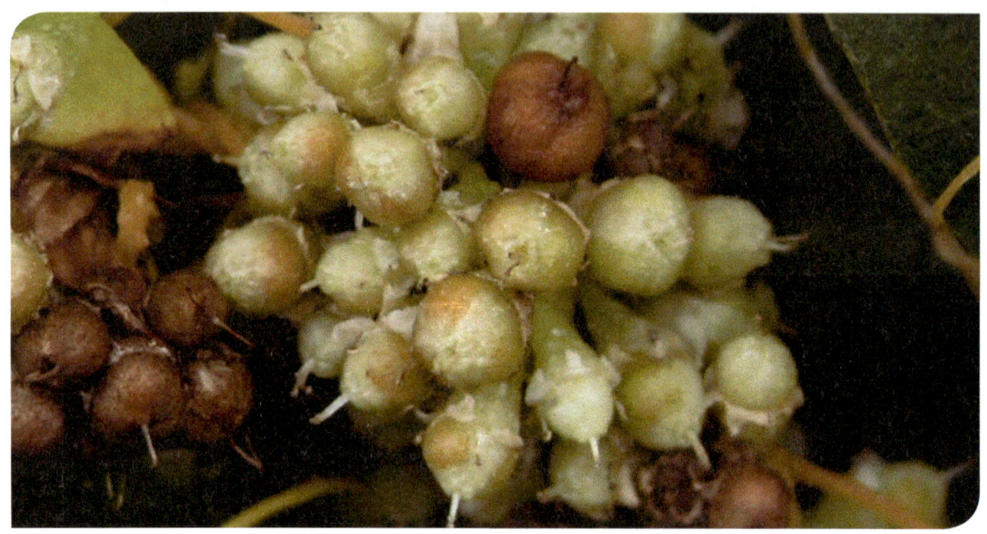

꽃봉우리

폐렴, 간염, 소화불량, 음낭습진, 골절

씀바귀

Ixeridium dentatum (Thunb.) Tzvelev

한약의 기원

이 약은 씀바귀의 전초이다.

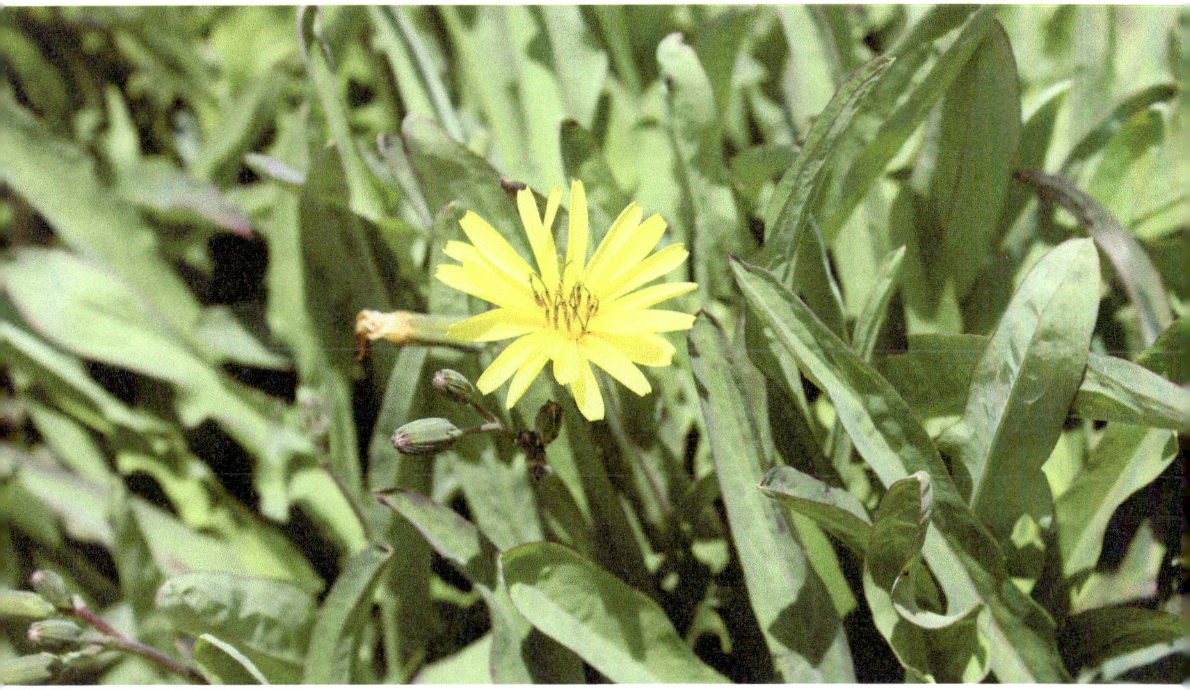

- **생약명** : 산고매, 황과채
- **이명** : 씸배나물, 고채(苦菜), 활혈초(活血草)
- **사용부위** : 전초
- **꽃 피는 시기** : 5~7월
- **과명** : 국화과(Compositae)

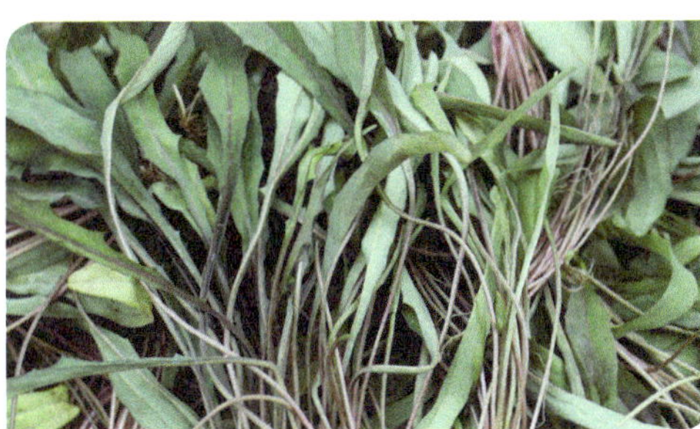

전초(채취품)

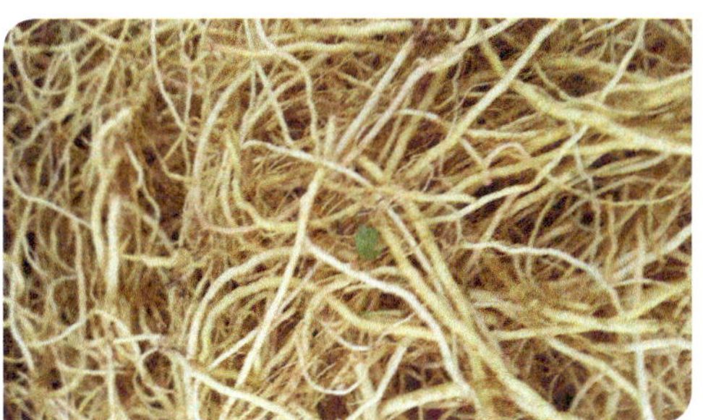

뿌리(채취품)

생태적 특성 씀바귀는 여러해살이풀로, 전국의 산이나 들에서 자란다. 줄기의 키는 25~30cm이며 상층부에서 가지가 갈라진다. 잎은 끝이 뾰족하고 밑은 좁아져 잎자루로 이어지는데 절반 이하에서 치아 모양의 톱니가 생긴다. 줄기와 잎을 자르면 강한 쓴맛이 나고 흰 즙이 나온다. 꽃은 노란색으로 5~7월에 원줄기 끝에서 두상화가 산방꽃차례로 핀다. 열매는 9~10월경에 달리며, 종자는 0.5~0.7cm

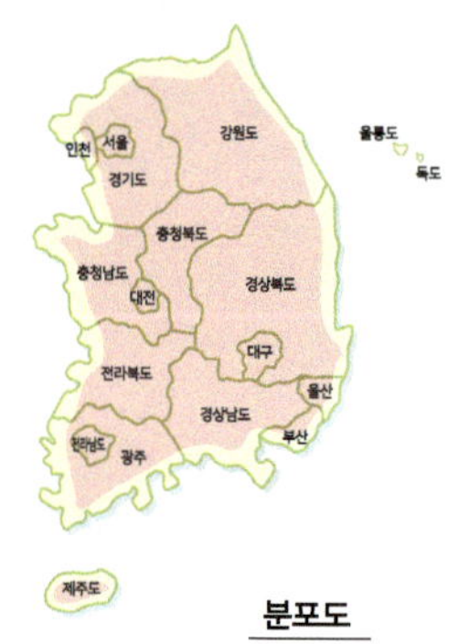

분포도

각 부위별 생김새

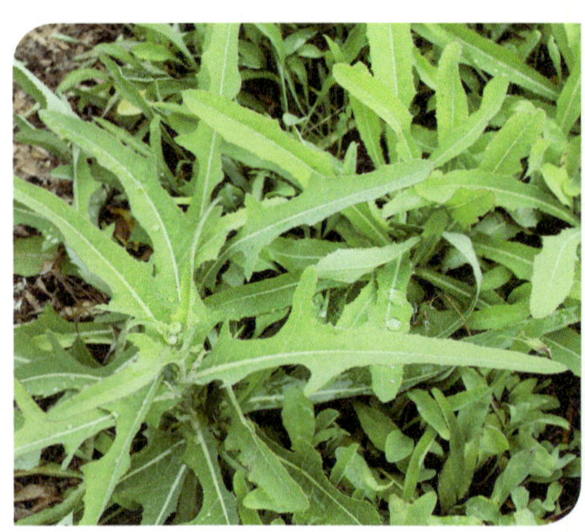

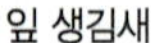

잎 생김새

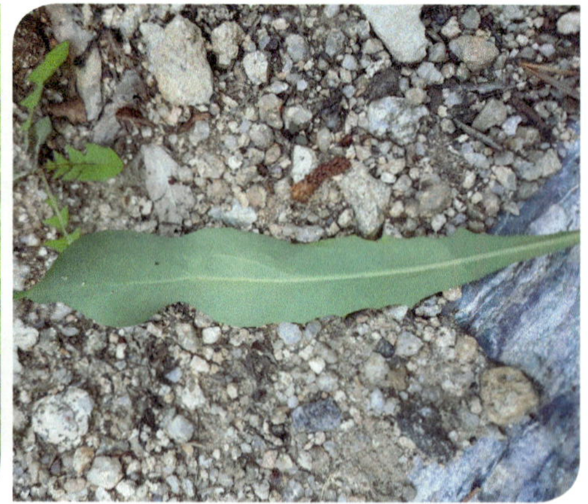

잎 뒷면

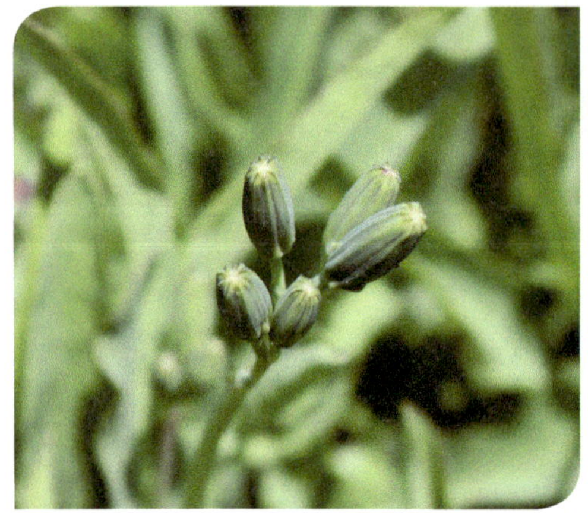

꽃봉우리

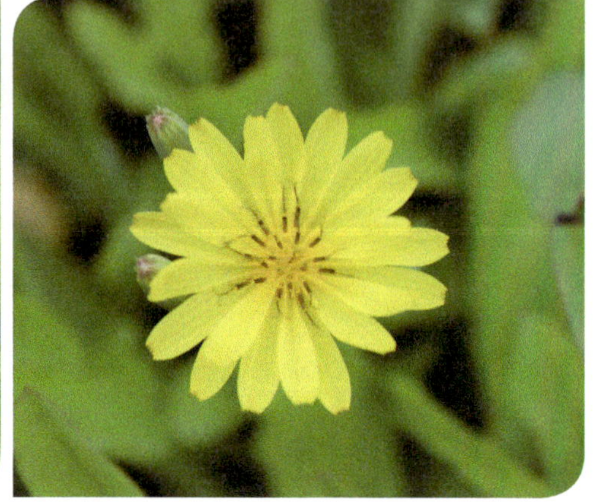

꽃

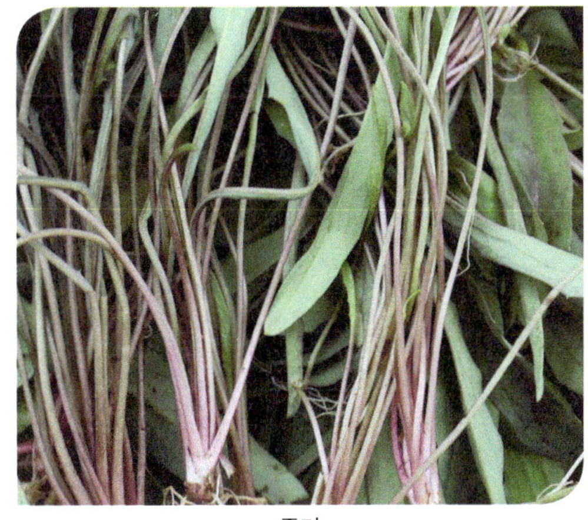
줄기

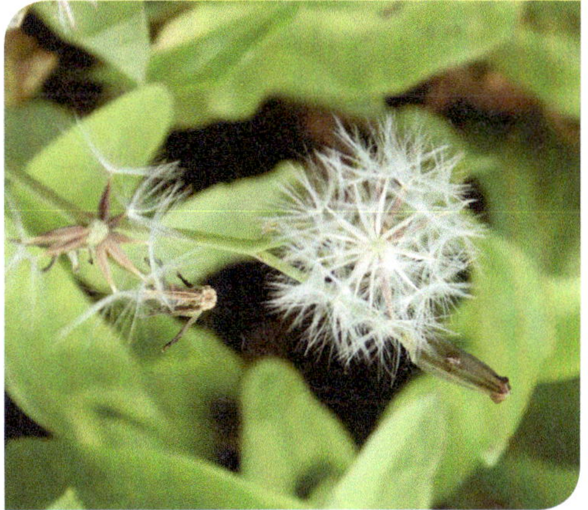
열매

의 길이로 겉에는 연한 갈색의 갓털이 난다. 이 갓털 때문에 민들레처럼 종자가 바람에 날려 번식한다.

채취 시기 초봄에 전초를 채취하여 햇볕에 말린다.

약초의 성분 타락사스테롤(taraxasterol), 바우에레놀(bauerenol), 우르솔산(ursolic acid), 올레아놀릭산(oleanolic acid), 트리페르페노이드(triperpenoids) 등이 함유되어 있다.

약초의 성미 성질이 차고, 맛은 쓰다.

약초의 작용부위 심(心), 간(肝), 폐(肺) 경락에 작용한다.

약초의 효능과 치료 열을 내리게 하는 해열, 폐의 열기를 식히는 청폐열(淸肺熱), 혈의 열을 식히고 잘 돌려주는 양활혈(凉活血), 종기를 다스리는 소종, 새살을 돋게 하는 생기(生肌) 등의 효능이 있다. 폐렴, 간염, 소화불량, 음낭습진, 골절, 타박상, 종독 등을 치료하는 데 사용한다.

약초 처방 및 약용법과 용량 말린 전초 10g을 물 700mL에 넣어 끓기 시작하면 약하게 줄여 200~300mL가 될 때까지 달여 하루에 2회 나눠 마신다. 음낭습진, 타박상 등의 치료를 위해 외용할 경우에는 신선한 식물체를 짓찧어서 환부에 붙이거나

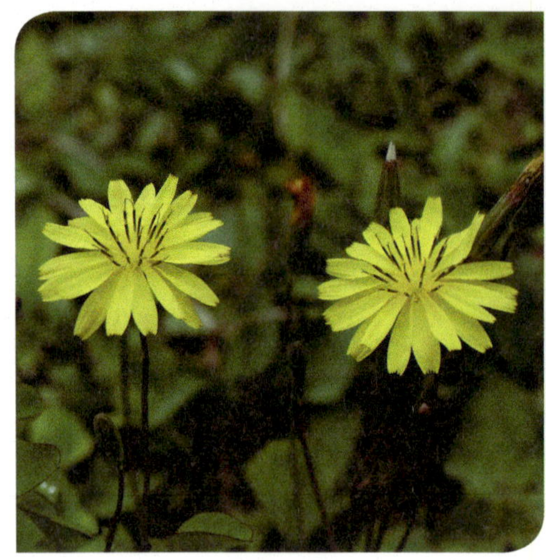

좀씀바귀 꽃

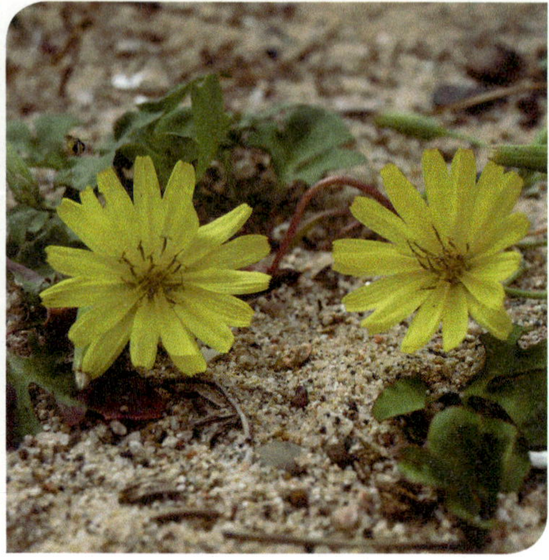

갯씀바귀 꽃

약재를 달인 물로 환부를 씻기도 한다. 어린순과 뿌리는 식용한다.

사용 시 주의사항 성미가 차고 쓰기 때문에 비위가 냉한 경우에는 신중하게 사용하여야 한다.

특허로 입증된 기능성 물질

씀바귀 또는 씀바귀 추출물을 활성성분으로 포함하는 궤양성 대장염 개선 및 치료용 조성물

본 발명은 씀바귀 또는 씀바귀 추출물의 대장염 개선 및 치료 효과를 확인하여 씀바귀 또는 씀바귀 추출물을 활성성분으로 포함하여 대장염, 특히 궤양성 대장염의 개선 및 치료 효능을 가진 조성물에 관한 것으로서, 본 발명의 실시 예 및 시험 예에 의하면 씀바귀 추출물은 체중 변화, 장 길이 변화, 질병 활성도, 혈장 인터루킨-6 변화에 효과를 보였다. 따라서 본 발명에 따른 조성물을 종래의 물질을 대체하여 대장염 개선 또는 치료에 유용하게 사용할 수 있다.

- 공개번호 : 10-2012-0108079, 출원인 : 원광대학교 산학협력단

비슷한 약초

씀바귀

이고들빼기

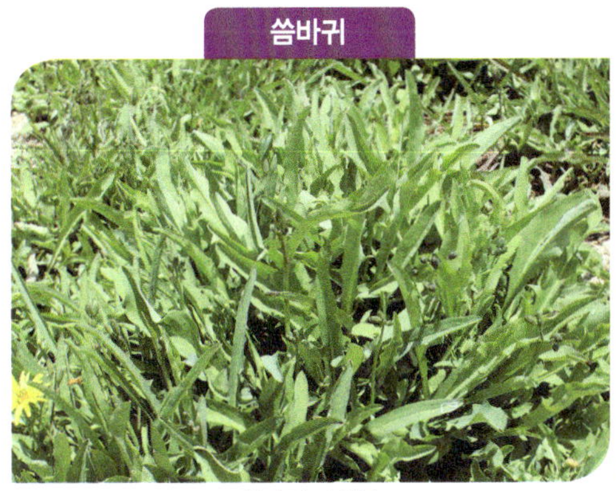
씀바귀 지상부

이고들빼기 지상부

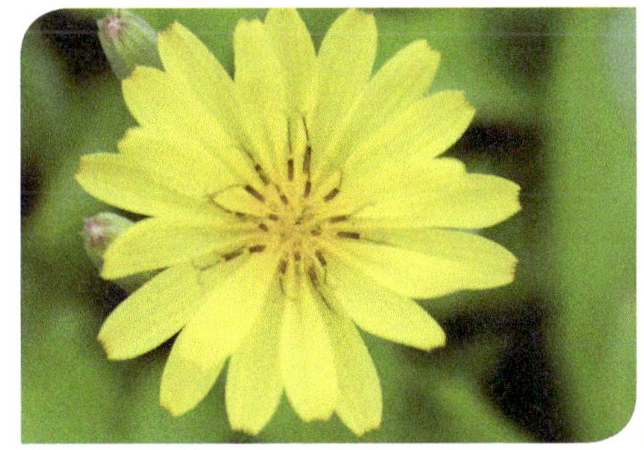
씀바귀 꽃

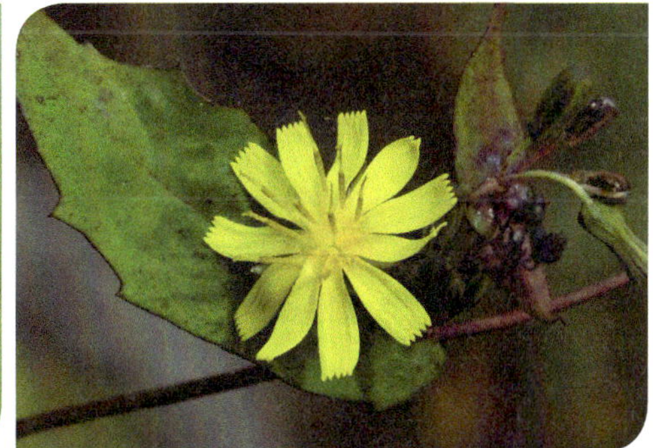
이고들빼기 꽃

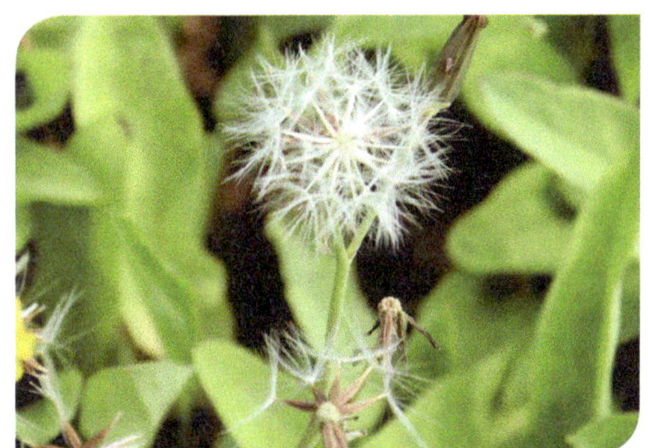
씀바귀 열매

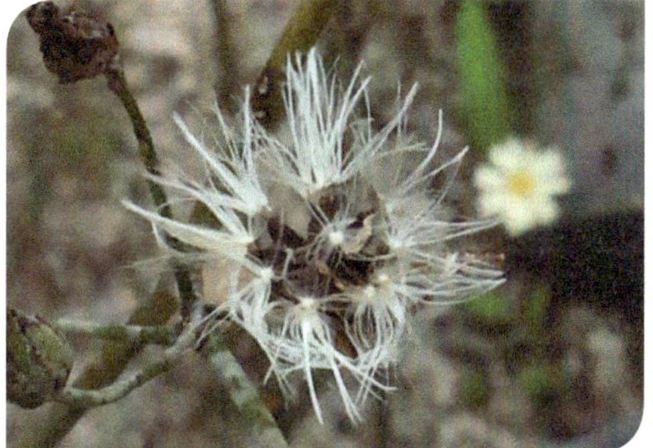
이고들빼기 열매

• 씀바귀와 이고들빼기의 차이점

씀바귀 잎은 바로 올라오고, 이고들빼기 잎은 줄기에서 생성이 되며, 씀바귀 꽃잎은 끝이 둥글고, 이고들빼기 꽃잎은 각이 잘려있다.

폐농양, 폐렴, 수종, 암종, 자궁염, 냉증

약모밀

Houttuynia cordata Thunb.

한약의 기원

이 약은 약모밀의 뿌리를 포함한 전초이다.

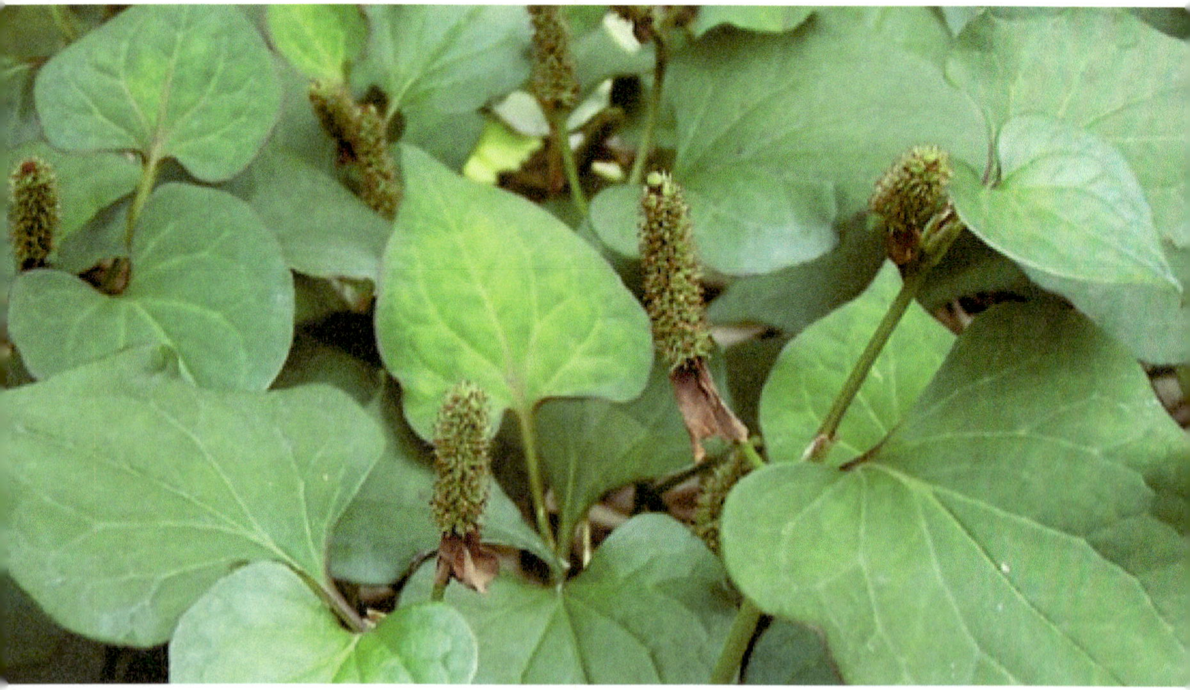

- **생약명** : 어성초(魚腥草)
- **이명** : 즙채, 십약, 집약초, 십자풀, 자배어성초(紫背魚星草), 중약(重藥)
- **사용부위** : 전초
- **꽃 피는 시기** : 5~6월
- **과명** : 삼백초과(Saururaceae)

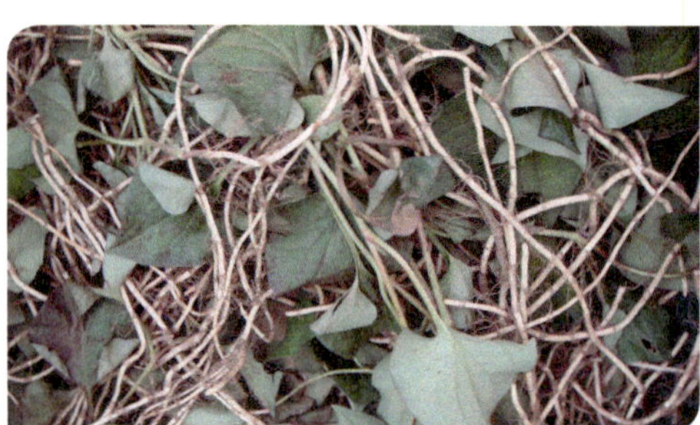

전초(채취품)

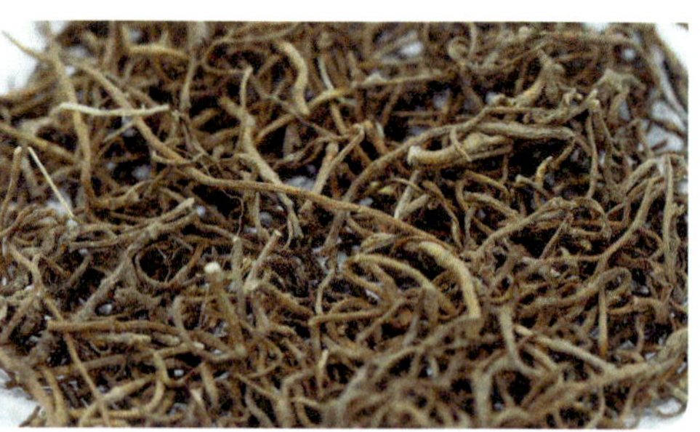

전초(약재 전형)

생태적 특성 약모밀은 여러해살이풀로, 흔히 생약명인 어성초로도 불리며 잎을 비비면 생선 비린내가 난다고 하여 어성초(魚腥草)라는 이름이 붙여졌다. 제주도, 남부 지방의 습지에서 잘 자라지만 중부 지방에서도 분포하고 농가에서 재배하고 있다. 키는 20~50cm이고, 줄기는 납작한 둥근기둥 모양으로 비틀려 구부러졌고 표면은 갈황색으로 세로로 능선이 여러 개가 있는데 마디는 뚜렷하여 하부의

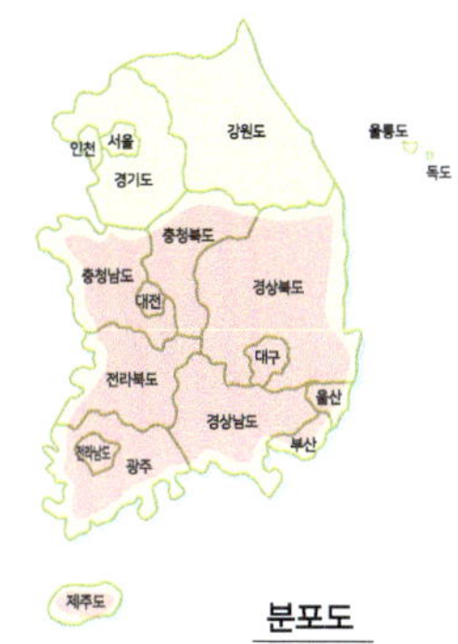

분포도

각 부위별 생김새

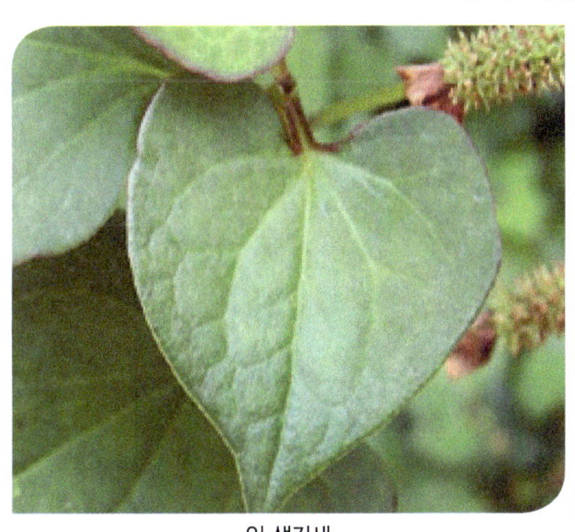
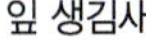
잎 생김새

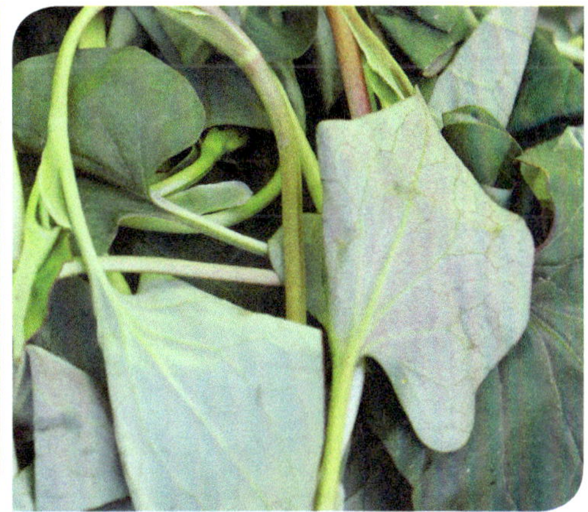
잎 뒷면

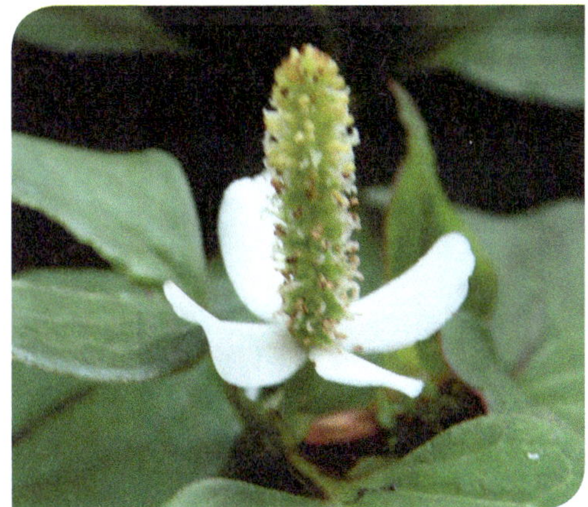
꽃

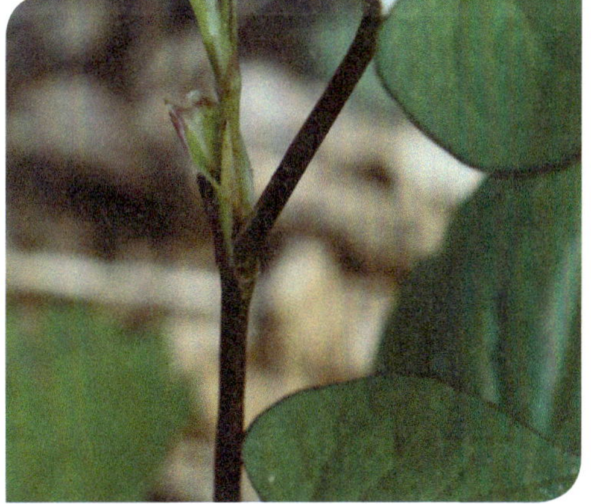
줄기

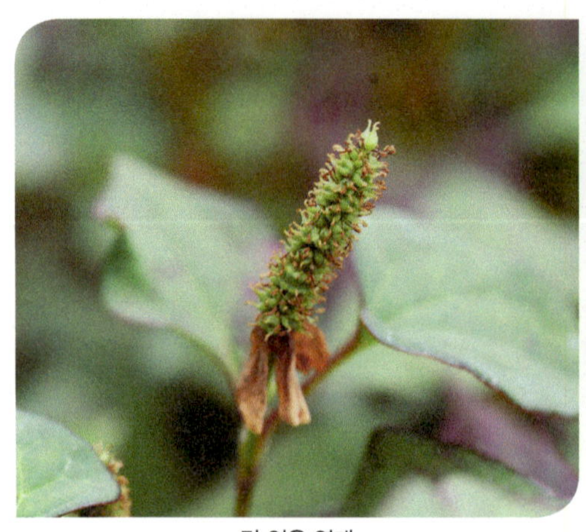
덜 익은 열매

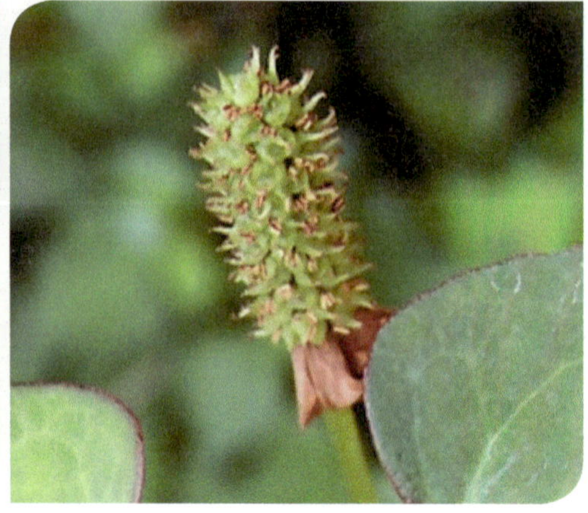
완숙 열매

마디 위에는 수염뿌리가 남아 있으며, 질은 부스러지기 쉽다. 잎은 어긋나고 잎몸은 말려 쭈그러지는데 펴보면 심장 모양으로 길이 3~8cm, 너비 3~6cm이다. 끝은 뾰족하고 가장자리에는 톱니가 없이 매끈하며, 잎자루는 가늘고 길다. 꽃은 흰색으로 5~6월에 이삭 모양의 수상꽃차례로 줄기 끝에서 피는데 삼백초와는 달리 꽃차례가 짧다.

채취 시기 주로 줄기와 잎이 무성하고 꽃이 많이 피는 여름철에, 때로는 가을까지 뿌리를 포함한 전초를 채취하여 햇볕에 말린 후 이물질을 제거하고 절단해 사용한다.

약초의 성분 지상부에는 정유, 후투이니윰(houttuynium), 데카노일아세트알데하이드(decanoyl acetaldehyde), 쿼시트린(quercitrin), 이소쿼시트린(isoquercitrin) 등이 함유되어 있다.

약초의 성미 성질이 약간 차고(약간 따뜻하다고 함), 맛은 맵다.

약초의 작용부위 폐(肺), 대장(大腸), 방광(膀胱) 경락에 작용한다.

약초의 효능과 치료 열을 식히고 독을 푸는 청열해독, 염증을 없애는 소염, 종기를 삭히는 소종 등의 효능이 있어서 폐에 고름이 고이는 폐농양, 폐렴, 기관지염, 인후염, 수종, 자궁염, 대하, 탈항, 치루, 일체의 옹종, 악창, 습진, 이질, 암종 등의 치료에 다양하게 사용되고 있다.

약초 처방 및 약용법과 용량 그냥 사용하면 생선 비린내 때문에 복용하기 힘들다. 따라서 채취한 후 약간 말려 시들시들할 때 술을 뿌려서 시루에 넣어 찌고 햇볕에 널어 말리고, 다시 술을 뿌려 찌고 말리는 과정을 반복하여 비린내가 완전히 가시고 고소한 냄새가 날 때까지 반복하면 복용하기도 좋고 약효도 더 좋아진다.

말린 전초 15g을 물 700mL에 넣어 끓기 시작하면 약하게 줄여 200~300mL가 될 때까지 달여 하루에 2회 나눠 마신다.

민간에서는 길경, 황금, 노근 등을 배합하여 폐옹(肺癰: 폐의 악창)을 다스리거나 기침과 혈담을 치료하는 데 사용했고, 폐렴이나 급·만성 기관지염, 장염, 요로감염증 등의 치료에 사용하여 많은 효과를 보았다.

물을 부어 달여 마시기도 하고, 환이나 가루로 만들어 복용하기도 한다. 외용할 경우에는 짓찧어 환부에 바르기도 한다.

사용 시 주의사항 이뇨작용이 있으므로 허약한 사람은 피한다.

특허로 입증된 기능성 물질

항당뇨 활성을 갖는 어성초 혼합 추출액

본 발명에 따른 어성초(약모밀 전초) 혼합 추출액은 당뇨 흰쥐의 체중 감소를 억제시키고 식이효율 저하를 방지하며, 췌장 β-세포로부터의 인슐린 분비를 증진시킬 뿐만 아니라 췌장조직을 보호하는 효과가 있어 항당뇨 활성이 우수하다.

– 공개번호 : 10-2010-0004328, 출원인 : 성숙경 외

약모밀 약차

채취 방법

주로 여름철 약모밀 줄기와 잎이 무성하고 꽃이 많이 필 때, 때로는 가을까지 채취한 후 이물질을 제거하고 깨끗이 씻은 뒤 절단해 햇볕에 말린다. 보통 약모밀 전초를 채취한 뒤 술을 뿌려서 시루에 찌고 말리는 과정을 반복하여 생선 비린내를 제거한 뒤 사용한다.

약차 만들기

말린 약모밀 지상부 12~20g을 사용하며, 포제해 특유의 생선 비린내를 없앤 말린 약재 5~10g을 물 2L에 넣어 중불로 2시간 정도 끓여 차로 마신다.

꿀 또는 설탕을 가미하여 마셔도 되지만 당뇨병이 있다면 고려하여 결정하는 게 좋다.

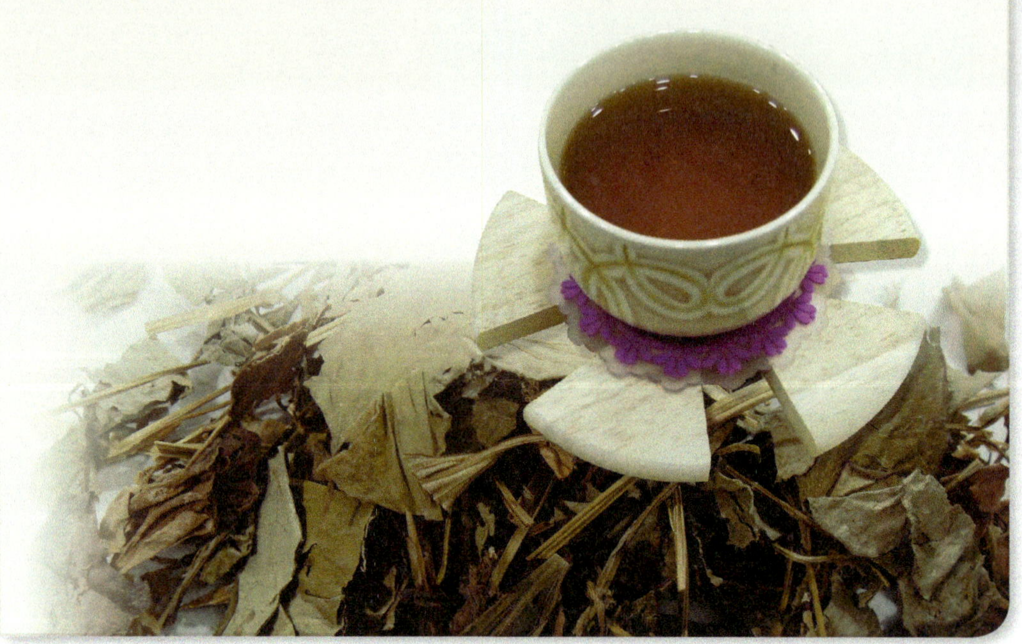

감기, 백일해, 신장염, 자궁출혈

엉겅퀴

Cirsium japonicum var. maackii (Maxim.) Matsum.

한약의 기원

이 약은 엉겅퀴, 기타 동속근연 식물의 전초이다.

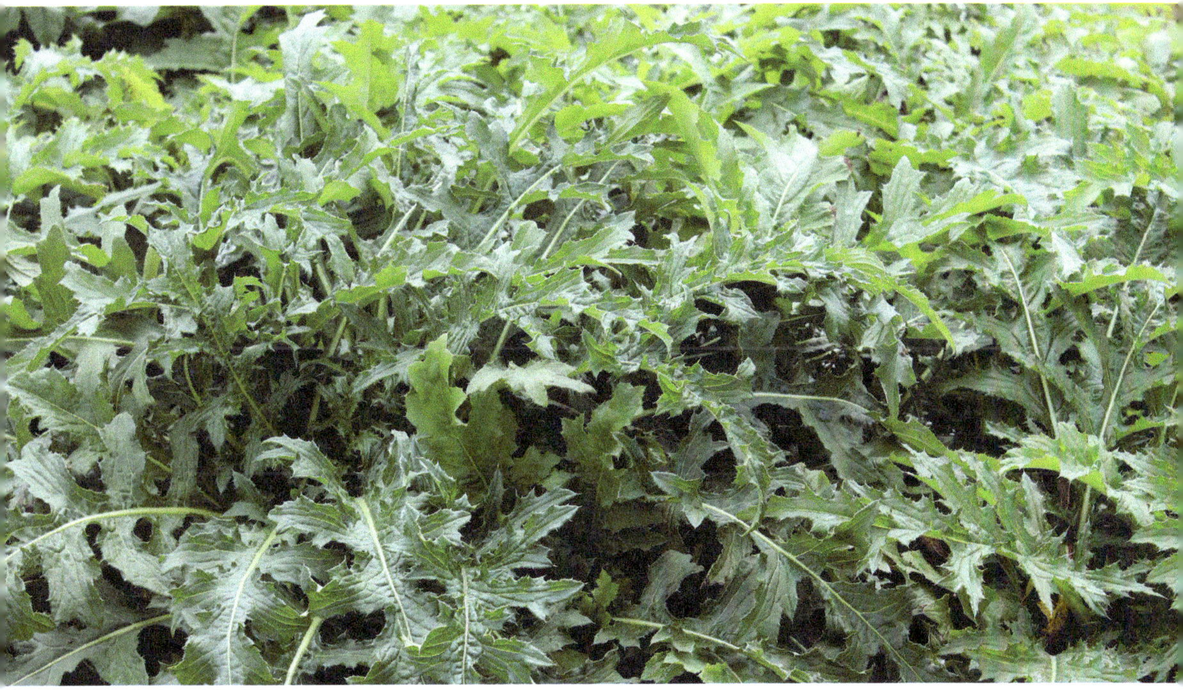

- **생약명** : 대계(大薊)
- **이명** : 가시엉겅퀴, 가시나물, 항가새
- **사용부위** : 뿌리, 어린순, 잎, 꽃
- **꽃 피는 시기** : 6~8월
- **과명** : 국화과(Compositae)

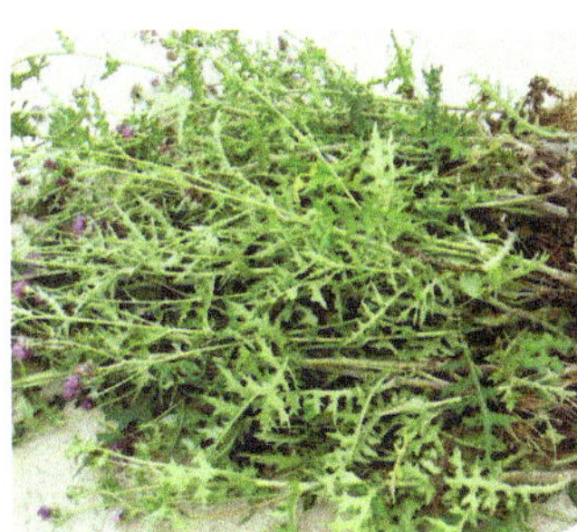
전초(채취품)

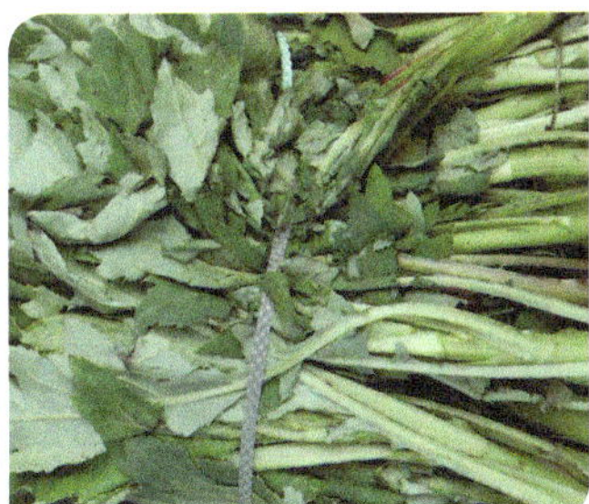
어린잎(채취품)

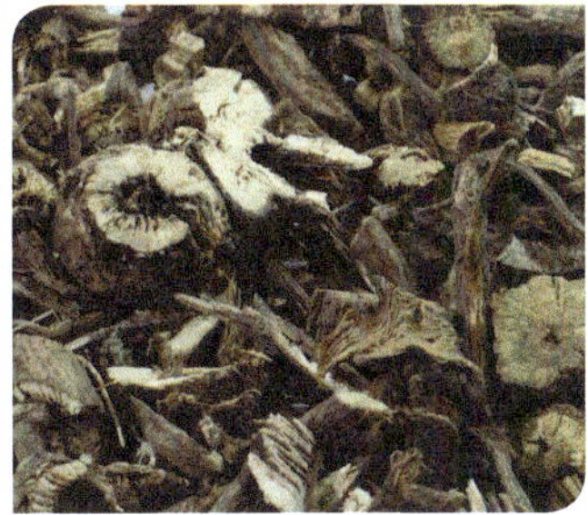
약재

생태적 특성 엉겅퀴는 전역의 산과 들에서 자라는 여러해살이풀이다. 생육환경은 양지의 물 빠짐이 좋은 토양이며, 키는 50~100cm 내외이다. 잎은 길이가 15~30cm, 너비는 6~15cm로 타원형 또는 뾰족한 타원형이며 밑부분이 좁고 새의 깃털과 같은 모양으로 6~7쌍이 갈라진다. 잎 가장자리에는 결각상의 톱니가 가시와 더불어 있다. 꽃은 6~8월에 피며 가지 끝과 원줄기 끝에서 1송이씩 피며 지름은

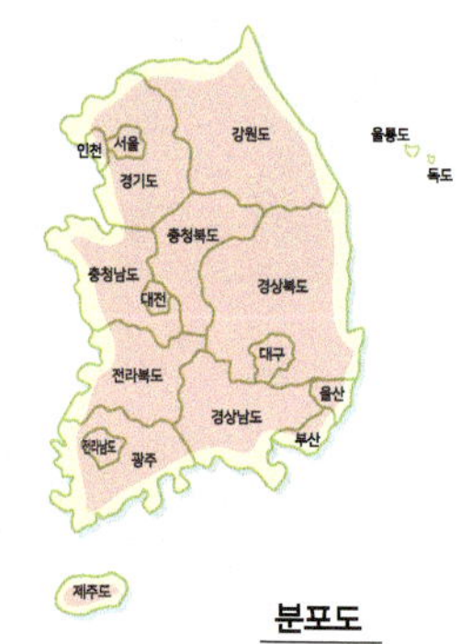

분포도

각 부위별 생김새

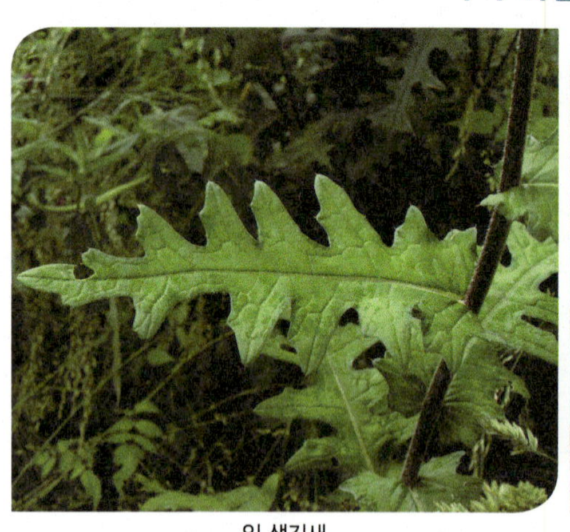
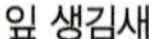
잎 생김새

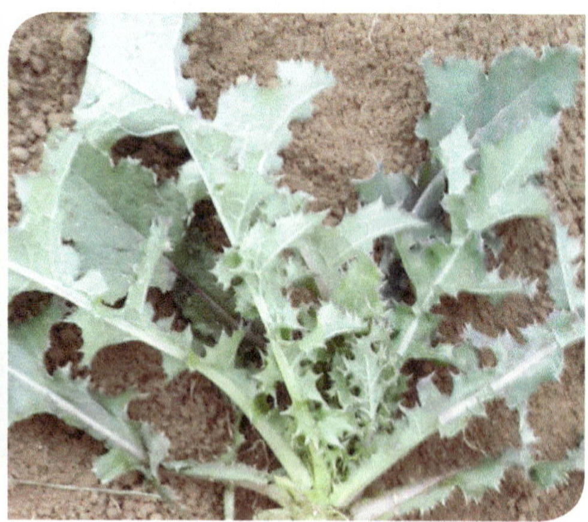
잎 뒷면

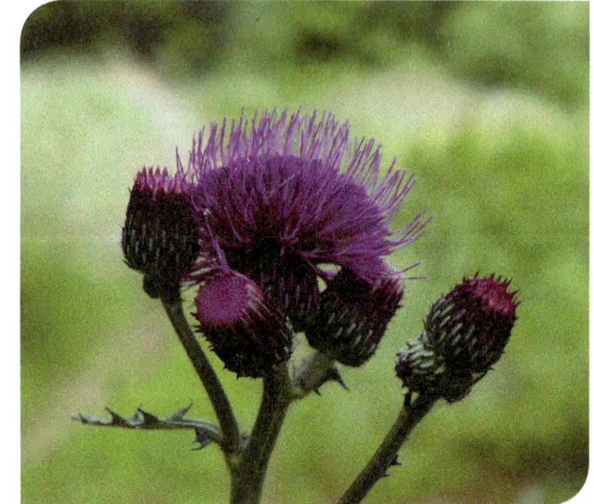
꽃

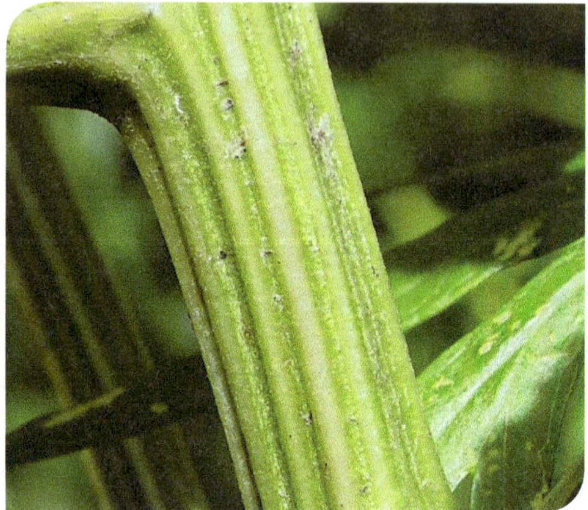
줄기

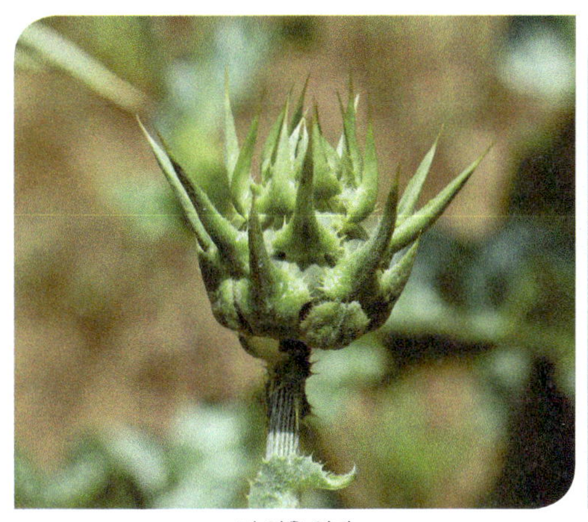
덜 익은 열매

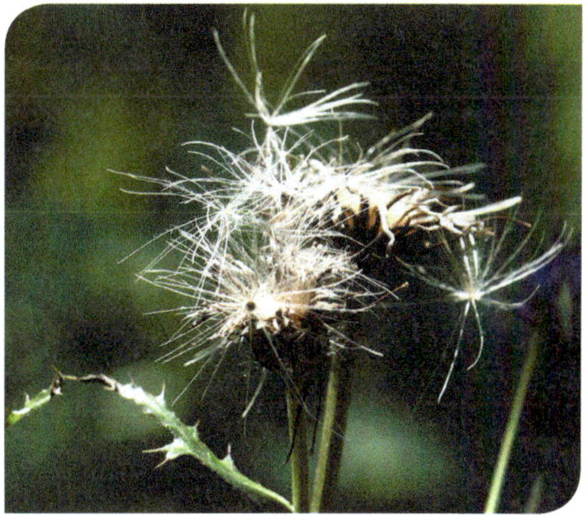
완숙 열매

3~5cm이다. 꽃부리는 자주색 또는 적색이며 길이는 1.9~2.4cm이다. 열매는 9~10월경에 달리고 흰색 갓털은 길이가 1.6~1.9cm이다.

채취 시기 이른 봄이나 가을에 잎을 채취하고, 가을에는 뿌리를 채취하여 햇볕에 말린다.

약초의 성분 리나린(linarin), 타락사스테릴(taraxasteryl), 아세테이트(acetate), 스티그마스테롤(stigmasterol), 알파-아미린(α-amyrin) 등이 함유되어 있다.

약초의 성미 성질이 시원하고, 맛은 쓰고 달다.

약초의 작용부위 간(肝), 심(心), 비(脾) 경락에 작용한다.

약초의 효능과 치료 혈분의 열을 식혀주는 양혈, 출혈을 멎게 하는 지혈, 열을 내리는 해열, 종기를 삭이는 소종의 효능이 있어서 감기, 백일해, 고혈압, 장염, 신장염, 토혈, 혈뇨, 혈변, 산후출혈 등 자궁출혈이 멎지 않고 지속되는 병증, 대하증, 종기를 치료하는 데 사용한다. 최근에는 혈전의 용해 및 혈당을 내린다는 연구 보고가 있다.

약초 처방 및 약용법과 용량 말린 약재 6~12g을 물 1L에 넣어 1/3이 될 때까지 달여 하루에 2~3회 나눠마시거나, 가루 또는 즙을 내서 복용하기도 하며, 짓찧어서 환부에 붙인다.

사용 시 주의사항 비위가 차고 허하면서 어혈과 적체가 없는 경우에는 사용을 피한다.

엉겅퀴 꽃의 종류

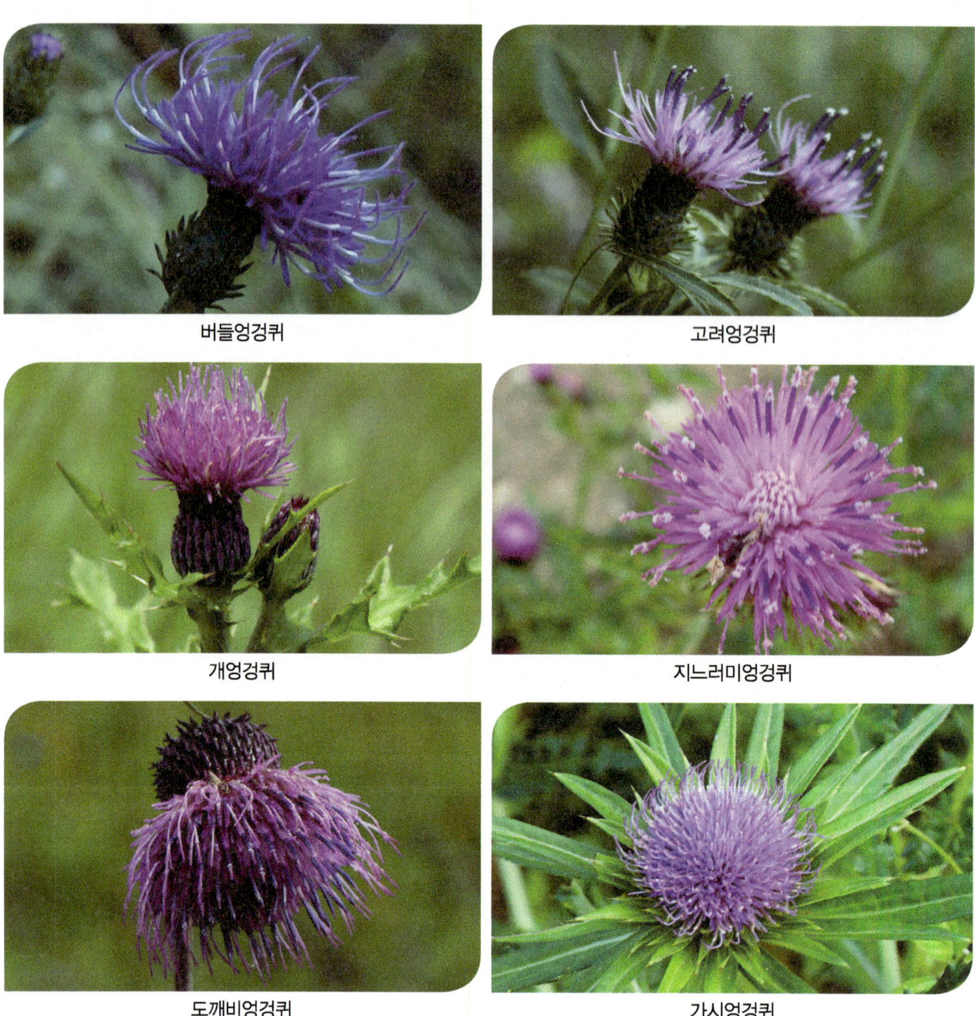

버들엉겅퀴

고려엉겅퀴

개엉겅퀴

지느러미엉겅퀴

도깨비엉겅퀴

가시엉겅퀴

엉겅퀴의 종류

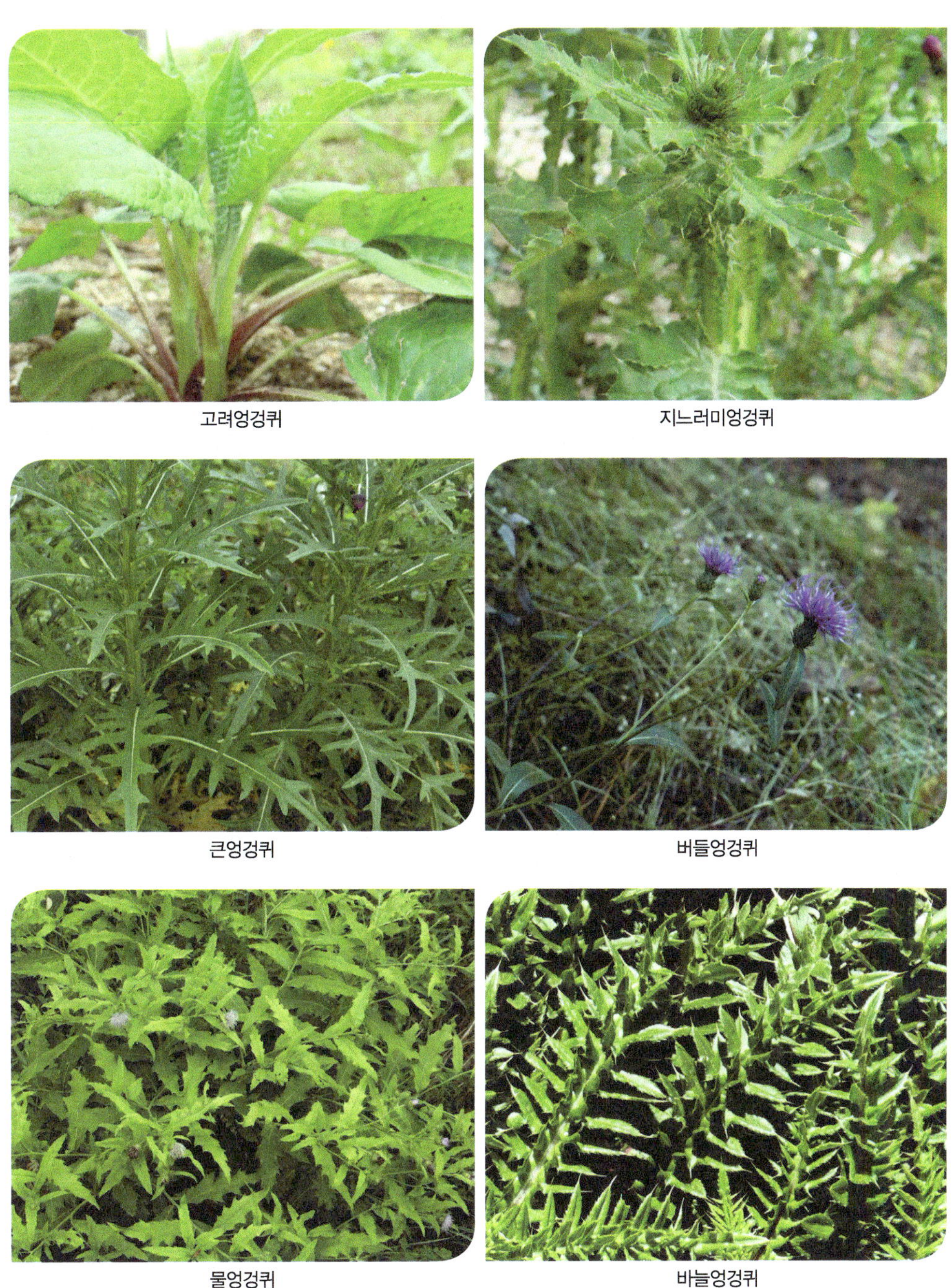

고려엉겅퀴

지느러미엉겅퀴

큰엉겅퀴

버들엉겅퀴

물엉겅퀴

바늘엉겅퀴

이질, 임질, 주독, 야뇨증, 유정

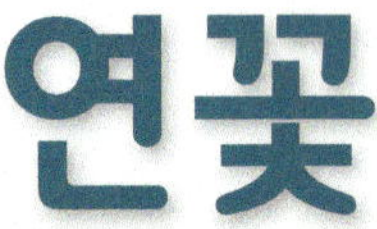

연꽃

Nelumbo nucifera Gaertn.

한약의 기원

이 약은 연꽃의 뿌리줄기, 잎, 열매, 종자이다.

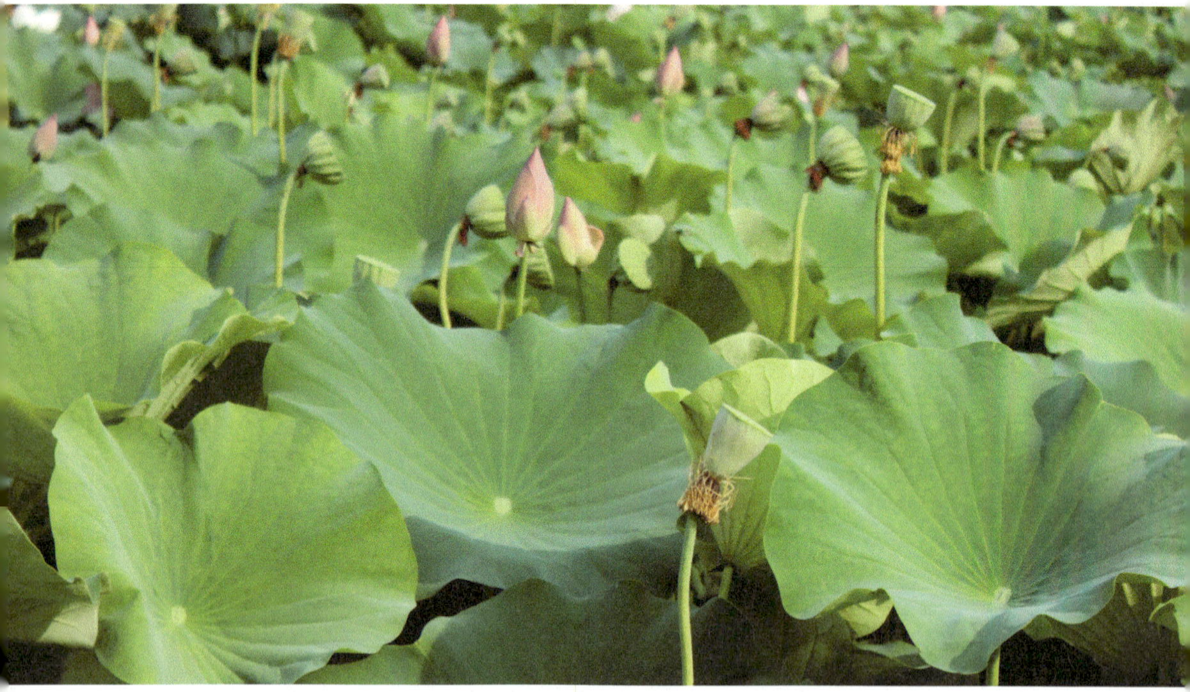

- **생약명** : 연자심(蓮子心), 연자육(蓮子肉), 우절(藕節), 하엽(荷葉)
- **이명** : 연
- **사용부위** : 뿌리, 잎, 열매, 종자
- **꽃 피는 시기** : 7~8월
- **과명** : 수련과(Nymphaeaceae)

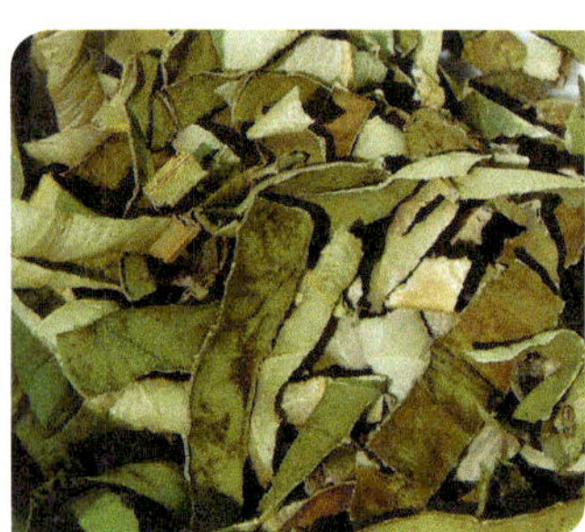

연잎(약재)

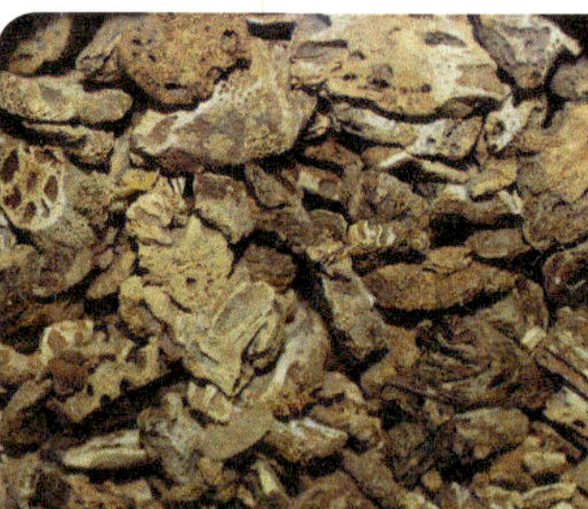

뿌리(우절, 약재)

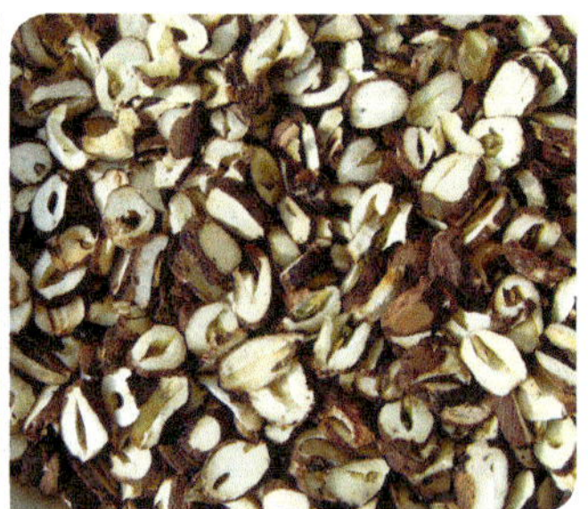

종인(연꽃씨앗 연자육)

생태적 특성 연꽃의 원산지는 인도로 추정되나 확실치 않고 일부에서는 이집트라고도 한다. 우리나라에서는 중부 이남 지방에서 재배하는 여러해살이수초이다. 생육환경은 습지나 마을 근처의 연못과 같은 곳이다. 키는 1m 정도 자라고, 잎은 지름이 40cm 정도이며 방패 모양으로 물 위로 올라와 있다. 뿌리에서 나온 잎은 잎자루가 길며 물에 잘 젖지 않고 꽃잎과 같이 수면보다 위에서 전개된다. 꽃은 연

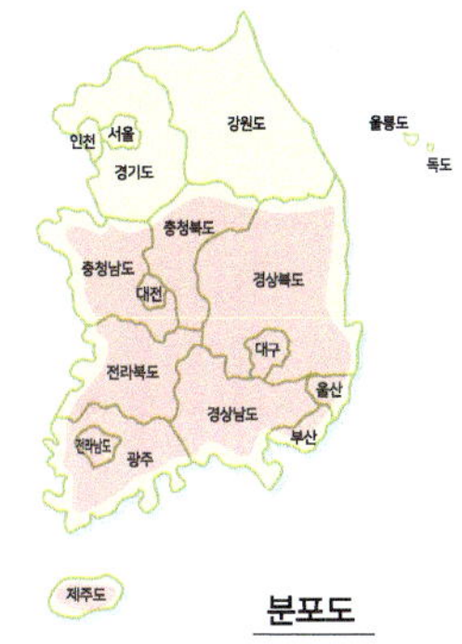

분포도

각 부위별 생김새

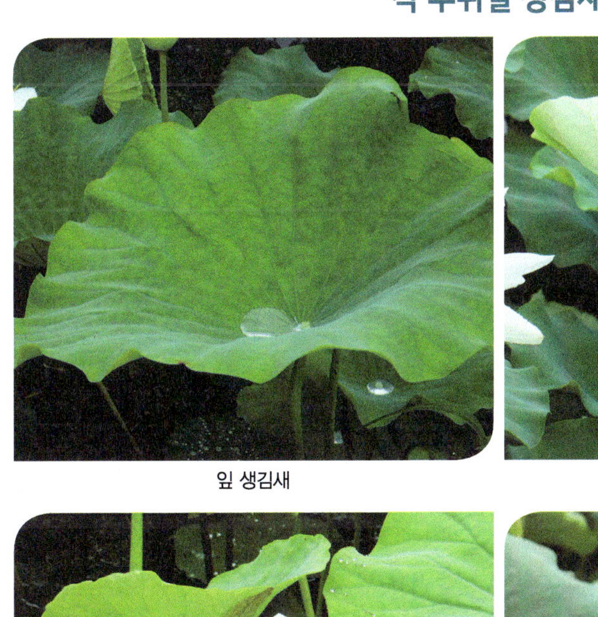
잎 생김새

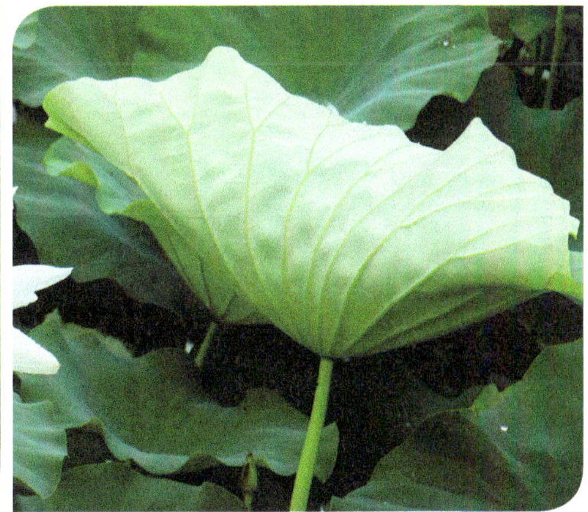
잎 뒷면

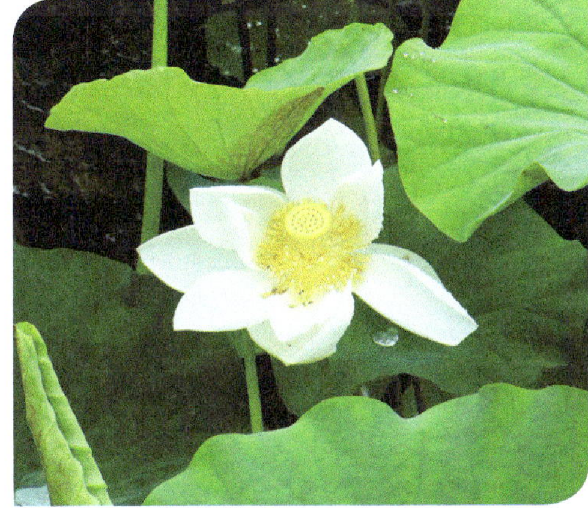
꽃

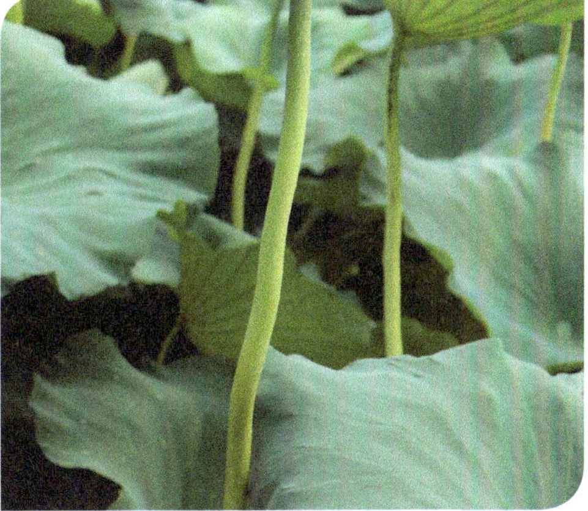
줄기

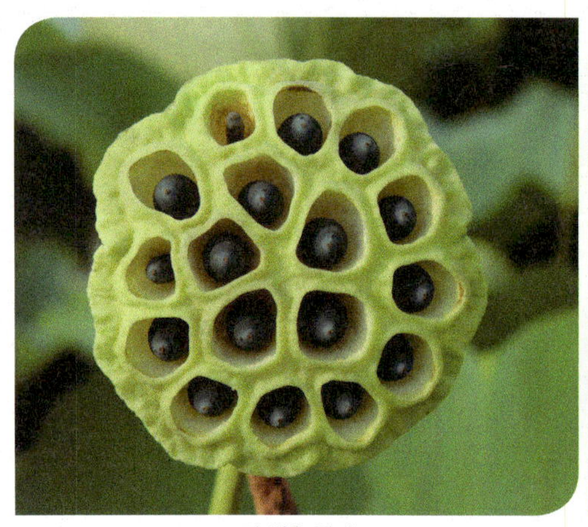
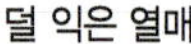

덜 익은 열매

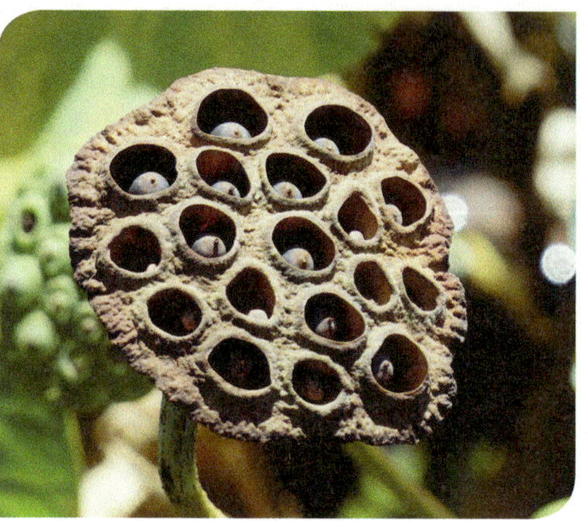

완숙 열매

한 홍색 또는 흰색으로 7~8월에 꽃줄기 끝에서 대형 꽃이 1송이 피며 지름이 15~20cm로 뿌리에서 꽃줄기가 나오고 꽃줄기는 잎자루처럼 가시가 나 있다. 열매는 검은색이고 타원형이며 길이는 2cm 정도이다.

채취 시기 열매와 종자는 늦가을에 채취하고, 뿌리줄기와 뿌리줄기 마디는 연중 채취하며, 잎은 여름에 채취하여 말린다.

약초의 성분 잎에는 로메린(roemerine), 누시페린(nuciferine), 노르누시페린(nornuciferine), 아르메파빈(armepavine), 프로누시페린(pronuciferine), 리리오데닌(liriodenine), 아노나인(anonaine), 퀴세틴(quercetin), 이소퀴시트린(isoquercitrin), 넬럼보사이드(nelumboside), 종자에는 누시페린, 노르누시페린, 노르마르메파빈(norarmepavine) 등이 함유되어 있다.

약초의 성미 부위에 따라서 약간씩 차이가 있는데 연근(뿌리줄기)은 성질이 차고, 맛은 달다. 하엽(잎)은 성질이 평범하고, 맛은 쓰다. 연자육(열매, 종자)은 성질이 평범하고, 맛은 달고 떫다. 연자심(익은 종자에서 빼낸 녹색의 배아)은 맛이 달다.

약초의 작용부위 뿌리는 심(心), 비(脾) 경락에 작용한다. 잎은 심(心), 비(脾), 간(肝)

경락에 작용한다. 열매는 심(心), 비(脾), 신(腎) 경락에 작용한다.

약초의 효능과 치료 부위에 따라 정리하면 다음과 같다.

- 우절(藕節: 뿌리줄기) : 열을 내리고 어혈을 제거하며 독성을 풀어주는 효능이 있어서 가슴이 답답하고 열이 나며 목이 마르는 열병번갈(熱病煩渴), 주독, 토혈, 열이 하초에 몰려 생기는 임질을 치료하는 데 사용한다.
- 하엽(荷葉: 잎) : 수렴제 및 지혈제로 사용하는데 민간요법에서는 야뇨증 치료에 사용하기도 했다.
- 꽃봉오리 : 혈액순환을 돕고 풍사와 습사를 제거하며 지혈의 효능이 있다.
- 연자(蓮子: 열매와 종자) : 허약한 심기를 길러주고 신(腎) 경락의 기운을 더해주어 유정을 멈추게 하는 효능이 있다. 또한 수렴작용 및 비장을 강화하는 효능이 있어서 오래된 이질이나 설사를 멈추게 하고 꿈을 많이 꾸어 숙면을 취하지 못하는 다몽(多夢), 임질, 대하를 치료하는 데 사용한다.
- 연방(蓮房) : 뭉친 응어리를 풀어주고 습사를 제거하며 지혈의 효능이 있다. 연꽃의 익은 종자에서 빼낸 녹색의 배아(胚芽), 즉 연자심(蓮子心)은 마음을 진정시키고 열을 내려주며 지혈, 신장 기능을 강화하여 유정을 멈추게 하는 효능이 있다.

약초 처방 및 약용법과 용량 말린 연잎 6~12g을 물 1L에 넣어 1/3이 될 때까지 달여 하루에 나눠 마시거나, 환 또는 가루로 만들어 복용한다. 말린 연자육 12~24g을 물 1L에 넣어 1/3이 될 때까지 달여 하루에 나눠 마시거나, 환 또는 가루로 만들어 복용한다.

사용 시 주의사항 임산부는 복용을 금한다.

특허로 입증된 기능성 물질

연잎 추출물 및 타우린을 함유하는 대사성 질환 예방 및 치료용 조성물

본 발명은 고지혈증 또는 지방간 예방 및 치료용 조성물에 관한 것으로서, 보다 상세하게는 연잎 추출물 및 타우린을 유효성분으로 함유하는 대사성 질환인 고지혈증 또는 지방간 예방 및 치료용 조성물에 관한 것이다

- 등록번호 : 10-1176435, 출원인 : 인하대학교 산학협력단

비슷한 약초

연꽃 | 가시연

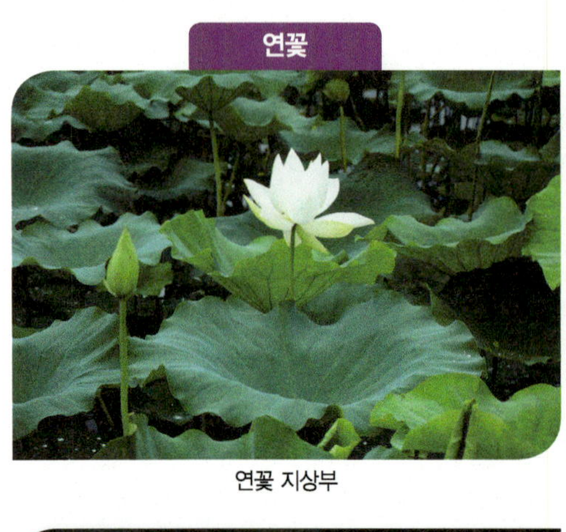

연꽃 지상부

가시연 지상부

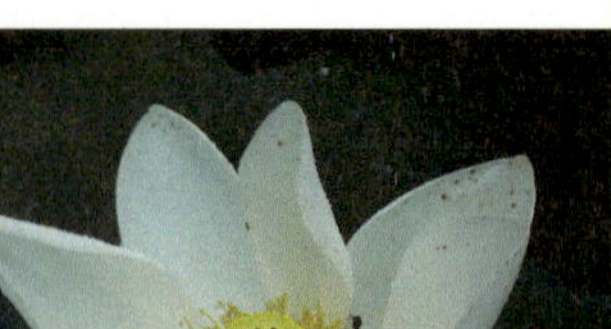

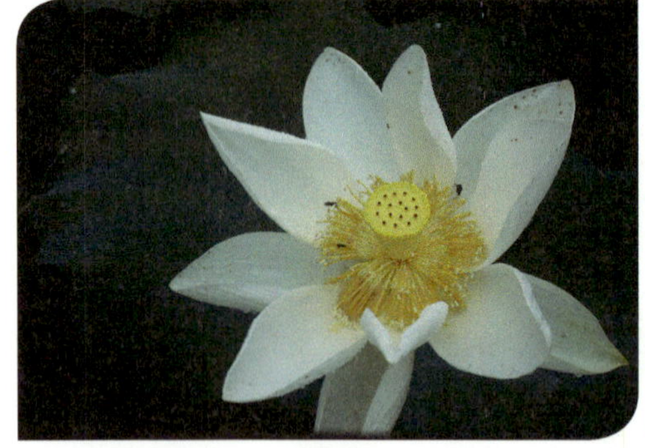

연꽃 꽃

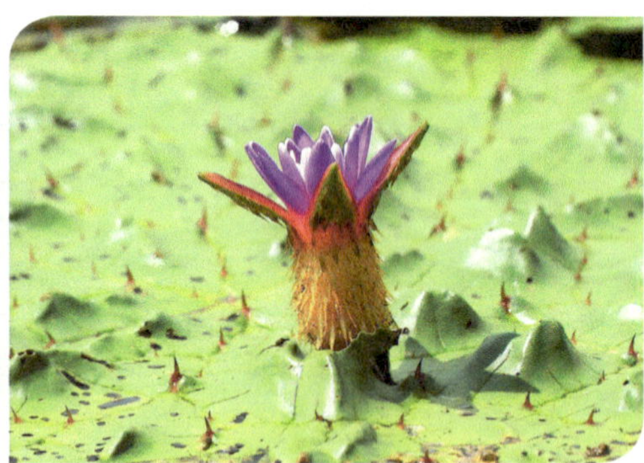

가시연 꽃

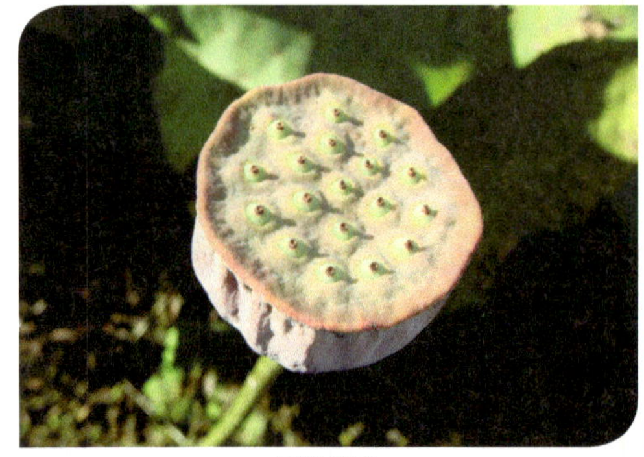

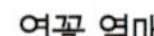

연꽃 열매

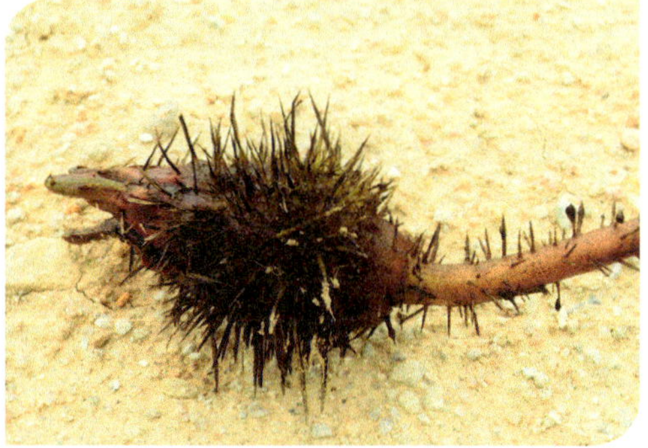

가시연 열매

• 연꽃과 가시연의 차이점

연꽃은 잎이 평탄하나 가시연은 잎에 가시가 나있으며, 꽃과 열매가 다르나 둘다 수생식물이다.

연꽃 꽃차

채취 방법

연꽃의 꽃이 절반 정도 피었을 때 채취하며 그늘에서 말린 뒤 방습제를 넣은 밀폐 용기에 넣어 보관해 사용한다.

꽃차 만들기

연꽃 꽃 크기가 크므로 꽃잎을 잘게 부순 뒤 반 숟가락 정도를 찻잔에 담아 끓는 물을 붓고 1~2분 정도 우려 차로 마신다. 꿀 또는 설탕을 가미하여 마셔도 되지만 당뇨병이 있다면 고려하여 결정하는 게 좋다.

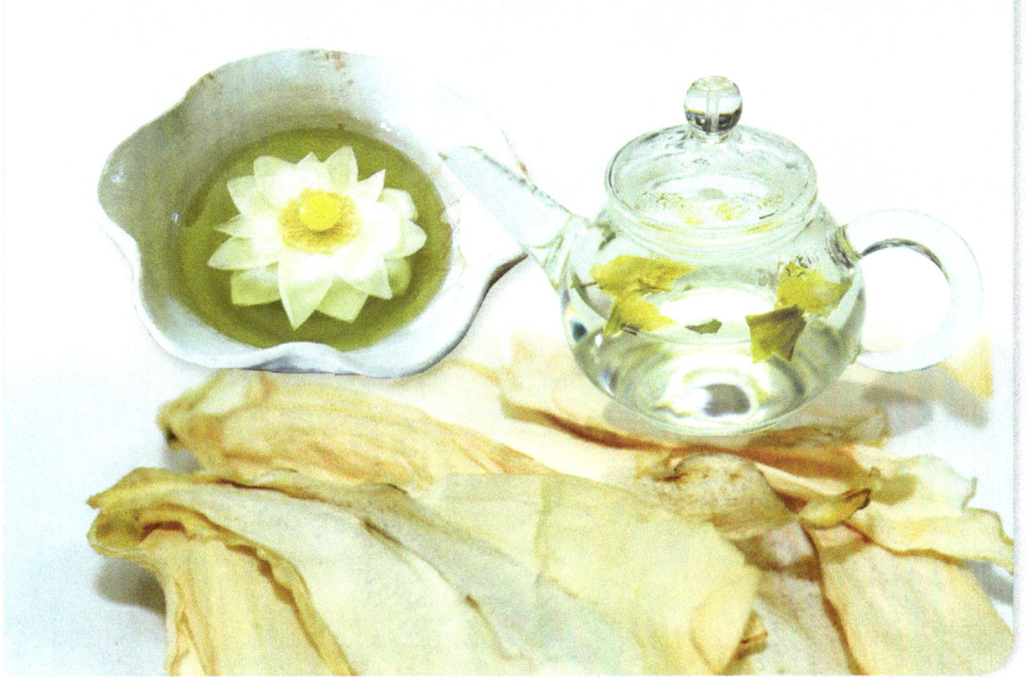

연꽃 약차

채취 방법

연꽃의 열매와 종자는 늦가을에 채취하고, 뿌리줄기와 뿌리줄기 마디는 연중 채취하며, 잎은 여름에 채취하여 말린다.

약차 만들기

연잎 5~10g을 물 2L에 넣어 중불로 끓여 차로 마시거나, 가늘게 썰어서 덖은 잎을 녹차 우리듯 80~90℃의 물에 우려서 마시기도 한다. 꽃봉오리가 활짝 피기 전에 녹차를 거즈에 싸서 꽃잎을 벌리고 저녁에 넣어 두었다가 아침에 꽃잎이 열릴 때 꺼내어 차로 우려 마시면 연꽃의 향이 녹차에 배어서 독특한 향을 즐길 수 있다. 연자육(연꽃의 익은 열매) 5~10g을 물 2L에 넣어 2시간 정도 중불로 끓여 차로 마시고, 환 또는 가루로 만들어 복용하기도 한다. 연자심(연꽃의 익은 종자의 싹눈을 말린 것) 5g을 찻잔에 넣고 끓는 물을 부어 5분 정도 우려서 하루에 차로 2~3회 마시기도 하며 특히 심화를 다스려 갈증을 없애고, 고혈압과 유정 치료에도 효과가 있으며 다이어트에도 도움이 된다.

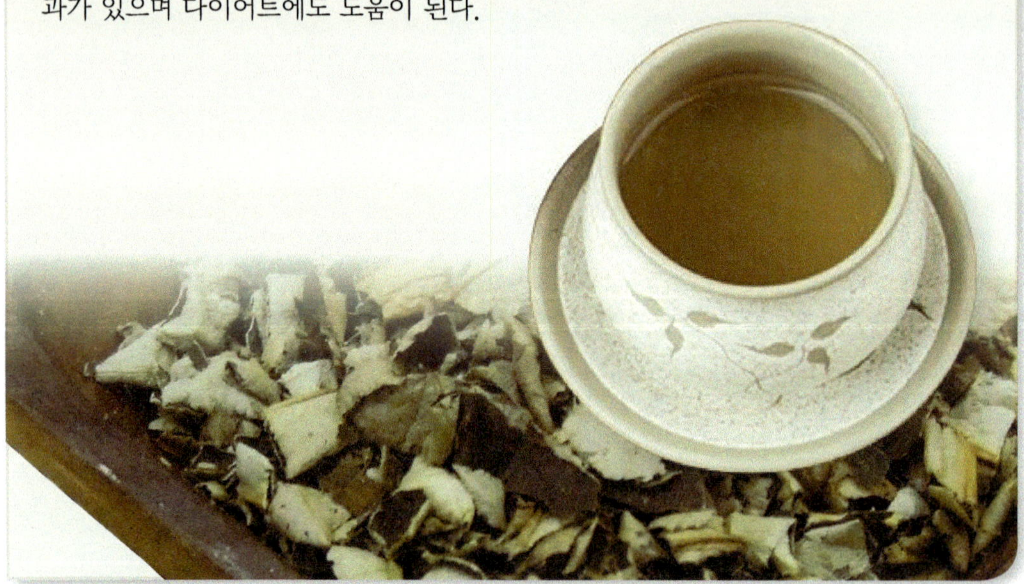

자양강장, 강정, 면역력 증강, 신경통

오갈피나무

한약의 기원

이 약은 오갈피나무, 기타 동속 식물의 뿌리껍질, 나무껍질이다.

Eleutherococcus sessiliflorus (Rupr. & Maxim.) S. Y. Hu = [*Acanthopanax sessiliflorus* (Rupr. et Max.) Seem]

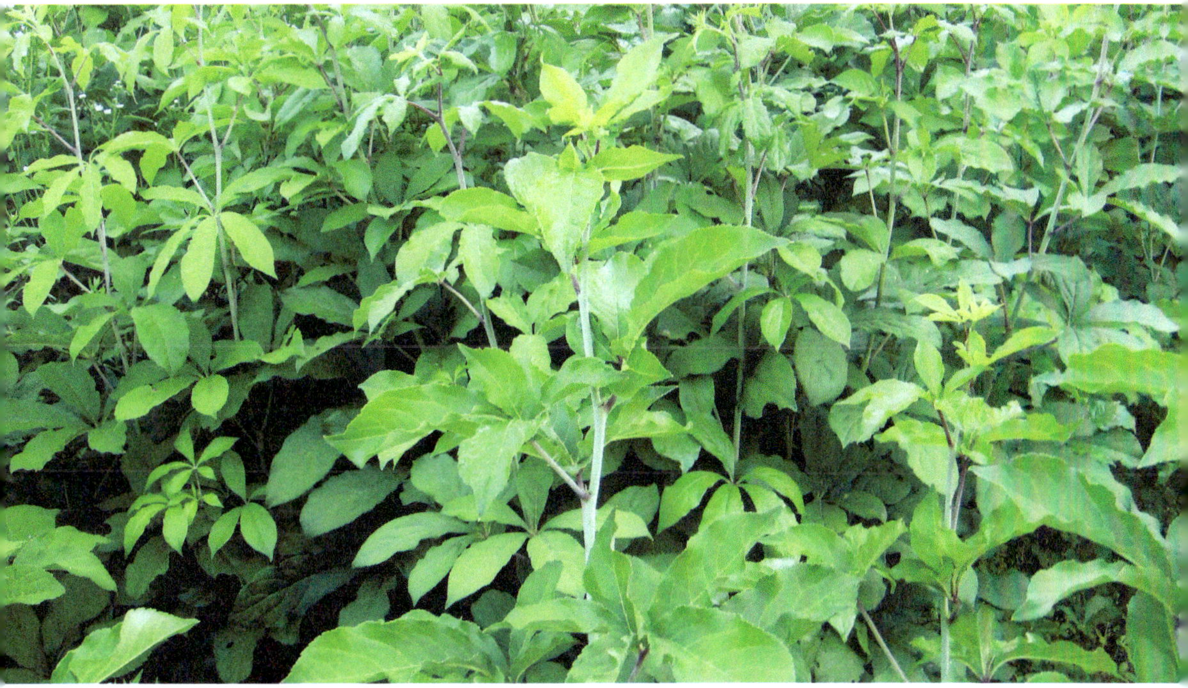

- **생약명** : 오가피(五加皮)
- **이명** : 오갈피, 서울오갈피나무, 서울오갈피, 참오갈피나무, 아관목, 문장초(文章草), 오가엽(五加葉)
- **사용부위** : 뿌리껍질, 나무껍질, 잎
- **꽃 피는 시기** : 8~9월
- **과명** : 두릅나무과(Araliaceae)

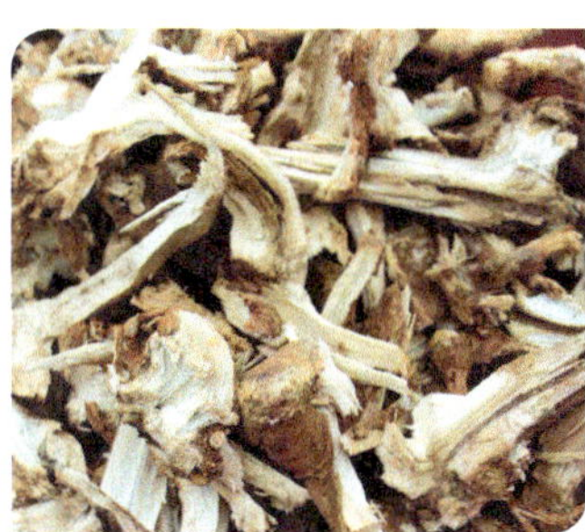
뿌리(약재)

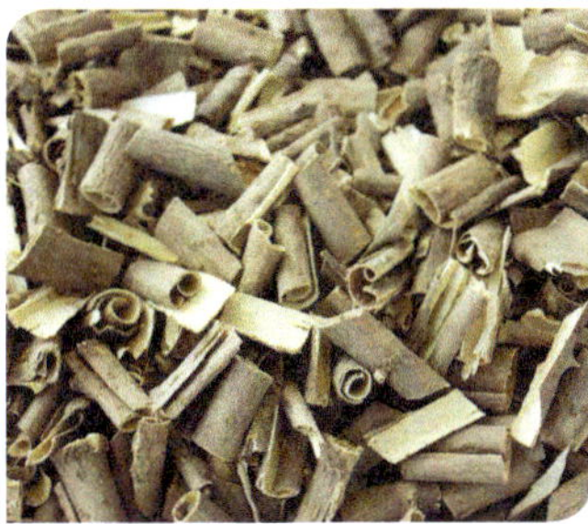
수피(약재)

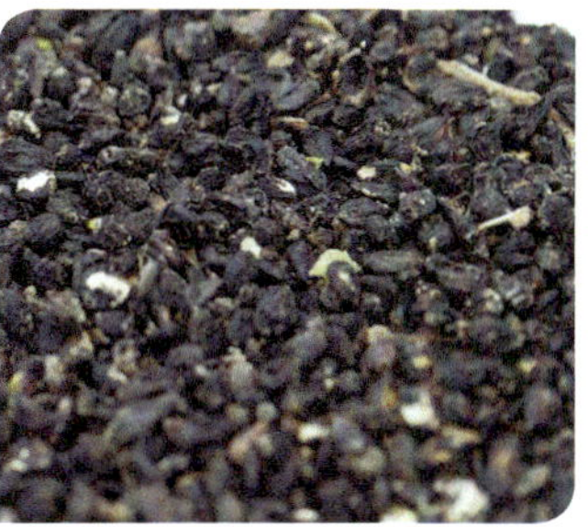
열매(약재)

생태적 특성 오갈피나무는 전국에서 분포하는 낙엽활엽 관목으로, 높이는 3~4m이며, 뿌리 근처에서 가지가 많이 갈라져 사방으로 뻗치며 털이 없고 가시가 드문드문 하나씩 나 있다. 밑쪽은 손바닥 모양 겹잎에 서로 어긋나고 잔잎은 3~5장으로 거꿀달걀 모양 또는 거꿀달걀 타원형이다. 잎 가장자리에는 톱니가 있고 표면은 녹색에 털이 없으며 잎맥 위에는 잔털이 나 있다. 꽃은 자주색으로 8~9월에

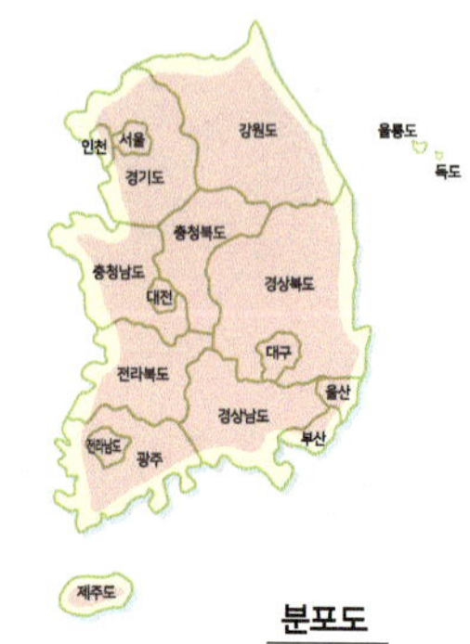

분포도

각 부위별 생김새

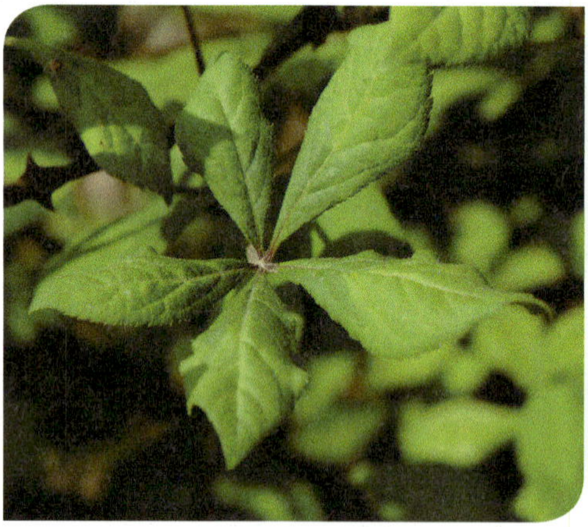

잎 생김새

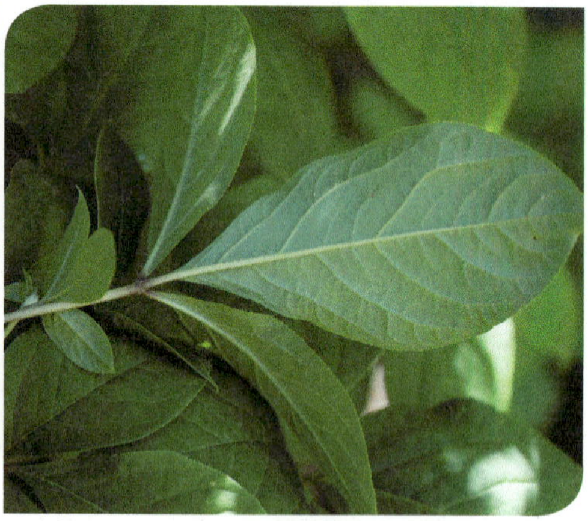

잎 뒷면

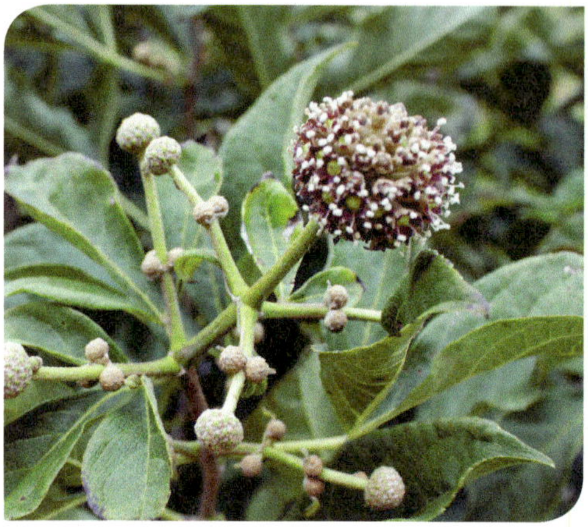

암꽃

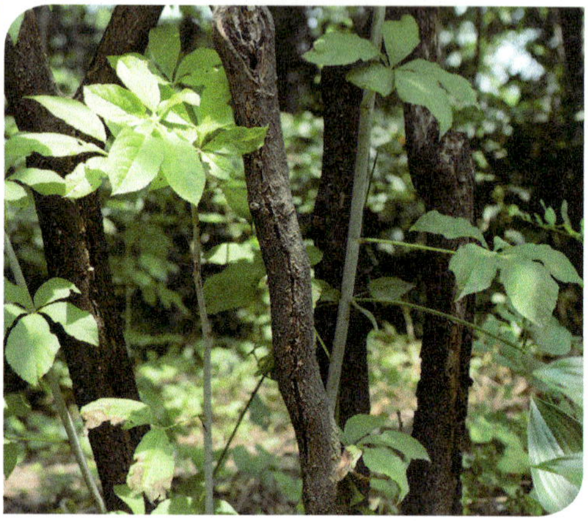

수피

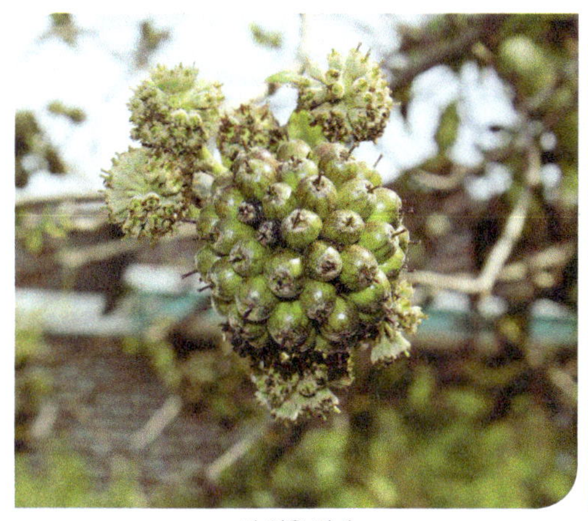
덜 익은 열매

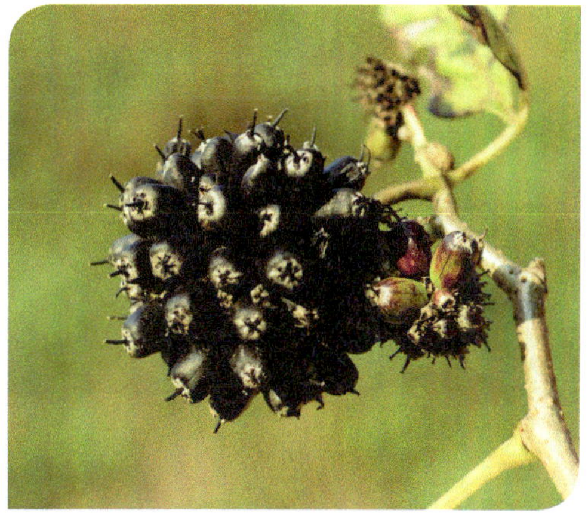
완숙 열매

산형꽃차례로 가지 끝에서 피는데 취산상으로 배열된다. 열매는 물렁열매로 타원형이며 10~11월에 달린다.

채취 시기 잎은 봄·여름, 나무껍질은 가을 이후, 뿌리껍질은 봄부터 초여름에 채취한다.

약초의 성분 뿌리껍질 및 나무껍질에는 아칸토시드(acanthoside) A, B, C, D, 시링가레시놀(syringaresinol), 타닌(tannin), 팔미틴산(palmitin acid), 강심 배당체, 세사민(sesamin), 사비닌(savinin), 사포닌, 안토사이드(antoside), 캠페리트린(kaempferitrin), 다우코스테롤(daucosterol), 글루칸(glucan), 쿠마린(coumarin) 등이 함유되어 있으며 정유성분으로 4-메틸사이르실알데하이드(4-methylsailcyl aldehyde)도 함유되어 있다. 잎에는 강심 배당체, 정유, 사포닌 및 여러 종류의 엘레우테로사이드(eleutheroside), 쿠마린 X, 베타-시토스테린(β-sitosterin), 카페인산(caffeic acid), 올레아놀릭산(oleanolic acid), 콘페릴알데히드(conferylaldehyde), 에틸에스테르(ethylester), 세사민 등이 함유되어 있다.

약초의 성미 뿌리껍질, 잎은 성질이 따뜻하고, 맛은 쓰고 맵다. 나무껍질은 성질이 따뜻하고, 맛은 맵고 쓰며 약간 달고, 독성은 없다.

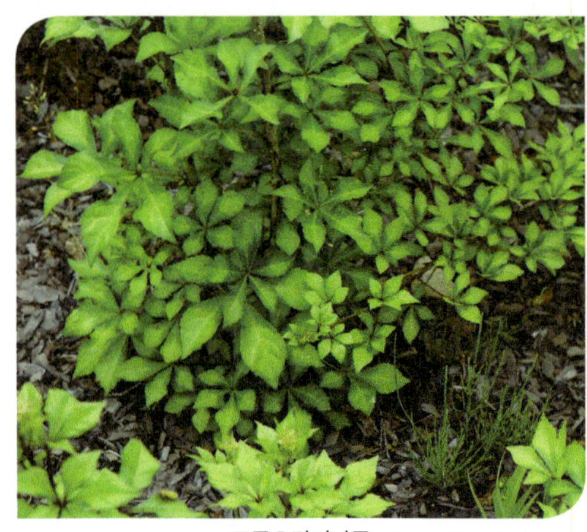
토종오갈피나무

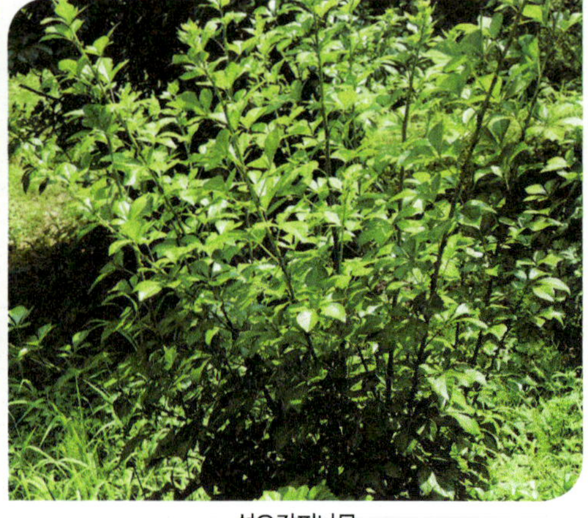
섬오갈피나무

약초의 작용부위 폐(肺), 신(腎) 경락에 작용한다.

약초의 효능과 치료 뿌리껍질, 나무껍질은 생약명을 오가피(五加皮)라고 하며 자양강장, 강정, 강심, 항종양, 항염증, 면역증강약으로 독특한 효력을 지니고 보간, 보신, 진통, 진정, 신경통, 관절염, 요통, 마비 통증, 타박상, 각기, 불면증 등을 치료하며 간세포 보호작용과 항지간(抗脂肝)작용도 있다. 잎은 오가엽(五加葉)이라고 하여 심장병 치료에 효과적이며 피부 풍습이나 피부 가려움증, 타박상, 어혈 등을 치료한다. 오갈피 추출물은 골다공증, 위염, 위궤양, 치매, C형 간염 등의 치료 효과가 있다.

약초 처방 및 약용법과 용량 말린 뿌리껍질, 나무껍질 20~30g을 물 900mL에 넣어 반이 될 때까지 달여 하루에 2~3회 나눠 마시며, 외용할 경우에는 짓찧어서 타박상이나 염좌 등의 환부에 도포한다. 말린 잎 30~40g을 물 900mL에 넣어 반이 될 때까지 달여 하루에 2~3회 나눠 마시며, 피부 풍습이나 가려움증 치료에는 생잎을 채소로 식용하고, 타박상이나 어혈 치료를 위해 외용할 경우에는 짓찧어서 환부에 도포한다.

특허로 입증된 기능성 물질

오갈피 추출물의 골다공증 예방 또는 치료용 약학적 조성물

본 발명의 오갈피 추출물은 골다공증, 퇴행성 골 질환 및 류머티즘에 의한 관절염과 같은 골 질환의 예방 또는 치료에 유용하게 사용될 수 있다.

- 등록번호 : 10-0399374, 출원인 : (주)오스코텍

오갈피 추출물을 유효성분으로 함유하는 위장 질환의 예방 또는 치료용 조성물

본 발명에 따른 오갈피 추출물은 위염, 위궤양 및 십이지장궤양 등의 위장 질환의 예방 또는 치료에 유용하게 사용될 수 있다.

- 등록번호 : 10-1120000, 출원인 : (주)휴럼

오갈피 추출물을 포함하는 치매 예방 또는 치료용 조성물

본 발명은 오갈피 추출물을 포함하는 치매 예방 또는 치료용 조성물에 관한 것이다. 본 발명에 따른 상기 오갈피 추출물은 오가피에 물, 증류수, 알코올, 핵산, 에틸아세테이트, 아세톤, 클로로포름, 메틸렌 클로라이드 또는 이들의 혼합 용매를 첨가하여 추출된 것이다.

- 공개번호 : 10-2005-0014710, 출원인 : (주)바이오시너젠·성광수

오갈피 열매 추출물을 유효성분으로 함유하는 암 예방 및 치료용 약학적 조성물

본 발명은 오갈피 열매 추출물, 오가피 열매 분획물, 이로부터 분리된 화합물 또는 이의 약학적으로 허용 가능한 염을 유효성분으로 함유하는 암 질환의 예방 및 치료용 약학적 조성물에 관한 것으로, 암세포의 증식 억제활성을 가짐으로써 종래의 암 치료제에 비해 천연물을 사용하여 부작용을 현저히 감소시킬 수 있다.

- 공개번호 : 10-2012-0085048, 출원인 : 정선군·경희대학교 산학협력단

오갈피 추출물을 포함한 C형 간염 치료제

본 발명은 오갈피속 나무(뿌리, 줄기, 가지 부분의 껍질)의 추출물을 포함하는 C형 간염 치료제에 관한 것으로, 오가피 추출물은 C형 간염 단백질 분해효소에 대한 강한 저해 활성을 나타내므로 C형 간염 치료제로 유용하게 사용될 수 있을 뿐만 아니라 각종 식음료에 포함되어 사용될 수 있다.

- 공개번호 : 10-1999-0047905, 출원인 : (주)엘지

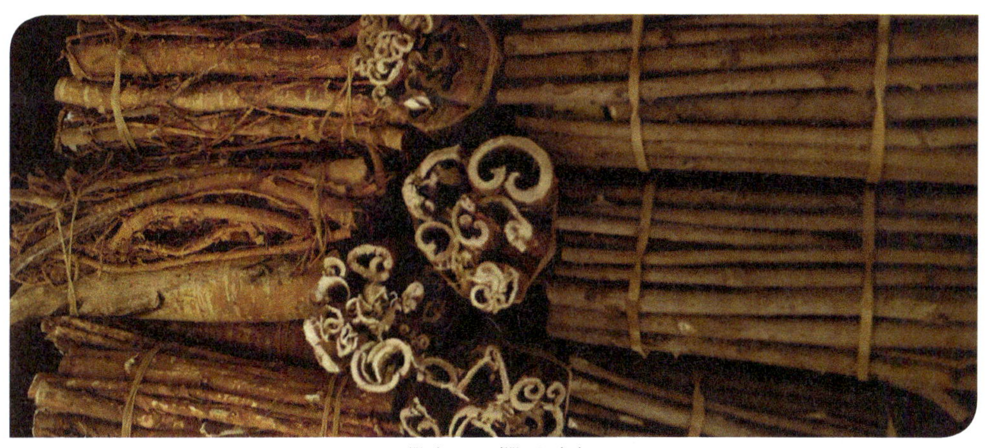

뽕나무, 구찌뽕, 오갈피

비슷한 약초

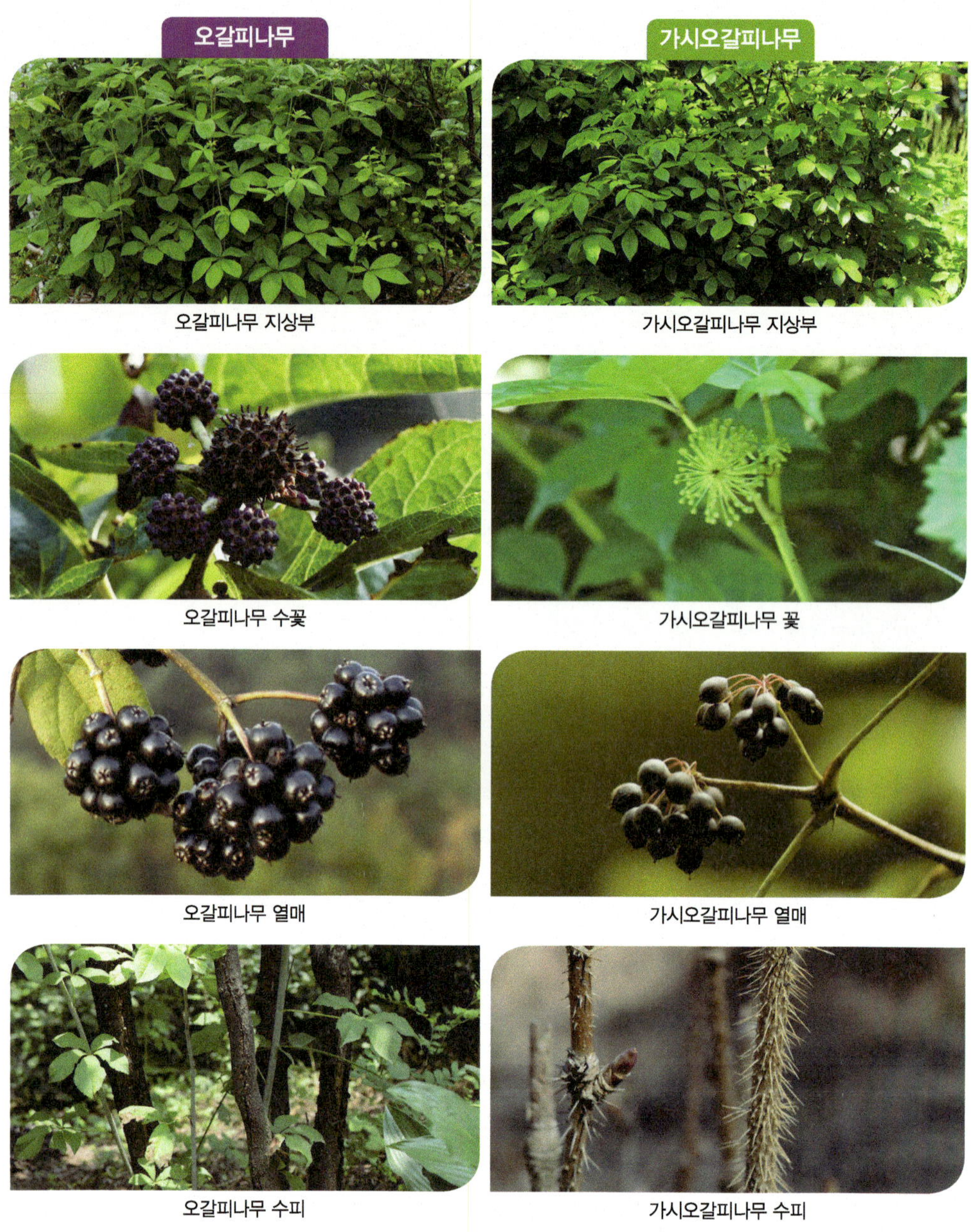

오갈피나무 / 가시오갈피나무

오갈피나무 지상부 / 가시오갈피나무 지상부

오갈피나무 수꽃 / 가시오갈피나무 꽃

오갈피나무 열매 / 가시오갈피나무 열매

오갈피나무 수피 / 가시오갈피나무 수피

• 오갈피나무와 가시오갈피나무의 차이점

가시오갈피 잎은 오갈피잎 보다 작으며, 특징은 수피에 가시오갈피는 잔가시가 돋혀있고 오갈피나무는 굵은 가시가 돋힌다.

자양강장, 해수, 수렴, 항암

오미자

Schisandra chinensis (Turcz.) Baill.

한약의 기원

이 약은 오미자의 잘 익은 열매이다.

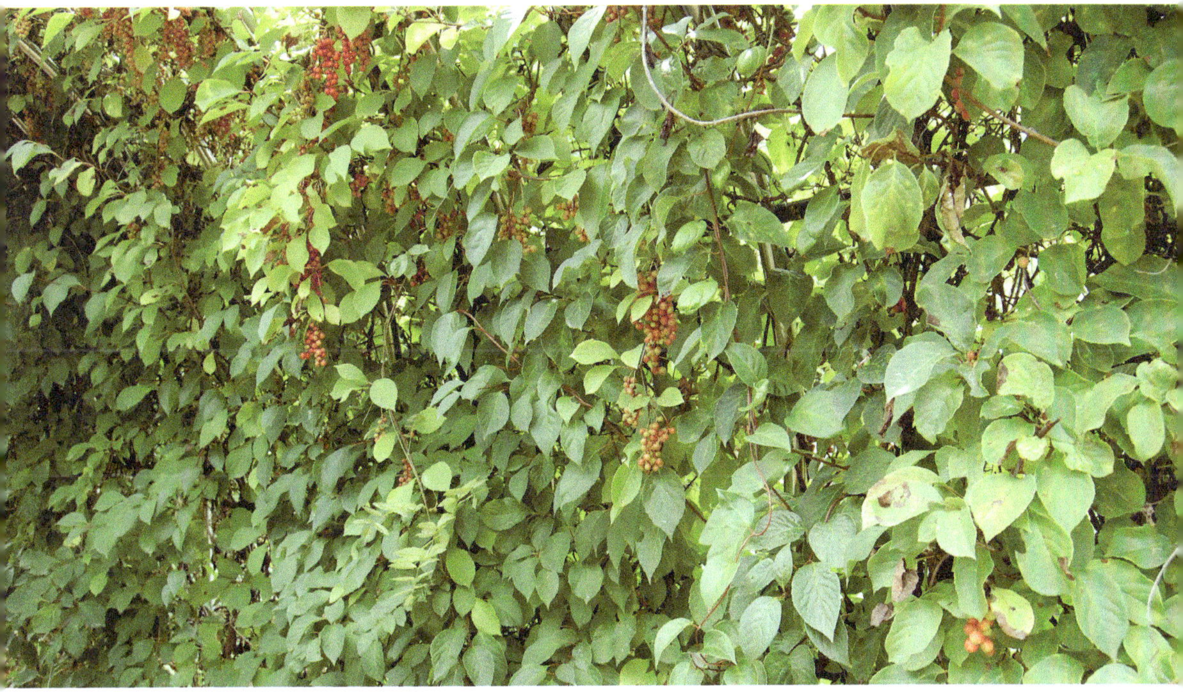

- **생약명** : 오미자(五味子)
- **이명** : 개오미자, 오매자(五梅子)
- **사용부위** : 열매
- **꽃 피는 시기** : 5~6월
- **과명** : 오미자과(Schisandraceae)

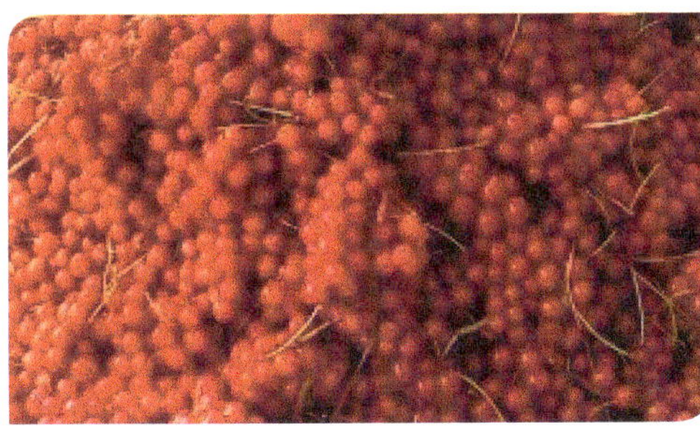

열매(채취품)

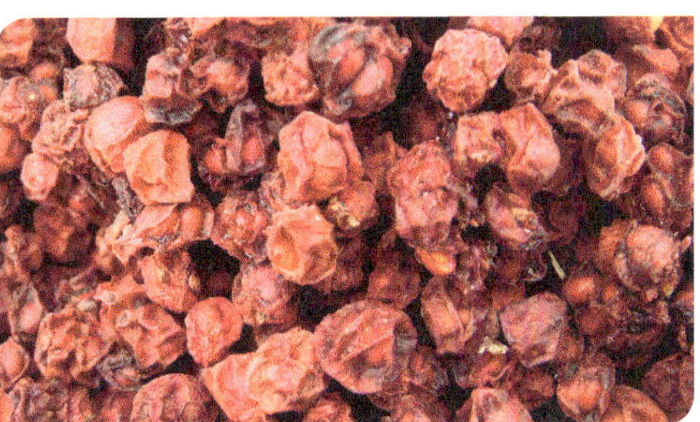

열매(약재 전형)

생태적 특성 오미자는 전국의 깊은 산 계곡 골짜기에서 자생 또는 재배하는 덩굴성 낙엽활엽목본으로, 높이가 3m 전후이다. 작은 가지는 홍갈색이고 오래된 가지는 회갈색이며 나무 겉껍질은 조각조각으로 떨어져 벗겨진다. 잎은 넓은 타원형, 타원형 또는 달걀 모양이고 서로 어긋나며 가장자리에는 치아 모양의 톱니가 있으며 잎자루 길이는 1.5~3cm이다. 꽃은 붉은빛이 도는 황백색으로 5~6월에

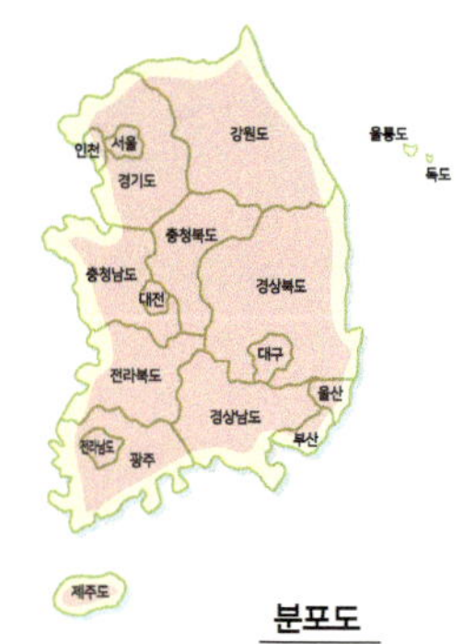

분포도

각 부위별 생김새

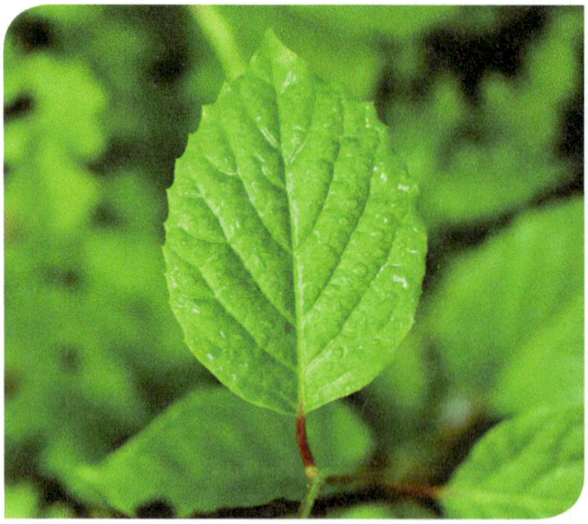

잎 생김새

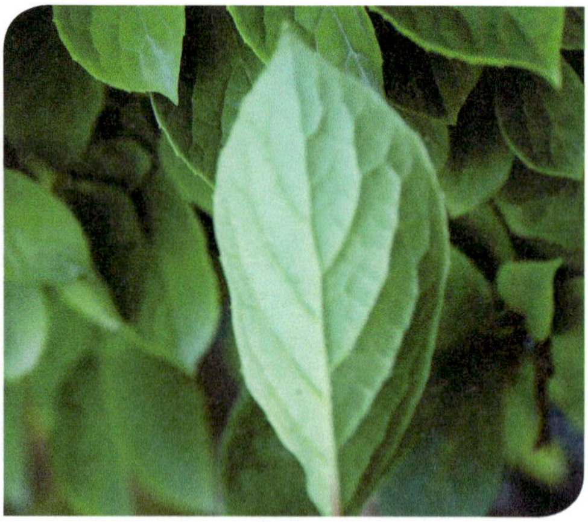

잎 뒷면

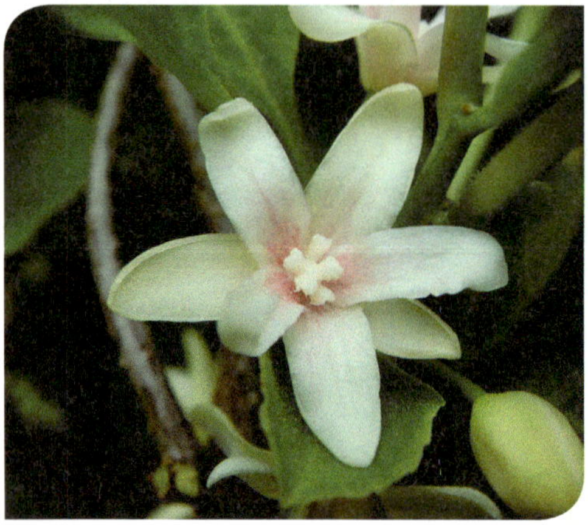

꽃

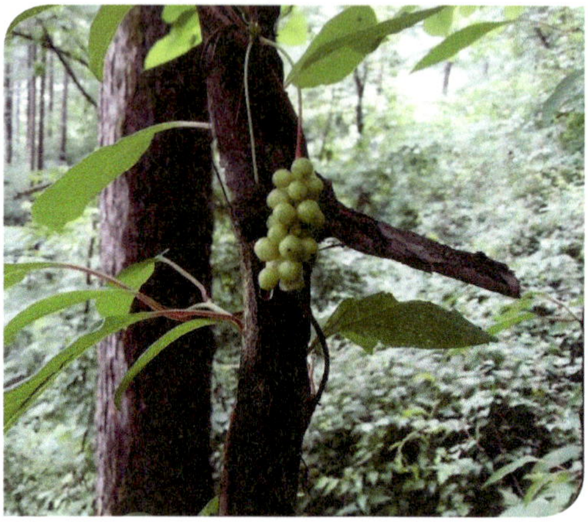

수피

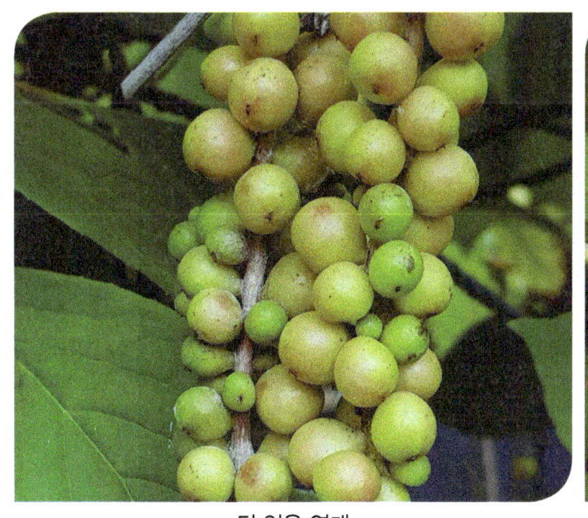

덜 익은 열매

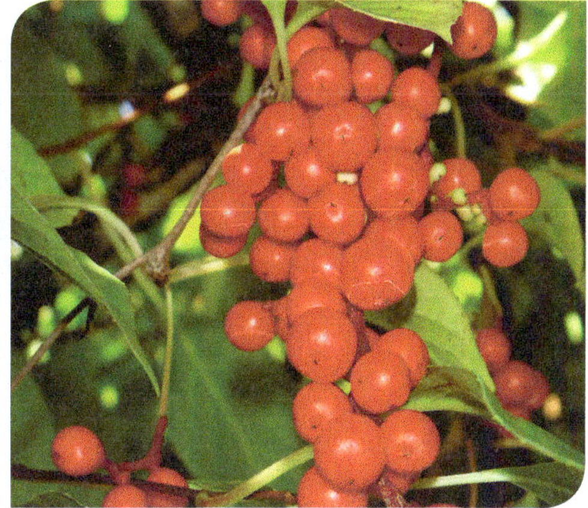

완숙 열매

자웅 암수딴그루로 피고, 열매는 물열매로 둥글며 9~10월에 심홍색으로 달린다.

채취 시기 9~10월에 열매를 채취한다.

약초의 성분 열매에는 데옥시쉬잔드린(deoxyschizandrin), 감마-쉬잔드린(γ-schizandrin), 쉬잔드린(schzandrin) A, B, C, 이소쉬잔드린(isoschizandrin), 안겔로일이소고미신(angeloylisogomisin) H, O, P, Q, 벤조일고미신(benzoylgomisin) H, 벤조일이소고미신(benzoylisogomisin) O, 티그로일고미신(tigloylgomisin) H, P, 에피고민(epigomin) O, 데옥시고미신(deoxygomisin) A, 프레곤미신(pregonmisin), 우웨이지수(wuweizisu) A~C, 우웨이지춘(wuweizichun) A, B, 쉬잔헤놀(shizanherol) 등이 함유되어 있고, 정유에는 시트랄(citral), 알파,베타-차미그레날(α,β-chamigrenal)과 기타 유기산인 시트린산(citric acid), 말린산(malic acid), 타타린산(tataric acid), 비타민 C, 지방산 등이 함유되어 있다.

약초의 성미 성질이 따뜻하고, 맛은 시고 달다.

약초의 작용부위 심(心), 폐(肺), 신(腎) 경락에 작용한다.

약초의 효능과 치료 열매는 생약명을 오미자(五味子)라고 하며 자양강장작용, 중추신경 흥분작용, 간세포 보호작용, 진해, 거담작용이 있고 수렴, 지사, 만성 설사,

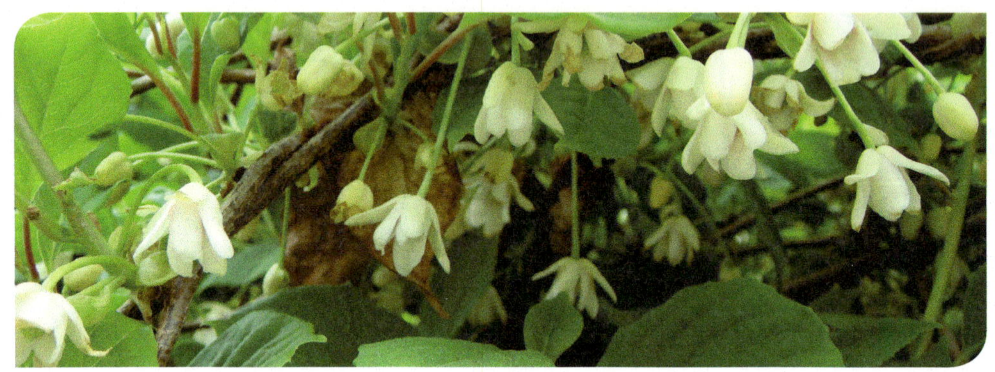

암 · 수꽃

몽정, 유정, 도한, 자한, 구갈, 해수, 삽정, 고혈압 등을 치료한다. 열매 및 종자 추출물은 항암, 대장염, 알츠하이머, 비만 등의 치료 효과도 있다.

약초 처방 및 약용법과 용량 말린 열매 20~30g을 물 900mL에 넣어 반이 될 때까지 달여 하루에 2~3회 나눠 마신다. 외용할 경우에는 가루로 만들어 환부에 문지르거나 달인 액으로 환부를 씻어준다.

특허로 입증된 기능성 물질

오미자 씨앗 추출물을 함유하는 항암 및 항암 보조용 조성물

본 발명은 항암 및 항암 보조용 조성물에 관한 것으로서, 오미자 씨앗 추출물을 유효성분으로 함유하는 것을 특징으로 한다.

- 공개번호 : 10-2012-0060676, 출원인 : 문경시

오미자 추출물로부터 분리된 화합물을 유효성분으로 함유하는 대장염 질환의 예방 및 치료용 조성물

오미자 추출물로부터 분리된 화합물을 유효성분으로 함유하는 조성물을 대장염 질환의 예방 및 치료용 약학조성물 또는 건강기능식품으로 유용하게 이용할 수 있다.

- 공개번호 : 10-2012-0008366, 출원인 : 김대기

오미자 씨앗 추출물을 함유하는 알츠하이머씨병 예방 및 치료용 조성물

본 발명은 알츠하이머씨병을 예방 및 치료하는 기능을 갖는 조성물에 관한 것으로서 본 발명에 따른 알츠하이머씨병 예방 및 치료용 조성물은 오미자 씨앗 추출물을 유효성분으로 함유하는 것을 특징으로 한다.

- 공개번호 : 10-2012-0060678, 출원인 : 문경시

오미자 에틸아세테이트 분획물을 유효성분으로 포함하는 비만 예방 또는 치료용 조성물

본 발명의 오미자 에틸아세테이트 분획물 또는 이로부터 분리한 우웨이지수 C는 지방세포의 분화를 억제하고, 지질의 축적을 억제하는 효능이 우수하므로 비만의 예방 또는 치료에 유용하게 사용될 수 있다.

- 공개번호 : 10-2012-0112137, 출원인 : 서울대학교 산학협력단

오미자의 종류

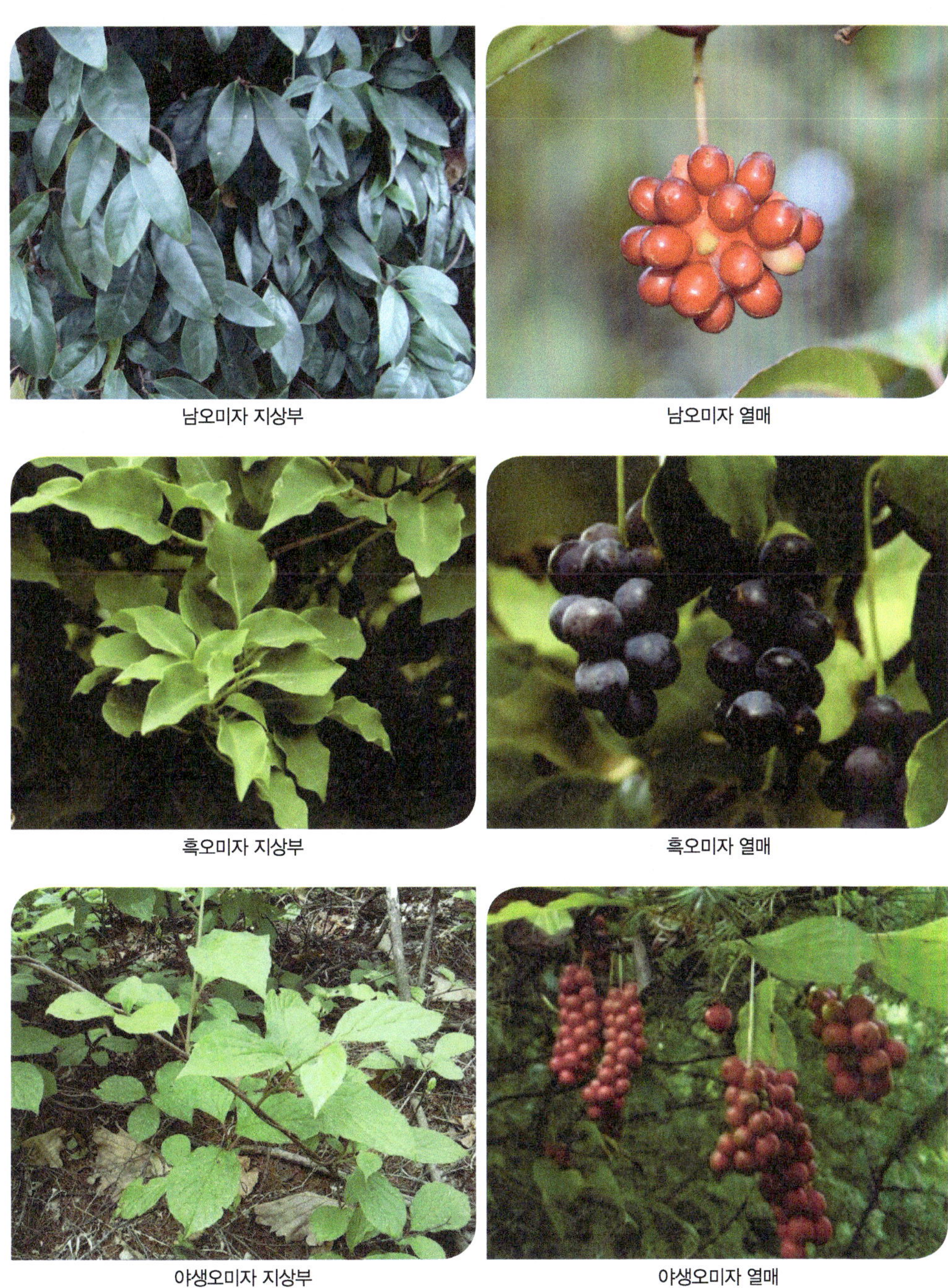

남오미자 지상부

남오미자 열매

흑오미자 지상부

흑오미자 열매

야생오미자 지상부

야생오미자 열매

오미자 약차

채취 방법

절기상으로 상강(霜降) 이후에 오미자 열매를 채취하여 깨끗이 씻어 햇볕에 말려 사용하거나, 술을 흡수시켜 시루에 찌는 주증(酒蒸), 꿀물을 흡수시켜 약한 불에 볶아 내는 밀자(蜜炙), 식초를 흡수시켜 약한 불에 볶아 내는 초자(醋炙) 등을 하여 사용한다. 폐 기운을 수렴하고 기침을 멈추게 하는 염폐지해(斂肺止咳)의 목적으로 사용할 경우에는 이물질을 제거하고 그대로 사용하며(생용), 신기를 돕고 정을 단단하게 하는 익신고정(益腎固精)에는 주자(酒炙: 술을 흡수시켜서 프라이팬에 약한 불로 볶아 내는 것)하고, 산삽수렴(酸澁收斂)작용을 증강시켜 해수(咳嗽), 유정(遺精), 설사(泄瀉) 등의 증상에 적용할 경우에는 식초를 흡수시켜 프라이팬에 볶아 주는 초자(醋炙)를 하여 사용한다.

약차 만들기

말린 오미자 열매 3~12g을 사용하며, 오미자는 물을 붓고 끓이면 종자 속의 떫은맛이 지나치게 우러나와 마시기 힘들다. 따라서 오미자는 끓이지 말고 우려서 사용하는데 두 가지 방법이 있다. 첫째는 물을 먼저 끓여서 80~90℃ 정도로 식힌 다음 여기에 오미자를 넣고 2~3시간 정도를 우려내고 이것을 다시 끓여서 이용하는 방법이 있고, 둘째는 먼저 물을 끓인 후 충분히 식힌 다음 여기에 오미자를 넣고 하룻밤 정도를 우려내서 이용하는 방법이다. 우려낸 오미자 물은 다시 한 번 끓여서 식히고 이를 시원하게 보관해두고 마실 때 기호에 따라서 꿀이나 설탕을 약간 가미하여 마시면 떫은맛이 줄어들어 좋다(단 당뇨병이 있다면 고려하여 결정하는 게 좋다). 또한 이렇게 우려낸 오미자 물은 다른 요리나 다른 약재와의 배합을 위해 기본 물로 사용할 수 있으며, 이렇게 오미자 물을 우려내고 난 후의 오미자 건더기는 건져 내고 여기에 다른 약재를 넣어 본격적으로 끓이거나 조리를 시작하면 좋다. 말린 오미자를 끓여서 식힌 물을 하룻밤 정도 우려낸 뒤 다시 끓여서 음료로 사용하기도 한다.

오미자 약차

약차 더하기

오미자는 여름철 음료로 인기가 좋다. 끓여서 80~90℃로 식힌 물 2L에 오미자 2컵을 넣어 2~3시간 동안 우려낸 뒤 체에 밭쳐 건더기를 걸러 내고 그 물에 인삼 2컵과 맥문동 4컵을 넣고 달인 다음 식혀서 냉장고에 넣어 두고 꿀이나 설탕을 적당량 타서 마시면 갈증을 해소하는 데 최고의 음료가 된다[생맥산(生脈散)]. 생 오미자를 설탕과 1:1로 당침하여 1달 정도 침출한 뒤 시럽 상태로 보관해두고 시원하게 음료로 사용하기도 한다. 오미자 50g에 차조기 줄기 6g과 인삼 6g, 설탕 100g의 비율로 준비하고 인삼은 미리 물에 충분히 달여 놓고, 오미자와 차조기 줄기는 물에 달여 진한 즙을 걸러 내어 미리 준비한 인삼즙에 섞어서 꿀이나 설탕을 가미하여 수시로 마시면 진액을 생성시키고 갈증을 멎게 하며 정기를 도와 음적 에너지원의 고갈로 인한 음허화왕(陰虛火旺)으로 생기는 기침과 갈증, 숨이 차고 무기력한 증상 치료에 좋다.

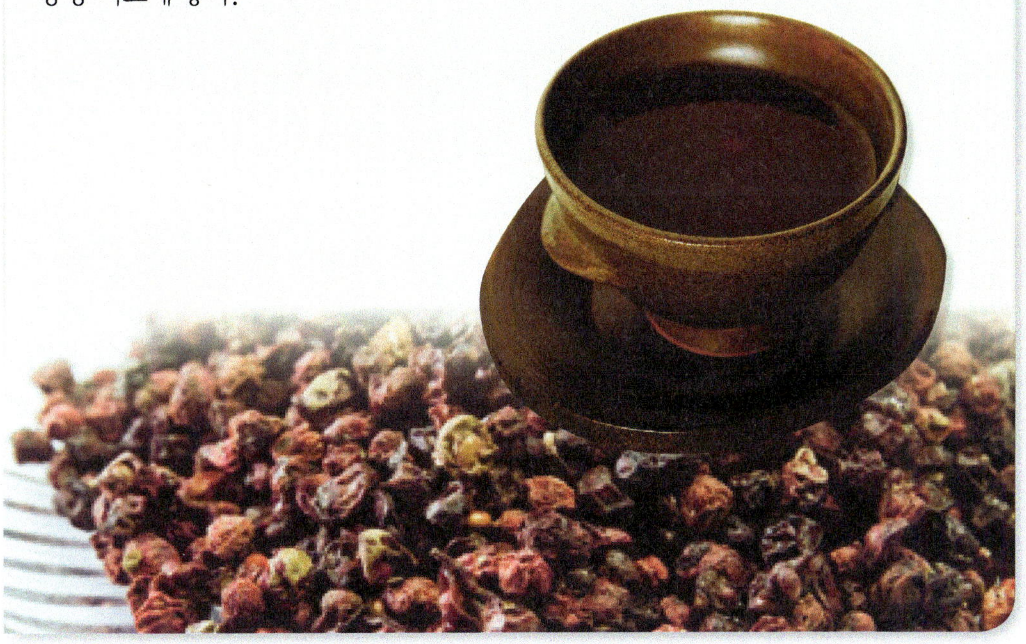

대장염, 변혈, 월경과다, 화상, 종기

오이풀

Sanguisorba officinalis L.

한약의 기원

이 약은 오이풀, 장엽지유(長葉地楡)의 뿌리이다.

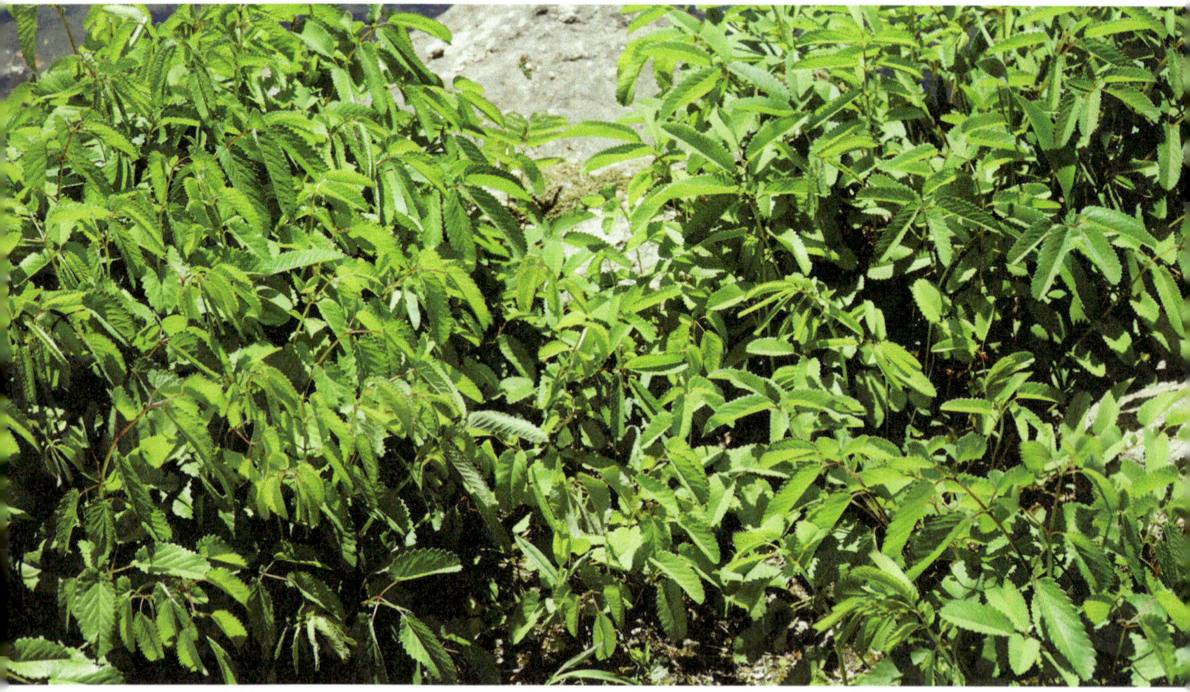

- **생약명** : 지유(地楡)
- **이명** : 지우초, 수박풀, 외순나물, 백지유(白地楡), 서미지유(鼠尾地楡)
- **사용부위** : 뿌리줄기
- **꽃 피는 시기** : 7~9월
- **과명** : 장미과(Rosaceae)

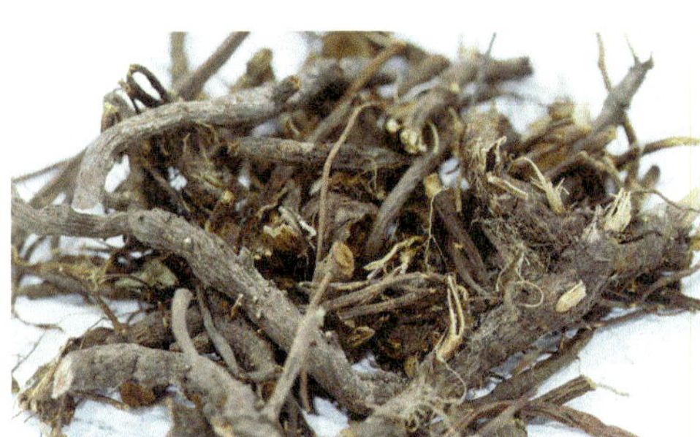
뿌리(약재 전형)

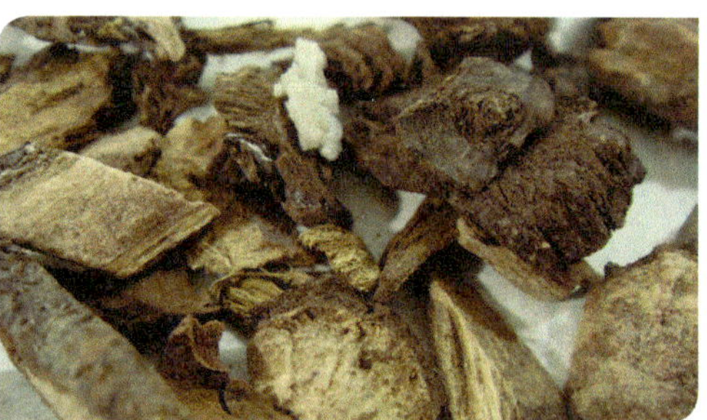
뿌리(약재)

생태적 특성 오이풀은 숙근성 여러해살이풀로, 전국의 산과 들에서 자라며, 키는 30~150cm이다. 뿌리의 표면은 회갈색, 자갈색 또는 어두운 갈색으로 거칠고 세로 주름과 세로로 갈라진 무늬 및 곁뿌리 자국이 있다. 약재로 쓰이는 뿌리줄기는 불규칙하고 양끝이 뾰족한 원기둥꼴 또는 둥근 기둥 모양으로 조금 구부러지거나 비틀려 구부러졌다. 질은 단단하고, 단면은 평탄하거나 혹은 껍질부에 황백색 또

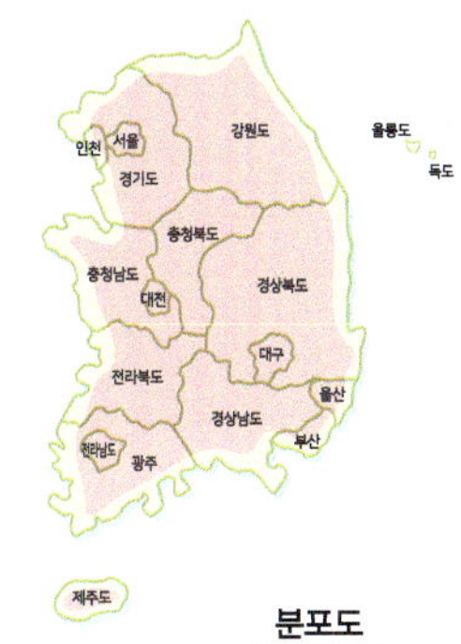

분포도

각 부위별 생김새

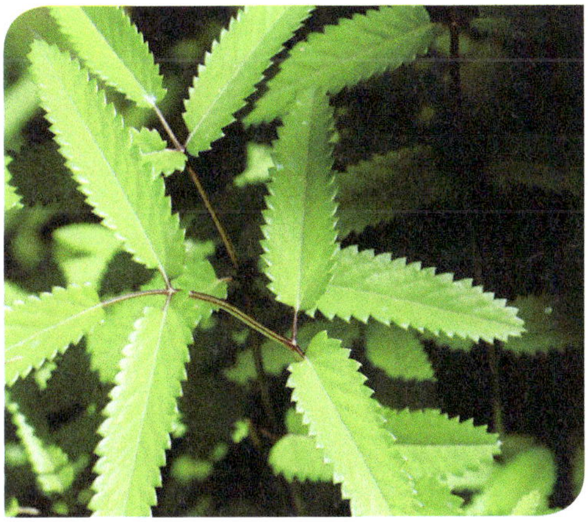

잎 생김새

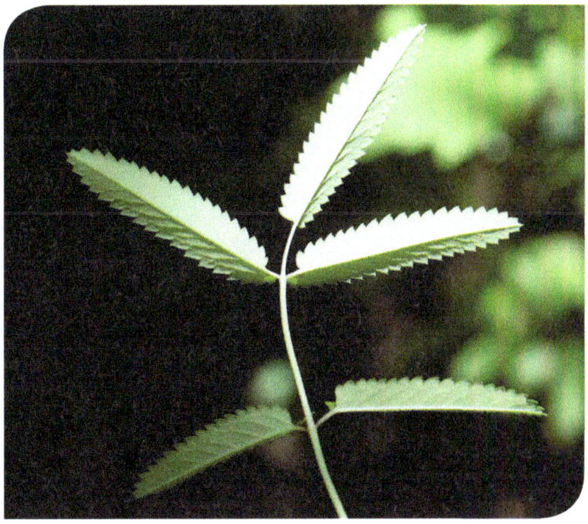

잎 뒷면

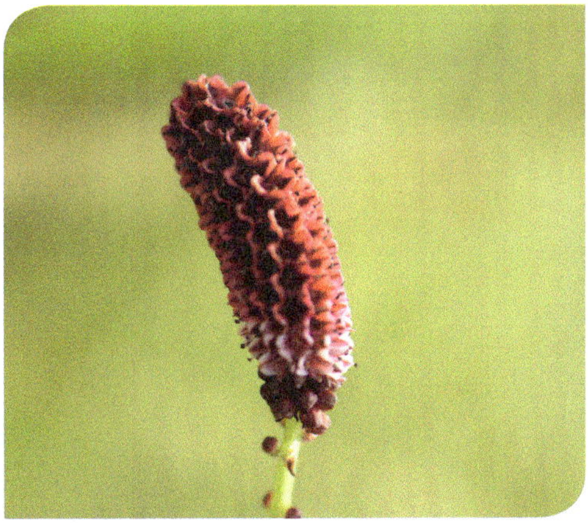

꽃

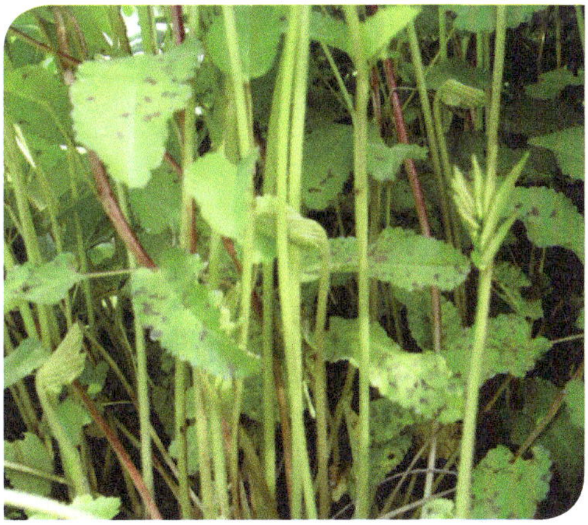

줄기

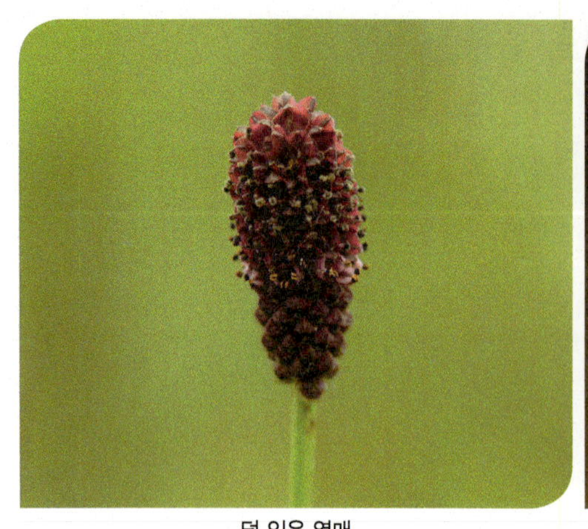
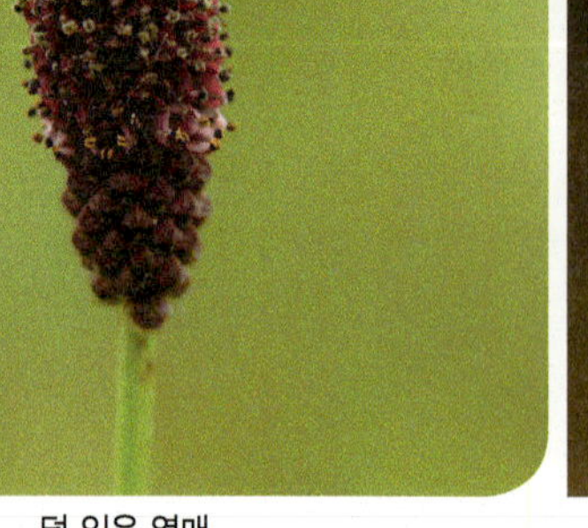
덜 익은 열매

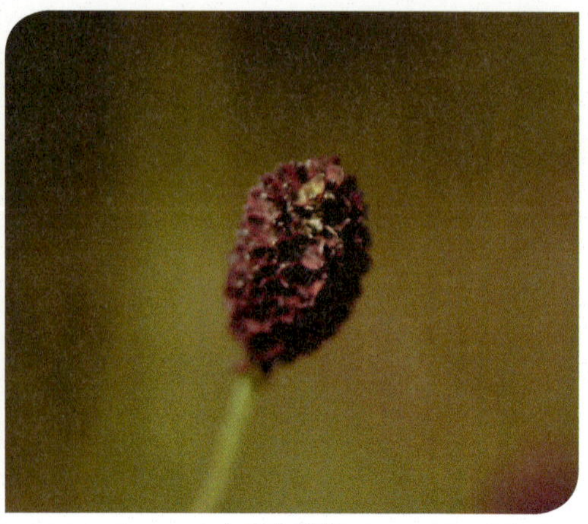
완숙 열매

는 황갈색의 선상섬유(線狀纖維)가 많으며, 목질부는 황색 또는 황갈색이며 바큇살 모양으로 배열되어 있다. 원줄기는 곧게 자라고 상층부에서 가지가 갈라진다. 잎은 길이가 2.5~5cm, 너비는 1~2.5cm로 삼각형의 톱니가 있고 타원형이다. 꽃은 어두운 홍자색으로 7~9월에 핀다. 열매는 이삭 모양으로 달걀 모양이며 날개가 있다.

채취 시기 새잎이 올라오기 전인 봄이나 가을에 줄기잎이 마른 다음 뿌리를 채취하여 햇볕에 말린다. 이물질을 제거하고 양혈지혈(凉血止血)에는 말린 것을 그대로 사용[생용(生用)]하고, 지혈, 수렴, 하리 등의 치료 효과를 높이고자 하면 초탄(炒炭: 프라이팬에 넣고 가열하여 불이 붙으면 산소를 차단해서 검은 숯을 만드는 포제 방법)하여 사용한다.

약초의 성분 지우사포닐(ziyusaponil), 상구이소르빈[sanguisorbin, 게닌상구이소르비게닌(genin sanguisorbigenin)=토메토솔릭산(tometosolic acid)], 타닌(tannin), 비타민 C, 포몰릭(pomolic), 사포닌 등이 함유되어 있다.

약초의 성미 성질이 약간 차고, 맛은 쓰고 시며, 독성은 없다.

약초의 작용부위 간(肝), 심(心), 대장(大腸) 경락에 작용한다.

약초의 효능과 치료 혈을 식히는 양혈, 출혈을 멈추게 하는 지혈, 독을 푸는 해독, 기를 거두어들이는 수렴, 종기를 없애는 소종 등의 효능이 있어서 토혈, 코피, 월경과다, 혈붕, 대장염, 치루, 변혈, 치출혈, 혈리, 붕루, 불에 덴 상처 등을 치유하고 그 밖에도 외상출혈이나, 습진 등을 치유하는 중요한 약재이다. 유사종인 가는오이풀, 긴오이풀, 산오이풀, 큰오이풀의 뿌리도 모두 '지유(地楡)'라는 생약명으로 불리며 동일한 약재로 사용한다. 특히 지유는 소염, 항균작용이 뛰어나서 소염제로 습진이나 생손앓이, 화상 치료 등에 아주 요긴하게 사용되던 민간약재였다. 소염제로 사용할 때에는 오이풀 뿌리를 씻은 다음 짓찧어서 따끈따끈하게 만들어 염증이나 타박상, 곪은 곳, 상처가 부은 곳에 붙인다. 생손앓이에는 오이풀 뿌리 달인 물에 손가락을 담근다. 화상 치료에는 오이풀 뿌리를 가루로 만들어 끓는 식물성 기름에 넣고 풀처럼 되게 고루 섞은 다음 멸균된 병에 담아두고 환부에 고루 바르면 분비물이 줄어들고 딱지가 생기면서 감염도 방지되고 통증도 멈추며 새살이 빨리 돋아난다.

약초 처방 및 약용법과 용량 민간에서는 말린 뿌리줄기 10g을 물 1L에 넣어 끓기 시작하면 약하게 줄여 200~300mL가 될 때까지 달여 하루에 2회 나눠 마신다. 환이나 가루로 만들어 복용하고, 가루로 만들거나 짓찧어서 환부에 붙이기도 한다. 습진에는 불에 타도록 볶아서 가루로 만든 뿌리 30g에 바셀린 70g을 넣고 고루 섞어서 환부에 바르는데 이때 자초(지치 뿌리)와 황백(황벽나무 껍질) 가루를 각각 10, 30g씩 첨가하면 더욱 좋다.

사용 시 주의사항 수렴양혈(收斂凉血)하는 작용이 있으므로 허한(虛寒) 또는 출혈 등의 경우에는 피하고, 비위가 허한하거나 설사, 붕루, 대하 등의 증상이 있는 경우에는 신중하게 사용하여야 한다.

특허로 입증된 기능성 물질

오이풀 등을 이용한 아토피성 피부질환을 위한 외용제 조성물

본 발명은 뽕나무 뿌리, 어성초, 유백피, 오이풀 및 창이자 등을 이용하여 아토피성 피부질환을 완화 또는 치유하는 조성물에 관한 것이다. 본 발명의 조성물은 천연 한약재를 원료로 하여 부작용이 적고 각종 건성 및 지성 피부염 등에도 뛰어난 치유 효과를 갖는다.

– 등록번호 : 10-0987563-0000, 출원인 : 오재필, 오수철

오이풀의 종류

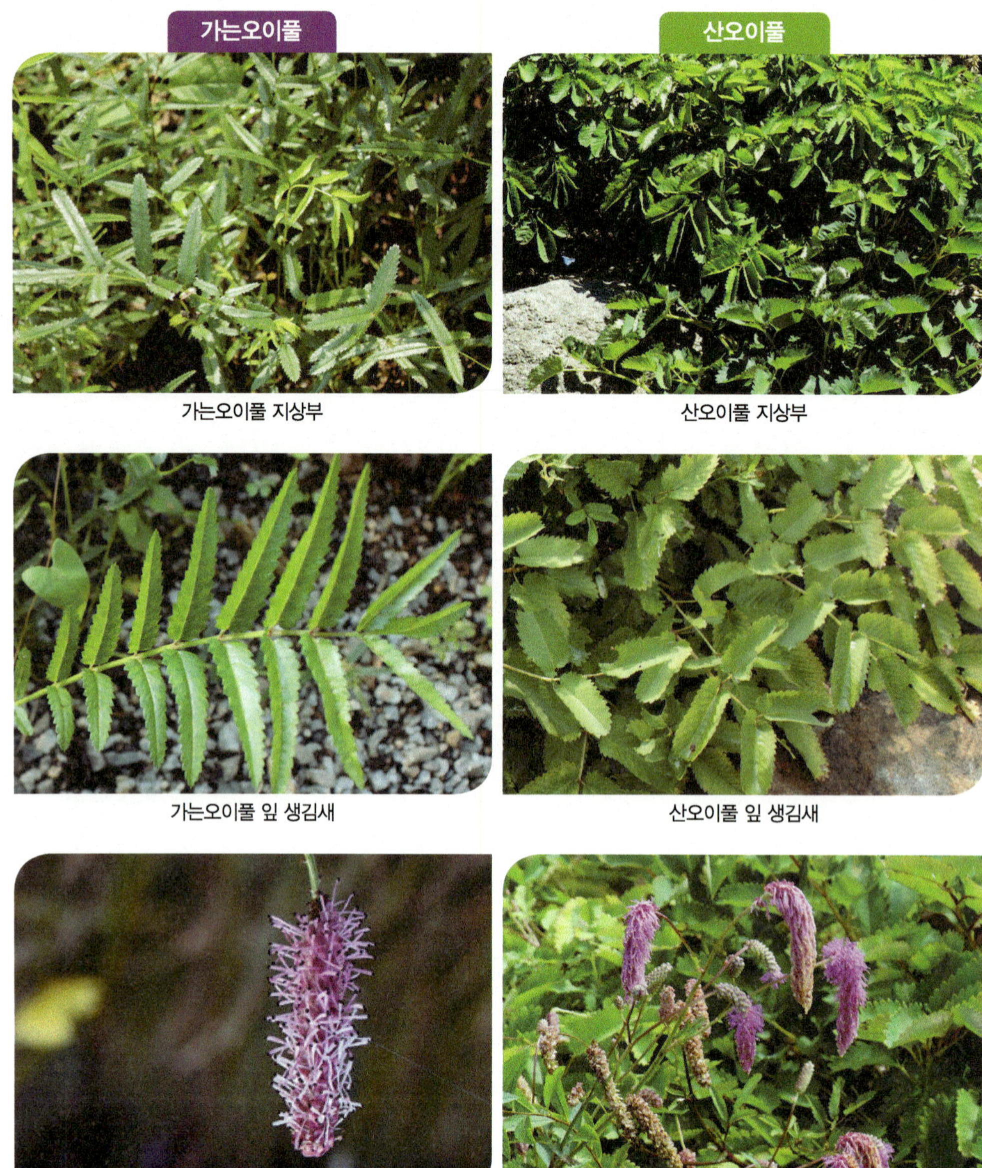

가는오이풀

산오이풀

가는오이풀 지상부

산오이풀 지상부

가는오이풀 잎 생김새

산오이풀 잎 생김새

가는오이풀 꽃

산오이풀 꽃

• 가는오이풀과 산오이풀의 차이점

오이풀은 3종류가 있으나, 가는오이풀은 잎이 가늘며 갈라져 있고, 산오이풀은 잎이 둥글다.

소적, 살충, 어혈, 진통

옻나무

Rhus verniciflua Stokes

한약의 기원

이 약은 옻나무의 줄기에 상처를 입혀 흘러나온 수액을 말린 덩어리, 줄기껍질이다.

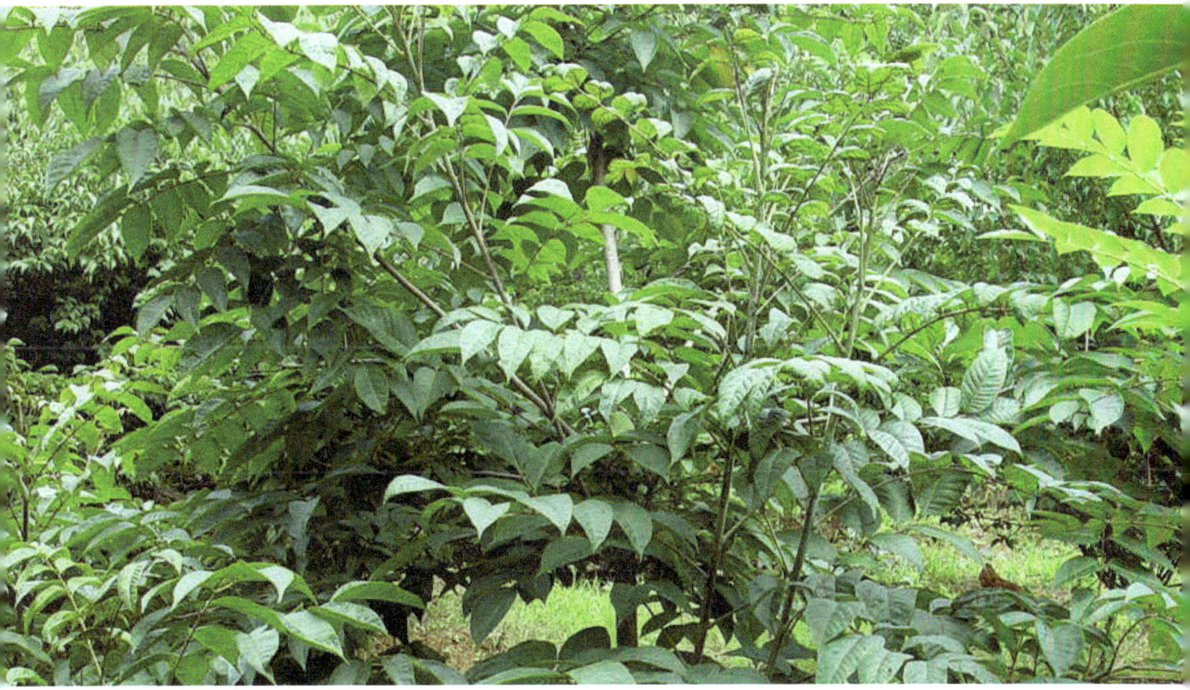

- **생약명** : 건칠(乾漆), 칠피(漆皮)
- **이명** : 옻나무, 참옻나무, 칠수(漆樹), 대목칠(大木漆), 생칠(生漆), 칠수피(漆樹皮), 칠수목심(漆樹木心)
- **사용부위** : 뿌리껍질, 목질부, 나무껍질, 수지
- **꽃 피는 시기** : 5~6월
- **과명** : 옻나무과(Anacardiaceae)

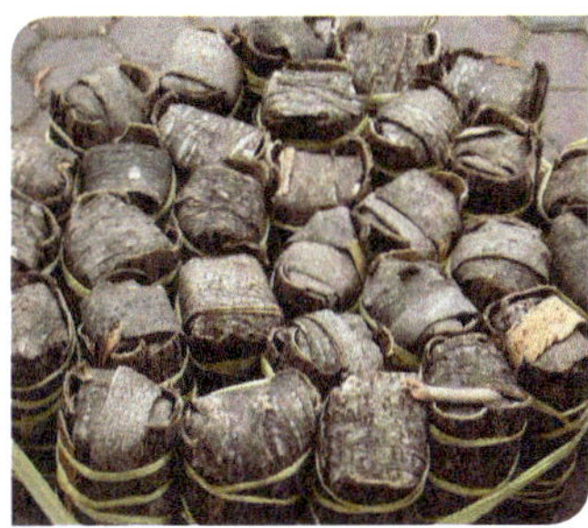
뿌리껍질(약재 전형)

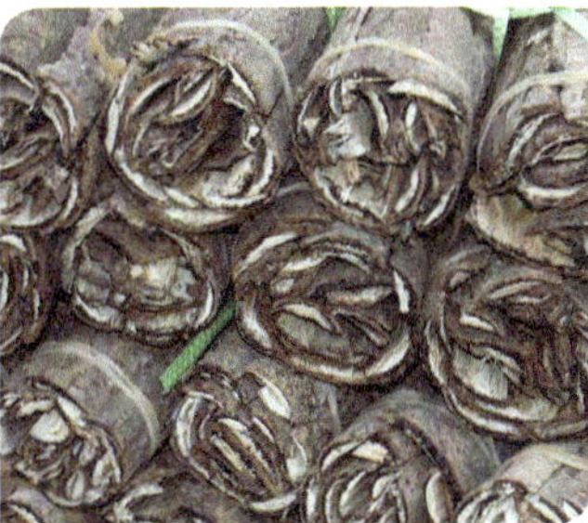
나무껍질(약재 전형)

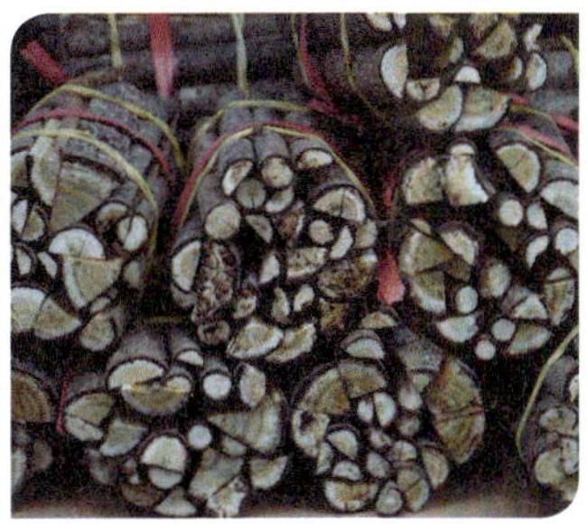
목질부(약재 전형)

생태적 특성 옻나무는 전국 산지에서 자생 또는 재배하는 낙엽활엽교목으로, 높이 20m 내외로 자라고, 작은 가지는 굵으며 회황색이고 어릴 때는 털이 있으나 차츰 없어진다. 잎은 1회 홀수깃꼴겹잎이 나선상으로 서로 어긋나고 잔잎은 9~11장이고 달걀 모양 또는 타원형 달걀 모양으로 잎끝은 점차적으로 날카로운 모양이고 밑부분은 쐐기형 또는 원형으로 가장자리는 밋밋하다. 꽃은 황록색으로 5~6월에

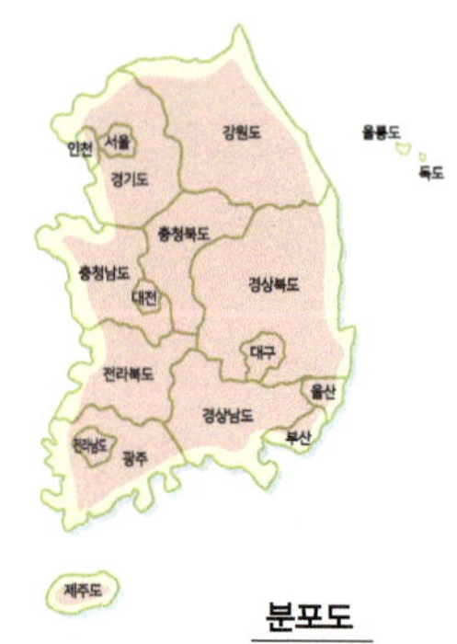

분포도

각 부위별 생김새

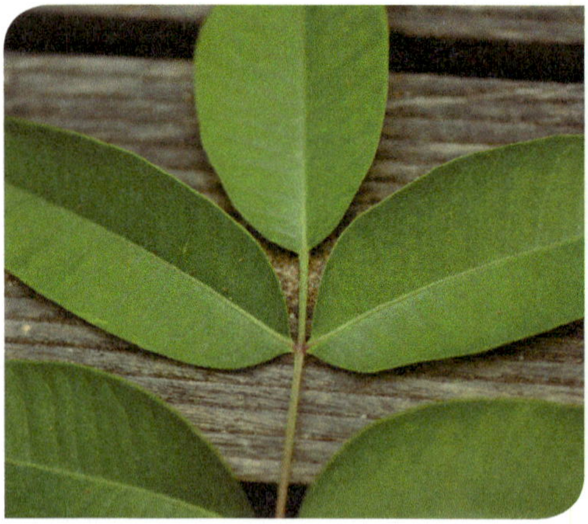

잎 생김새

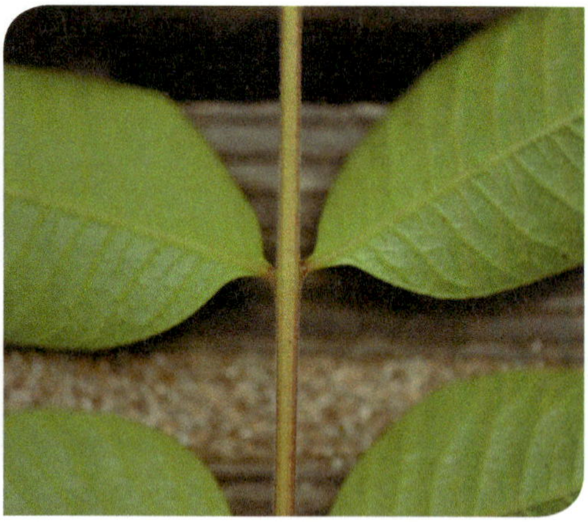

잎 뒷면

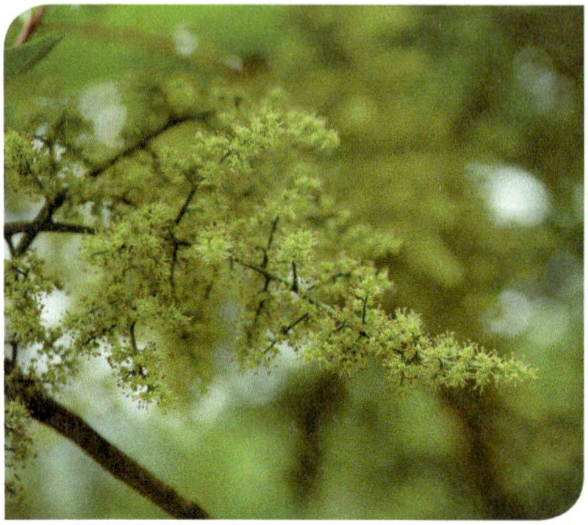

꽃

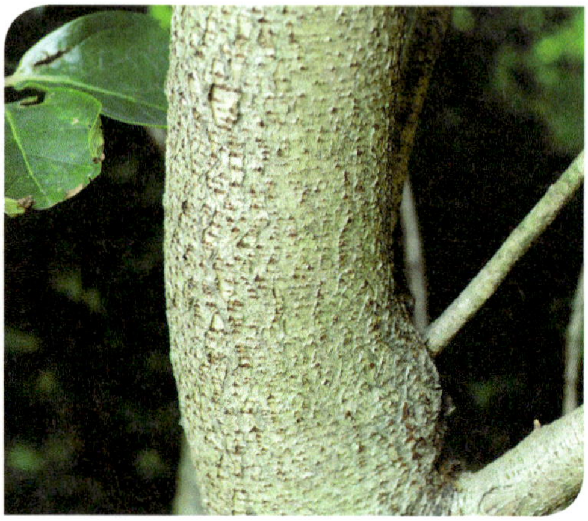

수피

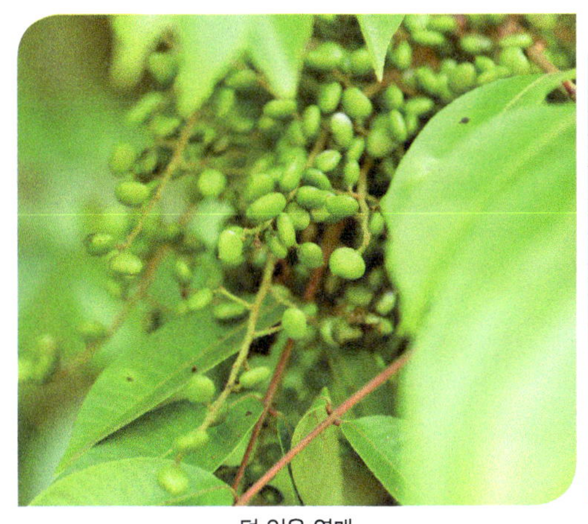

덜 익은 열매

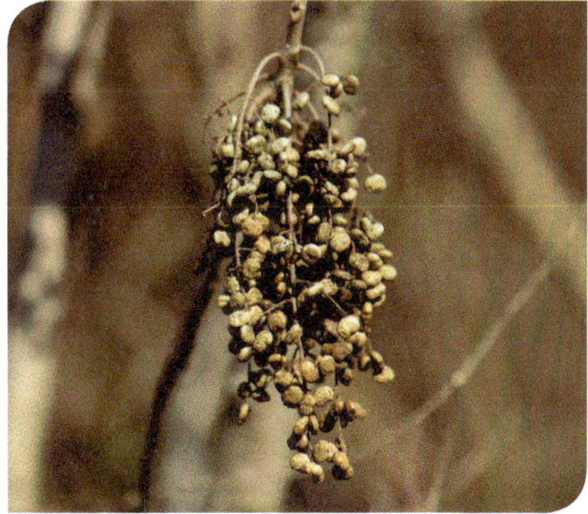

완숙 열매

단성이거나 양성, 자웅이주 혹은 잡성에 원뿔꽃차례로 잎겨드랑이에서 피며 꽃자루는 짧다. 열매는 씨열매로 편평한 원형에 10~11월경 달린다.

채취 시기 수지는 4~5월, 나무껍질, 뿌리껍질은 봄 · 가을, 목질부는 연중 수시 채취한다.

약초의 성분 수지의 생약명을 생칠(生漆)이라고 하며 이 생칠을 가공한 건조품을 건칠(乾漆)이라고 한다. 건칠의 성분은 생칠 중의 우르시올(urushiol)이 라카아제(laccase) 작용으로 인해 공기 중에서 산화되어 생성된 검은색의 수지 물질을 가공한 건조품이다. 생칠은 나무껍질을 긁어 상처를 내어 나오는 지방액을 모아서 저장하였다가 사용한다. 수지는 스텔라시아닌(stellacyanin), 라카아제, 페놀라아제(phenolase), 타닌과 콜로이드질도 함유되어 있다. 콜로이드(colloid) 주요 성분은 다당류로 글루크론산

tip 옻나무와 붉나무

옻나무과에 속하는 옻나무와 붉나무는 둘다 낙엽교목으로 두 나무 모두 잎이 1회 홀수깃꼴겹잎이고 꽃차례도 원뿔꽃차례이며 열매도 씨열매로 비슷하다. 단지 옻나무는 독성이 있어 접촉하면 피부 알레르기를 일으켜 가렵고 홍반이 생기며 심지어 호흡곤란을 일으키는 등 심한 부작용이 일어나지만 붉나무는 그렇지 않다. 옻나무와 붉나무는 성분이나 약효도 모두 다르다. 특히 붉나무 잎에는 오배자 진딧물에 의하여 생긴 벌레집을 오배자라고 하여 수렴제로 사용하는 점이 특이하다.

(glucuronic acid), 갈락토스(galactose), 자일로스(xylose)도 함유되어 있다.

약초의 성미 나무껍질, 목질부는 성질이 따뜻하고, 맛은 맵고, 독성이 조금 있다. 수지는 성질이 따뜻하고, 맛은 쓰고, 독성이 있다. 건칠은 약성이 따뜻하고, 맛이 맵고, 독성이 있다.

약초의 작용부위 간(肝), 비(脾), 위(胃) 경락에 작용한다.

약초의 효능과 치료 나무껍질과 뿌리껍질은 칠수피(漆樹皮)라고 하여 접골, 타박상을 치료하는 데 사용하며 특히 흉부손상 치료에 효과적이고, 심재는 칠수목심(漆樹木心)이라고 하여 진통, 행기(行氣), 심위기통(心胃氣痛)을 치료한다. 건칠은 살충, 소적(消積), 어혈, 해열, 학질, 소염, 건위, 통경, 월경폐지, 진해, 관절염을 치료한다.

약초 처방 및 약용법과 용량 말린 나무껍질 5~10g을 물 900mL에 넣어 반이 될 때까지 달여 하루에 2~3회 나눠 마시거나, 말린 나무껍질 10~20g을 닭 한 마리에 넣고 고와서 먹는다. 외용할 경우에는 짓찧어서 술에 볶아 환부에 붙인다. 말린 심재 10~20g을 물 900mL에 넣어 반이 될 때까지 달여 하루에 2~3회 나눠 마신다. 건칠 10~15g을 가루나 환으로 만들어 하루에 2~3회 나눠 복용한다. 옻나무 추출물은 간 질환의 예방 및 치료에 효과적이라는 연구도 발표되었다.

사용 시 주의사항 임산부, 신체허약자는 주의하여 복용하고 옻이 체질에 맞지 않거나 알레르기를 일으키는 사람은 복용해서는 안 된다. 수지의 독성은 피부염이나 알레르기 질환을 일으키므로 주의를 요한다. 반하(半夏)는 배합금기이다.

특허로 입증된 기능성 물질

옻나무로부터 분리된 추출물 및 플라보노이드 화합물들을 함유한 간질환 치료제

본 발명은 옻나무의 극성용매 또는 비극성용매 가용추출물 및 그 분획물로부터 분리된 푸스틴 및 설퍼레틴 화합물을 함유하는 간기능 개선, 간세포 섬유화에 따른 간경화 예방 및 치료를 위한 조성물에 관한 것으로서 담도 결찰하여 간 섬유화를 유도한 군에서 발생하는 AST, ALT, SDH, γ-GT 활성을 저해할 뿐만 아니라 총 빌리루빈, 히드록시프롤린 및 MDA 농도량을 유의성 있게 억제하여 간질환의 예방 및 치료에 효과적이고 안전한 의약품 및 건강보조식품을 제공한다.

- 공개번호 : 10-2004-0043255, 출원인 : 학교법인 상지학원

소화불량, 간열증, 담낭염, 뇌염, 방광염

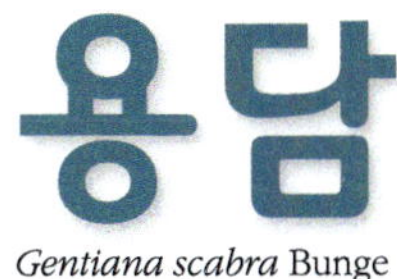

용담

Gentiana scabra Bunge

한약의 기원

이 약은 용담, 과남풀, 조엽용담(條葉龍膽)의 뿌리, 뿌리줄기이다.

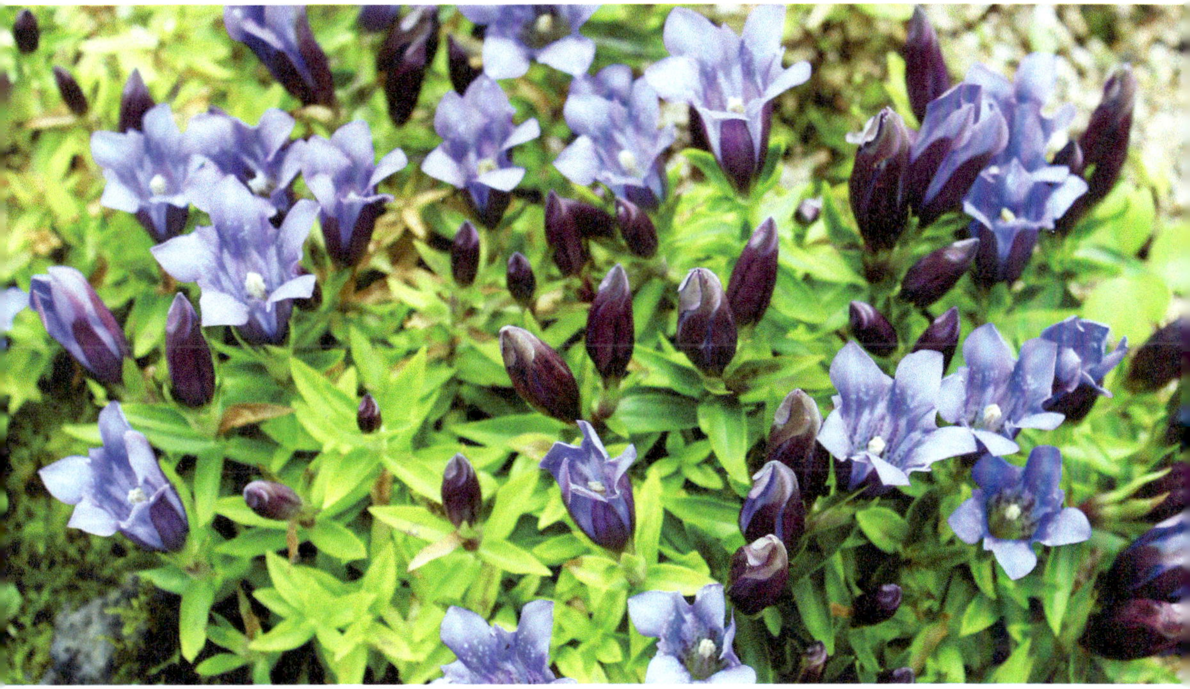

- **생약명** : 용담(龍膽)
- **이명** : 초룡담, 섬용담, 과남풀, 선용담, 초용담, 룡담
- **사용부위** : 뿌리, 줄기, 잎, 열매
- **꽃 피는 시기** : 8~10월
- **과명** : 용담과(Gentianaceae)

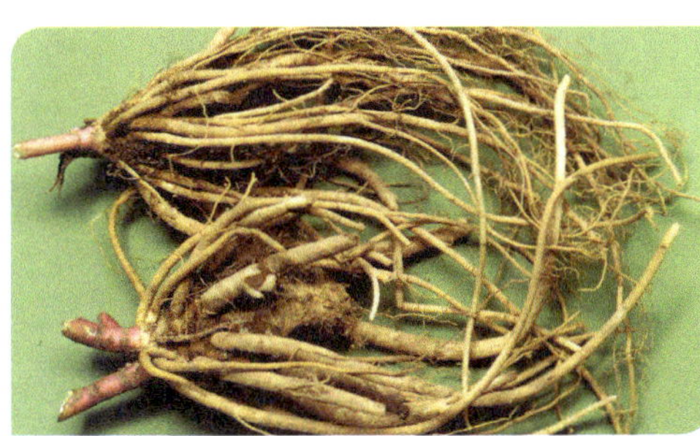

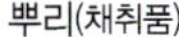

뿌리(채취품)

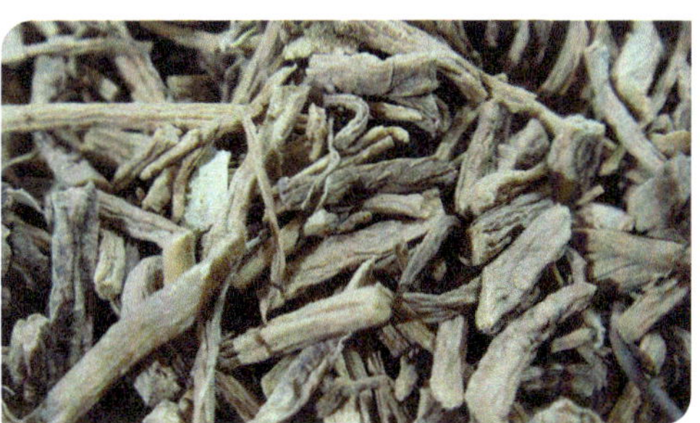

뿌리(약재)

생태적 특성 용담은 전국의 산과 들에서 자라는 숙근성 여러해살이풀로, 생육환경은 풀숲이나 양지이다. 키는 20~60cm이고, 잎은 표면이 녹색이고 뒷면은 회백색을 띤 연녹색이며 길이는 4~8cm, 너비는 1~3cm로 마주나고 잎자루가 없이 뾰족하다. 꽃은 자주색으로 8~10월에 윗부분의 잎겨드랑이와 끝에서 피며 꽃자루는 없고 길이는 4.5~6cm이다. 열매는 10~11월에 달리고 시든 꽃부리와 꽃받

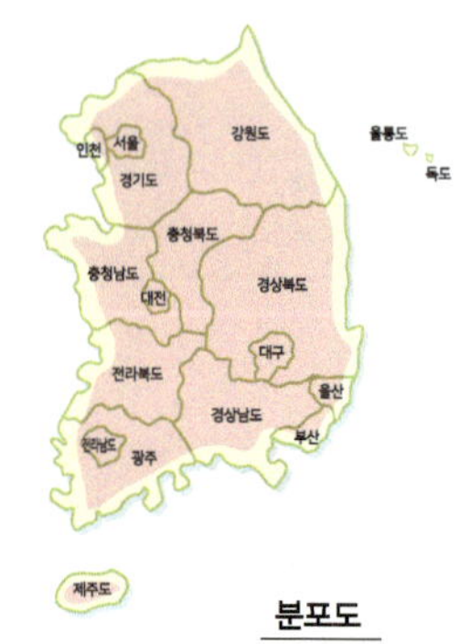

분포도

각 부위별 생김새

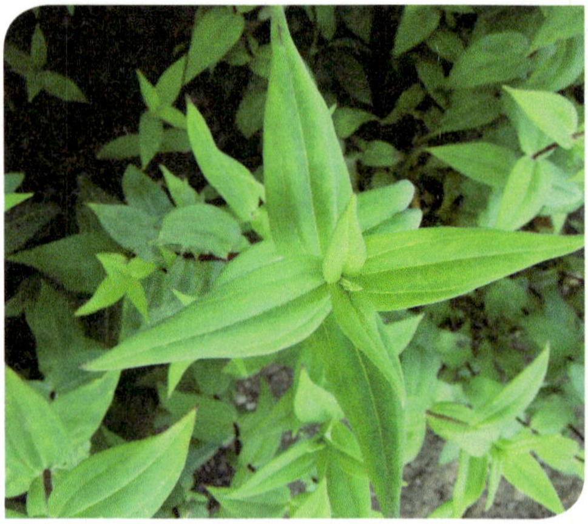

잎 생김새

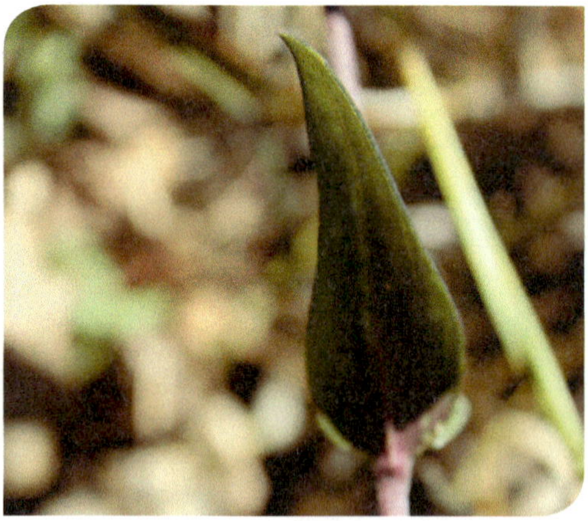

잎 뒷면

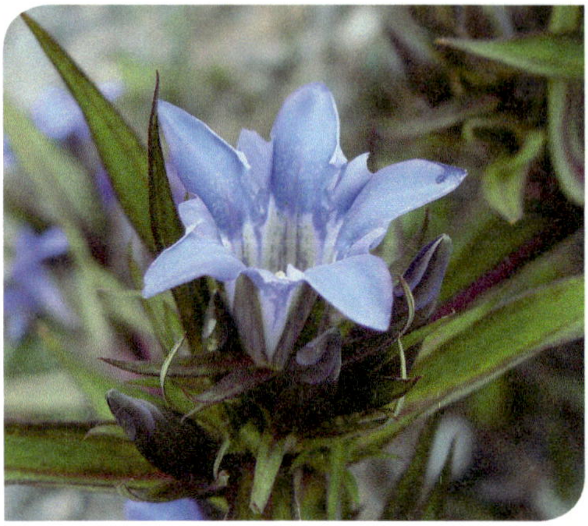

꽃

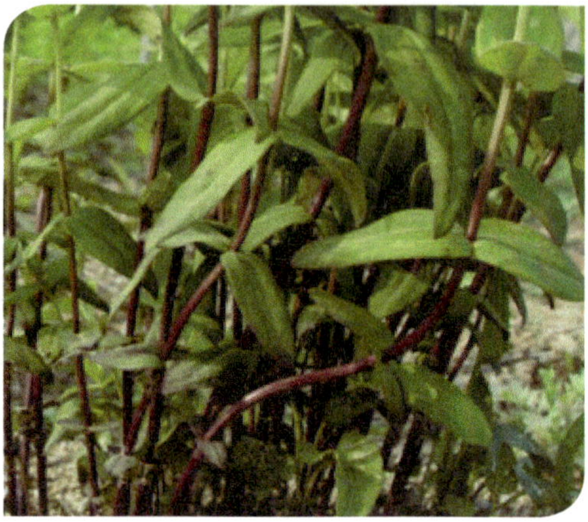

줄기

침에 달려 있다. 씨방에 작은 종자들이 많이 들어 있다. 꽃이 많이 달리면 옆으로 처지는 경향이 있고 바람에도 약해 쓰러진다. 하지만 쓰러진 잎과 잎 사이에서 꽃이 많이 피기 때문에 줄기가 상했다고 해서 끊어내서는 안 된다.

채취 시기 봄과 가을에 뿌리를 채취하여 햇볕에 말리며, 가을에 말린 것이 약성이 더 좋다.

약초의 성분 겐티오피크린(gentiopicrin), 겐티아닌(gentianine), 겐티아노스(gentianose), 스웨르티아마린(swertiamarin) 등이 함유되어 있다.

약초의 성미 성질이 차고, 맛은 쓰다.

약초의 작용부위 간(肝), 심(心), 담(膽) 경락에 작용한다.

약초의 효능과 치료 위를 튼튼하게 하는 건위, 열을 풀어주는 해열, 담 기능을 이롭게 하는 이담, 간열을 내리는 사간(瀉肝), 염증을 없애는 소염의 효능이 있어서 소화불량, 간열증(肝熱症), 담낭염, 황달, 두통, 간질, 뇌염, 방광염, 요도염, 눈에 핏발이 서는 증상 등을 치료하는 데 사용한다.

약초 처방 및 약용법과 용량 말린 뿌리 3~10g을 물 1L에 넣어 1/3이 될 때까지 달여 하루에 2~3회 나눠 마신다.

사용 시 주의사항 쓰고 찬 성질이 강하므로 전문가의 처방에 따라 신중하게 사용해야 한다.

이뇨, 요로결석, 관절통, 항암

으름덩굴

Akebia quinata (Houtt.) Decne. = [*Rojania quinata* Thunb.]

한약의 기원

이 약은 으름덩굴의 주피를 제거한 줄기, 잘 익은 열매이다.

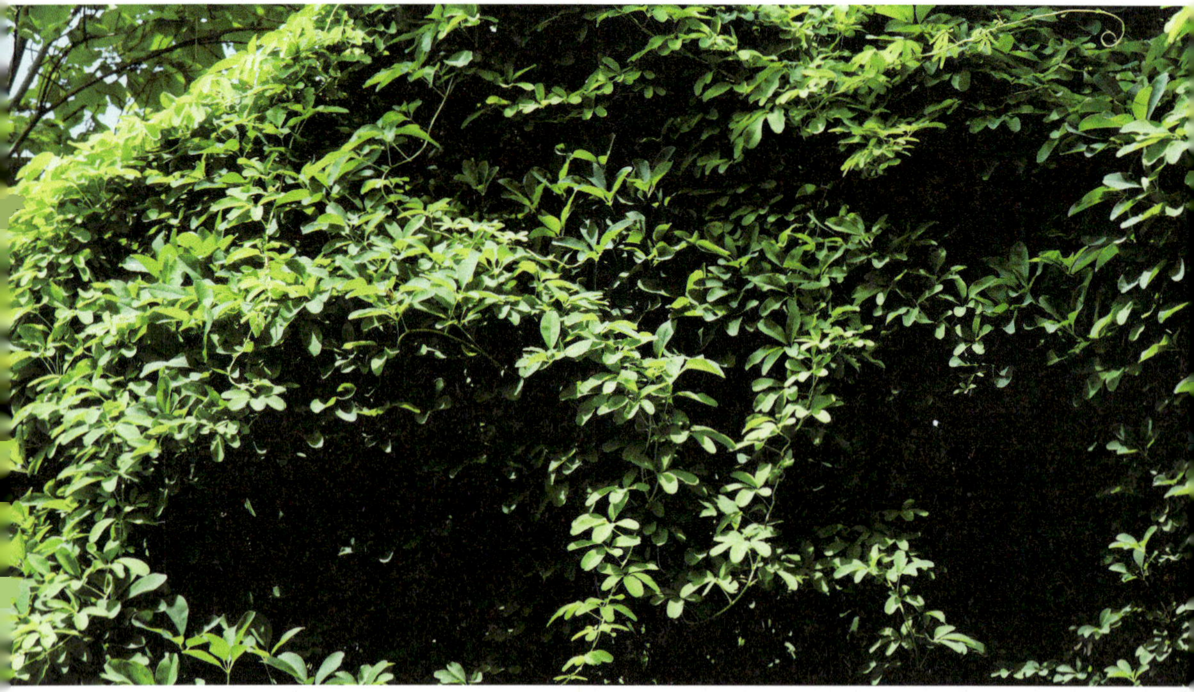

- **생약명** : 목통(木通), 예지자(預知子)
- **이명** : 으름, 목통, 통초(通草), 연복자(燕覆子), 팔월찰(八月札), 목통근(木通根)
- **사용부위** : 뿌리, 덩굴줄기와 목질, 열매
- **꽃 피는 시기** : 4~5월
- **과명** : 으름덩굴과(Lardizabalaceae)

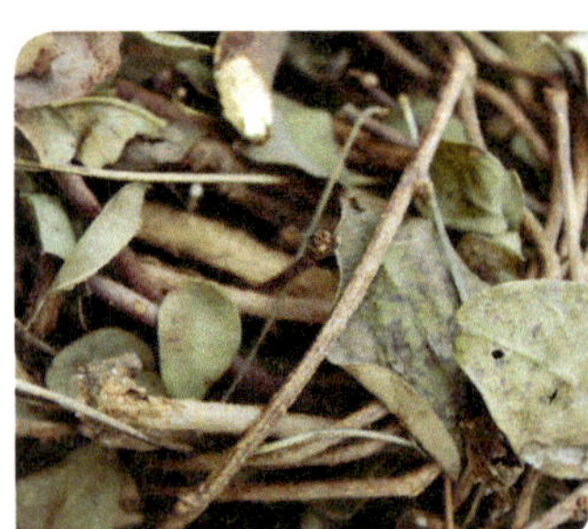
줄기(약재 전형)

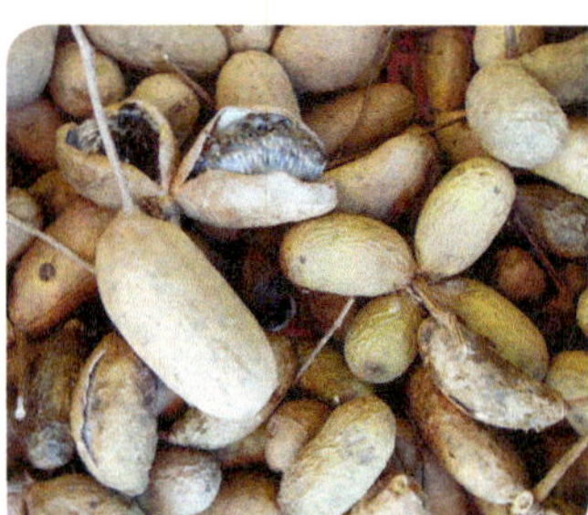
열매(약재)

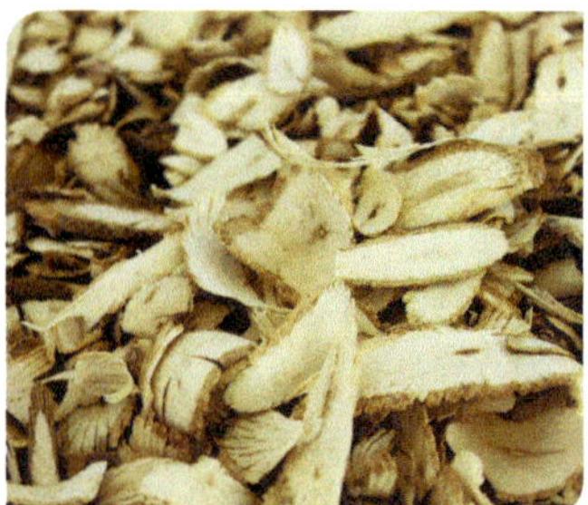
목질부(약재)

생태적 특성 으름덩굴은 전국의 산기슭 계곡에서 자라는 덩굴성 낙엽활엽목본으로, 덩굴 길이는 5m 전후로 뻗어나가고, 가지는 회색에 가는 줄이 있으며 껍질눈은 돌출한다. 잎은 손바닥처럼 생긴 손꼴겹잎이고 3~5장의 겹잎이 가지 끝에 모여나거나 서로 어긋나며 잎자루는 가늘고 길다. 잔잎은 보통 5장으로 거꿀달걀 모양 또는 타원형에 잎끝은 약간 오목하고 양면에 털이 나 있으며 가장자리는 밋

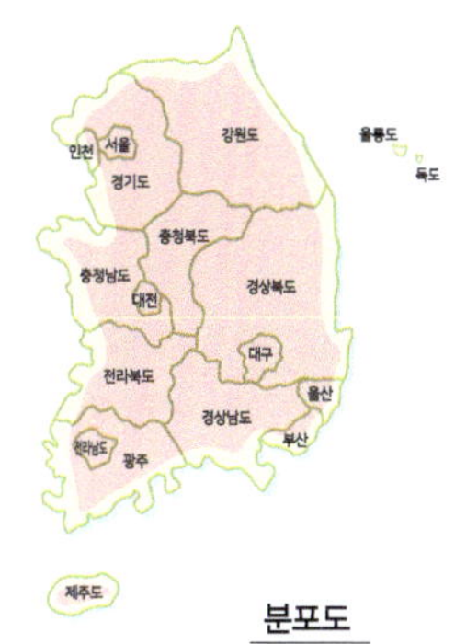

분포도

각 부위별 생김새

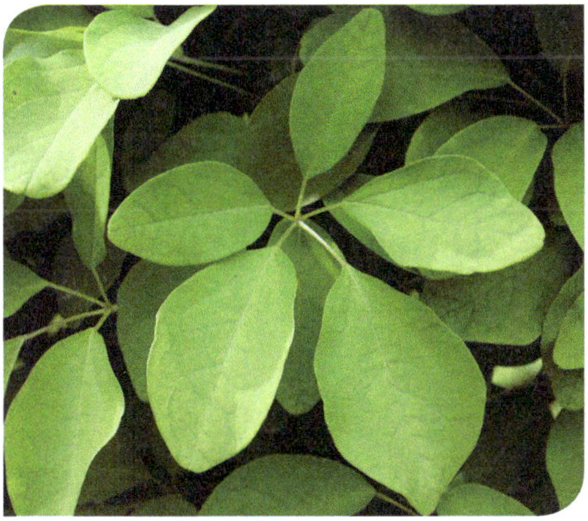

잎 생김새

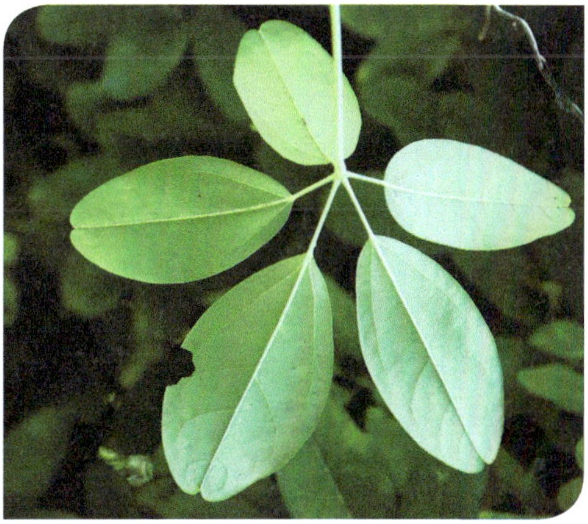

잎 뒷면

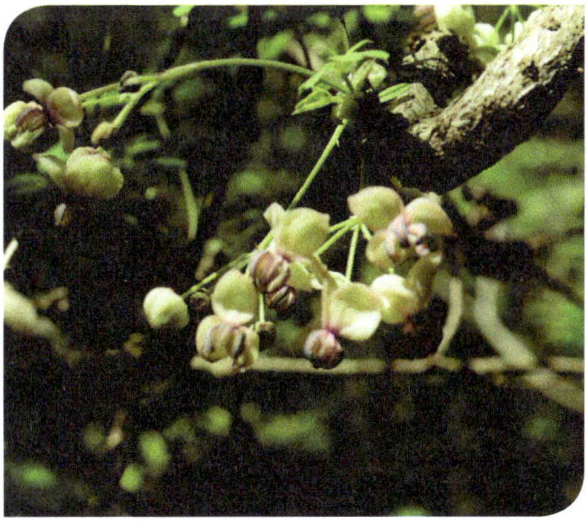

암꽃

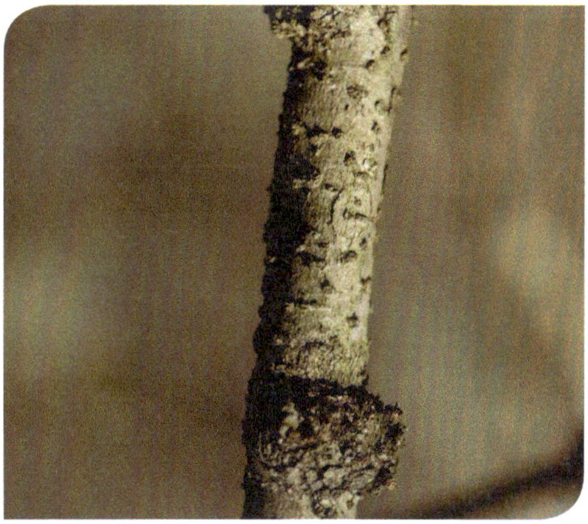

수피

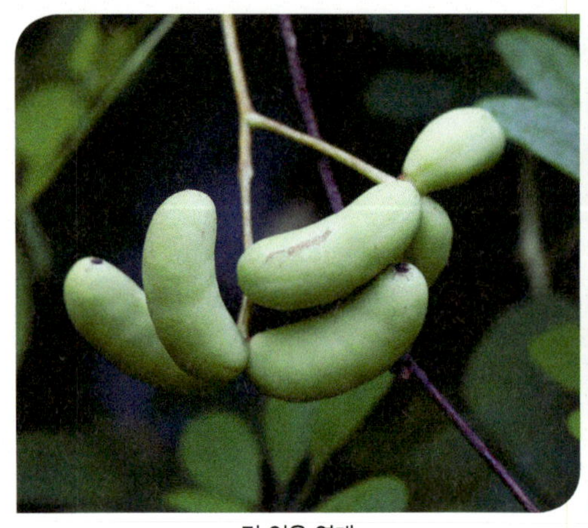

덜 익은 열매

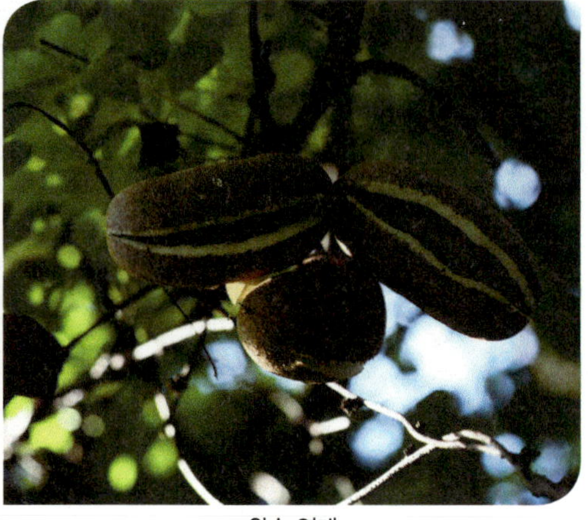

완숙 열매

밋하다. 꽃은 4~5월에 암자색으로 피며, 열매는 물열매로 원기둥 모양에 양 끝은 둥글고 9~10월에 익어 벌어진다.

채취 시기 열매는 9~10월, 덩굴줄기와 목질은 가을, 뿌리는 9~10월에 채취한다.

약초의 성분 뿌리에는 스티그마스테롤(stigmasterol), 베타-시토스테롤(β-sitosterol), 베타-시토스테롤-베타-d-글루코시드(β-sitosterol-β-d-glucoside), 아케보시드 stg. 등이 함유되어 있다. 덩굴줄기와 목질부에는 사포닌의 헤드라게닌 및 올레아놀릭산(oleanolic acid)을 게닌(genin)으로 하는 아케보시드(akeboside) st b~f, h~k, 키나토시드(quinatosid) A~D 등과 트리테르페노이드(triterpenoid), 노라주노린산(norajunolic acid), 기타 스티그마스테롤, 스테롤(sterol) 등이 함유되어 있다. 열매에는 트리테르페노이드 사포닌(triterpenoid saponin), 올레아놀릭산, 헤드라게닌, 콜린소니딘(collinsonidin), 카로파낙스사포닌(kalopanaxsaponin) A, 헤데로시드(hederoside) D_2가 함유되어 있다.

약초의 성미 뿌리는 성질이 평범하고, 맛은 쓰다. 덩굴줄기와 목질은 성질이 시원하고, 맛은 쓰다. 열매는 성질이 차고, 맛은 달다.

약초의 작용부위 심(心), 소장(小腸), 방광(膀胱) 경락에 작용한다.

약초의 효능과 치료 뿌리는 목통근(木桶根)이라고 하여 거풍, 이뇨, 활혈, 행기(行氣), 보신, 보정, 관절통, 소변곤란, 헤르니아, 타박상 등을 치료한다.
덩굴줄기와 목질은 생약명을 목통(木桶)이라고 하여 이뇨작용과 항균작용이 있고 병원성 진균에 대한 억제작용이 있으며 소변불리, 혈맥통리(血脈通利), 사화(瀉火), 진통, 진정, 소변혼탁, 수종, 부종, 항염, 전신의 경직통, 유즙불통 등을 치료한다.
열매는 팔월찰(八月札)이라고 하며 진통, 이뇨, 활혈, 번갈, 이질, 요통, 월경통, 헤르니아, 혈뇨, 탁뇨, 요로결석을 치료한다. 으름덩굴 종자 추출물은 암 예방과 치료에 효과적이다.

약초 처방 및 약용법과 용량 말린 뿌리 30~50g을 물 900mL에 넣어 반이 될 때까지 달여 하루에 2~3회 나눠 마시며, 즙을 내어 마셔도 되고, 술에 용출하여 마셔도 된다. 외용할 경우에는 뿌리를 짓찧어서 환부에 붙인다.
말린 덩굴줄기와 목질 20~30g을 물 900mL에 넣어 반이 될 때까지 달여 하루에 2~3회 나눠 마신다.
말린 열매 50~100g을 물 900mL에 넣어 반이 될 때까지 달여 하루에 2~3회 나눠 마시거나 술에 용출하여 아침저녁으로 마셔도 된다.

특허로 입증된 기능성 물질

으름덩굴 종자 추출물을 포함하는 항암 조성물 및 그의 제조 방법

본 발명은 으름덩굴 종자 추출물을 포함하는 항암 조성물 및 그의 제조 방법에 관한 것으로, 본 발명의 조성물은 우수한 항암성을 나타내며, 이에 추가적으로 전호, 인삼 또는 울금 추출물을 처방하여 보다 증강된 항암효과를 얻을 수 있어 암의 예방 또는 치료제로서 유용하게 사용할 수 있다.

\- 공개번호 : 10-2005-0087498, 출원인 : 김숭진

비슷한 약초

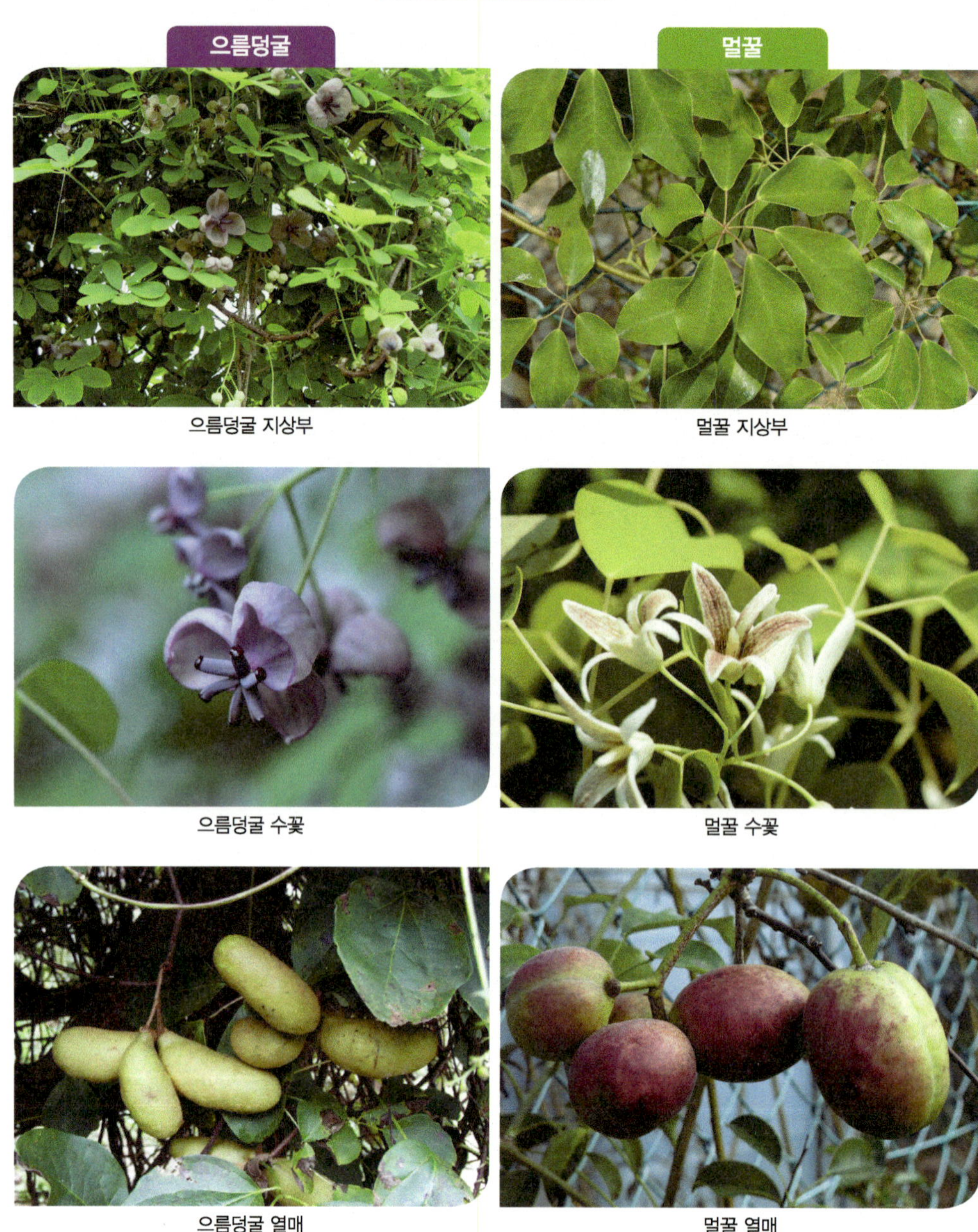

으름덩굴 지상부

멀꿀 지상부

으름덩굴 수꽃

멀꿀 수꽃

으름덩굴 열매

멀꿀 열매

• 으름덩굴과 멀꿀의 차이점

두가지 식물은 덩굴성 식물이나 꽃은 서로 암수꽃이 있으며, 열매는 으름덩굴은 타원형이고 멀꿀은 원형이다.

신경통, 관절염, 손발 마비, 통풍, 간염

으아리

Clematis terniflora var. mandshurica (Rupr.) Ohwi

한약의 기원

이 약은 으아리, 가는잎사위질빵, 위령선의 뿌리, 뿌리줄기이다.

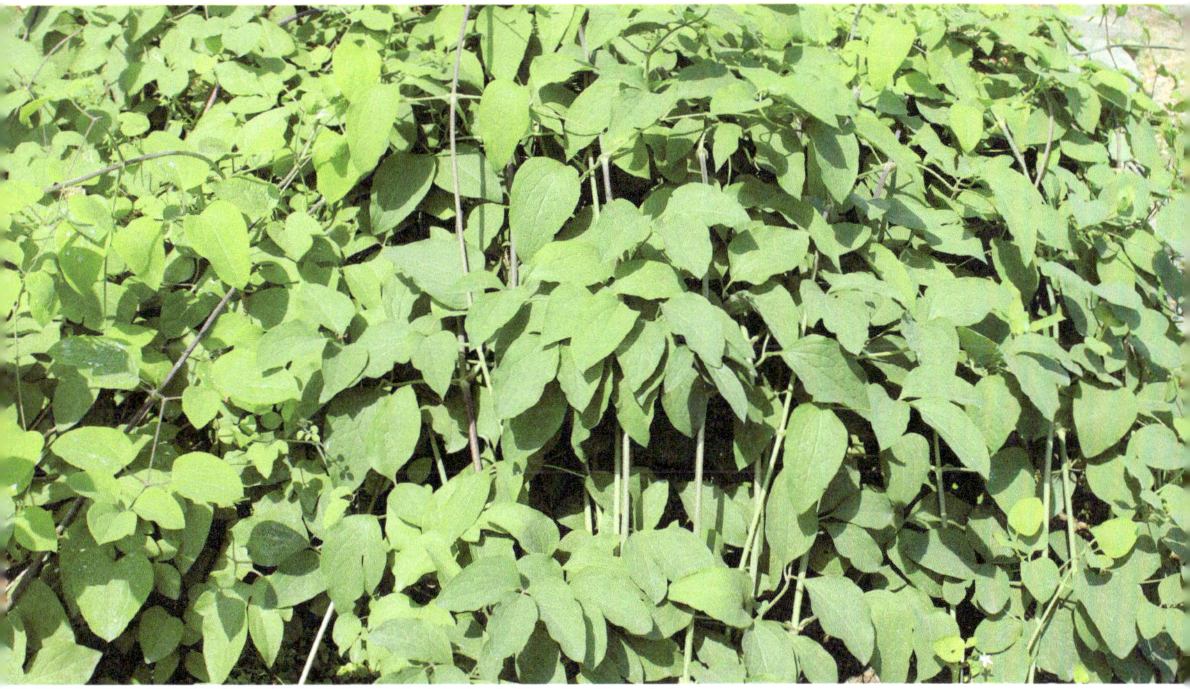

- **생약명** : 위령선(威靈仙)
- **이명** : 큰위령선, 노선(露仙), 능소(能消), 철각위령선(鐵脚威靈仙)
- **사용부위** : 뿌리, 뿌리줄기
- **꽃 피는 시기** : 6~8월
- **과명** : 미나리아재비과(Ranunculaceae)

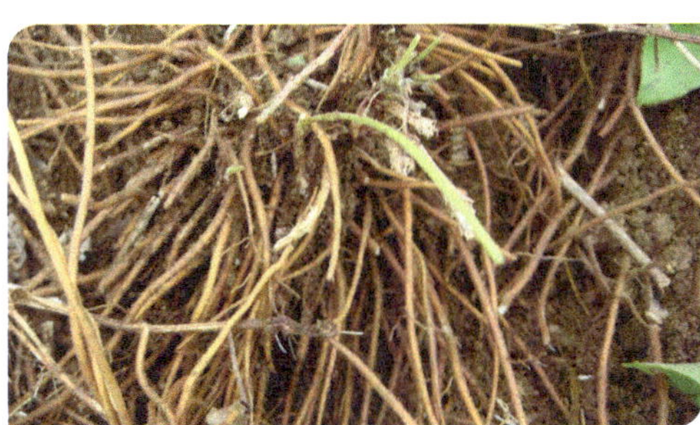

뿌리(채취품)

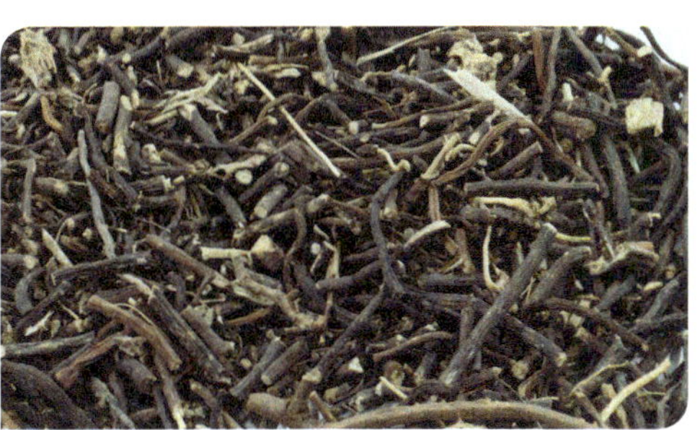

뿌리줄기(약재)

생태적 특성 으아리는 낙엽활엽 만경목(덩굴식물)으로, 줄기는 2m 정도 뻗으며, 잎은 마주나고 깃꼴겹잎이며 보통 5장의 잔잎을 가진다. 잔잎은 달걀 모양 또는 타원형이다. 꽃은 흰색으로 6~8월에 피고 취산꽃차례는 줄기 끝에서 나오는 정생(頂生) 또는 줄기와 잎 사이에서 나오는 액생(腋生: 잎겨드랑이나기)이며, 열매는 9~10월에 달린다.

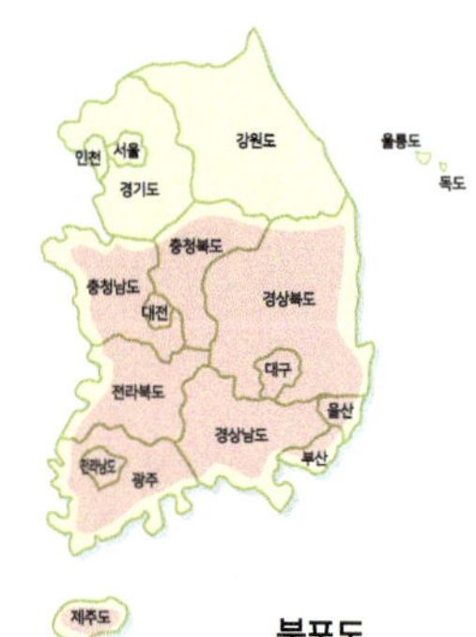

분포도

• 위령선(威靈仙: 뿌리) : 뿌리줄기는 기둥 모양으로 길이

각 부위별 생김새

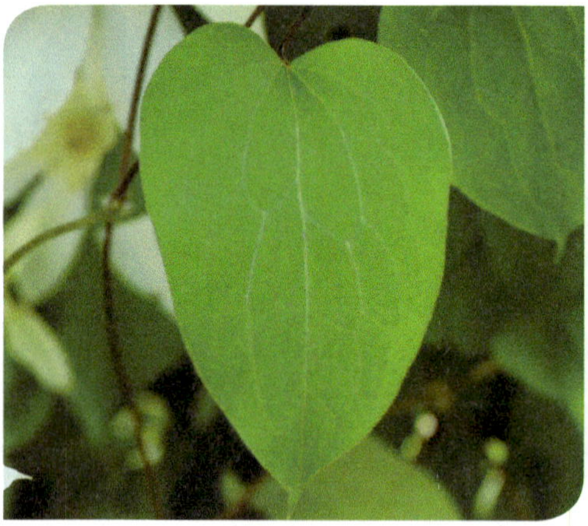

잎 생김새

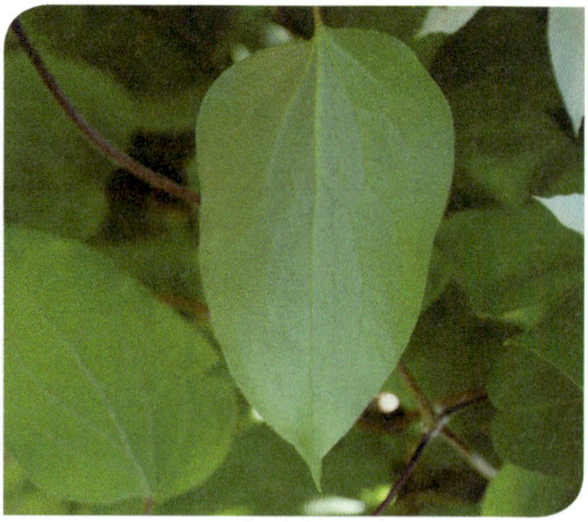

잎 뒷면

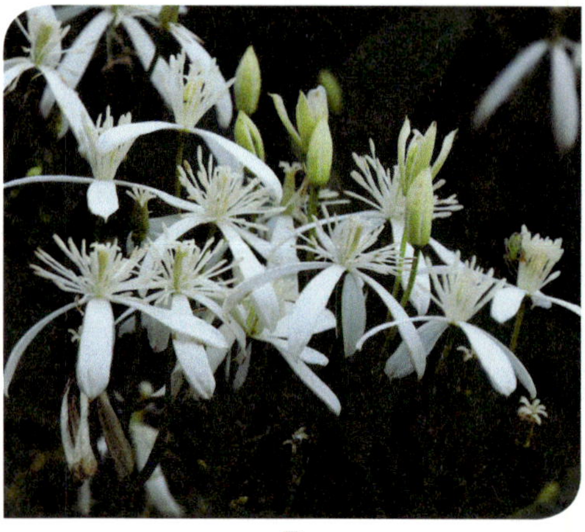

꽃

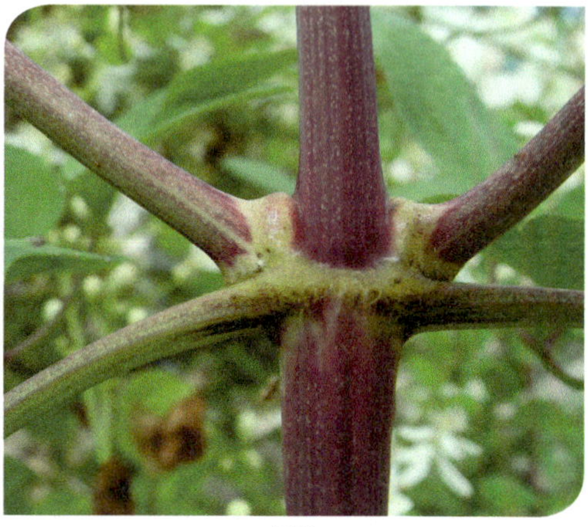

줄기

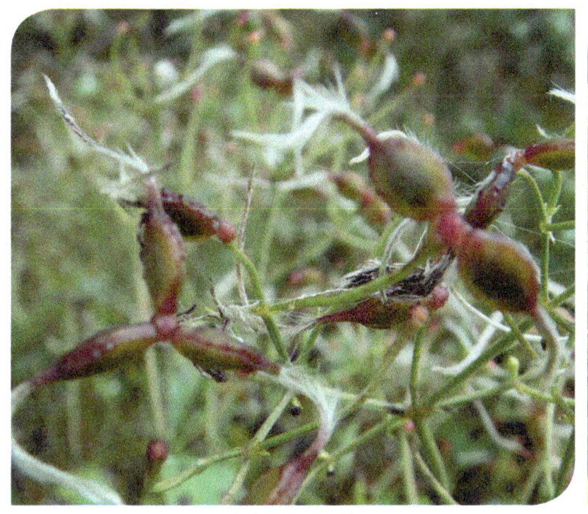

덜 익은 열매

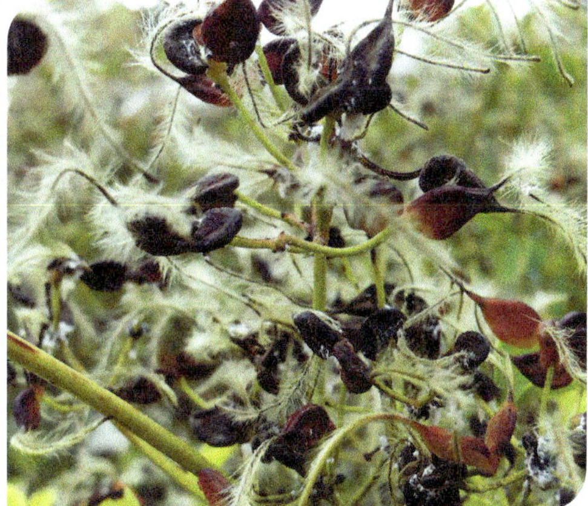

완숙 열매

1.5~10cm, 지름 0.3~1.5cm이다. 표면은 담갈황색으로 정단(頂端)에는 줄기의 밑부분이 잔류되어 있고, 질은 단단하고 질기며, 단면은 섬유성으로 아래쪽에는 많은 가는 뿌리가 붙어 있다. 뿌리는 가늘고 긴 둥근기둥 모양으로 약간 구부러졌고 길이 7~15cm, 지름 0.1~0.3cm이다. 표면은 흑갈색으로 가는 세로 주름이 있으며 껍질 부분은 탈락되어 황백색의 목질부가 노출되어 있다. 질은 단단하면서 부스러지기 쉽고, 단면의 껍질 부분은 비교적 넓고, 목질부는 담황색으로 방형(方形)이며 껍질 부분과 목질부 사이는 항상 벌어져 있다.

- 면단철선연(棉團鐵線蓮) : 이 품종의 뿌리줄기는 짧은 기둥 모양[短柱狀]으로 길이 1~4cm, 지름은 0.5~1cm이다. 뿌리는 길이 4~20cm, 지름 0.1~0.2cm이다. 표면은 자갈색 또는 흑갈색이며, 단면의 목질부는 원형이다.
- 동북철선연(東北鐵線蓮) : 이 품종의 뿌리줄기는 기둥 모양으로 길이 1~11cm, 지름 0.5~2.5cm이다. 뿌리는 비교적 밀집되었고 길이 5~23cm, 지름 0.1~0.4cm이다. 표면은 자흑색으로, 단면의 물관부는 원형에 가깝다.

채취 시기 가을에 뿌리를 채취한 후 이물질을 제거하고 가늘게 절단하여 말려서 사용한다.

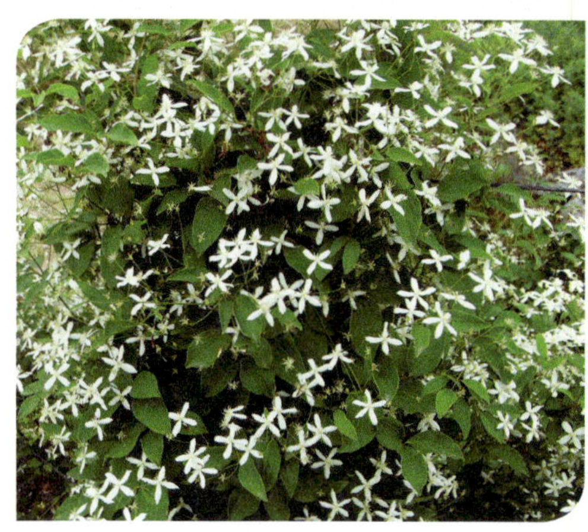
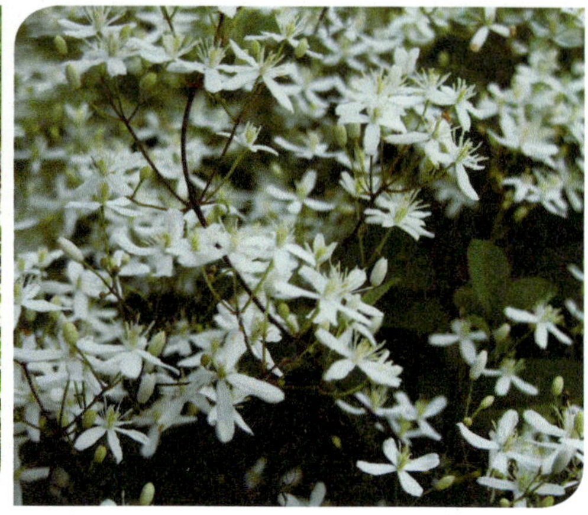
으아리 덩굴 꽃

약초의 성분 뿌리에는 아네모닌(anemonin), 아네모놀(anemonol), 스테롤(sterol), 락톤(lactone), 프로토아네모닌(protoanemonin), 사포닌 등이 함유되어 있다.

약초의 성미 성질이 따뜻하고, 맛은 맵고 짜며, 독성은 없다.

약초의 작용부위 간(肝), 폐(肺), 방광(膀胱) 경락에 작용한다.

약초의 효능과 치료 통증을 가라앉히는 진통, 풍사와 습사를 제거하는 거풍습, 경락을 통하게 하는 통경락(通經絡) 등의 효능이 있어서 각종 신경통, 관절염, 근육통, 수족마비, 언어장애, 통풍, 각기병, 편도염, 볼거리, 간염, 황달 등의 치료에 유효하다.

약초 처방 및 약용법과 용량 말린 약재 4~12g을 물 700mL에 넣어 끓기 시작하면 약하게 줄여 200~300mL가 될 때까지 달여 하루에 2회 나눠 마신다. 환이나 가루로 만들어 복용하며, 짓찧어 환부에 붙이기도 한다. 어린잎은 식용한다. 민간에서는 구안와사증(口眼喎斜: 풍으로 인하여 입이 돌아가는 증상), 류머티즘성 관절염, 편도염의 치료에 다음과 같이 사용하기도 한다.

- 구안와사증 : 뿌리, 줄기, 잎 등 어떤 부위라도 마늘 한 쪽과 함께 찧어 중간 정도

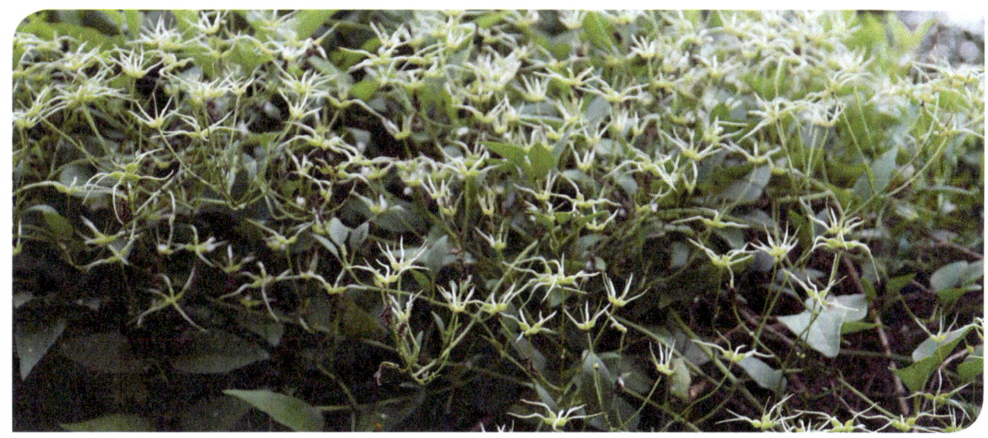
열매

크기의 조개껍질에 소복하게 채워서 팔목관절에서 4cm 정도 손바닥 안쪽, 또는 엄지와 검지손가락 사이 합곡혈(合谷穴)에 붙이는데 왼쪽으로 돌아가면 오른쪽 손에, 오른쪽으로 돌아가면 왼쪽 손에 붙인다. 하루에 7시간 정도 붙이며 살이 불에 데인 자국처럼 물집이 생기면 떼어낸다.

- 류머티즘성 관절염 : 뿌리를 병에 잘게 썰어 넣고 술을 푹 잠기도록 부어 넣은 뒤 마개를 꽉 막아 일주일 정도 두었다가 꺼내어 잘 말려 부드럽게 가루로 만든 다음 꿀로 반죽해 환으로 만들어 하루에 3회, 한 번에 4~6g씩 식후에 먹는다. 또는 잘게 썬 말린 뿌리 20g을 물 1L에 넣어 반이 될 때까지 달여 하루에 3회 나눠 마시거나, 으아리 12g, 오가피 10g을 물 1L에 넣어 1/3이 될 때까지 달여 하루에 3회 나눠 마셔도 좋다.

- 편도염 : 말린 줄기, 잎 30~60g을 물 1L에 넣어 1/3이 될 때까지 달여 하루에 2~3회 나눠 공복에 마시면 염증을 가라앉히고 진통작용을 한다.

사용 시 주의사항 약성이 매우 강하여 기혈을 소모시킬 우려가 있기 때문에 기혈이 허약한 사람이나 임산부는 신중하게 사용해야 한다.

비슷한 약초

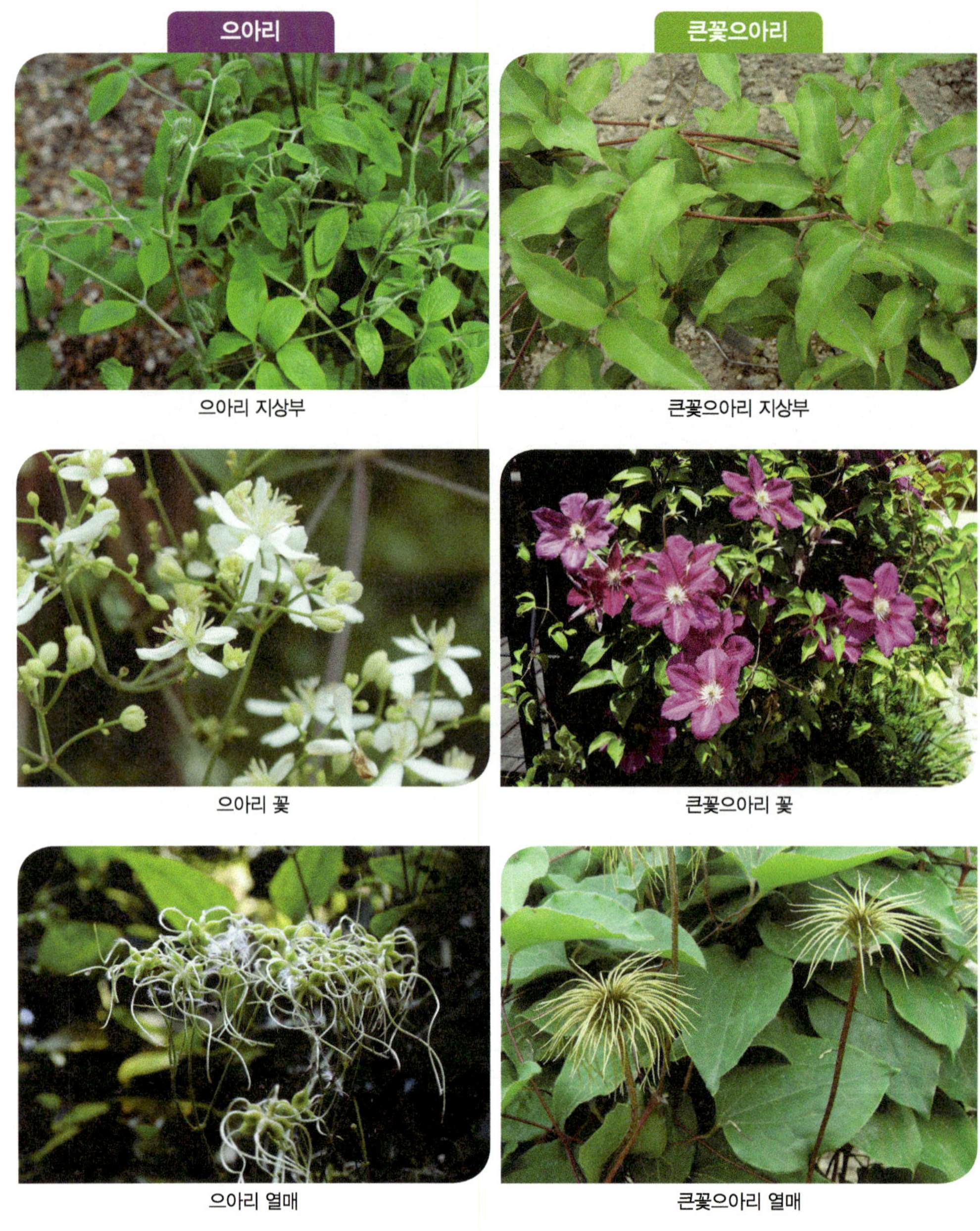

으아리 지상부

큰꽃으아리 지상부

으아리 꽃

큰꽃으아리 꽃

으아리 열매

큰꽃으아리 열매

• 으아리와 큰꽃으아리의 차이점

으아리와 큰꽃으아리는 덩굴성 식물로서 잎은 비슷하나, 꽃과 열매는 확연히 차이가 있어 구별하기 쉽다.

거풍, 관절염, 수렴, 진통

음나무

Kalopanax septemlobus (Thunb.) Koidz. = [*Kalopanax pictus* (Thunb.) Nakai]

한약의 기원

이 약은 음나무의 줄기껍질이다.

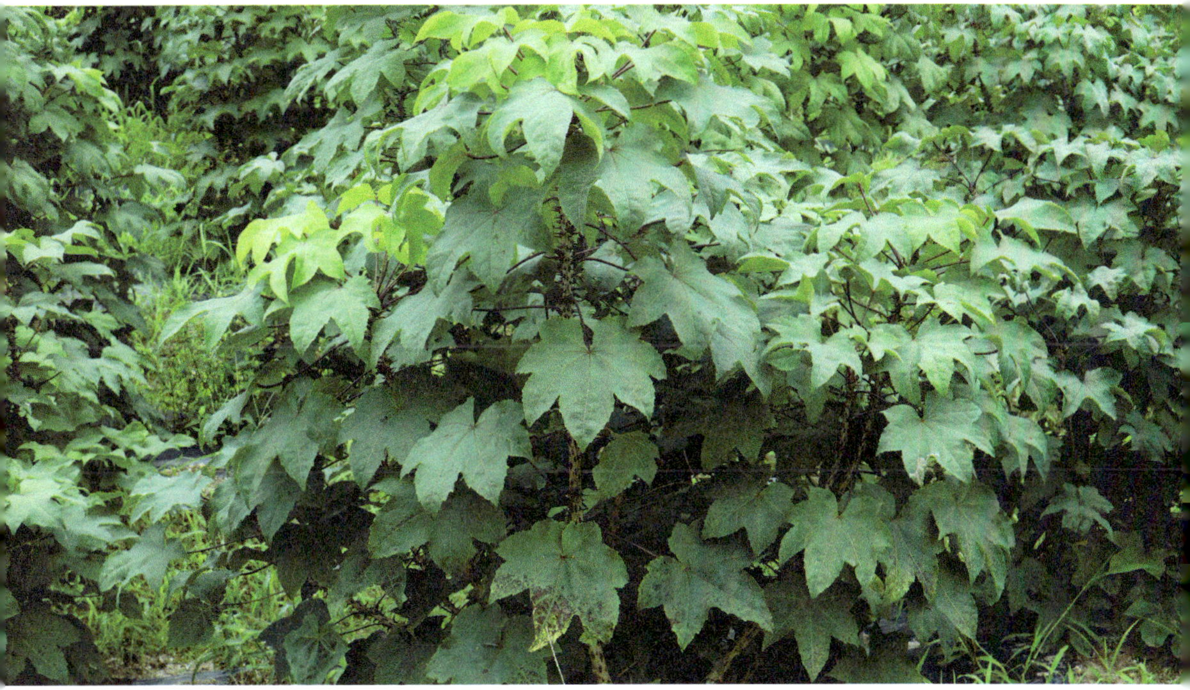

- **생약명** : 해동피(海桐皮)
- **이명** : 개두릅나무, 당엄나무, 당음나무, 멍구나무, 엉개나무, 엄나무, 해동목(海桐木), 해동수근(海桐樹根)
- **사용부위** : 뿌리, 나무껍질
- **꽃 피는 시기** : 8월
- **과명** : 두릅나무과(Araliaceae)

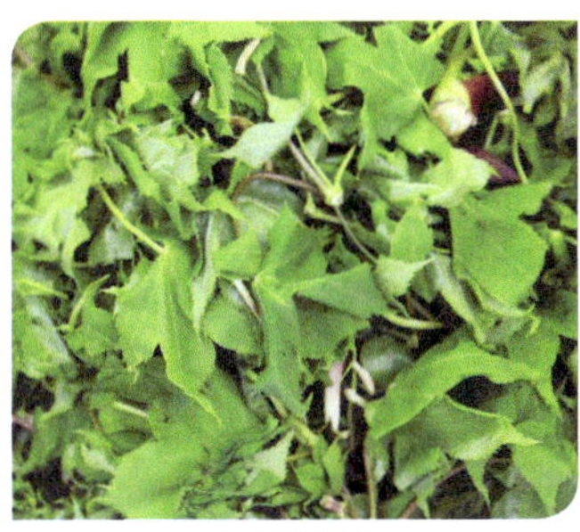

새순(채취품)

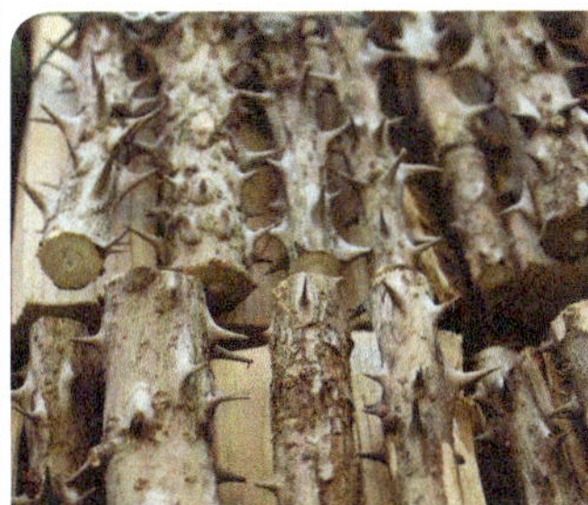

목질부(약재 전형)

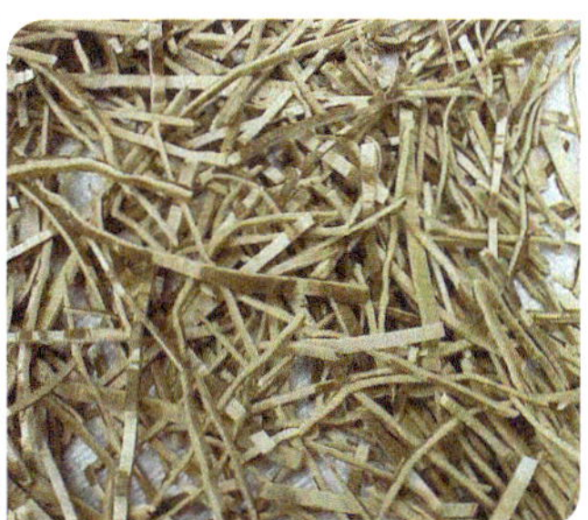

나무 속껍질(약재)

생태적 특성 음나무는 전국의 산기슭 양지쪽 길가에서 자라는 낙엽활엽교목으로, 높이가 20m 전후로 자라며, 나무와 가지에 굵은 가시가 많이 나 있다. 잎은 긴 가지에서는 서로 어긋나고 짧은 가지에서는 모여나며 손바닥 모양으로 5~7갈래로 찢어져 잎끝은 길게 뾰족하고 가장자리에는 톱니가 있다. 꽃은 황록색으로 7~8월에 우산 모양의 산형꽃차례로 피고 윤기가 나며 다섯으로 갈라진다. 열매는

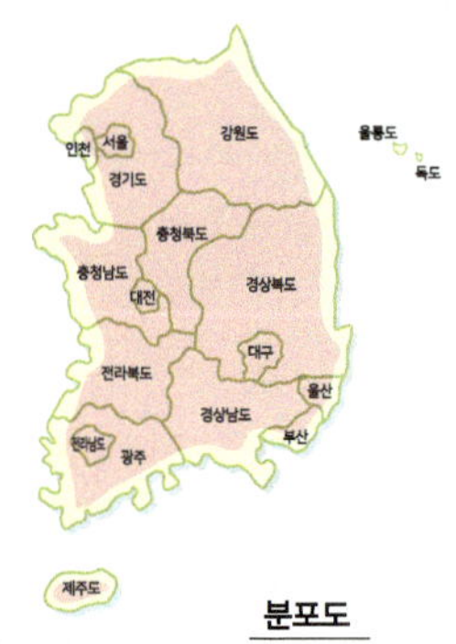

분포도

각 부위별 생김새

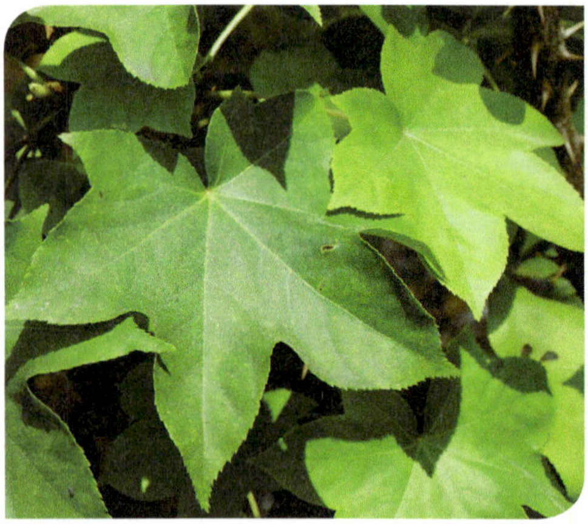

잎 생김새

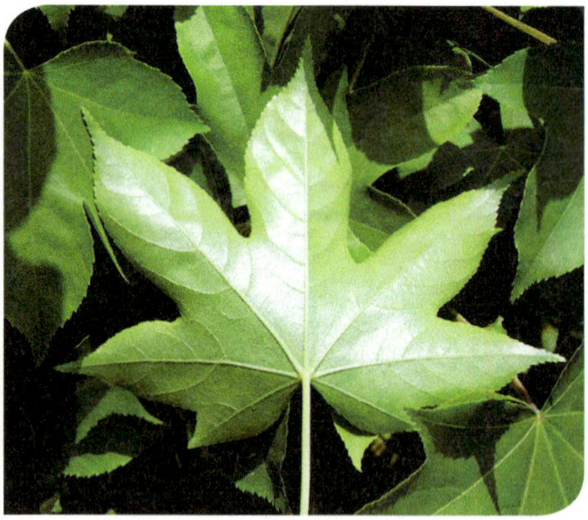

잎 뒷면

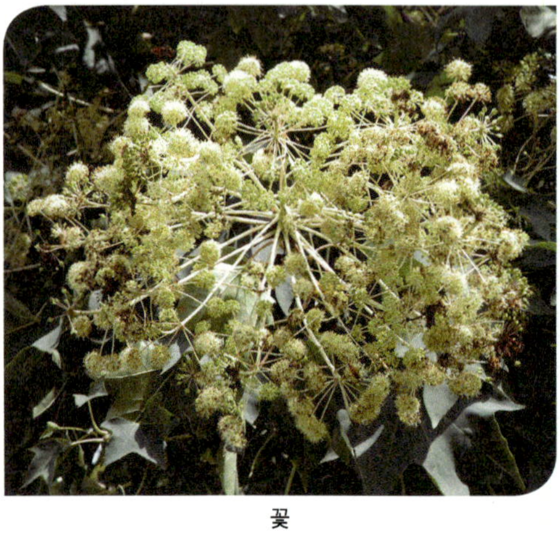

꽃

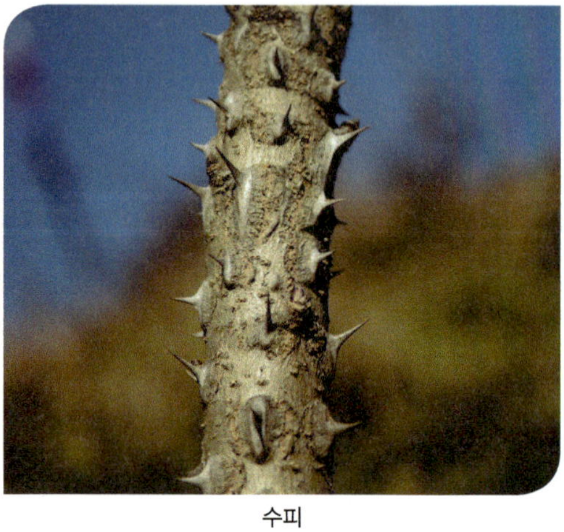

수피

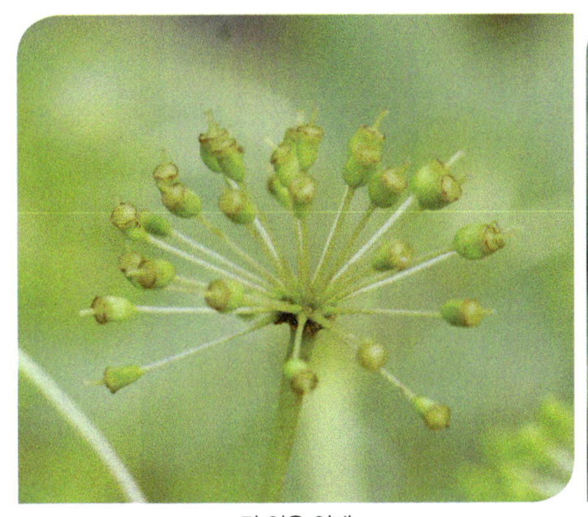
덜 익은 열매

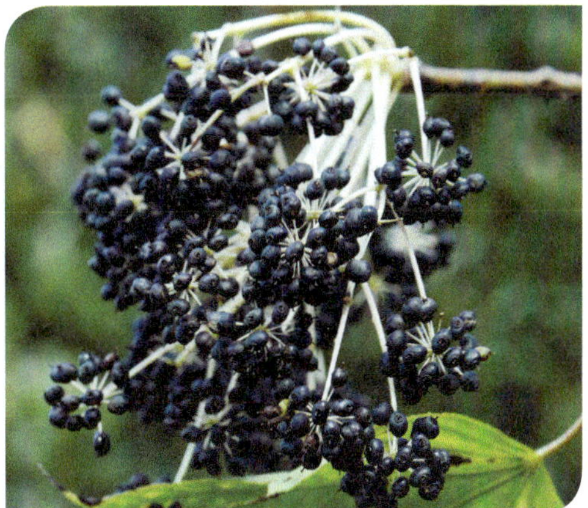
완숙 열매

공 모양에 가깝고 9~10월에 달린다.

채취 시기 나무껍질은 연중 수시, 뿌리는 늦여름부터 가을에 채취한다.

약초의 성분 뿌리에는 다당류가 함유되어 있고 가수분해 후에 갈락투론산(galacturonic acid), 글루코스(glucose), 아라비노스(arabinose), 갈락토스(galactose), 글루칸(glucan), 펙틴(pectin)질이 함유되어 있다. 나무껍질에는 트리테르펜사포닌(triterpene saponin)으로 카로파낙스사포닌(kalopanaxsaponin) A, B, G, K, 페리칼프사포닌(pericarpsaponin) P13, 헤데라사포닌(hederasaponin) B, 픽토시드(pictoside) A가 함유되어 있고 리그난(lignan)으로 리리오덴드린(liriodendrin)이 함유되어 있으며 페놀 화합물(phenolic compound)로 코니페린(coniferin), 카로파낙신(kalopanaxin) A, B, C, 기타 포리아세치렌(polyacetylen) 화합물, 타닌(tannin), 플라보노이드(flavonoid), 쿠마린(coumarin), 글루코시드(glucoside), 알칼로이드(alkaloid)류, 정유, 레신(resin), 전분 등이 함유되어 있다

약초의 성미 뿌리는 성질이 시원하고, 맛은 쓰고, 독성은 없다. 나무껍질은 성질이 평범하고, 맛은 쓰고 맵다.

약초의 작용부위 간(肝), 심(心), 비(脾) 경락에 작용한다.

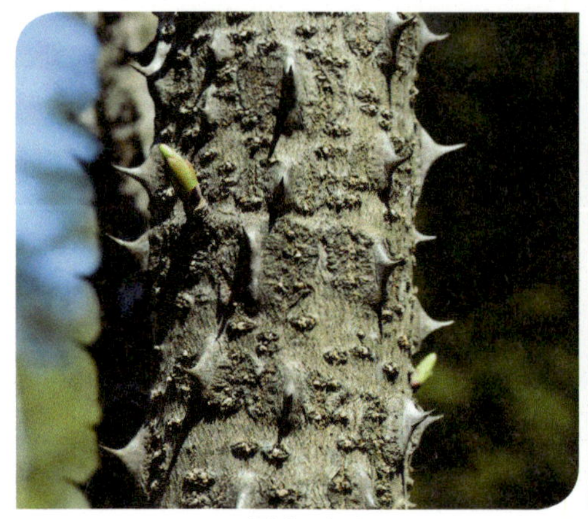
어린나무 수피

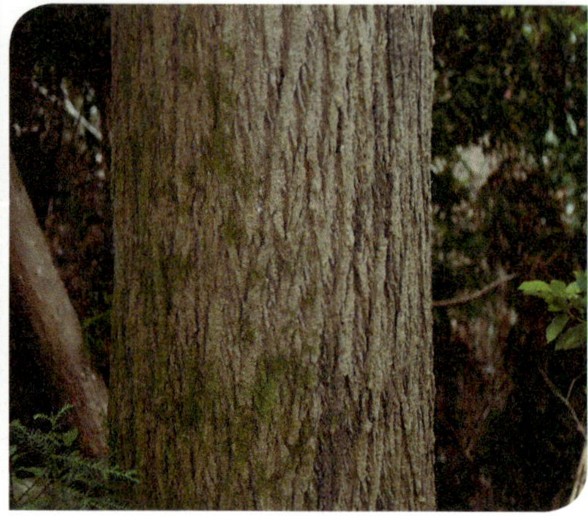
고목 수피

약초의 효능과 치료 뿌리 또는 뿌리껍질에는 해동수근(海桐樹根)이라 하여 거풍, 제습, 양혈, 어혈의 효능이 있고 장풍치혈(腸風痔血), 타박상, 류머티즘에 의한 골통 등을 치료한다. 나무껍질은 생약명을 해동피(海桐皮)라고 하며 수렴, 진통약으로 거풍습, 살충, 활혈의 효능이 있고 류머티즘에 의한 근육마비, 근육통, 관절염, 가려움증 등을 치료한다. 또 황산화작용을 비롯해서 항염, 항진균, 항종양, 혈당강하, 지질저하작용 등이 있다. 음나무 추출물은 HIV증식 억제 활성으로 AIDS(후천성 면역결핍증), 퇴행성 중추신경계질환 개선 등의 효과를 가지고 있다.

약초 처방 및 약용법과 용량 말린 뿌리 20~40g을 물 900mL에 넣어 반이 될 때까지 달여 하루에 2~3회 나눠 마신다. 외용할 경우에는 짓찧어서 환부에 붙인다. 말린 나무껍질 30~50g을 물 900mL에 넣어 반이 될 때까지 달여 하루에 2~3회 나눠 마신다. 외용할 경우에는 달인 액으로 환부를 씻거나 짓찧어서 환부에 붙이거나 가루로 만들어 기름에 개어 환부에 붙인다.

비슷한 약초

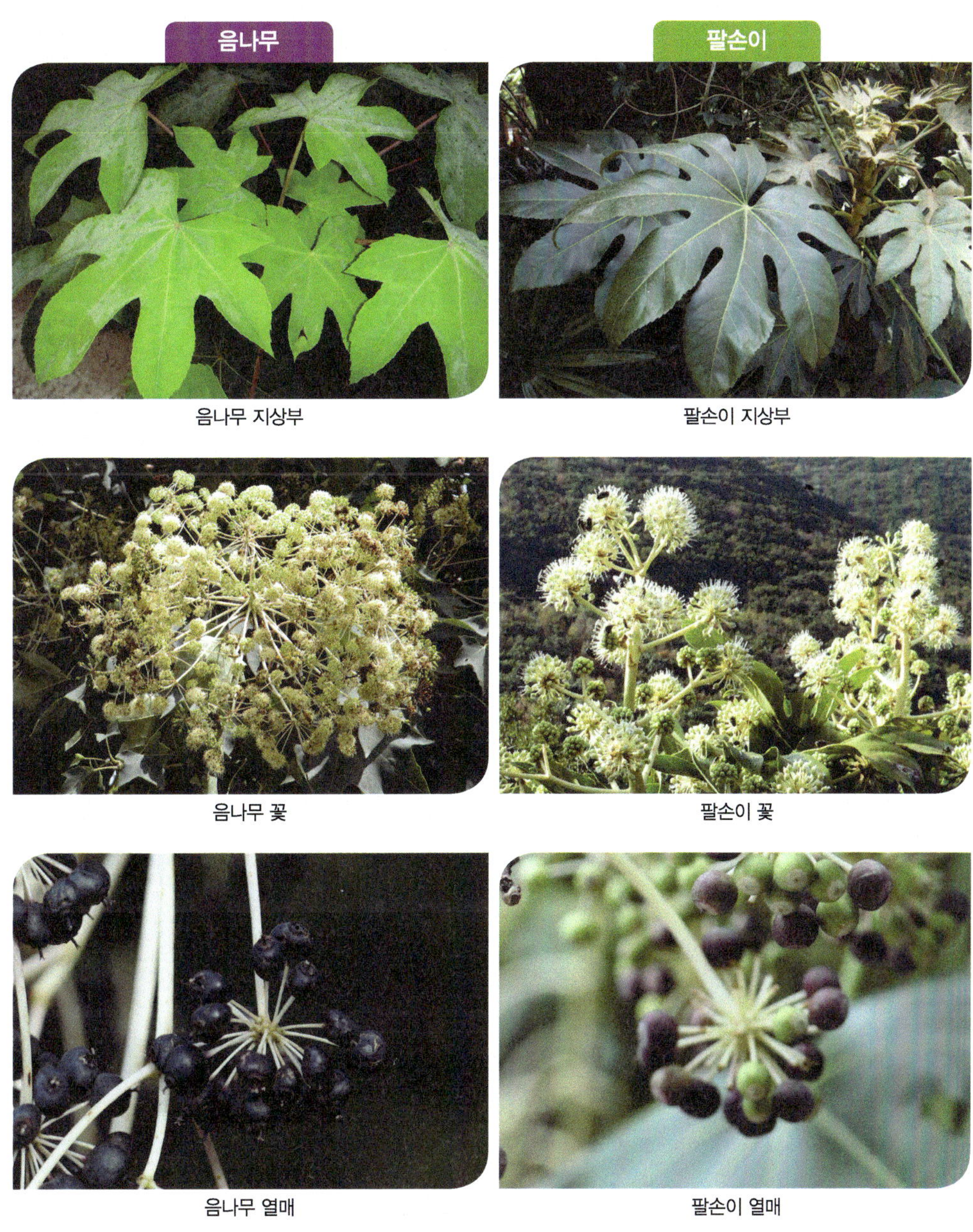

음나무 | 팔손이

음나무 지상부

팔손이 지상부

음나무 꽃

팔손이 꽃

음나무 열매

팔손이 열매

• 음나무와 팔손이의 차이점

음나무는 줄기에 가시가 있는 반면 팔손이는 가시가 없이 매끄럽다.

이질풀

Geranium thunbergii Siebold & Zucc.

한약의 기원

이 약은 이질풀, 기타 동속 근연식물의 지상부로, 꽃이 피기 전, 꽃이 필 때 채취한 것이다.

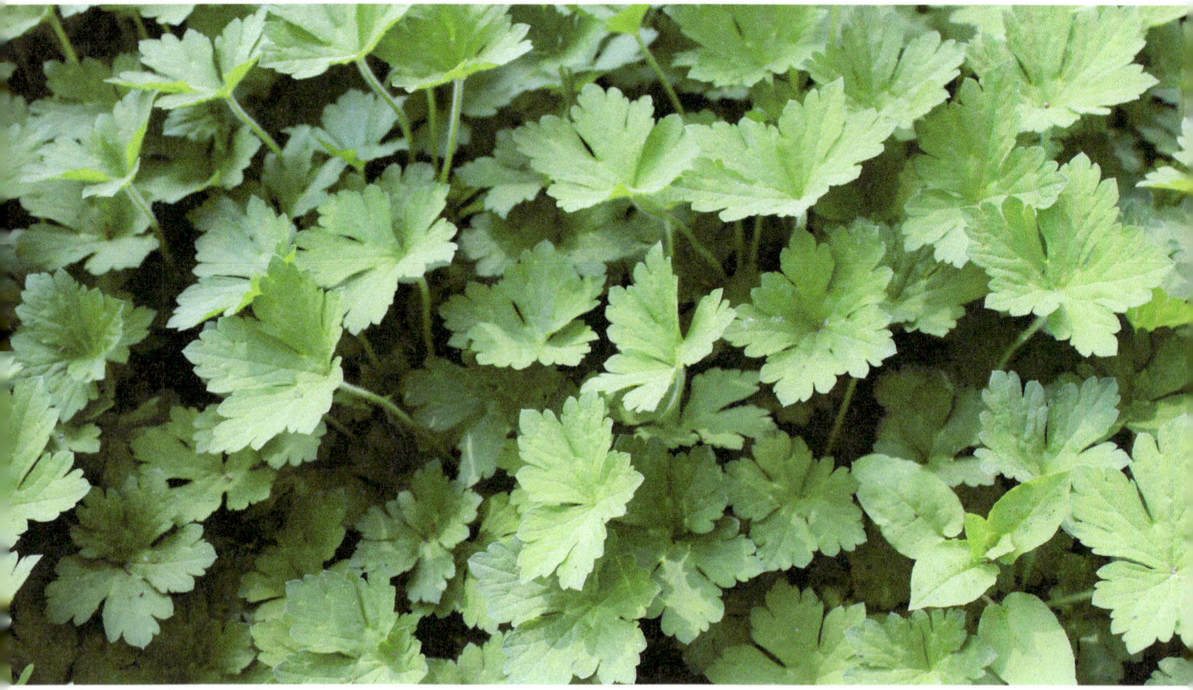

- **생약명** : 현초(玄草)
- **이명** : 개발초, 이질초, 방우아초, 오엽초(五葉草), 오판화(五瓣花), 노관초(老鸛草)
- **사용부위** : 전초
- **꽃 피는 시기** : 8~9월
- **과명** : 쥐손이풀과(Geraniaceae)

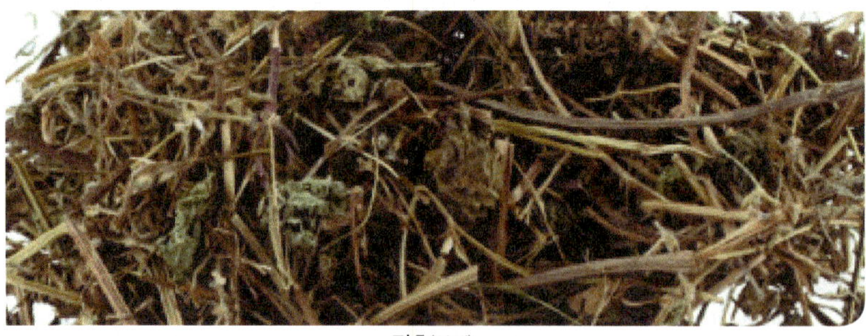

전초(약재)

생태적 특성 이질풀은 여러해살이풀로, 전국 각지의 산과 들에서 자란다. 키는 50cm 정도로 비스듬하게 자라며, 잎은 마주나고 잎자루가 있다. 잎의 모양은 손바닥을 편 것 같으며 잎몸은 3~5개로 갈라진다. 꽃은 연한 홍색, 홍자색 또는 흰색으로 8~9월에 꽃줄기에서 2개의 작은꽃줄기가 갈라져 각 1송이씩 피며 지름은 1~1.5cm이다. 열매는 10월경에 달리고 길이가 1.5~2cm로 학의 부리처럼 생겼다.

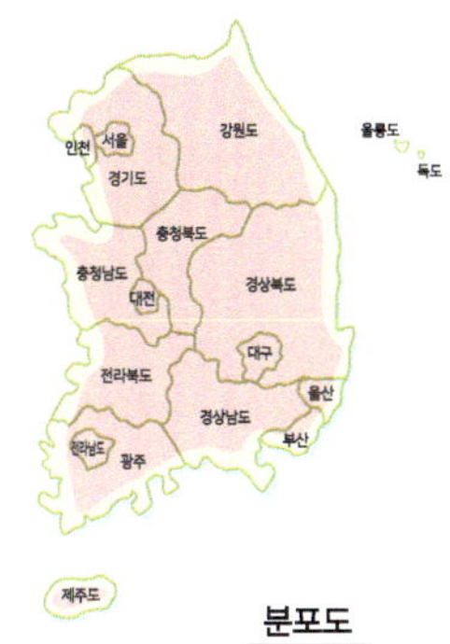

분포도

각 부위별 생김새

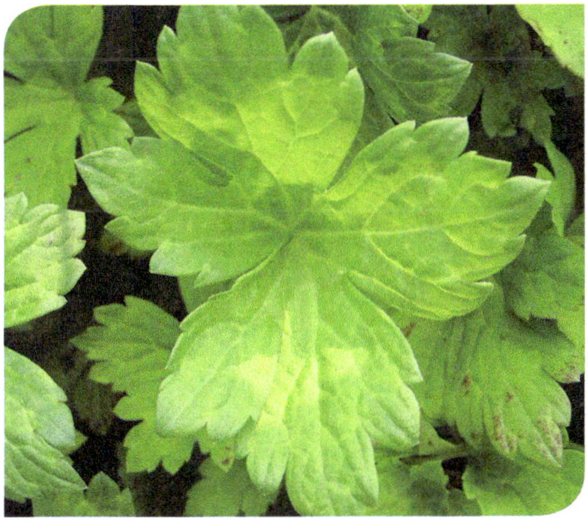

잎 생김새

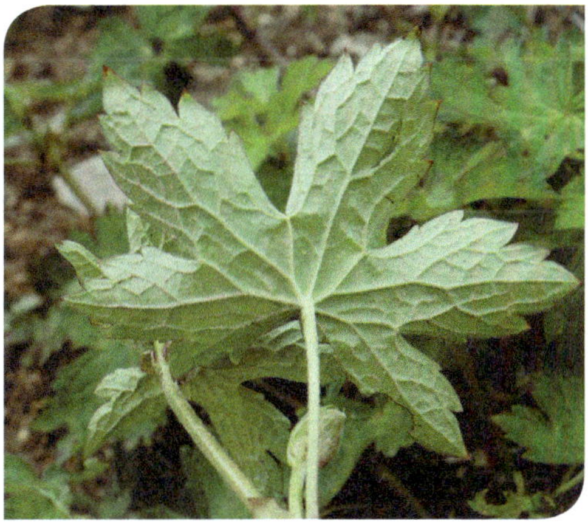

잎 뒷면

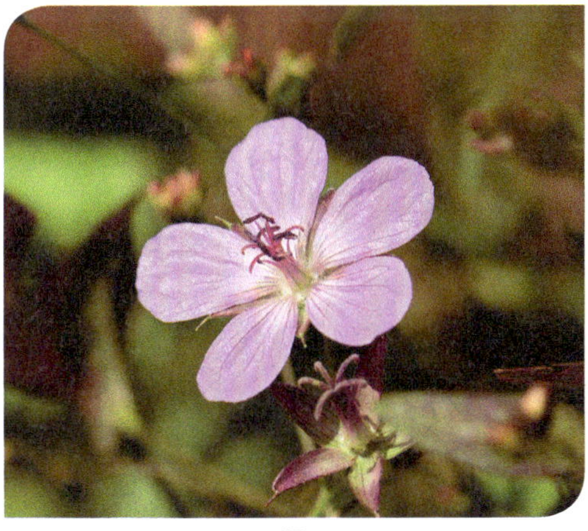

꽃

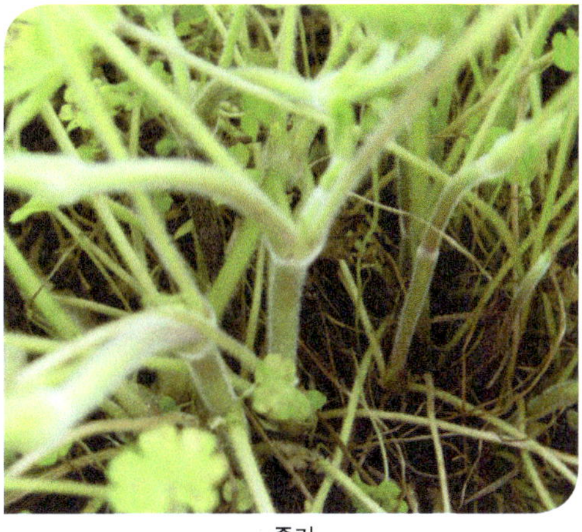

줄기

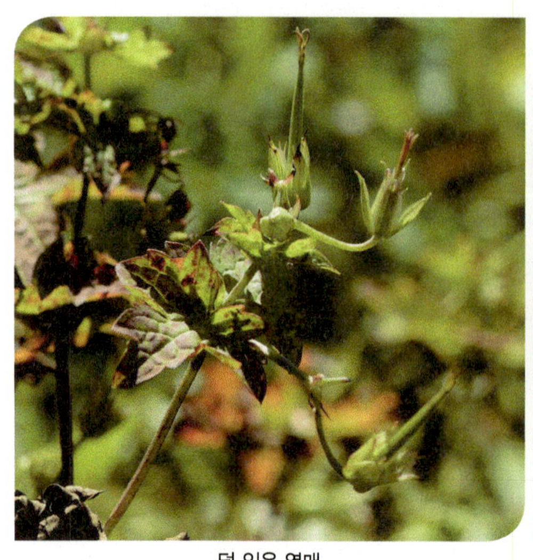
덜 익은 열매

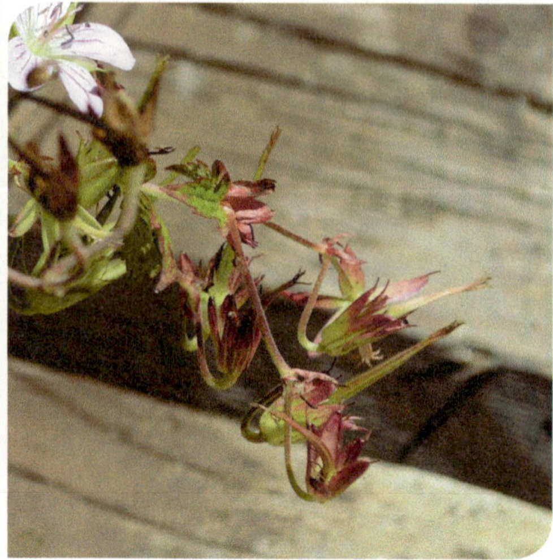
완숙 열매

검은색의 씨방은 5개로 갈라져서 위로 말리는데 각각의 씨방에는 종자가 1개씩 들어 있다.

채취 시기 꽃이 피는 시기에 채취해야 약효가 가장 좋기 때문에 꽃이 필 때 채취하여 말려두고 사용한다.

약초의 성분 타닌이 50~70%로 주성분은 게라닌(geraniin)이다. 디하이드로게라닌(dehydrogeraniin), 후로신(furosin)이 소량 함유되어 있고, 퀴세틴(quercetin), 캠페롤-7-람노사이드(kaempferol-7-rhamnoside), 캠페롤(kaempferol) 등의 플라보노이드(flavonoid) 성분이 함유되어 있다.

약초의 성미 성질이 평범하고, 맛은 쓰고 맵고, 독성은 없다.

약초의 작용부위 간(肝), 심(心), 대장(大腸) 경락에 작용한다.

약초의 효능과 치료 수렴(收斂)하는 성질이 강하며, 풍을 제거하고, 활혈과 해독의 효능이 있어서 풍사와 습사로 인하여 결리며 쑤시고 아픈 풍습동통(風濕疼痛)과 구격마목(拘攣痲木), 장염, 이질, 설사 등을 다스리는 데 아주 유용하다. 이질풀은 설사 치료에는 최고의 효과를 가지며 수렴성이 강하고 위장의 점막을 보호하며 염증을 완화하는 효과도 있다. 설사를 멈추고, 장내 세균을 억제하는 효과가 있어 식중독이 많이 발생하는 여름철에 아주 요긴한 약재이다.

차 대신 자주 마시면 건위와 정장약으로 뛰어난 효과가 있고, 설사 치료를 위해 사용할 때에는 진하게 달여서 따뜻하게 마셔야 한다.

이질풀 및 쥐손이풀(이명: 손잎풀, 이질풀)의 동속근연식물 열매가 달린 전초는 모두 '현초(玄草)'라는 생약명으로 부르며 약용한다.

특히 이질에 걸렸을 때 달여 마시면 탁월한 치료 효과가 있다고 하여 이질풀이라는 이름이 붙었다.

약초 처방 및 약용법과 용량 말린 전초 15~20g을 물 700mL에 넣어 끓기 시작하면 약하게 줄여 200~300mL가 될 때까지 달여 하루에 2회 나눠 마신다.

사용 시 주의사항 설사와 변비 치료에 사용할 수 있다. 이질풀을 달여 따뜻하게 마시면 설사를 멈추게 하고, 식혀서 마시면 숙변을 배출하는 데 도움이 된다. 과민성대장증후군 치료에도 응용할 수도 있다.

특허로 입증된 기능성 물질

항염증 효능을 가지는 이질풀 추출물 및 이를 유효성분으로 함유하는 조성물

본 발명은 NF-κB, 사이클로옥시게나제-2(Cyclooxygenase-2), 콘드로이티나제(chondroitinase)의 활성화 저해를 통해 항염증 효능을 가지는 이질풀 추출물 및 이를 유효성분으로 함유하는 항염증용 조성물, 발효유, 음료 및 건강기능식품에 관한 것으로서, 이질풀 추출물은 항염증 효능을 가지는 작용이 탁월하여 염증성 질환의 치료 및 예방을 목적으로 하는 약학적 조성물 등으로 이용될 수 있다.

- 공개번호 : 10-2009-0056171, 출원인 : (주)한국야쿠르트

월경불순, 월경통, 급성 신염, 소화불량, 혈뇨

익모초

Leonurus japonicus Houtt.

한약의 기원

이 약은 익모초의 지상부로, 꽃이 피기 전, 꽃이 필 때 채취한 것이다.

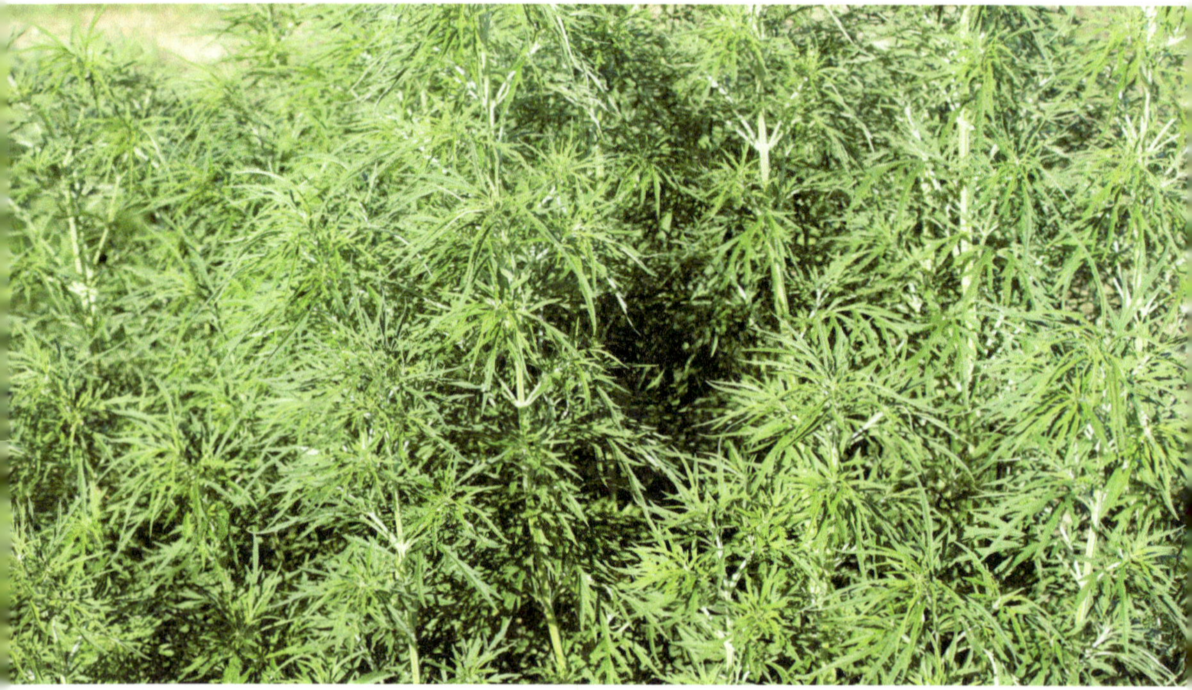

- **생약명** : 익모초(益母草)
- **이명** : 임모초, 개방아, 충울(茺蔚), 익명(益明), 익모(益母)
- **사용부위** : 잎, 줄기, 종자
- **꽃 피는 시기** : 7~8월
- **과명** : 꿀풀과(Labiatae)

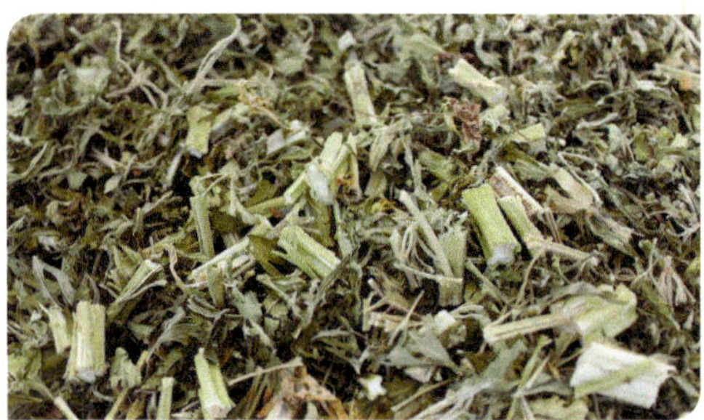

전초(약재)

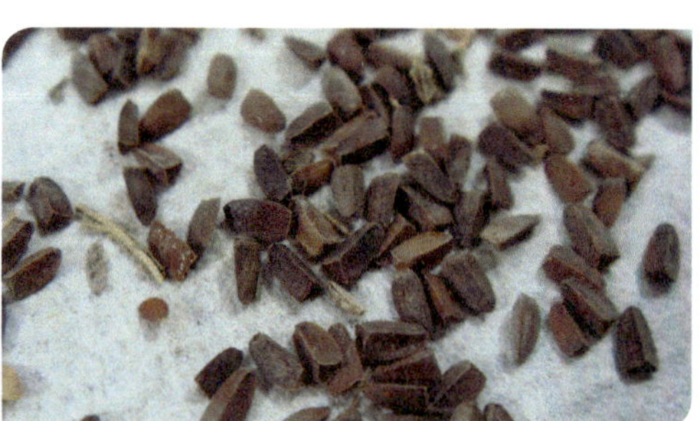

종자(약재 전형)

생태적 특성 익모초는 두해살이풀로, 전국 각지에서 자생하며, 여성의 부인병을 치료하는 데 효과가 있어 '익모초(益母草)'라는 이름이 붙었다. 농가에서 약용작물로 재배하거나 화단이나 작은 화분에 관상용으로 재배하기도 한다. 키는 1~2m이고, 줄기는 참깨 줄기처럼 모가 나고 곧추서며, 잎은 서로 마주난다. 뿌리에서 난 잎은 약간 둥글고 깊게 갈라지며 꽃이 필 때 없어진다. 줄기에 달린 잎은 3갈래의

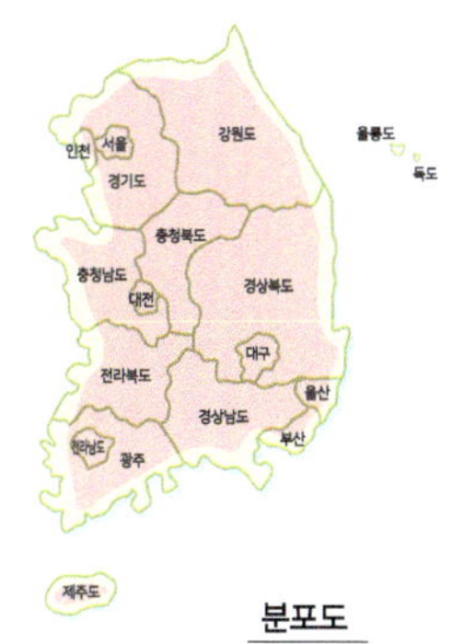

분포도

각 부위별 생김새

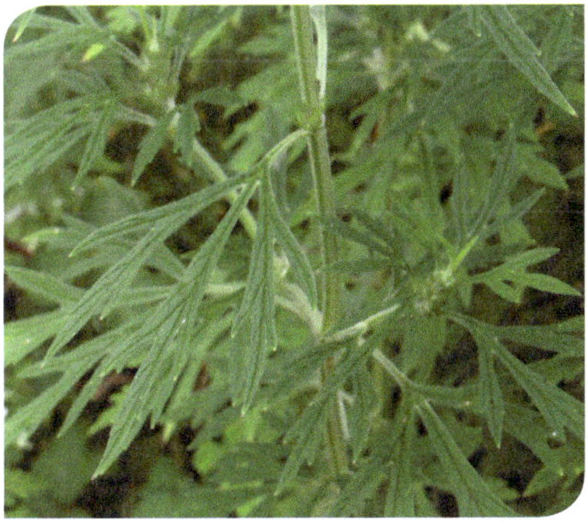

잎 생김새

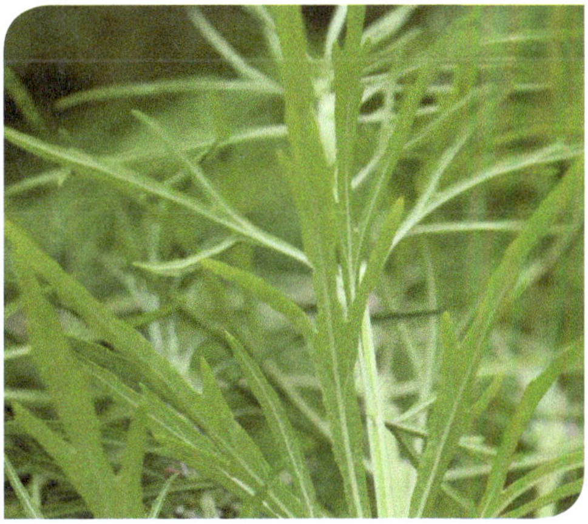

잎 뒷면

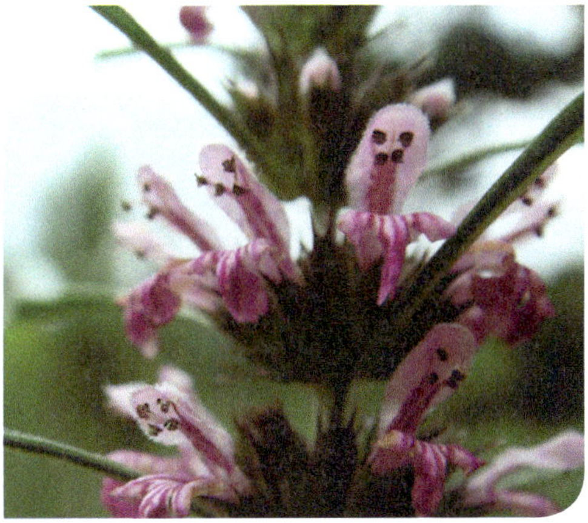

꽃

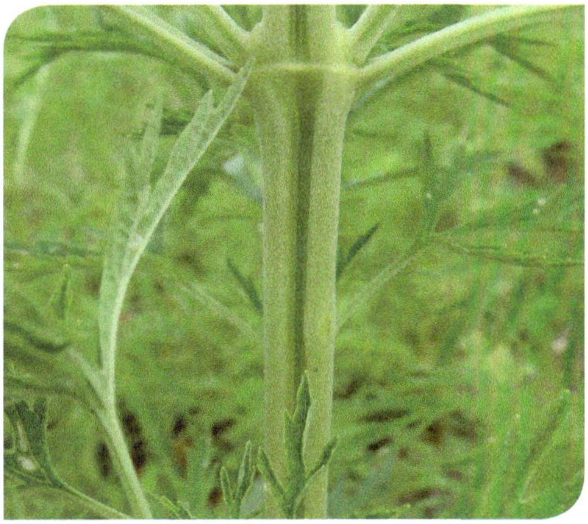

줄기

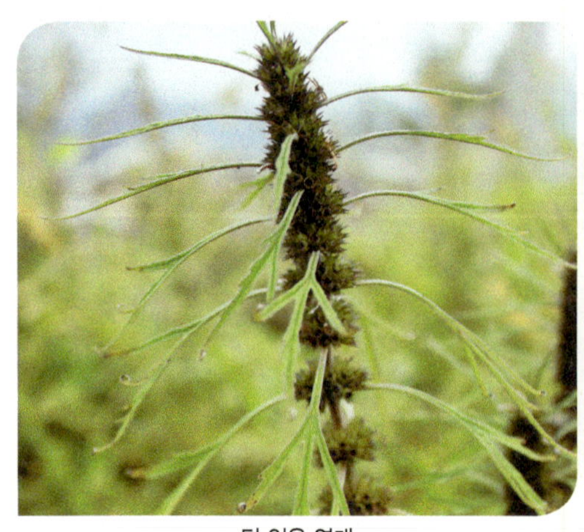
덜 익은 열매

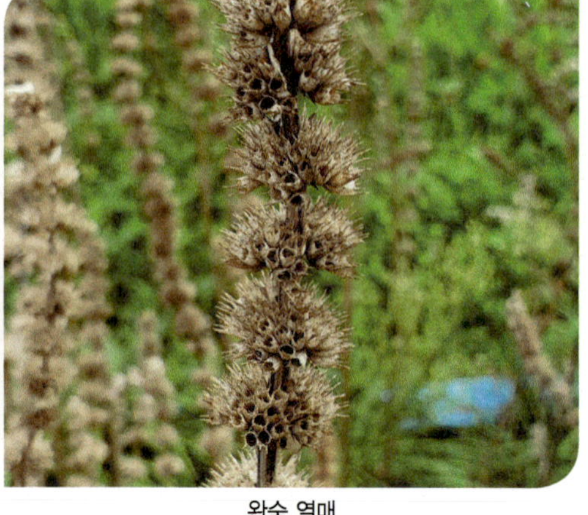
완숙 열매

깃모양으로 갈라진다. 꽃은 홍자색으로 7~8월에 잎겨드랑이에서 뭉쳐서 피고 꽃받침은 5갈래로 갈라진다. 열매는 분과로 8~9월에 달걀 모양으로 달린다. 충울자(茺蔚子)라고 부르는 종자는 3개의 능각이 있어서 단면이 삼각형처럼 보이고 검게 익는다.

채취 시기 줄기잎이 무성하고 꽃이 피기 전인 여름철에 채취한 후 이물질을 제거하고 절단하여 그늘에서 말려서 사용한다.

약초의 성분 리누린(leonurine), 스타키드린(stachydrine), 리누리딘(leonuridine), 리누리닌(leonurinine), 루테인(rutein), 안식향산(benzoic acid), 라우릭산(lauric acid), 스테롤, 비타민 A, 아르기닌(arginine), 스타키오스(stachyose) 등이 함유되어 있다.

약초의 성미 성질이 약간 차고, 맛은 쓰고 맵고, 독성은 없다

약초의 작용부위 간(肝), 심(心), 비(脾), 신(腎) 경락에 작용한다.

약초의 효능과 치료 어혈을 풀어주고 월경을 조화롭게 하며, 혈의 순환을 돕고, 수도를 이롭게 하고, 자궁수축 등의 효능이 있어서 월경불순, 출산 시 후산이 잘 안 되는 오로불하(惡露不下)와 어혈복통(瘀血腹痛), 월경통, 붕루, 타박상, 소화불량, 급성신염, 소변불리, 혈뇨, 식욕부진 등을 치료하는 데 유용하다.

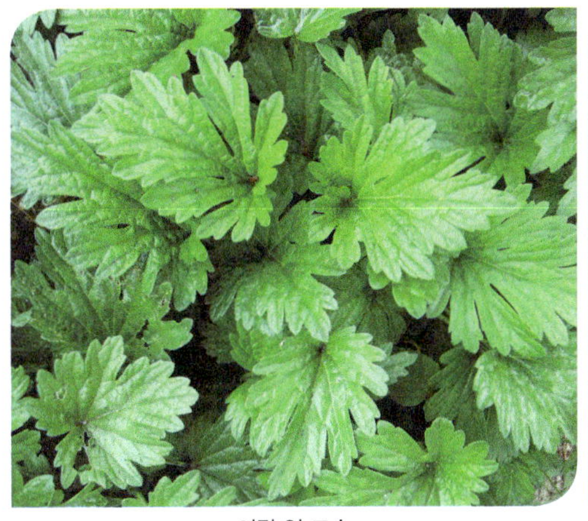

어린 잎 모습

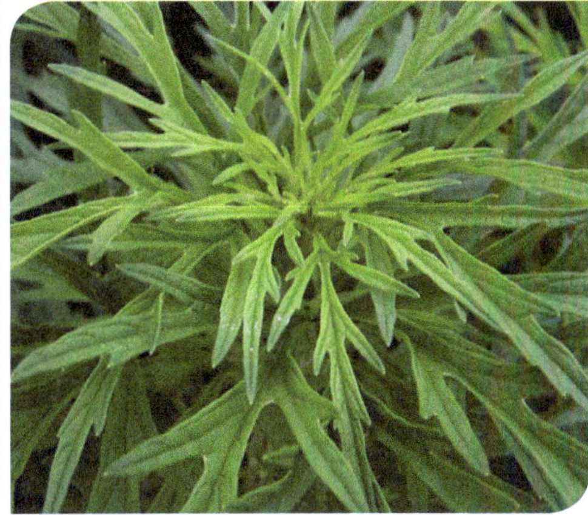

성장한 잎

약초 처방 및 약용법과 용량 말린 약재를 가루로 만들어 한 번에 5g 정도를 물 700mL에 넣어 끓기 시작하면 약하게 줄여 200~300mL가 될 때까지 달여 하루에 2회 나눠 마신다. 민간에서는 이 방법으로 여성의 손발이 차고 월경이 고르지 못한 부인병을 치료하거나 대하증을 치료하는 데 사용하였고, 산후에 배앓이를 치료하기 위하여 꽃이 필 무렵 채취하여 깨끗이 씻은 다음 짓찧어 즙을 내는데 한 번에 익모초 즙 한 숟가락에 술을 약간씩 섞어서 하루에 3회 나눠 마신다. 또한 무더운 여름에 더위를 먹고 토하면서 설사를 할 때에는 익모초를 짓찧어 즙을 내서 한 번에 1~2숟가락씩 자주 마신다.

사용 시 주의사항 혈이 허하고 어혈이 없을 때에는 사용해서는 안 된다.

특허로 입증된 기능성 물질

익모초 추출물을 함유하는 고혈압의 예방 및 치료용 약학 조성물

본 발명은 익모초 추출물을 함유하는 조성물에 관한 것으로, 본 발명의 익모초 추출물은 ACE(안지오텐신 전환효소)를 저해함으로써 안지오텐신 전환효소의 작용으로 발생하는 혈압상승을 효과적으로 억제할 뿐만 아니라, 인체에 대한 안전성이 높으므로, 이를 함유하는 조성물은 고혈압의 예방 및 치료용 약학 조성물 및 건강기능식품으로 유용하게 이용될 수 있다.

- 등록번호 : 10-0845338, 출원인 : 동국대학교 산학협력단

비슷한 약초

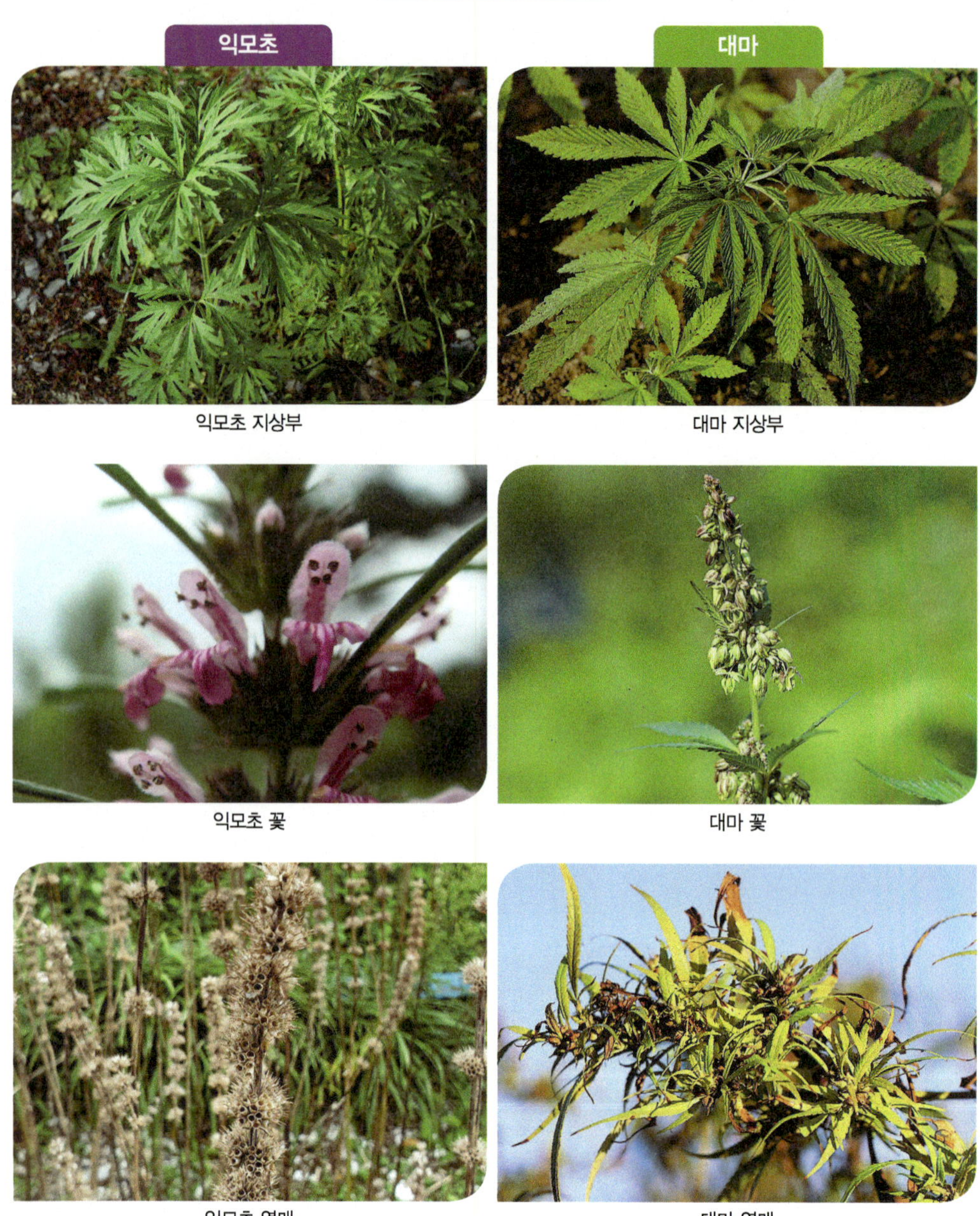

익모초 지상부

대마 지상부

익모초 꽃

대마 꽃

익모초 열매

대마 열매

• 익모초와 약쑥의 차이점

잎은 비슷하나 꽃과 열매는 확연히 다르다. 대마는 재배가 약용으로만 가능하다.

인동덩굴

Lonicera japonica Thunb. = [*Lonicera acuminata var. japonica* Miq.]

한약의 기원

이 약은 인동덩굴의 꽃봉오리, 막 피기 시작한 꽃, 덩굴성 줄기, 잎이다.

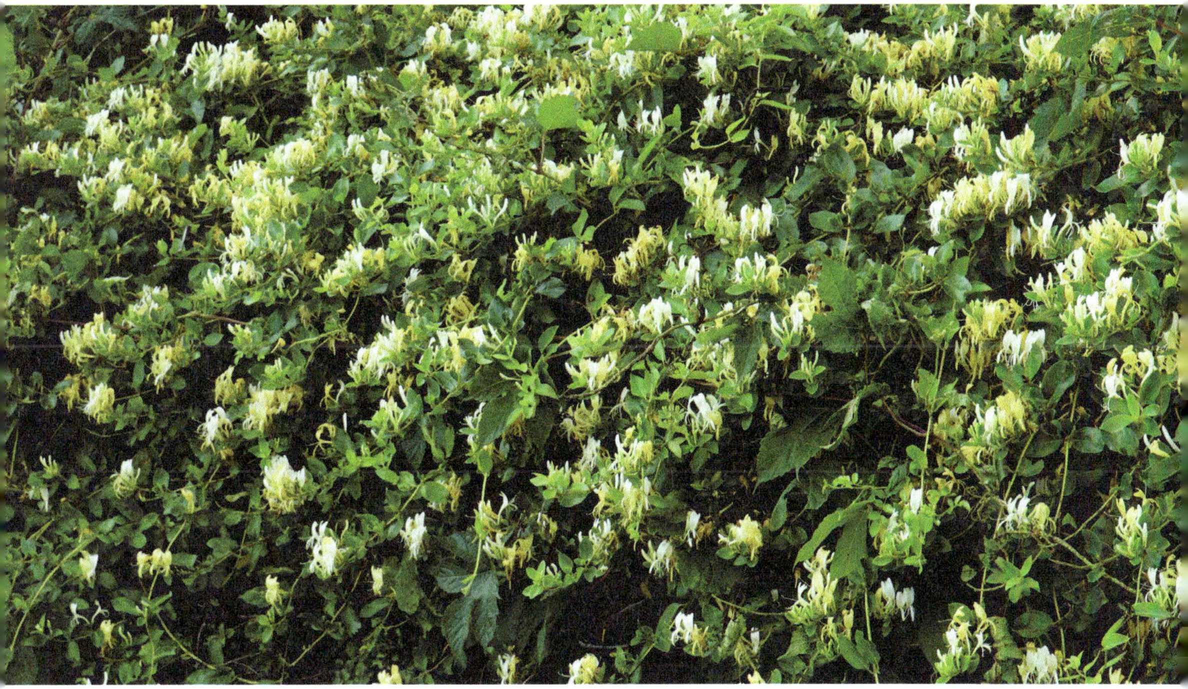

■ **생약명** : 금은화(金銀花), 인동(忍冬)

■ **이명** : 인동, 능박나무, 능박나무, 털인동덩굴, 우단인동, 덩굴섬인동, 금은등(金銀藤), 이포화(二包花), 노옹수, 금채고

■ **사용부위** : 덩굴줄기, 잎, 꽃봉오리

■ **꽃 피는 시기** : 6~7월

■ **과명** : 인동과(Caprifoliaceae)

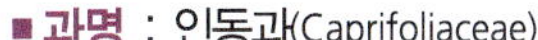

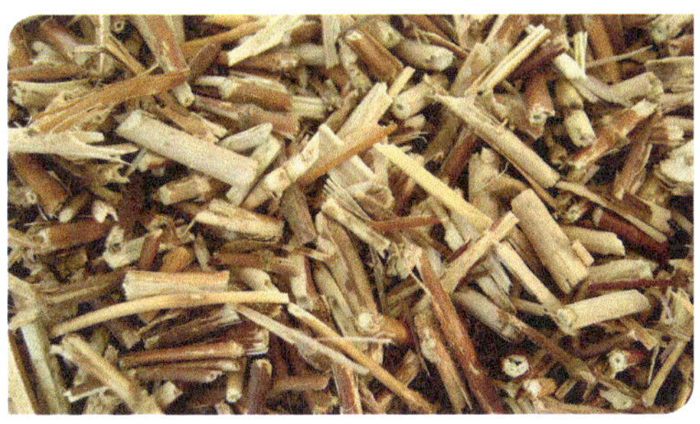

인동덩굴(약재)

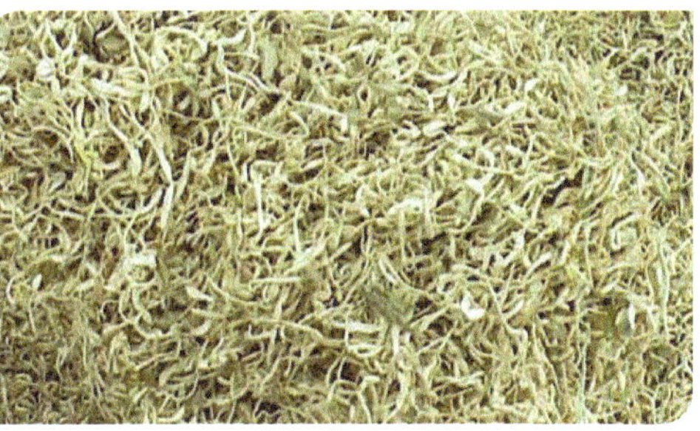

꽃봉오리(약재 전형)

생태적 특성 인동덩굴은 전국 산기슭이나 울타리 근처에서 자생하는 덩굴성 반상록활엽관목으로, 덩굴줄기는 오른쪽으로 감아 올라가며 3m 전후로 뻗어나간다. 작은 가지는 적갈색에 털이 나 있고, 줄기 속은 비어 있으며, 잎은 달걀형 또는 긴 달걀 모양으로 서로 마주난다. 잎끝은 뾰족하고 밑부분은 둥글거나 심장 모양에 가깝고 가장자리는 밋밋하다. 꽃은 흰색으로 6~7월에 피고 3~4일이 지나면 황

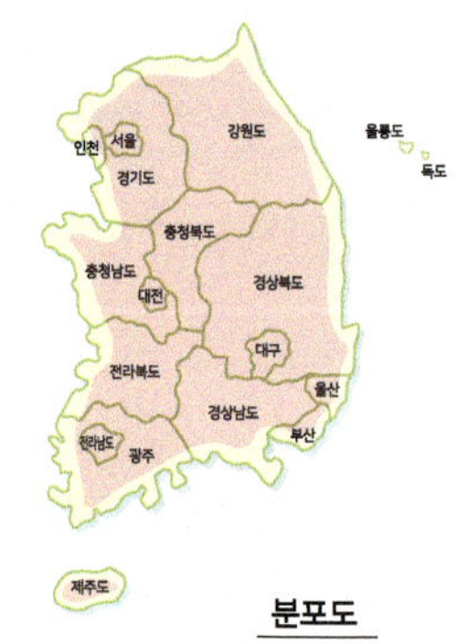

분포도

각 부위별 생김새

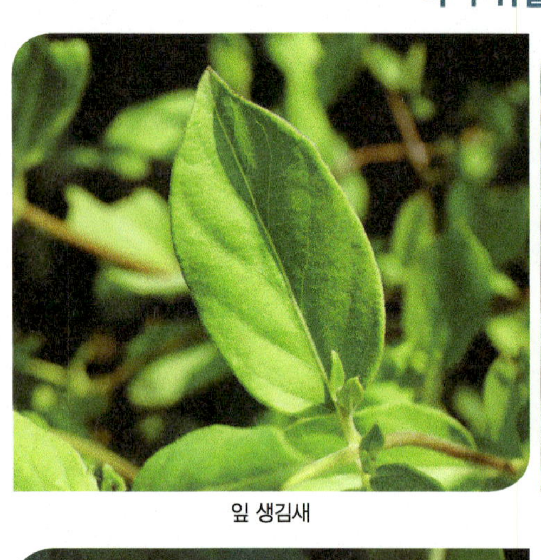
잎 생김새

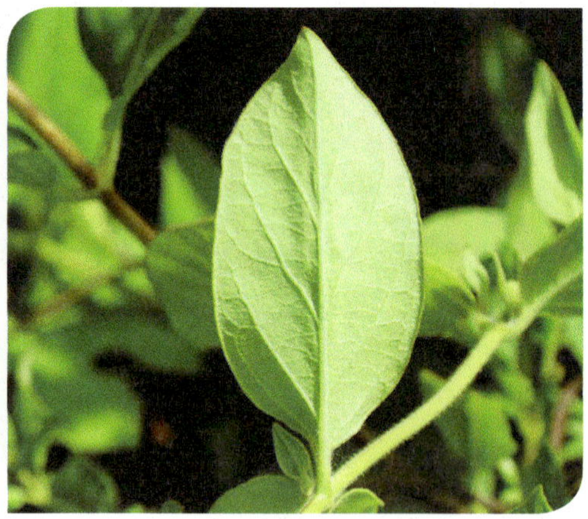
잎 뒷면

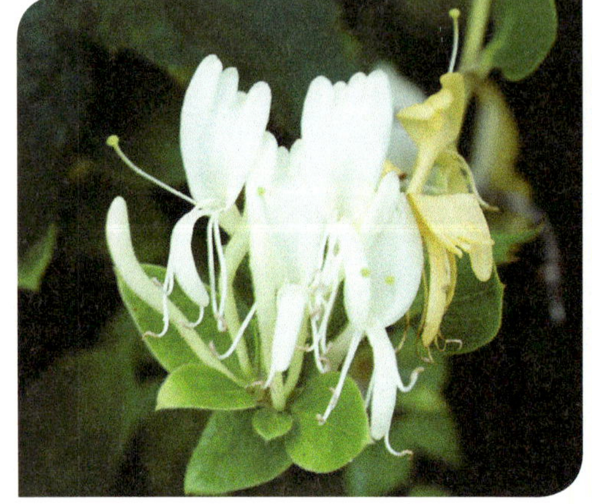
꽃

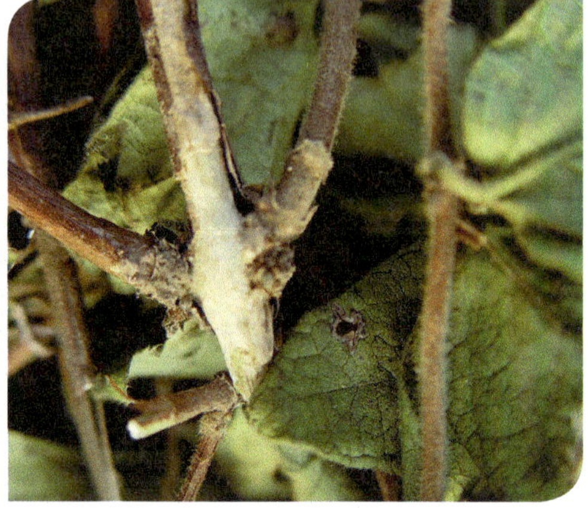
줄기

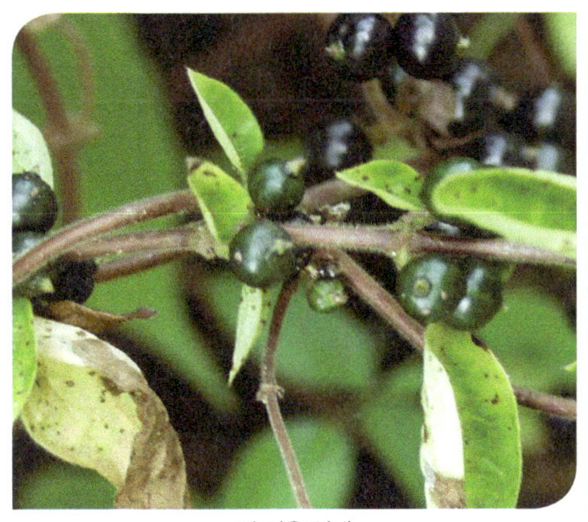

덜 익은 열매

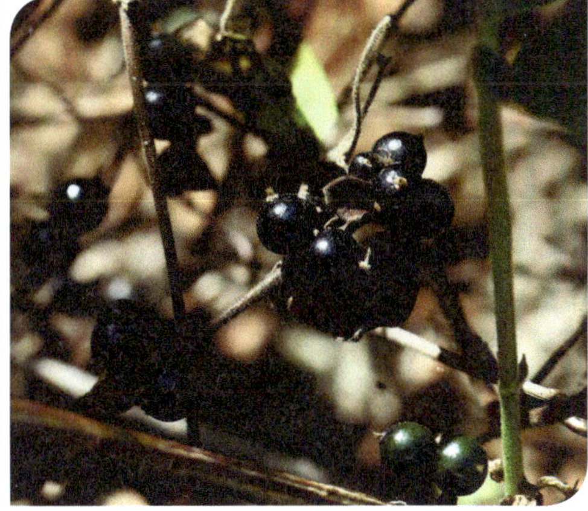

완숙 열매

금색으로 변하며, 꽃잎은 입술 모양으로 위쪽 꽃잎은 얕고 4개로 갈라지고 바깥면은 부드러운 털로 덮여 있다. 꽃이 처음 필 때에는 흰색을 띠는 은빛이고 3~4일이 지나면 황금색이 되어 이 꽃을 '금은화(金銀花)'라고 이름 지었다고 한다. 열매는 물열매로 둥글고 9~10월에 검은색으로 달린다.

채취 시기 덩굴줄기와 잎은 가을 · 겨울, 꽃봉오리는 5~6월에 채취한다.

약초의 성분 줄기에는 타닌(tannin), 알칼로이드(alkaloid)가 함유되어 있다. 그 외 로가닌(loganin), 세코로가닌(secologanin), 트리터펜사포닌(tritepene saponin)의 로니세로시드(loniceroside) A~C 등도 함유되어 있다. 잎과 덩굴줄기에는 로니세린(lonicerin), 루테올린(luteolin) 등의 플라보노이드류가 함유되어 있으며, 꽃봉오리에는 루테올린, 이노시톨(inositol), 로가닌, 세코로가닌, 로니세린, 사포닌 중에 헤데라게닌(hederagenin), 클로로게닌산(chlorogenic acid), 긴놀(ginnol), 아우로잔틴(auroxanthin) 등이 함유되어 있다.

약초의 성미 성질이 차고, 맛은 달다.

약초의 작용부위 심(心), 폐(肺) 경락에 작용한다.

약초의 효능과 치료 덩굴줄기와 잎은 생약명을 인동(忍冬)이라 하며 약성은 차고, 맛이 달며 달인 액은 황색포도상구균과 대장균 등의 발육을 억제하는 항균작용과 항염증작용이 있다. 또한 에탄올 추출물에는 고지혈증의 치료 효과가 있으며 메탄올 추출물은 암세포주에 대하여 세포 독성을 나타내고 감기몸살로 인한 해열작용이 있다. 또한 이뇨 · 소염약으로 종기의 부종을 삭여주고 버섯 중독의 해독제로도 사용하며 전염성 간염의 치료에도 도움을 준다. 꽃은 생약명을 금은화(金銀花)라고 한다. 또한 알코올 추출물은 살모넬라균, 티프스균, 대장균 등의 성장을 억제하는 항균작용이 있고 인플루엔자 바이러스에 대한 항바이러스작용도 있다. 특히 전염성 질환의 발열의 치료 효과가 있고 청열, 해독의 효능이 있으며 감기몸살의 발열, 해수, 장염, 종독, 세균성 적리, 이하선염, 염증, 패혈증, 외상감염, 종기, 창독 등을 치료한다. 인동덩굴 추출물은 성장호르몬 분비촉진, 자외선에 의한 세포변이 억제 효과가 있다.

약초 처방 및 약용법과 용량 말린 덩굴줄기와 잎 50~100g을 물 900mL에 넣어 반이 될 때까지 달여 하루에 2~3회 나눠 마신다. 외용할 경우에는 달인 액으로 환부를 씻거나 달인 액을 조려서 고(膏)로 만들어 환부에 붙이거나 가루로 만들어 기름과 조합하여 환부에 붙인다. 말린 꽃봉오리 10~30g을 물 900mL에 넣어 반이 될 때까지 달여 하루에 2~3회 나눠 마신다.

특허로 입증된 기능성 물질

성장호르몬 분비 촉진 활성이 뛰어난 인동 추출물, 이의 제조 방법 및 용도

본 발명의 인동초 추출물은 강력한 성장호르몬 분비 촉진 활성을 나타냄은 물론 천연 약재로서 안전성이 확보되어 있으므로 성장호르몬 분비 촉진제용 의약품, 화장품 및 식품 등으로 유용하게 사용될 수 있다.

- 공개번호 : 10-2005-0005633, 출원인 : (주)엠디바이오알파

자외선에 의한 세포 변이 억제 효과를 갖는 인동 추출물을 포함하는 조성물

본 발명에서는 인동을 이용하여 자외선에 의한 세포 손상 또는 세포 변이에 따른 질환을 방지, 억제할 수 있는 추출물 및 그 추출 방법을 제안한다. 본 발명에 따라 얻어진 인동 추출물은 예를 들어 자외선 노출로 인한 세포 계획사(apoptosis), 세포막 변이, 세포분열 정지, DNA 변이와 같은 핵 성분의 파괴 등을 억제할 수 있음을 확인하였다.

- 공개번호 : 10-2009-0001237, 출원인 : 순천대학교 산학협력단

비슷한 약초

인동덩굴

붉은인동덩굴

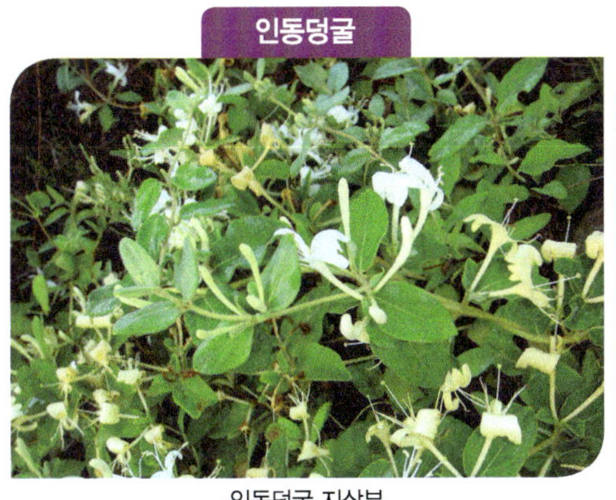
인동덩굴 지상부

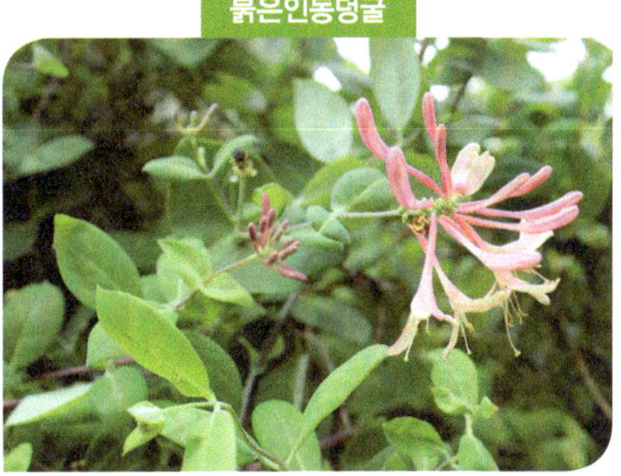
붉은인동덩굴 지상부

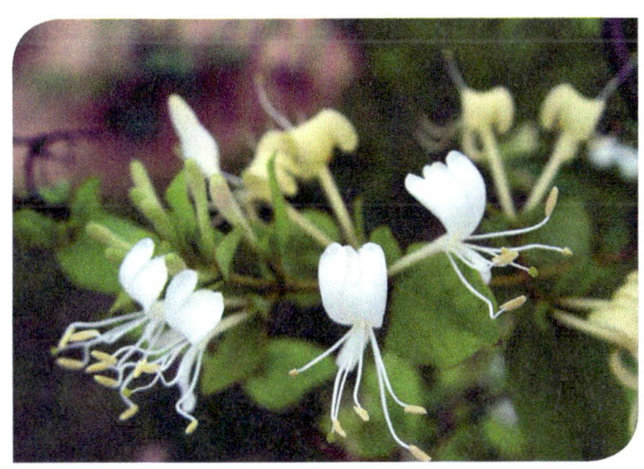
인동덩굴 꽃

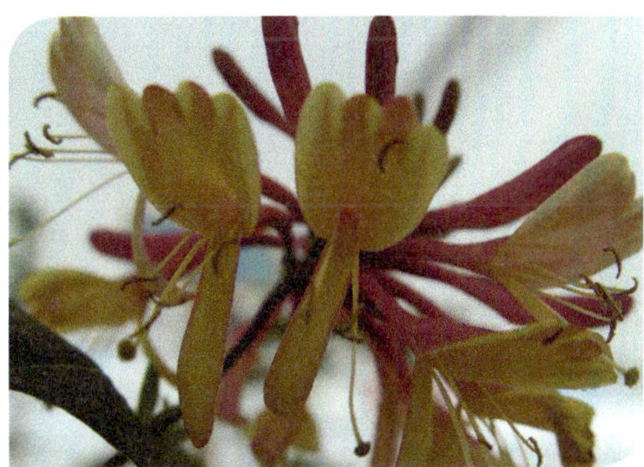
붉은인동덩굴 꽃

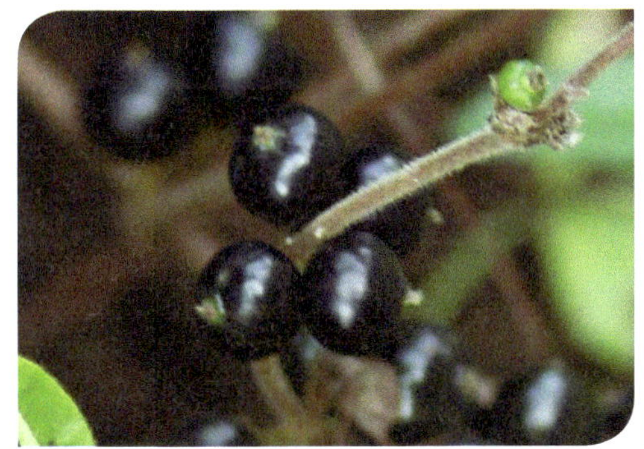
인동덩굴 열매

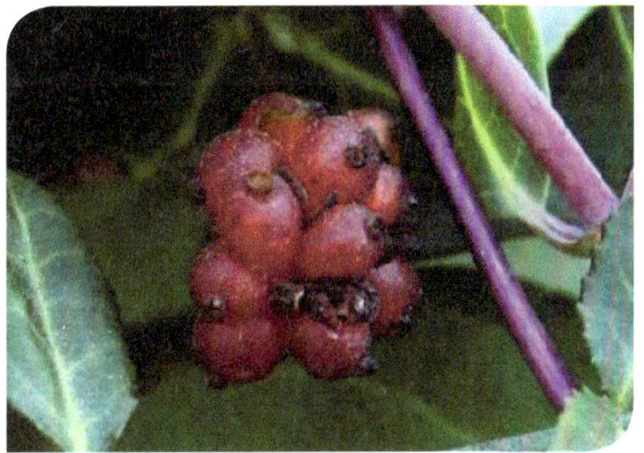
붉은인동덩굴 열매

• 인동덩굴과 붉은인동덩굴의 차이점

꽃과 열매가 서로 색상이 다르다.

인동덩굴 꽃차

채취 방법

인동덩굴 봉오리에서 바로 핀 꽃을 채취한 후 암술과 수술을 제거하고 깨끗이 씻어 그늘에 말려 방습제를 넣은 밀폐 용기에 보관해 사용한다.

꽃차 만들기

찻잔에 말린 인동덩굴 꽃 3송이 정도를 넣고 끓는 물을 부어 1~2분 후 차로 마신다. 꿀 또는 설탕을 가미하여 마셔도 되지만 당뇨병이 있다면 고려하여 결정하는 게 좋다.

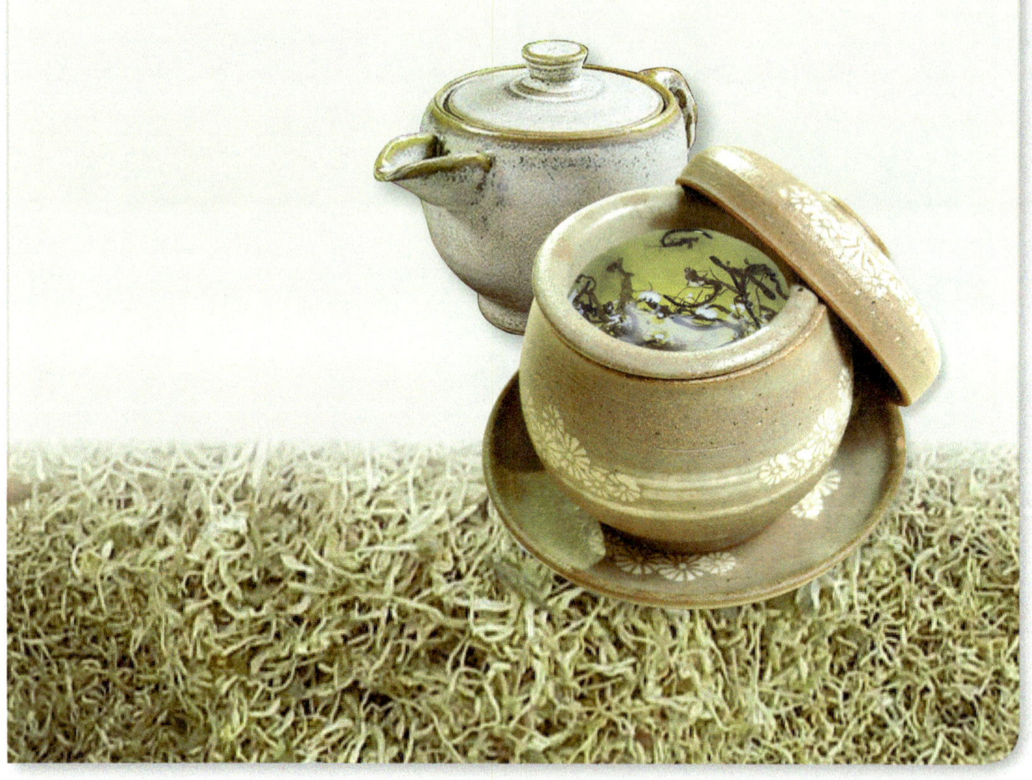

인동덩굴 약차

채취 방법

덩굴줄기와 잎은 가을에서 겨울 사이에 채취하여 햇볕에 말린다. 여름철 꽃이 피기 전에 개화되지 않은 화뢰(花蕾: 꽃봉오리)를 채취하여 이물질을 제거하고 말려 사용하거나[생용(生用)], 까맣게 탈 정도로 볶아서[초탄(炒炭)] 사용한다.

약차 만들기

말린 인동등 12~30g, 말린 금은화는 12~60g을 사용한다. 보통 인동등 10~15g을 물 2L에 넣어 중불로 2시간 정도 달여 마시거나 술을 담가서 마시기도 한다. 금은화는 위의 방법과 같이 물에 달여서 마시거나 가루 또는 환으로 만들어 복용한다. 민간에서는 늑막염, 감기, 생손앓이 등의 치료에 이 약재를 이용하고 있으며 늑막염 치료를 위해서는 5~6월 맑은 날 아침에 이슬이 마르면 화뢰를 채취하여 깨끗이 씻어 햇볕이나 그늘에서 말린 다음 이 약재 9~15g을 물 700mL에 넣어 끓기 시작하면 약하게 줄여서 200~300mL로 달여 아침저녁으로 두차례 나누어 마신다. 환 또는 가루로 만들어 복용하기도 한다. 감기 치료를 위해서는 꽃이 만발한 6~7월에 채취한 신선한 인동덩굴 꽃 40~50g을 물 700mL에 넣어 1/3로 달여서 한 번에 마시고 땀을 낸다. 말린 인도덩굴 꽃을 사용할 경우에는 15~20g이면 된다.

약차 더하기

민간에서 생손앓이 치료를 위해서는 먼저 인동덩굴과 고삼뿌리를 같은 양으로 섞어 부드러운 가루로 만든 다음 꿀을 섞어서 고약처럼 만들어 환부에 붙인다고 한다. 인동등과 금은화를 술로 담가서 반주로 이용하기도 한다.

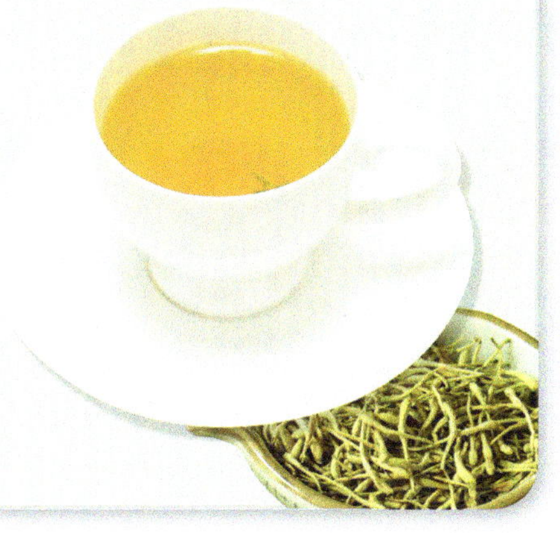

인삼

Panax ginseng C. A. Mey.

한약의 기원

이 약은 인삼의 뿌리로, 그대로 또는 가는 뿌리와 코르크층을 제거한 것이다.

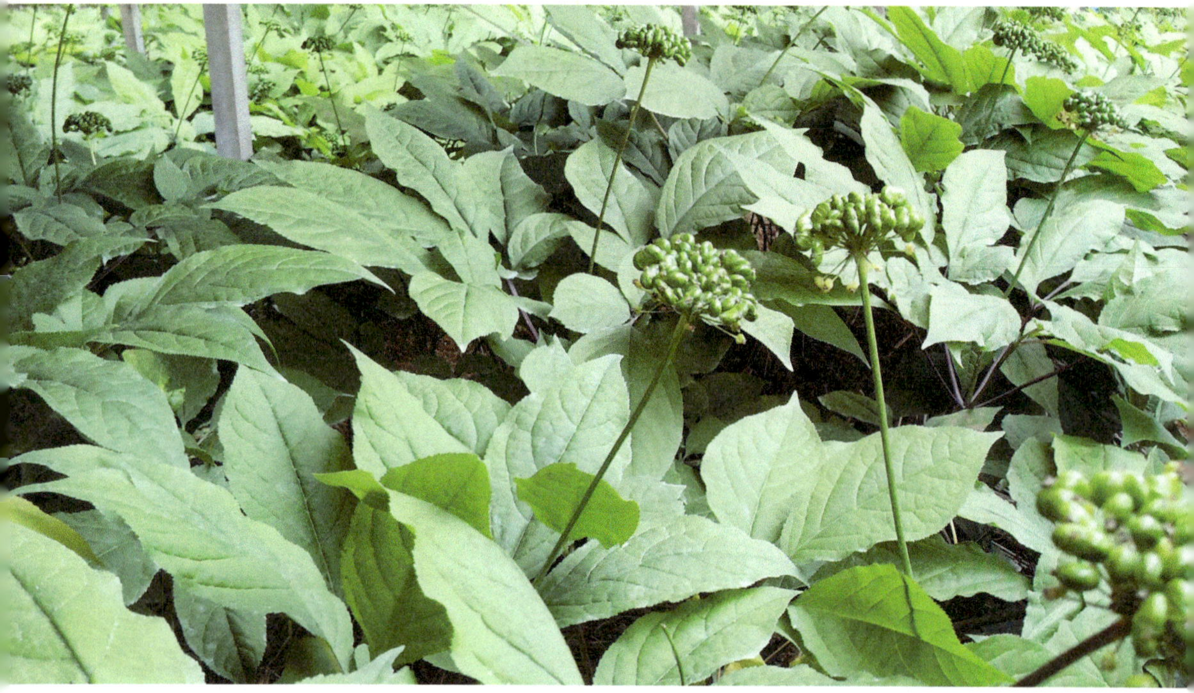

- **생약명** : 인삼(人蔘), 미삼(尾蔘)
- **이명** : 고려인삼, 방초(芳草), 황삼(黃蔘), 신초(神草)
- **사용부위** : 뿌리
- **꽃 피는 시기** : 4~5월
- **과명** : 두릅나무과(Araliaceae)

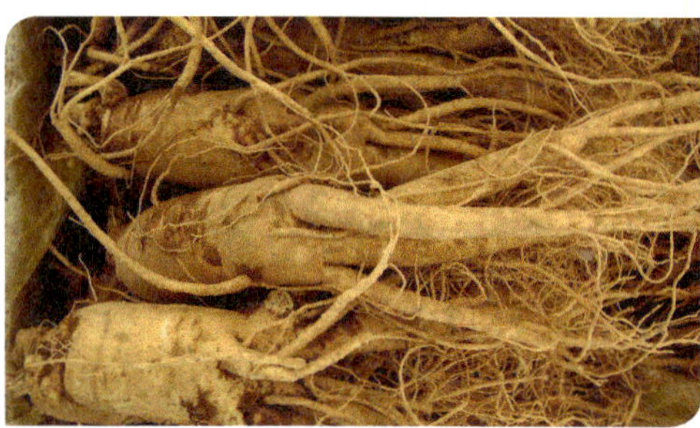

뿌리(약재 전형)

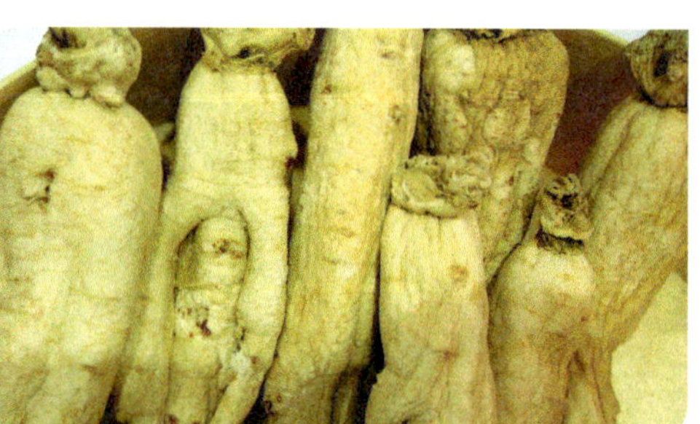

뿌리(약재)

생태적 특성 인삼은 여러해살이풀로, 전국에서 재배하며 종자로 번식한다. 깊은 산에서 자생하는 인삼을 '산삼'이라고 한다. 키는 40~60cm로 자라고, 뿌리줄기는 짧으며 곧거나 비스듬히 선다. 뿌리줄기에서 3~4개의 잎이 돌려나기로 나며 잎자루가 길고 장상복엽에 5개의 작은 잎은 달걀 모양으로 가장자리에 톱니가 있다. 꽃은 4~5월에 연한 녹색이나 흰색으로 산형꽃차례로 핀다.

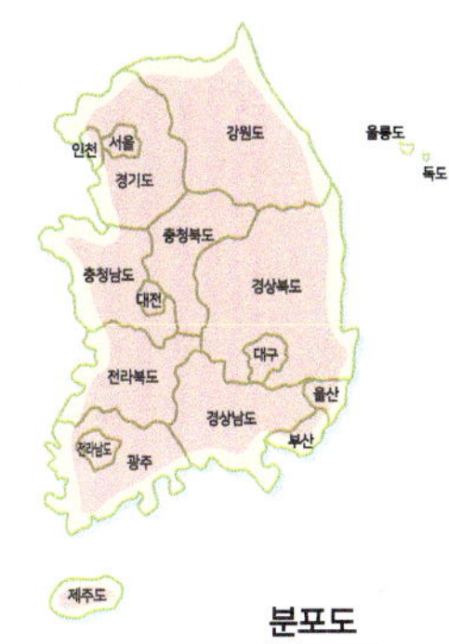

분포도

각 부위별 생김새

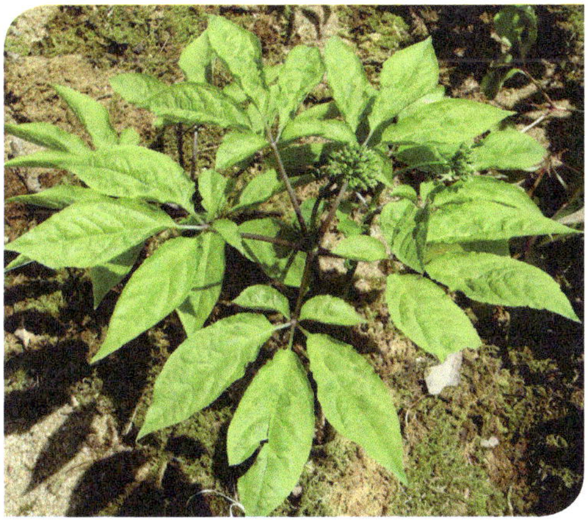

잎 생김새

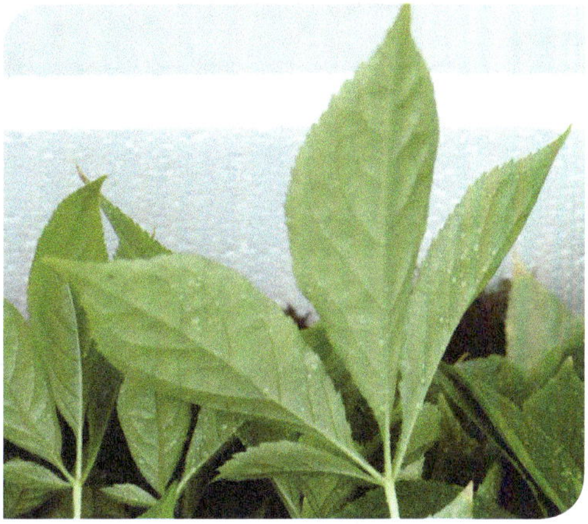

잎 뒷면

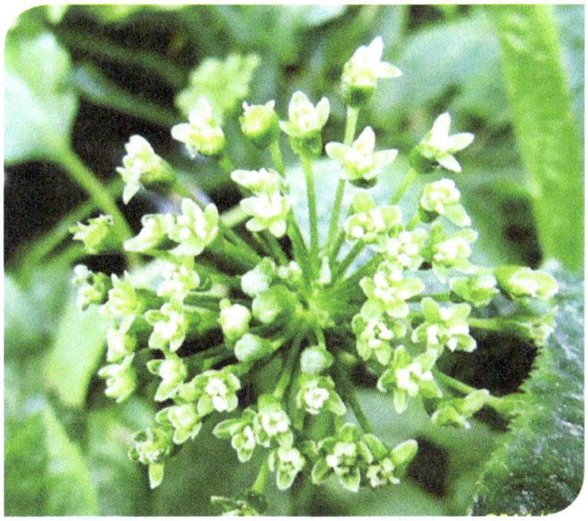

꽃

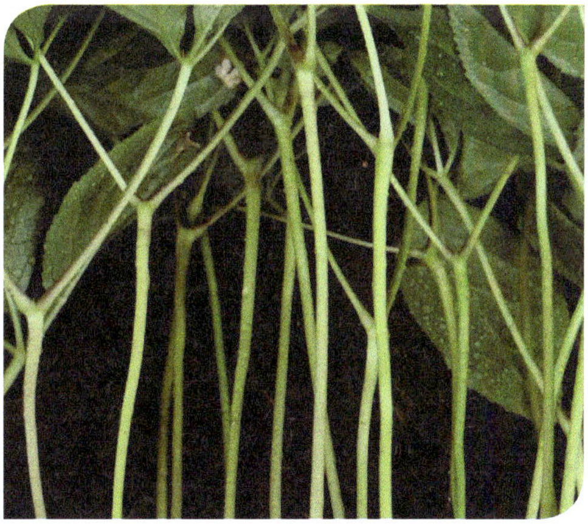

줄기

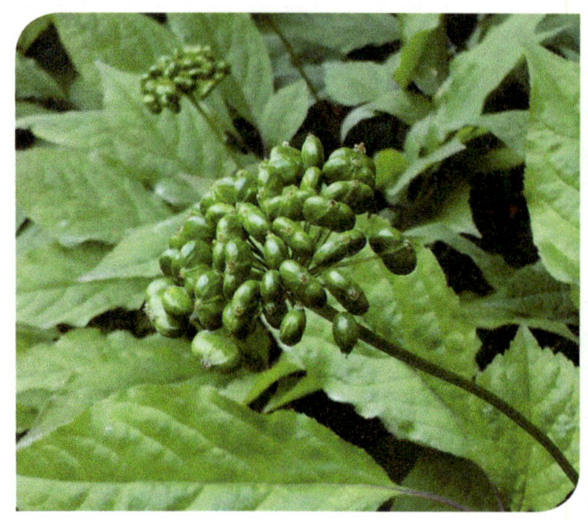

덜 익은 열매

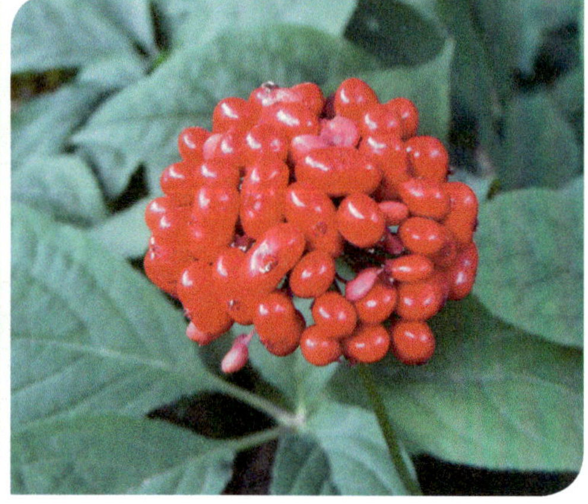

완숙 열매

조선 1417년(태종 17) 『향약구급방』에 기록되어 있는 170여 종의 향약에 인삼이 포함되어 있는데, 여기서 인삼이 '人蔘'으로 적혀 있다. 한국 고유 인삼의 고명(古名)은 '심'으로 『동의보감』에 인삼의 향명(鄕名)이 '심'이라 기록되어 있다. 현재는 겨우 산삼 채취인의 별칭인 '심마니'에서 그 이름이 명맥을 유지하고 있을 뿐이다. 함경남도 지방의 산삼 채취인들은 인삼을 '방추' 또는 '방초'라 하는데, 어원은 방초(芳草)일 것으로 추측된다.

채취 시기 재배삼의 경우 보통 가을에 지상부 줄기와 잎이 다 시든 뒤에 채취한다. 산삼의 경우에는 여름에서 가을 사이가 잎, 줄기, 열매가 잘 보여 채취하기가 쉬운 때이다.

약초의 성분 뿌리에는 배당체, 정유, 기름, 아미노산, 알카로이드(alkaloid), 탄수

tip **인삼의 분류**

인삼은 건조방법에 따라서 햇볕에 말린 것(요즘은 건조기에 말리기도 함)을 백삼(白蔘)이라 부르고 6년근을 증숙(蒸熟)하여 불에 말린 것을 홍삼(紅蔘)이라 부르는데, 백삼은 다시 그 만들어 놓은 모양에 따라서 곡삼(曲蔘: 잔뿌리와 2차 지근까지 말아서 몸체에 붙여 놓은 것), 반곡삼(半曲蔘: 잔뿌리와 지근을 반 정도 말아 놓은 것), 직삼(直蔘: 가는 뿌리만 자르고 곧은 모습대로 말린 것), 피부백삼(皮膚白蔘: 수삼을 껍질을 벗기지 않고 말려 색상이 담황색이나 담황색을 띤 갈색인 것), 수삼(水蔘: 채취 후 가공하지 않은 것. 생삼이라고도 함) 등으로 분류한다.

화물, 수지, 미량원소 등이 함유되어 있다. 파나쿠일론, 파낙신, 파낙솔, 긴세닌 등의 배당체 성분들이 혼합물 형태로 들어 있다. 그 밖에도 사포닌 배당체인 진세노사이드(ginsenoside)를 비롯하여 수많은 성분들이 끊임없이 발표되고 있다.

약초의 성미 성질이 따뜻하고 약간 차고, 맛은 달다.

약초의 작용부위 심(心), 비(脾), 폐(肺), 신(腎) 경락에 작용한다.

약초의 효능과 치료 몸을 크게 보하고 원기를 더해주는 대보원기(大補元氣), 심장의 기능을 강하게 하는 강심(强心), 정신을 안정시키는 안신(安神), 비위를 튼튼하게 하는 건비위(健脾胃), 진액을 생성하는 생진(生津) 등의 효능이 있어서 몸의 정기가 손상된 모든 증상과 일체의 기혈(氣血)과 진액(津液)이 부족하여 오는 증상, 심혈관 기능의 부전(不全), 양(陽)의 기운이 허하여 가만히 있어도 이유 없이 땀이 나는 자한(自汗), 양도가 위축되는 양위(陽萎), 잘 놀라는 증세인 경계(驚悸), 무엇을 잘 잊어버리는 건망(健忘), 어지럼증인 현훈(眩暈), 당뇨병 증상인 소갈(消渴), 소화불량, 신경쇠약, 대변이 묽은 증상, 붕루(崩漏: 월경기간이 아닌데 둑이 무너진 것처럼 하혈이 일어나는 증상), 반위(反胃: 먹은 음식을 내리지 못하고 위로 토하는 증상으로 위암 같은 질병이 있을 때 나타남)를 개선하는 데 효과적이다. 특히 자양강장, 스트레스에 의한 위장허약, 식욕부진, 병후 회복 등에 좋다.

약초 처방 및 약용법과 용량 백삼 혹은 홍삼의 형태로 6~12g을 물 1L에 넣고 끓기 시작하면 약한 불로 2시간 이상 달여서 하루 2~3회로 나눠 마신다. 한 번에 우러나지 않는 경우가 많으므로 재탕하여 마시며 술을 담가서 마시기도 한다.

사용 시 주의사항 일시적으로 혈압을 올리는 경우가 있으므로 열성 고혈압 환자의 경우에는 전문가의 진단과 처방을 받아 사용한다.

특허로 입증된 기능성 물질

인삼이 포함된 니코틴 제거 효과가 있는 금연재 약학 조성물

흡연자의 체내에 축적되어 있던 니코틴을 빠르게 배출시켜주고 니코틴 부족으로 인한 불안 등의 스트레스를 최소화할 수 있으며 금연을 쉽게 유도할 수 있는 인삼이 포함된 니코틴 제거 효과가 있는 금연재 약학 조성물에 관한 것이다.

- 등록번호 : 10-1117669, 출원인 : (주)노스모

인삼의 종류

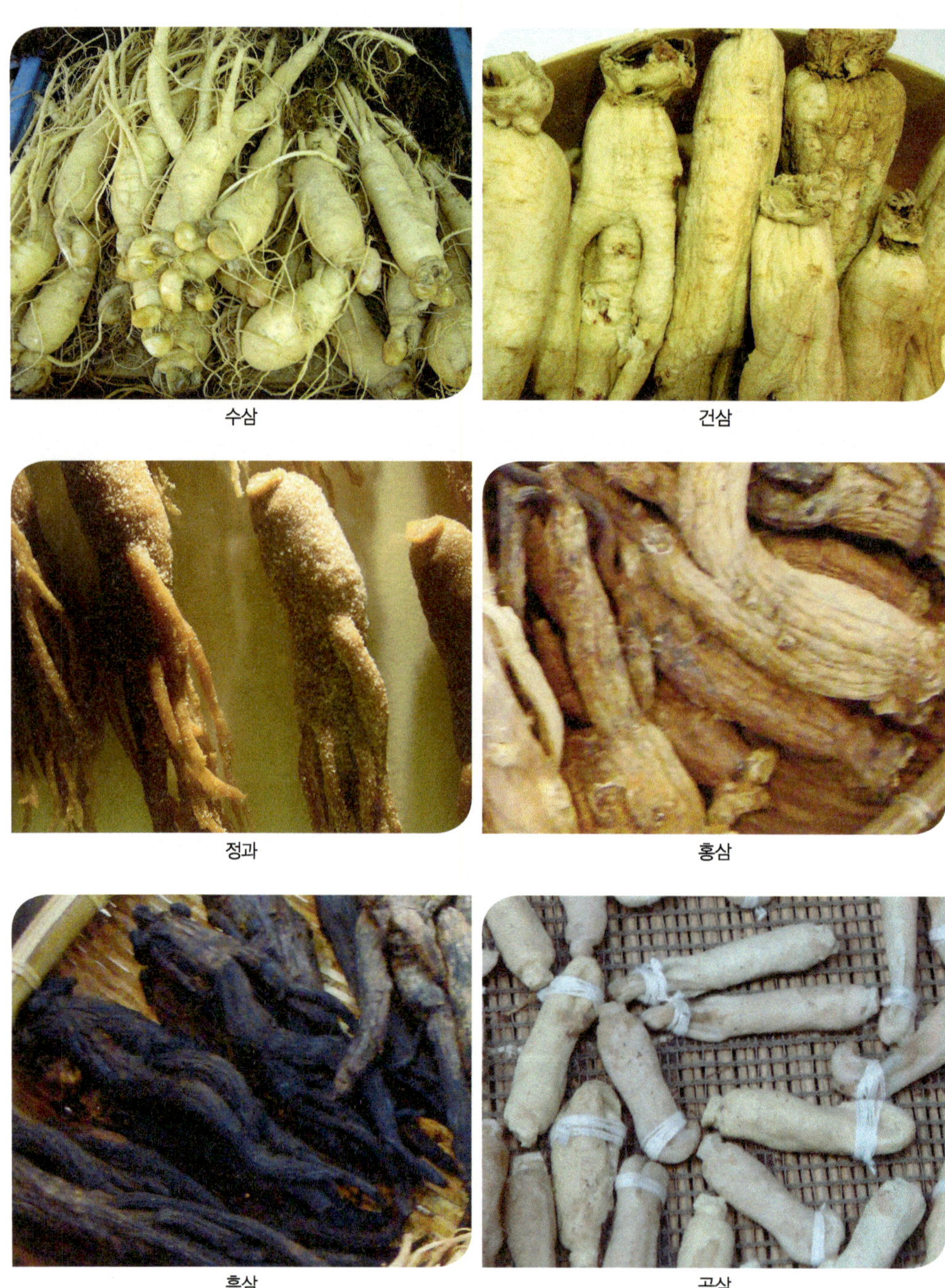

수삼

건삼

정과

홍삼

흑삼

곡삼

심신불안, 건망, 불면증 치료

자귀나무

Albizzia julibrissin Durazz.

한약의 기원

이 약은 자귀나무의 줄기껍질이다.

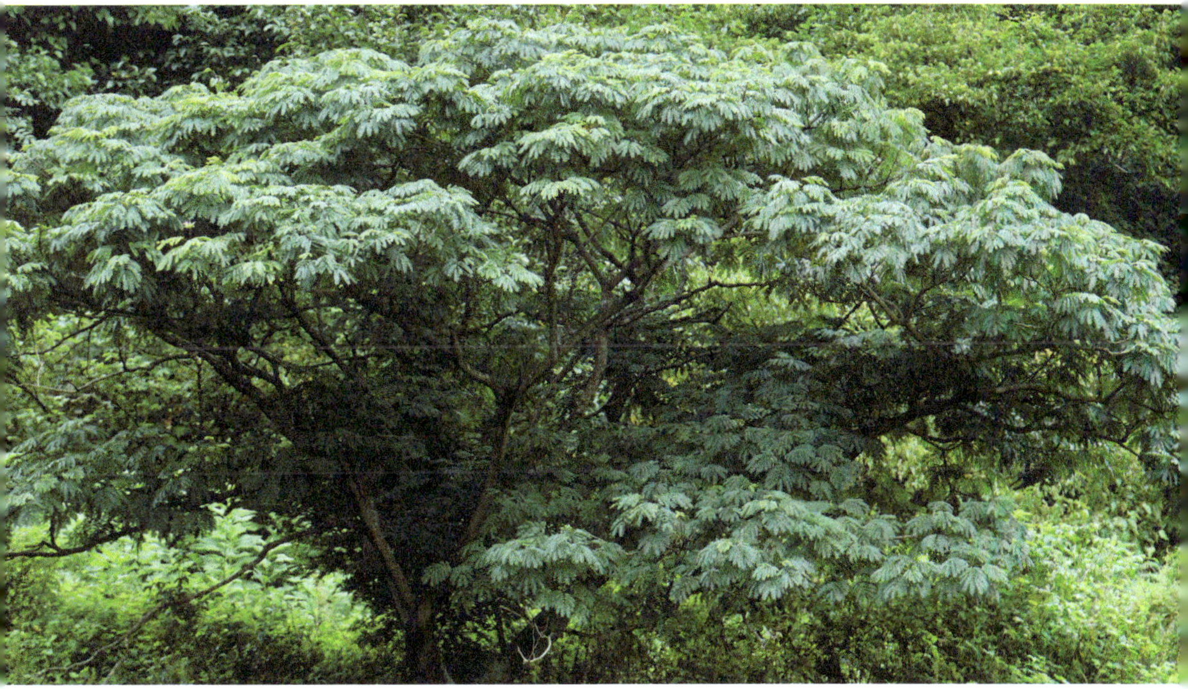

■ **생약명** : 합환피(合歡皮)

■ **이명** : 합혼피(合昏皮), 합환목, 애정목, 합환수, 합환화(合歡花)

■ **사용부위** : 나무껍질, 꽃봉오리, 꽃

■ **꽃 피는 시기** : 6~7월

■ **과명** : 콩과(Leguminosae)

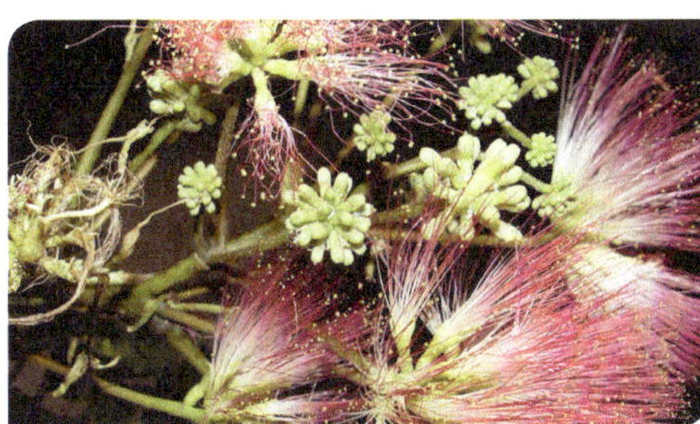

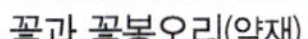

꽃과 꽃봉오리(약재)

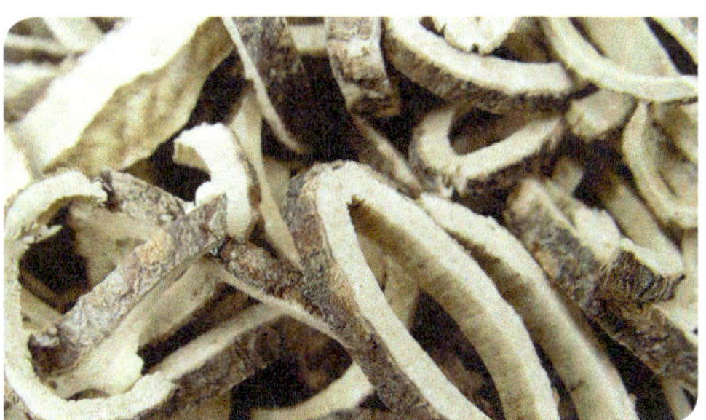

나무 겉껍질(약재)

생태적 특성 자귀나무는 전국에서 분포하는 낙엽활엽소교목으로, 키는 3~5m이며 관목상으로 작은 가지는 털이 없고 능선이 있다. 잎은 2회 새 날개깃 모양의 겹잎이고 서로 어긋나며 잔잎은 낫처럼 생기고 원줄기를 향해 굽어 좌우가 같지 않은 타원형에 양면으로 털이 없거나 뒷면 맥 위에 털이 나 있으며 밤에는 잎이 접힌다. 꽃은 담홍색이며 6~7월에 두상꽃차례로 가지 끝에서 핀다. 열매는 콩과로

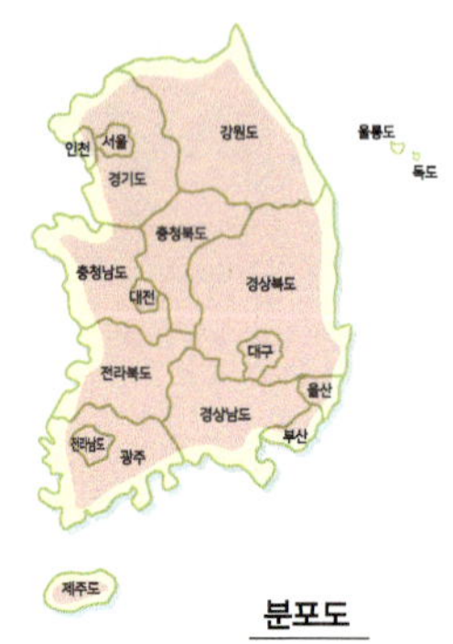

분포도

각 부위별 생김새

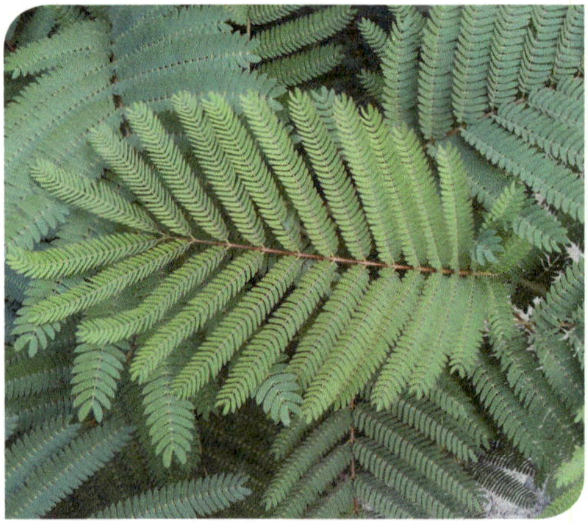

잎 생김새

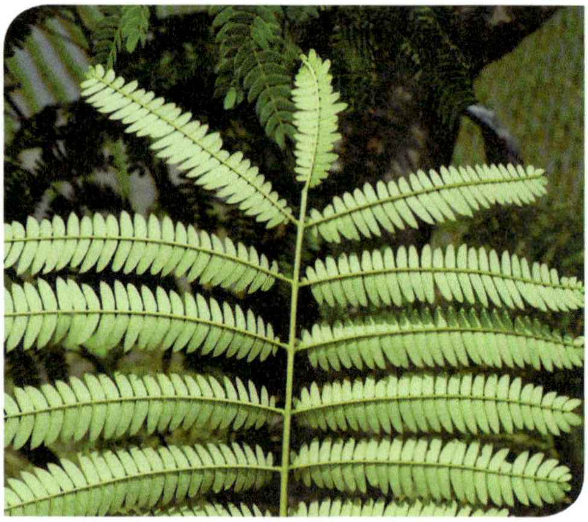

잎 뒷면

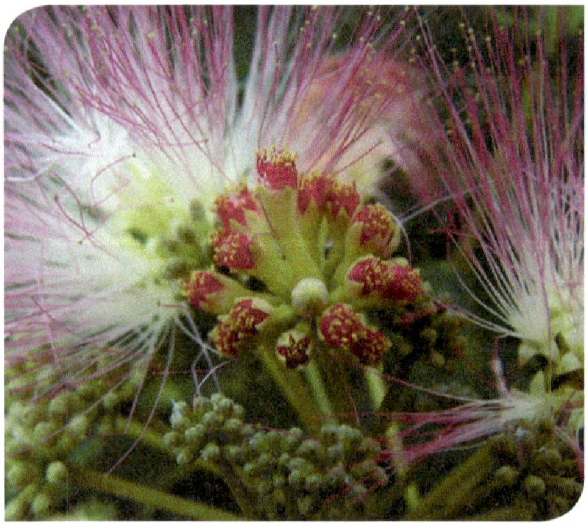

꽃

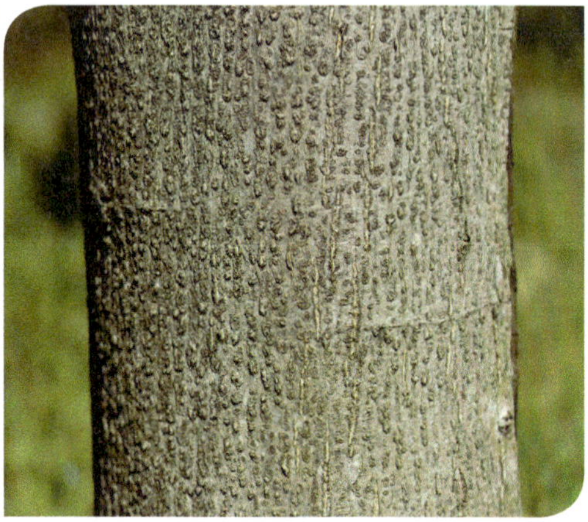

수피

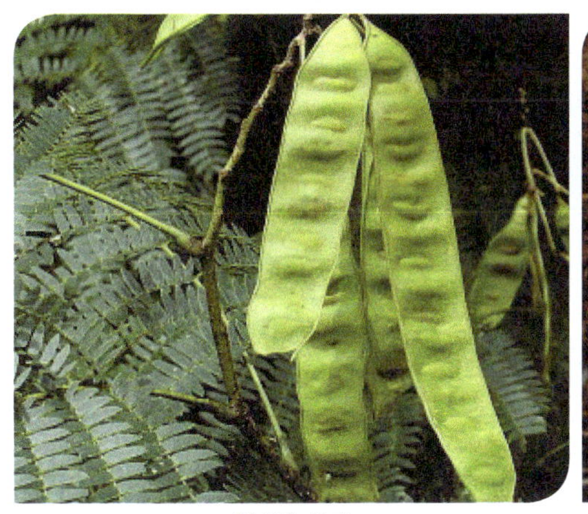
덜 익은 열매

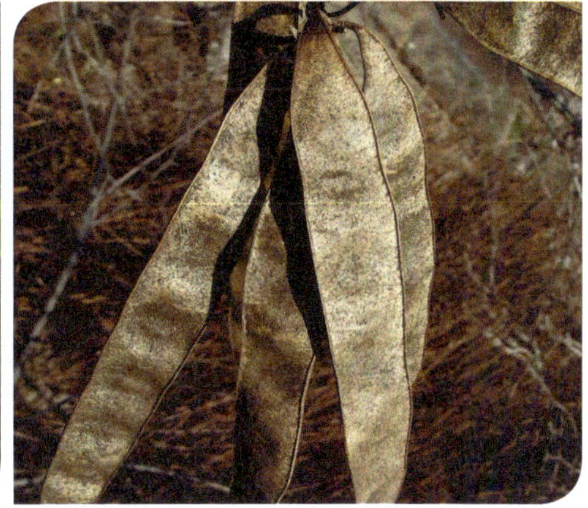
완숙 열매

편평하며 9~10월에 꼬투리 안에서 5~6개의 타원형의 종자가 갈색으로 달린다.

채취 시기 나무껍질은 여름 · 가을, 꽃, 꽃봉오리는 6~7월에 채취한다.

약초의 성분 나무껍질에는 사포닌, 타닌(tannin)이 함유되어 있으며, 처음 새로 핀 신선한 잎에는 비타민 C가 많이 함유되어 있다.

약초의 성미 성질이 평범하고, 맛은 달다.

약초의 작용부위 간(肝), 심(心), 폐(肺) 경락에 작용한다.

약초의 효능과 치료 나무껍질은 생약명을 합환피(合歡皮)라고 하며 약성은 평범하고 맛이 달아 심신불안을 안정화하고 근심, 걱정을 덜어주며 마음을 편안하게 하며 우울불면, 근골절상, 옹종종독, 소종, 신경과민, 히스테리 등을 치료한다. 꽃봉오리는 합환미(合歡米)라고 하여 불안, 초조, 불면, 건망, 옹종, 타박상, 동통 등을 치료한다. 꽃은 합환화(合歡花)라고 한다.
자귀나무 추출물은 항암작용이 있다.

약초 처방 및 약용법과 용량 말린 나무껍질 15~30g을 물 900mL에 넣어 반이 될 때까지 달여 하루에 2~3회 나눠 마신다. 외용할 경우에는 가루로 만들어 기름에

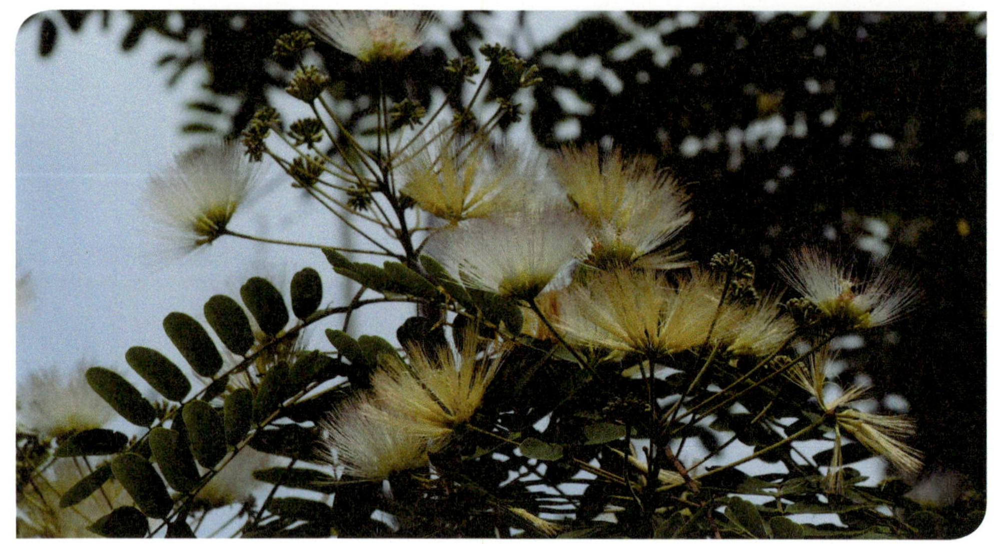

왕자귀나무 꽃

개어 환부에 붙인다. 말린 꽃봉오리와 꽃 10~20g을 물 900mL에 넣어 반이 될 때까지 달여 하루에 2~3회 나눠 마신다.

외용할 경우에는 가루로 만들어 기름에 개어 환부에 붙인다.

특허로 입증된 기능성 물질

자귀나무 추출물을 포함하는 항암 또는 항암 보조용 조성물

본 발명은 자귀나무 껍질 추출물을 포함하는 항암 또는 항암 보조용 조성물에 관한 것이다. 본 발명에 따른 자귀나무 껍질 추출물은 천연식물로부터 유래하여 소비자에게도 안전하며, 기존의 항암제와의 병용 투여 시 기존 항암제를 적은 용량으로 투여하는 경우에도 약물의 상승효과가 나타나 항암 활성이 극대화되므로 적은 투여용량의 기존 항암제를 사용함으로써 항암제 투여에 따른 독성 및 부작용은 줄일 수 있는 항암 또는 항암 보조용 조성물에 관한 것이다.

- 공개번호 : 10-2012-0090118, 출원인 : 학교법인 동의학원

자귀나무 꽃차

채취 방법

여름철 자귀나무 꽃이 필 때 꽃봉오리와 꽃을 따서 채취한 후 깨끗이 씻어 햇볕에 말려 사용한다.

꽃차 만들기

말린 자귀나무 꽃 3송이 정도를 찻잔에 넣고 뜨거운 물을 부어 차로 마신다. 꿀 또는 설탕을 가미하여 마셔도 되지만 당뇨병이 있다면 고려하여 결정하는 게 좋다.

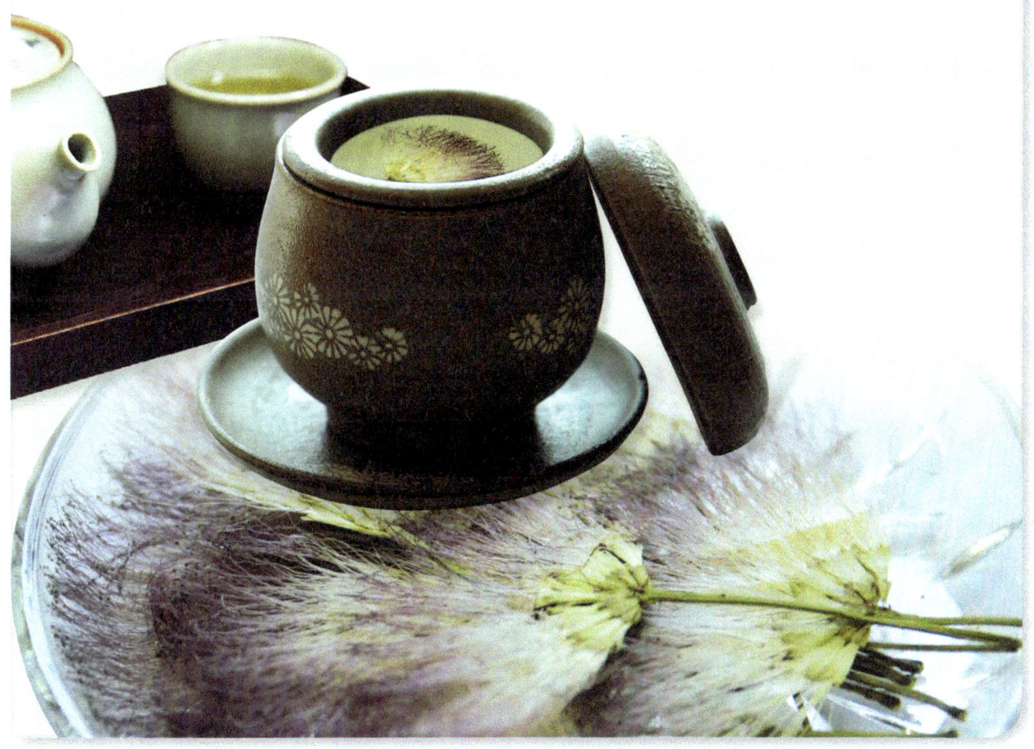

자귀나무 약차

채취 방법

합환피(合歡皮)는 여름에서 가을에 자귀나무 나무껍질을 벗겨 햇볕에 말린 것을 보관하여 두고 사용하며, 합환화(合歡花)는 여름철 자귀나무 꽃이 피기 전에 채취하여 그늘에서 말린 것을 보관해 두고 사용한다.

약차 만들기

말린 나무껍질 4~12g을 사용하며, 말린 약재 5~10g을 물 2L에 넣어 끓기 시작하면 약하게 줄인 뒤 2시간 정도 더 달여서 차로 마신다.

약차 더하기

합환화(合歡花)는 자귀나무의 꽃인데 일반적으로 여름철에 꽃이 아직 피기 전에 채취하여 말려 두었다가 사용하며 합환피와 성미, 효능이 비슷하다. 기가 부드럽고, 효능이 미약하여 차 대용으로 이용하면 좋고 우울증이나 신경이 예민한 증상, 건망증, 불면증 등의 치료를 위해서는 말린 자귀나무 꽃 5~10g을 차로 우려서 마시면 좋다.

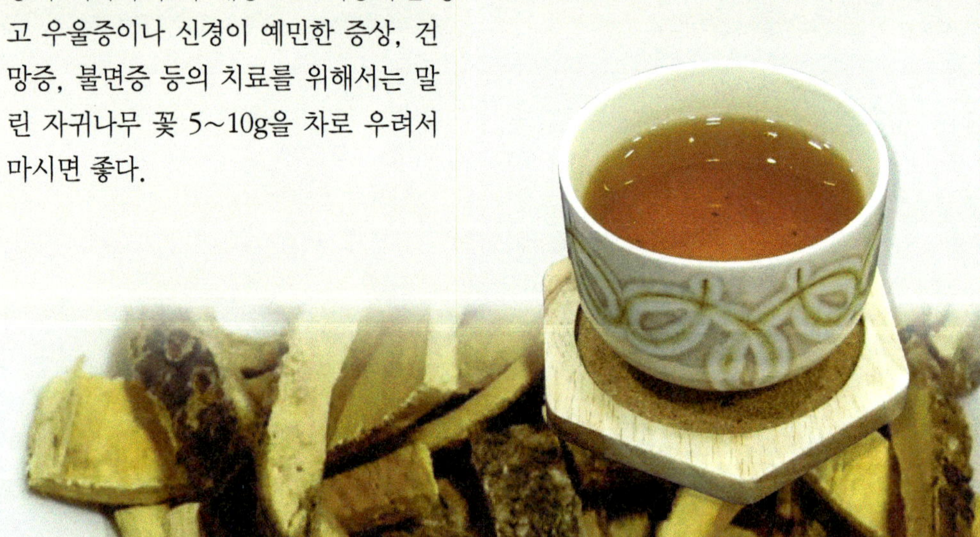

작약

Paeonia lactiflora Pall.

한약의 기원

이 약은 작약, 기타 동속 근연식물의 뿌리이다.

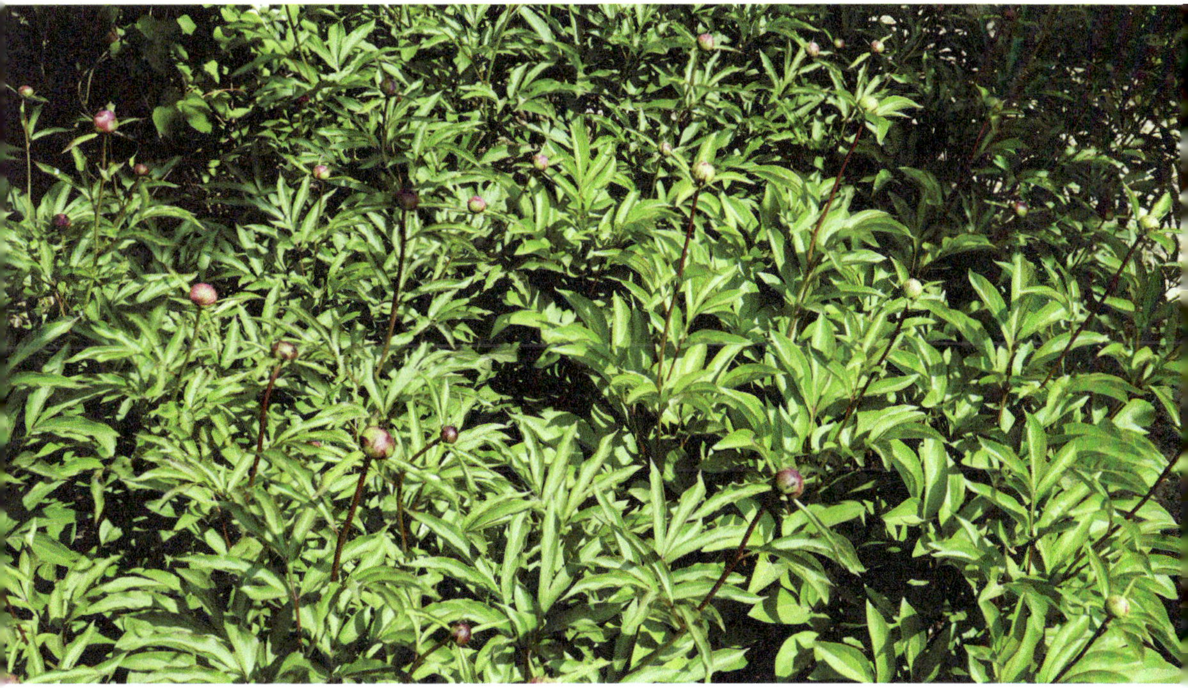

- **생약명** : 작약(芍藥)
- **이명** : 집함박꽃, 적작약(赤芍藥), 백작약(白芍藥), 관방(冠芳), 금작약(金芍藥)
- **사용부위** : 뿌리
- **꽃 피는 시기** : 5~6월
- **과명** : 작약과(Paeoniaceae)

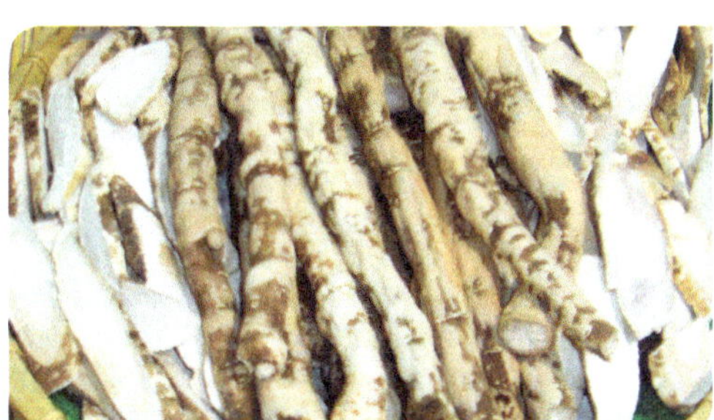

뿌리(약재 전형)

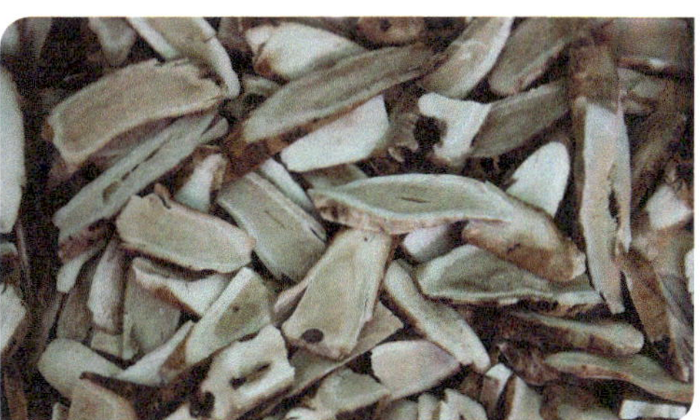

뿌리(약재)

생태적 특성 작약은 작약과에 속하는 여러해살이풀로, 중국, 일본, 한국 등 각지에 재배되고 있으며 우리나라에서는 꽃이 아름답기 때문에 약용 재배뿐만 아니라 관상용으로 화분 재배도 많이 하고 있다. 작약은 생약명(生藥名)으로 작약(芍藥)이라고 하며 꽃의 색깔에 따라서 흰색 꽃이 피는 것을 백작약(白芍藥), 홍색 꽃이 피는 것을 적작약(赤芍藥)이라 하고 있으나 이는 정확하지 않다(백작약 기원의 꽃이 적색인 것

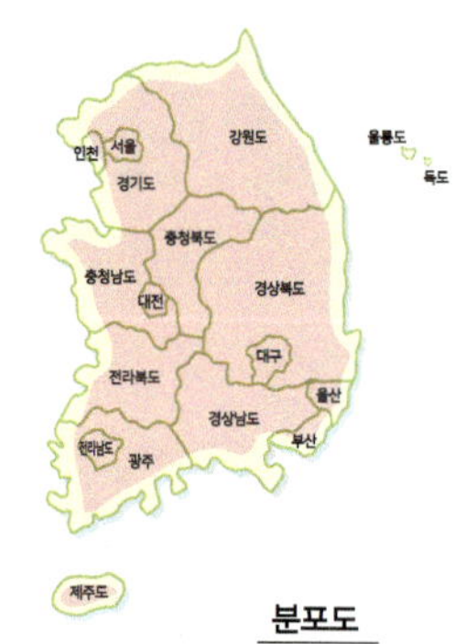

분포도

각 부위별 생김새

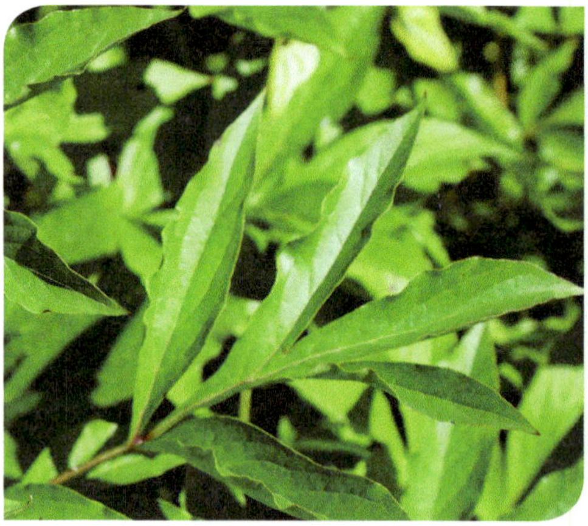

잎 생김새

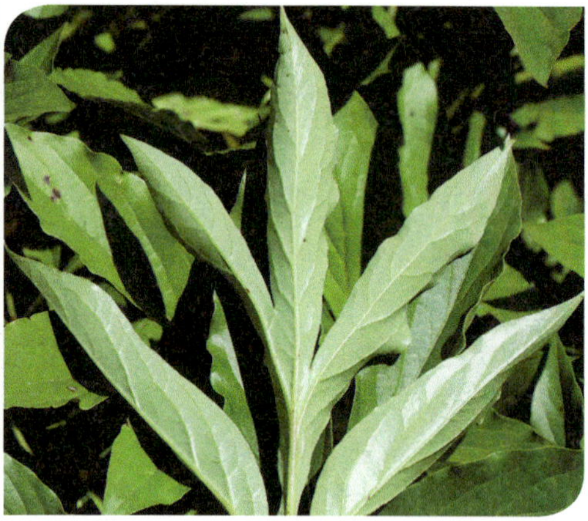

잎 뒷면

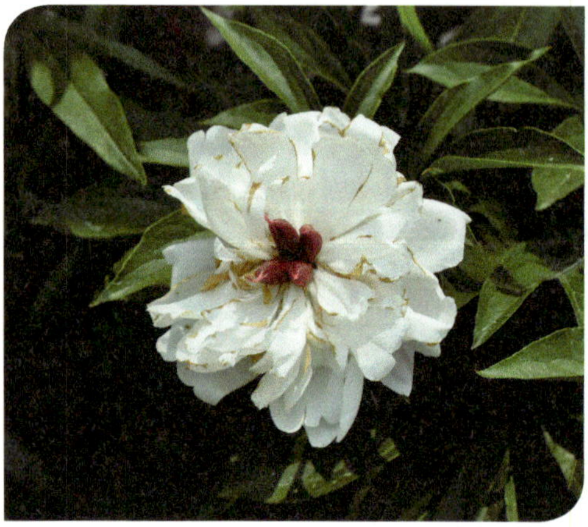

꽃

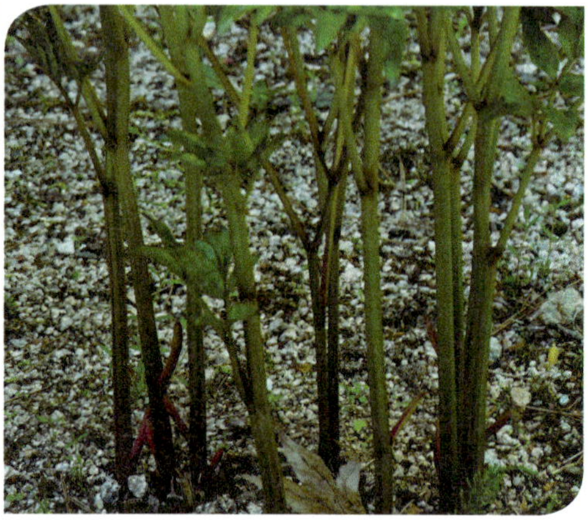

줄기

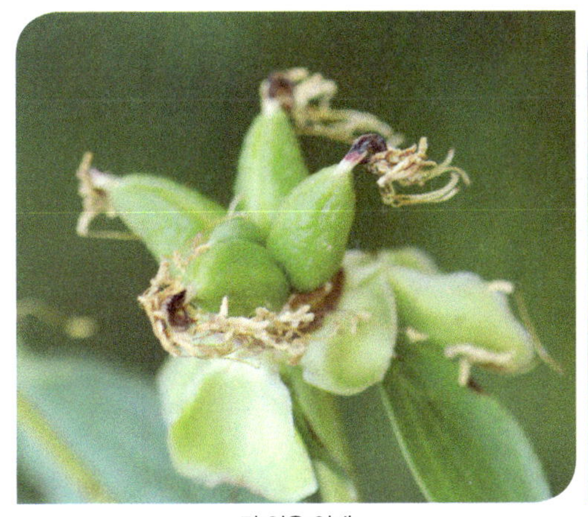
덜 익은 열매

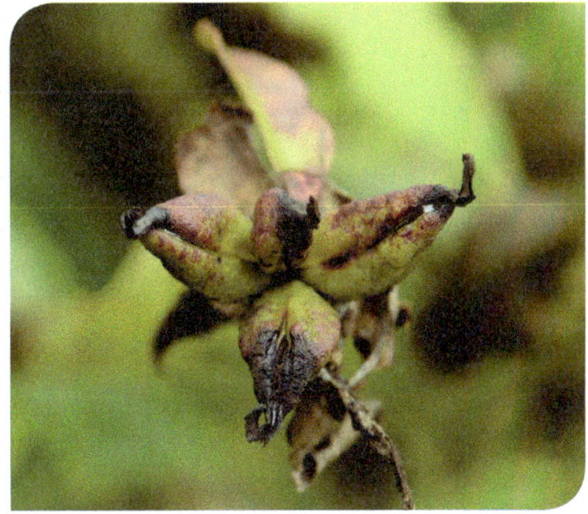
완숙 열매

도 있음). 현재 한국, 중국, 일본 등 주요 작약 재배국들의 농가에서는 모두 적작약 기원의 *Paeonia albiflora Pall.*을 재배하고 있으며, *Paeonia japonica Miyabe et Takeda*를 비롯하여 백작약 기원의 작약은 그 수량성이 너무 낮아서 농가에서 재배를 하지 않고 있는 실정이다. 여러해살이풀이기 때문에 집 안 베란다에서 키우면 매년 신경 쓰지 않아도 해마다 봄이 되면 풍성한 꽃을 볼 수 있어서 좋다. 특히 치통이나 복통 등의 환자가 생기면 바로 채취하여 약용으로 사용할 수가 있어 널리 이용되고 있다.

뿌리는 길고 곧고 두꺼우며 모양은 방추형이 많고 절단면은 적색을 띠는데 이 뿌리를 약용으로 쓴다.

줄기는 곧게 서고 60cm 안팎으로 자란다. 잎은 서로 어긋나고 두 번에 걸쳐 3배의 잎 조각이 한 자리에 합쳐 나거나 한 번 합치기도 한다. 꽃의 생김새가 모란과 비슷하나 꽃잎이 10~13장으로 더 많고 꽃이 피는 시기도 모란보다 조금 늦어 모란과 쉽게 구별할 수 있다. 꽃은 가지 끝에 각각 한 송이씩 정생(頂生)하며 대형이고 홍색 또는 흰색으로 5~6월에 핀다.

채취 시기 뿌리를 가을에 채취해 외피를 제거한 후 음건하거나 햇볕에 말려 사용한다.

약초의 성분 뿌리에는 파에오니플로린(paeoniflorin), 파에오놀(paeonol), 파에오닌(paeonin), 안식향산, 아스파라긴, 지방유, 타닌(tannin), 베타-시토스테롤(β-sitosterol) 등이 함유되어 있다.

약초의 성미 성질이 약간 차고, 맛은 쓰고 시다.

약초의 작용부위 간(肝), 비(脾) 경락에 작용한다.

약초의 효능과 치료 진통, 해열, 진경, 이뇨, 조혈, 지한 등의 효능을 지니고 있어 특히 복통, 위통, 두통 등의 치료에 좋으며 설사복통, 월경불순, 월경이 멈추지 않는 증세, 대하증, 식은땀 흘리는 증세, 신체허약, 치통 등의 치료에 사용한다.

약초 처방 및 약용법과 용량 말린 작약 뿌리를 감초와 함께 1회 2~5g씩, 300mL의 물에 넣어 약한 불에서 물의 양이 반이 되도록 달인다. 아침저녁으로 식후에 약 2주일 정도 마시거나 가루로 만들어 복용하면 위경련, 신경통 치료에도 좋고 당귀와 함께 달여도 효과가 좋다.

현기증, 월경불순 등 부인병에 쓰는 사물탕(四物湯)에 작약은 천궁, 당귀, 지황과 함께 기본 처방으로 들어간다. 작약은 봄에 어린잎을 나물로 만들어 먹기도 하는데 쓰고 신맛이 있으므로 데쳐서 우려내야만 먹을 수 있다. 드물게 나는 풀이므로 나물을 만들어 먹기 어려워 다른 식물과 함께 섞어서 먹는다.

사용 시 주의사항 성미가 차기 때문에 위나 장이 냉한 사람은 노릇노릇하게 볶아서 사용한다.

작약 약차

채취 방법

가을에 작약 뿌리를 채취하여 깨끗이 씻어 뿌리의 겉껍질[조피(粗皮)]을 벗긴 후 말리거나 쪄서 말리기도 한다. 말린 것을 그대로 사용하는 생용(生用)하면 음기를 수렴하여 간(肝)의 기를 평하게 하는 염음평간(斂陰平肝)의 작용이 강하여 간양상항(肝陽上亢)으로 인한 두통(頭痛), 현훈(眩暈: 어지럼증), 이명(耳鳴: 귀울음) 등의 증상에 적용하고, 술을 흡수시킨 후 볶아서 사용하는 주초용(酒炒用: 약재 무게의 20~25%에 해당하는 술을 미리 약재에 흡수시킨 뒤 프라이팬에서 약한 불로 노릇노릇하게 볶아 주는 것)으로 하면 시고 찬[산한(酸寒)] 성미가 완화되어 중초의 기운을 완화[화중완급(和中緩急)]하는 효능이 있어 협륵동통(脇肋疼痛)과 복통을 치료하는 데 응용하며, 주자(酒炙: 주초용과 같은 방법)하면 산후복통(産後腹痛)을 치료하고, 초용(炒用)하면 성이 완화되어 혈액을 자양하고 음기를 수렴하는 양혈렴음(養血斂陰)의 효능이 있어 간의 기운이 항성되고 비의 기운이 허한 간왕비허(肝旺脾虛)의 증상 치료에 사용한다.

약차 만들기

말린 작약 뿌리 5~6g을 물 2L에 넣어 중불로 2시간 정도 끓여서 수시로 차로 마신다.

약차 더하기

담석증의 치료를 위해서는 작약 뿌리 10g, 감초 6g을 물에 달여 하루 2~3회 나눠 식사하는 사이에 마시며 이것을 작약감초탕이라고 한다. 평활근 경련을 푸는 작용도 있어서 담석증으로 오는 경련성 통증을 멈추게 한다.

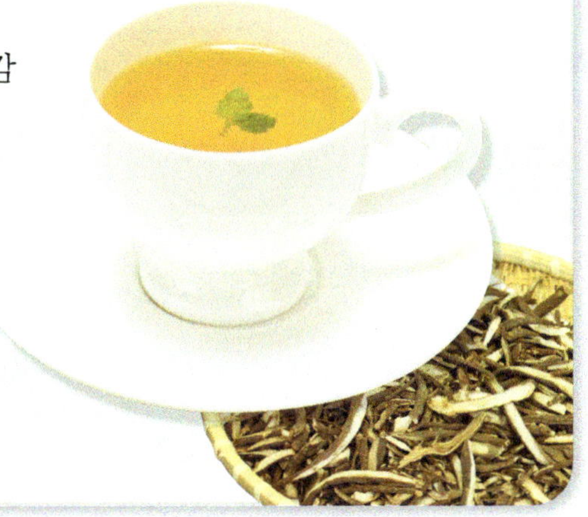

강장, 진해, 옹종, 출산 후 회복기의 산모

잔대

Adenophora triphylla var. *japonica* (Regel) H. Hara

한약의 기원

이 약은 잔대, 사삼의 뿌리이다.

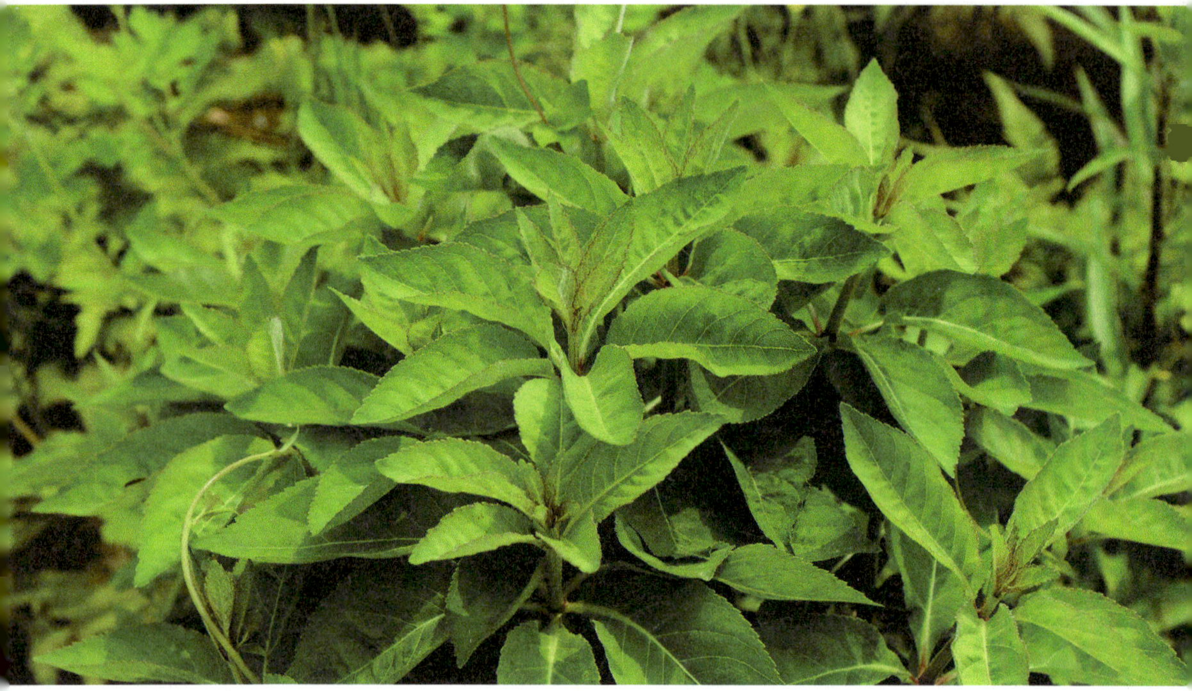

- **생약명** : 사삼(沙蔘)
- **이명** : 갯딱주, 남사삼(南沙參), 지모(知母), 사엽사삼(四葉沙參)
- **사용부위** : 뿌리
- **꽃 피는 시기** : 7~9월
- **과명** : 초롱꽃과(Campanulaceae)

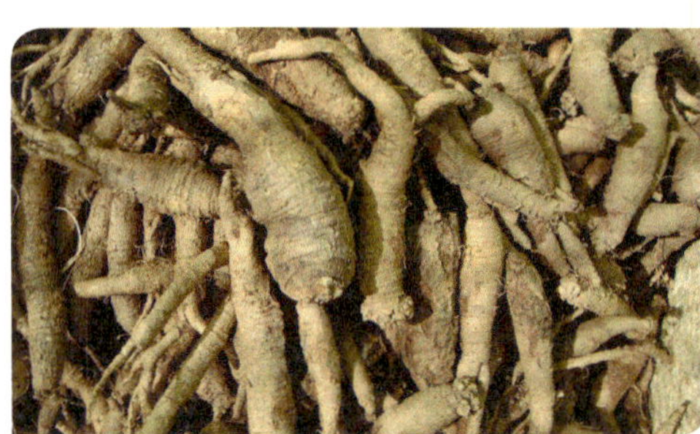

뿌리(채취품)

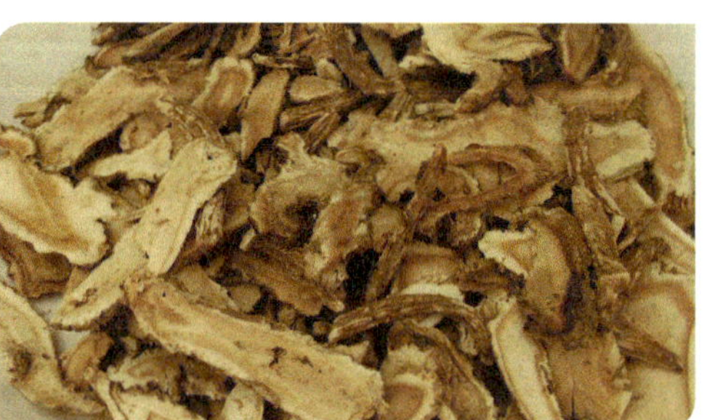

뿌리(약재)

생태적 특성 잔대는 여러해살이풀로, 전국의 산과 들에서 자생하며, 키는 40~120cm로 자란다. 뿌리는 도라지처럼 엷은 황백색을 띠며 굵은데 이를 '사삼(沙蔘)'이라 부르며 약으로 사용한다. 뿌리의 질은 가볍고 절단하기 쉬우며, 절단면은 유백색을 띠고 빈틈이 많다. 줄기는 곧추서고 잔털이 많이 나 있다. 뿌리에서 나온 잎은 원심형으로 길지만 꽃이 필 때쯤 사라지고, 줄기잎은 마주나기 또는 돌려나기,

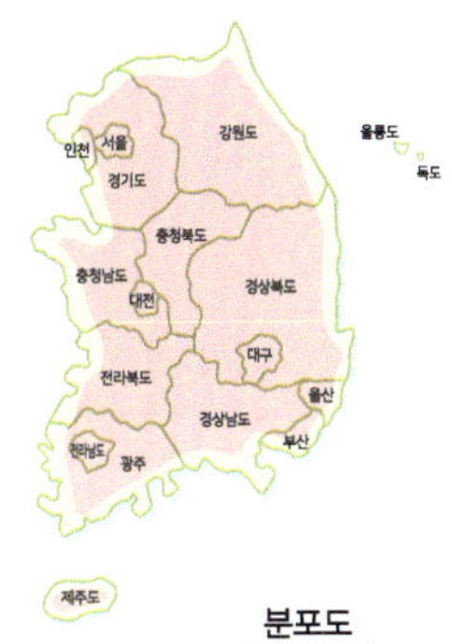

분포도

각 부위별 생김새

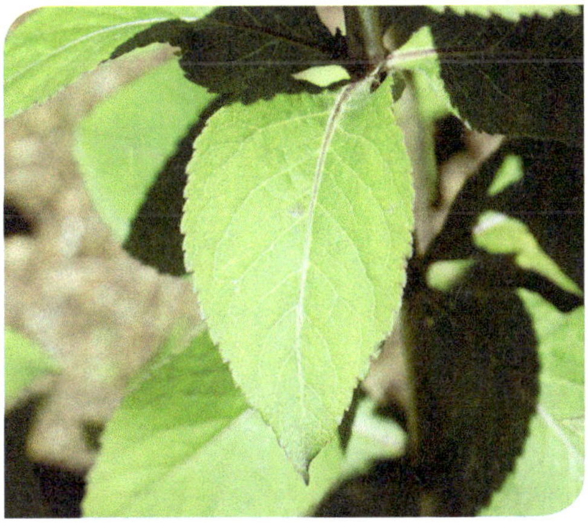

잎 생김새

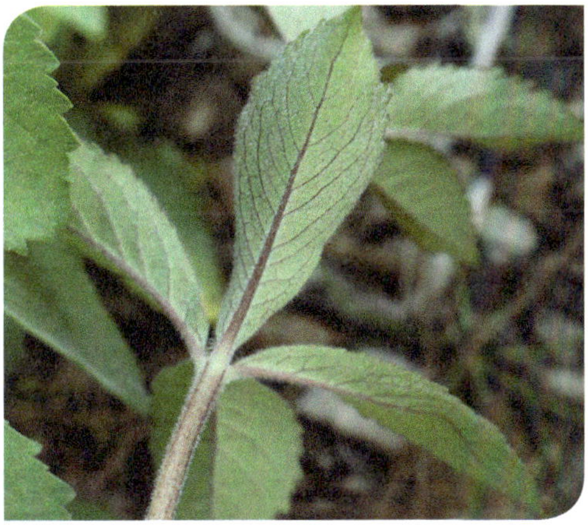

잎 뒷면

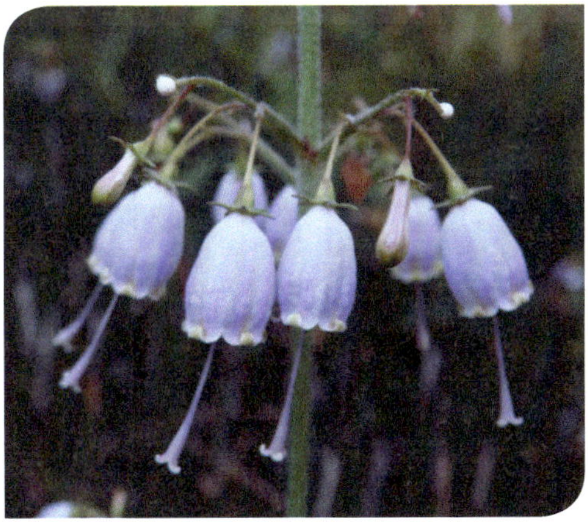

꽃

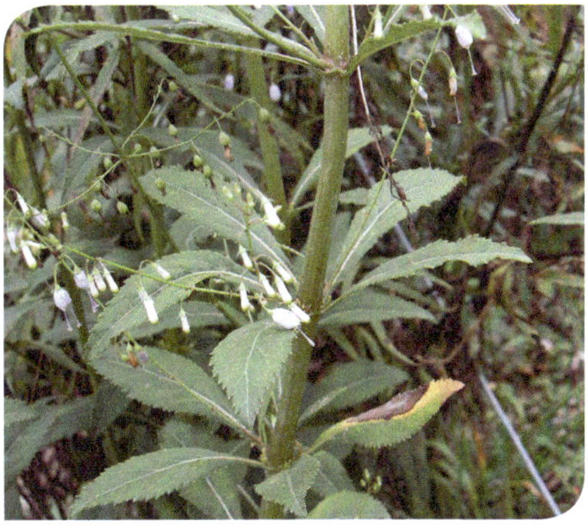

줄기

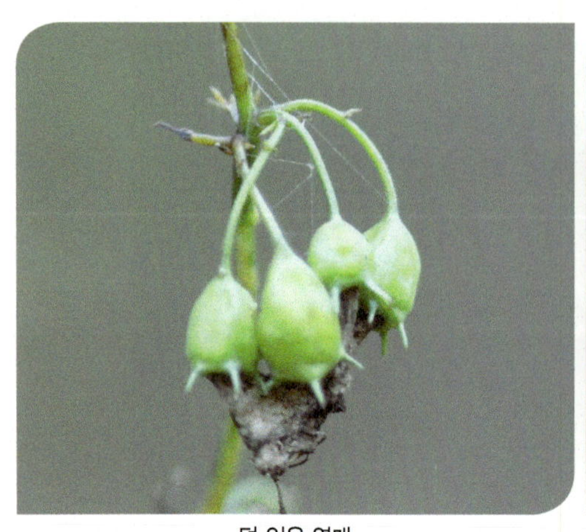
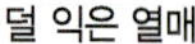

덜 익은 열매

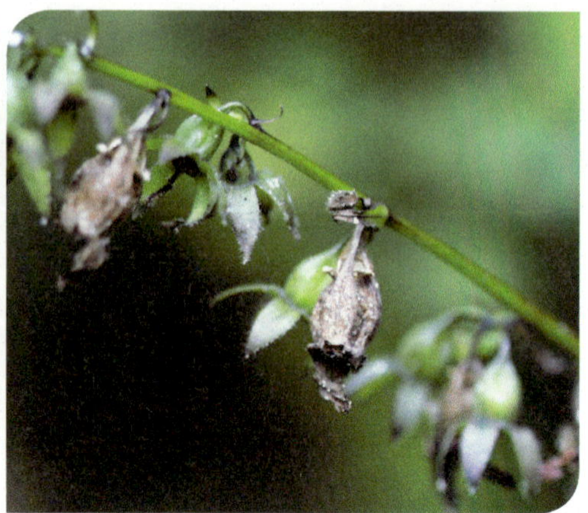

완숙 열매

어긋나며 타원형 또는 바소꼴, 넓은 선형 등 다양하다. 줄기잎은 양 끝이 좁고 톱니가 있다. 꽃은 보라색이나 분홍색으로 7~9월에 원뿔꽃차례로 원줄기 끝에서 피며 종 모양이고 길이는 1.5~2cm이다. 열매는 10월경에 달리며, 갈색의 씨방에는 먼지와 같은 작은 종자들이 많이 들어 있다.

채취 시기 가을에 뿌리를 채취하여 이물질을 제거하고 씻은 후 두껍게 절편하여 말려서 사용한다.

약초의 성분 뿌리에는 사세노사이드(shashenoside) Ⅰ~Ⅲ, 시린지노사이드(siringinoside), 베타-시토스테롤글루코사이드(β-sitosterolglucoside), 리놀레익산(linoleic acid), 메티스테아레이트(methystearate), 6-하이드록시유게놀(6-hydroxyeugenol), 사포닌(saponin), 이눌린(inulin) 등이 함유되어 있다.

약초의 성미 성질이 약간 차고, 맛은 달며, 독성은 없다.

약초의 작용부위 간(肝), 비(脾), 폐(肺) 경락에 작용한다.

약초의 효능과 치료 강장, 청폐(淸肺), 진해, 거담, 소종하는 효능이 있어서 폐결핵성 해수나 해수, 옹종 등의 치료에 유용하다. 특히 잔대는 각종 독성을 해독하는 효능이 뛰어나고 자궁 수축 기능이 있기 때문에 출산 후 회복기의 산모에게 매우 유용하게 사용될 수 있다.

약초 처방 및 약용법과 용량 말린 뿌리 10~20g을 물 700mL에 넣어 끓기 시작하면 약하게 줄여 200~300mL가 될 때까지 달여 하루에 2회 나눠 마신다. 환이나 가루로 만들어 복용하기도 한다. 민간에서는 주로 독성을 제거하는 데 유용하게 사용해왔고 아울러 산후조리를 위하여 다음의 방법으로 약재로 사용해 왔다.

먼저 말린 잔대 100~150g과 대추 100g을 함께 넣고 푹 달인 다음 삼베에 거른다. 여기에 잘 익은 늙은 호박 하나를 골라 속을 긁어내고 작게 토막 내어 넣고 푹 삶은 다음, 호박을 으깨어 삼베에 거른다.

여기에 막걸리 1병을 넣어 다시 끓인 다음, 하루 2~3차례 한 대접씩 먹는데, 맛도 좋고 산후의 부기를 빼주며 자궁 수축 효과가 있어 산모의 산후 회복에 도움을 준다. 산후에 2번 정도 만들어 먹으면 산모의 회복에 매우 좋다.

사용 시 주의사항 성미가 차고 달기에 풍사와 한사로 인하여 기침을 하는 풍한해수(風寒咳嗽) 및 비위가 허하고 찬 경우에는 부적당하다.

방기(防己)나 여로(黎蘆)와 함께 사용하지 않는다.

특허로 입증된 기능성 물질

잔대로부터 추출된 콜레스테롤 생성 저해 조성물

본 발명은 잔대의 에탄올 추출물을 유효성분을 포함하는 콜레스테롤 생성 저해기능을 갖는 조성물 및 그 제조방법에 관한 것으로, 잔대의 유효성분이 콜레스테롤 생합성 과정 중 후반부 경로에 관여하는 효소를 특이적으로 저해하는 것을 특징으로 한다. 이러한 본 발명은 현재 가장 많이 복용되는 스타틴(statin)계 약물이 콜레스테롤 생합성 전반부에 작용하면서 부작용을 동반하고 있는 것과는 달리 콜레스테롤 생합성 후반부에 작용함으로써 부작용이 적은 치료제나 건강식품의 성분으로써 유용하게 사용될 수 있다.

- 공개번호 : 10-2003-0013482, 출원인 : (주)한국야쿠르트

잔대 약차

채취 방법

가을에 잔대 뿌리를 채취해 깨끗이 씻어 이물질을 제거하고 두껍게 절편하여 말려 사용한다.

약차 만들기

말린 잔대 뿌리 12~24g을 사용하며, 보통 말린 뿌리 5~10g을 물 2L에 넣어 끓기 시작하면 약하게 줄여 2시간 정도 더 끓여 여러 차례 나누어 마시고 환이나 가루로 만들어 복용하기도 한다. 꿀 또는 설탕을 가미하여 마셔도 되지만 당뇨병이 있다면 고려하여 결정하는 게 좋다.

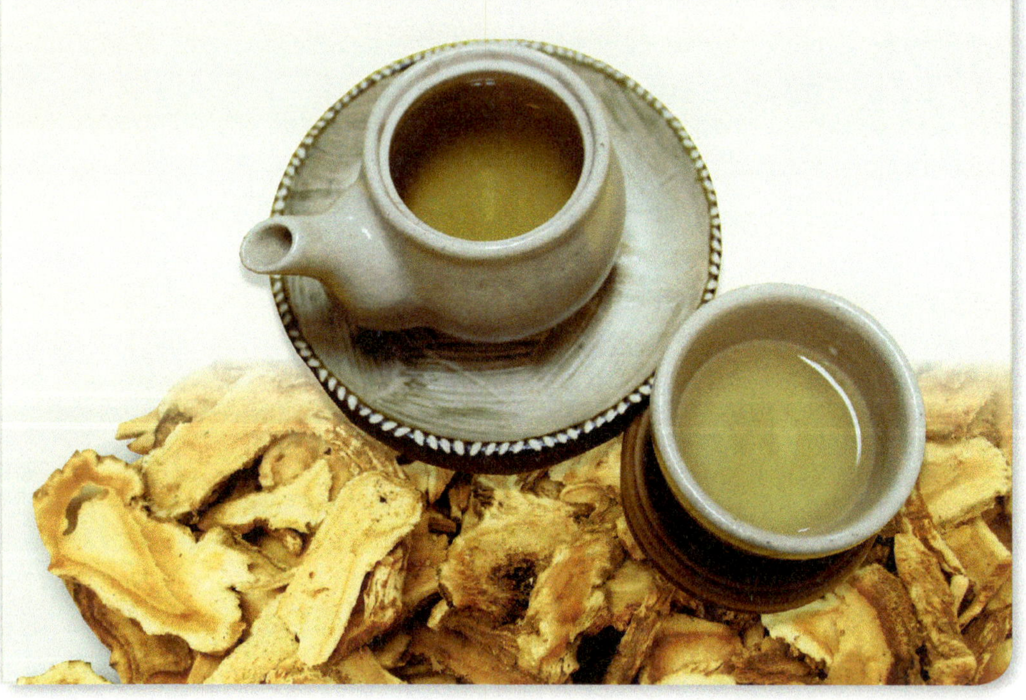

장구채

Silene firma Siebold & Zucc.

한약의 기원

이 약은 열매가 익었을 때의 장구채 지상부이다.

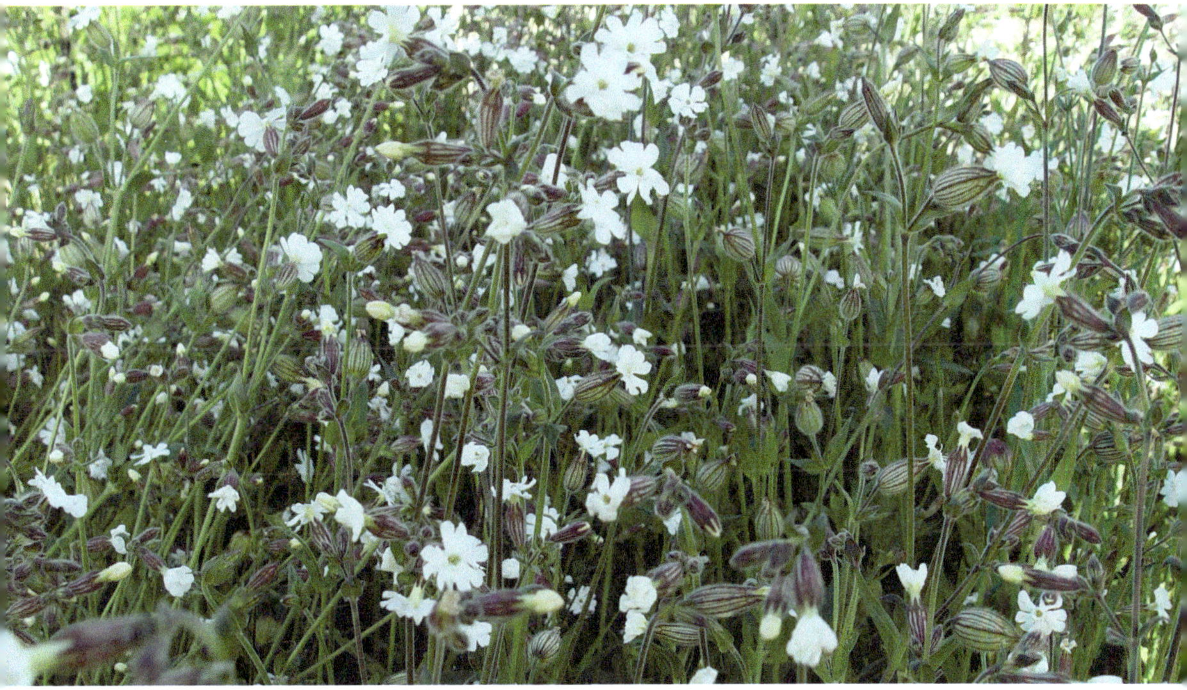

- **생약명** : 왕불류행(王不留行)
- **이명** : 여루채(女婁菜), 불류행(不留行), 금궁화(禁宮花), 맥람자(麥藍子)
- **사용부위** : 전초
- **꽃 피는 시기** : 7~8월
- **과명** : 석죽과(Caryophyllaceae)

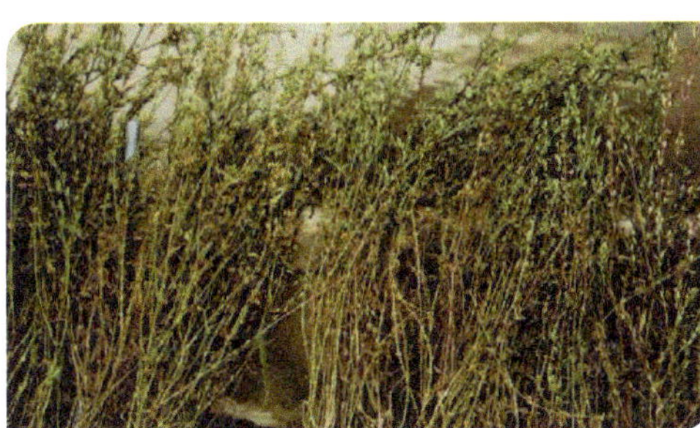

전초(약재 전형)

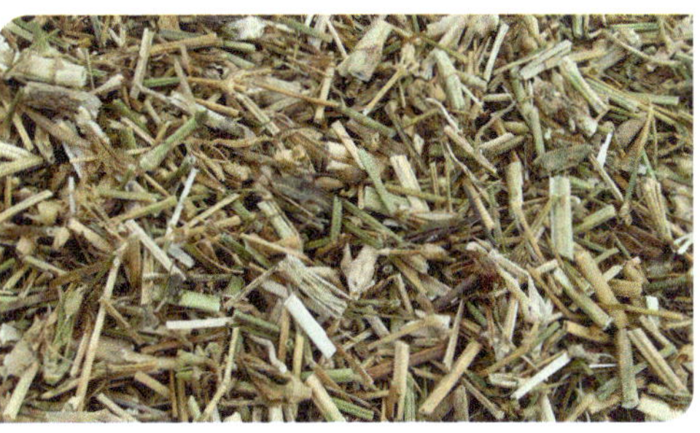

전초(약재)

생태적 특성 장구채는 두해살이풀로, 유사종인 애기장구채는 전체에 가는 털이 나 있으며 잎은 배 모양의 바소꼴이다. 장구채의 한자명은 여루채(女婁菜)이고, 왕불류행(王不留行)이라는 생약명으로 많이 불린다. 전국 각지에서 야생하며, 키는 30~80cm로 자란다. 줄기는 곧추서고 분지하지 않으며 털이 없고 녹색 또는 자색을 띠는 녹색으로 마디 부분은 흑자색이다. 잎은 마주나며 바소꼴 또는 타원형으로

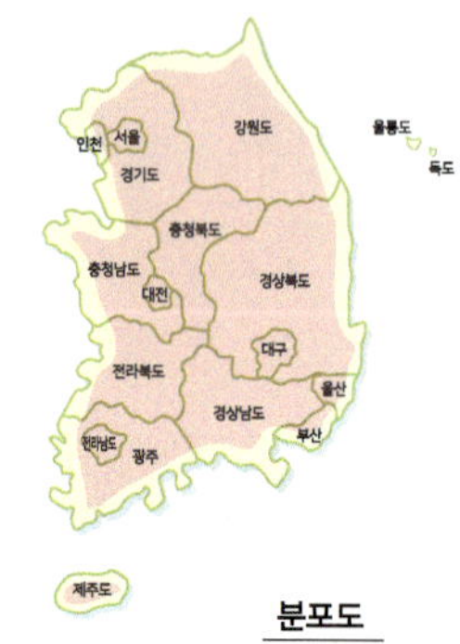

분포도

각 부위별 생김새

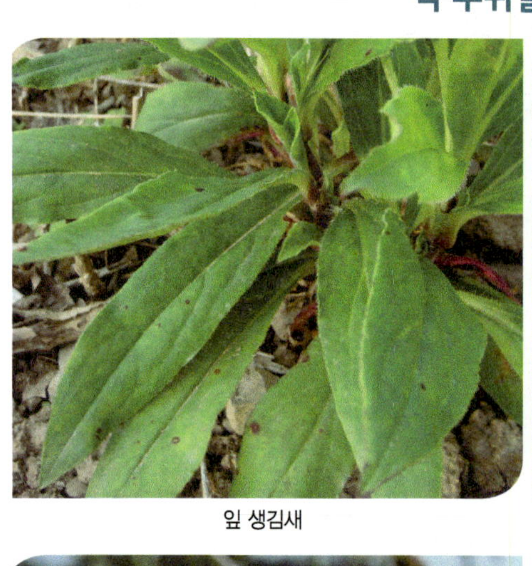
잎 생김새

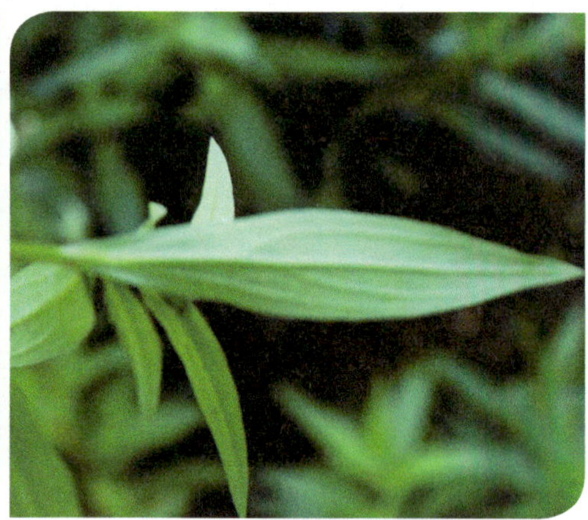
잎 뒷면

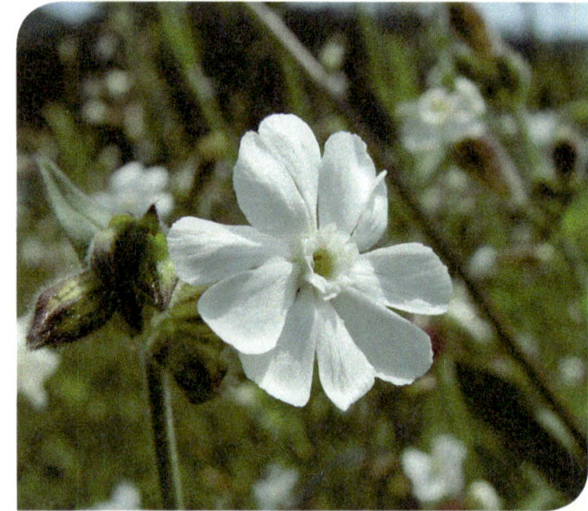
꽃

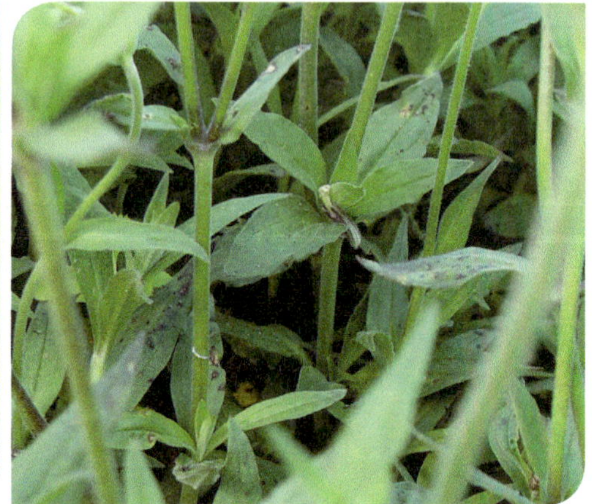
줄기

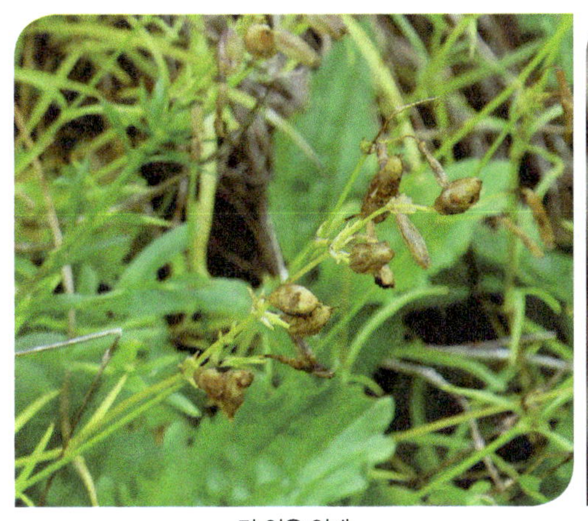
덜 익은 열매

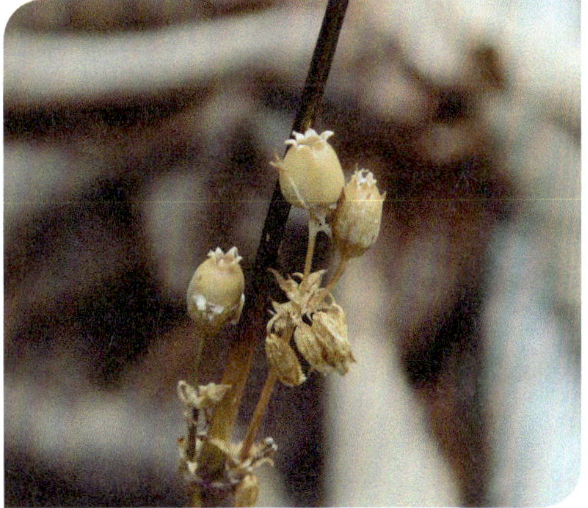
완숙 열매

잎자루가 없다. 꽃은 흰색으로 7~8월에 작은 꽃이 취산꽃차례로 핀다.

채취 시기 여름부터 가을 사이에 전초를 채취한 후 이물질을 제거하고 햇볕에 말려서 사용한다.

약초의 성분 종자에는 많은 종류의 사포닌(saponin)과 바카로시어드(vaccaroside), 이소사포나린(isosaponarin)이 함유되어 있다.

약초의 성미 성질이 평범하고, 맛은 쓰고 달며, 독성은 없다.

약초의 작용부위 간(肝), 심(心), 방광(膀胱) 경락에 작용한다.

약초의 효능과 치료 말린 전초는 혈을 잘 돌게 하고 경락을 잘 통하게 하는 활혈통경(活血通經), 젖이 잘 나게 하고 종기를 다스리는 하유소종(下乳消腫), 여성의 월경이 멈춘 부녀경폐(婦女經閉), 월경불순, 유즙불통, 유방의 멍울이나 종기종양 등으로 인한 유옹종통(乳癰腫痛) 등을 치료하는 데 사용한다.

약초 처방 및 약용법과 용량 말린 전초 10g을 물 700mL에 넣어 끓기 시작하면 약하게 줄여 200~300mL가 될 때까지 달여 하루에 2회 나눠 마시거나 가루로 만들어 복용하기도 한다. 경폐(經閉: 생리가 끊긴 증상)를 다스리고자 할 때에는 이 약재에 당귀,

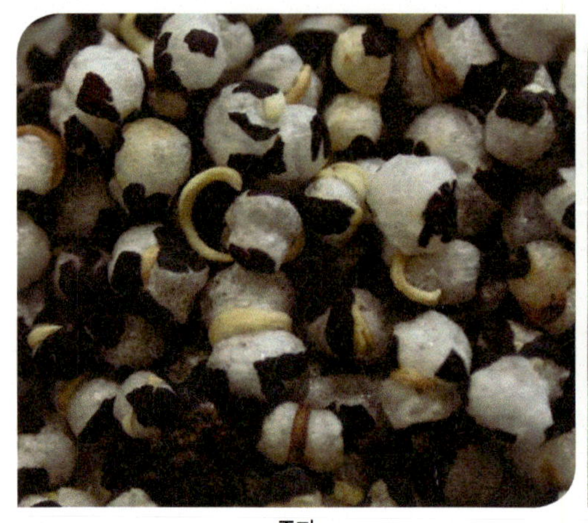
종자

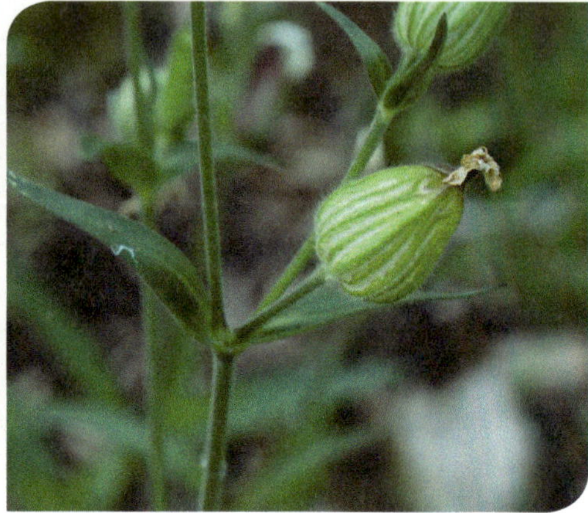
꽃봉우리

향부자, 천궁(川芎), 도인(桃仁), 홍화 등의 약물을 배합하여 사용하고, 젖이 잘 나오지 않을 때에는 이 약재에 천산갑(穿山甲), 맥문동(麥門冬), 구맥(瞿麥), 용골(龍骨) 등의 약물을 배합하여 사용한다.

사용 시 주의사항 활혈통경(活血通經)의 효능으로 유산의 우려가 있기 때문에 임신부 또는 혈허하면서 어체(瘀滯)가 없는 경우에는 사용을 피한다.

특허로 입증된 기능성 물질

장구채 뿌리 추출물을 포함하는 항암제 조성물

본 발명은 장구채 식물 추출물을 유효성분으로 함유하는 항암제 조성물 및 이를 포함하는 건강기능성 식품조성물에 관한 것이다.

- 공개번호 : 10-2012-0000246, 출원인 : 한림대학교 산학협력단

종기, 부스럼, 독사교상, 눈의 충혈, 종통

제비꽃

Viola mandshurica W. Becker

한약의 기원

이 약은 제비꽃, 호제비꽃의 전초이다.

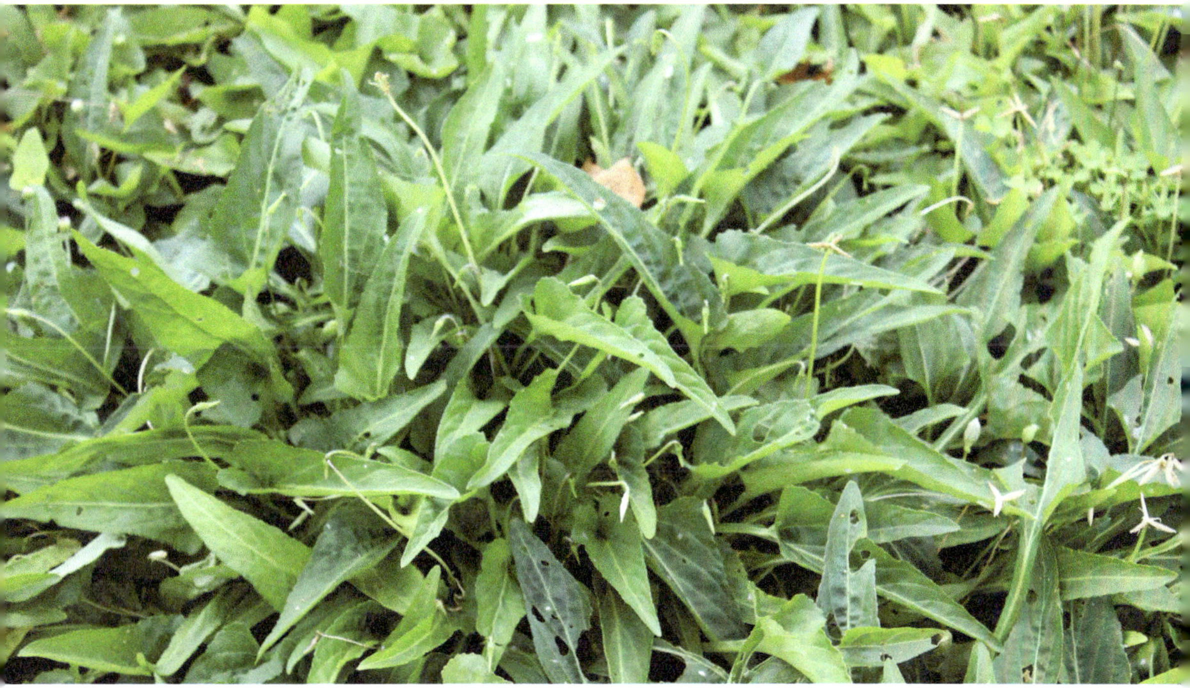

- **생약명** : 자화지정(紫花地丁)
- **이명** : 가락지꽃, 오랑캐꽃, 장수꽃, 씨름꽃, 병아리꽃, 옥녀제비꽃, 지정(地丁), 지정초(地丁草)
- **사용부위** : 전초
- **꽃 피는 시기** : 4~5월
- **과명** : 제비꽃과(Violaceae)

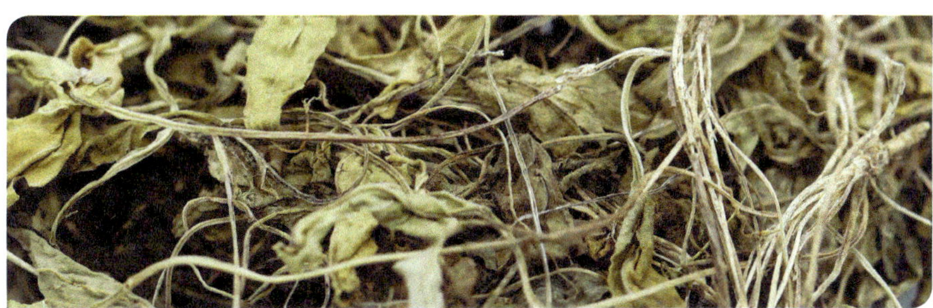

전초(약재 전형)

생태적 특성 제비꽃은 여러해살이풀로, 전국 각지의 산과 들에서 자생하며, 키는 10~15cm로 자란다. 원줄기는 없고, 뿌리는 쭈그러졌으며, 원뿌리는 긴 원기둥 모양으로 지름은 0.1~0.3cm이고 담황갈색이며 가는 세로 주름이 있다. 뿌리에서 긴 잎자루가 있는 잎이 모여나고 잎몸은 바늘 모양 또는 달걀 모양 바소꼴로 길이 3~8cm, 너비 1~2cm이고, 잎 끝부분은 둔하고 밑부분은 절형(截形) 또는 약간 심

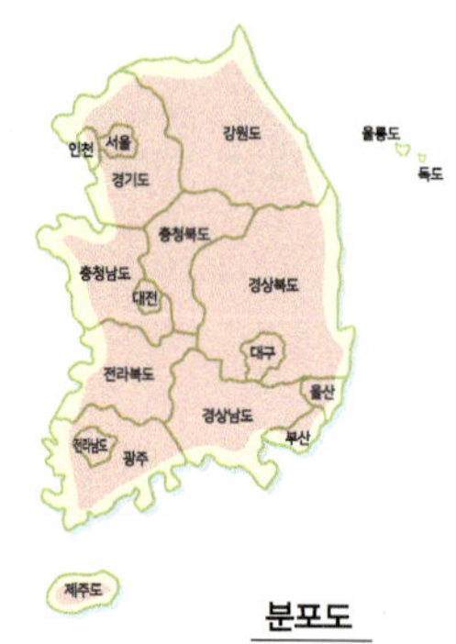

분포도

각 부위별 생김새

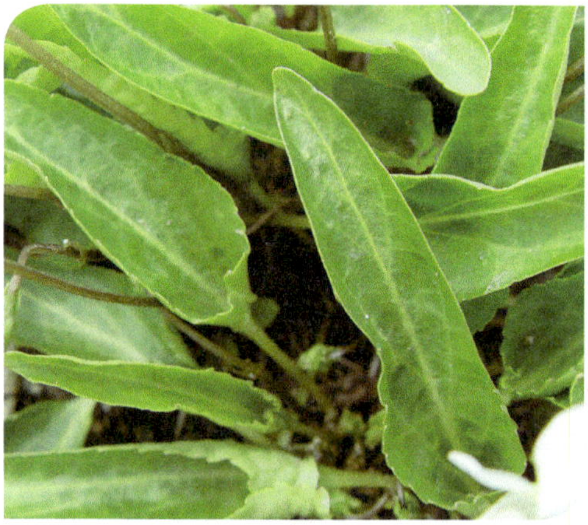

잎 생김새

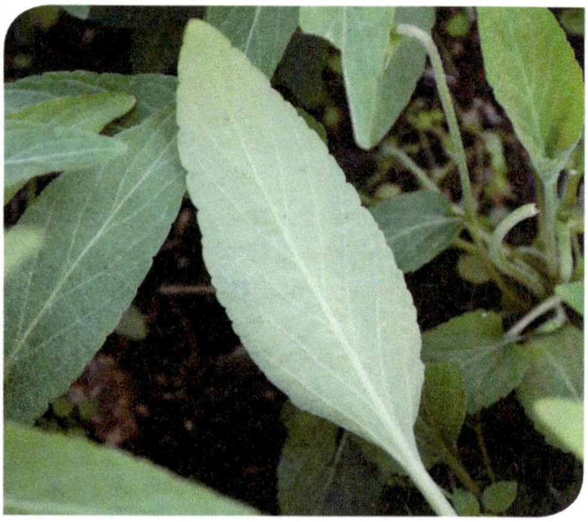

잎 뒷면

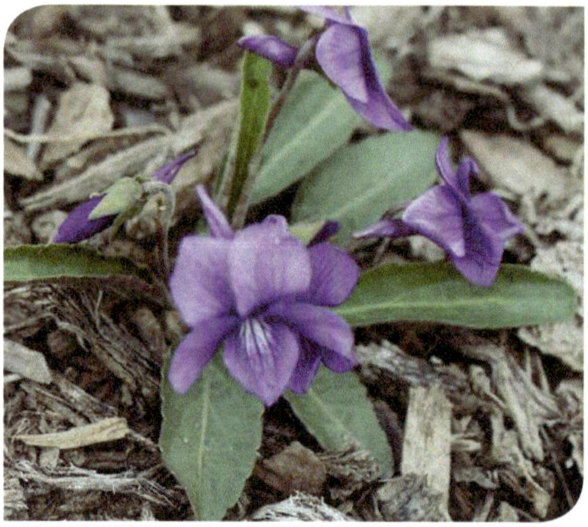

꽃

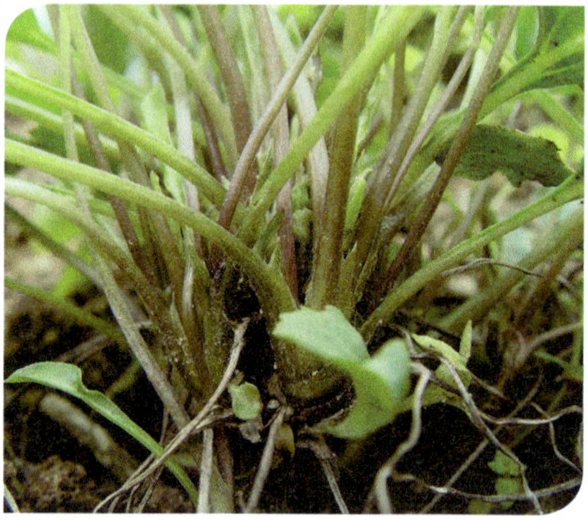

줄기

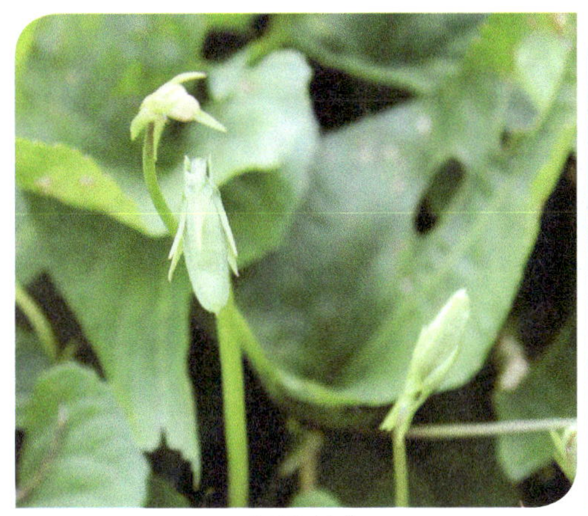
덜 익은 열매

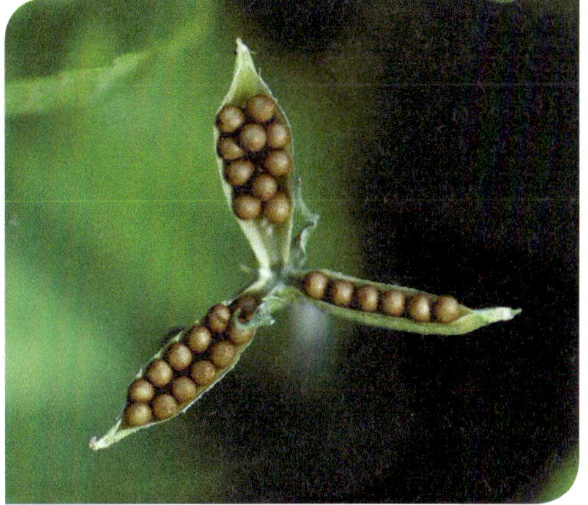
완숙 열매

장 모양이며 가장자리는 둔한 톱니가 있고 양면에는 털이 나 있다. 꽃은 보라색 또는 자색으로 4~5월에 잎 사이에서 5~20cm의 가늘고 긴 꽃자루 끝에 1송이가 한쪽 방향으로 핀다. 꽃잎은 5장이며 입술 모양 꽃부리는 구두주걱 모양으로 자색의 줄이 있다. 열매는 튀는열매로 타원형인데 3갈래로 갈라지고 안에는 담갈색의 종자가 많이 들어 있다.

채취 시기 이른 봄에는 꽃을 채취하고, 5~8월에 열매가 익으면 뿌리째 뽑아서 이물질을 제거하고 말려서 가늘게 썰어서 사용한다.

약초의 성분 뿌리에는 사포닌 성분이 함유되어 있다. 전초에는 세로틱산(cerotic acid), 플라본(flavone) 등이 함유되어 있고, 꽃잎에는 비타민 C가 오렌지의 4배 정도 더 많이 함유되어 있다.

약초의 성미 성질이 차고, 맛은 쓰고 맵고, 독성은 없다.

약초의 작용부위 간(肝), 심(心) 경락에 작용한다.

약초의 효능과 치료 열을 식히고 독을 푸는 청열해독, 혈열을 시원하게 하며 종양을 제거하는 양혈소종 등의 효능이 있어서 종기와 부스럼, 종독을 치료하고, 단독이나 독사 물린 데 사용하고, 눈이 붉게 충혈되고 종기가 나서 아픈 목적종통(目赤

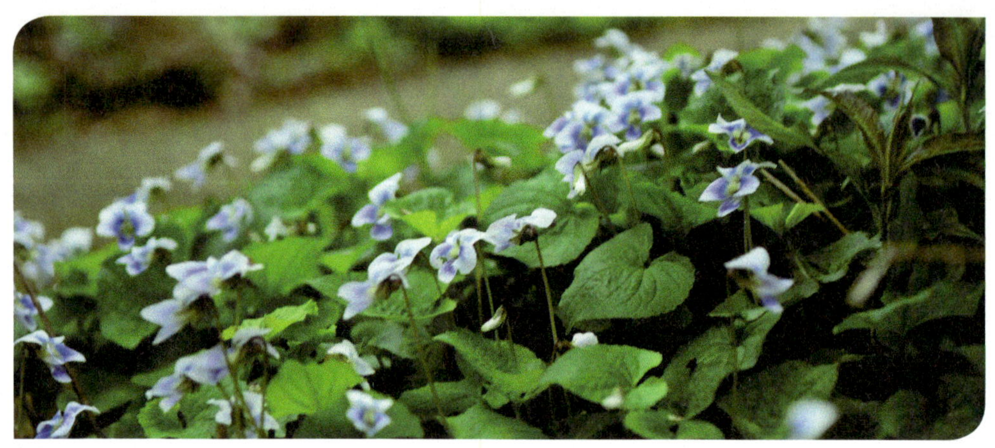

제비꽃 군락

腫痛)을 치료하는 데 사용한다.

약초 처방 및 약용법과 용량 말린 약재 15~40g을 사용하며, 민간에서는 화농(짓무름)과 타박상 치료에 많이 사용했었다. 화농에는 제비꽃을 채취하여 깨끗이 씻은 뒤 약절구에 곱게 찧어 화농 부위에 붙여두면 증상이 호전된다. 명주 천에 짓찧은 약재를 싸서 환부에 감싸두어도 된다. 또 타박상 치료에는 제비꽃을 통째로 소금에 버무려 환부에 붙여두거나, 말린 제비꽃에 적당량의 물을 붓고 반으로 달여 그 물에 적신 헝겊을 환부에 덮어 습포를 한다. 견비통이나 요통, 관절염에도 효과가 있는데 약절구에 곱게 찧은 약재를 통증 부위에 붙이고 그 위에 얇은 거즈를 덮고 뜨거운 물에 적신 수건을 덮어 찜질을 하면 효과가 좋다.

사용 시 주의사항 성질이 차서 청열작용을 하므로 비위가 냉한 경우에는 사용에 신중을 기한다.

특허로 입증된 기능성 물질

제비꽃 잎 추출물을 유효성분으로 함유하는 당뇨병 예방 및 치료용 조성물

본 발명은 현저한 혈당강하 효과를 갖는 제비꽃 잎 추출물을 유효성분으로 함유하는 조성물에 관한 것으로, 보다 상세하게는 본 발명의 제비꽃 잎 추출물은 우수한 알파-글루코시다제 저해 활성을 나타낼 뿐만 아니라 식후 혈당 농도의 급격한 상승을 억제하는 탁월한 혈당강하 효과를 나타냄으로써 당뇨병 예방 및 치료를 위한 약학조성물 및 건강기능식품으로 유용하게 이용될 수 있다.

- 공개번호 : 10-2010-0090371, 출원인 : 인제대학교 산학협력단

제비꽃의 종류

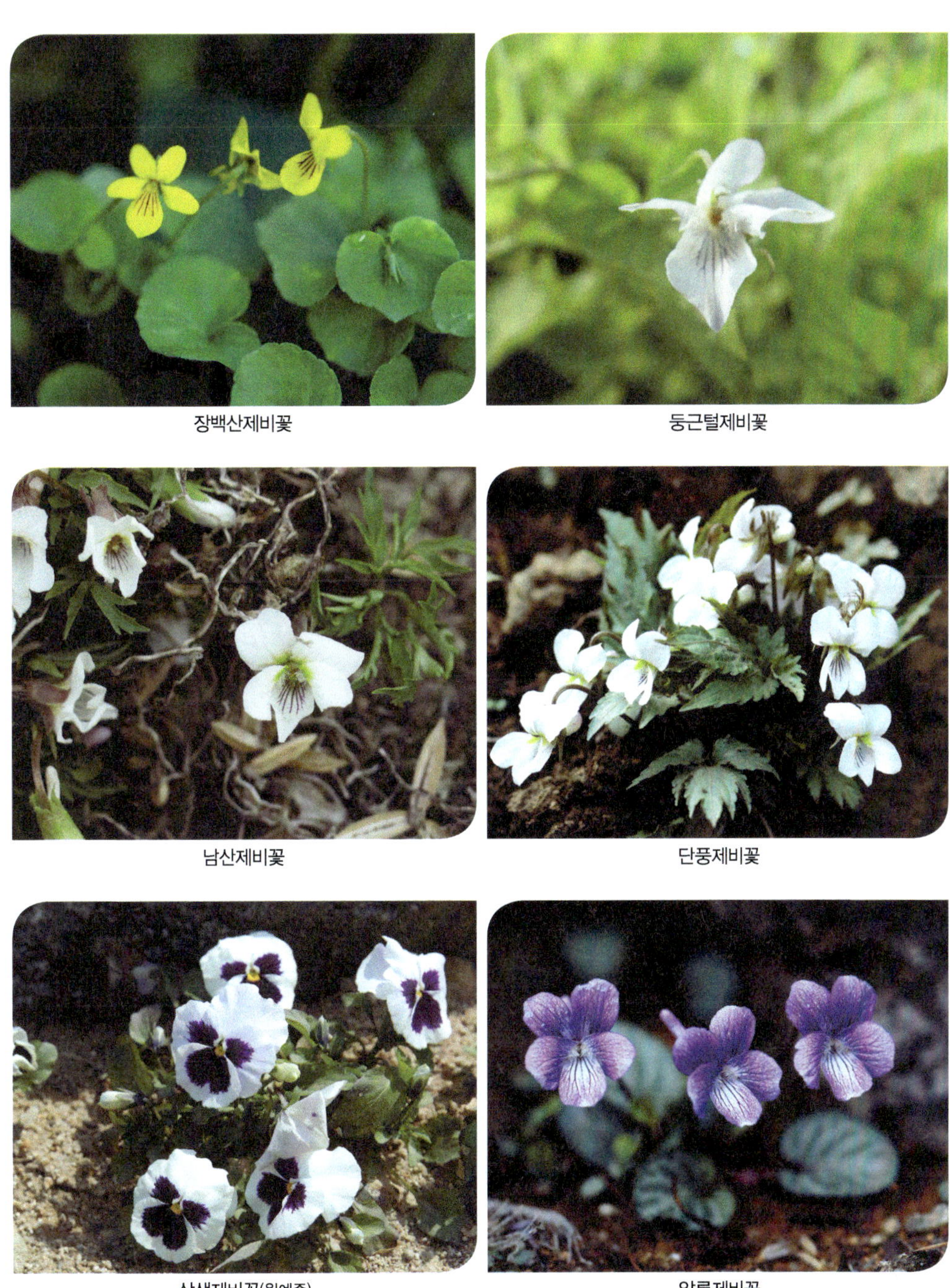

장백산제비꽃

둥근털제비꽃

남산제비꽃

단풍제비꽃

삼색제비꽃(원예종)

알록제비꽃

제비꽃 약차

채취 방법

제비꽃의 줄기를 떼어 낸 꽃봉오리를 쓰는데 줄기가 있는 것도 나쁘지 않다. 채취한 제비꽃 꽃봉오리를 깨끗이 씻어 그늘에서 5일 정도 말린다. 말린 꽃을 밀폐 용기에 담아 보관해 사용한다.

약차 만들기

말린 제비꽃 꽃 20송이 정도를 찻잔에 넣고 뜨거운 물을 부어 차로 마시며 꽃으로 얼음을 만들어 냉차로 마시기도 한다. 꿀 또는 설탕을 가미하여 마셔도 되지만 당뇨병이 있다면 고려하여 결정하는 게 좋다. 말린 꽃을 튀김가루와 버무려 튀김을 만들어 먹으면 맛과 모양이 좋다.

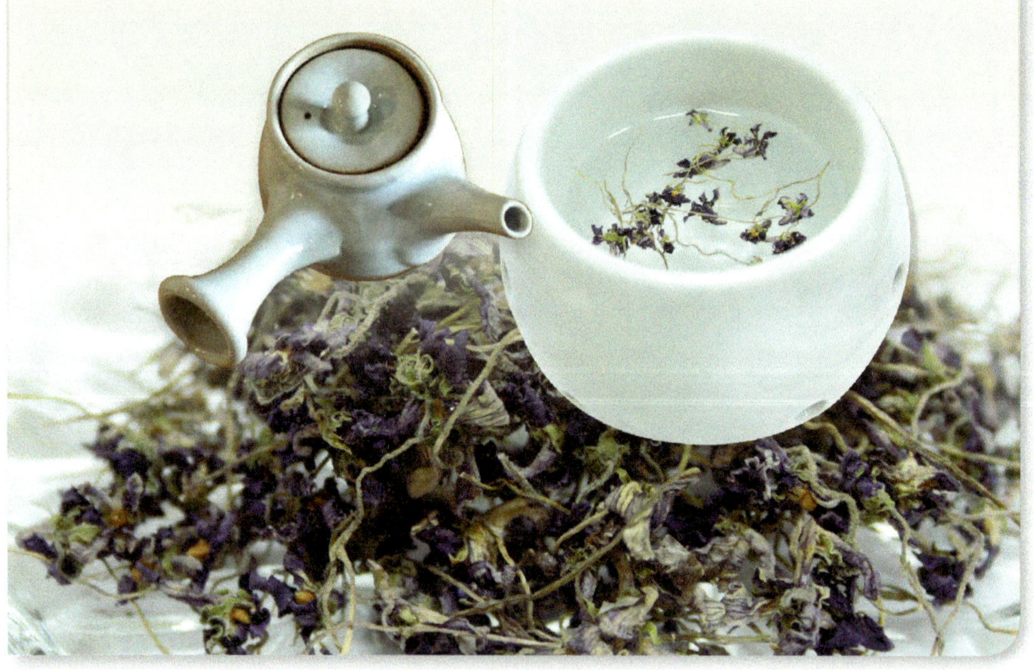

열병, 구건, 소아경풍, 정신불안, 해역

조릿대

Sasa borealis (Hack.) Makino & Shibata

한약의 기원

이 약은 조릿대의 잎이다.

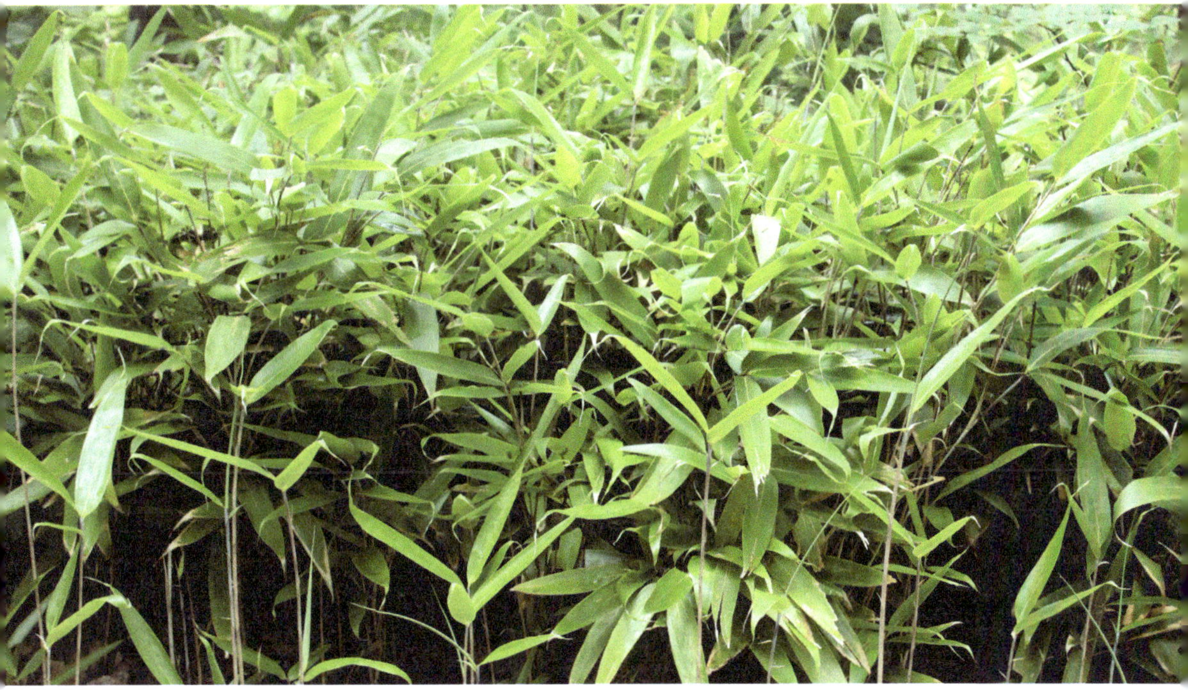

- **생약명** : 죽엽(竹葉)
- **이명** : 기주조릿대, 산대, 산죽, 신우대, 조리대
- **사용부위** : 잎
- **꽃 피는 시기** : 5~7월
- **과명** : 벼과(Gramineae)

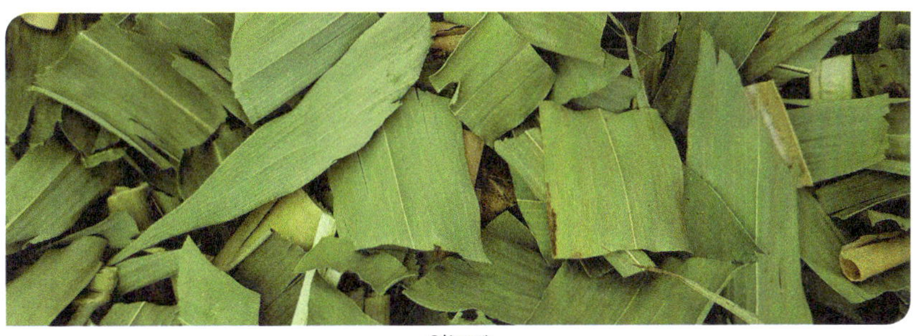

잎(약재)

생태적 특성 조릿대는 울릉도를 제외한 한반도 전역에서 자생하는 상록활엽관목으로, 대나무 종류 중에서도 줄기가 매우 가늘고 키가 작으며 잎집이 그대로 붙어 있다는 특징이 있다. 높이는 1~2m로 자라며, 지름 0.3~0.6cm인 가느다란 녹색 줄기에는 털이 없으며 공 모양의 마디는 도드라지고 그 주위가 옅은 자주색을 띤다. 잎은 타원형 바소꼴로 가지 끝에서 2~3장씩 나고 길이는 10~25cm이며 잎

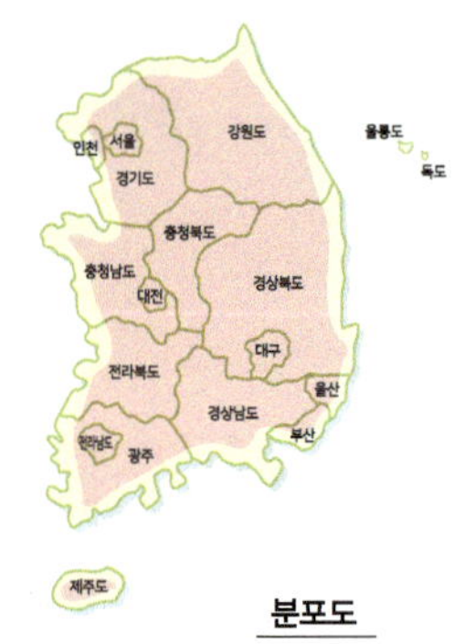

분포도

각 부위별 생김새

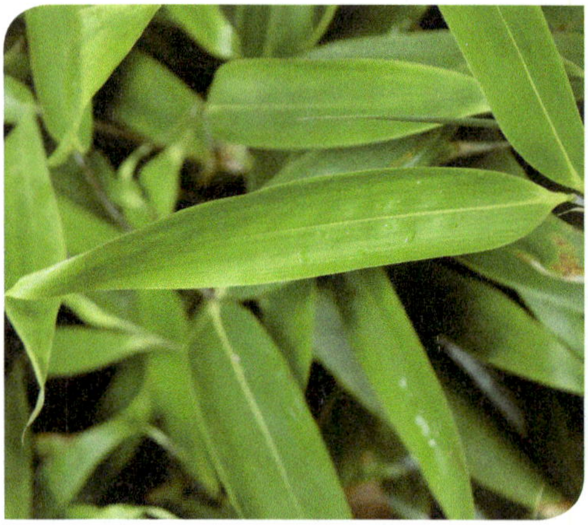

잎 생김새

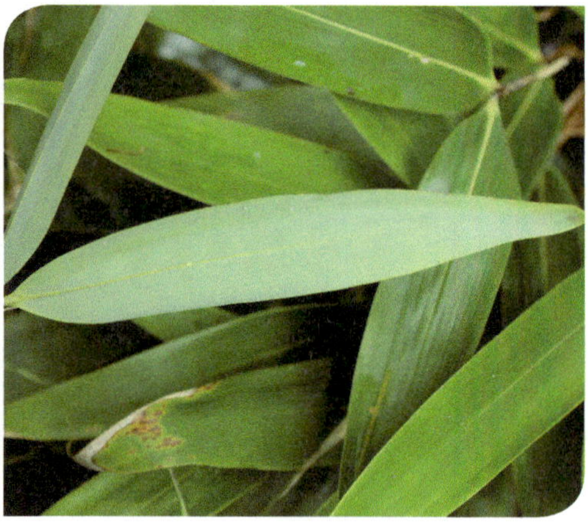

잎 뒷면

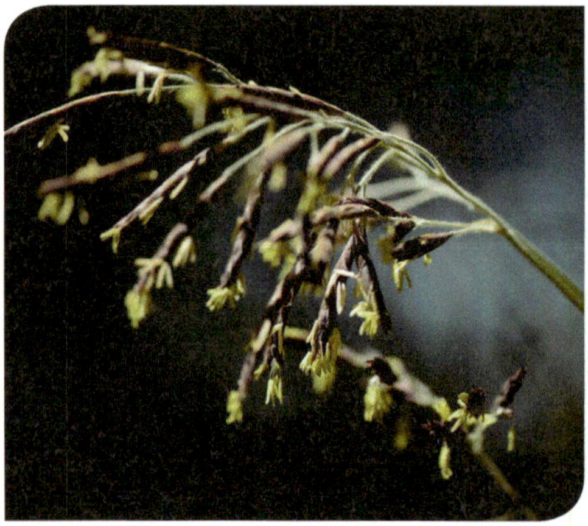

꽃

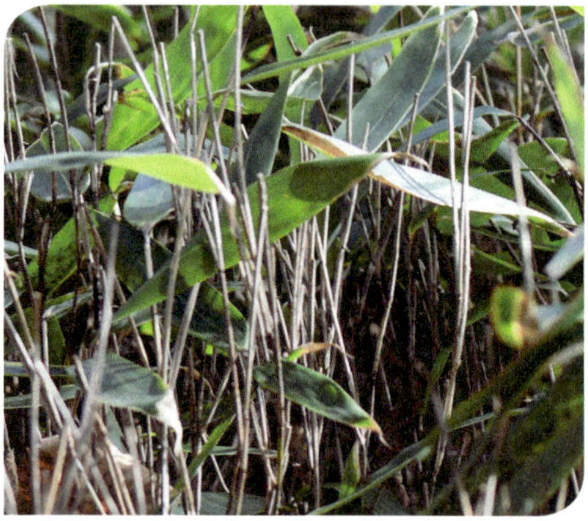

줄기

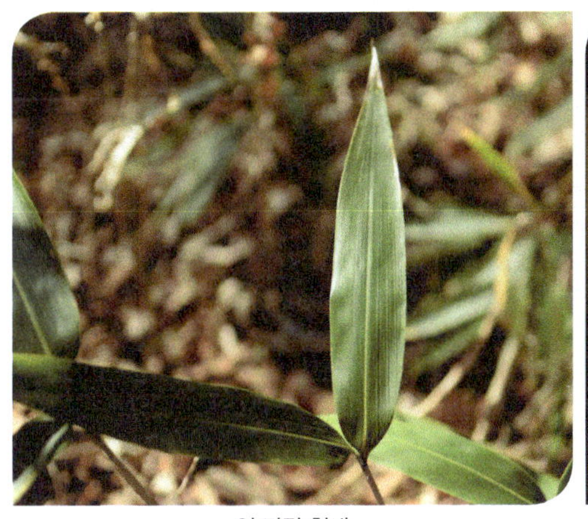
잎 달린 형태

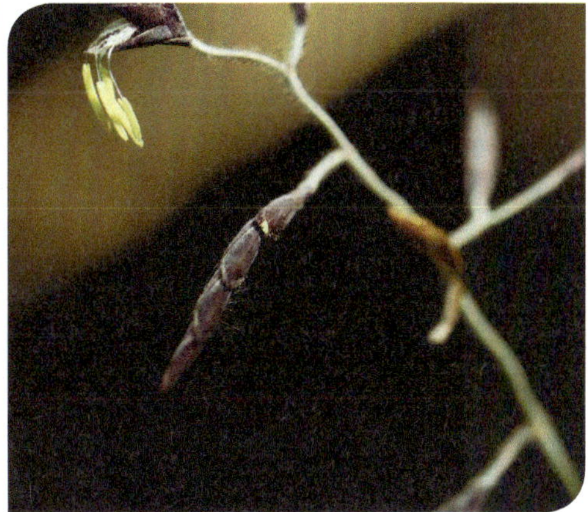
열매

가장자리에 가시 같은 잔 톱니가 있다. 꽃차례는 털과 흰 가루로 덮여 있으며 아랫부분이 검은빛을 띤 자주색 포로 싸여 있고 어긋나게 갈라지며 원뿔형의 꽃대가 나와 그 끝마다 10송이 정도의 이삭 같은 꽃이 달린다. 꽃이 핀 해의 5~6월에 작고 타원형의 열매가 회갈색으로 달린다.

채취 시기 연중 어느 때나 채취가 가능하나 여름에 아주 작은 잎을 채취하여 햇볕이나 그늘에 말려서 사용한다. 죽엽은 성장 후 1년이 된 것으로 어리고 탄력이 있으며 신선한 잎이 좋다.

약초의 성분 조릿대는 항암 활성물질이 있는 것으로 알려져 있다. 잘게 썬 마른 잎 1kg을 물로 씻고 생석회 포화용액 18L에 염화칼슘 1.5g을 넣고 2시간 정도 끓인 다음 걸러낸 액에 탄산가스를 통과시켜 탄산칼슘의 앙금이 완전히 생기도록 하룻밤 두었다가 거른다. 거른 액을 1/20로 졸이고 앙금이 생기면 다시 거른다. 거른 액을 졸여서 말리면 8~11%의 노란빛의 밤색 물질을 얻을 수 있는데 이것이 강한 항암 활성물질이다. 이 물질은 총당 43%, 질소 1% 정도이다.

약초의 성미 성질이 차고, 맛은 달고 담담하고, 독성은 없다.

약초의 작용부위 심(心), 폐(肺), 담(膽) 경락에 작용한다.

약초의 효능과 치료 열을 식히고 번조를 제거하는 청열제번, 소변을 잘 보게 하는 이뇨, 갈증을 멈추게 하는 지갈, 진액을 생성시키는 생진(生津) 등의 효능이 있어서 열병과 번갈을 치료하며, 소아경풍(小兒驚風), 정신불안, 소변불리, 구건(口乾: 입안이 마르는 증상), 해역(咳逆: 기침을 하며 기가 위로 거스르는 증상) 등의 치료에 사용한다.

약초 처방 및 약용법과 용량 민간요법에서는 조릿대를 만성 간염, 땀띠, 여드름, 습진 치료 등에 사용한다고 한다. 만성 간염에는 말린 잎과 줄기 10~20g을 잘게 썰어 물 700mL에 넣어 끓기 시작하면 약하게 줄여 200~300mL가 될 때까지 달여 하루에 3회씩 식전에 마시면 입맛이 없고 몸이 노곤하며 소화가 잘 안되고 헛배가 부르며 머리가 아프고 간 부위가 붓고 아픈 증상을 치료한다. 말린 잎 100g을 물 5~6L에 넣어 2~3시간 약한 불로 끓여 그 물을 욕조에 붓고 건더기는 베주머니에 넣어 욕조 속에 넣은 다음 그 물로 목욕하면 땀띠, 여드름, 습진을 치료하는 데 효과적이다. 또한 민간에서는 봄철에 채취한 조릿대 잎을 잘게 썰어 그늘에서 말려 5년쯤 묵혀두었다가 오랫동안 달여 농축액을 만들어놓고 약용하는데 이렇게 하면 조릿대의 찬 성질이 없어지며 조금씩 먹으면 면역기능을 강화하는 좋은 약이 된다고 한다.

사용 시 주의사항 유사종인 섬조릿대, 제주조릿대, 섬대 등의 잎도 약재로 사용하고 있으며 민간에서는 조릿대를 담죽엽(淡竹葉)이라고도 부르지만 담죽엽은 여러해살이풀인 조릿대풀(*Lophatherum gracile* Brongn.)의 생약명으로 혼동의 우려가 있으므로 구분하여 사용해야 한다.

특허로 입증된 기능성 물질

제주조릿대 잎 추출물 또는 그로부터 분리된 파라-쿠마르산을 이용한 비만 및 지방간 개선제 조성물

본 발명은 제주조릿대 추출물을 이용한 비만 및 지방간 개선제 조성물을 개시한다. 상기 제주조릿대 추출물은 동물 실험에서 체중 증가 및 지방 축적을 억제하고, 아디포넥틴의 발현량을 증가시키며 AMPK(AMP-activated protein kinase)를 활성화시키는 활성을 나타낸다. 또한 상기 제주조릿대 추출물은 간 손상의 지표 효소인 글루타민산피루브산트랜스아미나아제(이하 "GPT"), 글루타민산옥살로아세트산트랜스아미나아제(이하 "GOT") 및 락테이트디하이드로게나제(이하 "LDH")의 함량을 낮추는 활성 등을 나타낸다.

- 공개번호 : 10-2013-0026976, 출원인 : 제주대학교 산학협력단

비슷한 약초

조릿대

제주조릿대

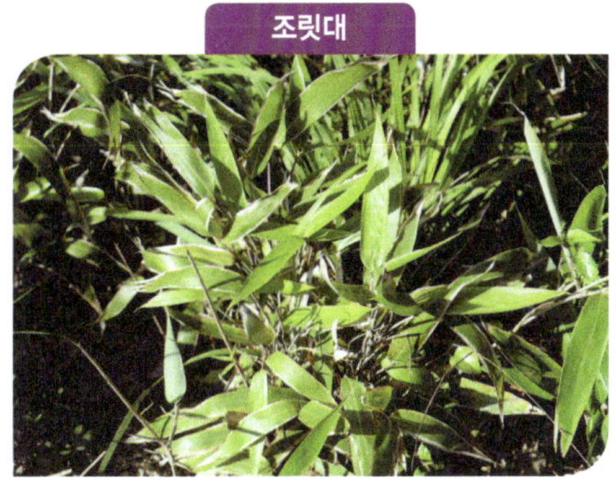

조릿대 지상부

제주조릿대 지상부

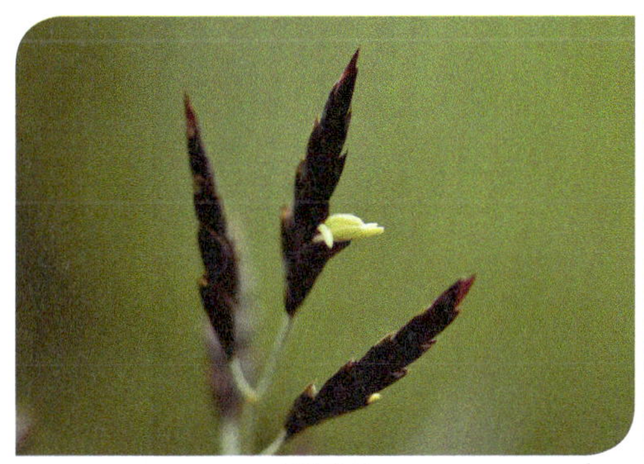

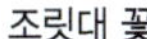

조릿대 꽃

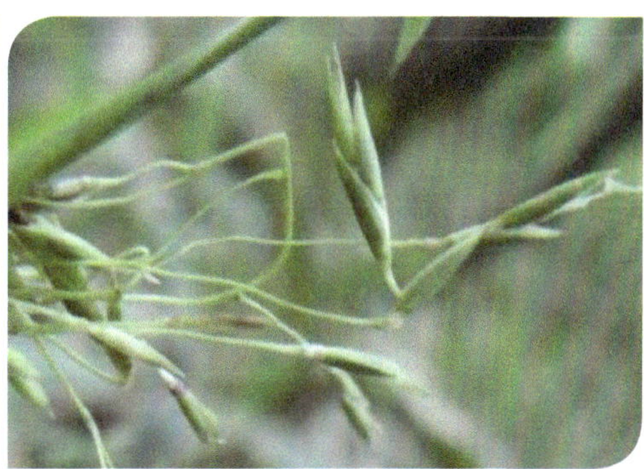

제주조릿대 꽃

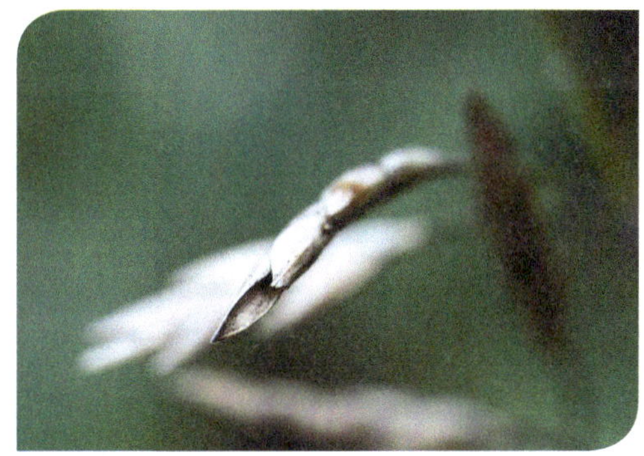

조릿대 열매

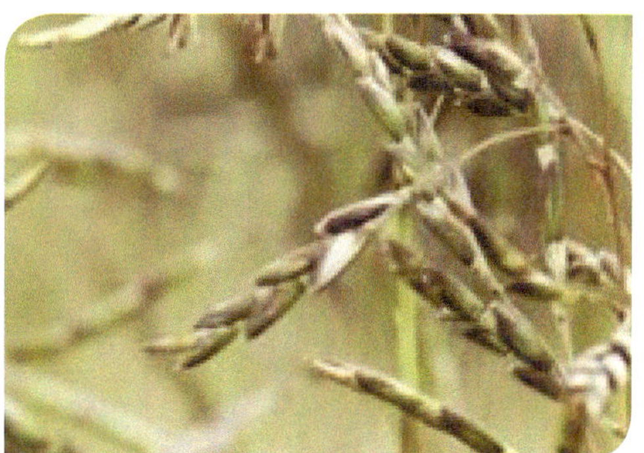

제주조릿대 열매

• 조릿대와 제주조릿대의 차이점

잎에서 서로 차이가 나는데 제주조릿대는 흰 테두리를 두르고 있는 것이 특징이다.

조릿대 약차

채취 방법

연중 어느 때나 채취 가능하나 여름에 조릿대의 작은 눈엽(嫩葉: 어린잎)을 채취하여 깨끗이 씻어 햇볕이나 그늘에 말려서 사용한다. 죽엽은 생장하여 1년이 된 것으로 어리고 탄력이 있으며 신선한 잎이 좋다.

약차 만들기

말린 조릿대 잎 6~15g을 사용하며, 보통 말린 조릿대 잎과 줄기 10~20g을 잘게 썰어 물 2L에 넣어 끓기 시작하면 약하게 줄여 2시간 정도 더 달여 하루 3~4번 식사 전에 마신다.

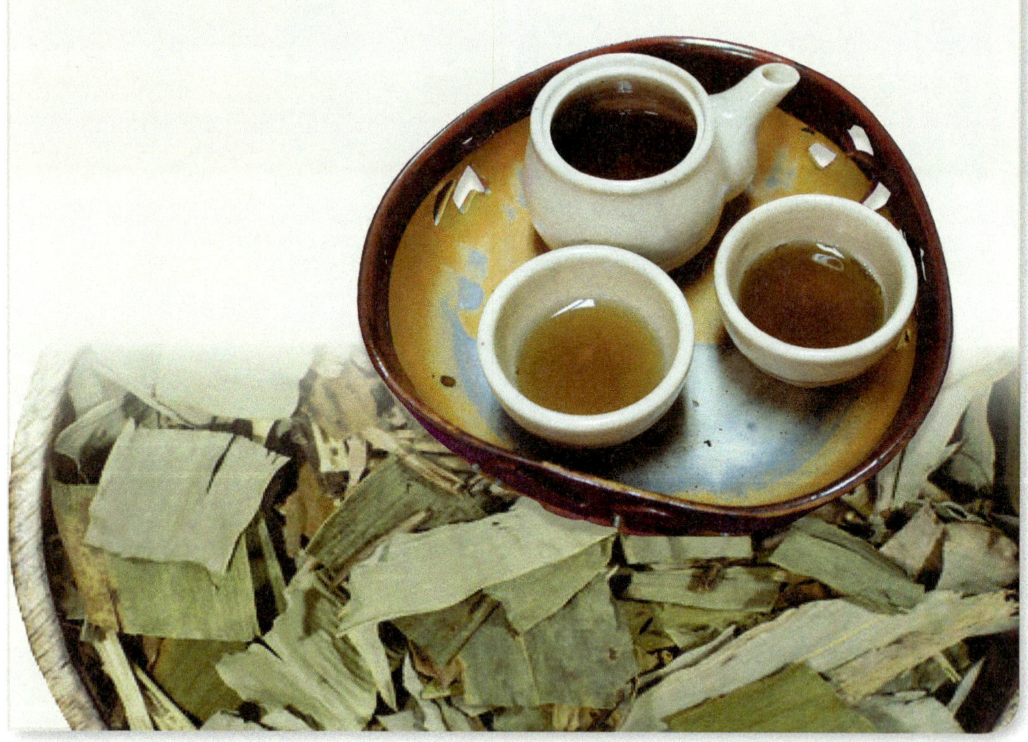

풍한사로 인한 감기, 코 막힘, 가래와 천식

족도리풀

Asarum sieboldii Miq.

한약의 기원

이 약은 민족도리풀, 서울족도리풀의 뿌리를 포함한 전초이다.

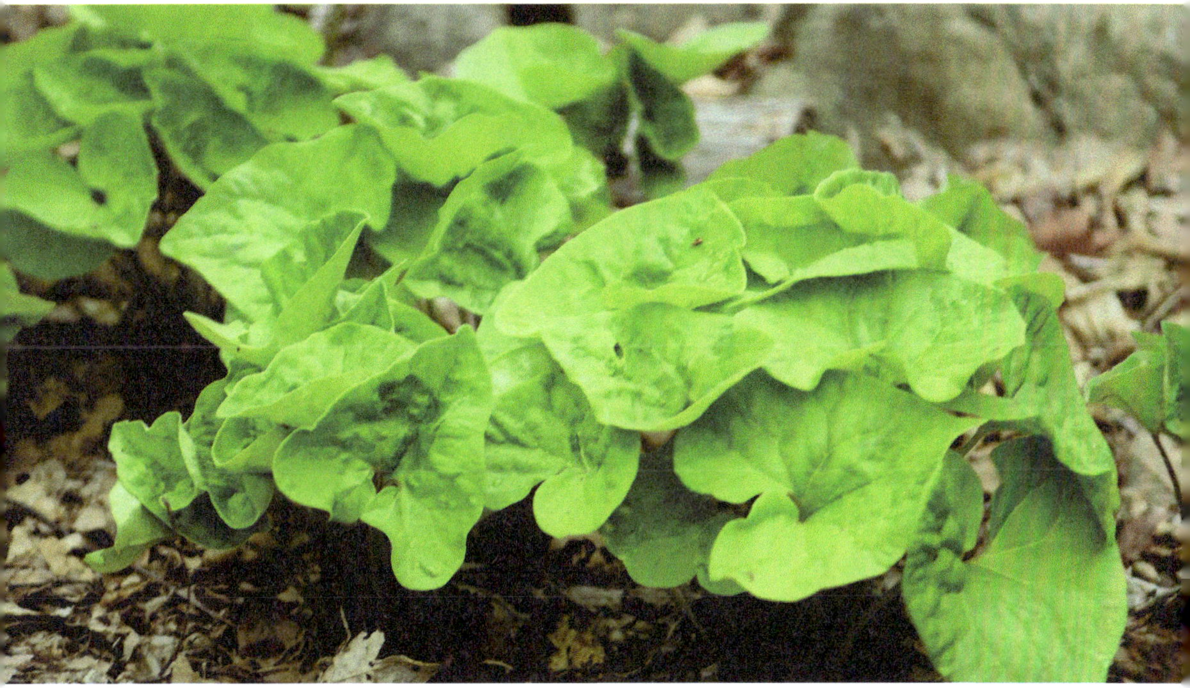

- **생약명** : 세신(細辛)
- **이명** : 족두리풀, 세삼, 소신(小辛, 少辛), 세초(細草)
- **사용부위** : 뿌리
- **꽃 피는 시기** : 4~6월
- **과명** : 쥐방울덩굴과(Aristolochiaceae)

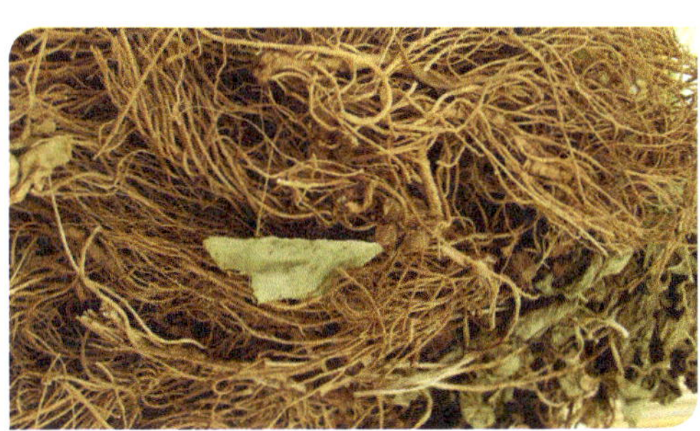

뿌리(채취품)

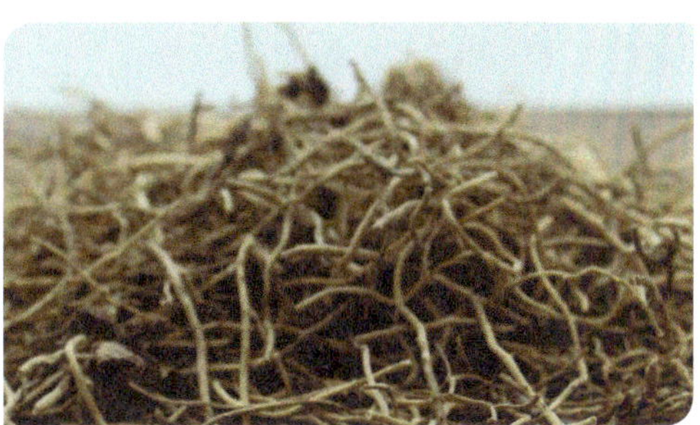

뿌리(약재 전형)

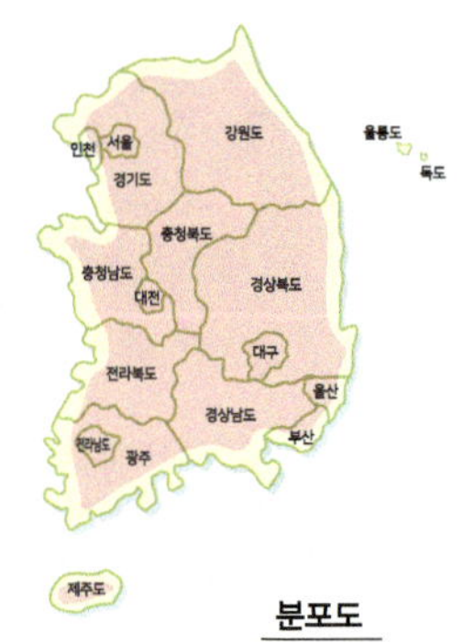

분포도

생태적 특성 족도리풀은 전국 각처의 산지에서 자라는 여러해살이풀로, 반그늘 또는 양지의 토양이 비옥한 곳에서 잘 자란다. 키는 15~20cm이며, 뿌리줄기는 마디가 많고 옆으로 비스듬히 기며 마디에서 뿌리가 내린다. 줄기는 자줏빛을 띠고, 잎은 줄기 끝에서 2장이 나오며 너비는 5~10cm이고 하트 모양이다. 잎의 표면은 녹색이고 뒷면에는 잔털이 많이 나 있다. 꽃은 검은 홍자색으로 4~6월에 피며

각 부위별 생김새

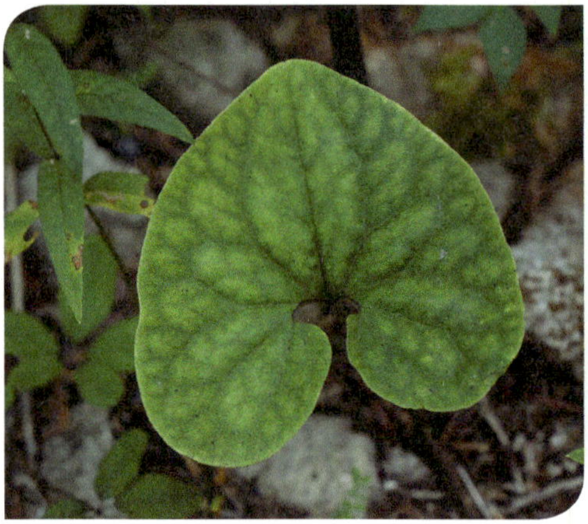

잎 생김새

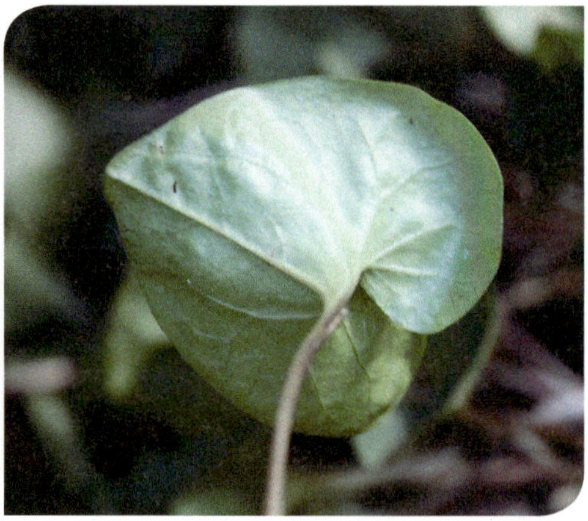

잎 뒷면

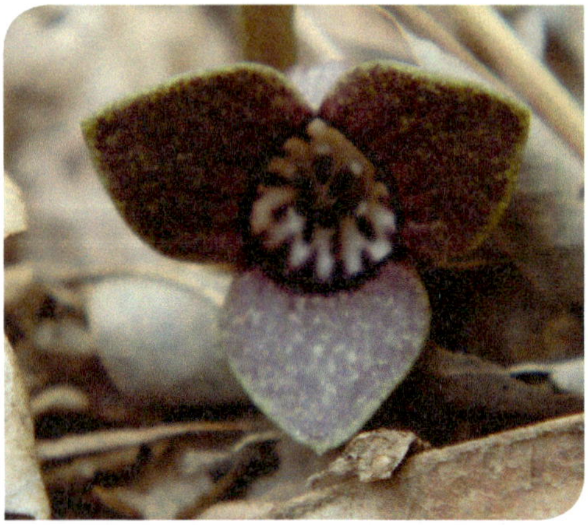

꽃

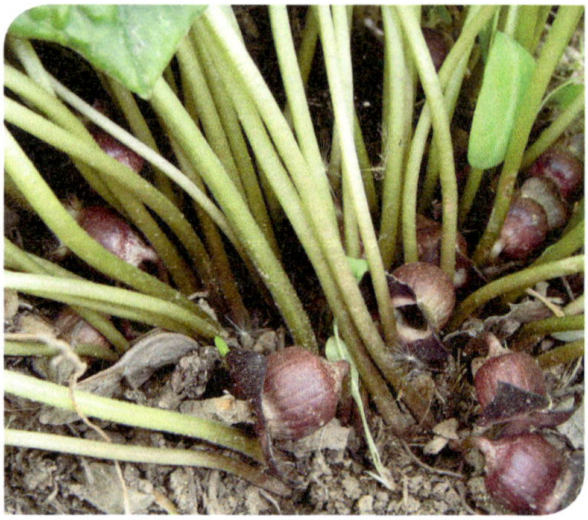

줄기

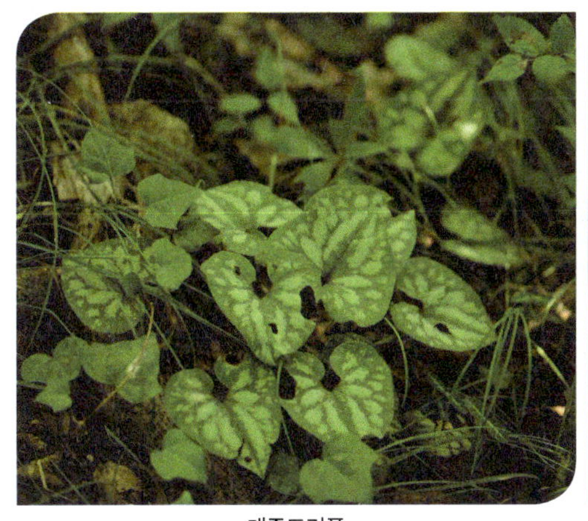
개족도리풀

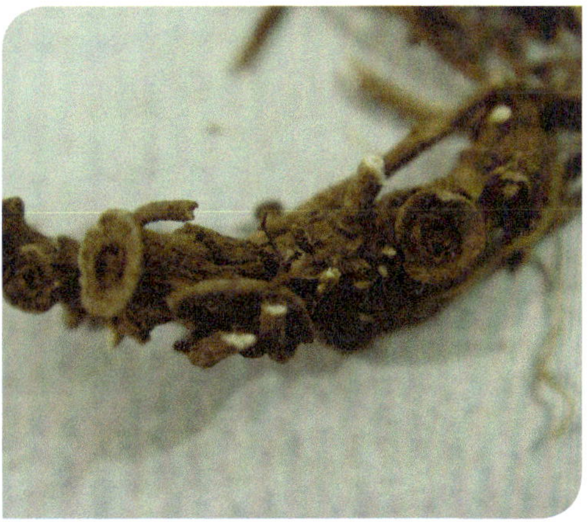
뿌리줄기

항아리 모양이고 끝이 3갈래로 갈라진다. 꽃은 잎 사이에서 올라오기 때문에 잎 주위의 쌓여 있는 낙엽들을 살짝 걷어내면 그 속에 수줍은 듯 숨어 있다. 열매는 8~9월경에 두툼하고 둥글게 달린다.

채취 시기 5~7월에 전초를 뿌리째 채취한 후 이물질을 제거하고 부스러지지 않도록 습기를 줘 부드럽게 만든 뒤 절단해 햇볕에 말려 사용한다. 봄 · 가을에 뿌리만을 채취하여 같은 방법으로 약재로 가공하기도 한다.

약초의 성분 뿌리에는 메틸류게놀(methylleugenol), 아사릴케톤(asarylketone), 사프롤(safrol), 1,8-시네올(1,8-cineol), 유카본(eucarvone), 아사리닌(asarinin), 히게나민(higenamine) 등이 함유되어 있다.

약초의 성미 성질이 따뜻하고, 맛은 맵고, 독성은 없다.

약초의 작용부위 심(心), 폐(肺), 신(腎) 경락에 작용한다.

약초의 효능과 치료 풍사를 제거하고 한사를 흩어지게 하는 거풍산한(祛風散寒), 구규(九竅: 몸의 9개의 구멍으로 눈, 코, 귀, 입, 요도, 항문 등을 가리키며 오장육부의 상태나 병증을 나타내는 창문의 역할)를 통하게 하고 통증을 멈추게 하는 통규지통(通竅止痛), 폐기를 따뜻하게 하고 음식을 잘 소화시키는 온폐화음(溫肺化飮) 등의 효능이 있어서 풍사와 한사로 인한 감기를 치료하고, 두통, 치통, 코 막힘을 치료하며, 풍습비통(風濕痺痛)과 담음천해(痰飮喘咳: 가래와 천식, 기침)를 다스린다.

약초 처방 및 약용법과 용량 말린 전초 1.5~4g을 물에 넣어 끓여 탕전하거나 환이나 가루로 만들어 복용하며 가루를 코 안에 뿌리기도 한다.

매운맛이 강하여 차나 음료로 마시기에는 부적당하며 약재로 사용한다. 추위나 바람에 노출되어 얻은 감기로 인하여 오는 오한발열, 두통, 비색(鼻塞: 코 막힘) 등의 병증을 다스리는데 특히 두통이 심한 감기증상 치료에 적합하다.

사용 시 주의사항 발산작용이 있는 약재이므로 음허, 혈허, 기허다한(氣虛多汗), 음허양항두통(陰虛陽亢頭痛: 음적인 에너지 소스가 부족하면서 양기가 항성하여 오는 두통), 음허폐열해수(陰虛肺熱咳嗽) 등에는 모두 사용하면 안 되며 가루약의 사용량이 너무 많지 않도록 주의한다.

안면홍조나 어지럼증, 다한 등을 일으킬 수 있고 심하면 가슴이 답답하고 오심, 구토, 심계(心悸) 등의 증상을 일으킬 수 있다.

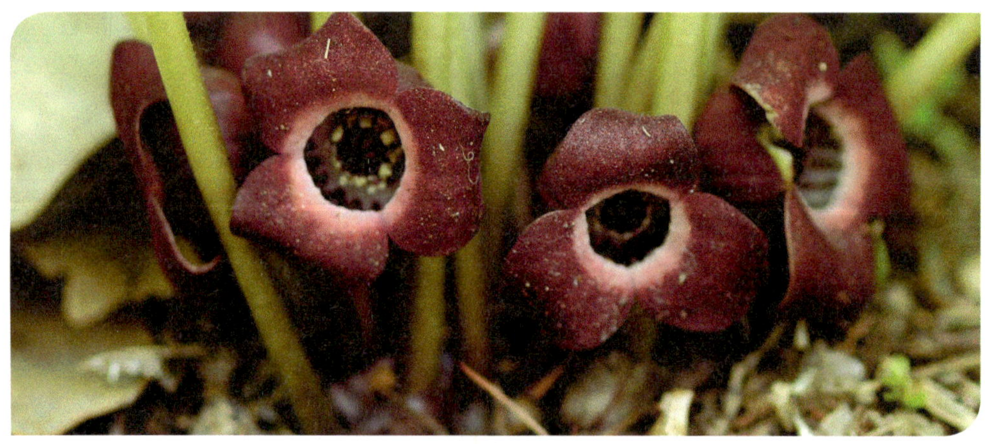

족도리풀 꽃

쥐똥나무

Ligustrum obtusifolium Siebold & Zucc.

한약의 기원

이 약은 쥐똥나무의 열매이다.

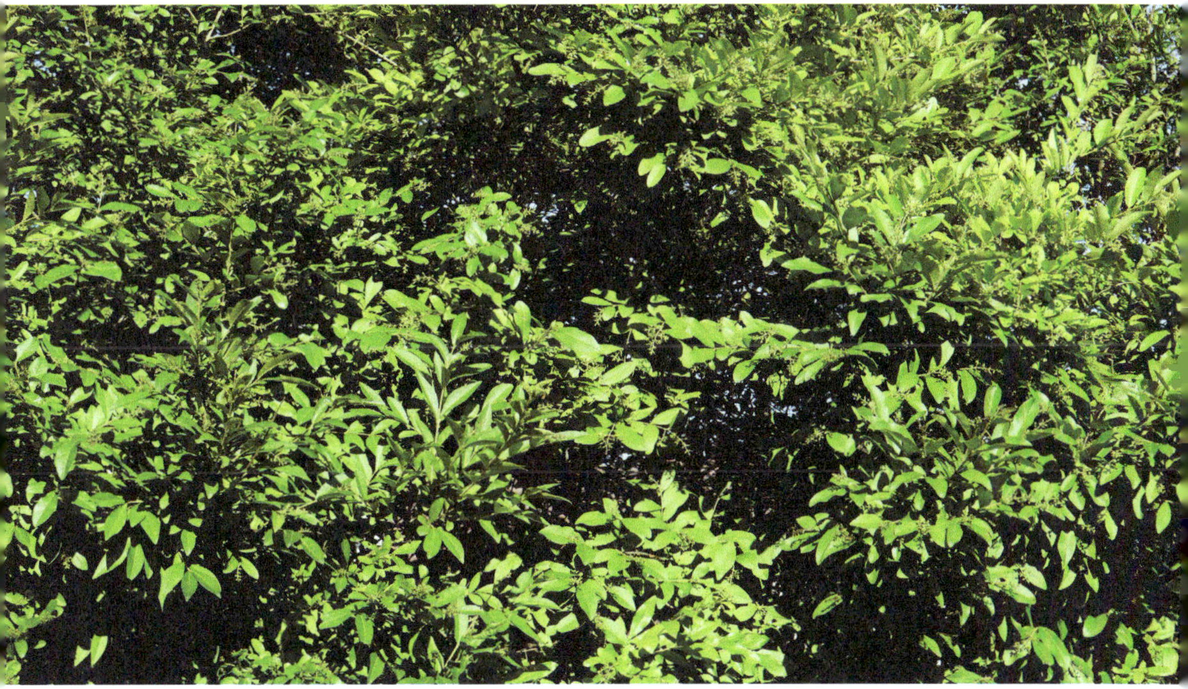

■ **생약명** : 수랍과(水蠟果)

■ **이명** : 개쥐똥나무, 남정실, 검정알나무, 귀똥나무, 수랍수(水蠟樹), 여정(女貞), 착엽여정(窄葉女貞), 싸리버들

■ **사용부위** : 열매

■ **꽃 피는 시기** : 5~6월

■ **과명** : 물푸레나무과(Oleaceae)

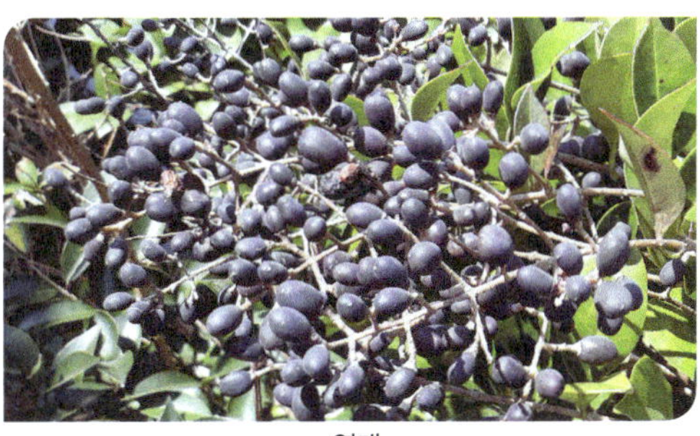

열매

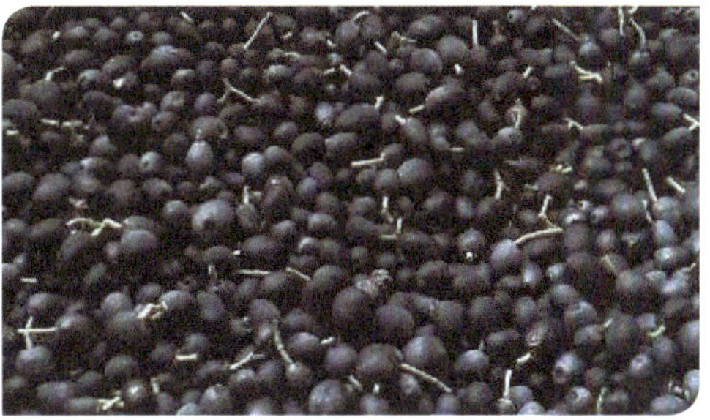

열매 약재

생태적 특성 쥐똥나무는 전국에서 분포하는 낙엽활엽관목으로, 높이는 2m 전후로 자라고, 가지는 가늘고 잔털이 나 있으나 2년째 가지에서는 없어진다. 잎은 타원형에 서로 어긋나 붙어 있고 양 끝이 뭉뚝하며 가장자리에는 톱니가 없고 뒷면에는 털이 나 있다. 꽃은 흰색으로 5~6월에 가지 끝에서 총상 또는 겹총상꽃차례로 많은 꽃이 핀다. 열매는 달걀 모양 원형으로 10~11월에 검은색으로 달린다.

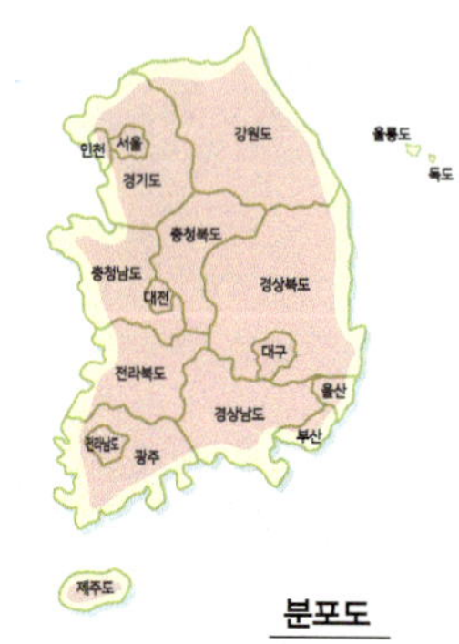

분포도

각 부위별 생김새

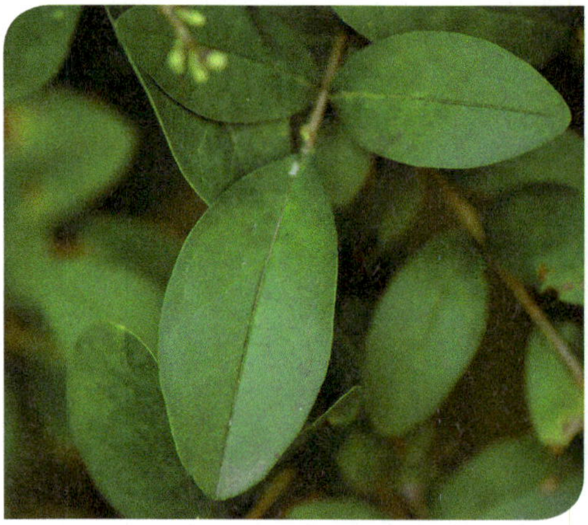

잎 생김새

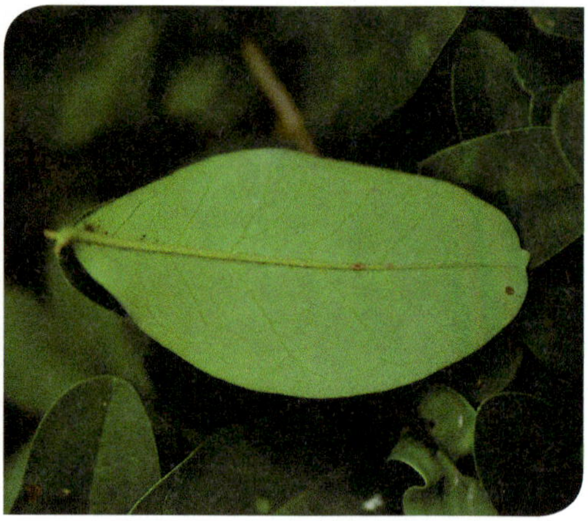

잎 뒷면

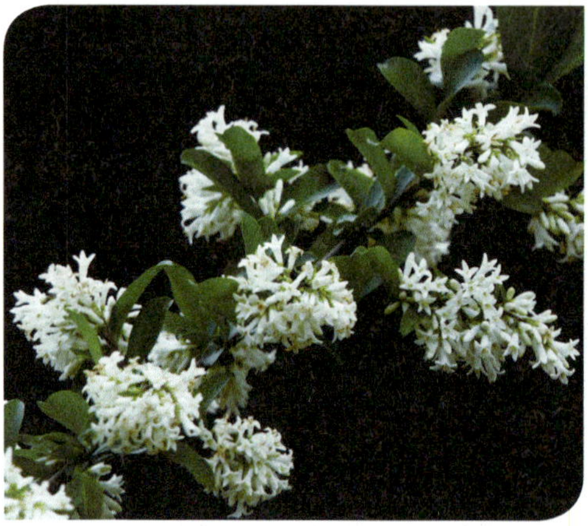

꽃

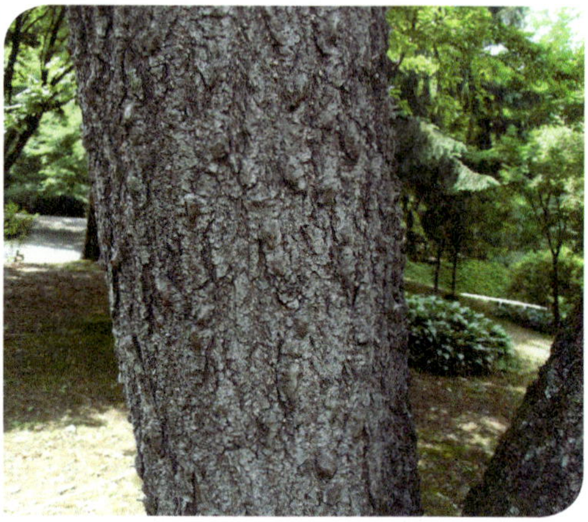

수피

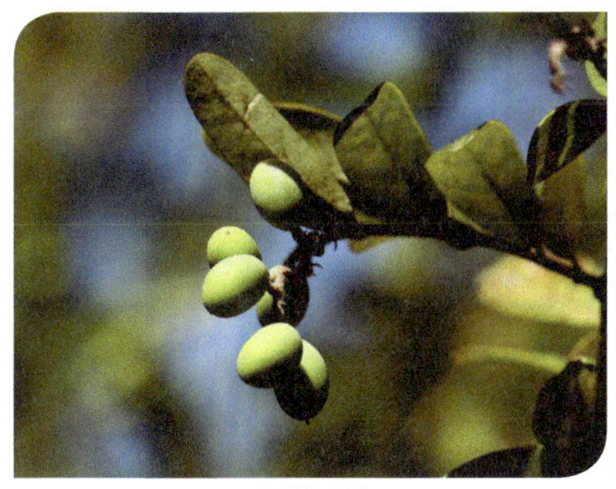

덜 익은 열매

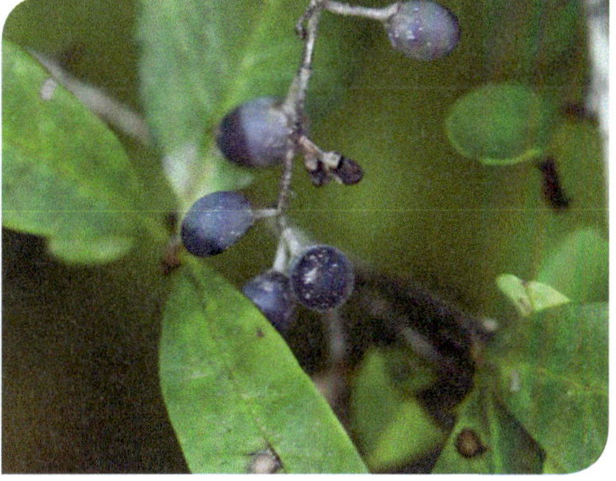

익은 열매

채취 시기 10~11월에 열매를 채취한다.

약초의 성분 열매에는 베타-시토스테롤(β-sitosterol), 세로틴산(cerotic acid), 팔미틴산(palmitic acid)이 함유되어 있다.

약초의 성미 성질이 평범하고, 맛은 달고, 독성은 없다.

약초의 작용부위 심(心), 비(脾), 신(腎) 경락에 작용한다.

약초의 효능과 치료 잘 익은 열매는 생약명을 수랍과(水蠟果)라고 하며 말려서 약용하고 약성은 평범하며 맛이 달고 독성은 없어 강장, 자한, 지혈, 신체허약, 신허(腎虛), 유정, 토혈, 혈변 등을 치료한다.

약초 처방 및 약용법과 용량 말린 열매 30~50g을 물 900mL에 넣어 반이 될 때까지 달여 하루에 2~3회 나눠 마신다.

특허로 입증된 기능성 물질

쥐똥나무속 식물 열매와 홍삼 함유 청국장 분말로 이루어진 항당뇨 활성 조성물

본 발명은 쥐똥나무속(Ligustrum) 식물 열매 분말 또는 추출물과 홍삼 함유 청국장 분말이 0.5 내지 1 : 1로 이루어진 항당뇨 활성 조성물 및 이를 유효성분으로 함유하는 당뇨병 예방 또는 치료용 약학 조성물 및 기능성 식품 조성물에 관한 것으로, 본 발명에 따른 조성물은 당뇨 유발 동물에서 혈당을 유의적으로 강하시킬 수 있어 당뇨병의 예방 및 치료에 매우 우수한 효과가 있다.

- 공개번호 : 10-2010-0081116, 출원인 : 김순동

비슷한 약초

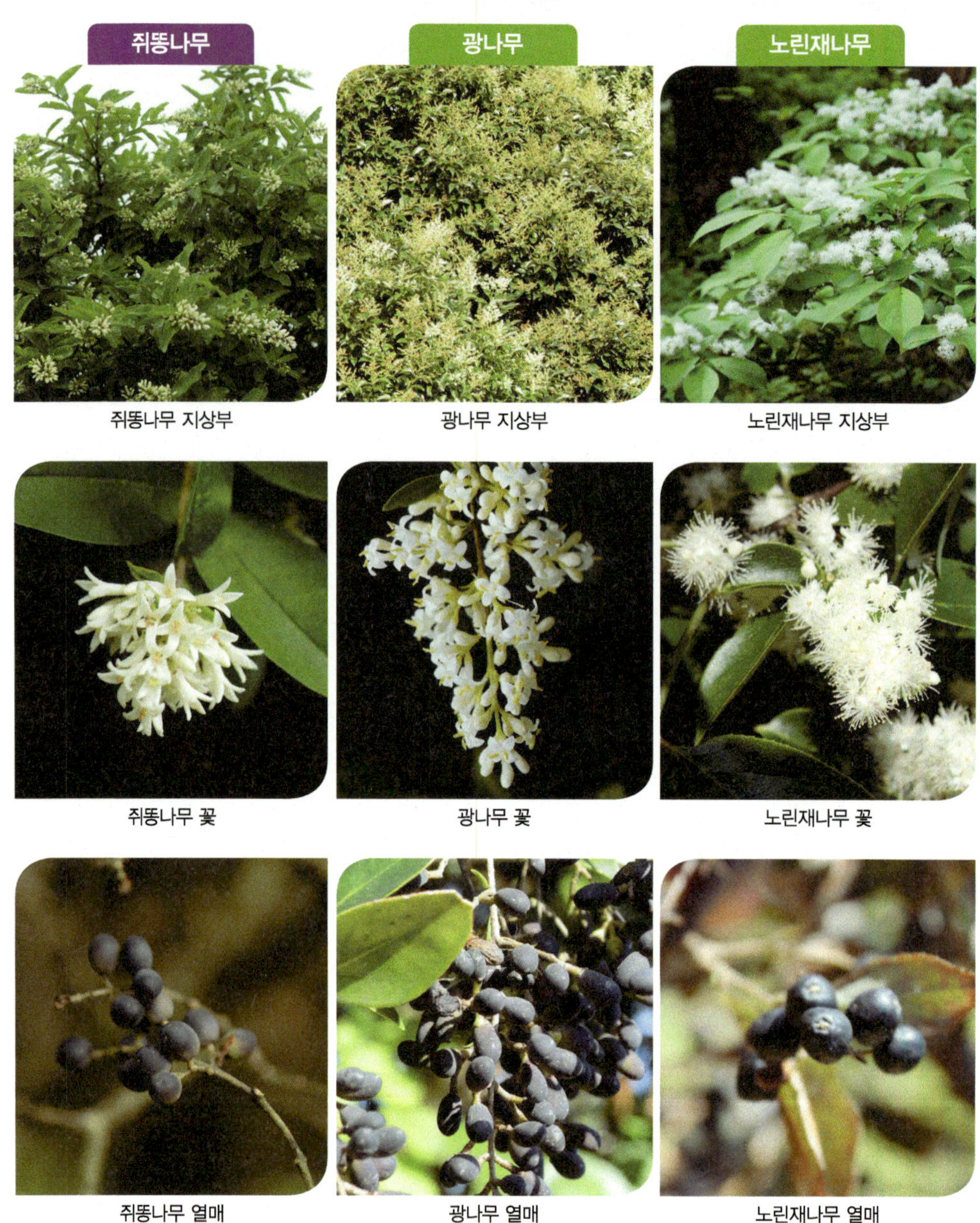

쥐똥나무 | 광나무 | 노린재나무

쥐똥나무 지상부 | 광나무 지상부 | 노린재나무 지상부

쥐똥나무 꽃 | 광나무 꽃 | 노린재나무 꽃

쥐똥나무 열매 | 광나무 열매 | 노린재나무 열매

• 쥐똥나무와 광나무, 노린재나무의 차이점 |

쥐똥나무는 잎에 빛이 없고 꽃이 뭉쳐서 피고, 광나무는 잎에 푸른빛이 나며 꽃은 길게 피며 노린재나무는 잎이 둥글고 넓다.

간염, 황달, 변비, 동상, 화상, 습진

지치

Lithospermum erythrorhizon Siebold & Zucc.

한약의 기원

이 약은 지치, 신강자초(新疆紫草), 내몽자초(內蒙紫草)의 뿌리이다.

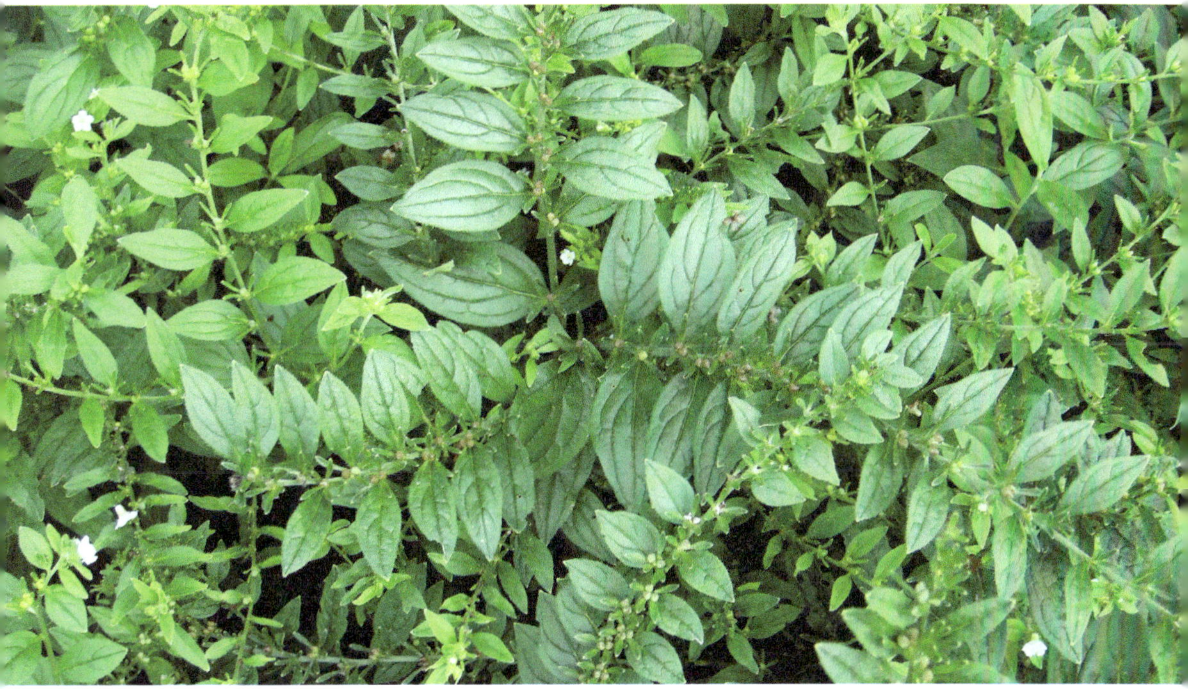

- **생약명** : 자근(紫根)
- **이명** : 지초, 지추, 자초(紫草), 자초근(紫草根), 자단(紫丹), 자초용(紫草茸)
- **사용부위** : 뿌리
- **꽃 피는 시기** : 5~6월
- **과명** : 지치과(Boraginaceae)

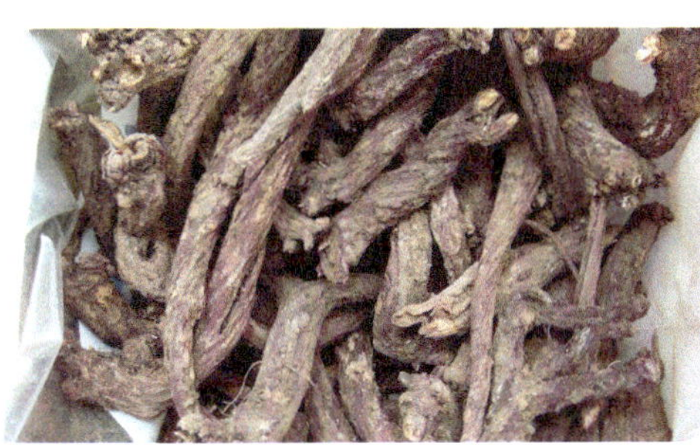

뿌리(약재 전형)

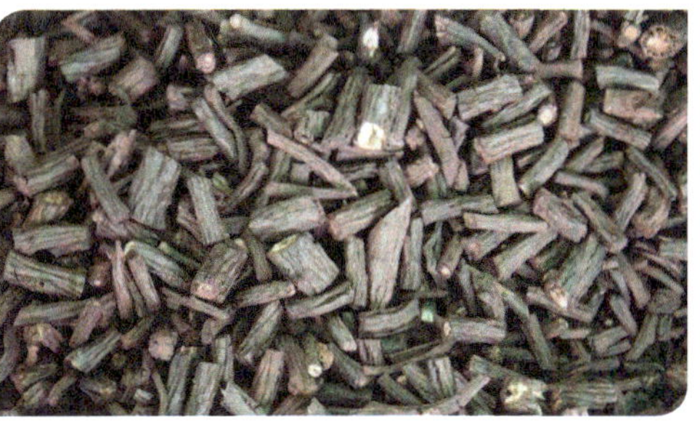

뿌리(약재)

생태적 특성 지치는 각지에서 분포하며 재배도 하는 여러해살이풀로, 키는 30~70cm이다. 자근(紫根)이라 부르며 약용하는 뿌리는 곧게 뻗어나가는 편이며 원기둥 모양으로 비틀려 구부러졌고, 가지가 갈라지며 길이 7~14cm, 지름 1~2cm이다. 약재 표면은 자홍색 또는 자흑색으로 거칠고 주름이 있으며 껍질부는 얇아 쉽게 탈락한다. 질은 단단하면서도 부스러지기 쉽고 단면은 고르지 않으며 목질부는

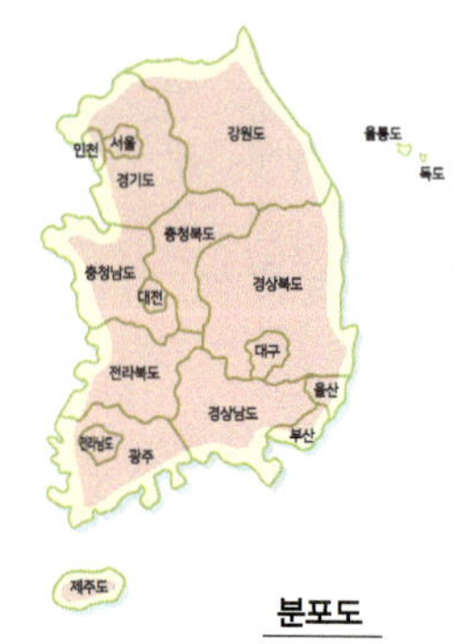

분포도

각 부위별 생김새

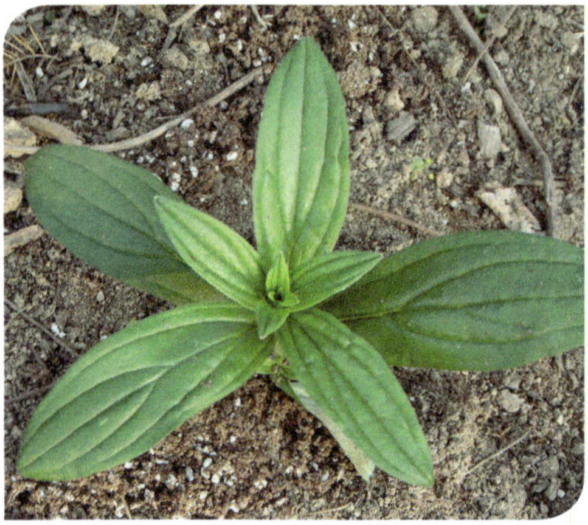

잎 생김새

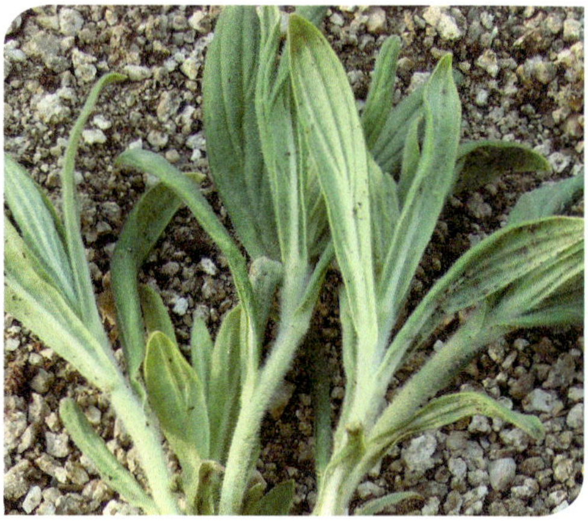

잎 뒷면

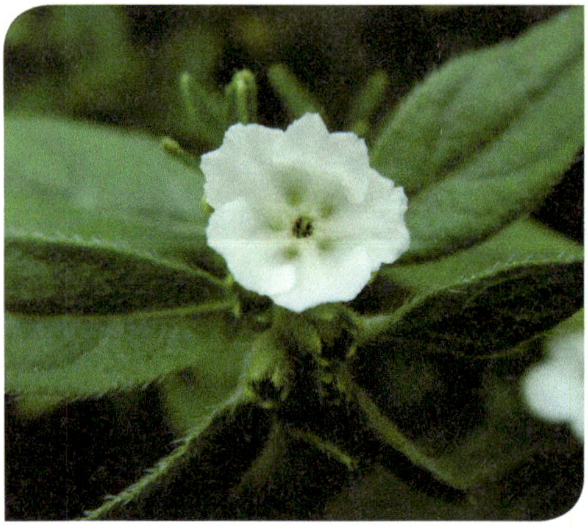

꽃

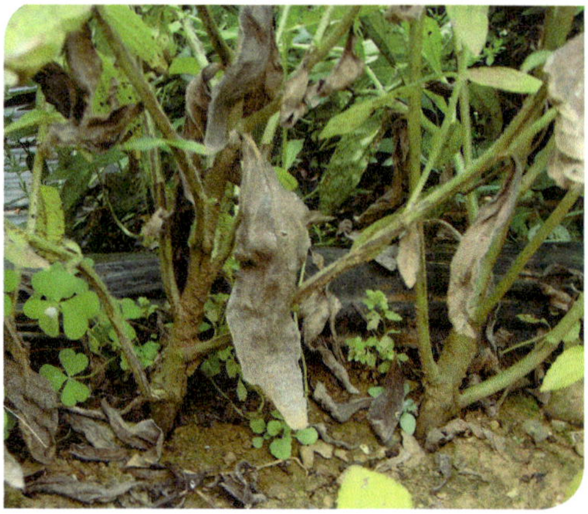

줄기

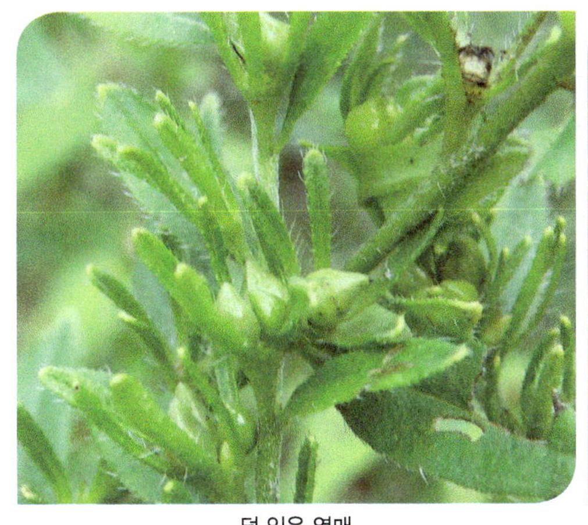

덜 익은 열매

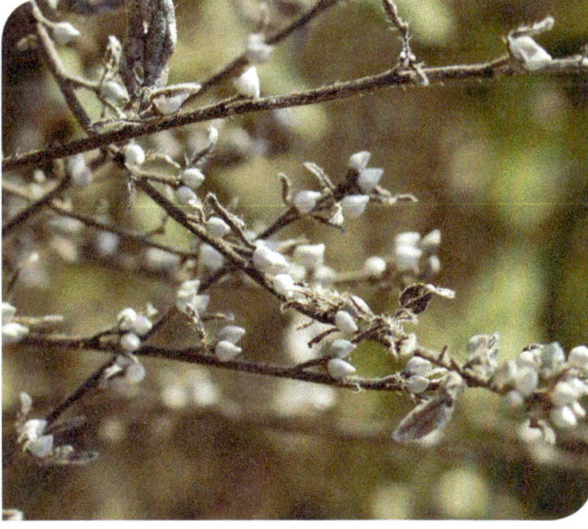

익은 열매

비교적 작고 황백색 또는 황색이다. 줄기는 곧게 자라고 전체에 털이 나 있고, 잎은 바소꼴로 잎자루가 없는 채로 어긋나며 질은 두터운 편이다. 꽃은 흰색으로 5~6월에 줄기와 가지 끝에서 총상꽃차례로 피며 잎 모양의 포가 있다.

채취 시기 가을부터 이듬해 봄 사이에 뿌리를 채취한 후 이물질을 제거하고 말린 뒤 절단해 사용한다.

약초의 성분 뿌리에는 쉬코닌(shikonin), 아세틸쉬코닌(acetylshikonin), 알카닌(alkanin), 이소바이틸쉬코닌(isobytylshikonin), 베타,베타-디메틸아크릴-쉬코닌(β,β-dimethylacryl-shikonin), 베타-하이드록시이소발러릴쉬코닌(β-hydroxyisovalerylshikonin), 테트라크릴쉬코닌(tetracrylshikonin) 등이 함유되어 있으며, 주성분인 쉬코닌, 아세틸쉬코닌은 항염증, 창상 치유, 항종양작용 등이 있어 고약으로 만들어 화상, 피부염증, 항균작용 등에 사용한다.

약초의 성미 성질이 차고, 맛은 달며, 독성은 없다.

약초의 작용부위 간(肝), 심(心) 경락에 작용한다.

약초의 효능과 치료 열을 풀어주는 해열, 혈액순환을 잘 되게 하는 활혈, 심기능을 강화하는 강심, 독을 풀어주는 해독, 종기를 제거하는 소종 등의 효능이 있어서 간염, 습열황달(濕熱黃疸), 열결변비(熱結便秘), 토혈, 코피, 요혈, 자반병, 단독, 동상, 화상, 습진 등을 치료하는 데 사용한다.

약초 처방 및 약용법과 용량 말린 뿌리 4~12g을 물 1L에 넣어 1/3이 될 때까지 달여 마시거나, 가루로 만들어 복용한다. 민간에서는 말린 뿌리 10g을 물 700mL에 넣어 끓기 시작하면 약하게 줄여 200~300mL가 될 때까지 달여 하루에 2회 나눠 마셨다. 외용할 경우에는 고약으로 만들어 환부에 붙인다. 민간에서는 황백(황벽나무 껍질)과 지치를 3:1로 섞어 가루로 만들어 참기름에 개어 연고처럼 만들어 주부습진 치료에 사용하는데 저녁에 잠자리에 들기 전 손을 깨끗이 씻고 참기름에 개어둔 연고를 바르고 자면 효과가 매우 좋다고 한다. 그 밖에도 증류주를 내릴 때 소줏고리를 통과한 술을 지치를 통과하게 하여 붉은 색소와 약효를 동시에 얻는 전통 민속주로 활용하기도 하고(진도 홍주), 공업적으로는 자줏빛 염료로 활용하기도 하는데 그 빛깔이 고와 예로부터 민간에서 애용되어 왔다.

사용 시 주의사항 성질이 차고 활설(滑泄)하므로 비 기능이 약하여 대변이 무른 사람은 신중하게 사용하여야 한다.

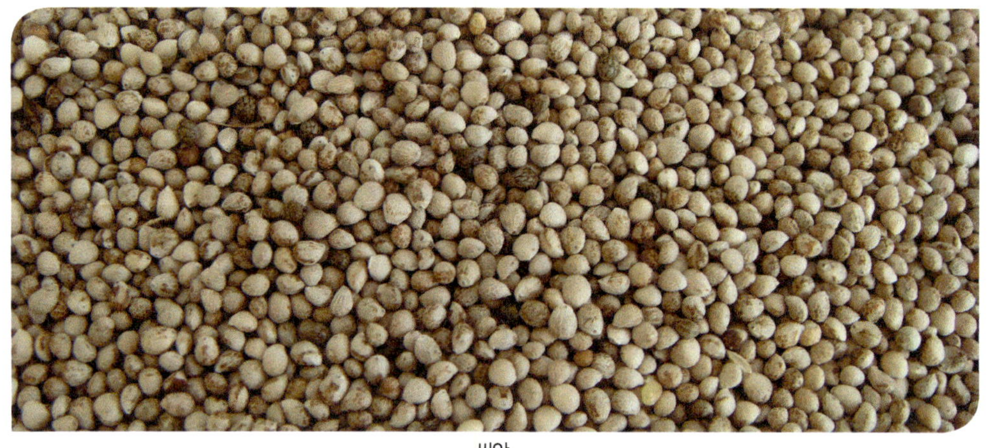

씨앗

청열, 자양, 강장, 양혈, 강심, 진액 생성

지황

Rehmannia glutinosa (Gaertn.) Libosch. ex Steud.

한약의 기원

이 약은 지황의 신선한 뿌리, 뿌리를 포제 가공한 것이다.

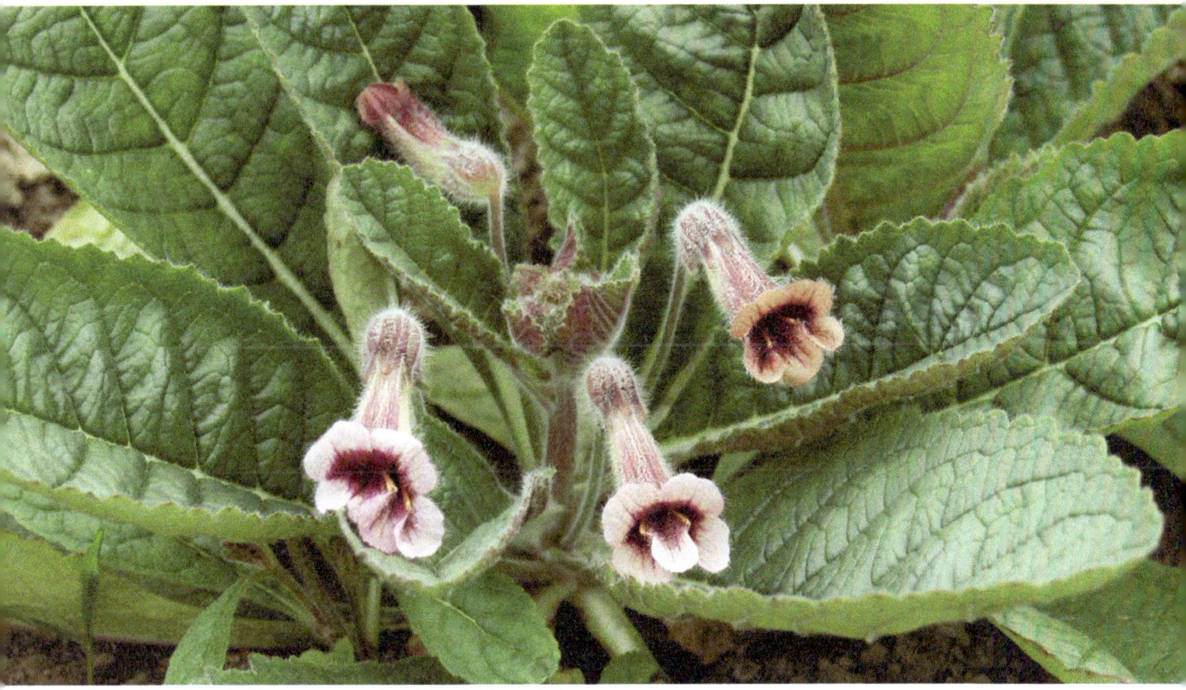

- **생약명** : 생지황(生地黃), 지황(地黃), 숙지황(熟地黃)
- **이명** : 지수(地髓), 숙지(熟地)
- **사용부위** : 덩이뿌리
- **꽃 피는 시기** : 6~7월
- **과명** : 현삼과(Scrophulariaceae)

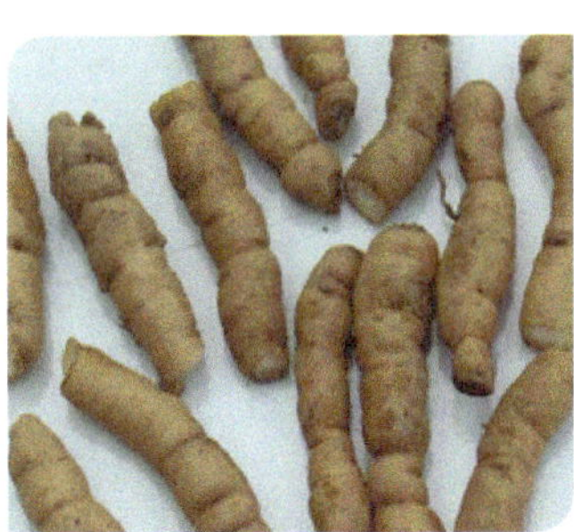

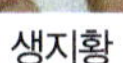

생지황

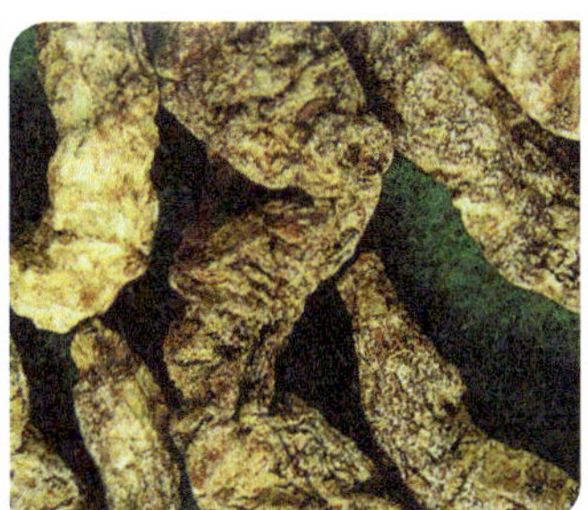

건지황

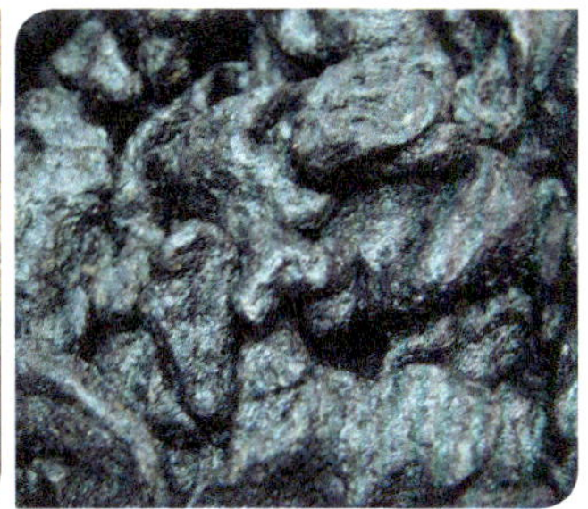

숙지황

생태적 특성 지황은 여러해살이풀로, 전국 각지에서 재배도 많이 하며 특히 전북 정읍 옹동면은 전통적으로 지황의 주산지이고 최근 충남 서천과 서산 지방에서도 많이 재배하고 있다. 키는 20~30cm로 자라고, 줄기는 곧추서며 전체에 짧은 털이 나 있다. 뿌리는 감색으로 굵고 옆으로 뻗으며, 생뿌리는 생지황(生地黃), 말린 뿌리는 건지황(乾地黃), 생지황을 아홉 번 찌고 아홉 번 말려서 만든 뿌리는 숙지황

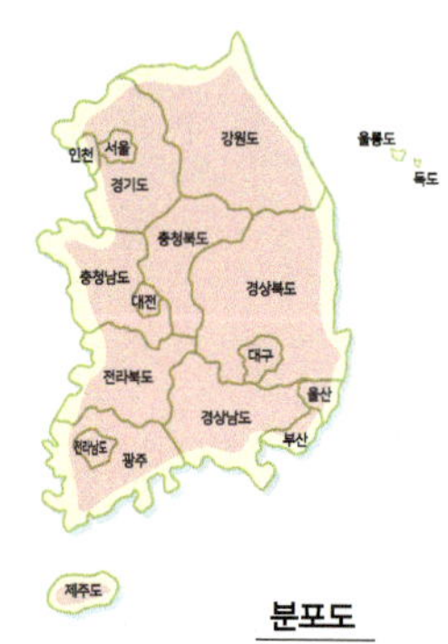

분포도

각 부위별 생김새

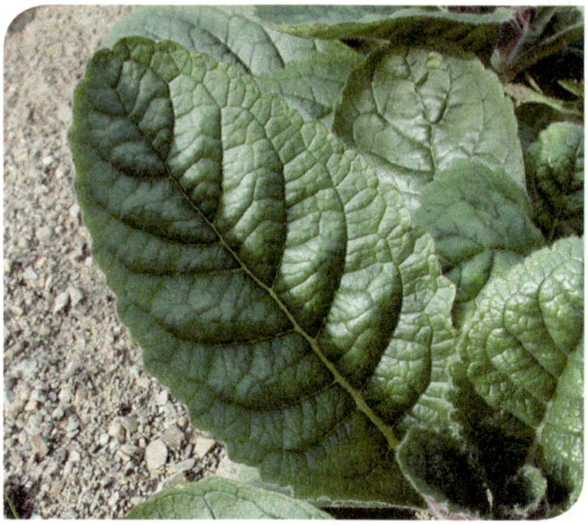

잎 생김새

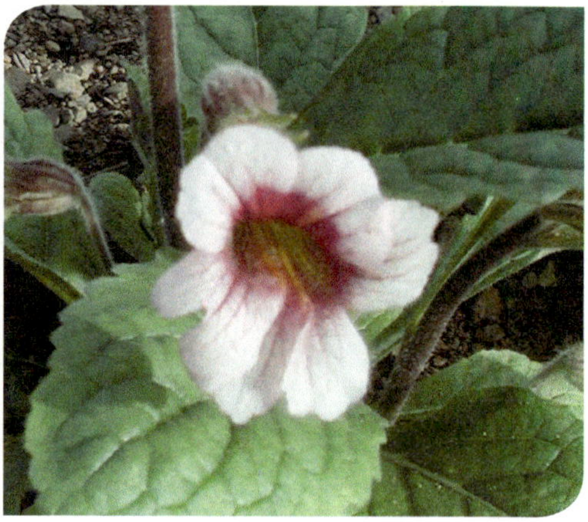

꽃

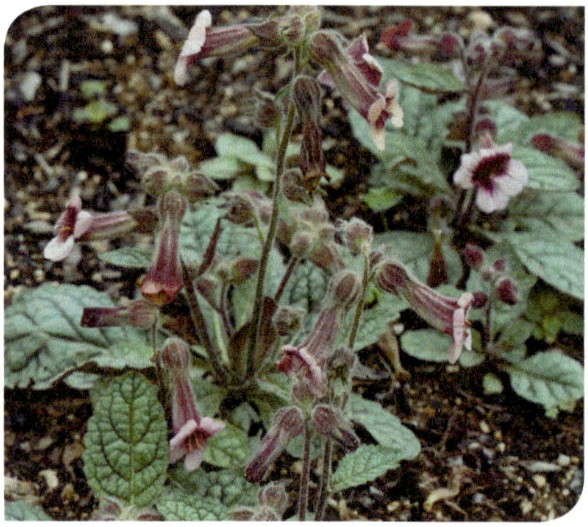

꽃무리

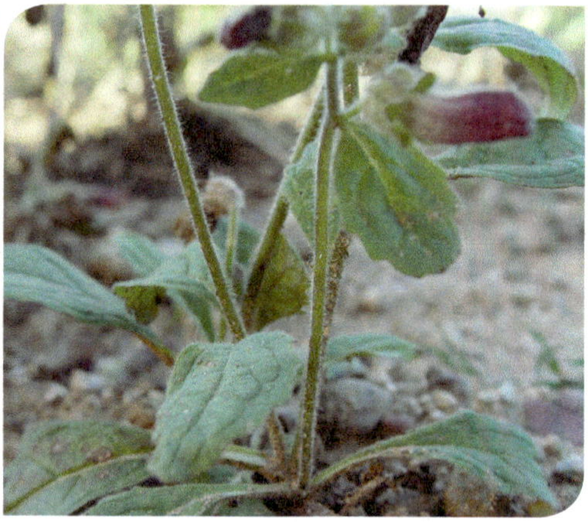

줄기

(熟地黃)이라고 한다.

뿌리에서 나온 잎은 뭉쳐나고 타원형이다. 잎끝은 둔하고 밑부분이 뾰족하며 가장자리에 물결 모양의 톱니가 있다.

잎 표면에는 주름이 있으며 뒷면에는 맥이 튀어나와 그물 모양이 된다. 줄기에 달린 잎은 타원형으로 어긋난다. 꽃은 홍자색으로 6~7월에 총상꽃차례로 15~18cm의 꽃대 위에서 핀다. 열매는 튀는열매로 타원형이다.

채취 시기 숙지황 제조하는 방법[가을에 지상부가 고사하면 덩이뿌리를 채취하는데 겨울에 동해(凍害)가 없는 곳에서는 이듬해 이른 봄에 채취하기도 함]은 다음과 같다.

- 지황즙(地黃汁)으로 제조하는 방법 : 먼저 깨끗이 씻어 물에 담가 가라앉은 지황을 숙지황 원재료로 준비하고, 물의 중간부에 뜨는 지황[인황(人黃)]과 수면 위에 전부 뜨는 지황[천황(天黃)]을 건져내어 함께 짓찧어 즙액을 만든다. 먼저 건져둔 지황에 짓찧어 준비한 천황과 인황을 버무린 다음 찜통에 넣고 충분히 찐 후 꺼내 햇볕에 말리고 다시 지황즙 속에 하룻밤 담갔다가 찐 후 햇볕에 말린다. 이렇게 찌고 말리는 과정을 9번 반복하여 제조한다.
- 술, 사인(砂仁), 진피(陳皮) 등과 혼합하여 제조하는 방법 : 술(주로 막걸리를 빚어서 사용)에 지황을 버무려 찌고 말리는 과정을 반복하는데 겉과 속이 검은색이며 질이 유윤하면 햇볕에 말려서 제조한다.

약초의 성분 뿌리에는 카탈폴(catalpol), 아쿠빈(aucubin), 레오누리드(leonuride), 멜리토사이드(melitoside), 세레브로사이드(cerebroside), 렘니오사이드(rhemnnioside) A~C, 모노멜리토사이드(monomelitoside) 등이 함유되어 있다.

약초의 성미 생지황은 성질이 차고, 맛은 달고 쓰며, 독성은 없다. 숙지황은 성질이 따뜻하고, 맛은 달고, 독성은 없다.

약초의 작용부위 생지황은 심(心), 간(肝), 신(腎) 경락에 작용한다. 숙지황은 간(肝), 비(脾), 신(腎) 경락에 작용한다.

약초의 효능과 치료

- 생지황은 열을 내리게 하는 청열, 혈분의 나쁜 사기를 제거하는 양혈, 양기를 길러주는 자양, 진액을 생성하는 생진(生津), 심장 기능을 강화하는 강심 등의 효능이 있어 월경불순, 혈붕, 토혈, 육혈(衄血), 소갈, 당뇨병, 관절동통(關節疼痛), 습진 등을 치료한다.
- 숙지황은 혈을 보하는 보혈, 몸을 튼튼하게 하는 강장, 태아를 안정되게 만드는 안태 등의 효능이 있어 빈혈, 신체허약, 양위(陽萎), 유정, 골증(骨蒸: 골증조열의 준말), 태동불안(胎動不安), 월경불순, 소갈증, 이농(耳膿) 등을 치료하는 데 유용하다.

약초 처방 및 약용법과 용량 숙지황 4~20g을 각종 배합에 넣어 물을 붓고 끓여 마신다[사물탕(四物湯), 팔물탕(八物湯), 십전대보탕(十全大補湯) 등]. 또는 환으로 만들어 복용하기도 한다[육미지황환(六味地黃丸)]. 숙지황을 삶아서 추출한 물을 팥 앙금에 소량 첨가하여 반죽하면 팥 앙금이 쉽게 상하는 것을 방지할 수 있다.

사용 시 주의사항 숙지황이나 건지황의 경우 성질이 끈끈하고 점액질이기 때문에 비위가 허약한 사람, 기가 울체되어 담이 많은 사람, 복부가 팽만되고 대변이 진흙처럼 무른 사람 등은 사용해서는 안 되며, 무를 함께 사용할 수 없다. 또한 반드시 충분히 찌고 말리는 과정을 반복해 사용하여야 복통, 소화불량 등을 방지할 수 있다. 생지황의 경우에는 다액(多液)인 데다가 그 성질이 응체(凝滯)되기 쉬우므로 비기능이 허하고 습이 많은 경우와 위 기능이 허하고 소화기능이 떨어지는 경우, 복부가 팽만하고 진흙처럼 무른 대변을 보는 사람은 사용을 피한다.

특허로 입증된 기능성 물질

항산화 활성을 갖는 지황 추출물을 유효성분으로 함유하는 조성물

본 발명은 항산화 활성을 갖는 지황 추출물을 유효성분으로 함유하는 조성물에 관한 것으로, 본 발명의 지황 추출물은 활성산소종(ROS) 제거 효과, UV에 의한 세포보호 효과, 세포사멸 저해 효과, 티로시나아제 활성 저해 효과를 나타냄을 확인함으로써 피부 노화 방지, 미백 또는 각질 제거용 피부외용 약학 조성물 및 화장료 조성물로 이용될 수 있다.

- 공개번호 : 10-2009-0072850, 출원인 : 대구한의대학교 산학협력단

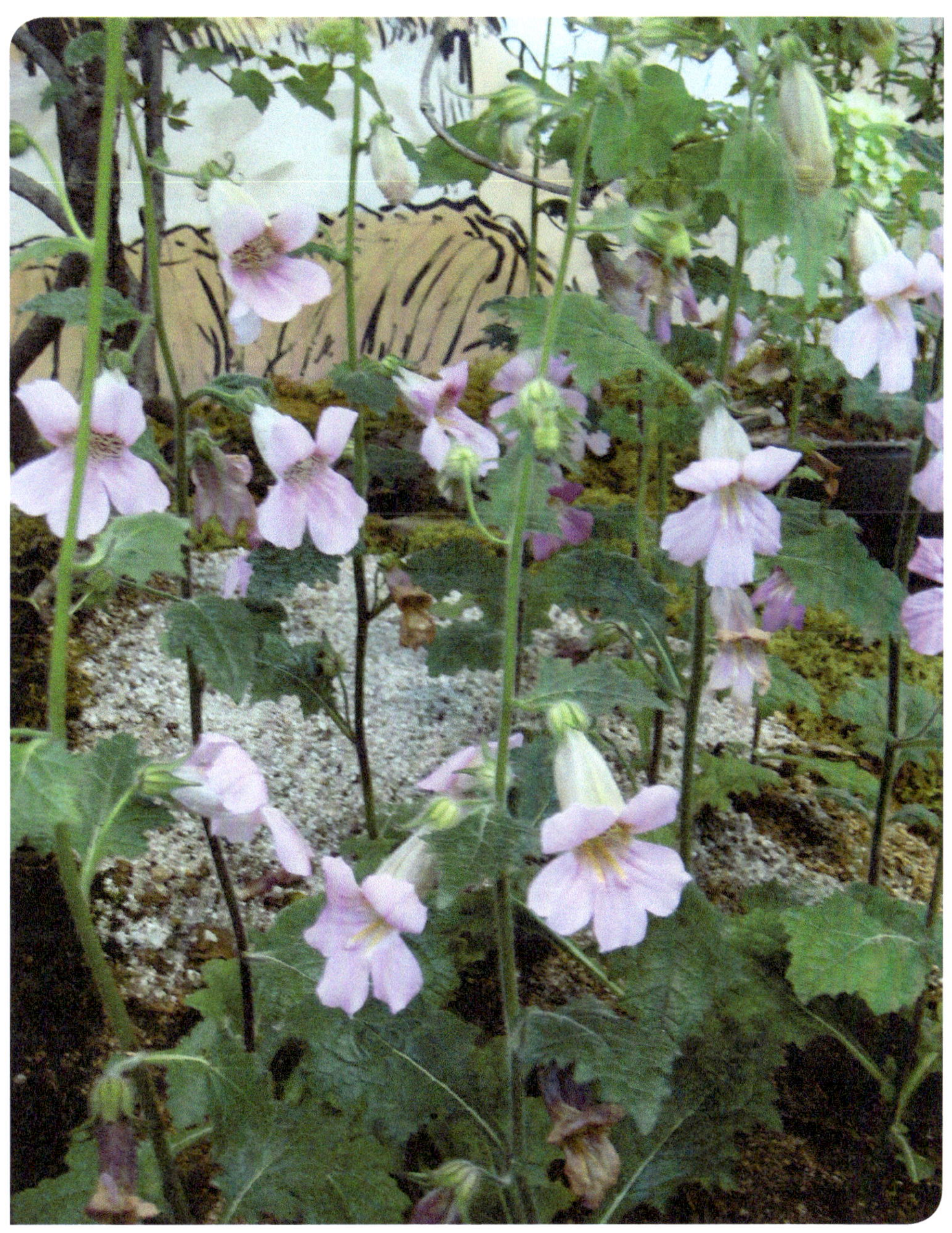

꽃지황

원예종으로 개발되어 약용으로는 사용하지 않고 꽃을 보는 식물로 재배되고 있다.

진달래

Rhododendron mucronulatum Turcz.

한약의 기원

이 약은 진달래의 뿌리, 줄기와 잎, 꽃이다

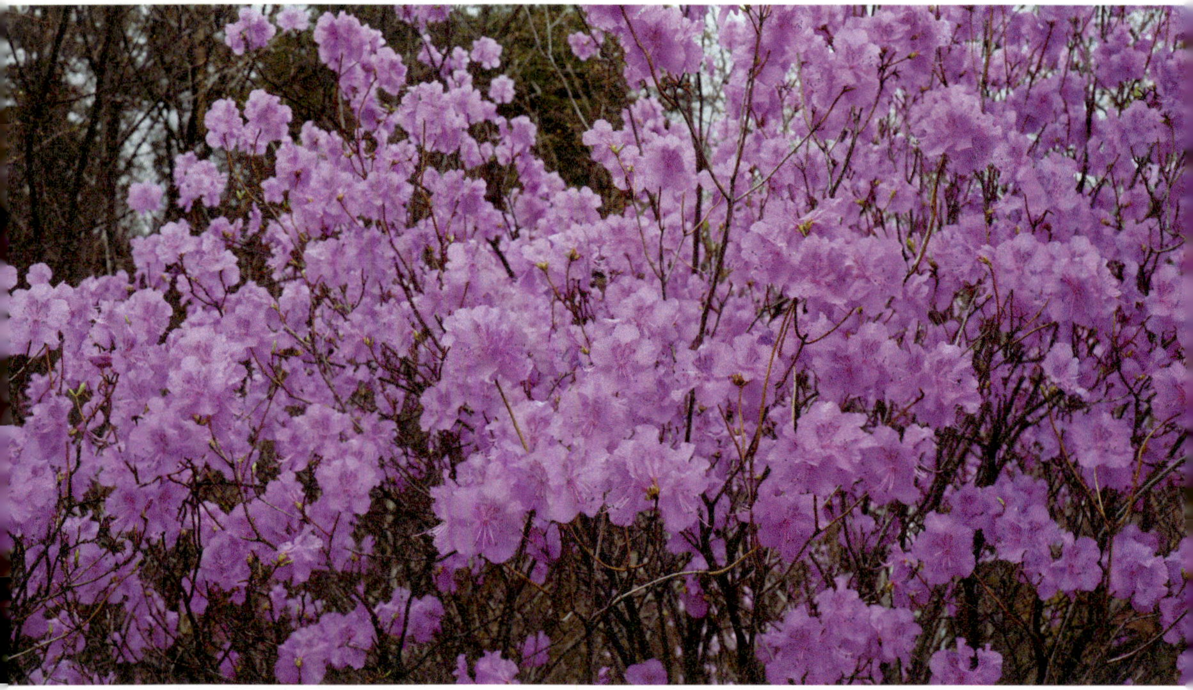

■ **생약명** : 백화영산홍(白花映山紅)

■ **이명** : 진달내, 왕진달래, 진달래나무, 참꽃나무, 만산홍(滿山紅), 영산홍(映山紅), 참꽃나무, 두견화(杜鵑花), 백화두견(白花杜鵑)

■ **사용부위** : 뿌리, 줄기, 잎, 꽃

■ **꽃 피는 시기** : 4~5월

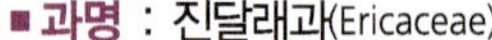

■ **과명** : 진달래과(Ericaceae)

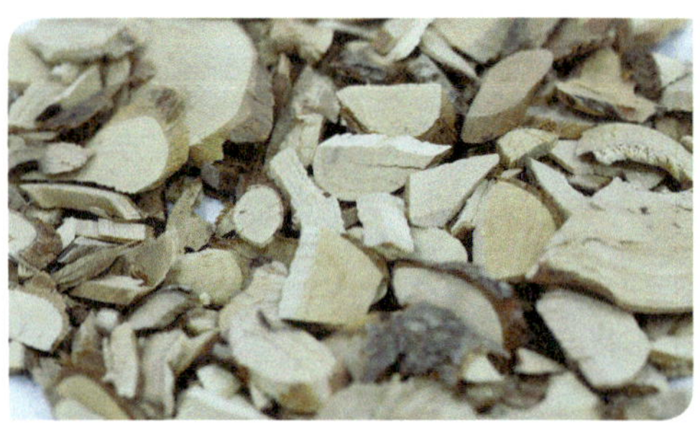

줄기(약재)

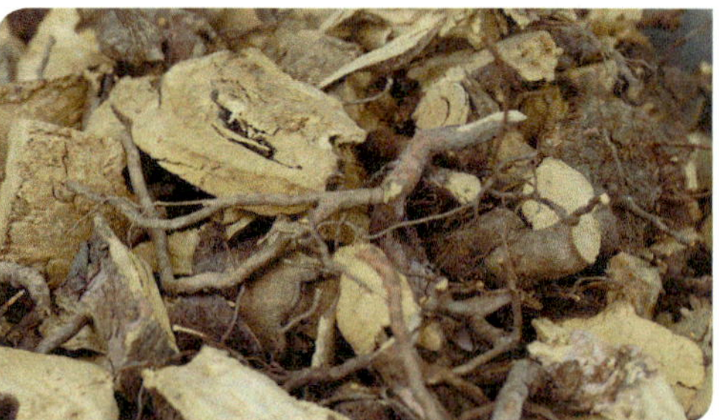

뿌리(약재)

생태적 특성 진달래는 전국 양지바른 산지에서 자생하는 낙엽활엽관목으로, 높이는 2~3m이고, 어린 가지에는 회색의 굵은 털이 나 있다. 잎은 거의 돌려나고 가장자리에는 톱니가 없이 밋밋하다. 꽃은 4~5월에 홍색으로 잎보다 먼저 피고, 열매는 원통 모양이고 9~10월에 달린다.

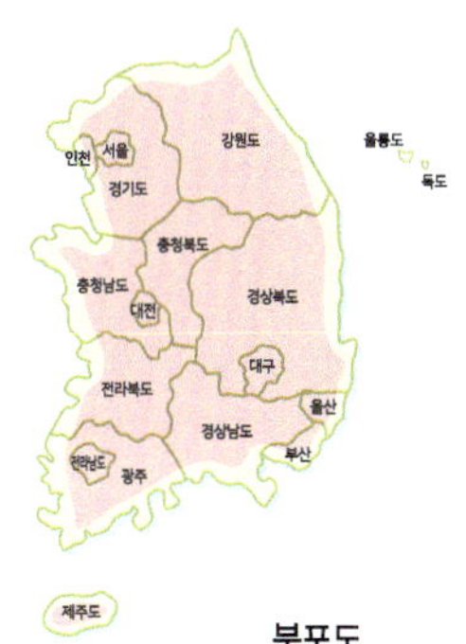

분포도

채취 시기 꽃은 4~5월, 줄기는 봄부터 가을, 뿌리는 9~10월, 잎은 여름에 채취한다.

각 부위별 생김새

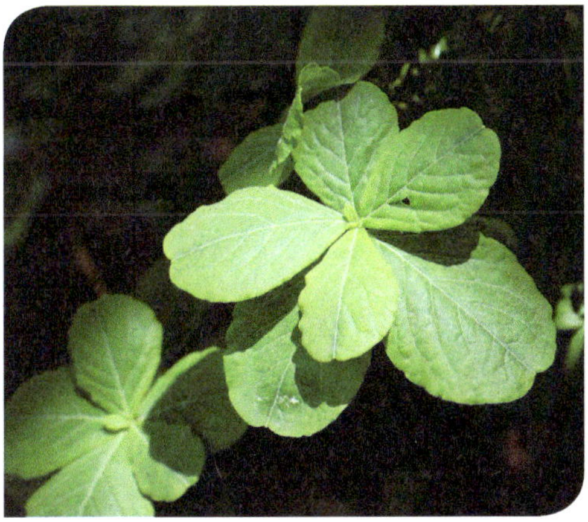

잎 생김새

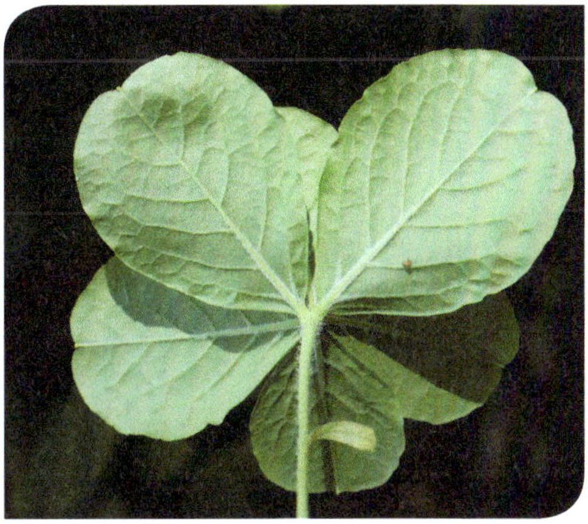

잎 뒷면

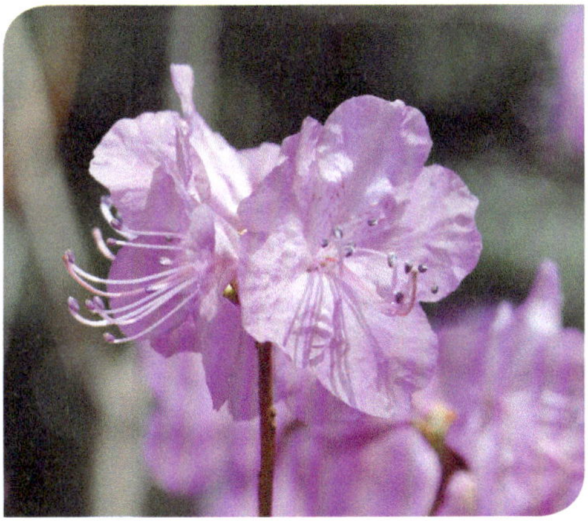

꽃

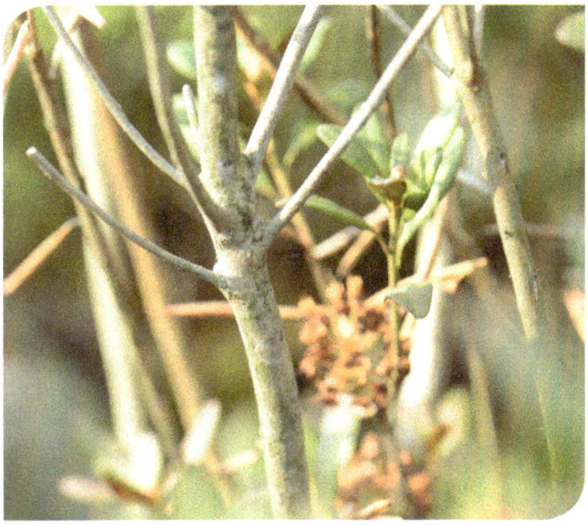

수피

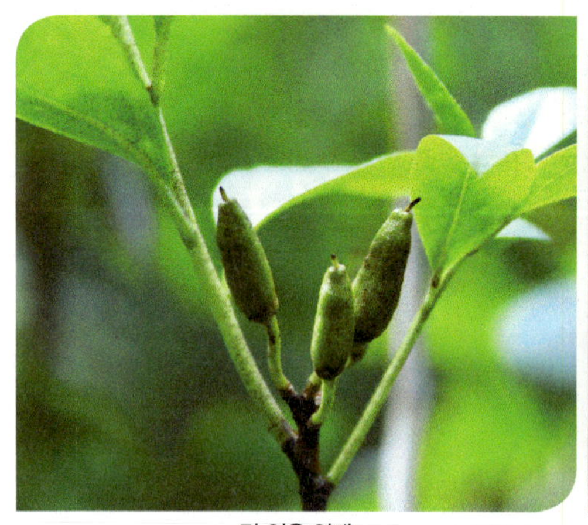
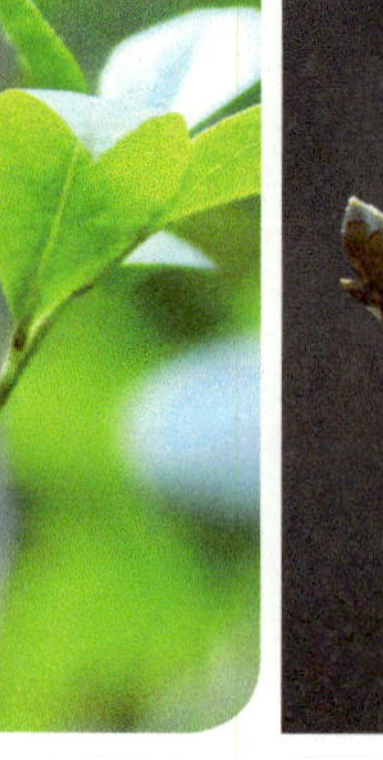

덜 익은 열매

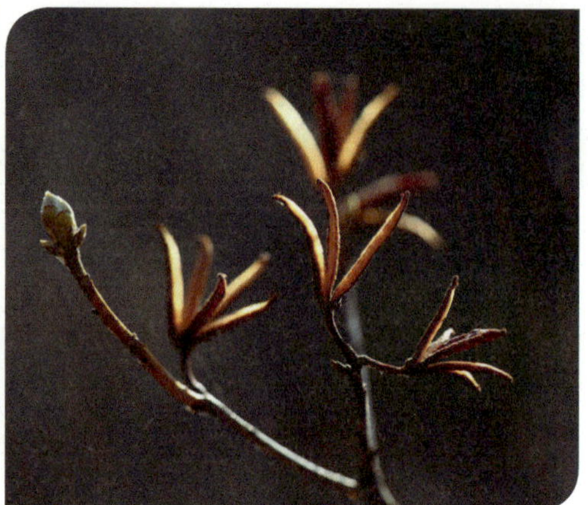

꼬투리

약초의 성분 줄기, 뿌리 속에는 o-프로카테쿠익산(o-procatechuic acid)이 조금 함유되어 있다. 잎에는 플라보노이드(flavonoid), 퀴세틴(quercetin), 고씨페틴(gossypetin), 캠페롤(kaempferol), 미리세틴(myricetin), 아자레아틴(azaleatin), 디하이드로퀴세틴(dehydroquercetin), 로도덴드롤(rhododendrol), p-하이드록시벤조산(p-hydroxybenzoic acid), 프로토카테쿠익산(protocatechuic acid), 바닐릭산(vanillic acid), 시린직산(syringic acid)이 함유되어 있다. 꽃에는 아자레인(azalein) 및 아자레아틴이 함유되어 있다.

약초의 성미 성질이 따뜻하고, 맛은 달고 맵고, 독성은 없다

약초의 작용부위 심(心), 폐(肺), 대장(大腸) 경락에 작용한다.

약초의 효능과 치료 줄기와 잎 또는 꽃이나 뿌리는 생약명을 백화영산홍(白花映山紅)이라고 하며 타박상으로 멍든 어혈을 풀어주고 피를 맑게 하며 토혈, 장풍하혈(腸風下血), 이질, 혈붕을 치료한다.

tip **진달래와 철쭉**

진달래와 철쭉은 매우 비슷하게 생겼다. 꽃 피는 시기도 비슷해 구분하지 못하는 사람이 많은데 진달래는 먹을 수 있지만, 철쭉은 독이 있어 먹을 수 없다. 철쭉과 진달래는 잎으로 구분할 수 있으며 진달래는 잎보다 꽃이 먼저 피지만 철쭉은 잎이 연녹색으로 나온 뒤 꽃이 핀다.

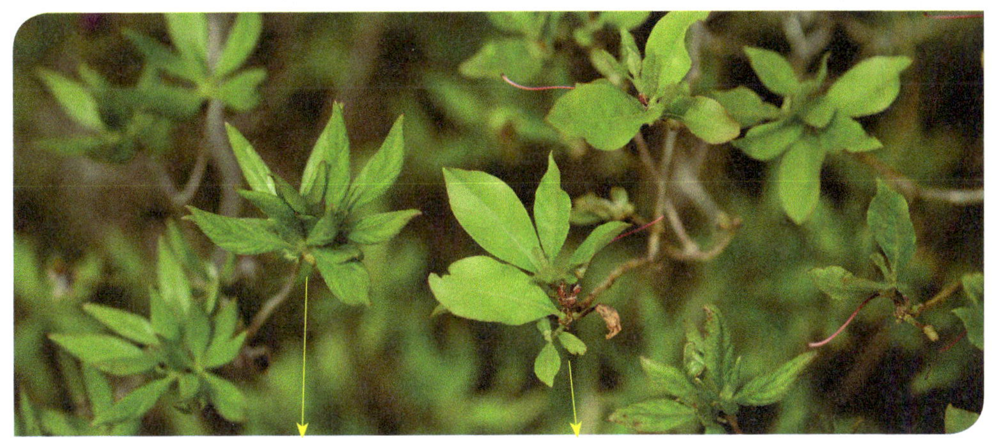

철쭉　　　　진달래

약초 처방 및 약용법과 용량 말린 줄기와 잎 또는 꽃이나 뿌리 50~100g을 물 900mL에 넣어 반이 될 때까지 달여 하루에 2~3회 나눠 마신다. 외용할 경우에는 줄기와 잎 또는 꽃이나 뿌리 달인 액으로 환부를 씻어준다.

사용 시 주의사항 길경(桔梗), 방풍(防風), 방기(防己) 등은 산수유와 배합금기이므로 사용해서는 안 된다.

특허로 입증된 기능성 물질

진달래 발효 추출물을 포함하는 천연 방부제 조성물 및 그 제조방법

본 발명은 항산화 기능과 항노화 활성을 가지면서 항균력이 우수한 천연 방부제에 관한 것으로서, 보다 구체적으로 본 발명은 진달래 발효 추출물을 포함하는 천연 방부제 조성물 및 그 제조 방법 그리고 이를 포함하는 화장료 조성물에 관한 것이다.

- 공개번호 : 10-2013-0133560, 출원인 : 인타글리오(주)

진달래 뿌리 추출물로부터 분리한 탁시폴린 3-O-β-D-글루코피라노시드를 유효성분으로 포함하는 아토피성 피부염 치료용 조성물

본 발명은 진달래 뿌리 추출물로부터 분리한 탁시폴린 3-O-β-D-글루코피라노시드를 유효성분으로 포함하는 아토피성 피부염 치료용 조성물에 관한 것이다. 본 발명의 조성물의 유효성분인 탁시폴린 3-O-β-D-글루코피라노시드(Taxifolin 3-O-β-D-glucopyranoside)는 호산성백혈구(eosinophile)의 수를 현저히 감소시키고, IL-4, 5, 13의 수준을 감소시키는 반면, IL-10의 수준을 증가시키며, MBD-1, 2, 3의 발현을 촉진하고, COX-2 및 iNOS의 발현은 강하게 억제하는 효능을 가져, 아토피성 피부염의 면역조절 치료제로 개발될 수 있다. 또한 본 발명의 화합물은 진달래 뿌리 추출물로부터 분리 정제된 천연화합물로서 인체에 매우 안전하다.

- 공개번호 : 10-2010-0024090, 출원인 : (주)뉴트라알앤비티·중앙대학교 산학협력단·고려대학교 산학협력단

비슷한 약초

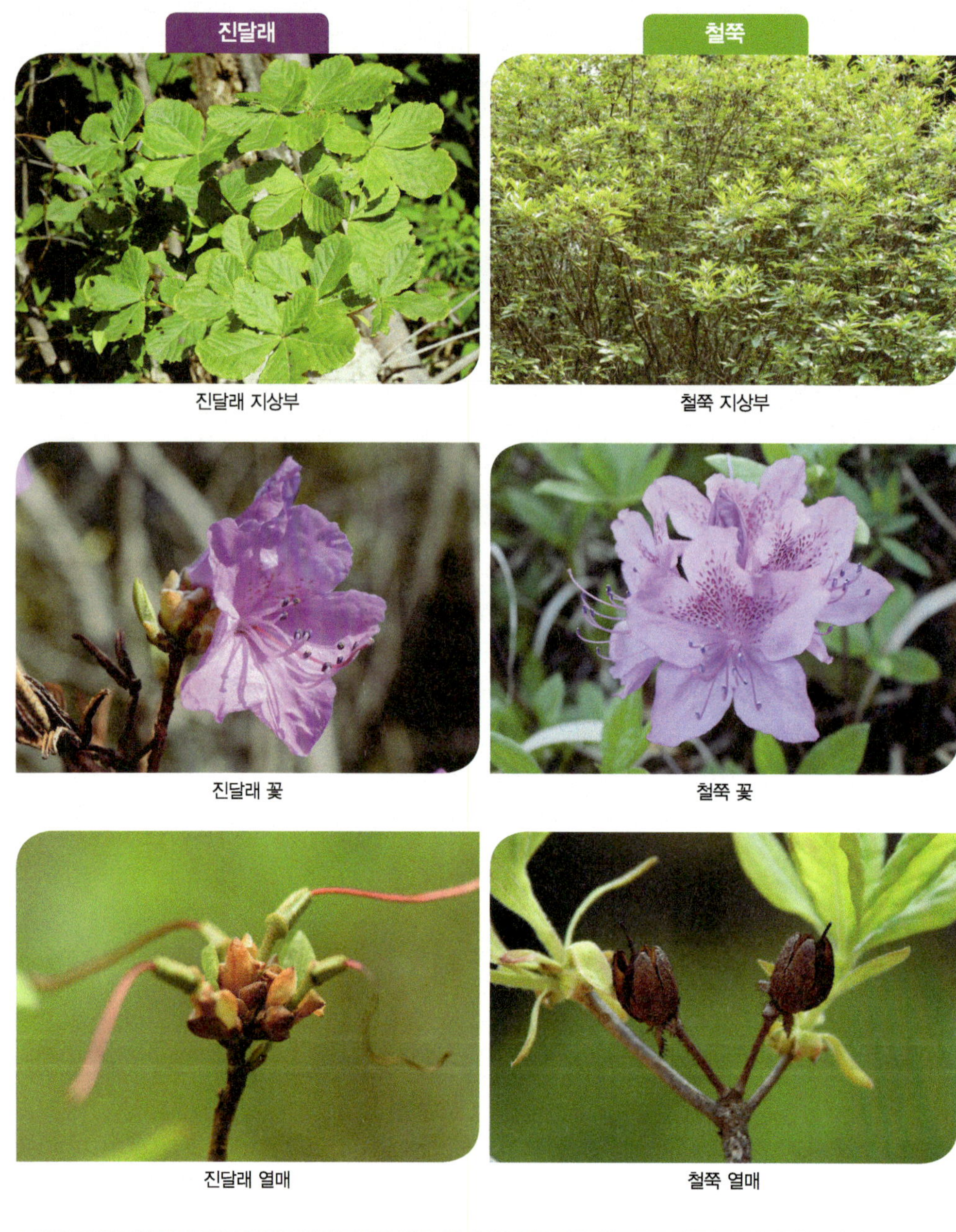

진달래 지상부

철쭉 지상부

진달래 꽃

철쭉 꽃

진달래 열매

철쭉 열매

• 진달래와 철쭉의 차이점

나무형태는 비슷하나 꽃 받침에 철쭉은 끈적끈적하고, 꽃잎은 진달래는 붉은 점이 없으며 철쭉은 붉은 점이 있다.

진달래 꽃차

채취 방법

진달래 잎이 나오기 전에 꽃을 채취하며 봉오리에서 바로 핀 꽃을 선택한다. 진달래 꽃을 솎아 따서 꽃술을 떼어 내고 깨끗하게 씻어 손질한다. 꽃잎과 같은 무게의 설탕이나 꿀에 재어 놓는다.

꽃차 만들기

재운 지 15일이 지난 진달래 꽃 3~4송이를 찻잔에 넣고 뜨거운 물을 부어 차로 마신다. 오미자 물에 진달래 꽃 3~4송이를 띄우고 잣과 배를 얹어 낸 진달래 화채도 모양과 맛이 좋다.

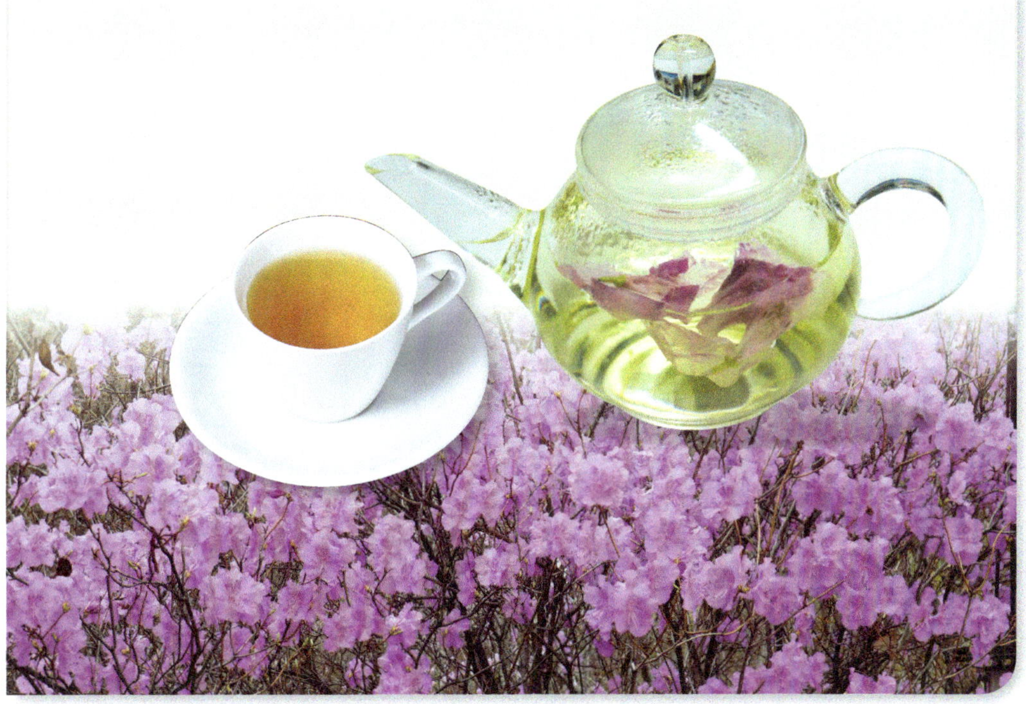

진득찰

Sigesbeckia glabrescens (Makino) Makino

한약의 기원

이 약은 진득찰, 털진득찰의 지상부이다.

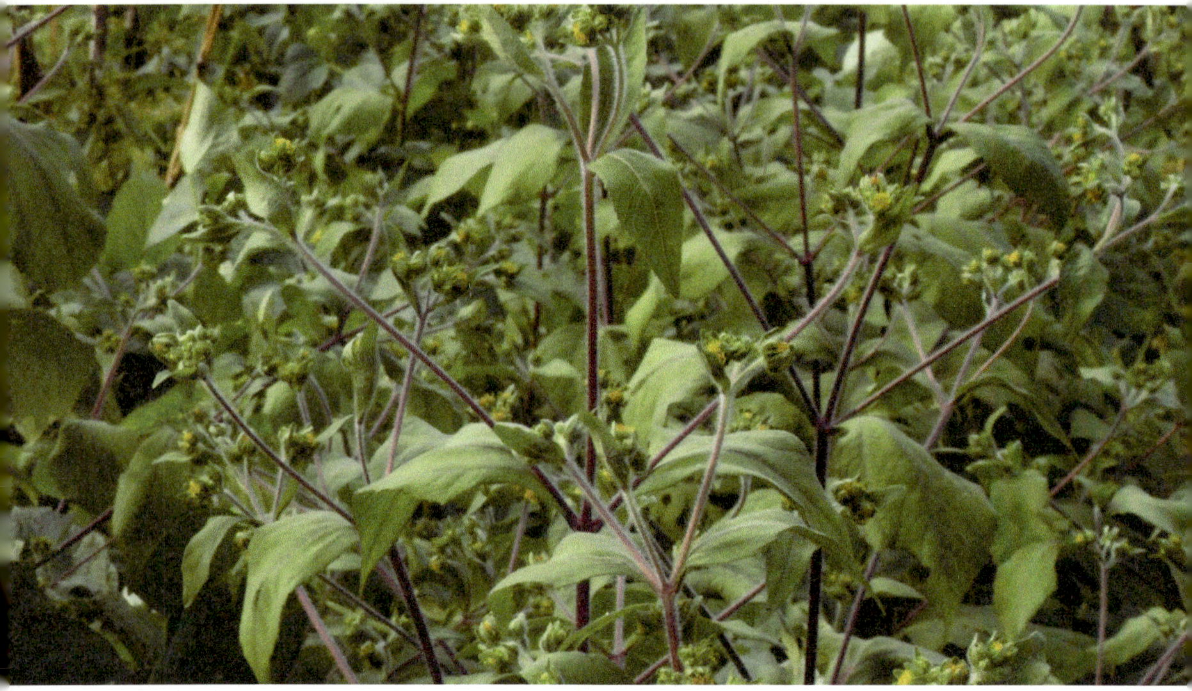

- **생약명** : 희렴(豨薟)
- **이명** : 민진득찰, 진둥찰, 찐득찰, 화렴, 호렴, 점호채, 풍습초, 희첨(豨簽)
- **사용부위** : 전초
- **꽃 피는 시기** : 8~9월
- **과명** : 국화과(Compositae)

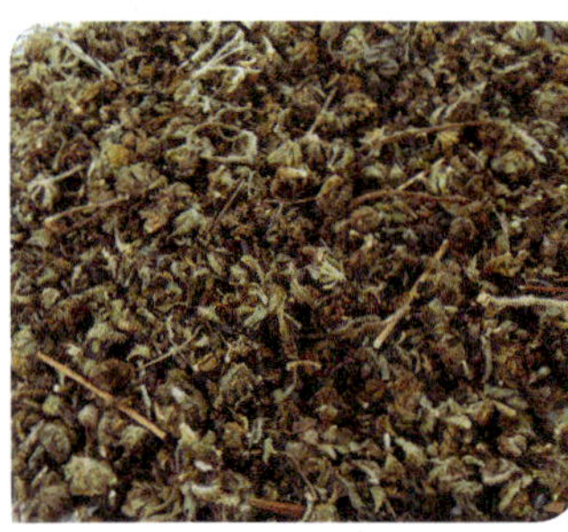

전초(약재)

씨앗

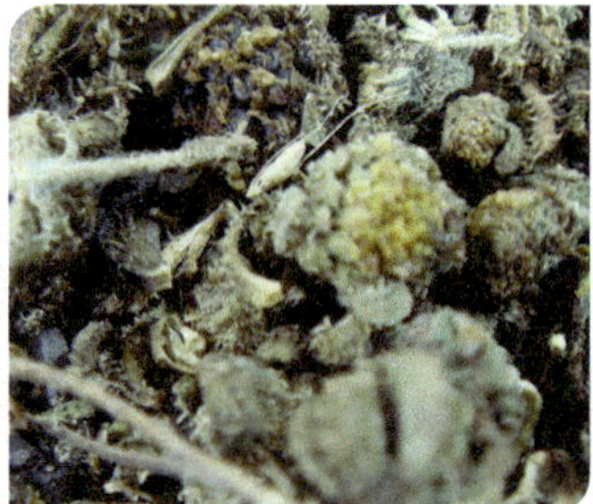

꽃(약재)

생태적 특성 진득찰은 한해살이풀로, 전국 각처에서 분포하며 들이나 밭둑 근처에서 자란다. 키는 40~100cm로 자라며, 원줄기 전체에 부드러운 털이 나 있다. 원줄기는 둥근기둥 모양이고 자갈색 가지는 마주난다. 달걀 모양의 삼각형 잎은 마주나며 끝이 뾰족하고 톱니가 있다. 꽃은 노란색으로 8~9월경에 가지 끝과 원줄기 끝에서 핀다. 열매는 여윈열매[수과(瘦果): 익어도 열매껍질이 작고 말라서 단단하여 터지지 않

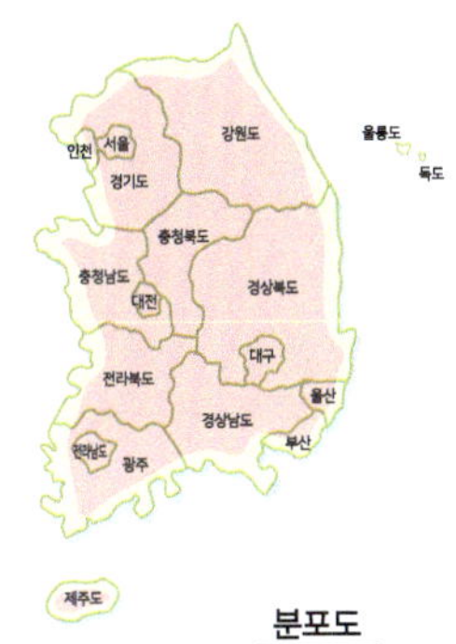

분포도

각 부위별 생김새

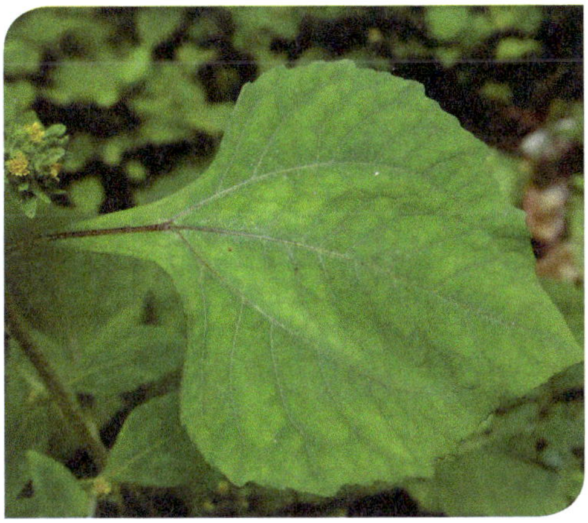

잎 생김새

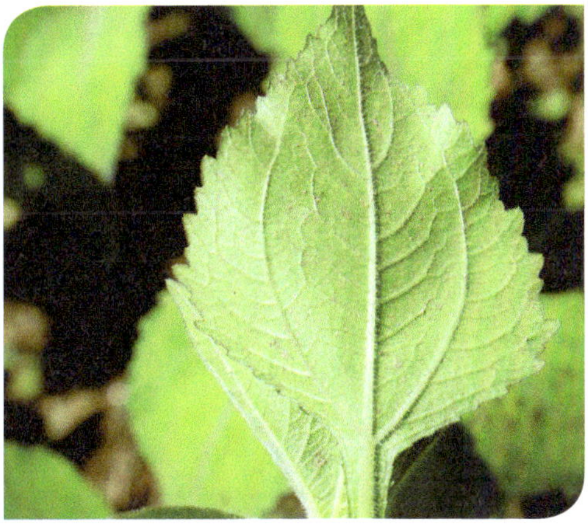

잎 뒷면

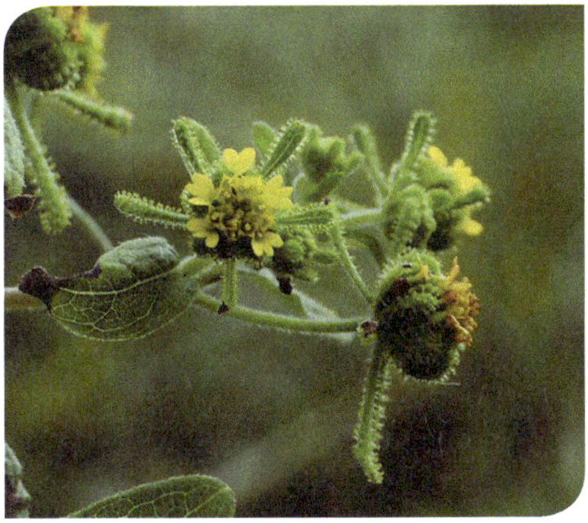

꽃

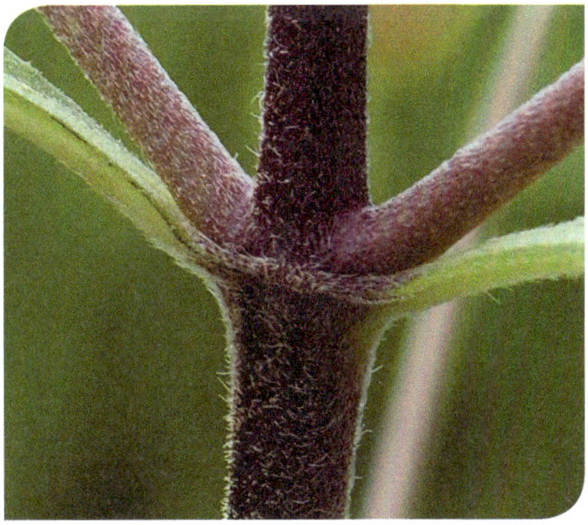

줄기

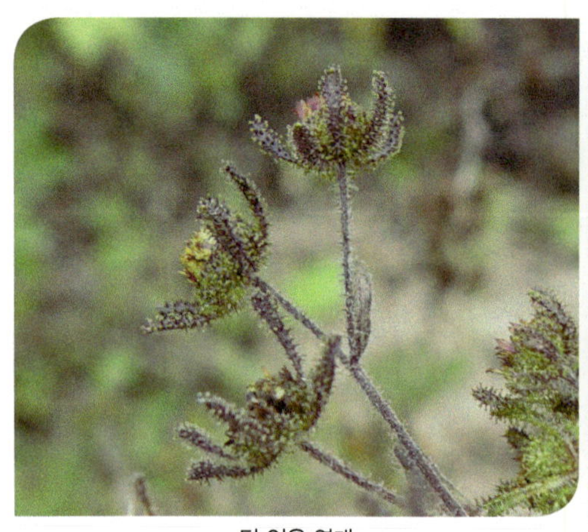
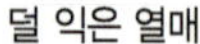

덜 익은 열매

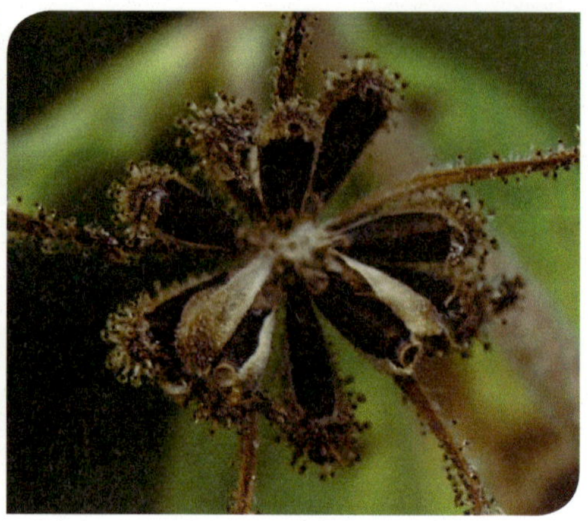

완숙 열매

고, 가죽질이나 나무질로 되어 있음]로 10월경에 달린다.

채취 시기 꽃이 피기 시작하는 6~8월경 무렵에 전초를 채취하여 그늘에서 말린다. 돼지 분변 냄새가 나기 때문에 술을 뿌려서 시루에 찌고 말리는 과정을 반복하여 냄새를 제거하고 사용해야 한다.

약초의 성분 다루틴-비테르(darutin-bitter), 알칼로이드(alkaloid), 키레놀(kirenol), 17-디하이드록시-16알파-(-)카우란-19-oic산[17-hydroxy-16α-(-)kauran-19-oic acid], 각종 에스테르(ester)도 함유되어 있다.

약초의 성미 성질이 차고, 맛은 쓰다.

약초의 작용부위 간(肝), 심(心), 신(腎) 경락에 작용한다.

약초의 효능과 치료 풍사와 습사를 제거하는 거풍습(去風濕), 통증을 가라앉히는 진통, 혈압을 내리고, 소종하는 등의 효능이 있어서 풍습진통(風濕鎭痛), 사지마비, 허리와 무릎의 냉통, 허리와 무릎의 무력증, 류머티즘성 관절염, 고혈압, 간염, 황달, 창종, 반신불수 등의 치료에 사용하는데 일반적으로 습열에 의해서 발생하는 병증 치료에는 생용(生用)하고, 사지마비, 반신불수 등의 치료에는 술로 포제하는 주제(酒製)하여 사용한다.

약초 처방 및 약용법과 용량 진득찰은 약효가 좋으므로 단독으로 사용하기도 하지만 다른 처방에 배합하여 사용하기도 한다. 주증하여 말린 전초 20g을 물 700mL에 넣어 끓기 시작하면 약하게 줄여 200~300mL가 될 때까지 달여 하루에 2회 나눠 마신다. 보통 술을 뿌려서 시루에 찌고 햇볕에 말리는 작업을 9번 반복한 진득찰 가루를 꿀로 버무려 환으로 만들어 복용[희첨환]하면 중풍의 구안와사, 언어건삽(言語蹇澁: 혀가 잘 돌아가지 않거나 의식이 흐려 말을 잘하지 못하는 증상), 반신불수 등을 치료한다. 그러나 풍습이 아닌 경우에는 신중하게 사용해야 하며 음혈(陰血: 진액)이 부족한 경우에는 사용을 피한다.

사용 시 주의사항 풍사와 습사를 제거하는 거풍습(去風濕)의 작용이 있으므로 풍습이 아닌 경우에는 신중하게 사용하고, 음혈이 부족한 경우에는 사용을 피한다. 생용을 하거나 많은 양을 사용할 때에는 구토를 일으킬 수 있다.

특허로 입증된 기능성 물질

진득찰 등의 천연 식물 추출물을 포함하는 항균 조성물

본 발명은 음나무나 진득찰 또는 두 종의 식물의 추출물을 포함하는 항균 조성물에 관한 것이다. 본 발명의 항균 조성물은 광범위한 항균 스펙트럼을 나타낼 뿐만 아니라 항산화능을 지니며 인체에 독성을 나타내지 않으므로, 의약품을 포함하여 항균 활성이 필요한 다양한 분야에 적용하여 우수한 항균 효과를 얻을 수 있다.

- 등록번호 : 10-0855314-0000, 출원인 : 스킨큐어(주)

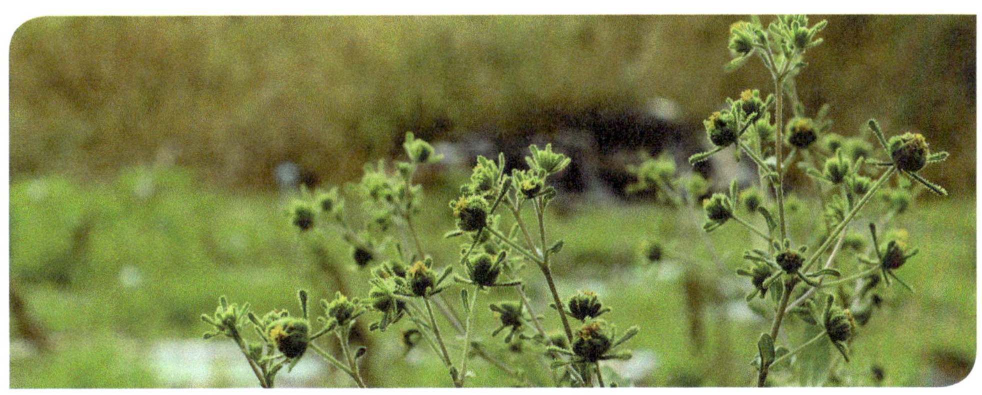

꽃봉우리

이뇨, 거담, 해열작용, 간의 독

질경이

Plantago asiatica L.

한약의 기원

이 약은 질경이, 털질경이의 전초, 잘 익은 종자이다.

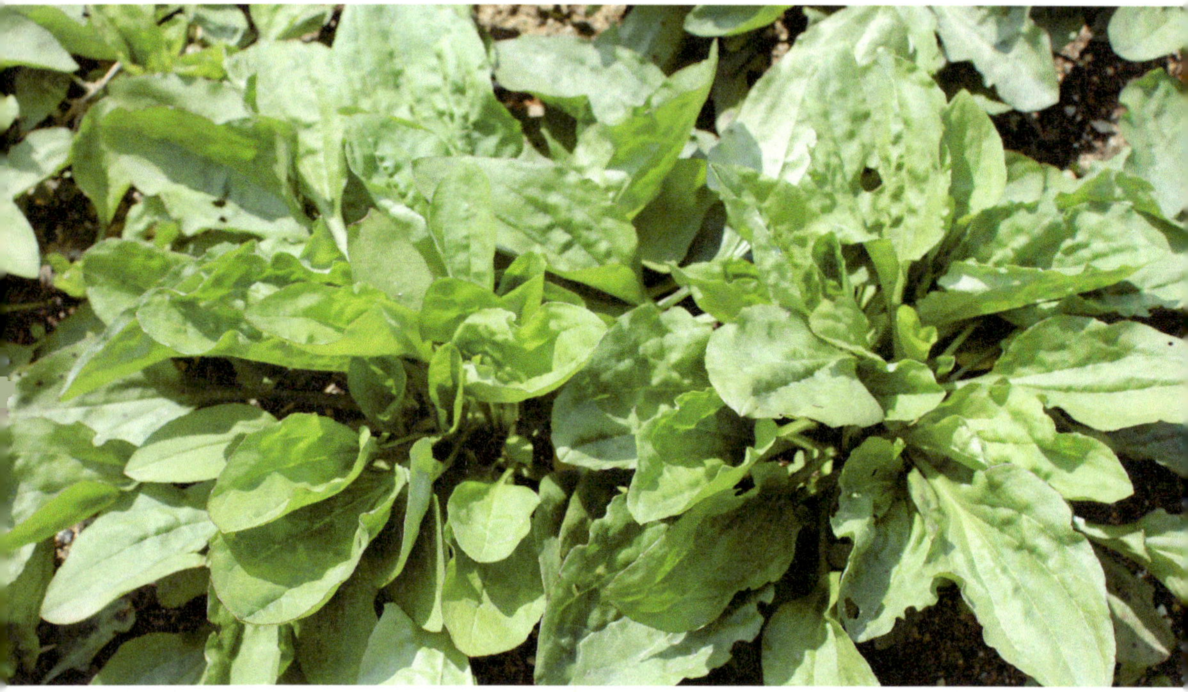

- **생약명** : 차전자(車前子), 차전초(車前草)
- **이명** : 길장구, 빼뿌쟁이, 길짱귀, 차전초(車前草)
- **사용부위** : 전초, 종자
- **꽃 피는 시기** : 6~8월
- **과명** : 질경이과(Plantaginaceae)

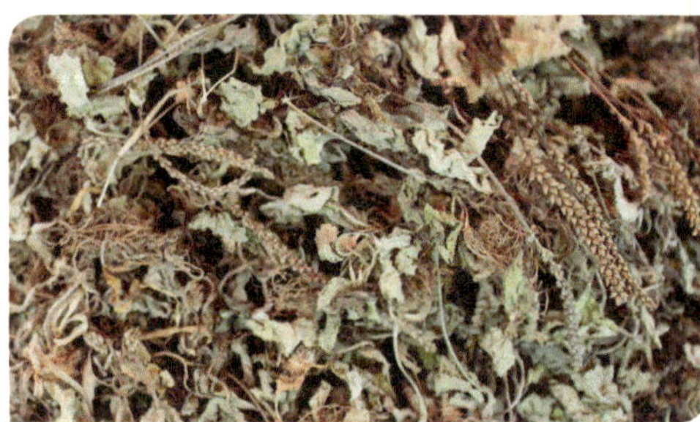

전초(약재 전형)

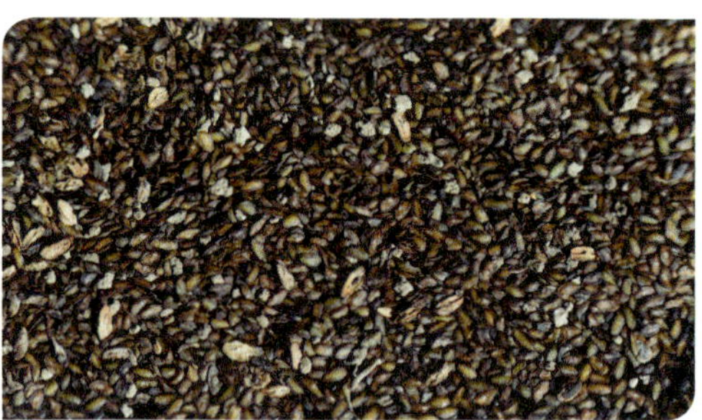

종자(약재)

생태적 특성 질경이는 각지의 들이나 길가에서 흔하게 분포하는 여러해살이풀로, 마차가 지나간 바퀴자국 옆에서 잘 자란다고 하여 차전초(車前草) 혹은 차과로초(車過路草)라는 이름으로 불렸으며, 키는 10~50cm로 자란다. 수염뿌리가 있으며 원줄기는 없고 많은 잎이 뿌리에서 뭉쳐 올라와 비스듬히 퍼진다. 잎은 달걀 모양 또는 타원형에 잎 끝은 날카롭거나 뭉툭하며 잎맥은 5~7개가 나타난다. 잎의 길이

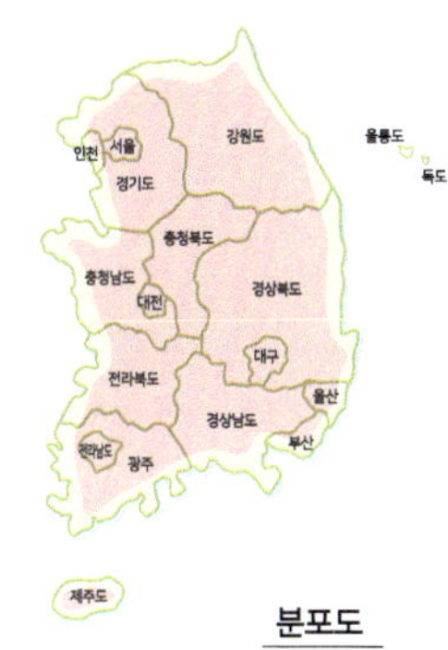

분포도

각 부위별 생김새

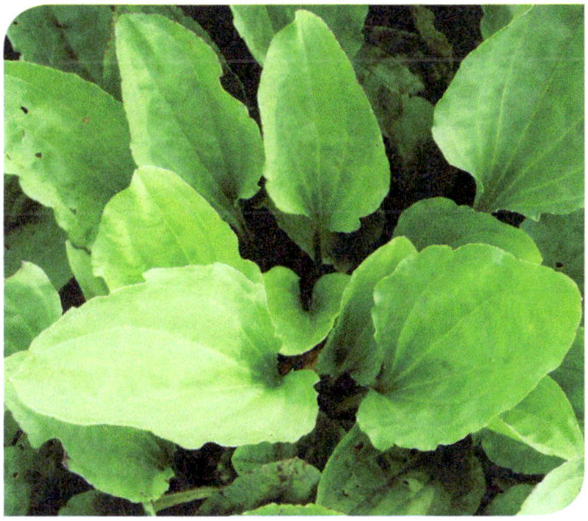

잎 생김새

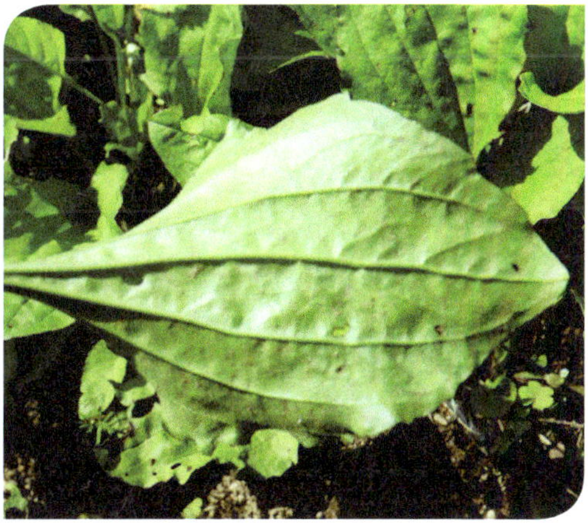

잎 뒷면

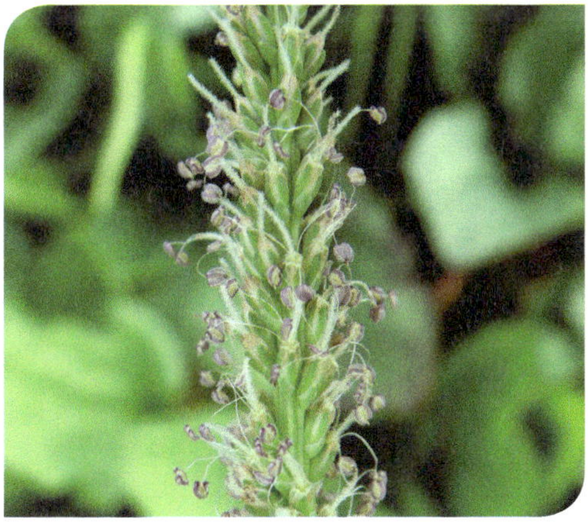

꽃

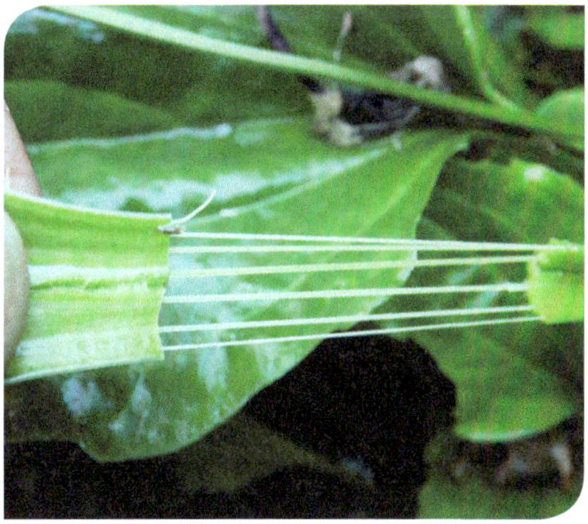

줄기심

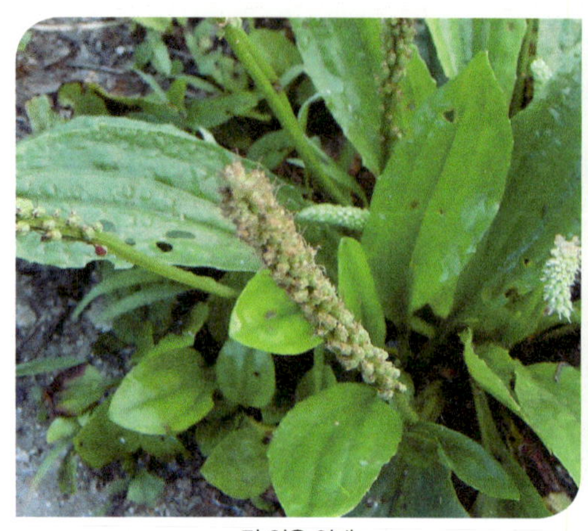

덜 익은 열매

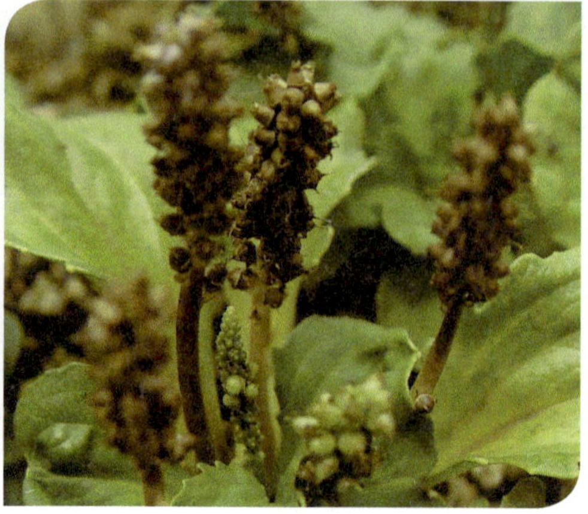

완숙 열매

는 4~15cm, 너비는 3~8cm이다. 꽃은 흰색으로 6~8월에 핀다. 열매가 튀는열매 [삭과(蒴果): 열매 속이 여러 칸으로 나뉘어졌고, 각 칸 속에 많은 종자가 들어 있음]로 익으면 옆으로 갈라지면서 6~8개의 흑갈색 종자가 나온다.

채취 시기 전초는 여름에 잎이 무성할 때 채취하여 물에 씻고 햇볕에 말려 그대로 썰어서 사용한다. 종자는 가을에 종자가 익었을 때 채취하여 말린 다음 이물질을 제거하고 살짝 볶아서 사용하거나 소금물에 침지한 후 볶아서 사용한다.

약초의 성분 전초에는 헨트리아콘탄(hentriacontane), 플란타기닌(plantaginin), 우르솔산(ursolic acid), 아우큐빈(aucubin), 베타-시토스테롤(β-sitosterol)이 함유되어 있다. 종자에는 숙신산(succinic acid), 콜린(choline), 팔미트산(palmitic acid), 올레산(oleicacid) 등이 함유되어 있다.

약초의 성미 전초는 차전초(車前草), 종자는 차전자(車前子)라 하며 약용한다.

- 차전초 : 성질이 차고, 맛은 달며, 독성은 없다.
- 차전자 : 성질이 차고, 맛은 달며, 독성은 없다.

약초의 작용부위 전초는 간(肝), 비(脾), 폐(肺), 신(腎) 경락에 작용한다. 종자는 간

(肝), 신(腎), 폐(肺), 방광(膀胱) 경락에 작용한다.

약초의 효능과 치료

- 차전초 : 소변을 잘 보게 하는 이뇨, 간의 독을 풀어주는 청간, 열을 내리게 하는 해열, 담을 제거하는 거담의 효능이 있어 소변불리, 수종, 혈뇨, 백탁, 간염, 황달, 감기, 후두염, 기관지염, 해수, 대하, 이질 등의 치료에 사용한다.
- 차전자 : 소변을 잘 보게 하는 이뇨, 간의 기운을 더하는 익간(益肝), 기침을 멈추게 하는 진해, 담을 제거하는 거담의 효능이 있어 소변불리, 복수(腹水), 임탁(淋濁), 방광염, 요도염, 해수, 간염, 설사, 고혈압, 변비 등의 치료에 사용할 수 있다.

약초 처방 및 약용법과 용량 말린 약재 12~20g을 사용하며, 민간요법에서는 다이어트를 위해 약한 불에 볶은 차전자와 율무를 1:3으로 섞어 하루 2~3회 한 숟가락씩 따뜻한 물과 함께 복용하기도 했다. 또한 현재 제약업계에서는 변비치료제로 개발하여 주목받고 있다.

사용 시 주의사항 성질이 차고 활설(滑泄: 오래되거나 심한 설사)하므로 양기가 하함(下陷: 기가 아래로 내려감. 주로 비기가 허약하여 수렴하지 못하고 조직이 느슨해져서 장기탈수 등의 병증이 발생)하거나 신기능이 허하여 오는 유정 및 습열이 없는 경우에는 사용을 피한다. 특히 이수(利水: 이뇨)하면서 기가 함께 빠져나가기 때문에 반드시 기를 보충하는 대책을 세워주어야 한다. 다이어트를 위해 차전자를 약재로 사용할 경우 율무를 함께 사용하는 이유는 이러한 원리 때문이다.

특허로 입증된 기능성 물질

항암 기능을 가진 질경이 추출물

본 발명은 질경이가 가지는 탁월한 암세포 억제 성분(항암성분)을 인체에 적절하게 적용할 수 있도록 하여 각종 암 예방은 물론 그 치료까지도 기대할 수 있는 항암 효능을 가진 질경이 추출물에 관한 것이다.

- 공개번호 : 10-2002-0036807, 출원인 : 학교법인 계명대학교

질경이 약차

채취 방법

질경이 잎은 여름에 잎이 무성할 때 채취하여 씻어 햇볕에 말린 뒤 그대로 썰어서 사용한다. 종자는 가을에 종자가 익었을 때 채취하여 말린 다음 이물질을 제거하고 살짝 볶아 사용하거나 소금물에 침지한 후 볶아서 사용한다.

약차 만들기

말린 질경이 잎 12~20g을 사용하며, 차전자(말린 종자) 10~15g을 물 2L에 넣어 2시간 정도 중불로 끓여서 여러 차례 나누어 마신다. 꿀 또는 설탕을 가미하여 마셔도 되지만 당뇨병이 있다면 고려하여 결정하는 게 좋다.

약차 더하기

연화재배(軟化栽培: 빛을 차단하여 웃자라게 하여 식물체의 질을 부드럽고 연하게 키우는 재배 방법)를 한 질경이 잎을 채취하여 쌈 재료로 사용해 먹기도 한다.

각종 출혈, 붕루, 위궤양, 학질, 장염

짚신나물

Agrimonia pilosa Ledeb.

한약의 기원

이 약은 짚신나물, 기타 동속식물의 전초이다.

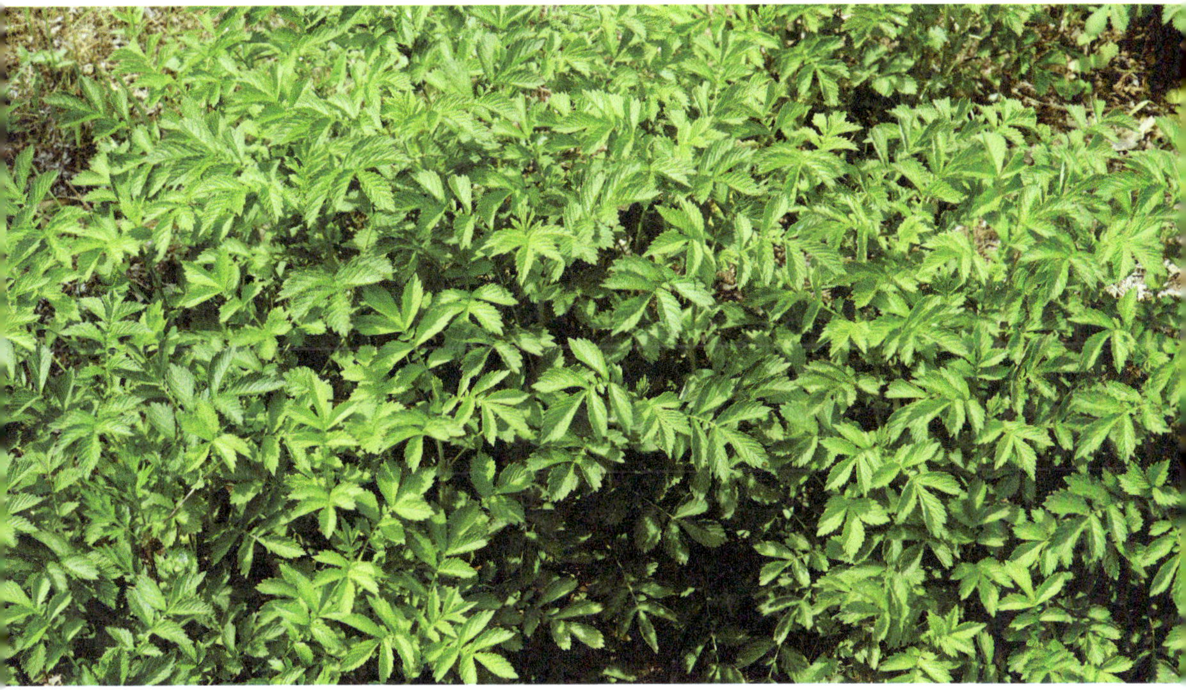

- **생약명** : 용아초(龍芽草)
- **이명** : 선학초(仙鶴草), 등골짚신나물, 산짚신나물, 선주용아초(施州龍牙草), 황룡미(黃龍尾)
- **사용부위** : 전초
- **꽃 피는 시기** : 6~8월
- **과명** : 장미과(Rosaceae)

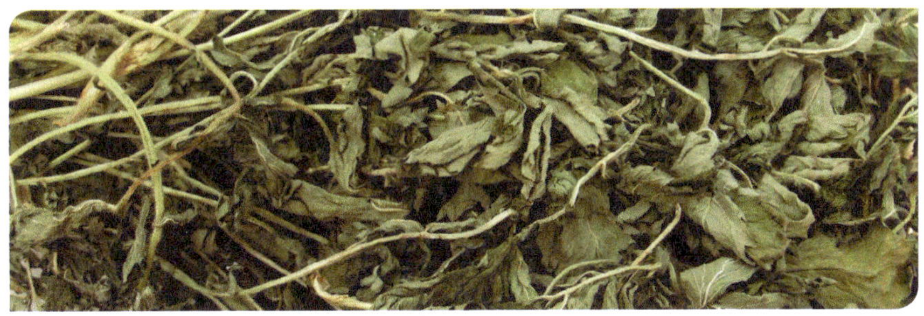

전초(약재 전형)

생태적 특성 짚신나물은 여러해살이풀로, 각지의 산과 들에서 흔하게 자생한다. 키는 30~100cm로, 전체에 부드러운 흰 털이 덮여 있다. 줄기의 하부는 둥근기둥 모양으로 지름이 0.4~0.6cm이고 홍갈색이며, 상부는 각진 기둥 모양으로 4면이 약간 움푹하며 녹갈색으로 세로 골과 능선이 있고 마디가 있다. 몸체는 가볍고 질은 단단하나 절단하기 쉽고 단면은 가운데가 비어 있다. 잎은 홀수깃꼴겹잎으로

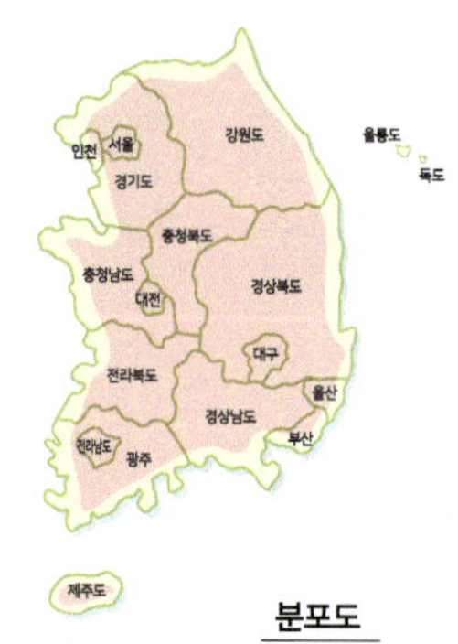

분포도

각 부위별 생김새

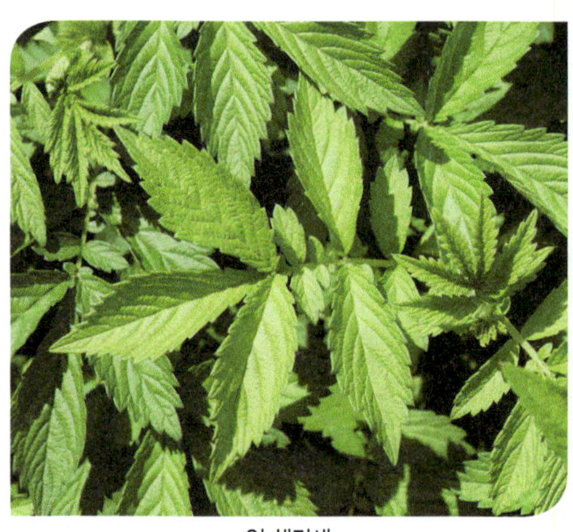
잎 생김새

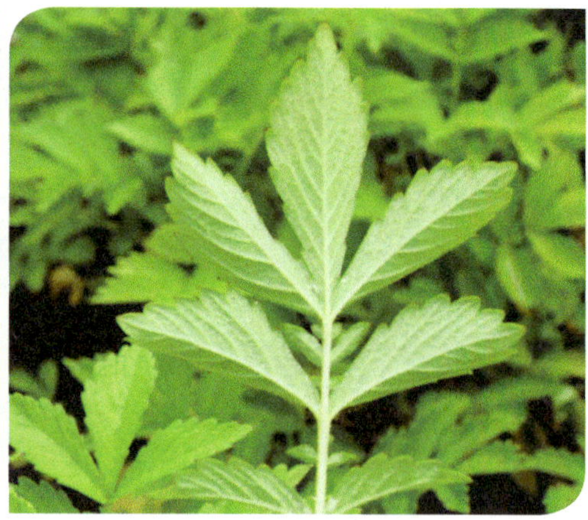
잎 뒷면

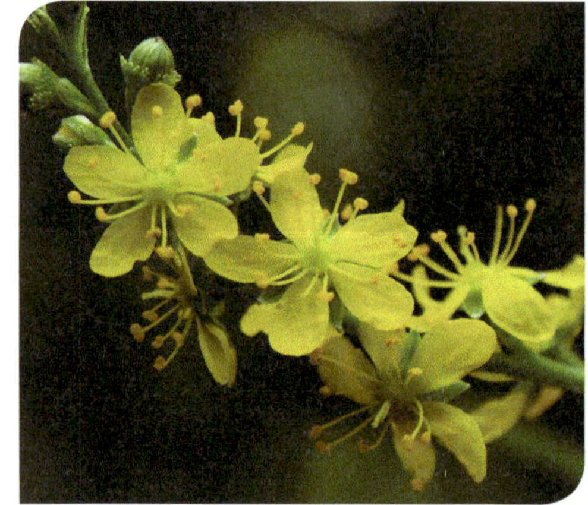
꽃

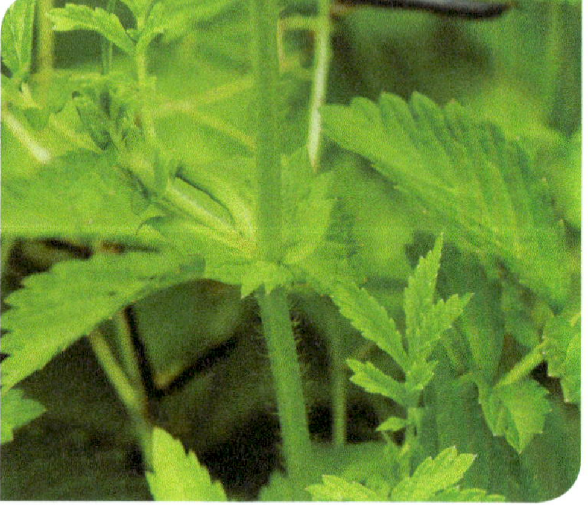
줄기

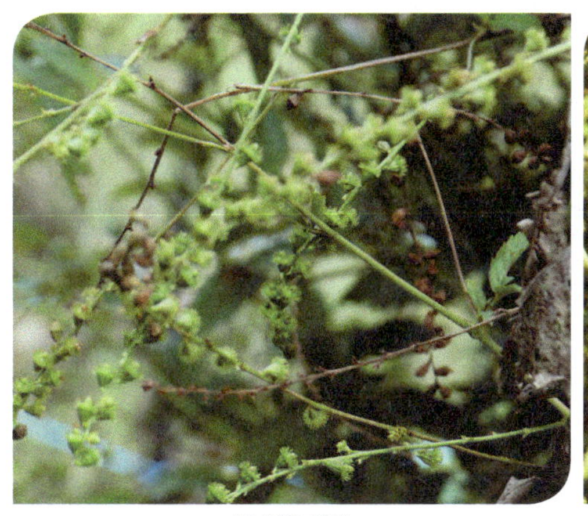

덜 익은 열매

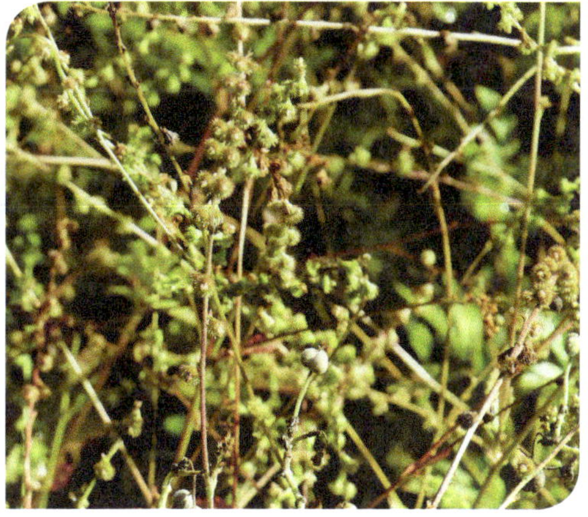

완숙 열매

어긋나고 어두운 녹색이며 쭈그러져 말려 있고 질은 부서지기 쉽다. 잎몸은 크고 작은 2종이 있는데 잎줄기 위에 나며 꼭대기의 잔잎은 비교적 크고 완전한 잔잎을 펴보면 달걀 모양 또는 타원형으로 선단은 뾰족하고 잎 가장자리에는 톱니가 있다. 꽃은 노란색으로 6~8월경에 수상꽃차례로 피며 꽃잎은 5장이다. 열매는 여윈열매로 8~9월경에 달리고 가시 모양의 털이 많이 나 있어 옷이나 짐승의 몸에 잘 달라붙는다.

짚신나물의 열매에 난 털 때문에 옛날에는 짚신이나 버선에 잘 달라붙었다하여 짚신나물이라는 이름이 붙었다는 이야기도 전한다.

채취 시기 여름철 줄기와 잎이 무성하고 개화 직전에 전초를 채취하여 이물질을 제거하고 물을 뿌려 촉촉하게 만든 뒤 절단하여 사용한다.

약초의 성분 전초에 함유된 성분은 대부분 정유이며 아그리모닌(agrimonin), 아그리모놀라이드(agrimonolide), 루테올린-7-글루코사이드(luteolin-7-glucoside), 아피게닌-7-글루코사이드(apigenin-7-glucoside), 타닌(tannin), 탁시폴린(taxifolin), 바닐릭산(vanillic acid), 아그리모놀(agrimonol), 사포닌 등이 함유되어 있다.

약초의 성미 성질이 평범하고, 맛은 쓰며, 독성은 없다.

약초의 작용부위 간(肝), 비(脾), 폐(肺) 경락에 작용한다.

약초의 효능과 치료 기혈이 밖으로 흘러나가는 것을 막고 안으로 거두어들이는 수렴지혈(收斂止血), 설사를 멈추게 하는 지리(止痢), 독을 풀어주는 해독 등의 효능이 있어서 각종 출혈과 외상출혈, 붕루, 대하, 위궤양, 심장쇠약, 장염, 적백리(赤白痢), 토혈, 학질, 혈리(血痢) 등을 치료한다.

약초 처방 및 약용법과 용량 말린 전초 10g을 물 700mL에 넣어 끓기 시작하면 약하게 줄여 200~300mL가 될 때까지 달여 하루에 2회 나눠 마시거나, 가루 또는 생즙을 내어 복용한다. 외용할 경우에는 짓찧어 환부에 붙인다. 민간에서는 전초를 항암제로 사용해왔다고 하는데 특히 항균 및 소염작용이 뛰어나서 예로부터 말린 약재를 달여 마시거나 생초를 짓찧어서 환부에 붙이는 방법을 사용했다.

특허로 입증된 기능성 물질

선학초(짚신나물) 추출물을 유효성분으로 함유하는 장출혈성 대장균 감염증의 예방 또는 치료용 약학 조성물

본 발명은 선학초(짚신나물) 추출물을 유효성분으로 함유하는 장출혈성 대장균 감염증의 예방 또는 치료용 약학 조성물에 관한 것이다. 본 발명에 따른 선학초 추출물은 장출혈성 대장균 O157:H7에 대한 항균활성을 우수하게 나타냄으로써, 장출혈성 대장균 감염증의 예방 또는 치료에 유용하게 사용될 수 있다.

- 공개번호 : 10-2013-0096093, 출원인 : 경희대학교 산학협력단

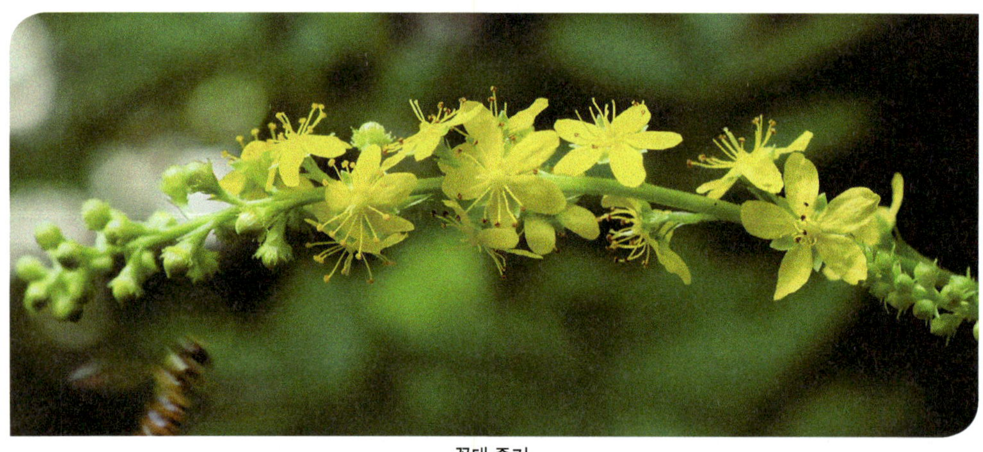

꽃대 줄기

찔레꽃

Rosa multiflora Thunb.

한약의 기원

이 약은 찔레꽃의 열매이다.

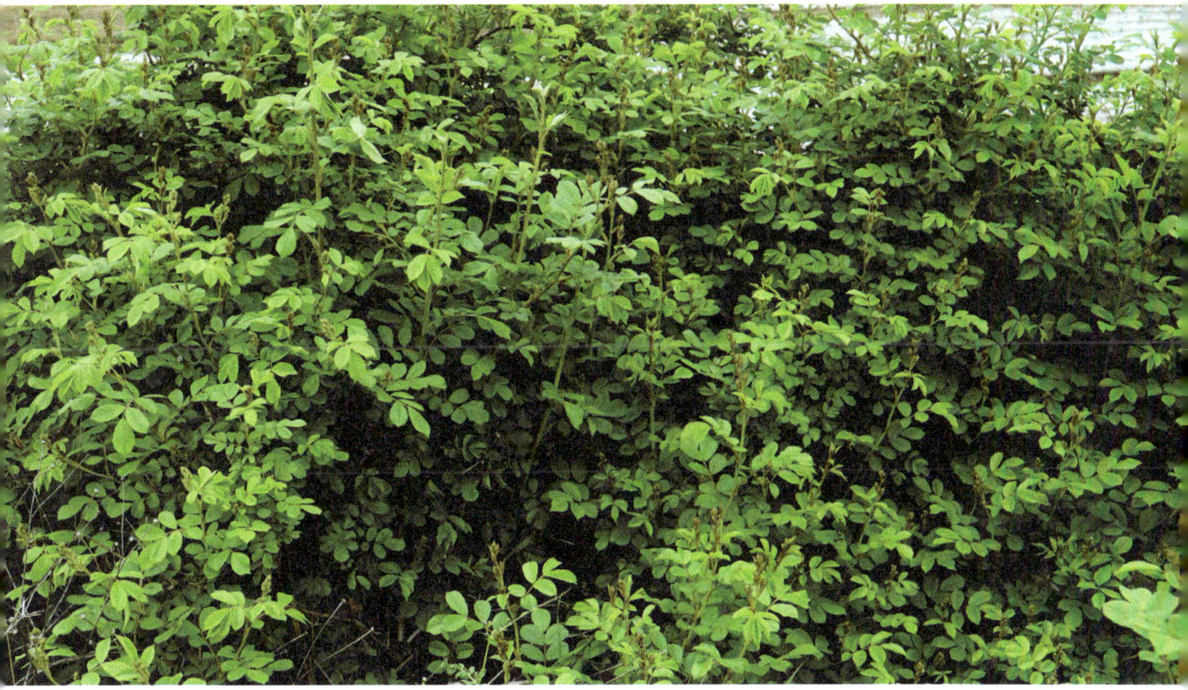

- **생약명** : 영실(營實)
- **이명** : 찔레나무, 설널네나무, 새버나무, 질꾸나무, 들장미, 가시나무, 질누나무, 자매화(刺梅花), 자매장미화(刺梅薔薇花), 장미화(薔薇花), 장미근(薔薇根)
- **사용부위** : 뿌리, 꽃, 열매
- **꽃 피는 시기** : 5~6월
- **과명** : 장미과(Rosaceae)

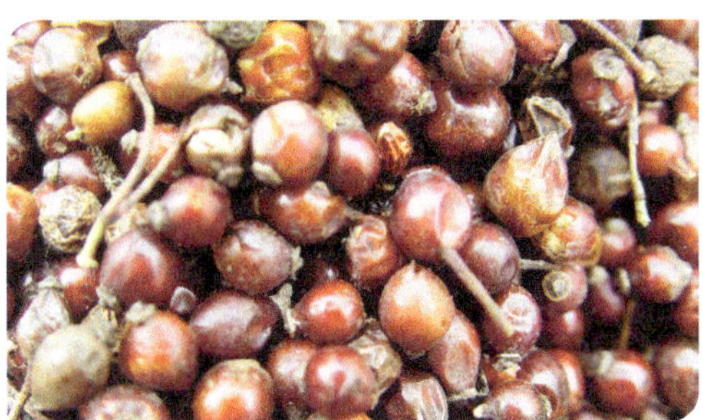

열매 약재(영실)

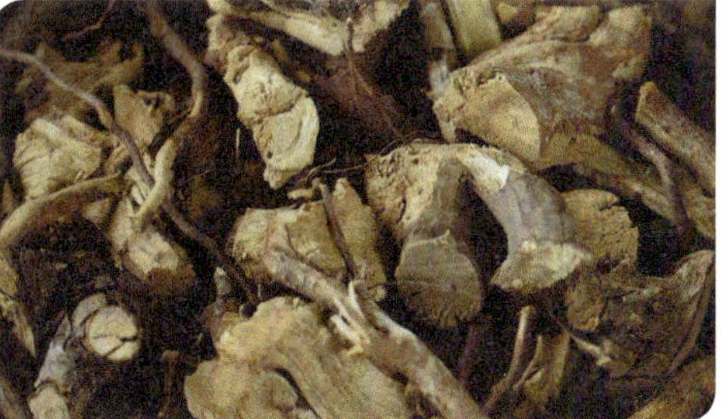

뿌리(약재)

생태적 특성 찔레꽃은 전국에서 분포하는 낙엽활엽관목으로, 높이는 2m 정도로 자란다. 줄기와 가지에는 억센 가시가 많이 나 있고, 가지는 덩굴처럼 밑으로 늘어져 서로 엉킨다. 잎은 기수 깃꼴 겹잎이 서로 어긋나 붙어 있고 잔잎은 보통 9장이며 타원형 또는 넓은 달걀 모양에 잎끝은 둥글거나 날카롭고 가장자리에는 톱니가 있다. 꽃은 흰색으로 5~6월에 원뿔꽃차례로 한데 모여서 피고 방향성의

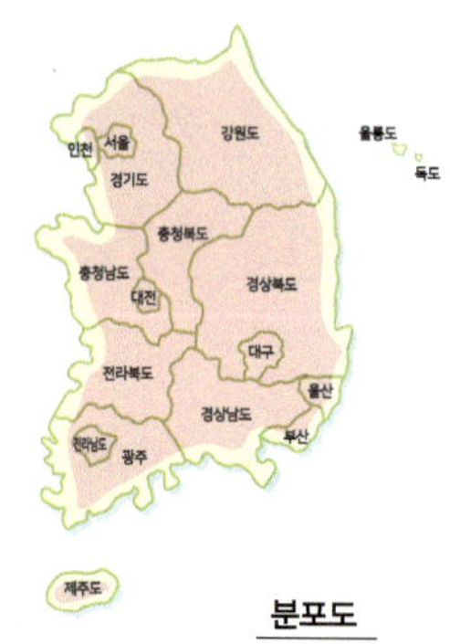

분포도

각 부위별 생김새

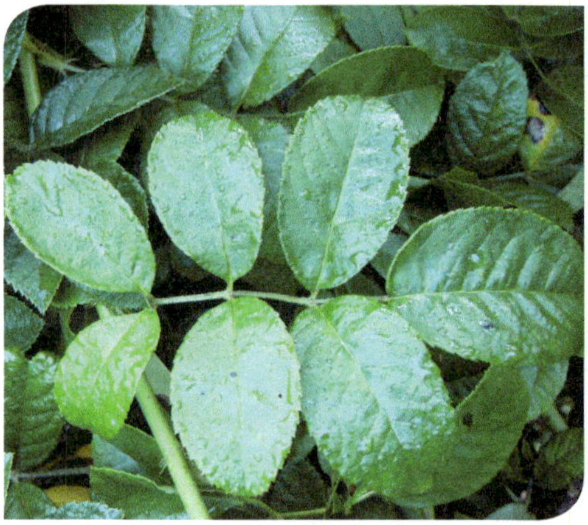

잎 생김새

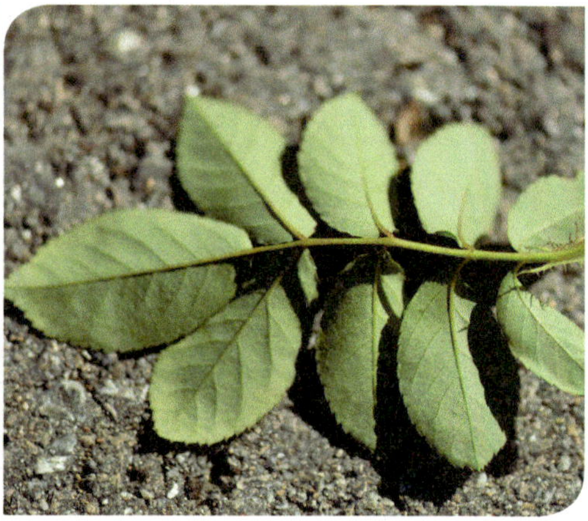

잎 뒷면

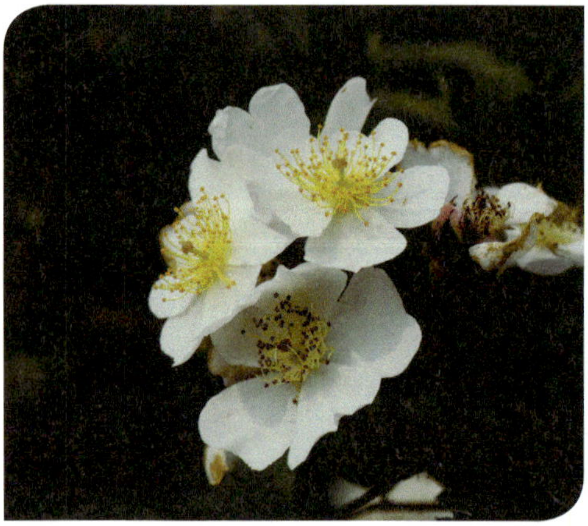

꽃

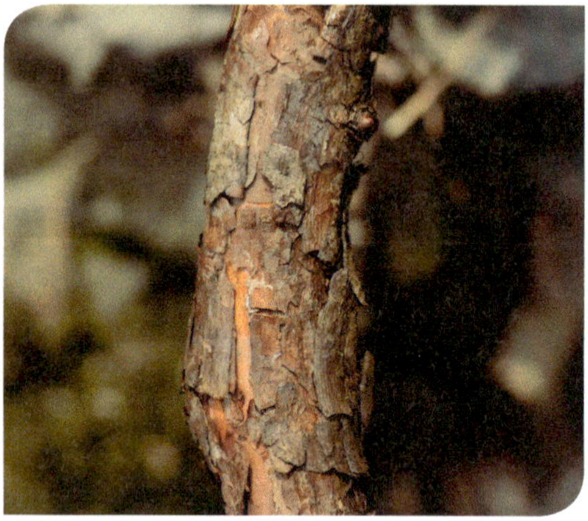

줄기

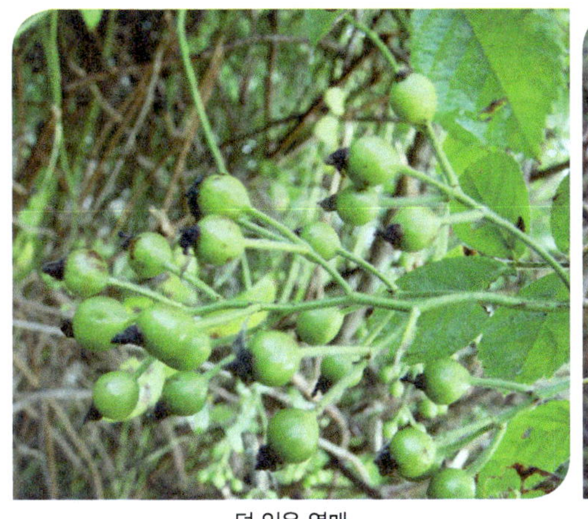

덜 익은 열매

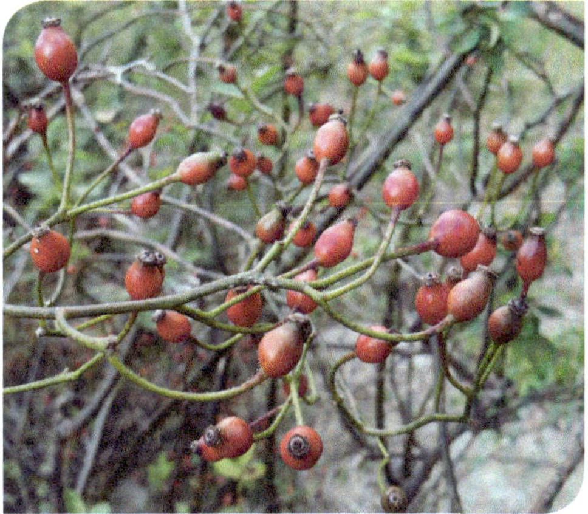

완숙 열매

향이 난다. 열매는 둥글며 10~11월에 적색으로 달린다.

채취 시기 꽃은 5~6월, 뿌리는 연중 수시, 열매는 익기 전인 9~10월에 채취한다.

약초의 성분 뿌리에는 톨멘틱산(tormentic acid), 뿌리껍질에는 타닌(tannin), 생잎에는 비타민 C, 꽃에는 아스트라갈린(astragalin), 정유, 열매에는 멀티플로린(multflorin), 루틴(rutin), 지방유가 함유되어 있으며 지방유에는 팔미틴산(palmitic acid), 리놀산(linolic acid), 리노렌(linolen)산, 스테아린(stearin)산 등이 들어 있다. 열매껍질에는 리코펜(licopene), 알파-카로틴(α-carotene)이 함유되어 있다.

약초의 성미 뿌리는 성질이 시원하고, 맛은 쓰고 떫다. 꽃은 성질이 시원하고, 맛은 달고, 독성은 없다. 열매는 성질이 시원하고, 맛은 시다.

약초의 작용부위 심(心), 신(腎) 경락에 작용한다.

약초의 효능과 치료 뿌리는 장미근(薔薇根)이라고 하여 청열, 거풍, 활혈의 효능이 있고 신염, 부종, 각기, 창개옹종(瘡疥癰腫), 월경복통을 치료한다. 꽃은 장미화(薔薇花)라고 하며 각종 출혈에 지혈 효과가 있으며 여름철 더위를 타서 지쳤을 때나 당뇨로 입안이 마를 때, 위가 불편할 때 치료 효과가 있다. 열매는 생약명을 영실(營實)이라고 하며 이뇨, 해독, 설사, 해열, 활혈, 부종, 소변불리, 각기, 창개옹종, 월경복통, 신장염 등을 치료한다. 찔레나무 추출물은 항산화작용이 있어 노화방지, 성인병의 일부 치료 효과가 있다.

약초 처방 및 약용법과 용량 말린 뿌리 30~50g을 물 900mL에 넣어 반이 될 때까지 달여 하루에 나눠 마신다. 외용할 경우에는 짓찧어서 환부에 붙인다. 말린 꽃 10~20g을 물 900mL에 넣어 반이 될 때까지 달여 하루에 2~3회 나눠 마신다. 외용할 경우에는 가루로 만들어 환부에 뿌린다. 말린 열매 20~30g을 물 900mL에 넣어 반이 될 때까지 달여 하루에 2~3회 나눠 마신다. 외용할 경우에는 짓찧어서 환부에 붙이거나, 달인 액으로 환부를 씻는다.

특허로 입증된 기능성 물질

항산화 활성을 가지는 찔레꽃 추출물을 포함하는 식품 조성물

본 발명은 항산화 활성을 가지는 찔레꽃 추출물을 포함하는 식품 조성물에 관한 것이다. 구체적으로 본 발명은 프로시아니딘 B3(pro시아니딘(cyanidin) B3)를 함유하며 항산화 활성을 가지는 찔레꽃 추출물을 포함하는 식품 조성물에 관한 것이다. 본 발명에 따른 찔레꽃 추출물 및 이를 포함하는 조성물은 활성산소에 의해 유발되는 질병의 치료 또는 예방, 식품의 품질 유지 및 피부의 산화에 의한 손상을 방지하는 데 매우 유용하게 사용될 수 있다.

- 공개번호 : 10-2005-0040123, 특허권자 : (주)이롬

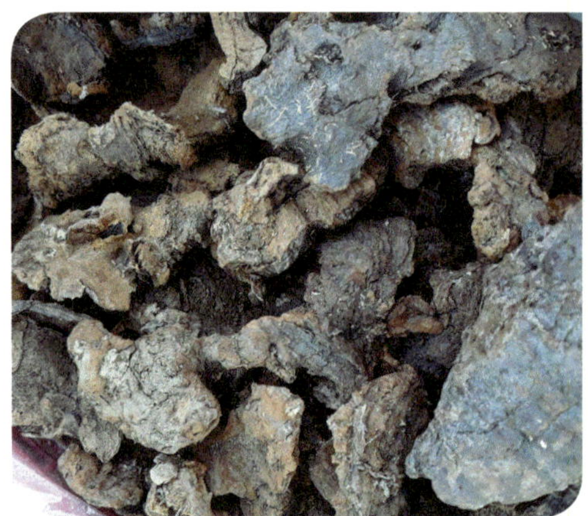

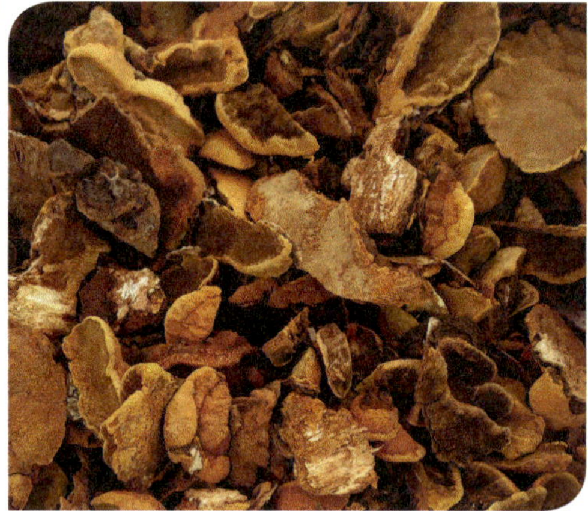

찔레상황버섯

비슷한 약초

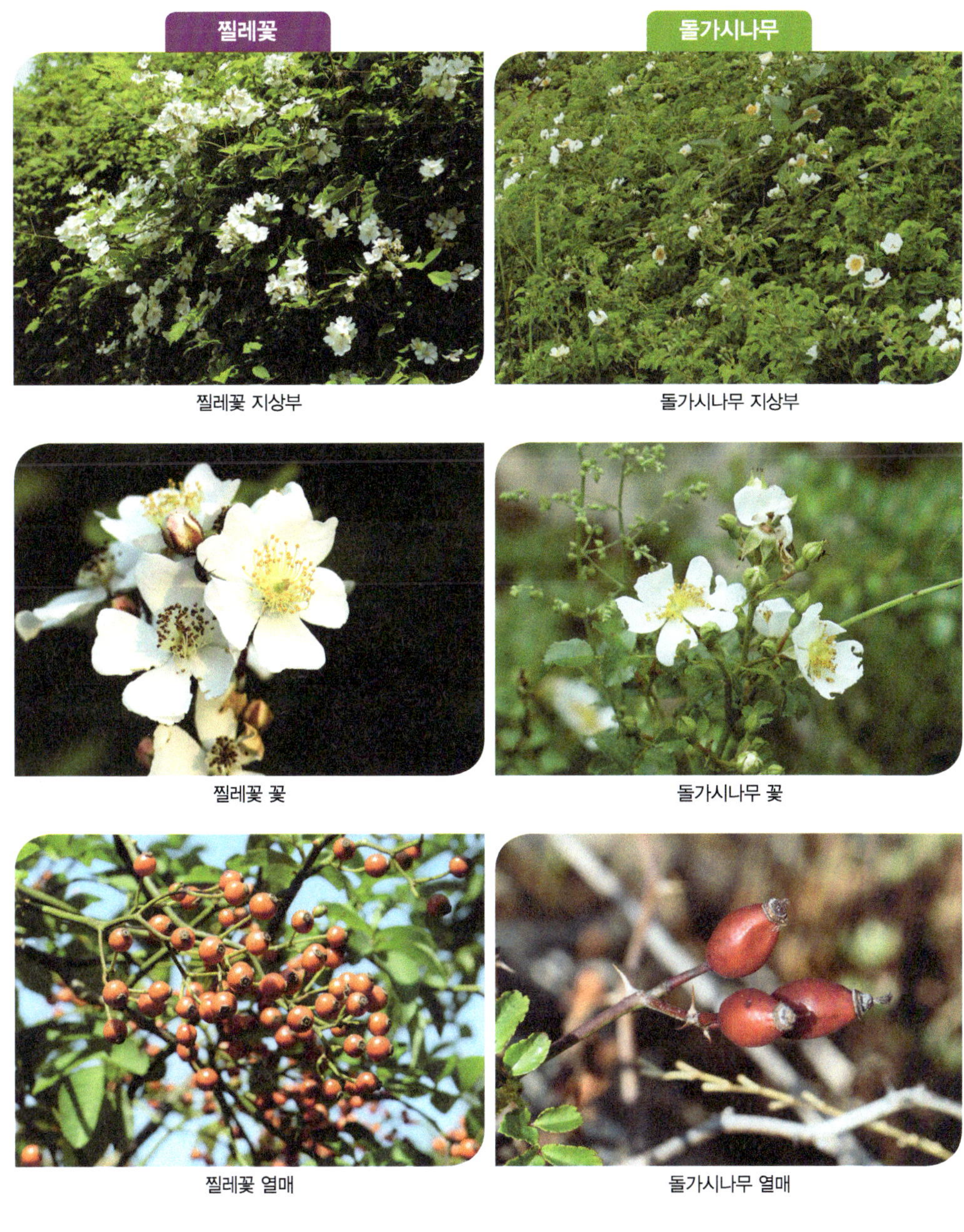
찔레꽃

돌가시나무

찔레꽃 지상부

돌가시나무 지상부

찔레꽃 꽃

돌가시나무 꽃

찔레꽃 열매

돌가시나무 열매

• 찔레꽃과 돌가시나무의 차이점

찔레꽃은 위로 자라고 돌가시나무는 땅으로 기어서 자라는 것이 특징이다.

찔레꽃 약차

채취 방법

찔레꽃 봉오리에서 바로 핀 꽃을 채취해 깨끗이 씻어 사용한다.

약차 만들기

찔레꽃의 꽃을 따서 깨끗하게 손질해서 꽃잎을 설탕에 겹겹이 재어 놓는다. 재운 지 15일 정도 지난 찔레꽃 꽃 5송이 정도를 찻잔에 넣고 뜨거운 물을 부어 차로 마신다. 그늘에서 말린 꽃잎 5송이 정도를 찻잔에 넣어 뜨거운 물을 부어 차로 마시기도 한다. 꿀 또는 설탕을 가미하여 마셔도 되지만 당뇨병이 있다면 고려하여 결정하는게 좋다. 차를 우린 찔레꽃 건더기는 다시 말려 다른 꽃 재료와 섞어서 쿠키, 비누를 만들거나 목욕제로 사용한다.

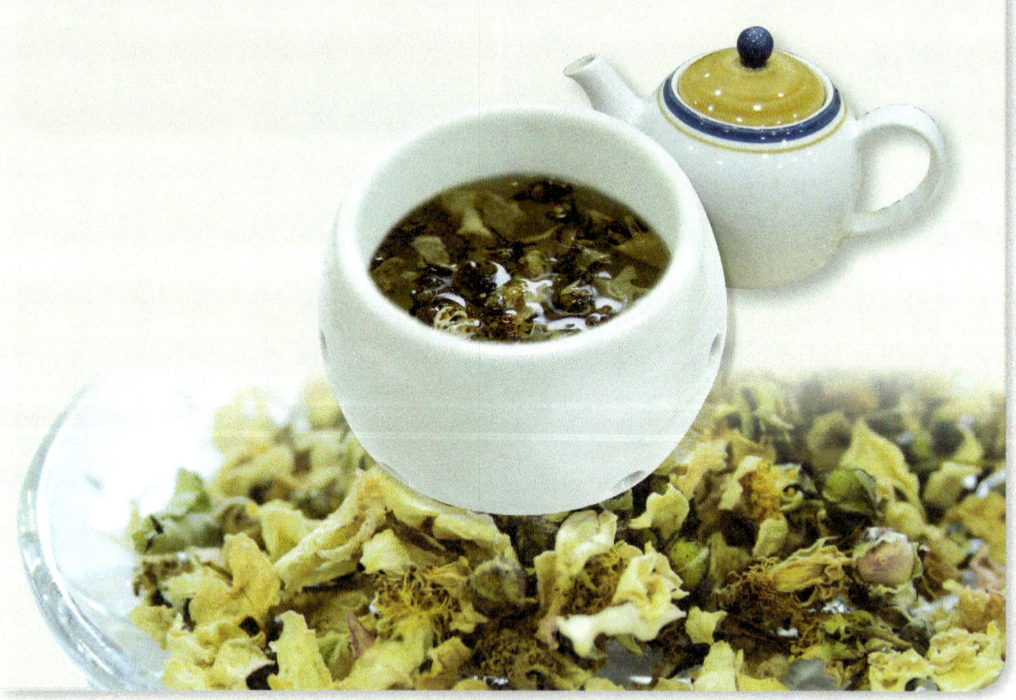

참나리

Lilium lancifolium Thunb.

한약의 기원

이 약은 참나리, 백합(百合), 큰솔나리의 비늘줄기이다.

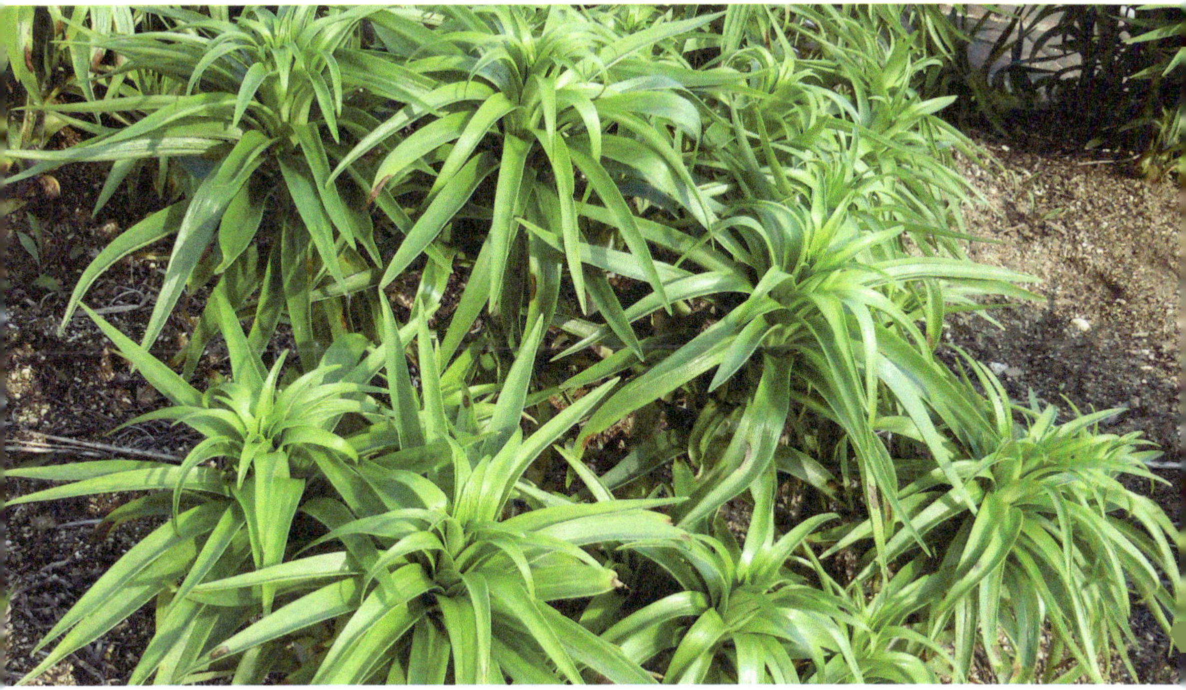

- **생약명** : 백합(百合)
- **이명** : 백백합(白百合), 산뇌과(蒜腦誇)
- **사용부위** : 비늘줄기의 인편
- **꽃 피는 시기** : 7~8월
- **과명** : 백합과(Liliaceae)

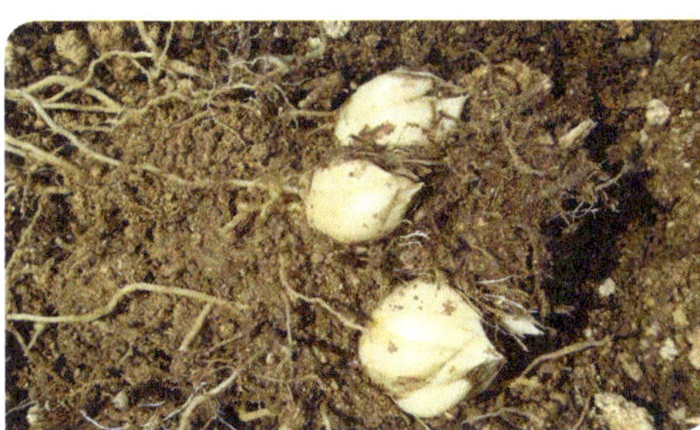

알뿌리(채취품)

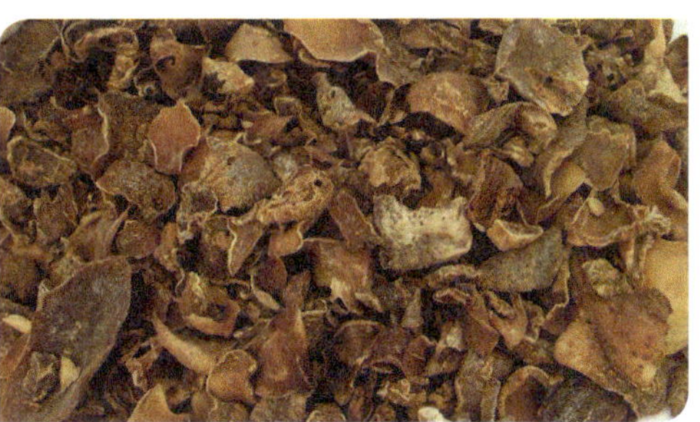

뿌리껍질, 약재(인경)

생태적 특성 참나리는 숙근성 여러해살이풀로, 전국 각 지에서 분포한다. 키는 1~2m이며, 줄기는 흑자색이 감돌고 곧게 자라며 어릴 때는 흰 털이 난다. 둥근 알뿌리 모양의 비늘줄기가 원줄기 아래에 달리며 그 밑에서 뿌리가 난다. 잎은 어긋나고 바소꼴이며 잎겨드랑이에는 자갈색의 주아(珠芽: 자라서 줄기가 되어 꽃을 피우거나 열매를 맺는 싹)가 달린다. 7~8월경에 황적색 바탕에 흑자색 점이 퍼진 꽃이 아래를

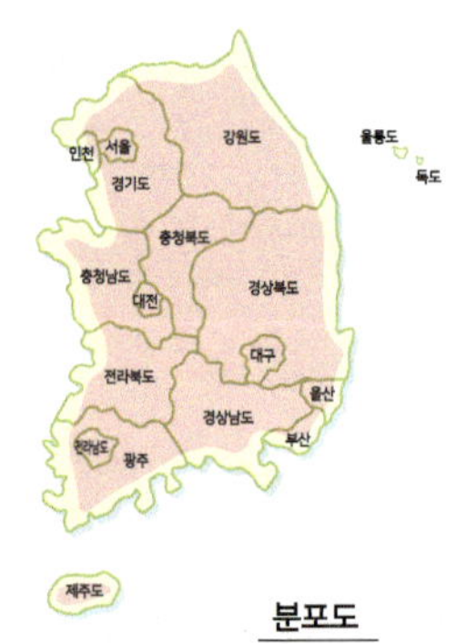

분포도

각 부위별 생김새

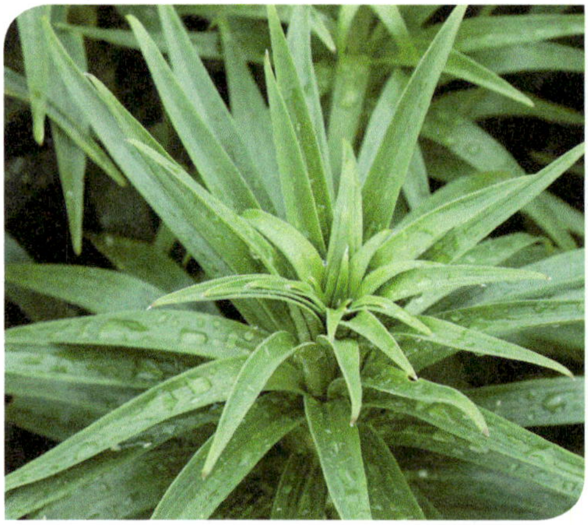

잎 생김새

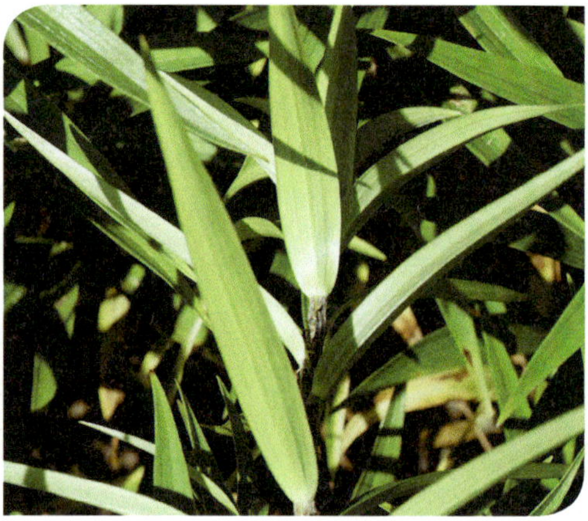

잎 뒷면

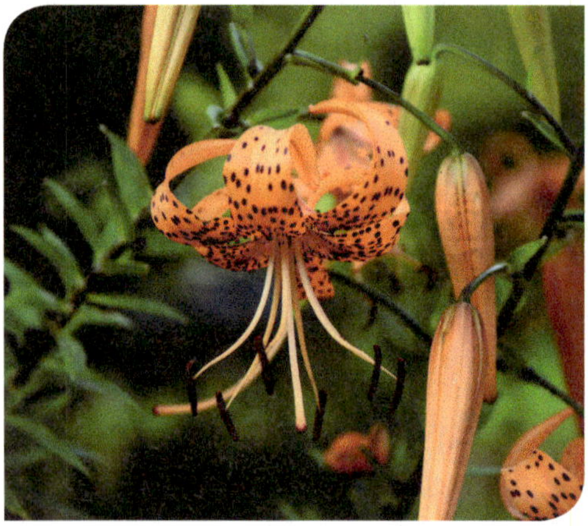

꽃

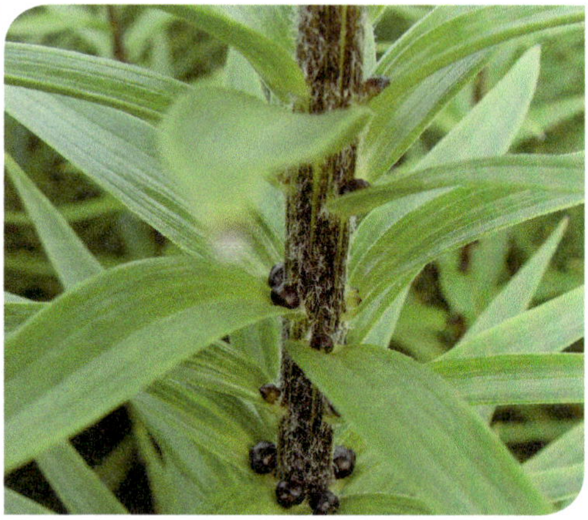

줄기

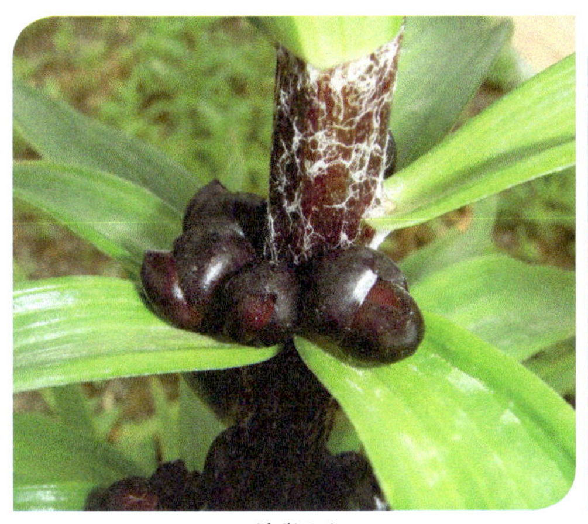
열매(주아)

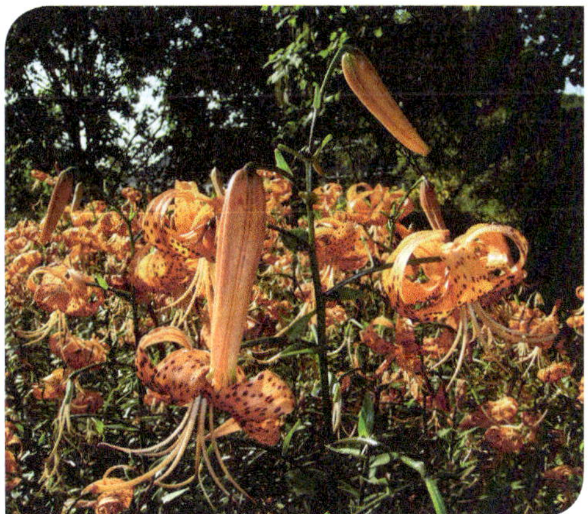
참나리 무리

향해 피고 가지 끝과 원줄기 끝에서 4~20송이가 달린다. 번식할 때에는 검은색 주아를 심거나 알뿌리 비늘조각을 심으며 종자번식에 시간이 많이 걸린다.

채취 시기 가을에 비늘줄기를 채취하여 끓는 물에 살짝 삶아 햇볕에 말린다.

약초의 성분 전분, 당류, 카로티노이드(carotenoid), 콜히친(colchicine) 등이 함유되어 있다.

약초의 성미 성질이 평범하고, 맛은 달고 약간 쓰며, 독성은 없다.

약초의 작용부위 심(心), 비(脾), 폐(肺) 경락에 작용한다.

약초의 효능과 치료 폐의 기운을 윤활하고 촉촉하게 하는 윤폐(潤肺), 기침을 멈추게 하는 지해(止咳), 심열을 내리는 청심, 정신을 안정시키는 안신(安神), 몸을 튼튼하게 하는 강장 등의 효능이 있어서 폐결핵, 해수, 정신불안, 신체허약 등에 사용하며, 폐나 기관지 관련 질환 치료에 널리 응용할 수 있다.

약초 처방 및 약용법과 용량 말린 인편 20~30g을 물 1L에 넣어 끓기 시작하면 약하게 줄여 200~300mL가 될 때까지 달여 하루에 2회 나눠 마시며, 죽을 쑤어 먹기도 한다. 양심안신(養心安神: 심의 허한 기운을 길러주면서 정신을 안정시키는 기능)작용이 있는 산조인(酸棗仁: 묏대추 종자), 원지(遠志) 등을 배합하여 신경쇠약이나 불면증 등을 치료하기도 한다.

- 생용(生用) : 심열을 내리고 정신을 안정시키는 청심안신(淸心安神) 효능이 있어서 열병 후에 남은 열이 완전히 제거되지 않아 정신이 황홀하고 심번(心煩: 가슴이 답답한 증상)한 등의 증상에 적용할 때에는 그대로 사용한다.
- 밀자(蜜炙) : 폐를 윤활하게 하여 기침을 멈추게 하는 윤폐지해(潤肺止咳)의 효능이 증강되므로 음기가 허해서 오는 마른기침, 즉 음허조해(陰虛燥咳)의 증상을 치료하는 데는 말린 약재에 꿀물을 흡수시켜 낮은 온도에서 볶아서 사용한다. 이때 꿀의 양은 일반적으로 약재 무게의 20% 정도를 사용하며 밀폐용기에 약재를 넣고 꿀에 물을 섞어서 부은 뒤 충분히 흔들어 약재 속에 꿀물이 충분히 스며들게 하고 약한 불로 예열된 프라이팬에 넣고 손에 찐득찐득한 꿀의 기운이 묻어나지 않을 정도까지 볶아낸다.

사용 시 주의사항 성미가 달고 차며 활설(滑泄)한 특성이 있으므로 중초(中焦: 주로 비위)가 차고 대변이 무른 경우 및 풍사나 한사로 인하여 담이 많고 기침이 많은 경우에는 사용을 피한다.

특허로 입증된 기능성 물질

참나리 추출물을 함유하는 염증성 질환 및 천식의 예방 및 치료용 약학적 조성물

본 발명은 참나리 인경 추출물을 유효성분으로 함유하는 염증 질환 또는 천식의 예방 또는 치료용 조성물에 관한 것이다. 본 발명의 조성물은 in vivo 및 in vitro에서 우수한 염증 억제 및 천식 억제 효과를 나타내며 세포독성은 없으므로, 염증 또는 천식 질환의 예방 또는 치료에 유용하게 이용될 수 있다.

- 공개번호 : 10-2010-0137223, 출원인 : 한국생명공학연구원

참나리 꽃차

채취 방법

참나리 봉오리에서 바로 핀 꽃을 채취한 후 깨끗이 씻어 말린 뒤 방습제를 넣은 밀폐 용기에 보관하여 사용한다.

꽃차 만들기

찻잔에 말린 참나리 꽃잎을 한 장 넣고 끓는 물을 부어 차로 마신다.

꿀 또는 설탕을 가미하여 마셔도 되지만 당뇨병이 있다면 고려하여 결정하는 게 좋다.

차로 우려낸 참나리 꽃 건더기는 다시 말려 여러 가지 재료를 섞어 백설기를 만든다.

말린 참나리 꽃잎은 목욕제로 사용하기도 하고 술도 담가 마신다.

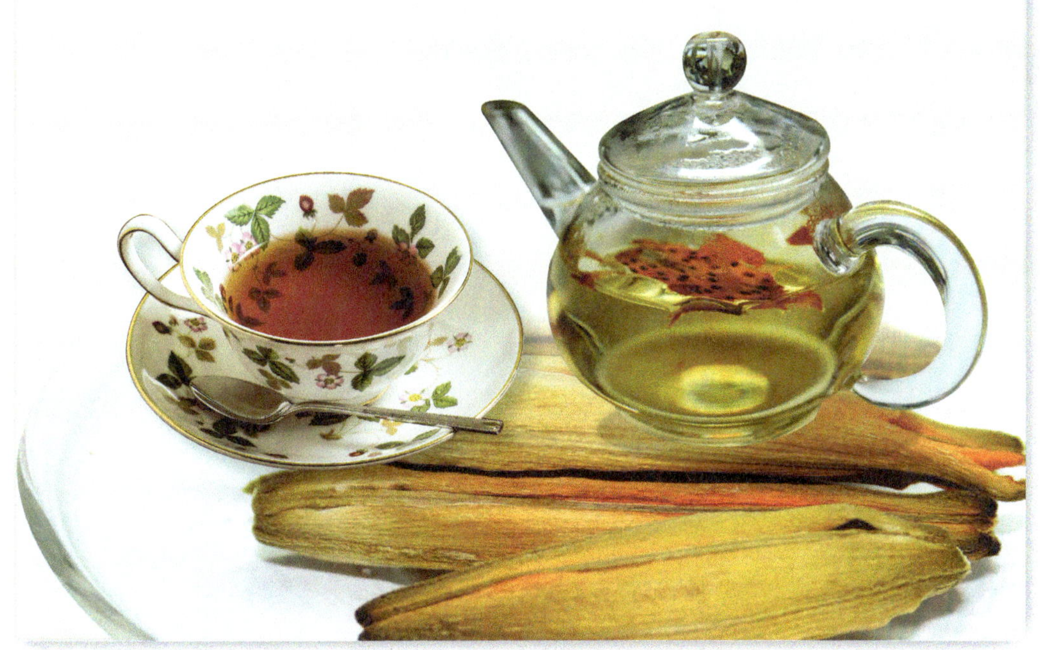

항암, 항노화, 항산화작용, 월경부조

참당귀

Angelica gigas Nakai

한약의 기원

이 약은 참당귀의 뿌리이다.

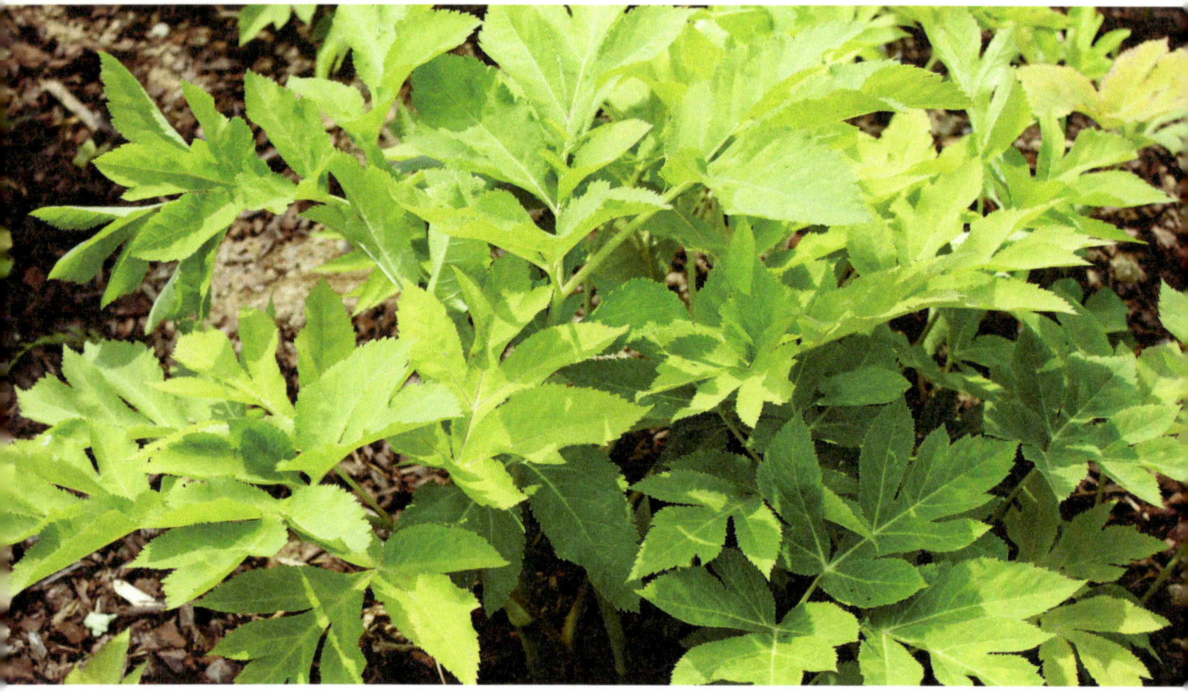

- **생약명** : 당귀(當歸)
- **이명** : 조선당귀, 건귀(乾歸), 문귀(文歸), 대부(大斧), 상마(象馬), 토당귀(土當歸)
- **사용부위** : 뿌리
- **꽃 피는 시기** : 8~9월
- **과명** : 산형과(Umbelliferae)

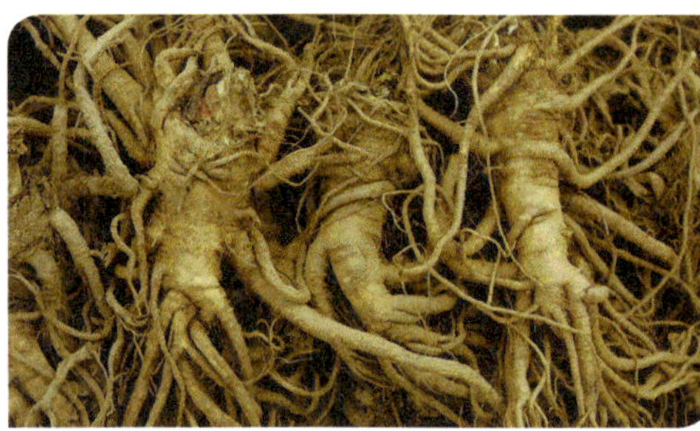

뿌리(채취품)

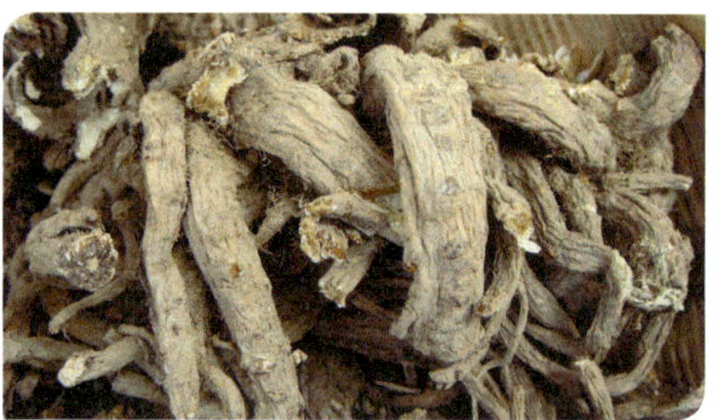

뿌리(약재 전형)

생태적 특성 참당귀는 숙근성 여러해살이풀로, 전국의 산 계곡, 습기가 있는 토양에서 잘 자라고 농가에서 약용식물로도 재배하고 있다. 뿌리는 굵은 편이고 강한 향이 나고 원뿌리의 길이는 3~7cm, 지름은 2~5cm이고 가지뿌리의 길이는 15~20cm이다. 뿌리의 표면은 엷은 황갈색 또는 흑갈색으로 절단면은 평탄하고 형성층에 의해 목질부와 식물의 껍질의 구별이 뚜렷하고, 목질부와 형성층 부근의 식물의 껍질은 어두

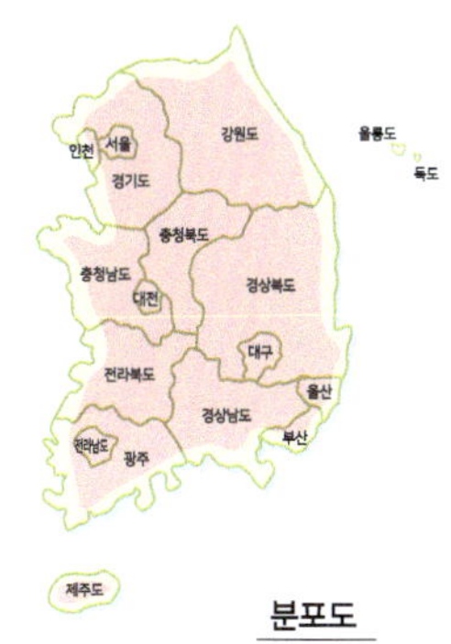

분포도

각 부위별 생김새

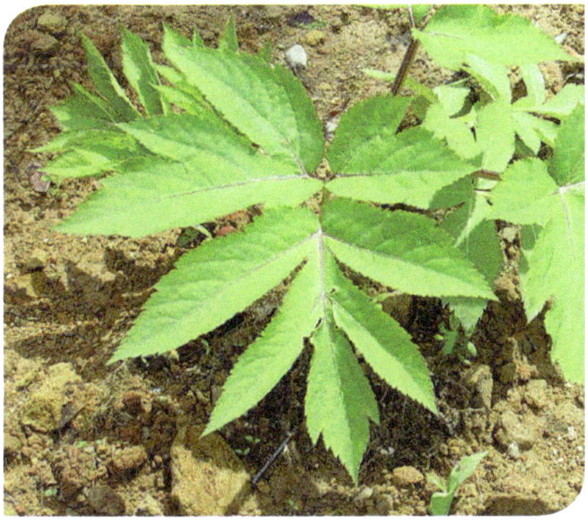

잎 생김새

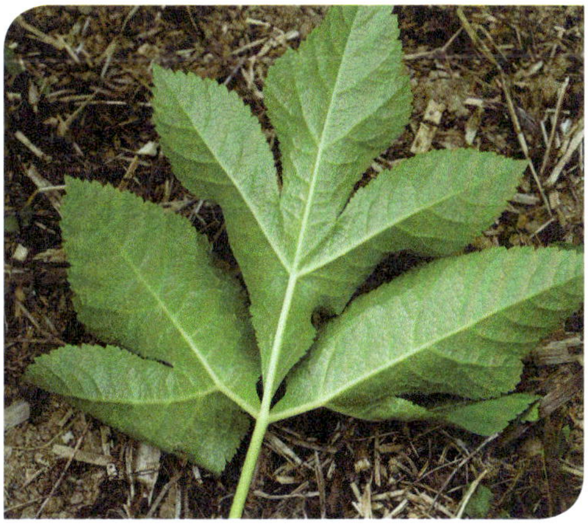

잎 뒷면

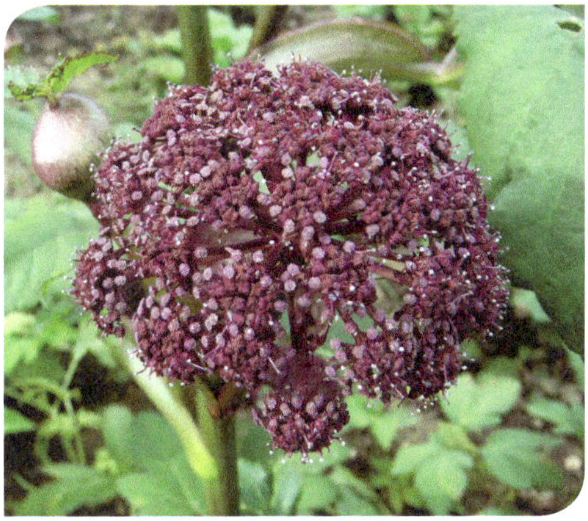

꽃

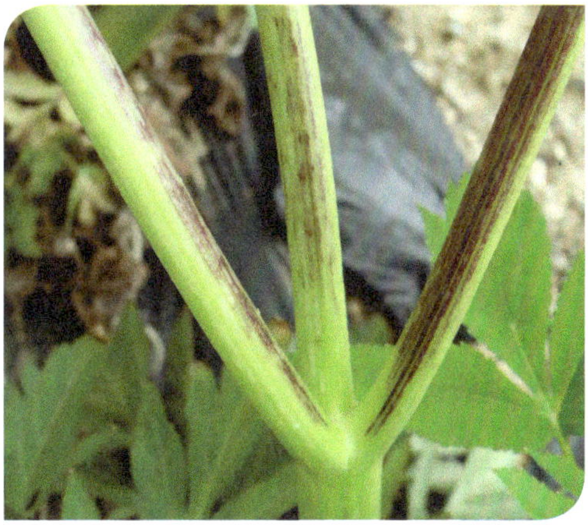

줄기

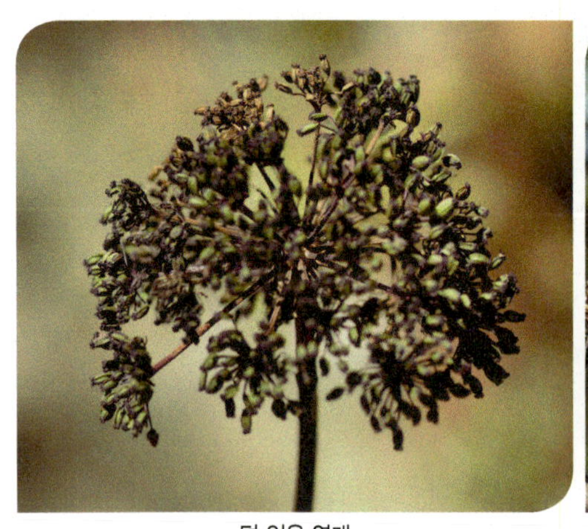

덜 익은 열매

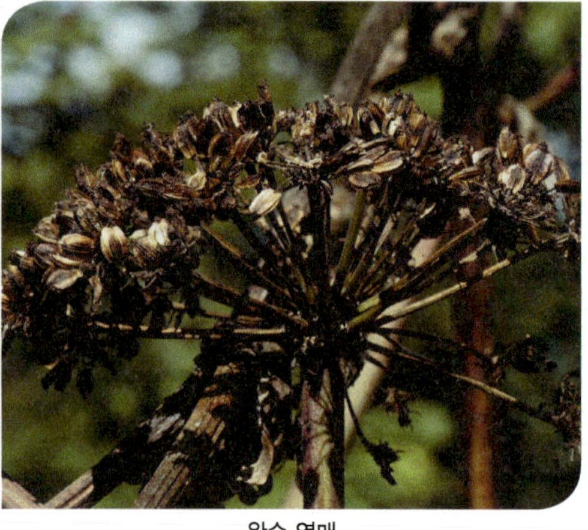

완숙 열매

운 황색이지만 나머지 부분은 유백색이다. 줄기의 키는 1~2m로 곧게 자란다. 잎은 1~3회 깃꼴겹잎이며 잔잎은 3장으로 갈라지고 다시 2~3장으로 갈라진다. 꽃은 짙은 보라색으로 8~9월 겹산형꽃차례로 20~40송이가 핀다. 열매는 9~10월에 달린다.

채취 시기 가을부터 봄 사이에 뿌리를 채취하여 흙모래를 제거하고 1차 말린 후 절단하여 2차로 말리고 저장한다. 사용 목적에 따라서 가공방법을 달리하는데 보혈, 조경(調經), 윤장통변(潤腸通便)을 목적으로 할 때에는 당귀를 살짝 볶아서 사용한다. 주자(酒炙: 술을 흡수시켜 프라이팬에 약한 불로 볶음)하여 사용하면 혈액순환을 돕고 어혈을 제거하는 활혈산어(活血散瘀)의 효능이 증강되어 혈어경폐(血瘀經閉: 어혈로 인한 월경의 막힘)와 월경이 잘 나오게 하는 통경(通經), 출산 후의 어혈이 막힌 증상인 산후어체(産後瘀滯), 복통, 타박상 및 풍사와 습사로 인하여 결리고 아픈 풍습비통(風濕痺痛)을 치료한다. 토초(土炒: 약재를 황토물에 적셔서 불에 볶는 일)하여 사용하면 혈허로 인한 변당(便糖: 대변이 진흙처럼 무른 증상)을 치료하고, 초탄(炒炭: 프라이팬에 넣고 가열하여 불이 붙으면 산소를 차단해서 검은 숯을 만드는 포제 방법)하면 지혈작용이 더 좋아진다. 꽃이 피면 뿌리가 목질화되어 약재로 사용할 수 없으므로 꽃대가 올라오지 않도록 재배하는 것이 중요하다.

약초의 성분 뿌리에는 데쿠르신(decursin), 종자에는 데쿠르시놀(decursinol), 이소-

임페라틴(iso-imperatin), 데쿠르시딘(decursidin) 등이 함유되어 있다.

약초의 성미 성질이 따뜻하고, 맛은 달고 맵고, 독성은 없다.

약초의 작용부위 간(肝), 심(心), 비(脾) 경락에 작용한다.

약초의 효능과 치료 혈을 보충하고 조화롭게 하는 보혈화혈(補血和血), 어혈을 풀어주는 구어혈(驅瘀血), 월경을 조화롭게 하며 통증을 멈추는 조경지통(調經止痛), 진정(鎮靜), 장의 건조를 막고 윤활하게 하는 윤조활장(潤燥滑腸) 등의 효능이 있어서 월경이 조화롭지 못한 월경부조(月經不調) 증상을 다스리고, 폐경 및 복통(經閉腹痛)을 다스린다. 붕루(崩漏), 혈이 허해서 오는 두통인 혈허두통(血虛頭痛), 어지럼증, 장이 건조하여 오는 변비, 타박상 등의 치료에도 사용한다. 특히 참당귀에는 왜당귀나 당당귀에 들어 있지 않은 데커신(decursin)이라는 물질이 다량 함유되어 있어서 항노화, 항산화 및 항암작용에 관여하며, 뇌신경세포의 손상을 줄여 치매예방에 효과가 있는 것으로 알려져 최근 한국산 참당귀가 각광을 받고 있다. 반면에 왜당귀나 당당귀에는 조혈작용에 관여하는 비타민 B_{12}가 다량으로 함유되어 있는 것으로 보고되었다. 민간요법에서는 습관성 변비, 특히 노인, 소아, 해산 후 및 허약한 사람의 변비 치료에 많이 사용된다.

약초 처방 및 약용법과 용량 말린 뿌리 5~15g을 물 700mL에 넣어 끓기 시작하면 약하게 줄여 200~300mL가 될 때까지 달여 하루에 2회 나눠 마신다. 외용할 경우에는 뿌리 달인 물로 환부를 씻는다. 어린순은 나물로 만들어 먹는다.

사용 시 주의사항 성질이 따뜻하므로 열성출혈의 경우에는 사용을 피하는데 습윤하고 활설(滑泄)한 성질을 가지고 있으므로 습사로 인하여 중초가 팽만한 경우나 대변당설(大便溏泄: 대변이 진흙처럼 무른 증상)의 경우에는 모두 신중하게 사용하여야 한다.

특허로 입증된 기능성 물질

당귀 추출물을 포함하는 골수 유래 줄기세포 증식 촉진용 조성물

본 발명은 당귀 추출물을 이용하여 골수 유래 줄기세포의 증식을 촉진시키는 조성물에 관한 것으로, 본 발명의 조성물은 줄기세포의 증식 및 분화를 위해 G-CSF만을 단독 투여했던 방법에 의해 야기되었던 비장종대와 같은 부작용을 해결하여, 당귀 추출물의 병용 투여로 현저히 완화시켰으며, 줄기세포의 증식 및 분화를 보다 촉진시키는 효과가 있다.

- 공개번호 : 10-1373100-0000, 출원인 : 재단법인 통합의료진흥원

당귀의 종류

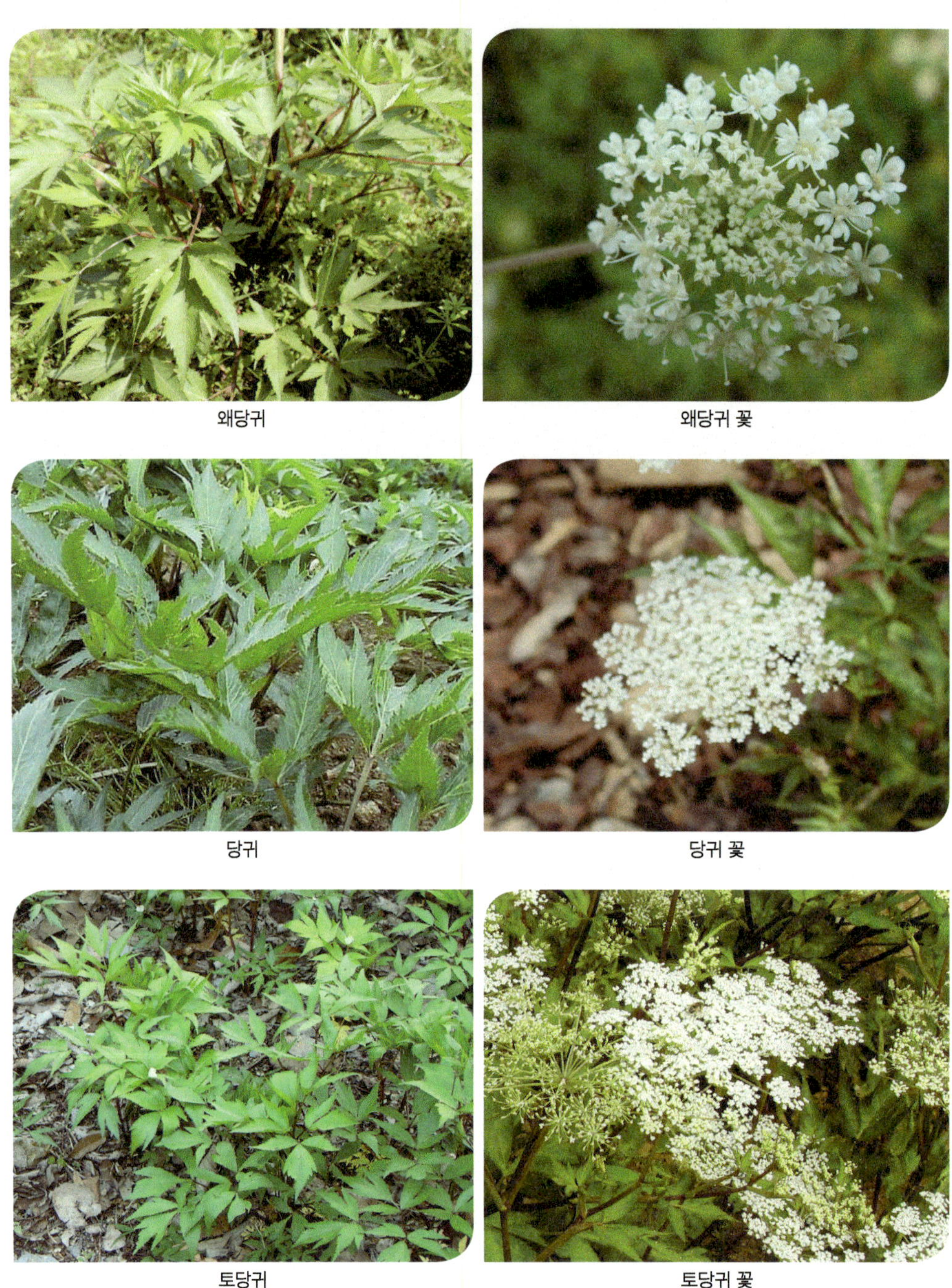

왜당귀

왜당귀 꽃

당귀

당귀 꽃

토당귀

토당귀 꽃

참당귀 약차

채취 방법

가을에서 봄 사이에 참당귀 뿌리를 채취하여 흙모래를 제거하고 깨끗이 씻어 1차 말린 다음 절단하여 2차 말리고 저장해 사용한다.

약차 만들기

말린 참당귀 뿌리 4~20g을 사용하며, 보통 말린 약재 5~10g을 물 2L에 넣어 중불로 2시간 정도 끓여서 하루에 2~3회 나눠 차로 마신다. 차 재료로 다른 약재들과 함께 배합하여 다양하게 사용하며 약선의 재료와 같이 다양한 용도로 사용되기도 한다.

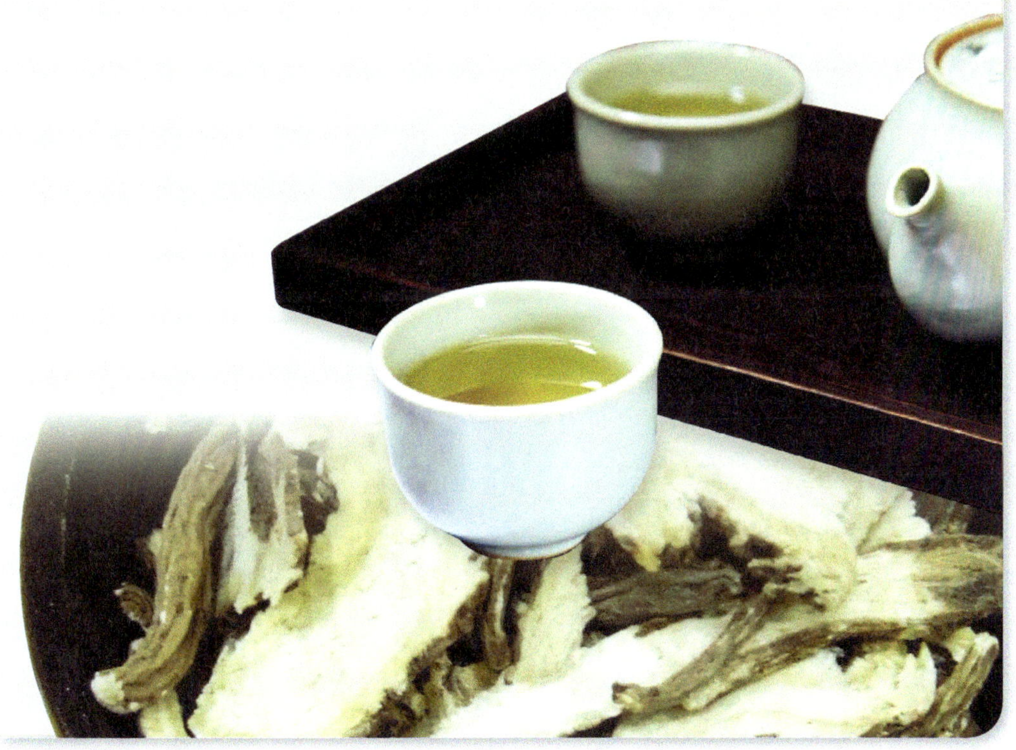

월경부조, 복통, 흉협자통, 풍습비통, 두통

천궁

Cnidium officinale Makino

한약의 기원

이 약은 천궁, 중국천궁(中國川芎)의 뿌리줄기로, 그대로 또는 끓는 물에 데친 것이다.

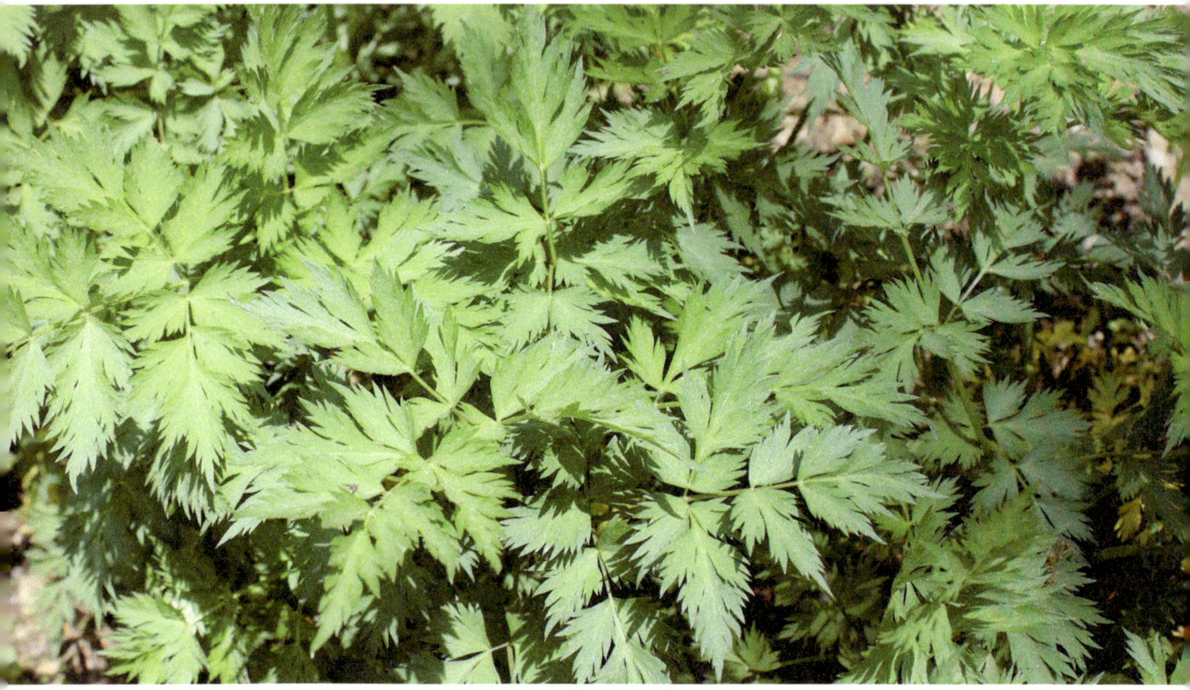

- **생약명** : 천궁(川芎)
- **이명** : 궁궁이, 천궁(川藭), 향과(香果), 호궁(湖芎), 경궁(京芎)
- **사용부위** : 뿌리줄기
- **꽃 피는 시기** : 8~9월
- **과명** : 산형과(Umbelliferae)

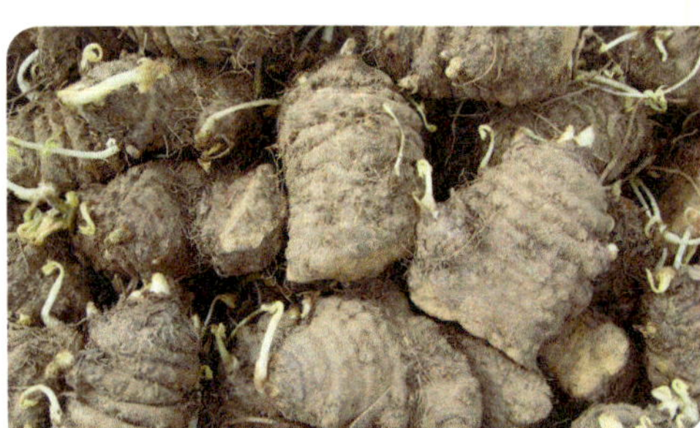
뿌리(약재 전형)

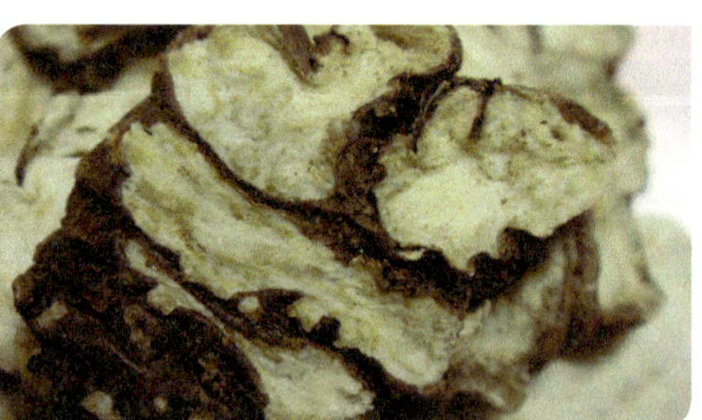
뿌리(약재)

생태적 특성 중국이 원산지인 천궁은 울릉도를 비롯 전국 각지에서 재배하고 있는 여러해살이풀이다. 줄기의 키는 30~60cm로 곧게 자라며, 땅속 뿌리줄기는 부정형의 덩어리 모양으로 비대하다. 뿌리의 표면은 황갈색으로 거친 주름이 평행으로 돌기되어 있다. 잎은 어긋나는 2회 깃꼴겹잎으로 잔잎은 달걀 모양 또는 바소꼴이며 가장자리에는 톱니가 있다. 꽃은 흰색으로 8~9월에 줄기 끝이나 가지

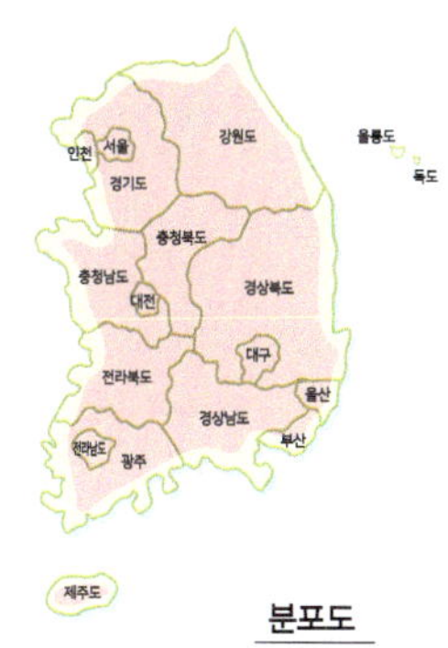

분포도

각 부위별 생김새

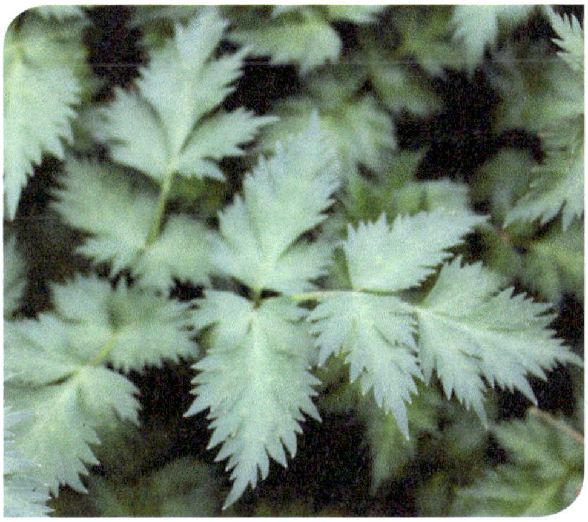

잎 생김새

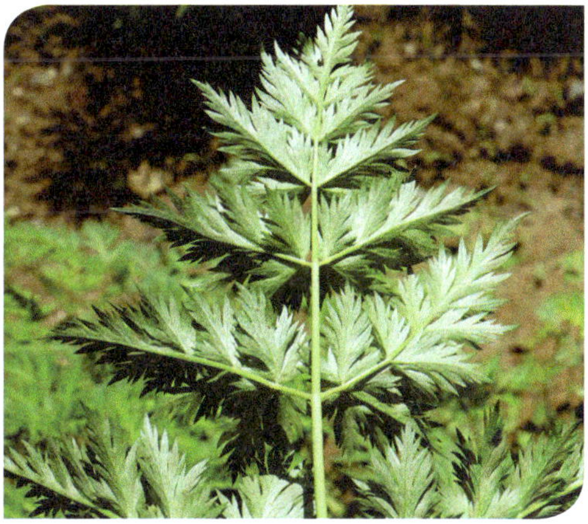

잎 뒷면

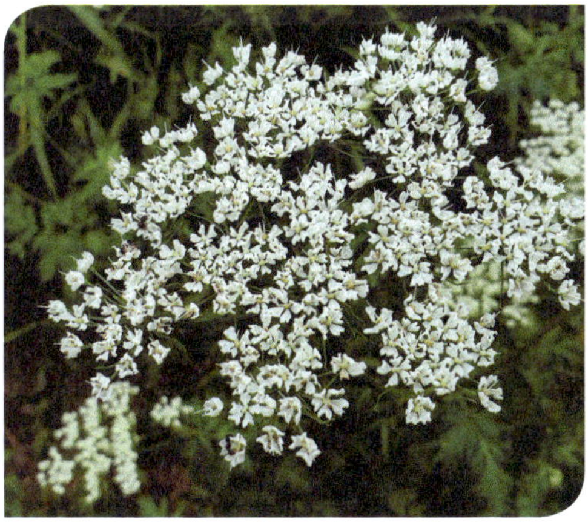

꽃

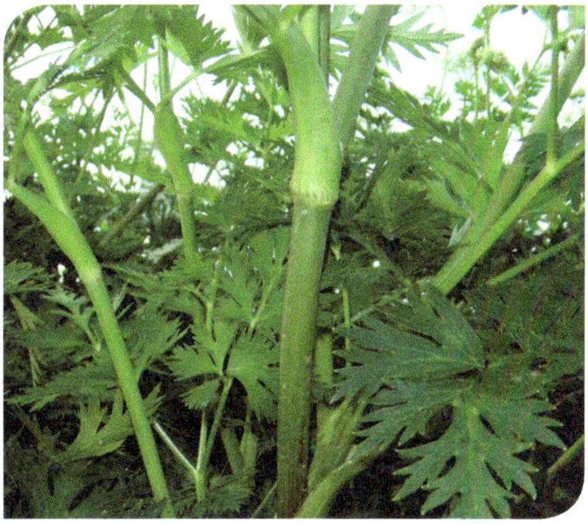

줄기

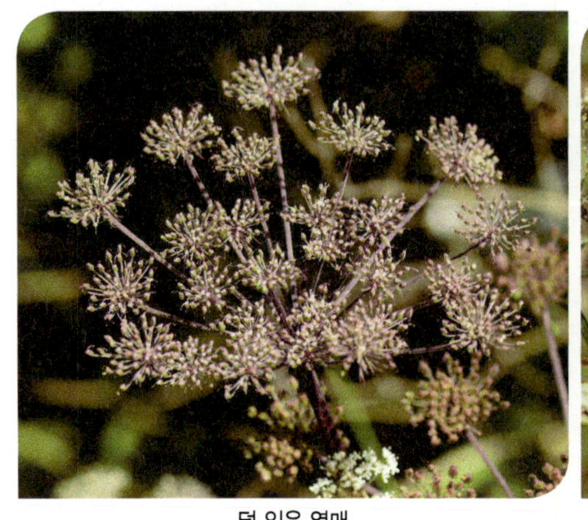
덜 익은 열매

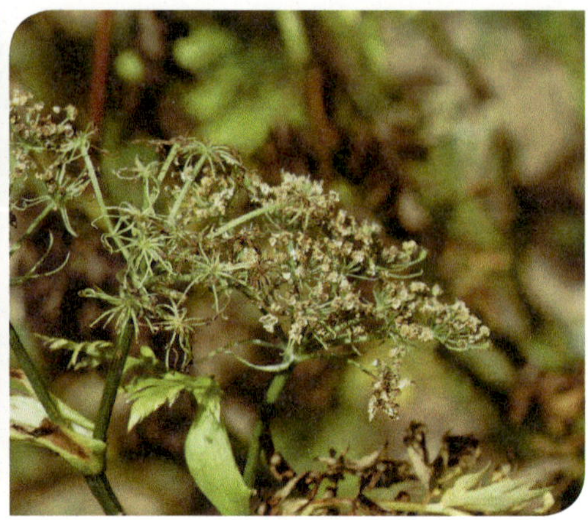
완숙 열매

끝에서 겹산형꽃차례로 올라와 그 끝에 핀다. 꽃잎 5개가 안으로 굽고 수술은 5개, 암술은 1개이다. 꽃차례의 줄기는 10개이며 작은꽃차례의 줄기는 15개이다. 열매는 달걀 모양이며 익지 않는다.

천궁의 재배 역사는 400년 이상으로 생각되며 본래 이름은 '궁궁(芎藭)이'였는데, 궁궁이 중에서 특히 중국의 사천(四川) 지방의 궁궁이가 품질이 우수하여 그것을 다른 궁궁이와 구분하기 위해 '천궁(川芎)'이라고 부르던 것이 고유명사화된 것으로 보인다. 우리나라에는 고려시대부터 발견된 기록이 나타나는데 조선시대의 『향약채취월령』에 '사피초(蛇避草)'로 기록되었고 『동의보감』에는 '궁궁이'라고 기록하고 있으며 『탕액본초』에는 처음으로 '천궁'이라고 하였다. 중국에서 천궁이 도입되기 전부터 우리나라에 자생하던 궁궁이는 *Angelica polymorpha* Maxim.이며 키가 60cm 이상으로 농가에서 재배하는 천궁보다 크게 자란다. 물론 토천궁에 대한 기원에 관해서는 몇 가지의 이론(異論)이 있다. 실제 상당수 농가에서 '토천궁'이라고 재배하고 있는 천궁은 '*Ligusticum chuanxiong* Hort.'이며, 대부분의 농가에서는 '*Cnidium officinale* Makino.'를 '천궁'으로 재배하고 있다. 또한 중국에서는 중국천궁(*Ligusticum chuanxiong* Hort.)을 기원식물로 하고 있다.

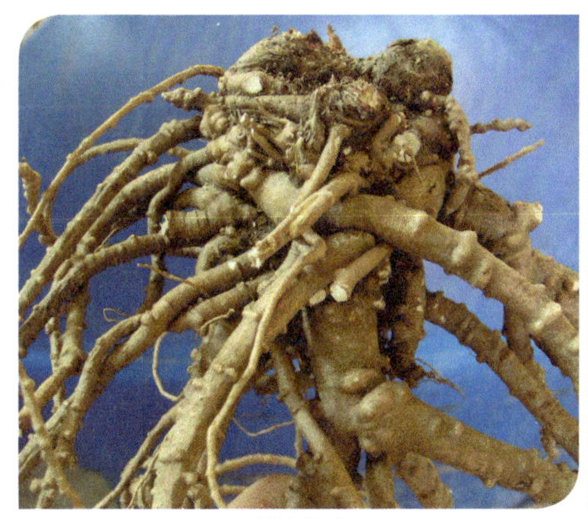
천궁 뿌리

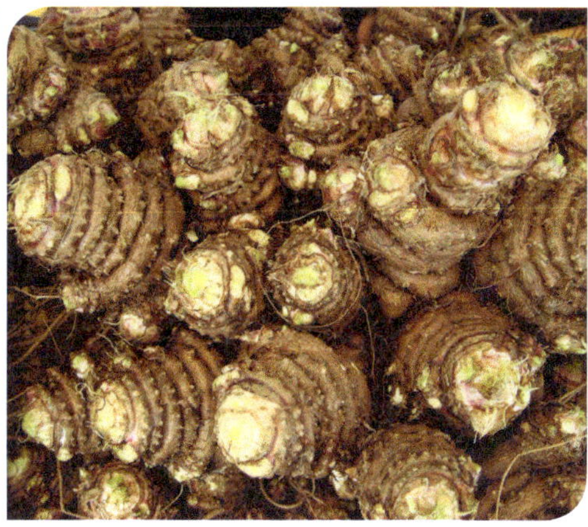
천궁 뿌리 뇌두

채취 시기 9~10월에 뿌리줄기를 채취하여 잎과 줄기를 제거하고 햇볕에 말린다. 중국 천궁의 경우 평원에서 재배한 것은 소만(小滿) 이후 4~5일이 지난 다음 채취하는 것이 좋고, 산지에서 재배한 것은 8~9월에 채취하여 잎과 줄기와 수염뿌리를 제거하고 씻은 뒤 햇볕에 말리거나 건조기에 말린다. 일반적으로 이물질을 제거하고 씻은 다음 물을 뿌려 윤투(潤透)되면 얇게 썰어 햇볕 또는 건조기에 말린다. 절편(切片)한 천궁을 황주와 고루 섞어서 약한 불로 황갈색이 되도록 볶아서 햇볕에 말려 사용한다(천궁 100g에 황주 25g). 토천궁의 경우에는 그냥 사용하면 두통이 생길 수 있으므로 두통의 원인물질인 휘발성 정유 성분을 제거하기 위해 흐르는 물에 하룻밤 정도 담가두었다가 건져서 말려 사용한다.

약초의 성분 뿌리에는 크니딜라이드(cnidilide), 리구스틸라이드(ligustilide), 네오크니딜라이드(neocnidilide), 부틸프탈라이드(butylphthalide), 세다노익산(sedanoic acid) 등이 함유되어 있다.

약초의 성미 성질이 따뜻하고, 맛은 맵고, 독성은 없다.

약초의 작용부위 간(肝), 담(膽), 심포(心包) 경락에 작용한다.

약초의 효능과 치료 혈액순환을 활성화시키는 활혈, 기의 순환을 돕는 행기, 풍사를 제거하는 거풍, 경련을 가라앉히는 진경, 통증을 멈추게 하는 지통 등의 효능이 있어서 월경부조, 경폐통경(經閉通經), 복통, 흉협자통(胸脇刺痛: 가슴이나 옆구리가 찌르는 듯 아픈 증상), 두통, 풍습비통(風濕痺痛: 풍사나 습사로 인하여 결리고 아픈 증상) 등을 치료하는 데 사용한다.

약초 처방 및 약용법과 용량 말린 뿌리줄기 4~12g을 물에 넣어 끓이는 탕전(湯煎)하여 마시거나, 가루 또는 환으로 만들어 복용한다. 일반적으로 다른 생약재들과 배합하여 차 또는 탕제의 형태로 복용하는 경우가 많고 약선의 재료로 활용하기도 한다. 약선 재료로 사용할 경우에는 향이 강한 약재이므로 음식 주재료의 향이나 맛에 영향을 미치지 않도록 최소량(보통 기준 용량의 10~20% 정도)으로 사용하도록 주의한다. 민간에서는 두통 치료를 위해 쌀뜨물에 담가두었다가 말린 천궁을 부드럽게 가루로 만들어 4 : 6의 비율로 꿀에 재운 다음(천궁 가루는 꿀 무게의 40%) 한 번에 3~4g씩 하루 3회, 식사 전에 복용한다.

사용 시 주의사항 성질이 따뜻하고 맛이 맵기 때문에 승산(昇散: 기를 위로 끌어올리고 발산하는 성질)하는 작용이 있다. 따라서 음허화왕(陰虛火旺: 음기가 허한 상태에서 양기가 성한 상태)으로 인한 두통이나 월경과다에는 사용을 피하는 것이 좋다.

특허로 입증된 기능성 물질

천궁 추출물을 함유하는 신경변성 질환 예방 또는 치료용 약학조성물

본 발명은 신경교세포에 의해 야기되는 신경염증에 있어서 천궁 추출물이 활성화된 신경소교세포의 전염증 매개인자를 억제함으로써 신경염증 억제에 효능을 가질 수 있도록 하는 신경변성 질환 예방 또는 치료용 약학조성물 및 건강기능식품과 그러한 천궁 추출물을 추출하는 추출 방법에 관한 것이다.

- 공개번호 : 10-2014-0148168, 출원인 : 건국대학교 산학협력단

천궁 약차

채취 방법

9~10월에 천궁의 잎과 줄기를 채취한 후 잎과 줄기[경엽(莖葉)]를 제거하고 깨끗이 씻어 햇볕에 말린다.

약차 만들기

말린 천궁 뿌리줄기 4~12g을 사용하며, 보통 말린 약재 4~5g을 물 2L에 넣어 중불로 2시간 정도 끓여 하루에 3~4회 나누어 차로 마신다. 꿀 또는 설탕을 가미하여 마셔도 되지만 당뇨병이 있다면 고려하여 결정하는 게 좋다.

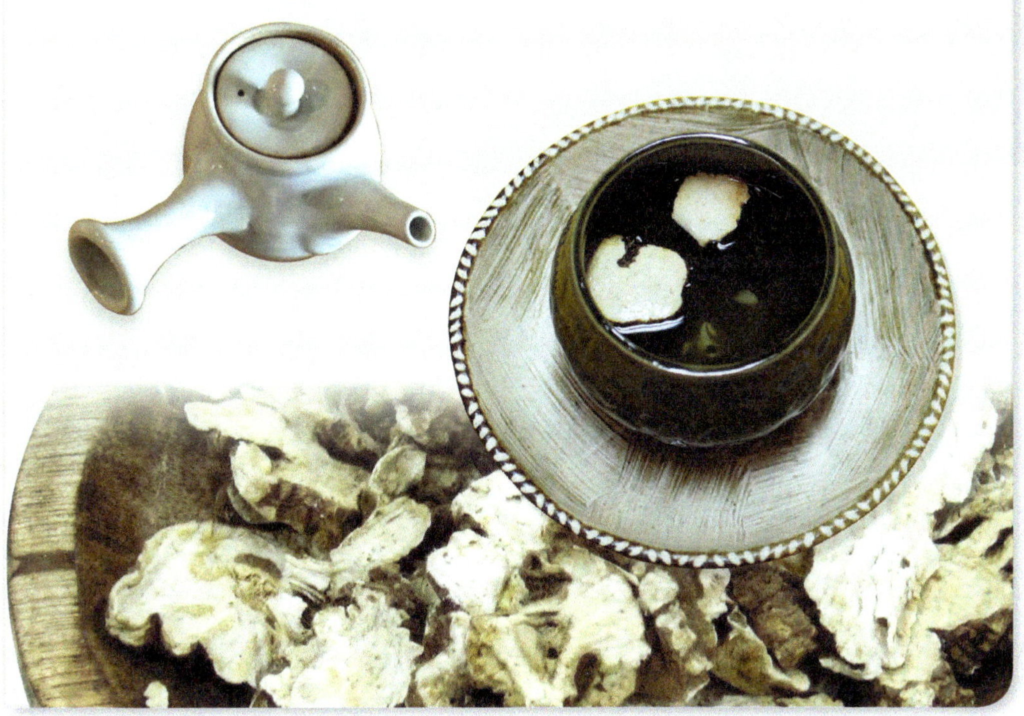

천남성

Arisaema amurense f. serratum (Nakai) Kitag.

한약의 기원

이 약은 천남성(天南星), 둥근잎천남성, 두루미천남성의 덩이뿌리로, 주피를 완전히 제거한 것이다.

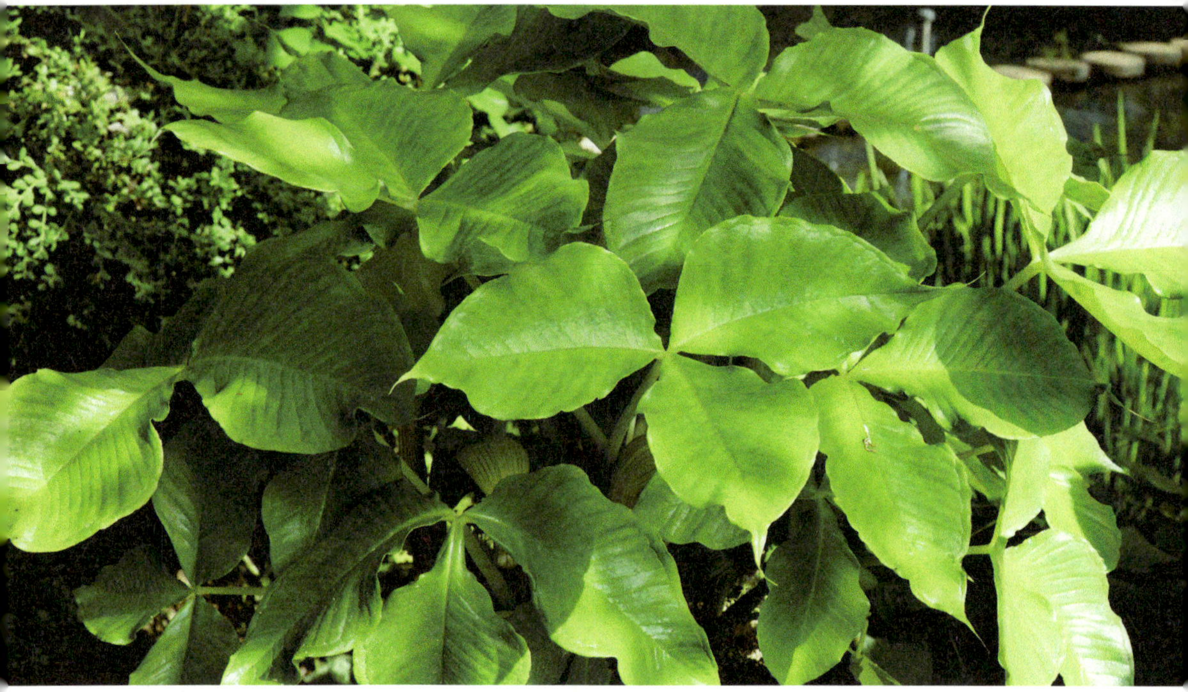

- **생약명** : 천남성(天南星)
- **이명** : 가새천남성, 남성, 치엽동북천남성, 천남생이, 청사두초, 남생이, 남셍이
- **사용부위** : 덩이뿌리
- **꽃 피는 시기** : 5~7월
- **과명** : 천남성과(Araceae)

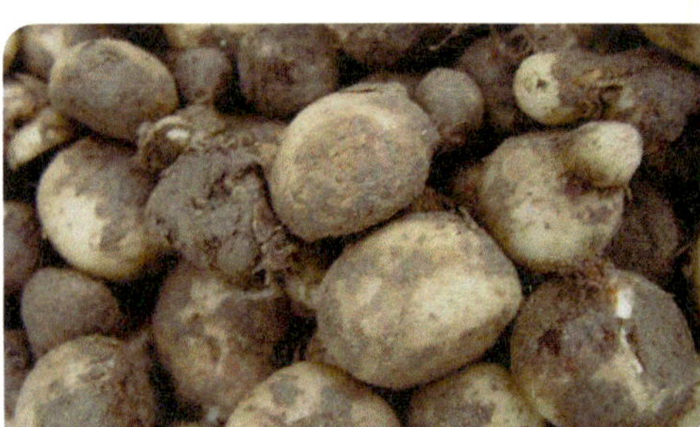
덩이뿌리(채취품)

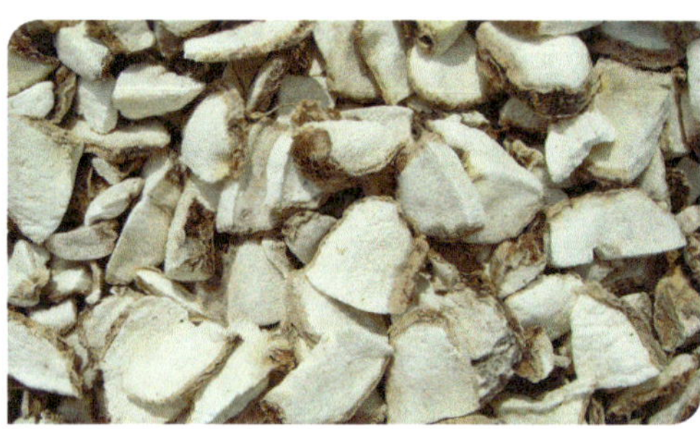
덩이뿌리(약재)

생태적 특성 천남성은 여러해살이풀로, 전국의 산지에서 볼 수 있으며 높은 지대에서도 분포하고 습하고 그늘진 곳을 좋아한다. 키는 15~30cm로 자라며, 땅속의 덩이줄기는 약용식물로 사용되지만 유독성 식물이므로 주의가 필요하다. 덩이줄기는 한쪽으로 눌린 공 모양이며 표면은 유백색 또는 담갈색이다. 질은 단단하고 잘 파쇄되지 않으며 단면은 평탄하지 않고 흰색이며 분성(粉性)이다. 줄기는 곧

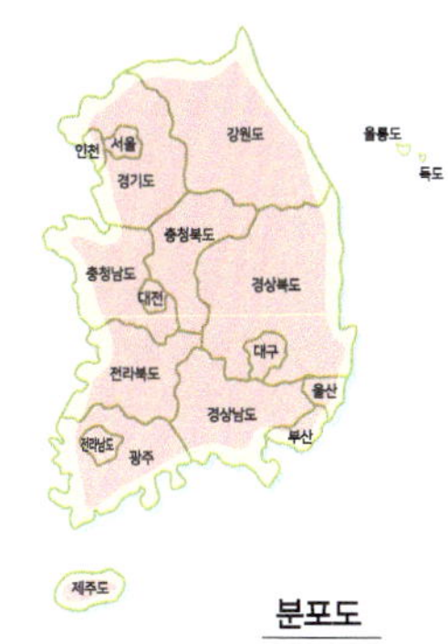

분포도

각 부위별 생김새

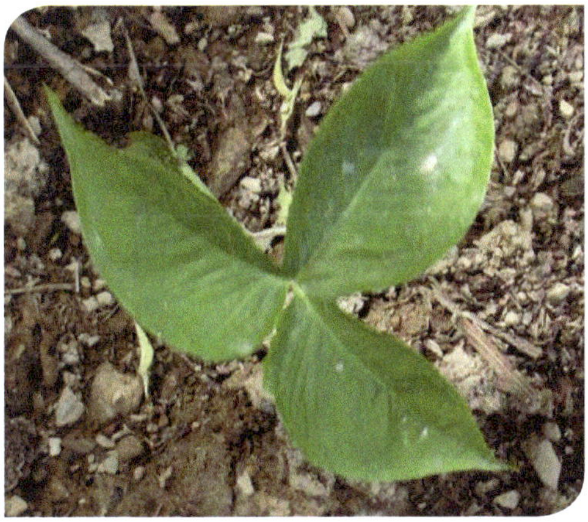

잎 생김새

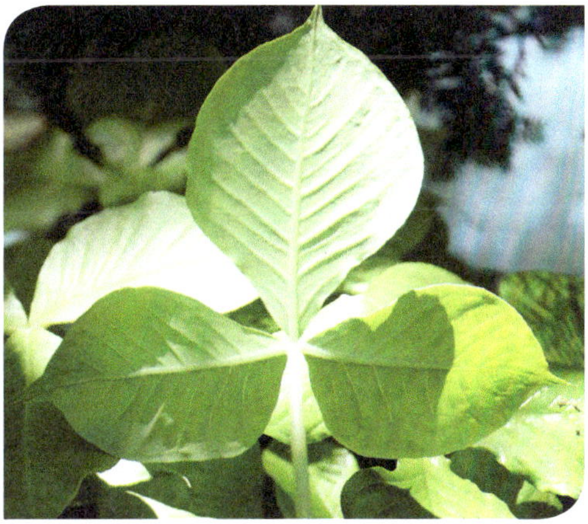

잎 뒷면

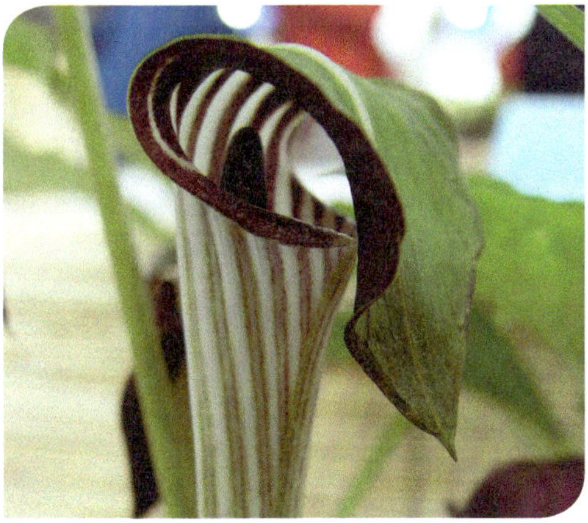

꽃

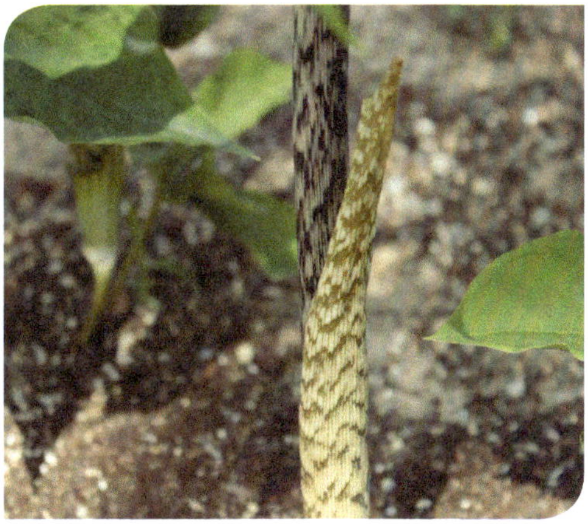

줄기

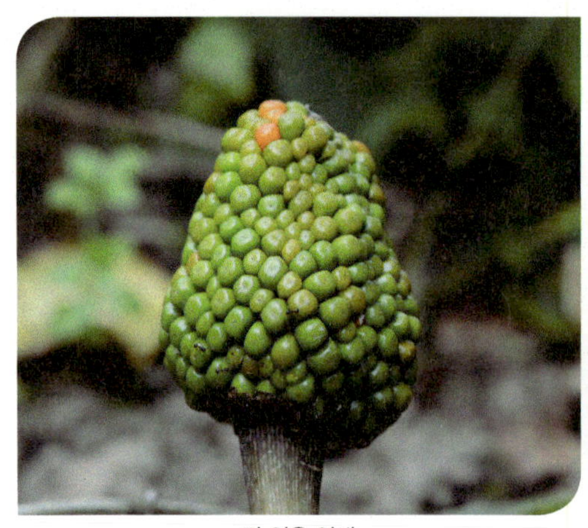
덜 익은 열매

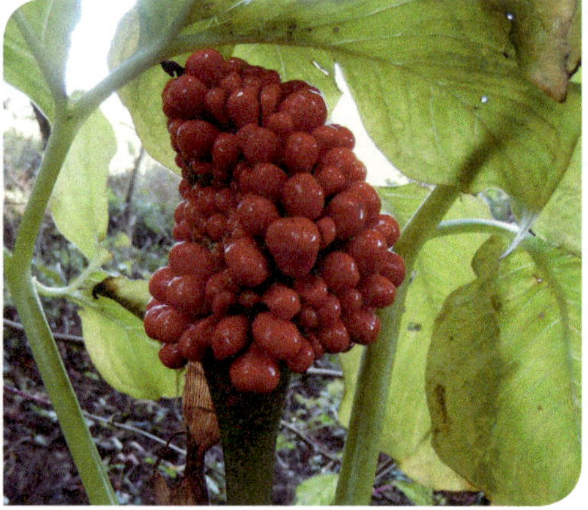
완숙 열매

추서고 겉은 녹색이나 속은 때론 자색 반점이 있기도 하다. 잎은 달걀 모양 바소꼴 또는 타원형이고, 잔잎은 양 끝이 뾰족하고 톱니가 있다. 꽃은 녹색 바탕에 흰 선이 있으며 5~7월에 피고 깔때기 모양을 한 불염포[佛焰苞: 육수(肉穗)꽃차례의 꽃을 싸는 포가 변형된 것]는 판통의 길이가 8cm 정도로 윗부분이 모자처럼 앞으로 꼬부라지고 끝이 뾰족하다. 열매는 물렁열매로 옥수수 알처럼 달리고 10~11월에 붉은색으로 익는다.

채취 시기 가을과 겨울에 덩이줄기를 채취하여 잔가지와 수염뿌리 및 겉껍질을 제거하고 햇볕 또는 건조기에 말린다.

- 생천남성(生天南星) : 이물질을 제거하고 물로 씻은 다음 말린다.
- 제천남성(製天南星) : 정선한 천남성을 냉수에 담가 매일 2~3회씩 물을 갈아주어 흰 거품이 나오면 백반수[천남성(天南星) 100kg에 백반(白礬) 2kg]에 하루 정도 담갔다가 다시 물을 갈아준다. 이와 같이 한 다음 쪼개어 혀끝으로 맛을 보아 아린 맛이 없으면 꺼내어 생강편과 백반을 용기에 넣고 적당량의 물로 끓인 후 여기에 천남성을 넣고 내부에 백심(白心)이 없어질 때까지 끓인 다음 꺼내어 생강편을 제거하고 어느 정도 말린 다음 얇게 썰어 다시 말린다.

약초의 성분 덩이줄기에는 안식향산(benzoic acid), 녹말, 아미노산, 트리테르페노이드(triterpenoid), 사포닌 등이 함유되어 있다.

약초의 성미 성질이 따뜻하고, 맛은 쓰고 맵고, 독성이 있다.

약초의 작용부위 간(肝), 비(脾), 폐(肺) 경락에 작용한다.

약초의 효능과 치료 습사를 말리고 담을 삭히는 조습화담(燥濕化痰), 풍사를 제거하고 경련을 멈추게 하는 거풍지경(祛風止痙), 뭉친 것을 흩어지게 하고 종기를 없애는 산결소종(散結消腫) 등의 효능이 있어서 담을 무르게 하고 해수를 치료하며, 풍담현훈(風痰眩暈: 풍담과 어지럼증), 중풍담옹(中風痰壅), 입과 눈이 돌아가는 구안와사, 반신불수, 전간(癲癎), 경풍(驚風), 파상풍, 뱀이나 벌레 물린 상처인 사충교상의 치료에 사용한다.

약초 처방 및 약용법과 용량 말린 덩이줄기 4~12g을 물 1L에 넣어 1/3이 될 때까지 달여 마시거나, 가루 또는 환으로 만들어 복용한다. 독성이 강하기 때문에 가공에 주의해야 한다.

사용 시 주의사항 건조한 성미가 매우 강한 약재로 음기를 상하게 하고 진액을 말리는 부작용을 가져올 수 있으므로 음기가 허하고 건조한 담이 있는 경우, 열이 매우 높은 경우, 혈이 허하며 풍사가 동하는 경우 그리고 임산부의 경우에는 사용을 금한다.

특허로 입증된 기능성 물질

천남성 추출물을 함유하는 탈모 방지 및 발모 촉진용 조성물

본 발명은 천남성 추출물을 함유하는 탈모 방지 및 발모 촉진용 조성물에 관한 것으로서, 본 발명에 따른 천남성 추출물 및 분획물은 모낭을 성장기 중기 또는 후기로 분화시키며, TGF-β 및 프로락틴을 억제하고, IGF 및 태반성 락토겐을 증가시키며, VEGF, c-kit, PKC-α 및 FGF의 발현을 증가시켜서 탈모를 방지하고 발모를 촉진시키는 효과가 있다.

- 공개번호 : 10-2010-0009725, 출원인 : 우석대학교 산학협력단

두통, 어지럼증, 수족마비, 간질, 파상풍

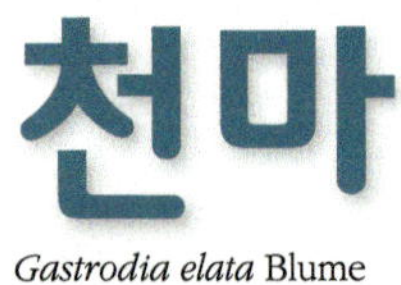

천마

Gastrodia elata Blume

한약의 기원

이 약은 천마의 지상부, 덩이줄기이다.

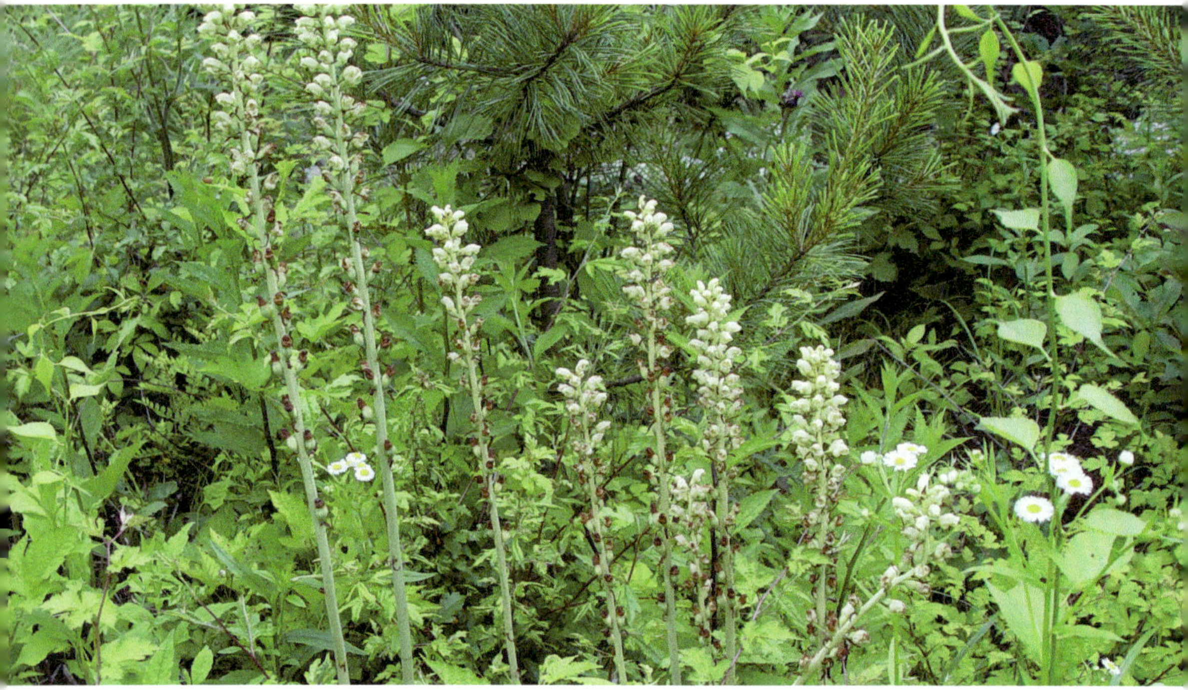

- **생약명** : 천마(天麻)
- **이명** : 수자해좃, 적마, 신초, 귀독우(鬼督郵), 명천마(明天麻)
- **사용부위** : 덩이줄기
- **꽃 피는 시기** : 6~7월
- **과명** : 난초과(Orchidaceae)

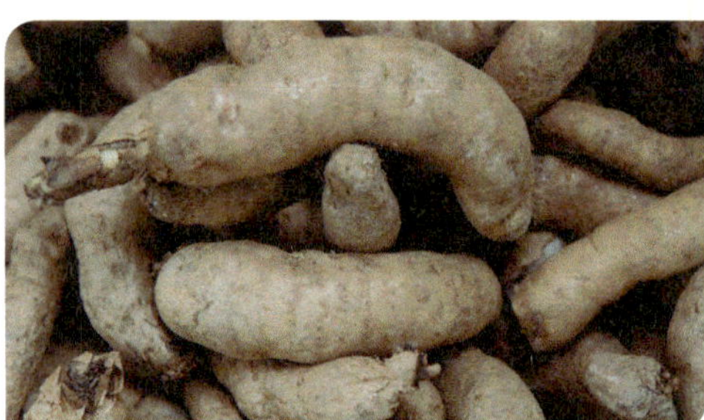

덩이줄기(채취품)

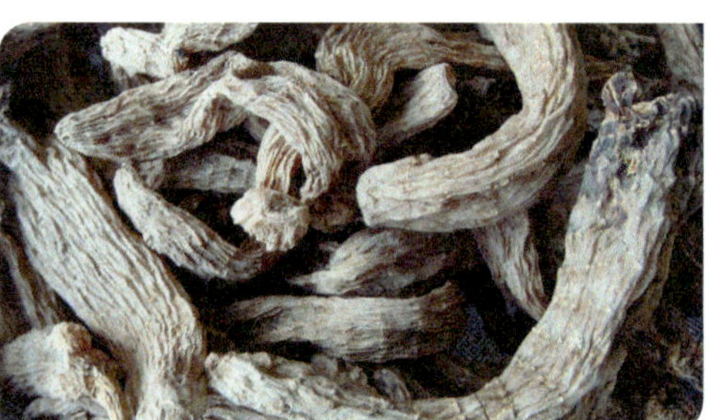

덩이줄기(약재 전형)

생태적 특성 천마는 여러해살이풀로, 중부 지방 이북에서 분포하며 남부 지방에서는 고지대에서 재배하고 있다. 키는 60~100cm로 자라며, 타원형의 땅속 덩이줄기는 비대하며 가로로 뻗고 길이가 10~18cm, 지름은 3.5cm 정도이고 뚜렷하지는 않으나 테가 있다. 표면은 황백색 또는 담황갈색이며 정단(頂端)에는 홍갈색 또는 심갈색의 앵무새 부리 모양으로 된 잔기가 남아 있다. 질은 단단하여 절단하기

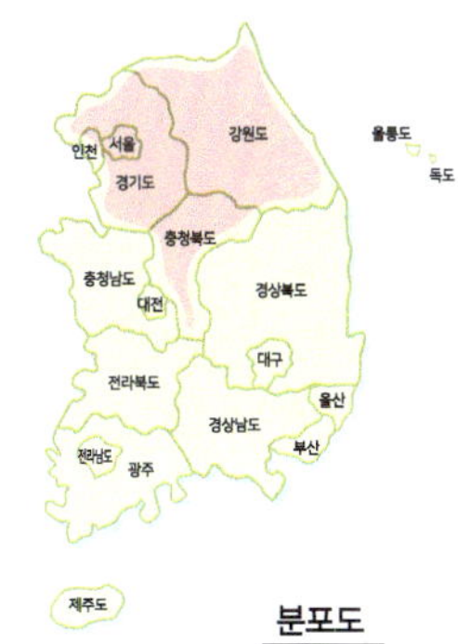

분포도

각 부위별 생김새

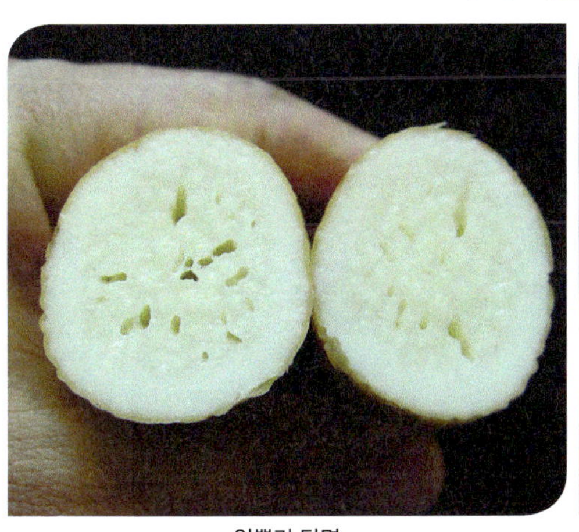
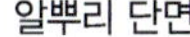
알뿌리 단면

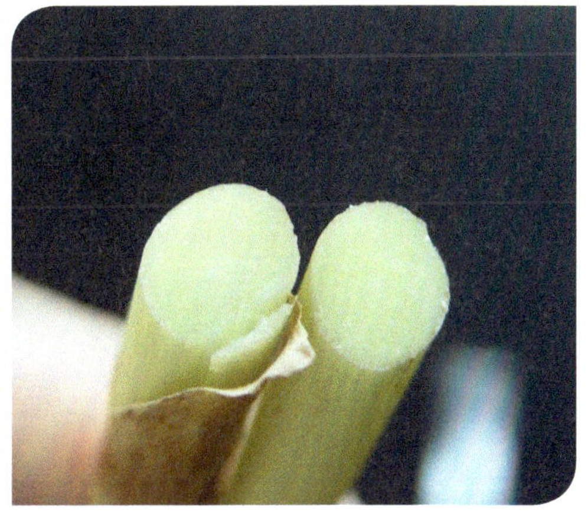
줄기 단면

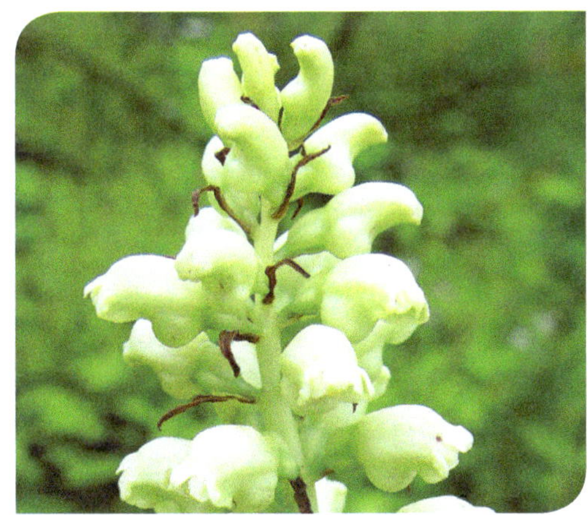
꽃

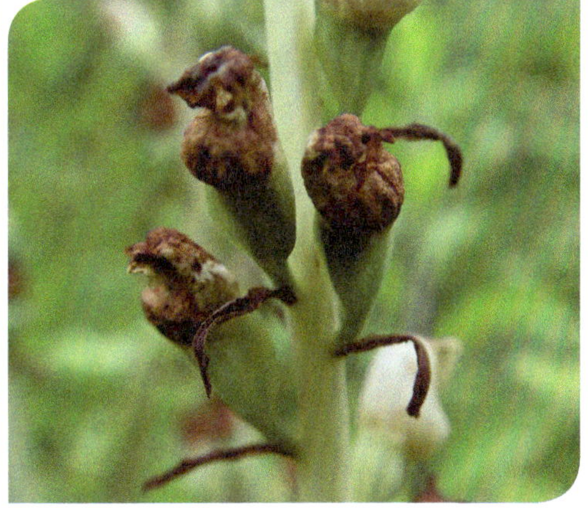
열매

어렵고 단면은 비교적 평탄하며 황백색 또는 담갈색의 각질(角質) 모양이다. 덩이줄기는 더벅머리 총각의 성기를 닮았다고 하여 수자해좃이라는 이명으로도 불린다. 줄기는 황갈색으로 곧게 서고 줄기에서 잎이 듬성듬성 나지만 퇴화되어 없어지고 잎의 밑부분은 줄기로 싸여 있다. 꽃은 황갈색으로 6~7월에 곧게 선 이삭 모양의 총상꽃차례로 줄기 끝에서 피고 꽃차례는 줄기에 붙어 층층이 많은 꽃들이 달리며 길이는 10~30cm이다. 열매는 9~10월경에 튀는열매로 달리며 달걀을 거꾸로 세운 모양이다.

채취 시기 가을부터 이듬해 봄 사이에 덩이줄기를 채취하여 햇볕에 말린다.

약초의 성분 덩이줄기의 주성분은 가스트로딘(gastrodin)으로 그 외에 바닐린(vanillin), 바닐릴알콜(vanillyl alcohol), 4-에토이메틸페놀(4-ethoymethyl phenol), p-하이드록시벤질알콜(p-hydroxy benzyl alcohol), 3,4-디하이드록시벤즈알에하이드(3,4-dihydroxybenzaldehyde) 등이 함유되어 있다.

약초의 성미 성질이 평범하고, 맛은 달며, 독성은 없다.

약초의 작용부위 간(肝) 경락에 작용한다.

약초의 효능과 치료 간기를 다스리고 풍사를 가라앉히는 평간식풍(平肝息風), 경기를 멈추게 하는 정경지경(定驚止痙)의 효능이 있어서 두통과 어지럼증을 치료하며, 팔다리가 마비되는 증상, 어린이들의 경풍, 간질, 파상풍 등의 치료에 사용한다.

약초 처방 및 약용법과 용량 천마는 그냥 복용하면 고유의 소변 지린내가 많이 나서 복용에 어려움이 있다. 이때에는 이물질을 제거하고 윤투(潤透)시킨 다음 가늘게 썰어서 밀기울과 함께 볶아서 가공하면 천마 고유의 지린 냄새를 제거할 수 있다. 말린 덩이줄기 4~12g을 물 1L에 넣어 1/3이 될 때까지 달여 마시거나, 환이나 가루로 만들어 복용하기도 하며, 소주를 부어 침출주로 마시기도 한다. 밀기울로 잘 포제하여 말린 천마 50~100g과 소주(30%) 3.6L를 용기에 넣고 밀봉하여 1달 이상 두었다가 식후에 소주잔으로 1잔씩 마시면 편두통 치료에 매우 좋은 효과가 있다. 민간요법에서는 편두통 치료를 위해 말린 천마를 가루로 만들어 식후 5~10g씩 1

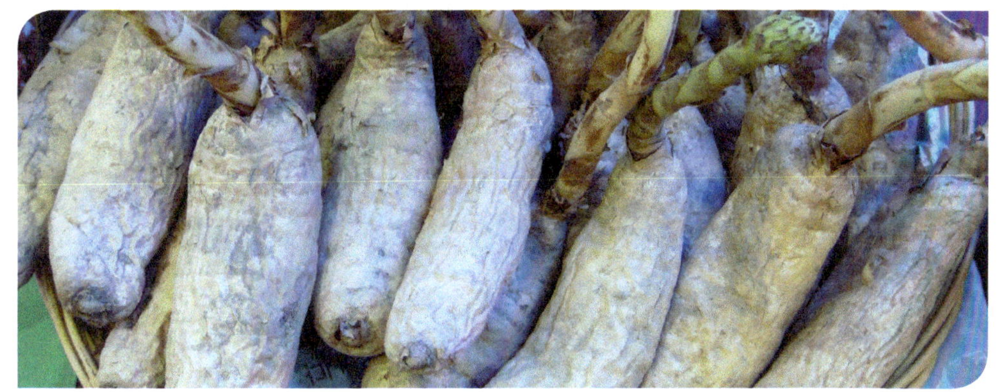

새순이 나오는 천마

일 2~3회 나눠 복용한다. 또한 소화불량 치료에는 말린 천마 1,200g과 산약(山藥: 마) 600g을 섞어 가루로 만들어 복용했다. 현기증과 두통, 감기의 열을 치료하는 방법으로는 하루에 천마 3~5g에 말린 천궁을 첨가하여 복용하면 강장에 매우 효과가 좋다고 한다.

사용 시 주의사항 기혈이 심하게 허약한 경우에는 신중하게 사용하여야 한다.

특허로 입증된 기능성 물질

천마 추출물을 함유하는 위염 또는 위궤양의 예방 또는 치료용 조성물

본 발명에 따른 천마 추출물은 침수성 스트레스 유발로 인한 위 점막 세포의 손상을 보호하고, 염증 유발 인자인 산화질소의 합성을 억제하여 위염 또는 위궤양 억제 효과를 나타내므로 위염 또는 위궤양의 예방 또는 치료에 유용하다.

- 공개번호 : 10-2009-0046425, 출원인 : 경북대학교 산학협력단

신경보호 활성을 가지는 천마 추출물 및 이를 포함하는 치매 예방 및 치료용 조성물

본 발명은 신경보호 활성을 가지는 천마 추출물 및 이를 포함하는 치매 예방 및 치료용 조성물에 관한 것으로, 천마 추출물은 신경보호작용을 하여 아밀로이드 β-펩타이드에 의해서 유도되는 신경 세포사를 억제하는 효과가 있으므로 알츠하이머 질병, 치매 등을 예방 및 치료할 수 있는 뛰어난 효과가 있다.

- 공개번호 : 10-2003-0071035, 출원인 : C.F.(주)

천마 추출물을 유효성분으로 포함하는 골다공증 예방 및 치료용 조성물

본 발명은 천마 추출물 및 이를 유효성분으로 포함하는 골다공증 예방 및 치료용 조성물에 관한 것이다. 특히 본 발명에 따른 골다공증의 예방 및 치료용 조성물은 부작용이 없을 뿐 아니라 조골세포의 증식을 촉진하고 파골세포의 형성을 억제하여 골화 작용을 촉진함으로써 골다공증 치료에 유용하게 사용될 수 있다.

- 공개번호 : 10-2007-0115242, 출원인 : 박재영

천마 약차

채취 방법

가을에서 다음해 봄 사이에 천마를 채취한 후 깨끗이 씻어 햇볕에 말려서 사용한다.

약차 만들기

말린 천마 4~12g을 사용하는데, 물에 넣고 끓여 차로 만들어 마신다. 기호에 따라 꿀 또는 설탕을 가미하여 마셔도 되지만 당뇨병이 있다면 고려하여 결정하는 게 좋다.

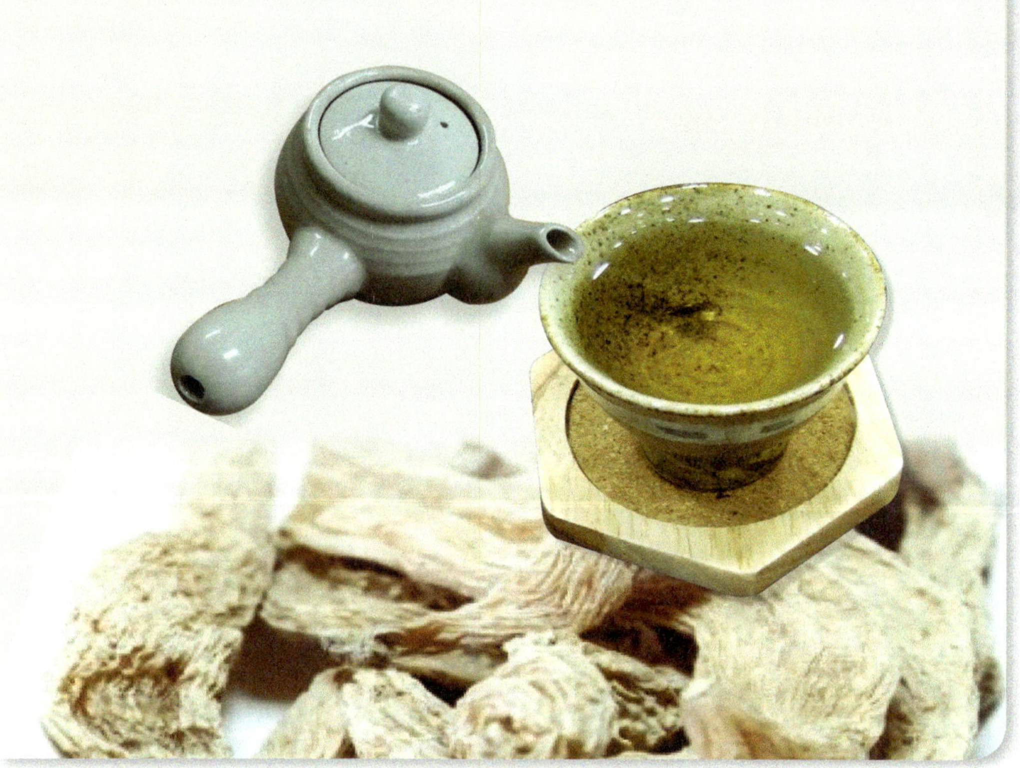

음허화왕, 해수토혈, 폐옹, 소갈, 변비

천문동

Asparagus cochinchinensis (Lour.) Merr.

한약의 기원

이 약은 천문동의 덩이뿌리로, 뜨거운 물로 삶거나 찐 뒤에 겉껍질을 제거하고 말린 것이다.

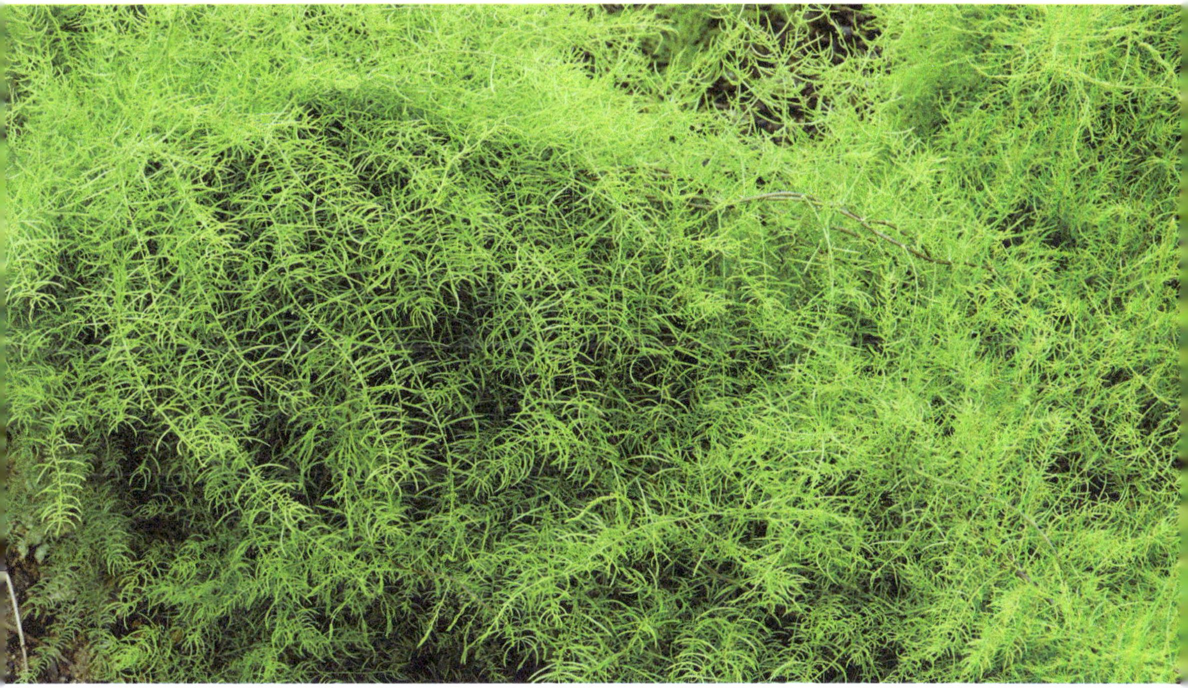

- **생약명** : 천문동(天門冬)
- **이명** : 천동(天冬), 천문동(天文冬)
- **사용부위** : 덩이뿌리
- **꽃 피는 시기** : 5~6월
- **과명** : 백합과(Liliaceae)

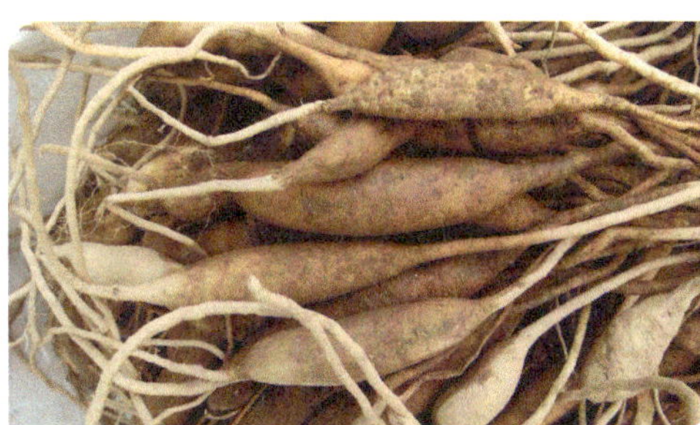

덩이뿌리(채취품)

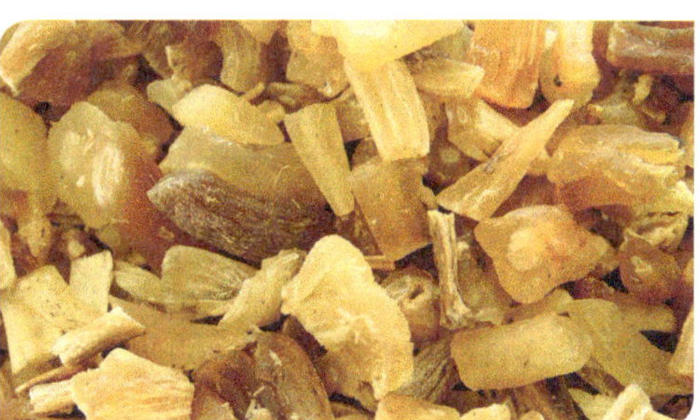

덩이뿌리(약재)

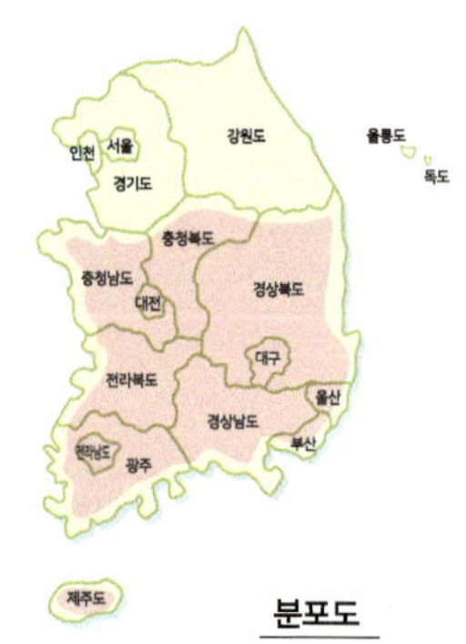

분포도

생태적 특성 천문동은 덩굴성 여러해살이풀로, 중부 지방 이남의 서해안 바닷가에서 주로 자생한다. 덩이뿌리는 양끝이 뾰족한 긴 원기둥꼴로 조금 구부러져 있고 사방으로 퍼지고 길이는 5~15cm, 지름은 0.5~2cm이다. 덩이뿌리의 표면은 황백색 또는 엷은 황갈색으로 반투명하고 넓으며 고르지 않은 가로 주름이 있고 더러는 회갈색의 외피가 남아 있는 것도 있다. 질은 단단하고 또는 유윤(柔潤)하

각 부위별 생김새

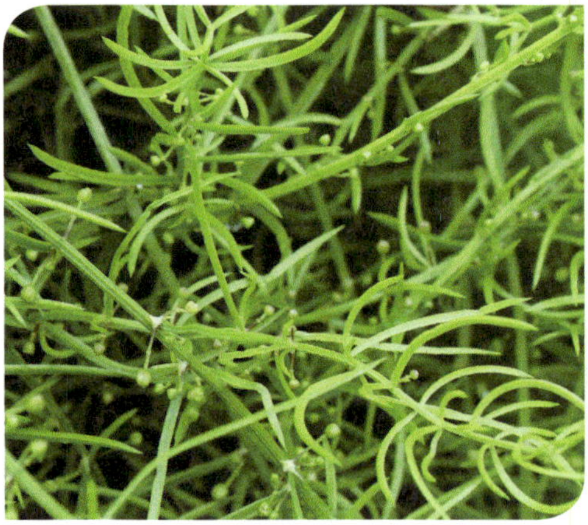

잎 생김새

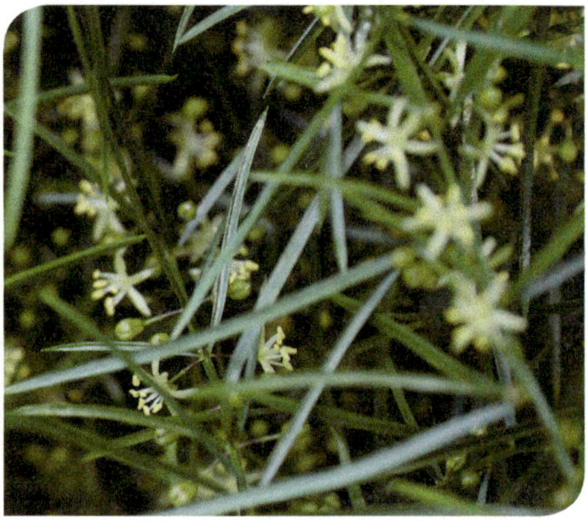

잎 뒷면

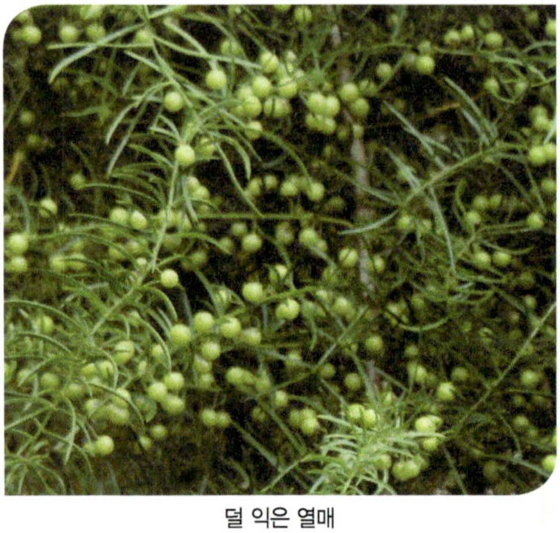

덜 익은 열매

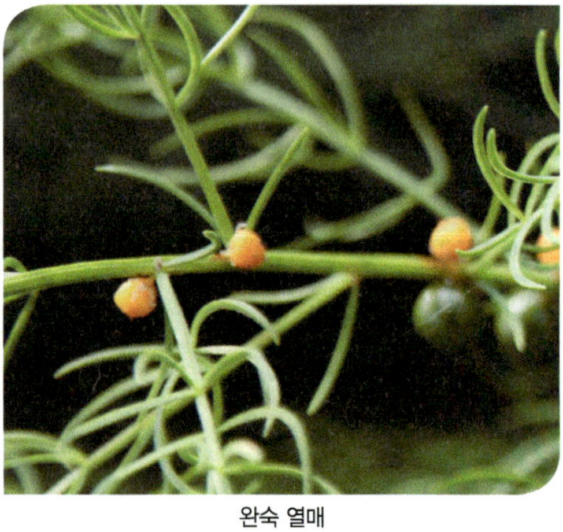

완숙 열매

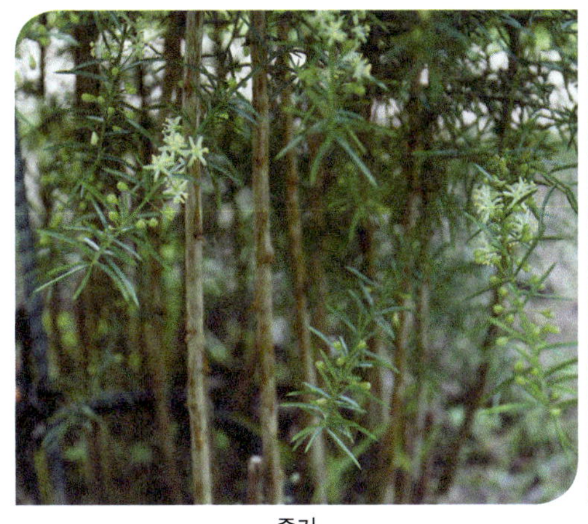
줄기

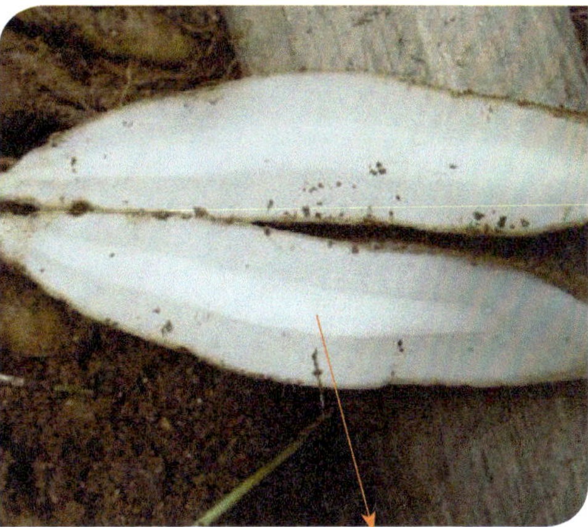
뿌리 단면(거심제거 후 사용)

기도 하며 점성이 있다. 단면은 각질 모양으로 중심주는 황백색이다. 원줄기는 1~2m까지 자라고, 잎처럼 생긴 가지는 선 모양으로 1개 또는 3개씩 모여나면서 활처럼 약간 굽는다.
꽃은 담황색으로 5~6월에 잎겨드랑이에서 1~3송이씩 핀다.

채취 시기 가을과 겨울에 덩이뿌리를 채취하여 끓는 물에 데쳐서 껍질을 벗기고 햇볕에 말린다. 이물질을 제거하고 깨끗이 씻어 속심을 제거하고 절단하여 말리는데 때로는 거심하지 않고 그대로 절단하여 사용하기도 한다.

약초의 성분 뿌리줄기에는 아스파라긴(asparagine) Ⅳ, Ⅴ, Ⅵ, Ⅶ, 5-메톡시메틸푸프랄(5-methoxymethylfurfural), 베타-시토스테롤(β-sitosterol) 등이 함유되어 있다.

약초의 성미 성질이 차고, 맛은 달고 쓰며, 독성은 없다.

약초의 작용부위 폐(肺), 신(腎) 경락에 작용한다.

약초의 효능과 치료 몸안의 음액을 기르는 자음(滋陰), 건조함을 윤활하게 하는 윤조(潤燥), 폐의 기운을 깨끗하게 하는 청폐, 위로 치솟는 화를 가라앉히는 강화(降火) 등의 효능이 있어서 음허발열(陰虛發熱: 음기가 허하여 열이 발생하는 증상, 음허화왕과 같다),

해수토혈(咳嗽吐血: 기침을 하면서 피를 토하는 증상)을 치료하고, 그 밖에도 폐위(肺萎), 폐옹(肺癰), 인후종통(咽喉腫痛), 소갈, 변비 등을 치료하는 데 유용하다. 비짜루(백합과의 여러해살이풀)의 덩이뿌리도 함께 약재로 쓴다.

약초 처방 및 약용법과 용량 말린 덩이뿌리 5~15g을 사용하며, 흔히 민간요법에서는 당뇨병 치료를 위하여 물에 달여서 장기간 마시면 허로증(虛勞症)을 다스리는 데 좋고, 술에 담가서 공복에 1잔씩 마시면 좋다고 한다.

또한 해수와 각혈을 치료하고 폐의 양기를 도우므로 달여서 마시거나 가루 또는 술에 담가서 먹는다. 특히 마른기침을 하면서 가래가 없거나 적은 양의 끈끈한 가래가 나오고 심하면 피가 섞이는 증상 치료에는 뽕잎(상엽), 사삼, 행인 등과 같이 사용하면 좋다.

사용 시 주의사항 달고 쓰며 찬 성미가 있어 허한(虛寒)으로 설사를 하는 경우와 풍사나 한사로 인하여 해수를 하는 경우에는 사용해서는 안 된다.

특허로 입증된 기능성 물질

천문동 추출물을 유효성분으로 포함하는 발암 예방 및 치료용 항암 조성물

본 발명은 천문동 추출물을 유효성분으로 포함하는 발암 예방 및 치료용 항암 조성물에 관한 것으로, 구체적으로 물, 알코올 또는 이들의 혼합물로 추출된 천문동 추출물을 추가로 n-헥산, 메틸렌클로라이드, 에틸아세테이트, n-부탄올 및 물의 순으로 계통 분획하여 에틸아세테이트 또는 n-부탄올로 분획되는 에틸아세테이트 또는 n-부탄올 분획물을 유효성분으로 포함하고, 세포 괴사에 의해 암세포에 대해 세포 독성을 나타내는 예방 또는 치료용 약학적 조성물에 관한 것이다.

- 공개번호 : 10-2011-0057972, 출원인 : 한국한의학연구원

천문동 추출물 또는 이의 분획물을 유효성분으로 포함하는 간기능 보호제

본 발명은 천문동 껍질 추출물 또는 이의 분획물을 유효성분으로 포함하는 간기능 보호제에 관한 것으로, 구체적으로 사염화탄소에 의한 간손상 모델에서 지질과산화 생성 억제, SOD 활성 보호 효과, 혈청 AST 및 ALT 억제 효과를 나타내는 천문동 껍질 추출물 또는 이의 분획물을 유효성분으로 포함하는 간기능 보호제에 관한 것이다.

- 공개번호 : 10-2009-0126044, 출원인 : 한국한의학연구원

천문동 약차

채취 방법

가을과 겨울에 천문동 덩이뿌리를 채취하여 끓는 물에 데쳐서 껍질을 벗기고 햇볕에 말린다. 보통은 이물질을 제거하고 물로 깨끗이 씻어 속심(心)을 제거[거심(去心)]하고 절단하여 말리는데 때로는 거심하지 않고 그대로 절단하여 사용하기도 한다.

약차 만들기

설탕과 천문동 덩이뿌리를 1:1 비율로 유리병이나 토기에 한 켜씩 교차해 다져 넣어 100일 이상을 밀봉하였다가 따뜻한 물에 타 차로 우려 마신다.

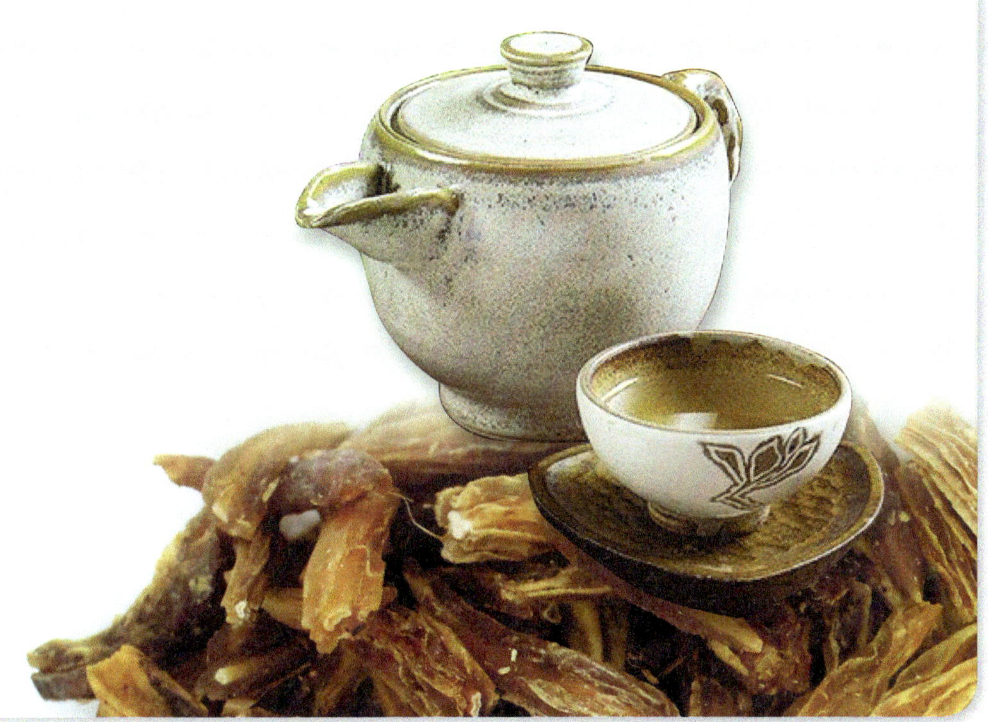

관절통, 해독, 이뇨, 혈관강화

청미래덩굴

Smilax china L. = [*Coprosmanthus japonicus* Kunth.]

한약의 기원

이 약은 청미래덩굴, 광엽발계(光葉菝葜)의 뿌리줄기이다.

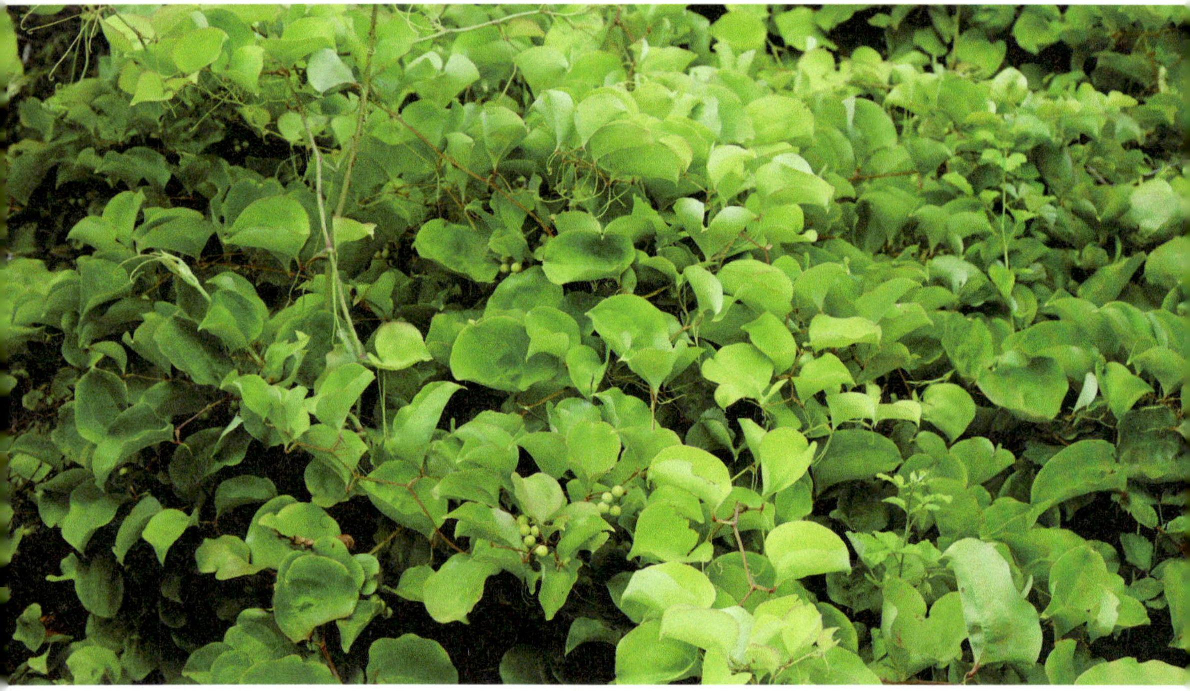

- **생약명** : 토복령(土茯苓)
- **이명** : 망개나무, 명감나무, 매발톱가시, 종가시나무, 청열매덤불, 팔청미래, 발계(菝葜), 발계엽(菝葜葉)
- **사용부위** : 뿌리줄기, 잎
- **꽃 피는 시기** : 5월
- **과명** : 백합과(Liliaceae)

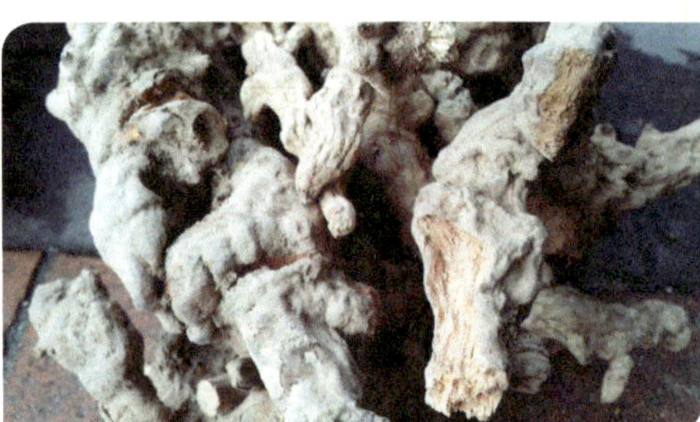

뿌리줄기(약재 전형)

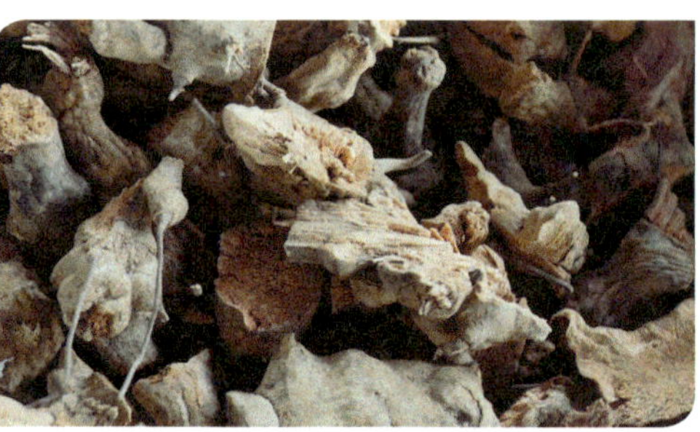

뿌리(약재)

생태적 특성 청미래덩굴은 일본, 중국, 필리핀, 인도차이나 등지와 우리나라 황해도 이남의 해발 1,600m 이하의 양지바른 산기슭이나 숲 가장자리에서 자생하는 덩굴성 낙엽활엽목본이다. 줄기는 마디에서 굽어 자라고, 덩굴 길이는 3m에 이르며 갈고리 같은 덩굴과 가시가 있어 다른 나무를 기어올라 덤불을 이룬다. 잎은 두꺼우며 광택이 나고 넓은 타원형이다. 꽃은 암수딴그루이며 5월에 산형꽃차례

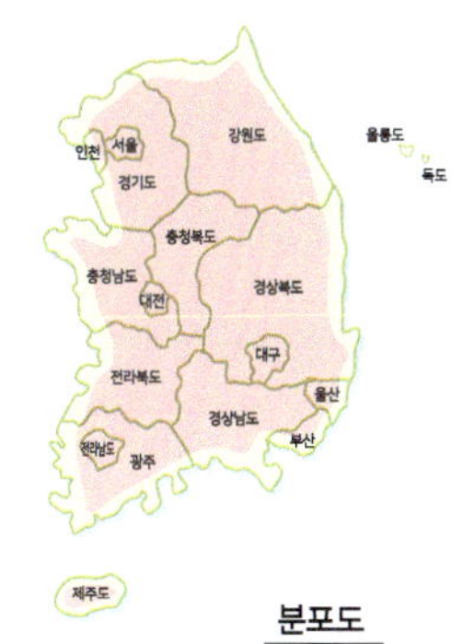

분포도

각 부위별 생김새

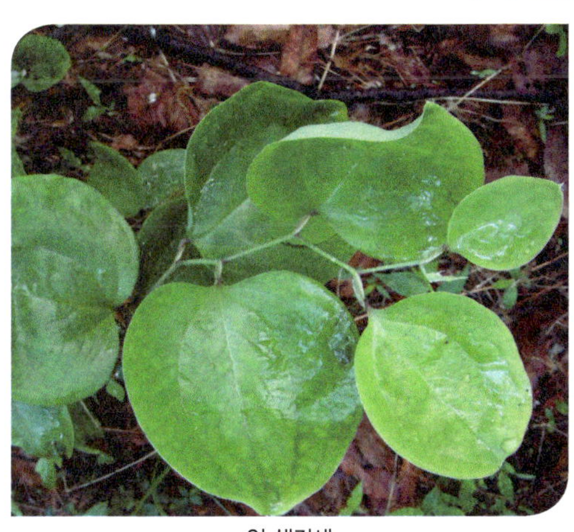
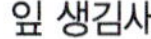
잎 생김새

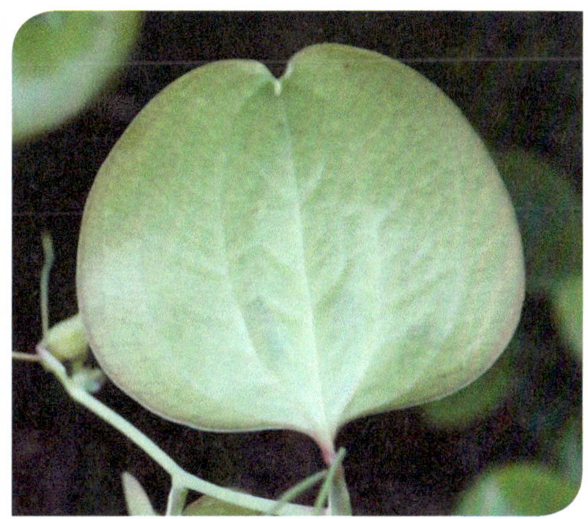
잎 뒷면

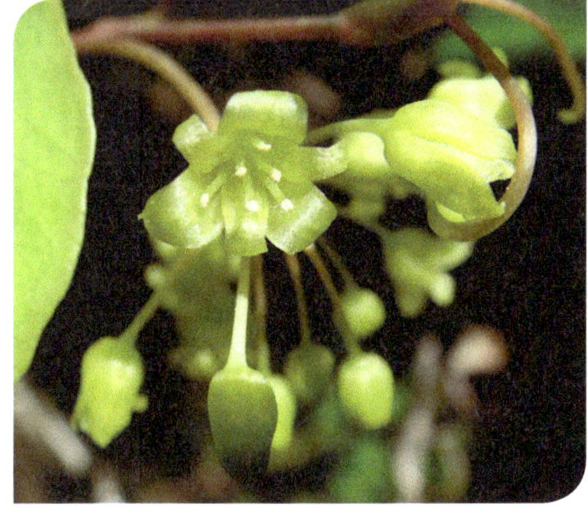
꽃

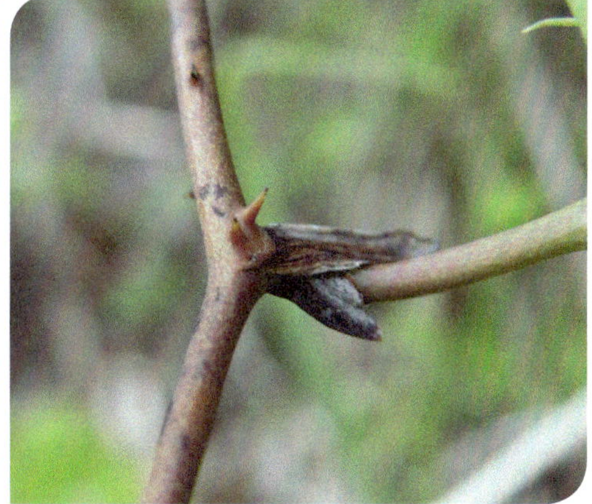
줄기

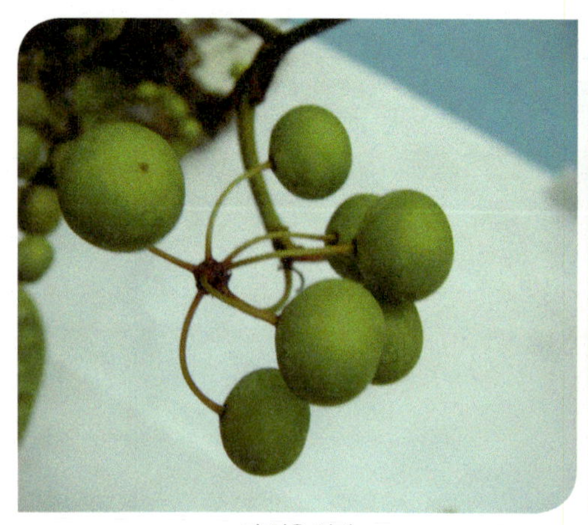

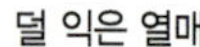

덜 익은 열매

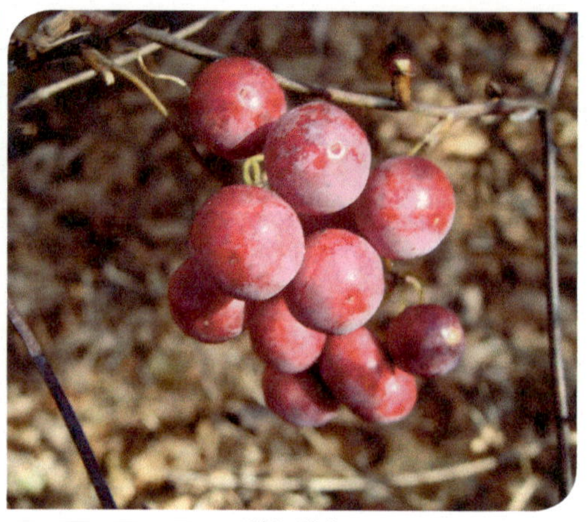

완숙 열매

로 잎겨드랑이에서 황록색으로 핀다. 열매는 9~10월에 둥글고 붉은색으로 한곳에서 5~10개씩 달리고, 종자는 황갈색이다.

채취 시기 뿌리줄기는 2, 8월, 잎은 봄 · 여름에 채취한다.

약초의 성분 뿌리줄기에는 사포닌, 알칼로이드(alkaloid), 페놀류, 아미노산, 디오스게닌(diosgenin), 유기산, 당류가 함유되어 있다. 잎에는 루틴(rutin)이 함유되어 있다.

약초의 성미 뿌리줄기는 성질이 따뜻하고, 맛은 달다. 잎은 성질이 따뜻하고, 맛은 달고, 독성은 없다.

약초의 작용부위 간(肝), 방광(膀胱), 대장(大腸) 경락에 작용한다.

약초의 효능과 치료 뿌리줄기는 생약명을 토복령(土茯苓)이라고 하며 이뇨, 해독, 부종, 수종, 풍습, 소변불리, 종독, 관절통, 근육마비, 설사, 이질, 치질 등을 치료한다. 특히 수은이나 납 등 중금속 물질의 해독에 효과적이다. 민간에서는 뿌리줄기를 발계(菝葜), 잎을 발계엽(菝葜葉)이라고 하며 종독, 풍독(風毒), 화상 등을 치료한다. 청미래덩굴 추출물은 혈관질환을 예방 및 치료하는 데 효과적이다.

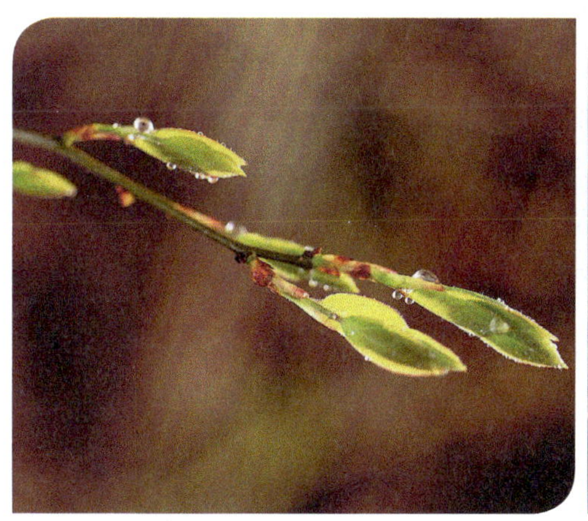
새잎

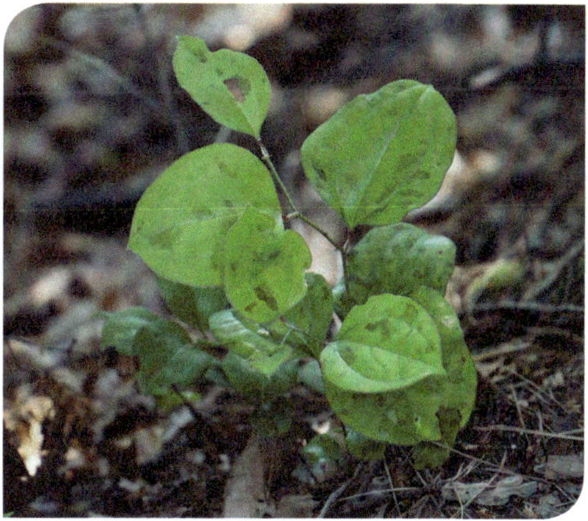
잎에 반점

약초 처방 및 약용법과 용량 말린 뿌리줄기 30~50g을 물 900mL에 넣어 반이 될 때까지 달여 하루에 2~3회 나눠 마시거나, 술에 담가 우려 마신다.

환이나 가루로 만들어 복용해도 된다.

말린 잎 40~60g을 물 900mL에 넣어 반이 될 때까지 달여 하루에 2~3회 나눠 마신다. 외용할 경우에는 짓찧어서 환부에 붙이거나 가루로 만들어 뿌린다.

특허로 입증된 기능성 물질

청미래덩굴 잎 추출물을 함유하는 당뇨 예방 및 치료용 조성물

본 발명은 항당뇨 조성물에 관한 것으로, 더욱 상세하게는 인체에 독성은 없으며, 체중증가나 감소와 같은 부작용도 나타내지 않고, 매우 우수한 α-글루코시다제 활성저해능을 나타내는 청미래덩굴 잎 추출물을 함유하는 항당뇨 조성물에 관한 것이다.

- 공개번호 : 10-2014-0102864, 출원인 : 강원대학교 산학협력단

비슷한 약초

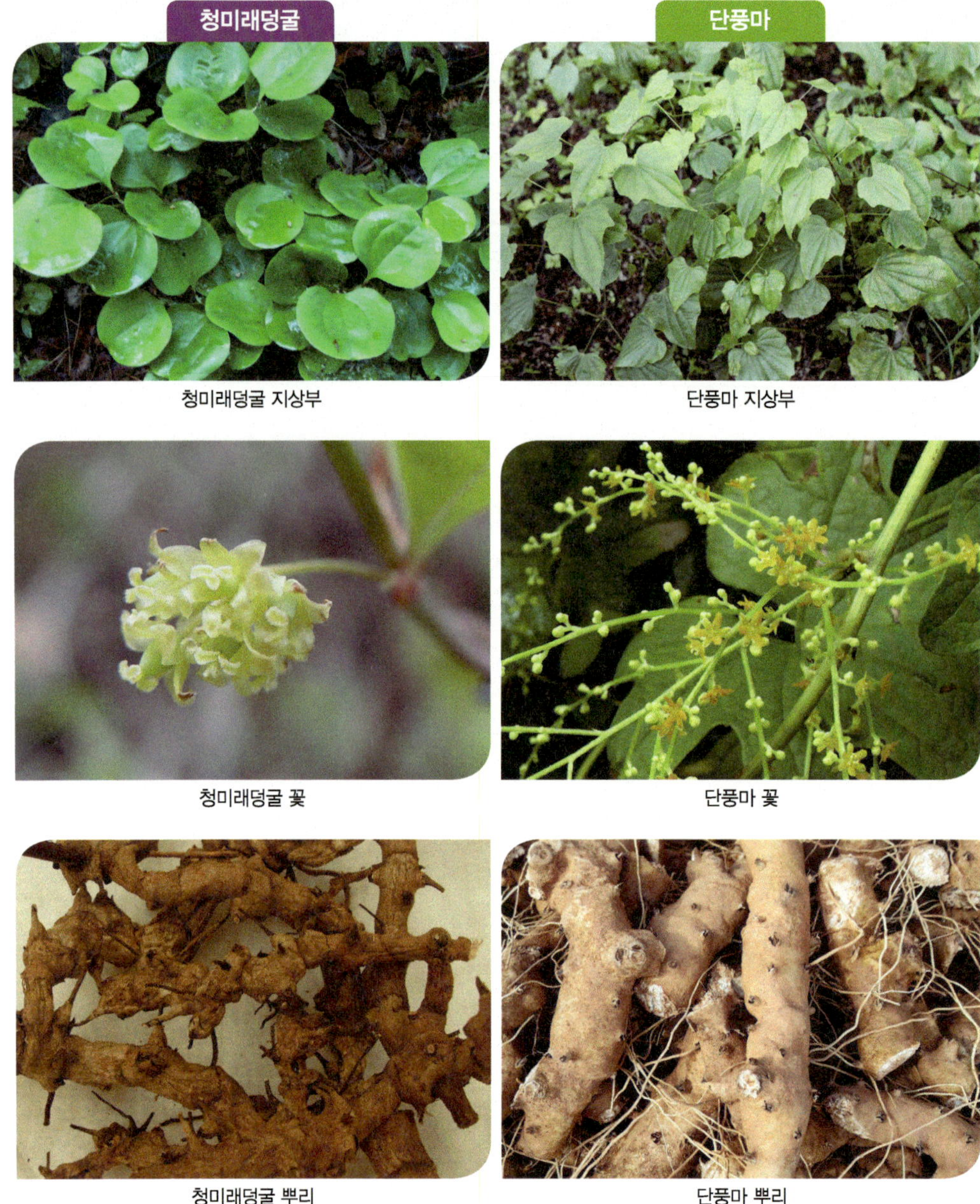

청미래덩굴 | 단풍마

청미래덩굴 지상부

단풍마 지상부

청미래덩굴 꽃

단풍마 꽃

청미래덩굴 뿌리

단풍마 뿌리

• 청미래덩굴과 단풍마의 차이점

청미래덩굴은 목본이고 단풍마는 초본이나, 뿌리를 채취해 놓으면 구분하기 힘들다.

층층둥굴레

Polygonatum stenophyllum Maxim.

한약의 기원

이 약은 층층갈고리둥굴레, 진황정, 전황정(滇黃精), 다화황정(多花黃精)의 뿌리줄기를 찐 것이다.

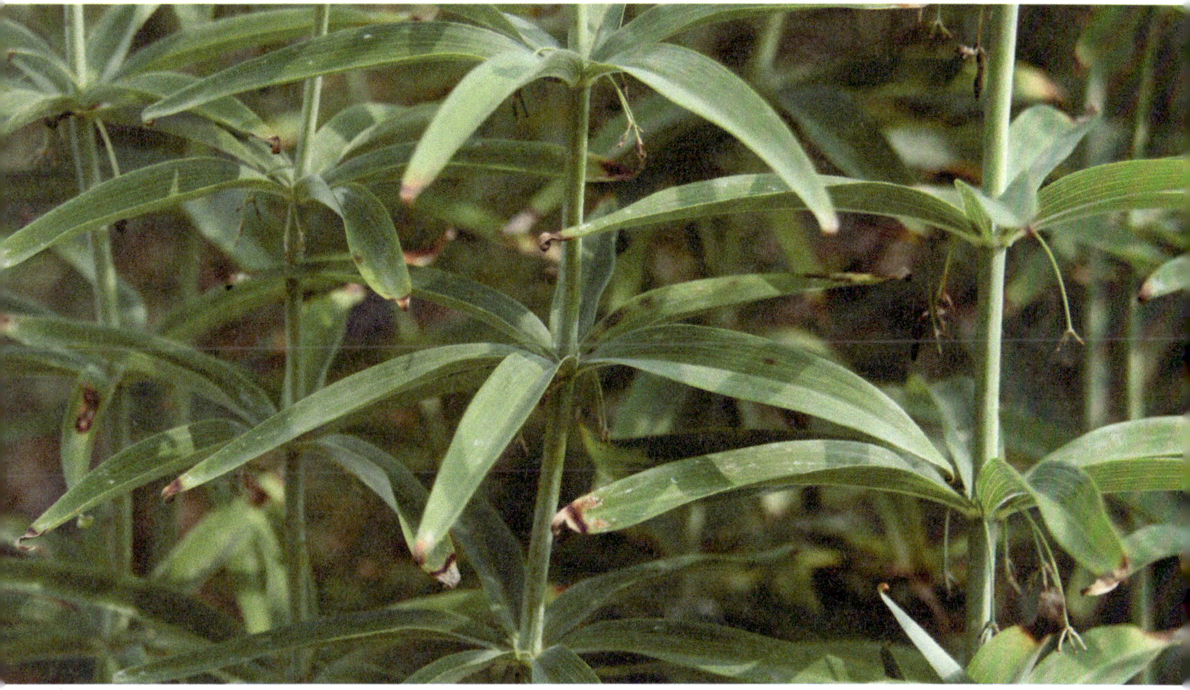

- **생약명** : 황정(黃精)
- **이명** : 수레둥굴레, 옥죽황정(玉竹黃精), 녹죽(鹿竹), 야생강(野生薑), 산생강(山生薑)
- **사용부위** : 뿌리줄기
- **꽃 피는 시기** : 6월
- **과명** : 백합과(Liliaceae)

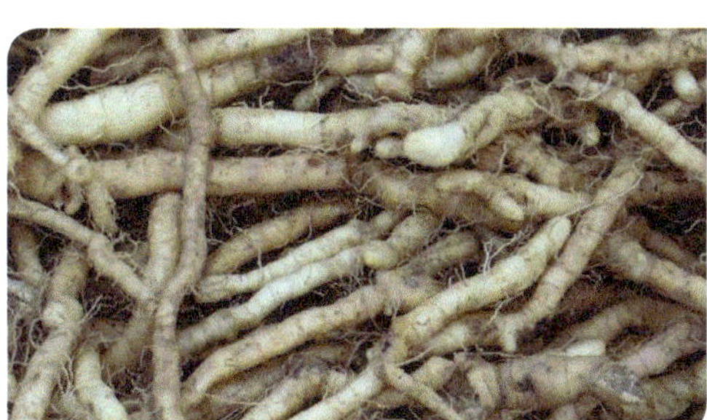

뿌리(채취품)

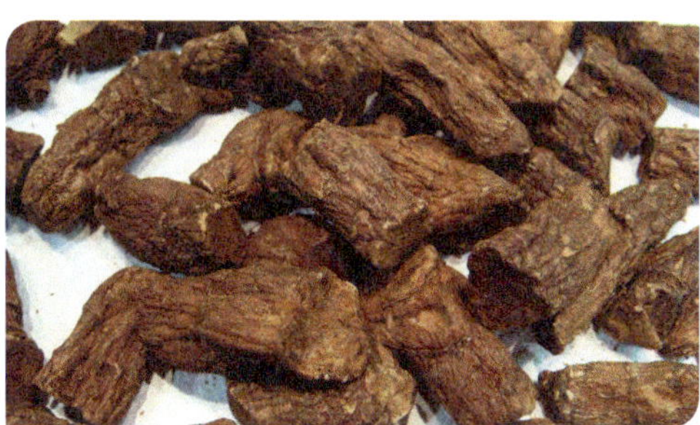

뿌리(약재)

생태적 특성 층층둥굴레는 여러해살이풀로, 중국에서는 흑룡강, 길림, 요녕, 하북, 산동, 강소, 산서, 내몽고 등지에서 분포하고 우리나라에서는 중부 지방에서 아주 좁은 면적에 자생하고, 대부분 층층갈고리둥굴레를 농가에서 재배한다. 키는 30~90cm이며, 뿌리는 구부러진 둥근기둥 모양 또는 덩어리 모양으로 길이는 6~20cm, 너비는 1~3cm이다. 표면은 황백색 또는 황갈색으로 가로로 마디가 있고

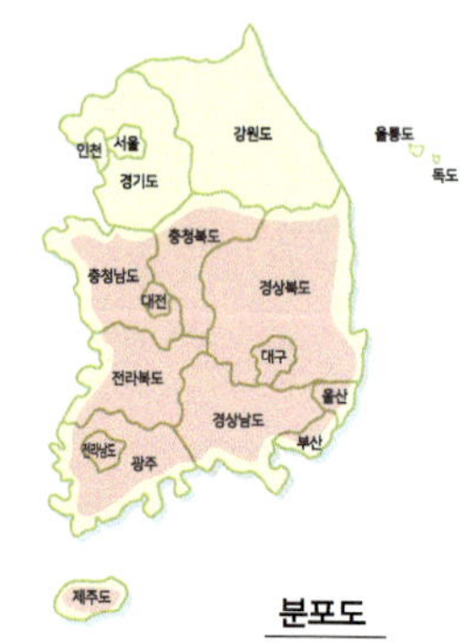

분포도

각 부위별 생김새

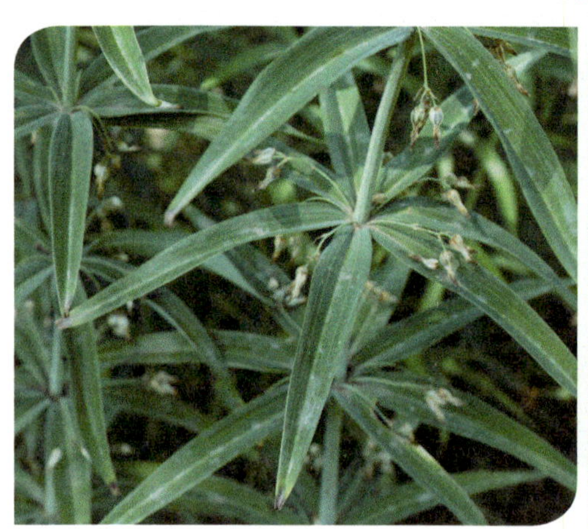
잎 생김새

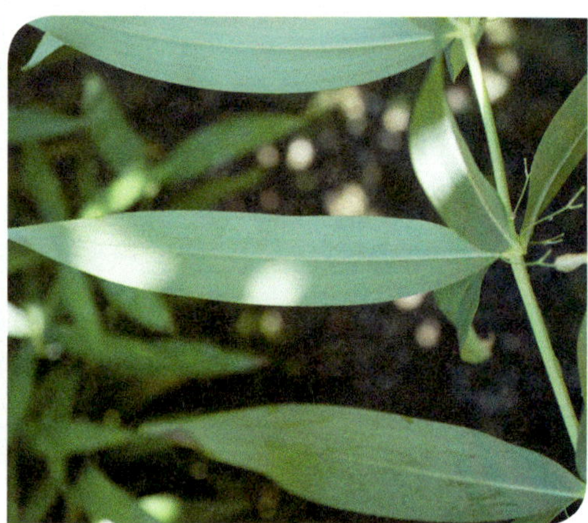
잎 뒷면

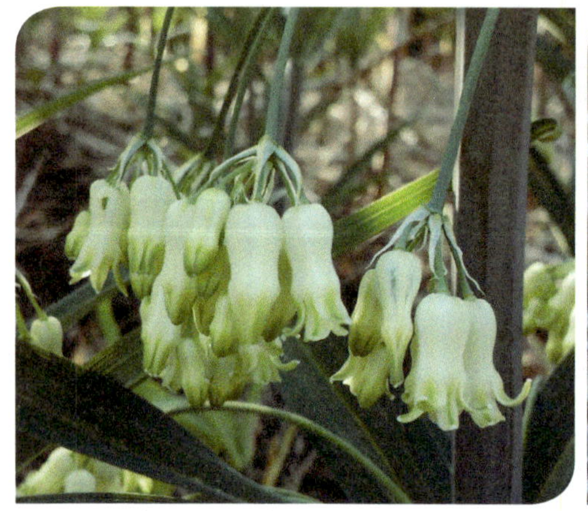
꽃

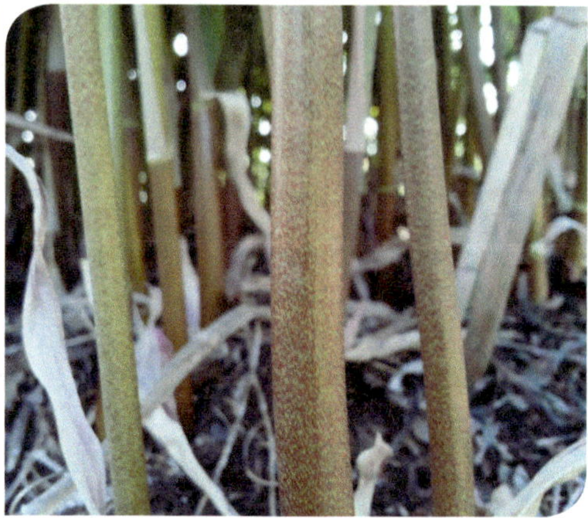
줄기

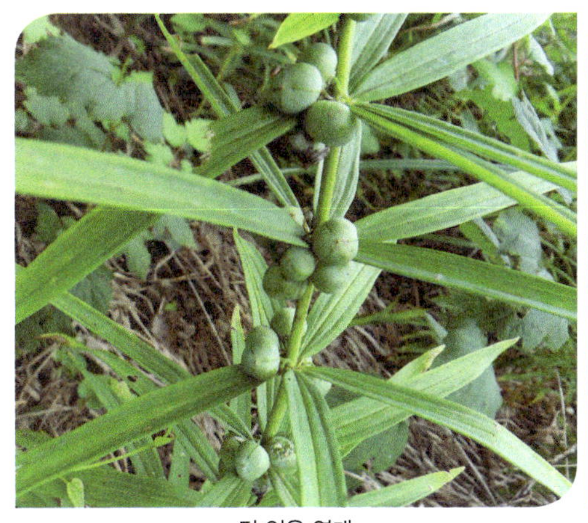
덜 익은 열매

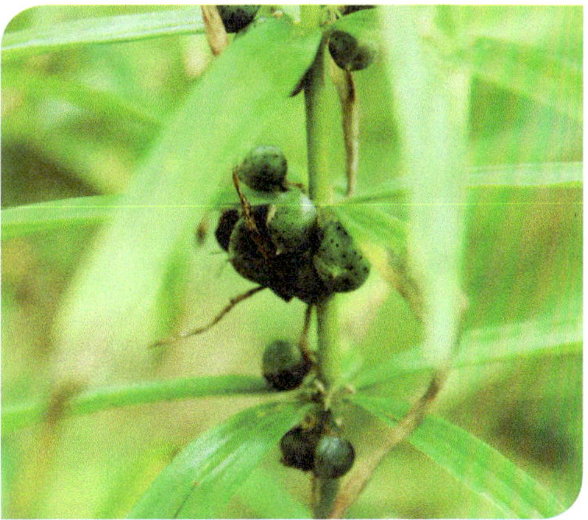
완숙 열매

반투명하다. 한쪽에는 줄기가 붙었던 자국이 둥글며 오목하게 패여 있고 뿌리가 붙었던 자국은 돌출되어 있다. 재배산 둥굴레인 옥죽[玉竹=위유(萎蕤)]은 아무리 굵어도 이 자국이 없기 때문에 쉽게 구분이 가능하다. 그 밖에도 옥죽(둥굴레) 뿌리는 지름이 1cm 내외로 가늘고 길어 황정과 쉽게 구분된다. 잎은 좁은 바소꼴 또는 선모양으로 3~5장이 돌려난다. 꽃은 연한 황색으로 6월경에 잎겨드랑이에서 밑을 향해 핀다. 열매는 물렁열매이며 둥글고 검은색으로 달린다.

층층둥굴레와 층층갈고리둥굴레(*Polygonatum sibiricum* F. Delaroche), 진황정(*Polygonatum falcatum* A. Gray), 전황정(*P. kingianum* Coll. et Hemsley), 다화황정(*P. cyrtonema*)의 뿌리는 모두 황정(黃精)이라는 동일한 생약명으로 부르며 약으로 사용한다.

채취 시기 가을에 뿌리줄기를 채취해서 이물질을 제거하고 씻은 후 시루에 쪄서 햇볕에 말린다. 주증(酒蒸: 술을 섞어서 증숙함)하여 사용한다.

약초의 성분 뿌리줄기에는 점액질 성분이 있으며 콘발라린(convallarin), 콘발라마린(convallamarin), 스테로이달사포닌(steroidal saponin) POD-Ⅱ, 베타-시토스테롤(β-sitosterol) 등이 함유되어 있다.

약초의 성미 성질이 평범하고, 맛은 달고, 독성은 없다.

약초의 작용부위 비(脾), 폐(肺), 신(腎) 경락에 작용한다.

약초의 효능과 치료 보기(補氣) 약재로 중초를 보하고 기를 더하는 보중익기(補中益氣), 심폐를 윤활하게 하는 윤심폐(潤心肺), 근골을 강하게 하는 강근골(强筋骨) 등의 효능이 있어서 한사와 열사에 의하여 기가 손상된 증상을 치료하며 폐의 피로에 의한 기침, 병후 몸이 허한 증상, 근골의 연약증상 등을 다스린다.

약초 처방 및 약용법과 용량 말린 뿌리줄기 10g을 물 700mL에 넣어 끓기 시작하면 약하게 줄여 200~300mL가 될 때까지 달여 하루에 2회 나눠 마신다.

현재 민간에서는 이 약재를 사용할 때 모양이 비슷하고 자음윤폐(滋陰潤肺)하는 효능이 같아서 황정과 옥죽(둥굴레=위유)을 혼용하는 경향이 있는데 황정은 보비익기(補脾益氣)의 작용이 강한 보기(補氣) 약재이고, 옥죽(둥굴레=위유)은 생진양위(生津養胃)의 작용이 강한 자음(滋陰) 약재이므로 구분하여 사용하는 것이 그 효능을 극대화시킬 수 있을 것이다.

사용 시 주의사항 성질이 끈끈한 점액성이기 때문에 중초(中焦)가 차서 설사를 하는 경우나, 담과 습사로 인하여 기가 막히고 아픈 증상에는 사용해서는 안 된다.

특허로 입증된 기능성 물질

층층갈고리둥굴레 추출물을 유효 성분으로 포함하는 비만 또는 대사 증후군 예방 및 치료용 조성물

본 발명은 층층갈고리둥굴레 또는 대잎둥굴레 추출물을 유효 성분으로 함유하는 비만 또는 대사증후군 예방 및 치료용 조성물에 관한 것으로서 더욱 상세하게는 세포 내 SIRT1 단백질을 높은 수준으로 유지시켜 체중, 복부 지방 및 당 내성도를 감소시키는 비만, 비만 합병증 또는 대사증후군 예방 및 치료용 약학적 조성물 및 식품 조성물에 관한 것이다.

- 등록번호 : 10-1018531-0000, 출원인 : 일동제약주식회사

층층둥굴레 약차

채취 방법

가을에 층층둥굴레 뿌리줄기를 채취해 이물질을 제거하고 씻은 후 시루에 쪄서 햇볕에 말린다. 층층둥굴레 뿌리줄기를 솥에 넣고 볶아서 사용하면 유효성분도 잘 추출될 뿐만 아니라 맛도 매우 고소하여 차로 우려먹기 좋고 특히 팽화(튀밥을 튀기는 기계에 넣고 가온 시간을 절반 정도만 주어 살짝 볶아냄)하여 사용하면 좋다.

약차 만들기

말린 층층둥굴레 뿌리줄기 10~20g을 사용하며, 보통 말려서 팽화한 약재 5~10g을 물 2L에 넣어 중불로 2시간 정도를 끓여서 차로 만들어 수시로 마신다.

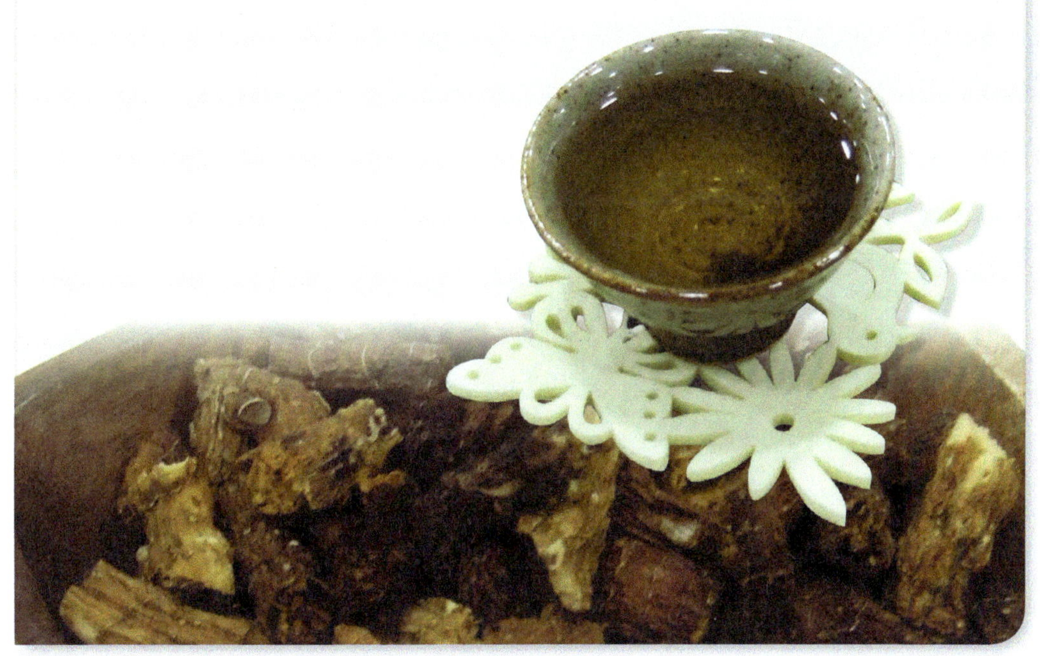

해열, 지갈, 해독, 항균, 진정

칡

Pueraria lobata (Willd.) Ohwi = [*Pueraria thunbergiana* (Sieb. et Zucc.) Benth.]

한약의 기원

이 약은 칡의 뿌리로, 그대로 또는 주피를 제거한 것, 꽃봉오리, 막 피기 시작한 꽃이다.

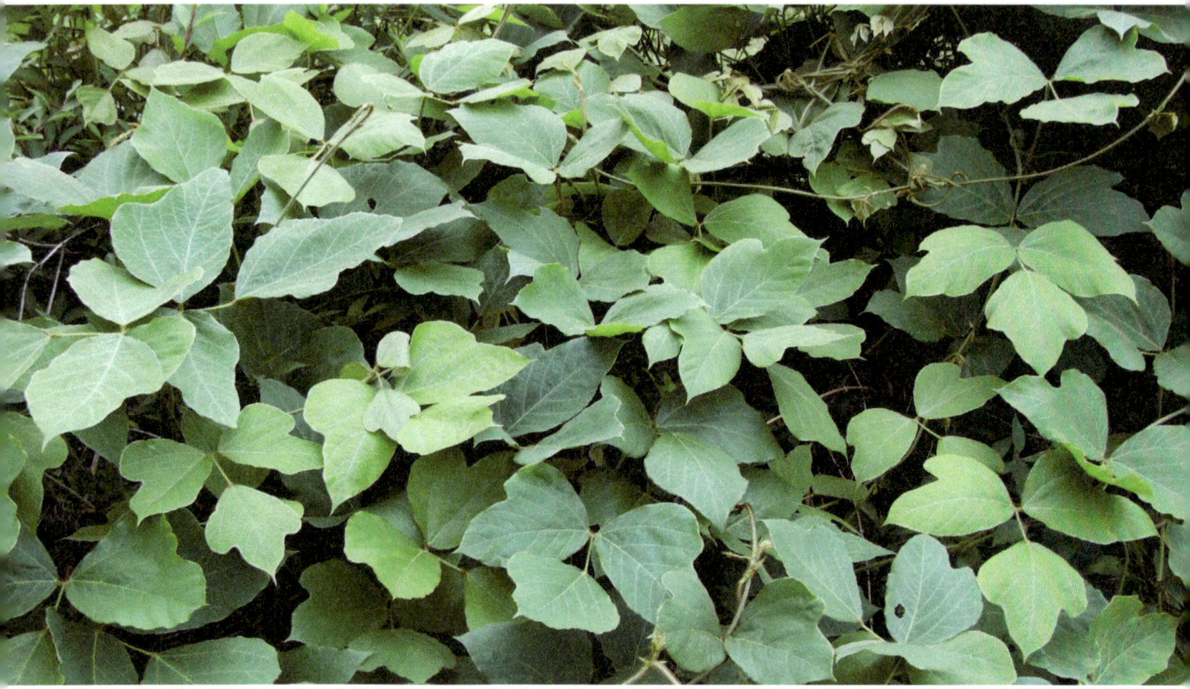

- **생약명** : 갈근(葛根), 갈화(葛花)
- **이명** : 칙, 칙덤불, 칡덩굴, 칡넝굴, 갈등(葛藤), 갈마(葛痲), 갈자(葛子), 갈화(葛花)
- **사용부위** : 뿌리, 꽃
- **꽃 피는 시기** : 8~9월
- **과명** : 콩과(Leguminosae)

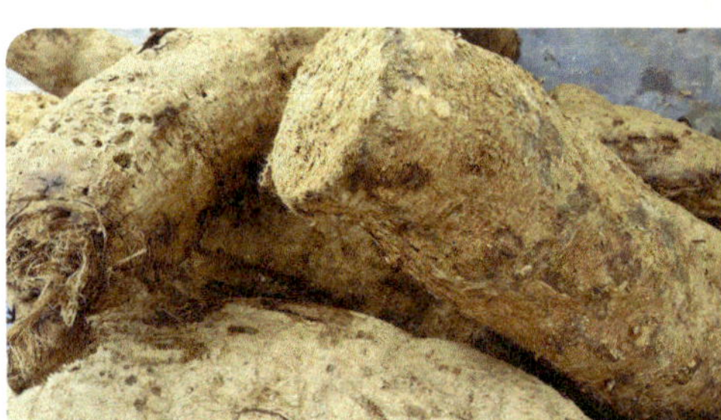

뿌리(채취품)

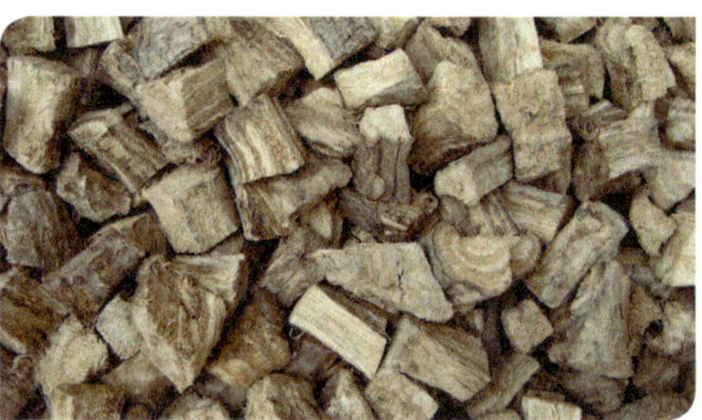

뿌리(약재)

생태적 특성 칡은 전국의 산과 들, 계곡, 초원의 음습지 등에서 자생하는 덩굴성 낙엽활엽목본으로, 다른 물체를 감아 올라가며 덩굴의 길이는 10m 전후로 뻗어 나간다. 잎자루는 길고 서로 어긋나며 잔잎은 능상 원형이고 잎 가장자리는 밋밋하거나 얕게 3개로 갈라진다. 꽃은 홍자색 혹은 홍색으로 8~9월에 총상꽃차례로 잎 겨드랑이에서 핀다. 열매의 꼬투리는 넓은 선 모양이며 편평하고 황갈색으

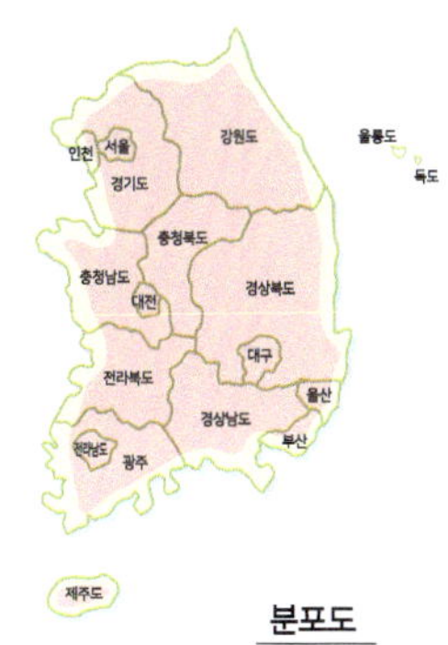

분포도

각 부위별 생김새

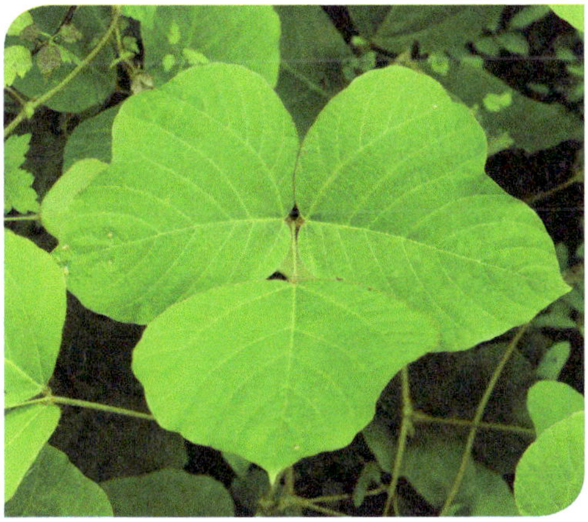

잎 생김새

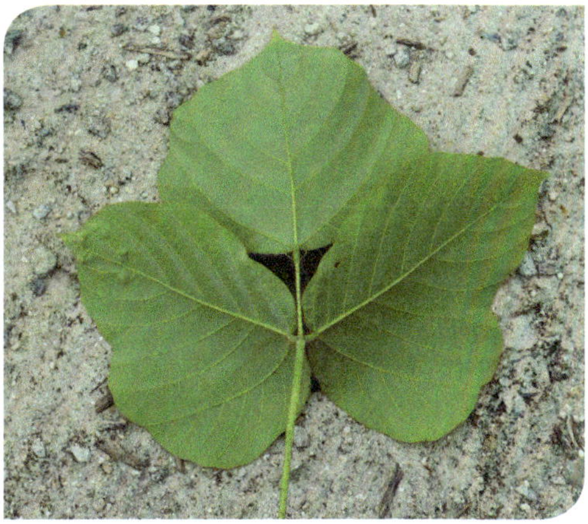

잎 뒷면

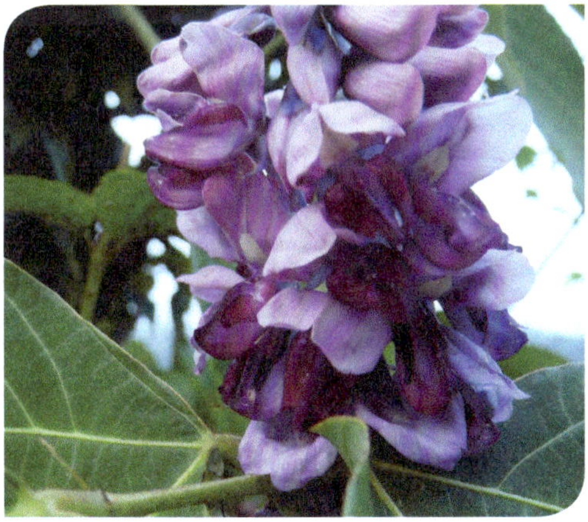

꽃

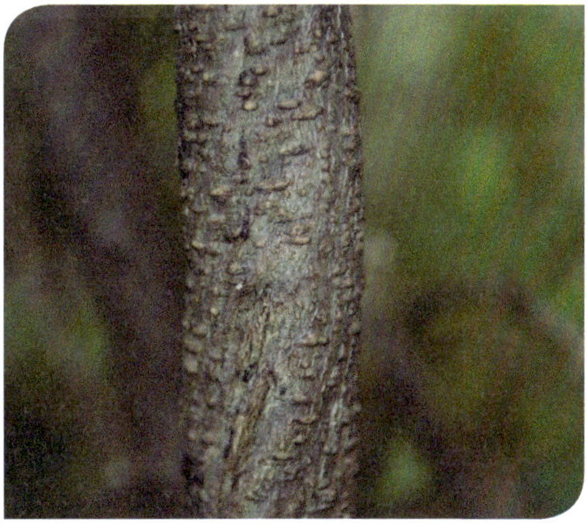

줄기

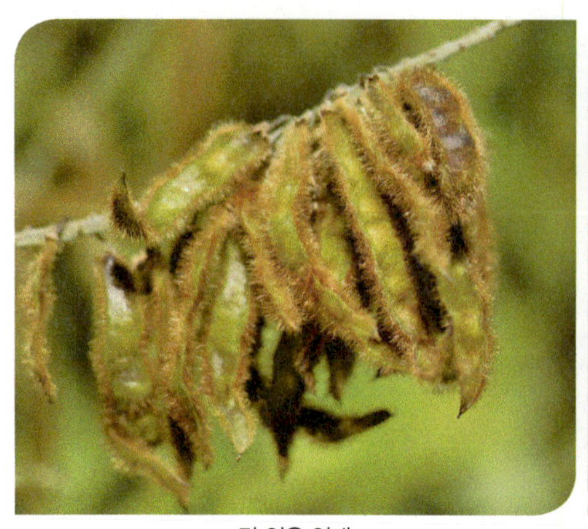
덜 익은 열매

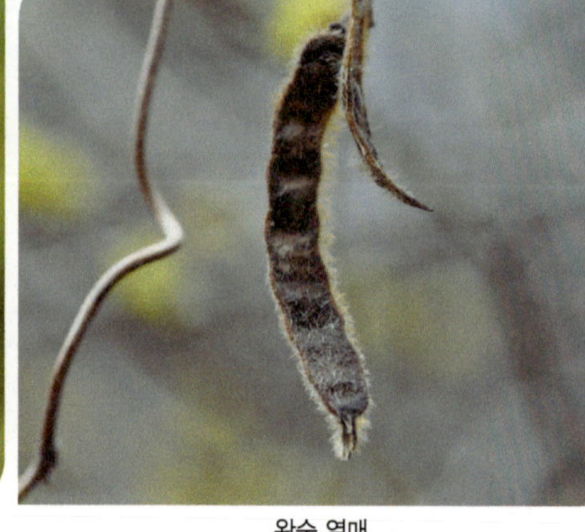
완숙 열매

로 길며 딱딱한 털이 빽빽하게 나 있고 9~10월에 달린다.

채취 시기 뿌리는 봄 · 가을, 꽃은 8월 상순경 꽃이 피기 전에 채취한다.

약초의 성분 뿌리에는 식물성 에스트로겐(estrogen), 이소플라본(isoflavone) 성분의 푸에라린(puerarin), 푸에라린자일로시드(puerarin xyloside), 다이드제인(daidzein), 베타-시토스테롤(β-sitosterol), 아락킨산(arackin acid), 전분 등이 함유되어 있다. 잎에는 로비닌(robinin)이 함유되어 있다.

약초의 성미 뿌리는 성질이 평범하고, 맛은 달고 맵다. 꽃은 성질이 시원하고, 맛은 달다.

약초의 작용부위 뿌리는 비(脾), 위(胃) 경락에 작용한다. 꽃은 위(胃) 경락에 작용한다.

약초의 효능과 치료 뿌리는 생약명을 갈근(葛根)이라고 하며 해열, 두통, 발한, 감기, 진경, 지갈, 지사, 이질, 고혈압, 협심증, 해독, 난청 등을 치료하며 진정, 항암, 항균, 항산화, 골다공증, 당뇨 등의 치료에 효능이 있다. 특히 에스트로겐(estrogen)과 다이드제인(daidzein) 등의 성분이 여성 호르몬 효과를 주어 여성의 갱년기장애와 갈

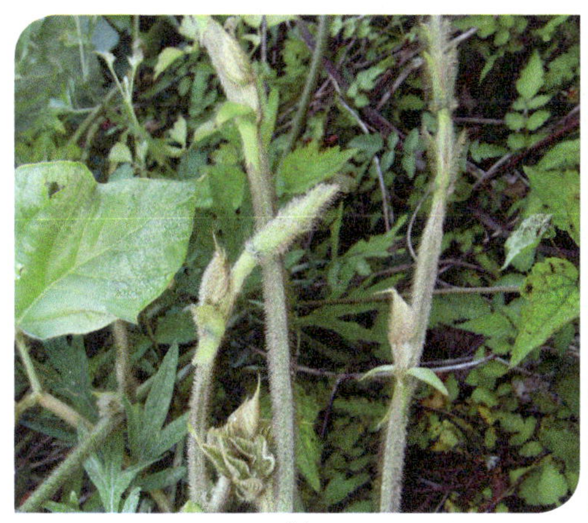
새순

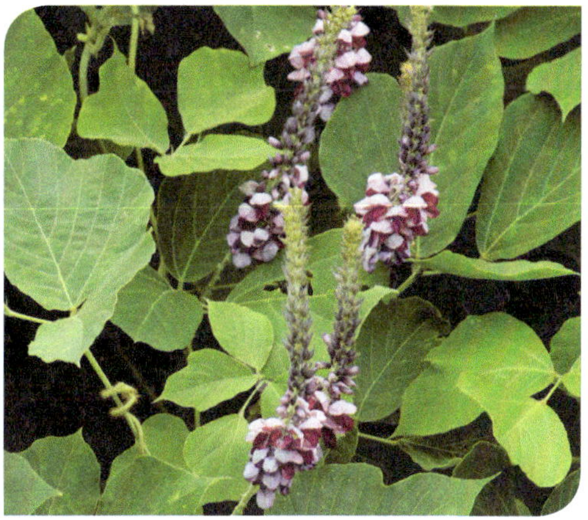
꽃

슘 흡수 촉진 등 골다공증 예방 치료에도 도움을 주고, 남성의 전립선암과 전립선 비대 예방과 치료에도 도움을 준다. 꽃은 생약명을 갈화(葛花)라고 하며 주독을 풀어 주고 속쓰림과 오심, 구토, 식욕부진 등을 치료하며 치질의 내치 및 장풍하혈, 토혈 등의 치료에 효과적이다. 칡 추출물은 암 예방 및 치료와 여성폐경기 질환의 예방 및 치료, 골다공증의 예방 및 치료에 사용할 수 있다.

약초 처방 및 약용법과 용량 말린 뿌리 20~30g을 물 900mL에 넣어 반이 될 때까지 달여 하루에 2~3회 나눠 마시거나, 짓찧어 즙을 내어 마셔도 된다. 외용할 경우에는 짓찧어서 환부에 붙인다. 말린 꽃 20~30g을 물 900mL에 넣어 반이 될 때까지 달여 하루에 2~3회 나눠 마신다.

칡 약재의 종류

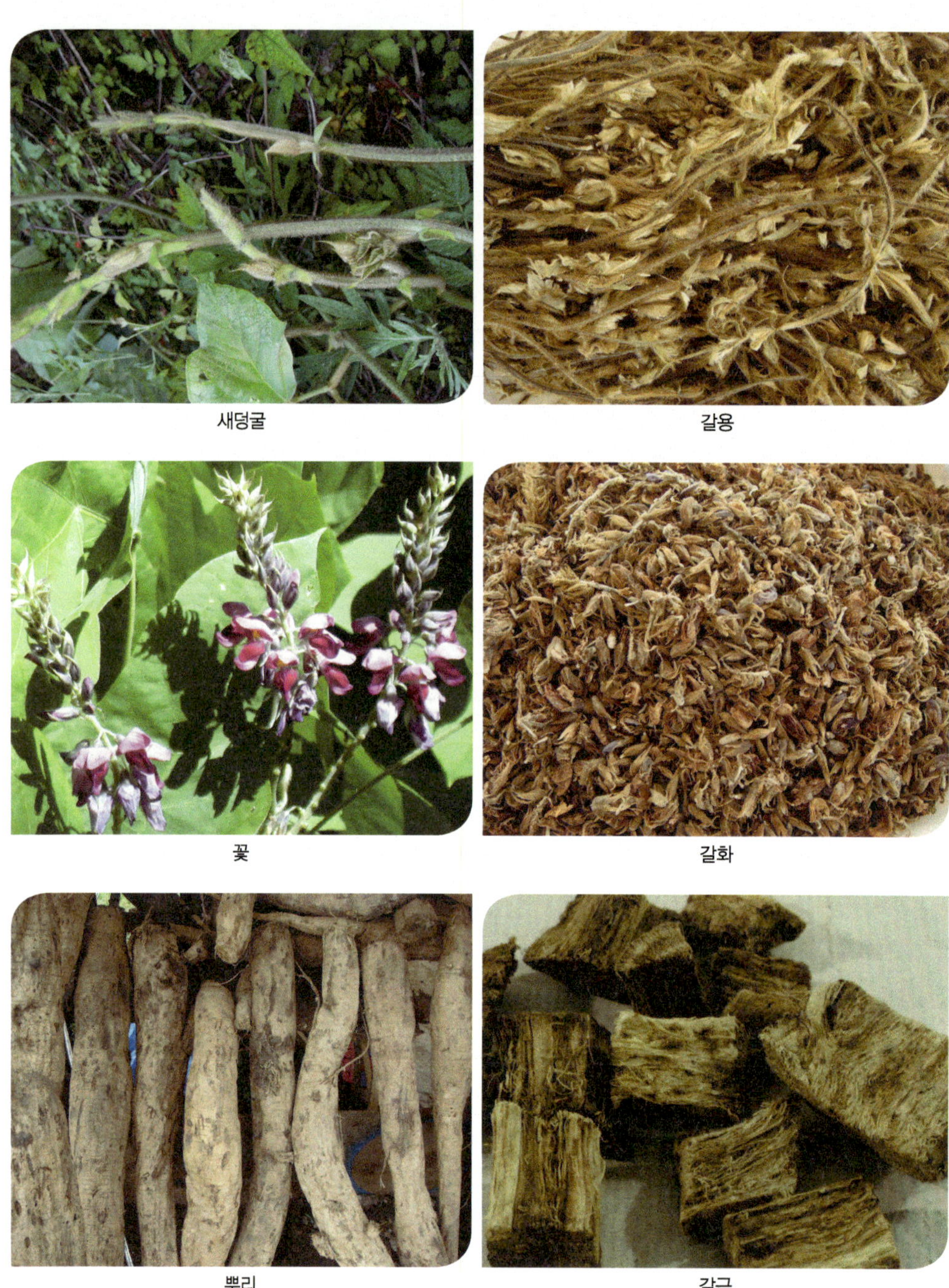

새덩굴

갈용

꽃

갈화

뿌리

갈근

칡 약차

채취 방법

칡의 꽃은 6~7월에 2/3 정도 피었을 때 채취하여 깨끗이 씻어 바람이 잘 통하는 응달에서 말리며, 뿌리는 늦가을이나 이른 봄에 채취하여 이물질을 제거하고 깨끗이 씻어 겉껍질을 벗겨 햇볕에 말린다. 또는 밀기울과 함께 볶아서 밀기울은 버리고 뿌리만 취해서 사용하기도 한다. 새순은 이른 봄에 줄기 끝부분의 연한 부분을 10~20cm를 꺾어서 햇볕에 말려 사용한다.

약차 만들기

말린 칡 6~12g을 사용하며, 갈근차로 사용할 때에는 보통 말린 칡뿌리 5~10g을 물 2L에 넣어 중불로 2시간 정도 끓여서 차로 만들어 수시로 마신다. 갈화차는 물 2L에 말린 칡 꽃봉오리 3~5g을 넣어 중불로 2시간 정도 끓여서 차로 만들어 수시로 마신다. 생진지갈(生津止渴: 진액을 생성하고 갈증을 멈춤)하는 효능이 크기 때문에 한 가지 약재를 사용해 만들어도 효능이 뛰어나서 민간요법으로도 널리 사용되어 왔다.

약차 더하기

한 가지 약재로 사용할 때에는 잘 말려 둔 갈근 한 줌에 물을 넉넉하게 붓고 중불로 끓여서 차로 마시고, 몸속에 열이 나 갈증이 생기거나 술 마신 후에 속을 푸는 데에도 효과가 매우 좋아 민간에서 널리 애용되어 왔다. 특히 태음인 체질에 좋은데 태음인의 중풍 치료를 위해서는 갈근차를 달여서 차 대신 자주 마시면 치료 효과가 좋다고 한다.

간과 신을 보하고, 근육과 뼈를 튼튼히 하며, 소화

큰조롱이

Cynanchum wilfordii (Maxim.) Hemsl.

한약의 기원

이 약은 은조롱의 덩이뿌리이다.

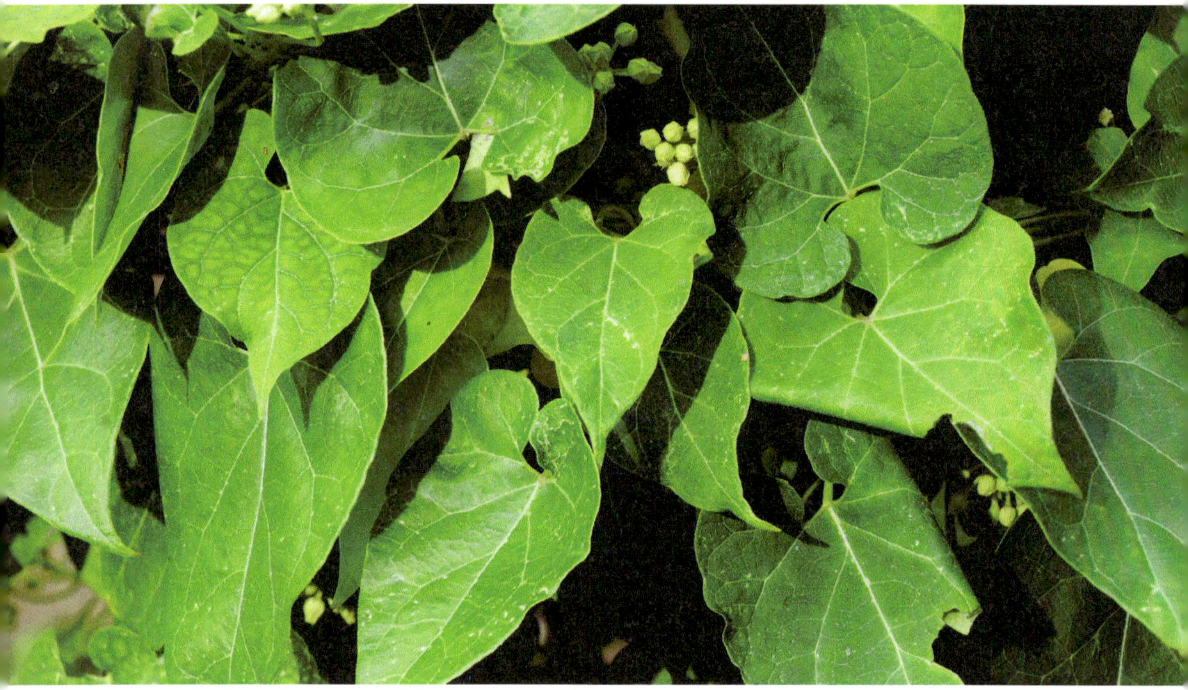

- **생약명** : 백수오(白首烏)
- **이명** : 은조롱, 격산소(隔山消), 태산하수오(泰山何首烏)
- **사용부위** : 덩이뿌리
- **꽃 피는 시기** : 7~8월
- **과명** : 박주가리과(Asclepiadaceae)

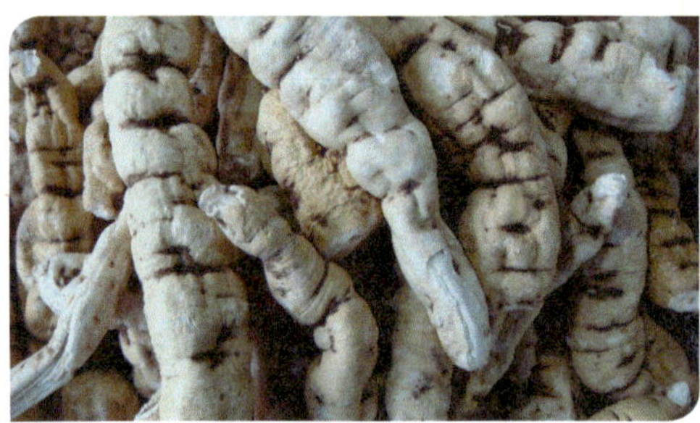

덩이뿌리(약재 전형)

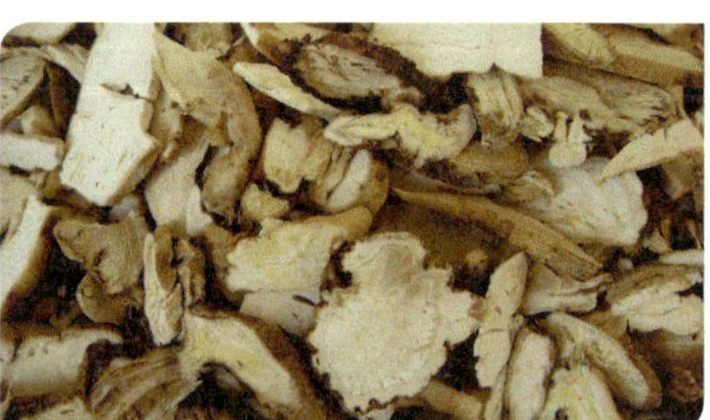

덩이뿌리(약재)

생태적 특성 큰조롱은 덩굴성 여러해살이풀로, 각지의 산과 들의 양지바른 곳에서 분포하며 농가에서도 재배한다. 육질의 덩이뿌리는 타원형으로 줄기가 붙는 머리 부분은 가늘지만 아래로 내려갈수록 두꺼워지다가 다시 가늘어진다. 덩굴은 1~3m까지 뻗고, 원줄기는 둥근기둥 모양으로 가늘고 왼쪽으로 감아 오르고 상처에서 흰 유액이 흐른다. 꽃은 연한 황록색으로 7~8월에 잎겨드랑이에서 산형

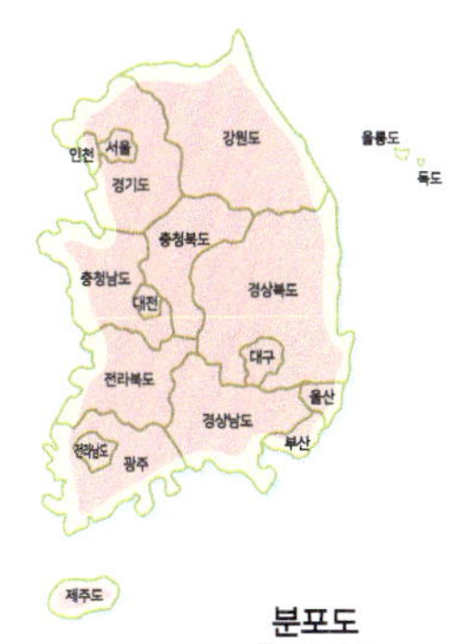

분포도

각 부위별 생김새

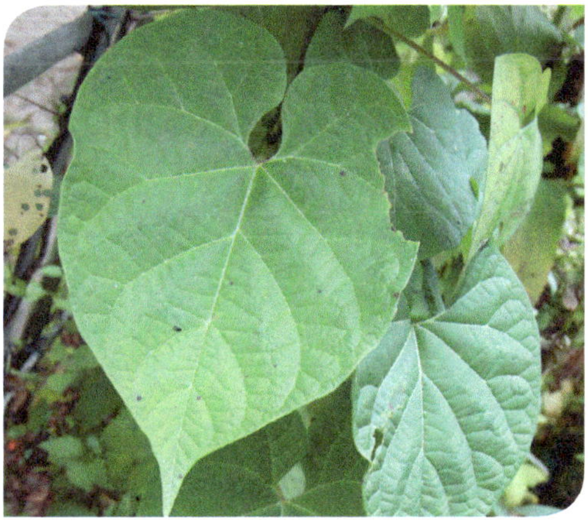

잎 생김새

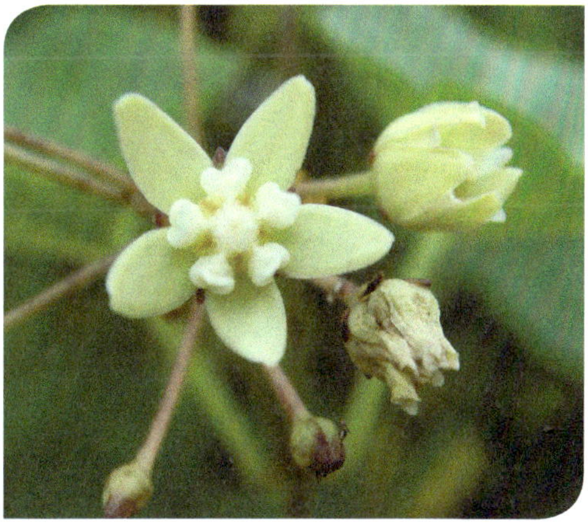

꽃

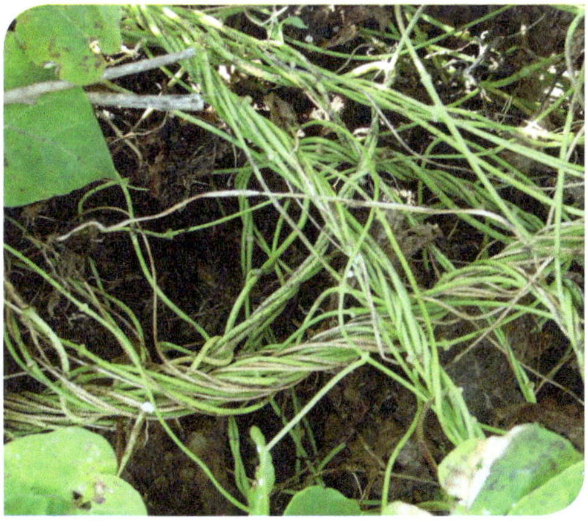

줄기

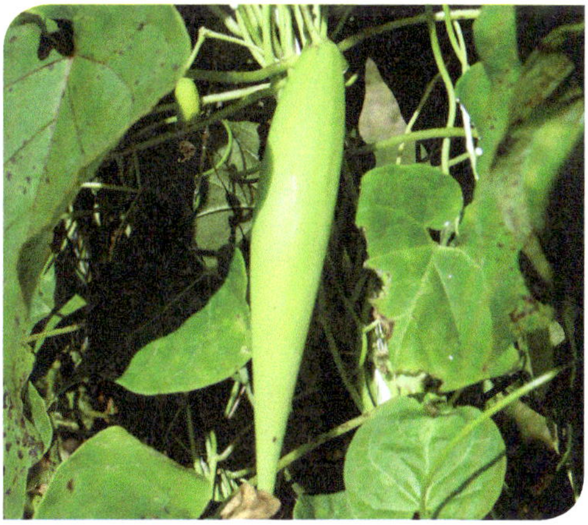

덜 익은 열매

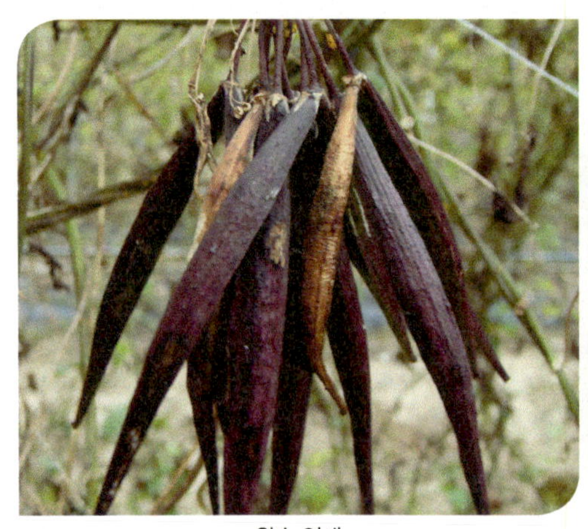
완숙 열매

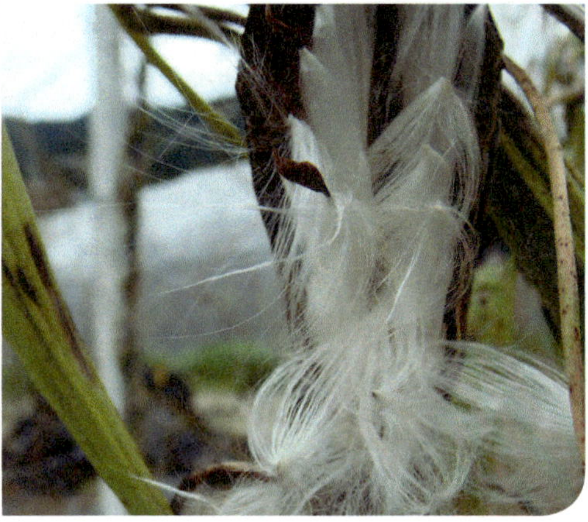
열매가 터진 모습

꽃차례로 핀다. 열매는 골돌과로 달리고 길이가 약 8cm, 지름이 1cm 정도이다. 한방에서는 큰조롱의 덩이뿌리를 백수오(白首烏)라고 부르며 약재로 사용한다. 그런데 일반인들 사이에서 큰조롱은 흔히 은조롱, 하수오라는 이명으로 부르면서, 마디풀과의 약용식물인 하수오(*Fallopia multiflora*)와 혼동하는 경우를 자주 볼 수 있다. 이처럼 혼동하게 된 이유는 붉은빛이 도는 하수오의 덩이뿌리를 적하수오라고 하면서 백수오라는 생약명이 있는 큰조롱의 덩이뿌리를 백하수오라고 잘못 부른 데서 비롯되었다. 두 식물 모두 덩이뿌리를 약용하긴 하지만 동일한 약재는 아니므로 구분해서 사용해야 한다. 생약 정보에는 식물명을 '은조롱'이라고 하였으나 국생종의 분류기준을 따랐다.

채취 시기 가을에 잎이 마른 다음이나 이른 봄에 싹이 나오기 전에 덩이뿌리를 채취하여 수염뿌리와 겉껍질, 이물질을 제거하고 절편하여 햇볕에 말린다. 하수오처럼 검정콩 삶은 물을(약재 무게의 10~15%의 검정콩을 물에 충분히 삶아서 우려낸 물을 모아 사용) 흡수시켜 시루에 찌고 말리는 과정을 반복하면 더욱 좋으나 하수오에 비해 독성은 없으므로 반드시 포제를 해야 하는 것은 아니다.

약초의 성분 시난콜(cynanchol), 크리소파놀(chrysophanol), 에모딘(emodin), 레인(rhein) 등이 함유되어 있다.

약초의 성미 성질이 약간 따뜻하고, 맛은 달고 약간 쓰며 떫고, 독성은 없다

약초의 작용부위 간(肝), 비(脾), 신(腎) 경락에 작용한다.

약초의 효능과 치료 간과 신을 보하는 보간신(補肝腎), 근육과 뼈를 튼튼하게 하는 강근골(强筋骨), 소화기능을 튼튼하게 하는 건비보위(健脾補胃), 독을 풀어주는 해독 등의 효능이 있어서 간과 신이 모두 허한 증상, 머리가 어지럽고 눈앞이 어지러운 증상, 잠을 못 이루는 불면증이나 건망증, 머리카락이 빨리 희어지는 증상, 유정, 허리와 무릎이 시리고 아픈 증상, 비의 기능이 허하여 기를 온몸에 돌려주는 기능이 저하된 증상, 위가 더부룩하고 헛배 부른 증상, 식욕부진, 설사, 출산 후 젖이 잘 나오지 않는 증상 등의 치료에 사용할 수 있다.

약초 처방 및 약용법과 용량 말린 덩이뿌리 15g을 물 700mL에 넣어 끓기 시작하면 약하게 줄여 200~300mL가 될 때까지 달여 하루에 2회 나눠 마신다. 가루 또는 환으로 만들어 복용하기도 하고, 술에 담가서 마시기도 한다.

사용 시 주의사항 수렴(收斂)하는 성질이 있는 보익 약재이기에 감기 초기에는 사용하지 않는다. 백수오로 사용하는 큰조롱과 나마(蘿摩)로 쓰이는 박주가리의 경우 줄기를 자르면 흰 유즙이 흘러나오지만 하수오(*Fallopia multiflora*)의 경우에는 유즙이 흘러나오지 않으므로 구별이 가능하다. 또한 유사한 형태의 식물 이엽우피소와 혼동하지 않도록 주의해야 한다.

비슷한 약초

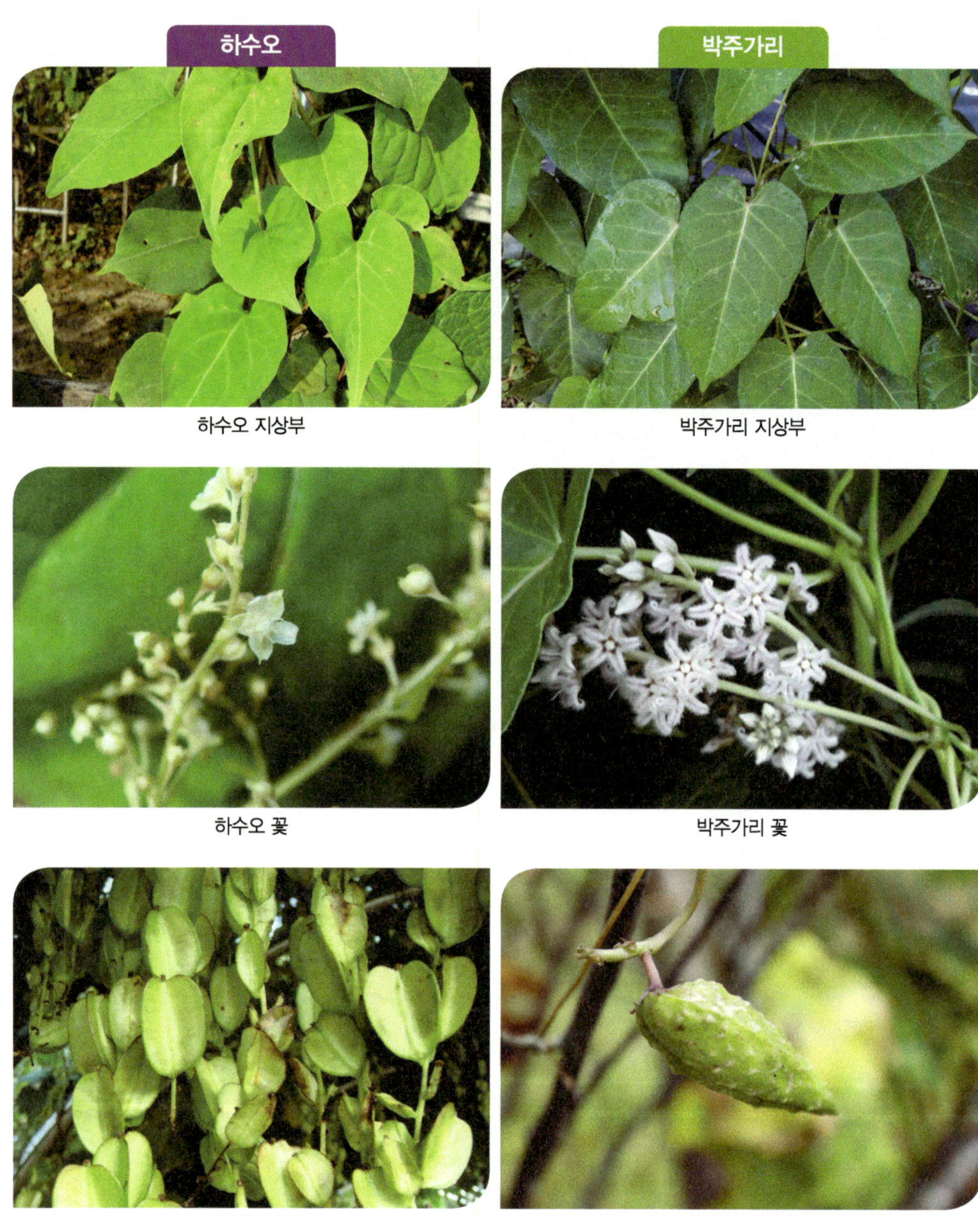
하수오

박주가리

하수오 지상부

박주가리 지상부

하수오 꽃

박주가리 꽃

하수오 열매

박주가리 열매

•하수오와 박주가리의 차이점

하수오와 박주가리는 잎은 거의 비슷하나 꽃과 열매가 현저하게 차이가 있어 구분하기 쉽다.

신장염, 부종, 유정, 시력저하

택사(질경이택사)

Alisma canaliculatum A. Braun & C. D. Bouché

한약의 기원

이 약은 질경이택사의 덩이줄기로, 잔뿌리, 주피를 제거한 것이다.

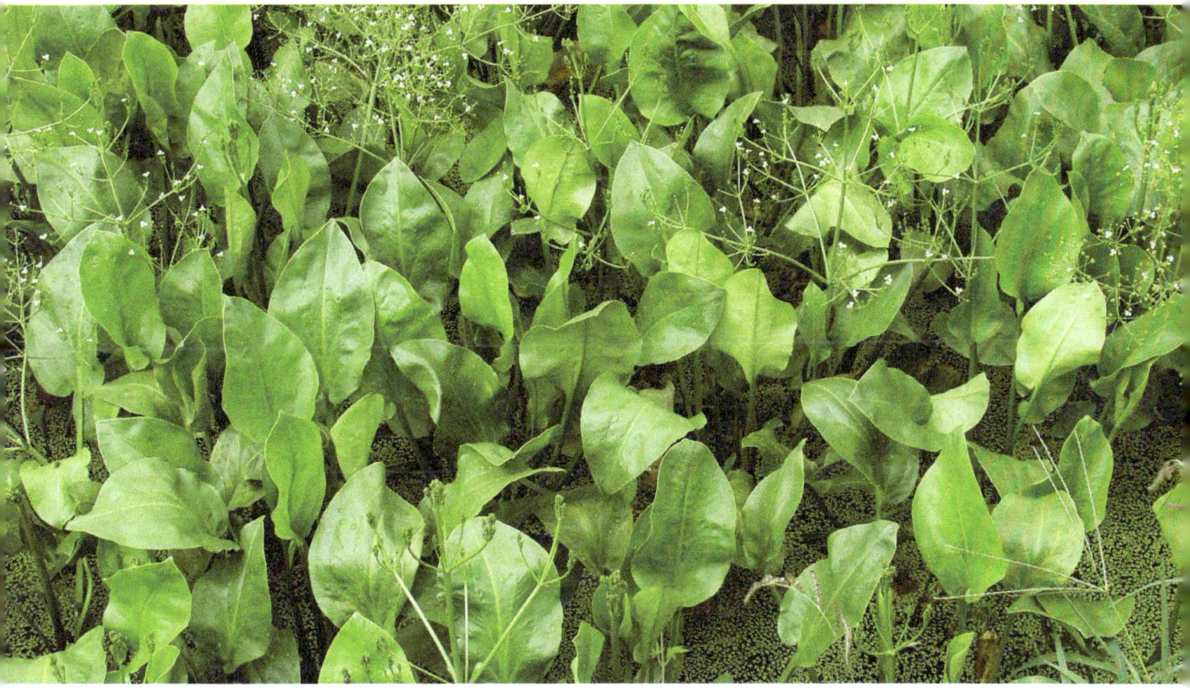

- **생약명** : 택사(澤瀉)
- **이명** : 수사(水瀉), 택지(澤芝), 급사(及瀉), 천독(天禿)
- **사용부위** : 덩굴줄기
- **꽃 피는 시기** : 7~8월
- **과명** : 택사과(Alismataceae)

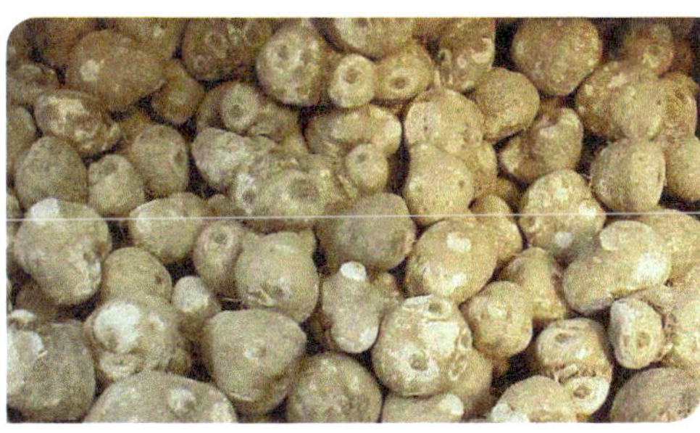

알뿌리(약재 전형)

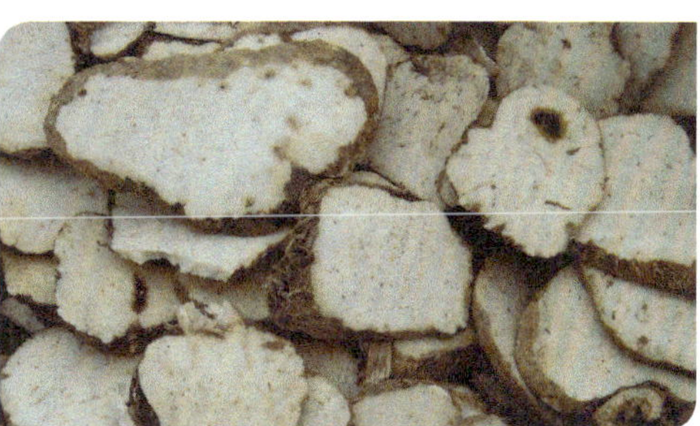

알뿌리(약재)

생태적 특성 질경이택사는 여러해살이풀로, 경남 지방 이남에서 자생한다. 꽃대의 키는 60~90cm로 자란다. 덩이줄기는 짧고 공 모양이며 겉껍질은 갈색이고 수염뿌리가 많다. 뿌리 밑부분에는 혹 모양의 눈 흔적인 아흔(芽痕)이 있다. 질은 견실하고 단면은 황백색의 분성(粉性)이며 작은 구멍이 많다. 잎은 뿌리에서 나오며 긴 달걀 모양의 타원형으로 끝은 뾰족하고 밑부분은 둥글며 가장자리는 밋밋하다.

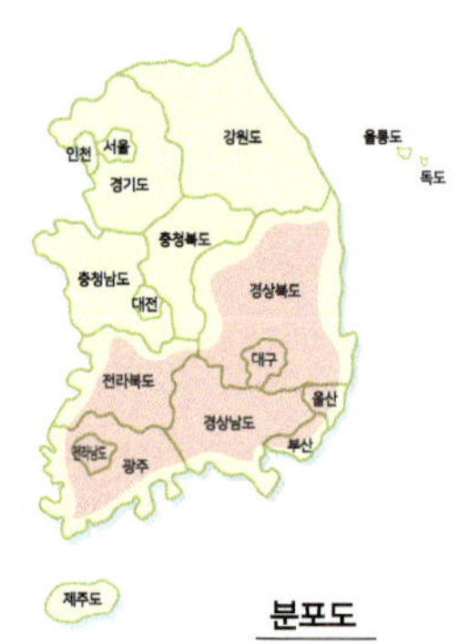

분포도

각 부위별 생김새

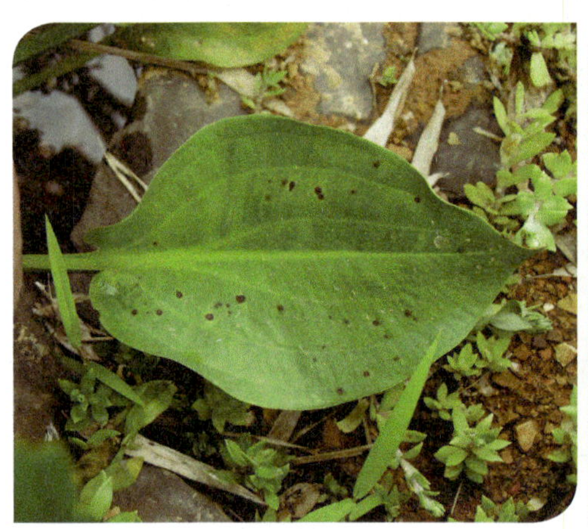
잎 생김새

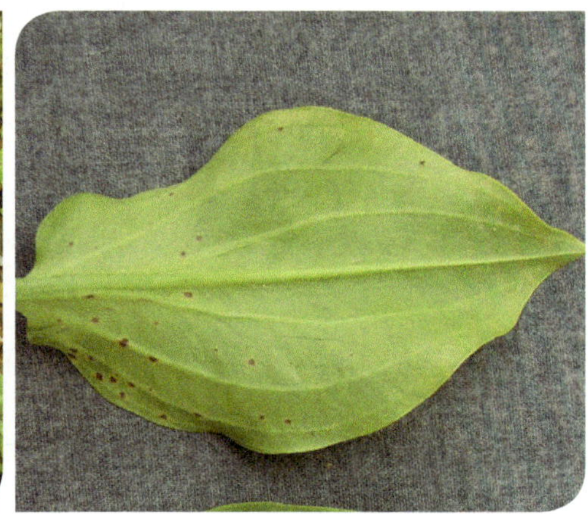
잎 뒷면

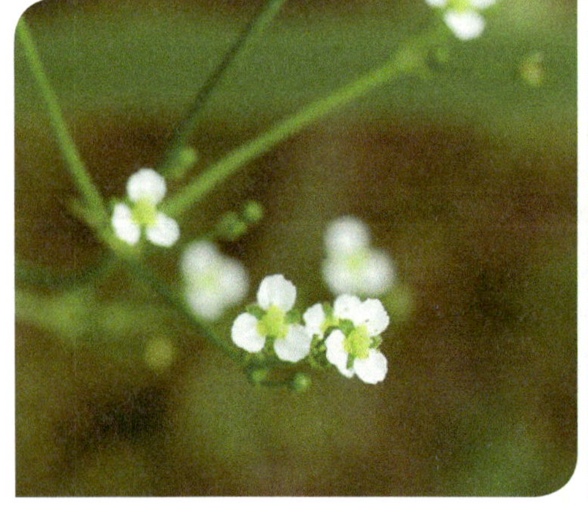
꽃

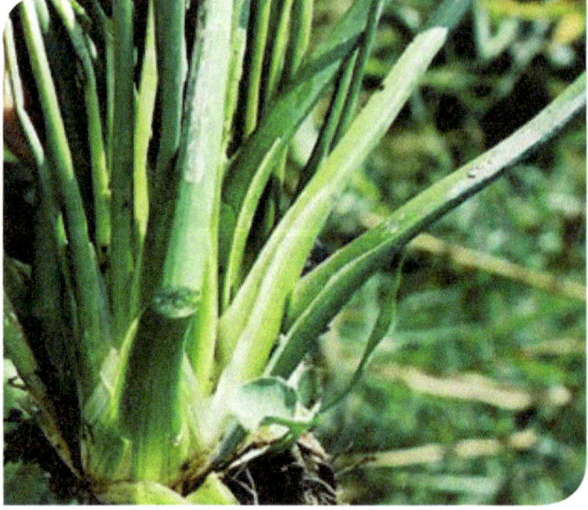
줄기

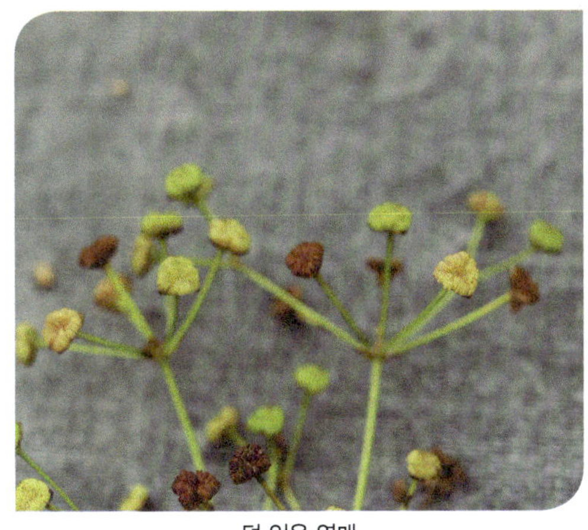
덜 익은 열매

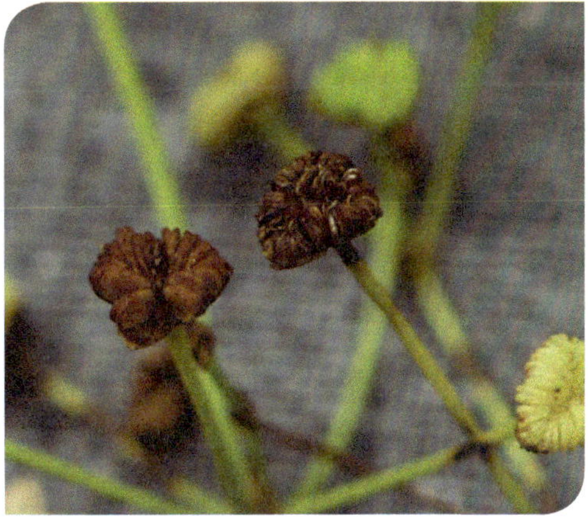
완숙 열매

꽃은 흰색으로 7~8월에 피고, 열매는 여윈열매로 뒷면에 2개의 홈이 있고 9~10월에 달린다.

택사(*Alisma canaliculatum* A. Br. & Bouche)라는 식물의 뿌리 또한 택사(澤瀉)라는 생약명으로 불리며 동일한 약재로 사용하며, 뿌리잎은 넓은 바소꼴로 밑은 좁아져서 잎자루로 흐르며 여윈열매 뒷면에는 1개의 홈이 있다. 택사는 남부 지방의 소택지(沼澤地)와 중부 지방에서 자생하며 전남 여천 지역에서 소규모 농가에서 재배하고 있다.

채취 시기 겨울에 잎이 마른 다음 덩이줄기를 채취한 후 수염뿌리와 겉껍질인 조피(粗皮), 이물질을 제거하고 절편하여 볶아주거나 소금물에 담갔다가 볶아주는 염수초(鹽水炒: 약재 무게의 2~3% 정도의 소금을 물에 풀어 약재에 흡수시킨 다음 약한 불에서 프라이팬에 볶아냄)하여 사용한다.

약초의 성분 덩이줄기에는 알리솔(alisol) A와 B, 폴리사카라이드(polysaccharide), 알리솔(alisol) 모노아세테이트(monoacetate), 세스퀴테르펜스(sesquiterpenes), 트리테르펜스(triterpenes), 글루칸(glucan), 에피알리솔A(cpialisol A=essential oil) 등이 함유되어 있다.

약초의 성미 성질이 차고, 맛은 달며, 독성은 없다.

약초의 작용부위 신(腎), 방광(膀胱) 경락에 작용한다.

약초의 효능과 치료 수도를 이롭게 하여 소변을 잘 보게 하며, 습사를 조절하는 이수삼습(利水滲濕), 열을 내리게 하는 설열 등의 효능이 있으며, 소변을 잘 보지 못하는 증상을 치료하고, 몸안에 습사가 머물러 온몸이 붓고 배가 몹시 불러오면서 그득한 느낌을 주는 수종창만(水腫脹滿), 설사와 소변량이 줄어드는 설사요소(泄瀉尿少), 담음현훈(痰飮眩暈: 담음은 여러 가지 원인으로 몸안의 진액이 순환하지 못하고 일정 부위에 머물러 생기는 증상), 열림삽통(熱淋澁痛: 습열사가 하초에 몰려 소변을 조금씩 자주 보면서 잘 나오지 않고 요도에 작열감이 있는 증상), 고지혈증 등을 치료한다.

약초 처방 및 약용법과 용량 민간에서는 부종 치료를 하거나 급성 신장염, 이뇨작용과 어지럼증, 유정, 시력저하 등의 치료에 사용한다. 말린 택사와 백출 각각 12g을 물 1.2L에 넣어 끓기 시작하면 약하게 줄여 200~300mL가 될 때까지 달여 하루에 3회 나눠 마시면 부종 치료에 효과적이다.

사용 시 주의사항 습열을 내보내는 작용이 있으므로 습열이 없는 경우나, 신 기능이 허하고 정액이 흘러나가는 신허정활(腎虛精滑)의 경우에는 사용하지 않는다. 이뇨작용이 있어 다이어트에 사용하는 경우가 있으나 택사는 이수(利水)작용뿐만 아니라 기를 소모하는 작용이 커서 부작용이 있으므로 주의를 요한다.

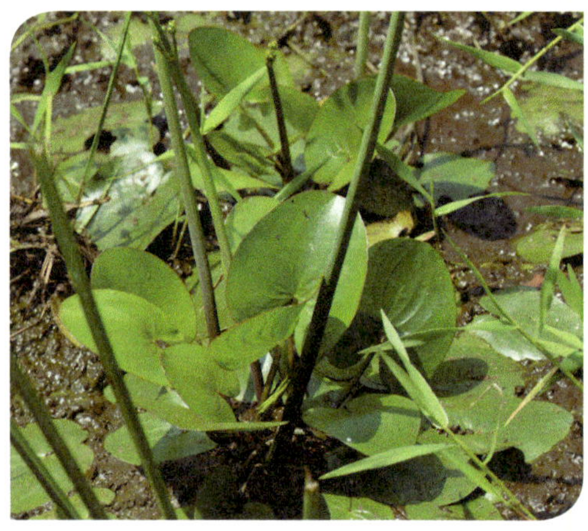

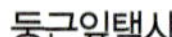
둥근잎택사

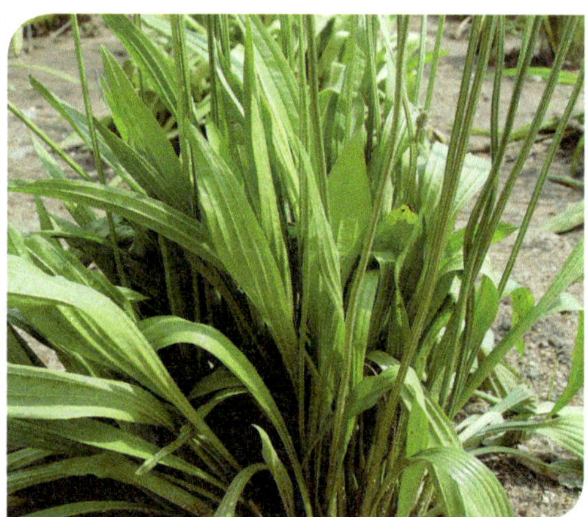

질경이택사

하늘타리

Trichosanthes kirilowii Maxim.

한약의 기원

이 약은 하늘타리, 쌍변괄루의 껍질을 제거한 덩이뿌리, 잘 익은 종자이다.

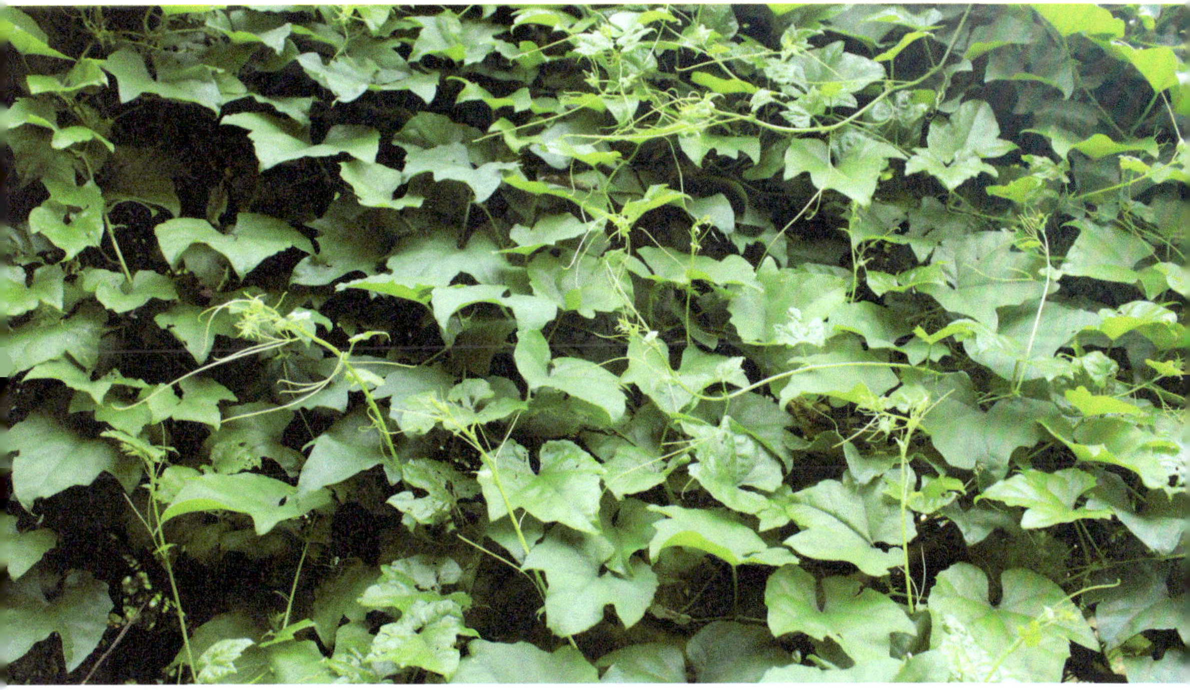

- **생약명** : 괄루근(栝蔞根), 괄루인(栝蔞仁)
- **이명** : 쥐참외, 하눌타리, 하늘수박, 천선지루, 괄루, 천화분(天花粉)
- **사용부위** : 덩이뿌리, 열매, 잘 익은 종자
- **꽃 피는 시기** : 7~8월
- **과명** : 박과(Cucurbitaceae)

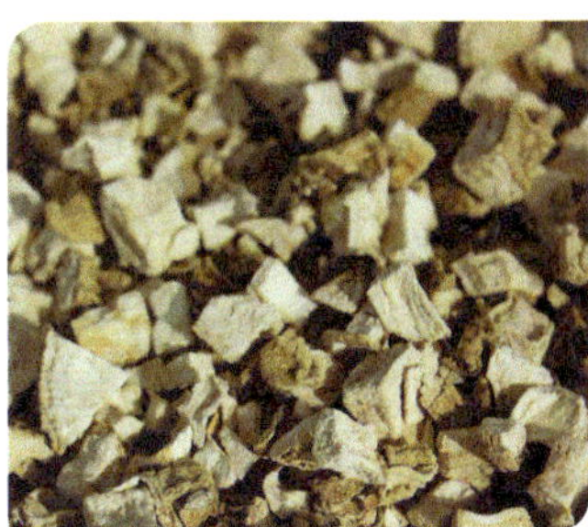

뿌리(약재)

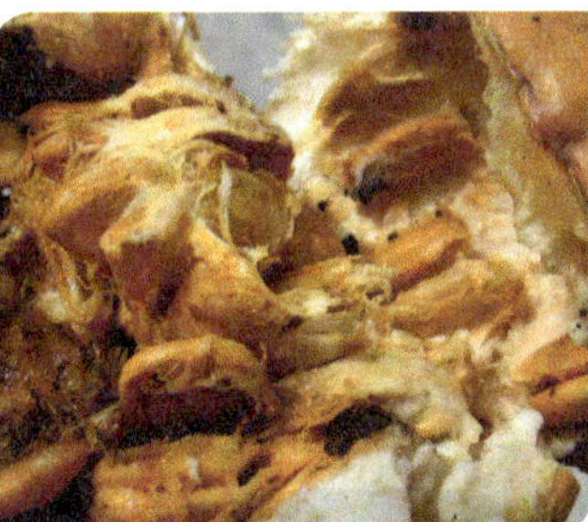

열매 속(약재)

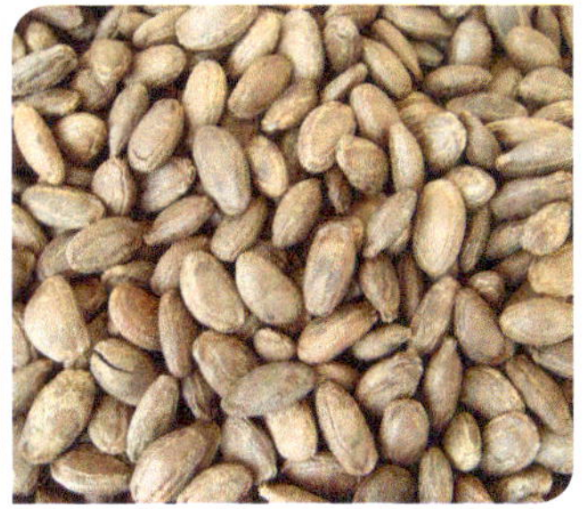

종자(약재)

생태적 특성 하늘타리는 덩굴성 여러해살이풀로, 중부 이남의 산과 들에 분포한다. 덩이뿌리는 불규칙한 둥근기둥 모양, 양끝이 뾰족한 원기둥꼴 또는 편괴상으로 길이 8~16cm, 지름 1.5~5.5cm이다. 표면은 황백색 또는 엷은 갈황색으로 세로 주름과 가는 뿌리의 흔적 및 약간 움푹하게 들어간 가로로 긴 피공(皮孔)이 있고 황갈색의 겉껍질이 잔류되어 있다. 질은 견실하고, 단면은 흰색 또는 담황색으

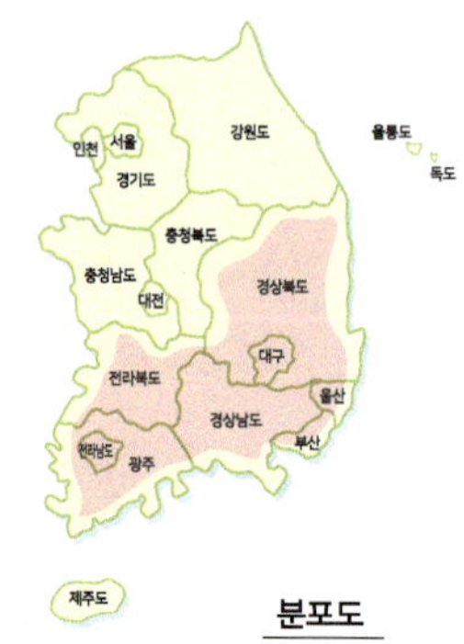

분포도

각 부위별 생김새

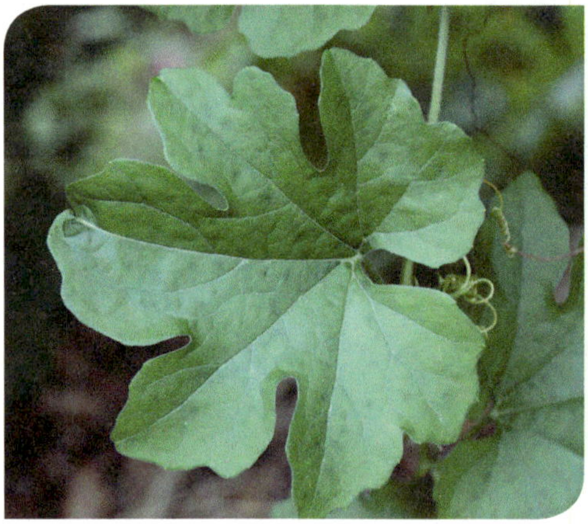

잎 생김새

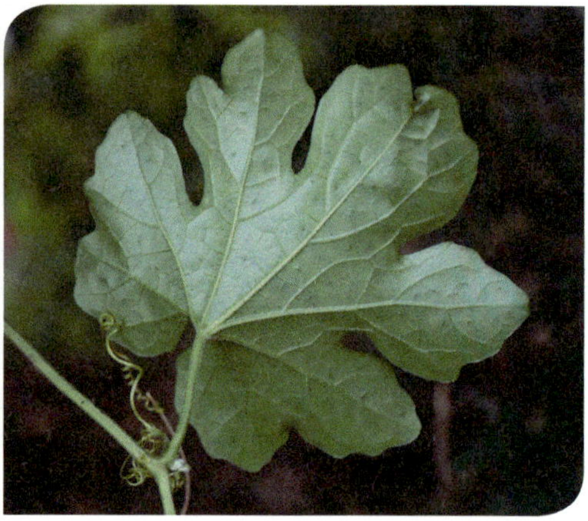

잎 뒷면

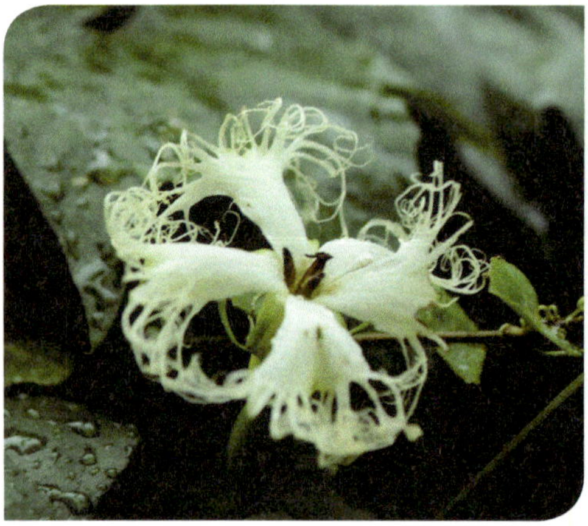

꽃

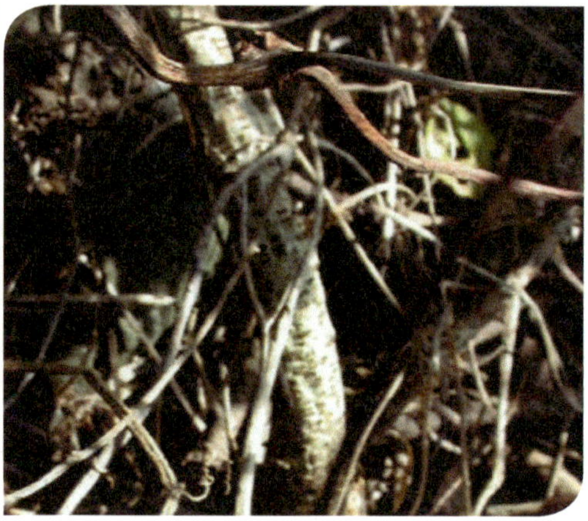

줄기

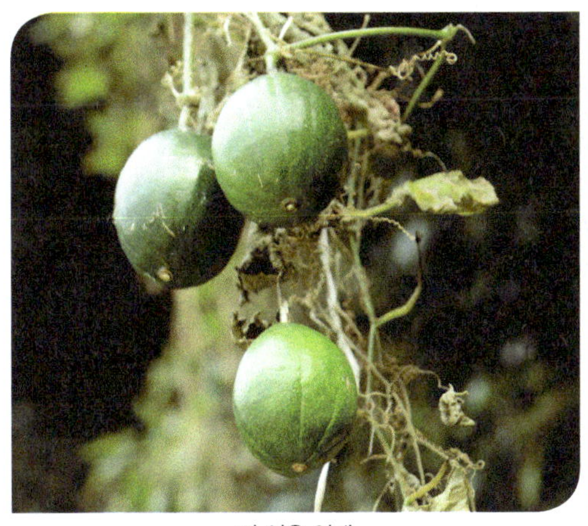
덜 익은 열매

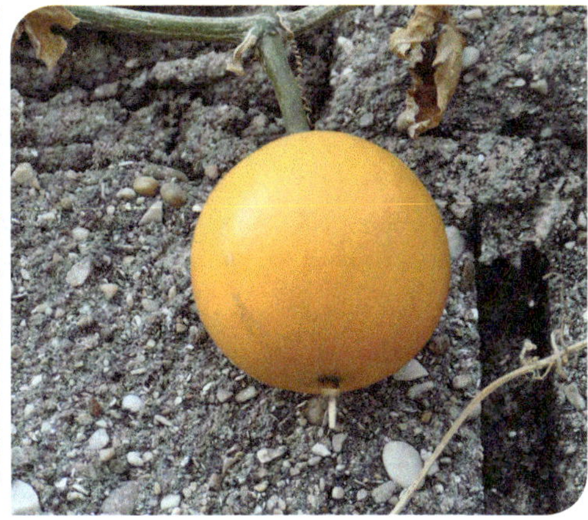
완숙 열매

로 분성(粉性)이 풍부하며, 곁뿌리의 절단면에는 황색의 도관공(導管孔)이 약간 바퀴살 모양으로 배열되어 있다.

잎은 어긋나고 둥글며 손바닥처럼 5~7장으로 갈라지고 거친 톱니가 있다. 밑은 심장 모양으로 양면에 털이 나 있다. 꽃은 암수딴그루이고 7~8월에 흰색으로 핀다. 열매는 물렁열매로 지름은 7cm 정도이며 오렌지색으로 익고 안에는 옅은 회갈색의 종자가 많이 들어 있다.

채취 시기 열매와 종자는 가을과 겨울에 채취한다. 열매는 겉껍질을 제거하고 쪼개서 말리거나 이물질을 제거하고, 종자는 햇볕에 말려서 사용한다. 뿌리는 가을부터 이른 봄 사이에 채취하여 깨끗이 씻은 후 겉껍질을 벗겨내고 햇볕에 말려서 사용한다.

약초의 성분 덩이뿌리에는 1% 정도의 사포닌이 함유되어 있다. 열매에는 트리테르페노이드(triterpenoid) 사포닌, 유기산(organic acid), 리신(resin) 등이 함유되어 있으며, 종자에는 지방이 함유되어 있다. 열매에 함유되어 있는 프로테인과 덩이뿌리에 함유되어 있는 프로테인은 서로 다르다. 덩이뿌리의 유효성분은 트리코사틴(trichosanthin)으로 이것은 여러 종류의 단백질 혼합물이다.

약초의 성미

- 덩이뿌리(괄루근) : 성질이 차고, 맛은 약간 달며 쓰다.
- 종자(괄루인) : 성질이 차고, 맛은 달다.

약초의 작용부위 덩이뿌리는 폐(肺), 위(胃) 경락에 작용한다. 종자는 폐(肺), 위(胃), 대장(大腸) 경락에 작용한다.

약초의 효능과 치료 진액을 생성하고 갈증을 멈추는 생진지갈(生津止渴), 하기를 내리고 조성을 윤택하게 하는 강화윤조(降火潤燥), 농을 배출하고 종양을 삭히는 배농소종(排膿消腫) 등의 효능이 있어서 열병으로 입이 마르는 증상을 치료하고, 소갈, 황달, 폐조해혈(肺燥咳血), 옹종치루 등을 치료한다.

약초 처방 및 약용법과 용량 말린 약재 15g을 물 700mL에 넣어 200~300mL가 될 때까지 달여 하루에 2~3회 나눠 마시거나, 환이나 가루로 만들어 복용한다. 심한 기침 치료를 위해서도 하늘타리를 이용하는데 잘 익은 하늘타리 열매를 반으로 쪼갠 다음 그 속에 하늘타리 종자 몇 개와 같은 숫자의 살구씨를 넣고 다시 덮어서 젖은 종이로 싼 뒤 이것을 다시 진흙으로 싸서 잿불에 타지 않을 정도로 굽는다. 이것을 가루로 만들어 같은 양의 패모 가루를 섞고 하룻밤 냉수에 담근 다음 같은 양의 꿀을 섞어서 한 번에 두 숟가락씩 하루에 3회 식후 20~30분 후에 먹기를 며칠 동안 꾸준히 하면 오래된 심한 기침도 잘 낫는다.
민간에서는 신경통 치료를 위하여 열매살 부분을 술에 담가 하루에 2~3회 나눠 복용하기도 한다.

사용 시 주의사항 성미가 차고 쓰기 때문에 비위가 허하고 냉한 사람, 대변이 진흙처럼 나오는 대변당설(大便溏泄)의 경우에는 신중하게 사용해야 하며, 오두(烏頭)와는 함께 사용해서는 안 된다.

근골산통, 간과 신의 훼손된 음기

하수오

Fallopia multiflora (Thunb.) Haraldson

한약의 기원

이 약은 하수오의 덩굴줄기, 덩이뿌리이다.

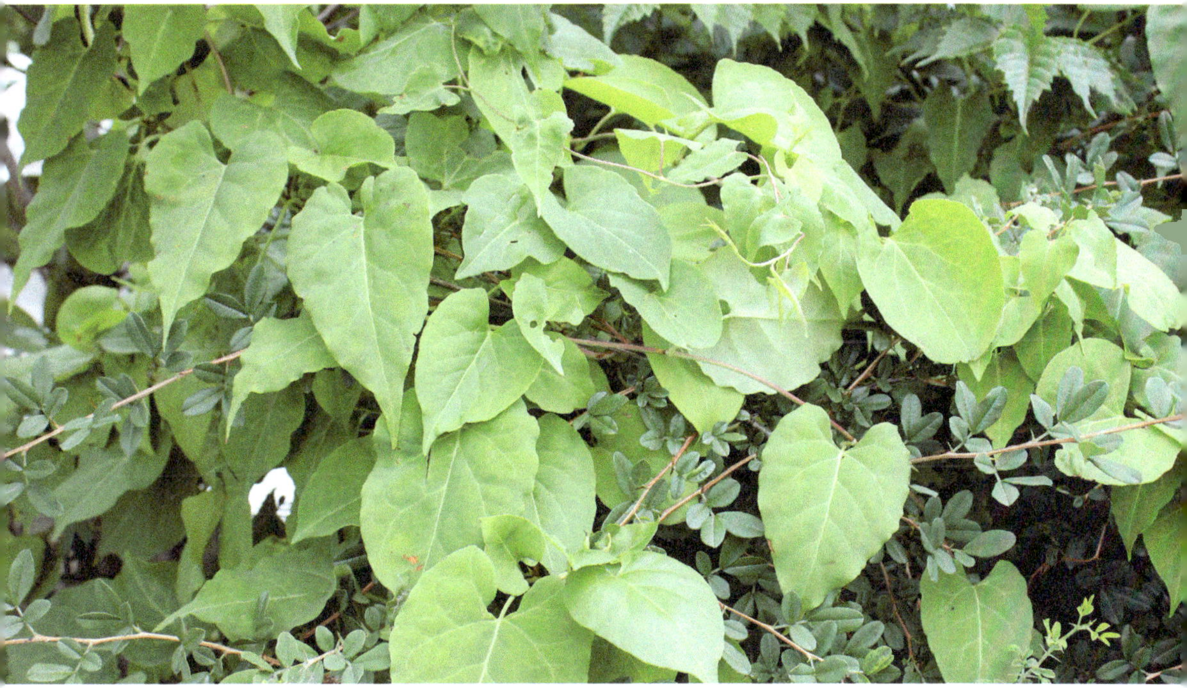

- **생약명** : 하수오(何首烏)
- **이명** : 지정(地精), 진지백(陳知白), 마간석(馬肝石), 수오(首烏)
- **사용부위** : 덩이뿌리
- **꽃 피는 시기** : 8~9월
- **과명** : 마디풀과(Polygonaceae)

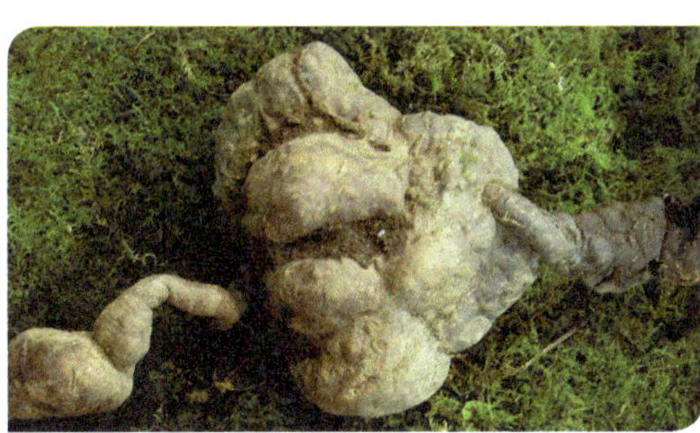

덩이뿌리(채취품)

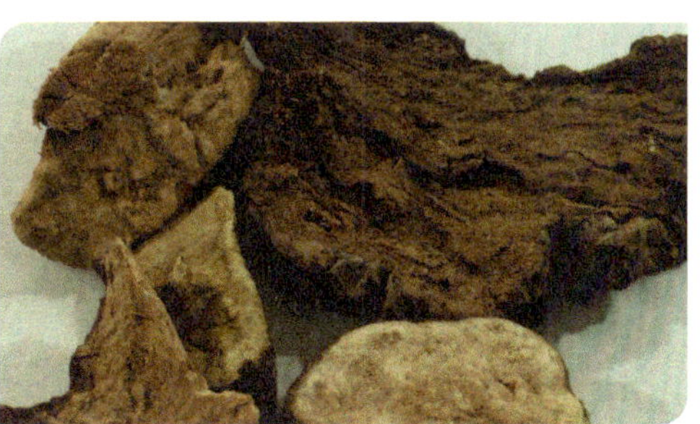

덩이뿌리(약재)

생태적 특성 하수오는 덩굴성 여러해살이풀로, 전국 각지에서 자생하고 중남부 지방에서 재배한다. 줄기 밑동은 목질화되고 뿌리는 가늘고 길며 그 끝에 비대한 덩이뿌리가 달린다. 덩이뿌리의 겉껍질은 적갈색이며 몸통은 무겁고 질은 견실하고 단단하다. 줄기는 가늘고 전체에 털이 나 있으며 길이는 2~3m로 자란다. 잎은 어긋나고 좁은 심장 모양으로 끝이 뾰족하다. 꽃은 흰색으로 8~9월에 작은 꽃

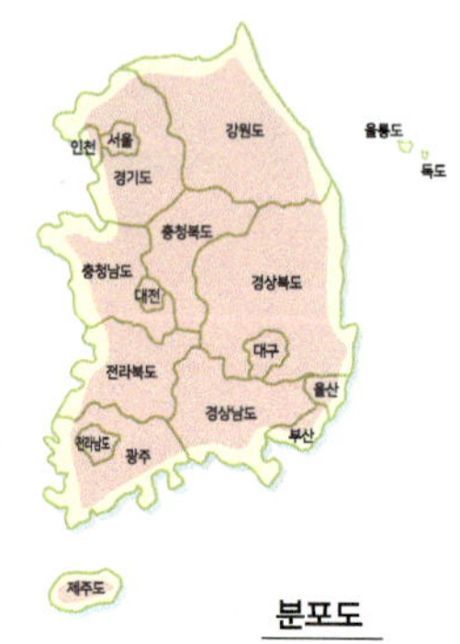

분포도

각 부위별 생김새

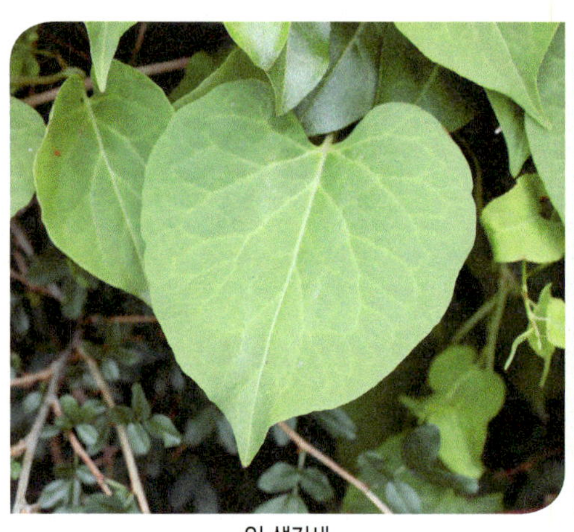
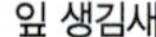
잎 생김새

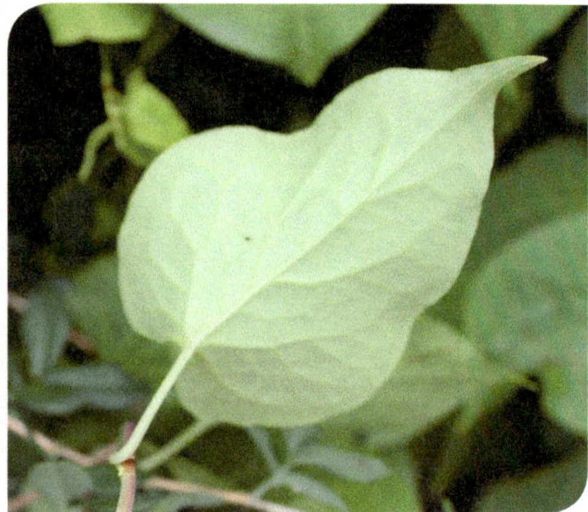
잎 뒷면

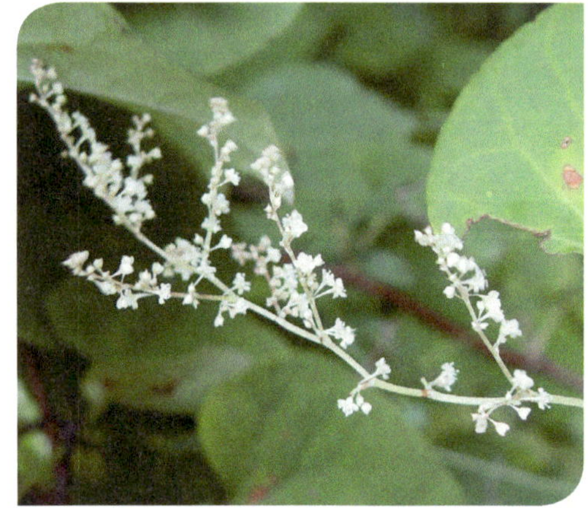
꽃

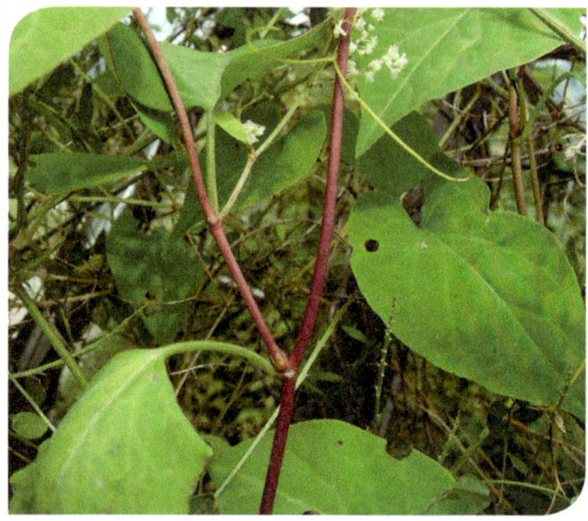
줄기

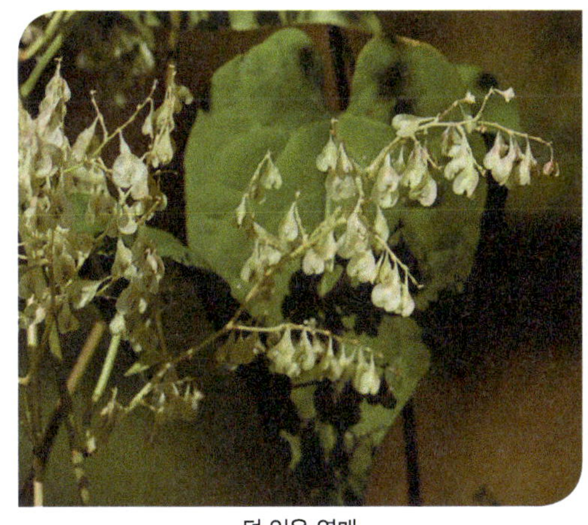
덜 익은 열매

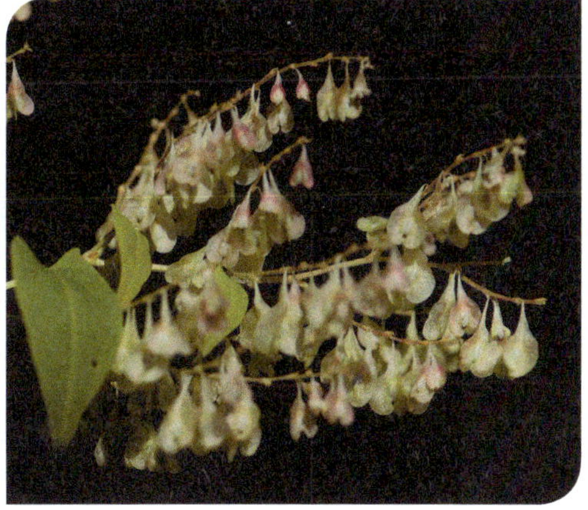
완숙 열매

이 원뿔꽃차례로 핀다. 꽃잎은 없고 수술은 8개, 자방은 달걀 모양이고 암술대는 3개이다. 열매는 여윈열매로 달린다.

채취 시기 가을과 겨울에 덩이뿌리를 채취하여 이물질을 제거하고 절편하여 사용한다.

약초의 성분 덩이뿌리에는 안트라퀴논(anthraquinone)계 성분인 크리소파놀(chrysophanol), 에모딘(emodin), 레인(rhein), 피스치온(physcione) 등이 함유되어 있으며, 줄기에도 유사한 성분들이 함유되어 있다. 덩이뿌리에는 전분과 지방도 함유되어 있다.

약초의 성미 성질이 따뜻하고, 맛은 쓰고 달며, 독성은 없다.

약초의 작용부위 간(肝), 심(心), 신(腎) 경락에 작용한다.

약초의 효능과 치료 간을 보하는 보간, 신의 기운을 더하는 익신(益腎), 혈을 기르는 양혈, 풍사를 제거하는 거풍 등의 효능이 있어서 간과 신의 음기가 훼손된 것을 치유하며, 머리카락이 일찍 희어지는 수발조백(鬚髮早白), 혈이 허하여 머리가 어지러운 혈허두훈, 허리와 무릎이 연약해진 요슬연약(腰膝軟弱), 근골이 시리고 아픈 근골산통(筋骨酸痛), 정액이 저절로 흘러나가는 유정, 붕루대하, 오래된 설사[구리(久痢)] 등을 치료하며, 그 밖에도 만성 간염, 옹종, 나력, 치질 등의 치료에 사용한다. 민간요법에서는 간과 신 기능의 허약을 치료하며 해독작용, 변비, 불면증, 거풍(祛風), 피부 가려움증, 백일해 등의 치료에 사용한다.

약초 처방 및 약용법과 용량 말린 덩이뿌리 15g을 물 700mL에 넣어 끓기 시작하면 약하게 줄여 200~300mL가 될 때까지 달여 하루에 2회 나눠 마신다. 가루 또는 환으로 만들어 복용하기도 하고, 술에 담가서 마시기도 한다.

사용 시 주의사항 하수오는 독성이 있어서 반드시 포제를 잘 하여 사용하는 것이 좋다. 포제하고자 하는 하수오 무게의 10~15% 정도에 해당하는 검정콩을 2~3회 삶아서 물을 모으고, 준비된 하수오에 이 검정콩 삶은 물을 흡수시킨 다음 시루에 넣고 쪄서 이를 햇볕에 말리고, 다시 똑같은 과정을 반복하여 하수오의 단면이 흑갈색으로 변할 때까지 반복하면 독성이 제거되면서 좋은 하수오가 된다. 줄기는 야교등(夜交藤), 잎은 하수엽(何首葉)이라 하여 약재로 사용한다. 약재 사용에 있어서 주의할 것은 하수오와 현재 농가에서 많이 재배하고 있는 박주가리과의 큰조롱[*Cynanchum wilfordii* (Maxim.) Hemsl.]은 그 기원식물이 다르므로 혼동해서는 안 된다는 점이다.

한방에서는 큰조롱 덩이뿌리를 '백수오(白首烏)'라고 부르며 약재로 사용한다. 그런데 일반인들 사이에서 큰조롱을 흔히 백하수오라는 이름으로 부르면서 마디풀과의 약용식물인 하수오와 혼동하는 경우를 자주 볼 수 있다. 이처럼 혼동하게 된 이유는 붉은빛이 도는 하수오의 덩이뿌리를 '적하수오'라고 하면서 백수오라는 생약명이 있는 큰조롱의 덩이뿌리를 '백하수오'라고 잘못 부른 데서 비롯되었다.

두 식물 모두 덩이뿌리를 약용하긴 하지만 동일한 약재는 아니므로 구분해서 사용해야 한다. 또한 일반인들이 하수오와 혼동하는 큰조롱은 연한 황록색의 산형꽃차례, 박주가리(나마)는 연한 자줏빛의 총상꽃차례로 꽃이 핀다.

천장각 또는 나마로 쓰이는 박주가리는 골돌과 표주박 모양, 백수오라는 생약명으

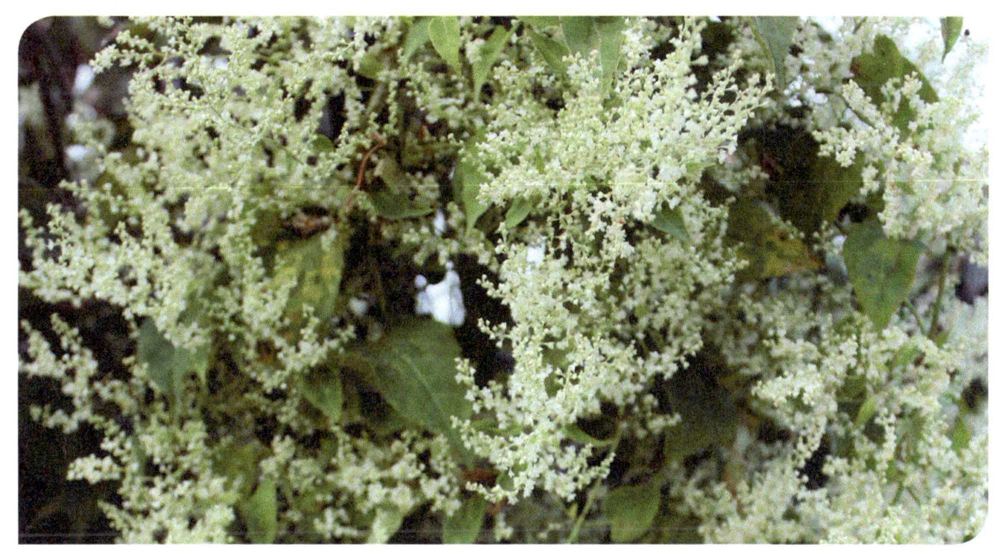
꽃무리

로 불리는 큰조롱의 열매는 골돌과(갈라진 여러 개의 씨방으로 된 열매)이므로 비교 가능하다. 윤장통변(潤腸通便) 및 수렴하는 작용이 있으므로 대변당설(大便溏泄) 또는 습담(濕痰: 비의 운화運化하는 기운이 장애되어 수습水濕이 한곳에 오래 몰려 있어 생기는 담증)의 경우에는 부적당하고, 무씨와 함께 사용할 수 없다.

특허로 입증된 기능성 물질

하수오 추출물의 제조방법과 그 추출물을 함유한 당뇨병 관련 질환 치료용 의약 조성물

본 발명은 하수오 추출물의 제조방법과 그 추출물을 함유한 당뇨병 관련 질환 치료용 의약 조성물에 관한 것으로, 하수오를 물, 극성 유기용매 또는 이들의 혼합용매로 추출하는 단계, 상기 추출액으로부터 고형분을 제거하는 단계 및 상기 추출액으로부터 추출용매를 제거하여 하수오 추출물을 얻는 단계를 통해 혈당강하 효과가 있는 하수오 추출물을 얻고, 이를 함유시켜 당뇨병 관련 치료용 조성물을 제조함으로써, 우수한 혈당강하 효과를 갖는 하수오 추출물과 그 추출물을 함유한 당뇨병 관련 질환 치료용 의약 조성물에 관한 것이다.

- 공개번호 : 10-2004-0063291, 출원인 : 에스케이케미칼(주)

할미꽃

Pulsatilla koreana (Yabe ex Nakai) Nakai ex Nakai

한약의 기원

이 약은 할미꽃, 백두옹의 뿌리이다.

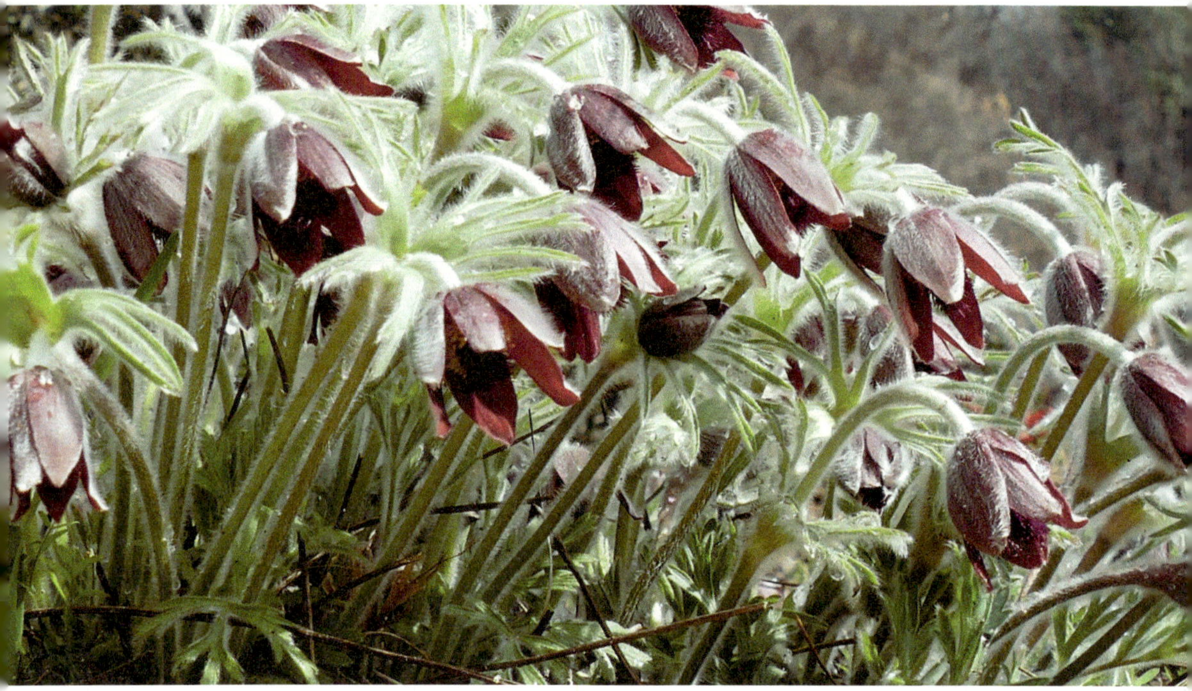

- **생약명** : 백두옹(白頭翁)
- **이명** : 노고초, 조선백두옹, 할미씨까비, 야장인(野丈人), 백두공(白頭公)
- **사용부위** : 뿌리
- **꽃 피는 시기** : 4월
- **과명** : 미나리아재비과(Ranunculaceae)

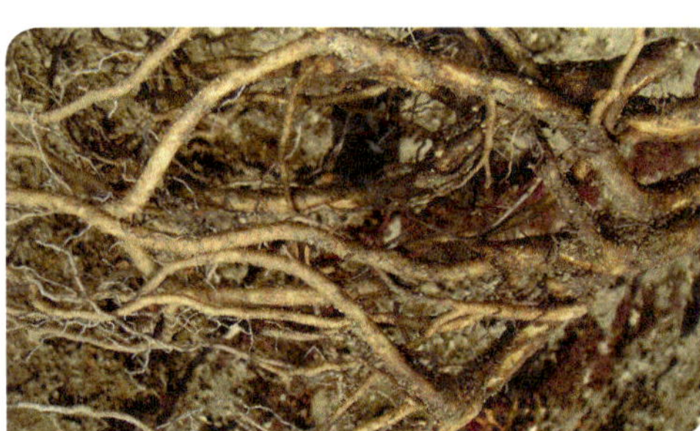

뿌리(채취품)

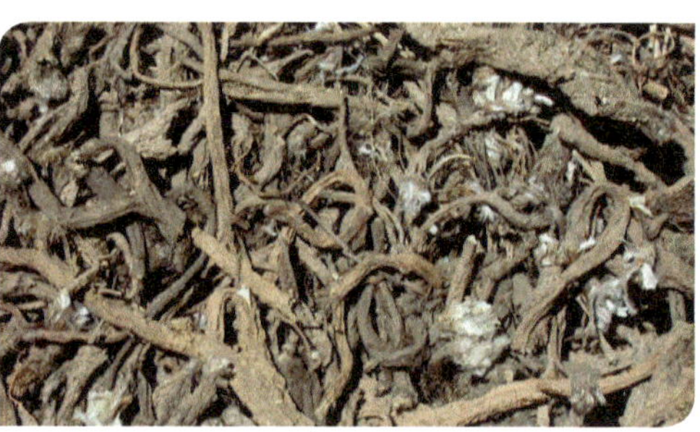

뿌리(약재 전형)

생태적 특성 할미꽃은 여러해살이풀로, 전국 각지의 산과 들에 분포하며 주로 양지쪽에 자란다. 뿌리는 둥근기둥 모양에 가깝거나 원뿔형으로 약간 비틀려 구부러졌고 길이는 6~20cm, 지름은 0.5~2cm이다. 표면은 황갈색 또는 자갈색으로 불규칙한 세로 주름과 세로 홈이 있으며, 뿌리의 머리 부분은 썩어서 움푹 들어가 있다. 뿌리의 질은 단단하면서도 잘 부스러지고, 단면의 껍질부는 흰색 또는 황

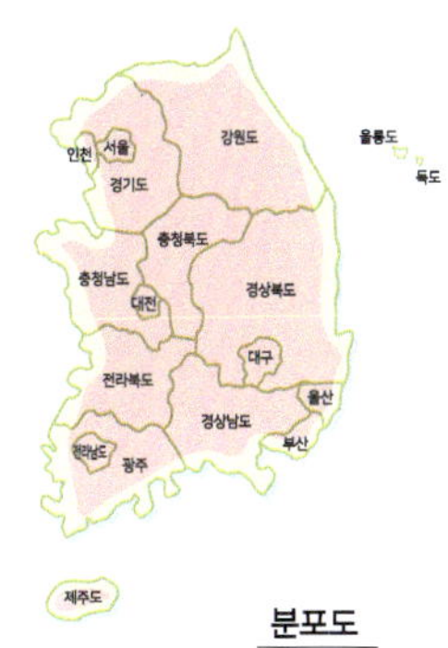

분포도

각 부위별 생김새

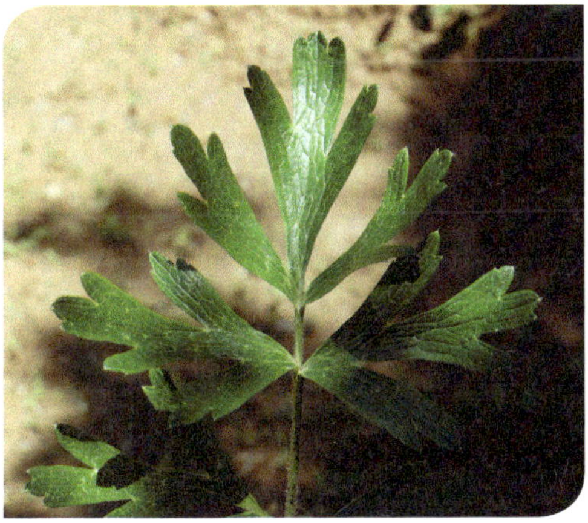

잎 생김새

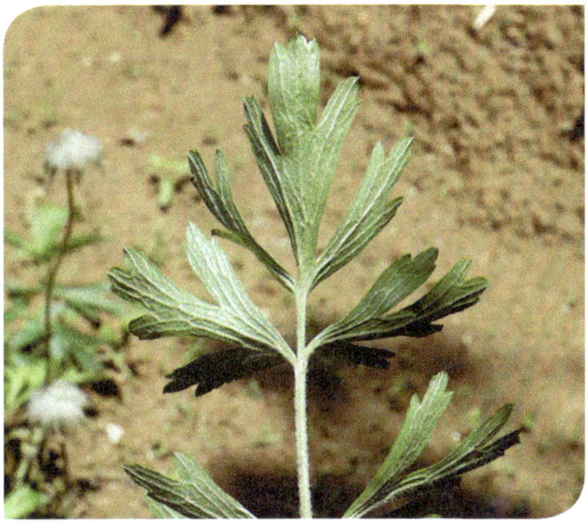

잎 뒷면

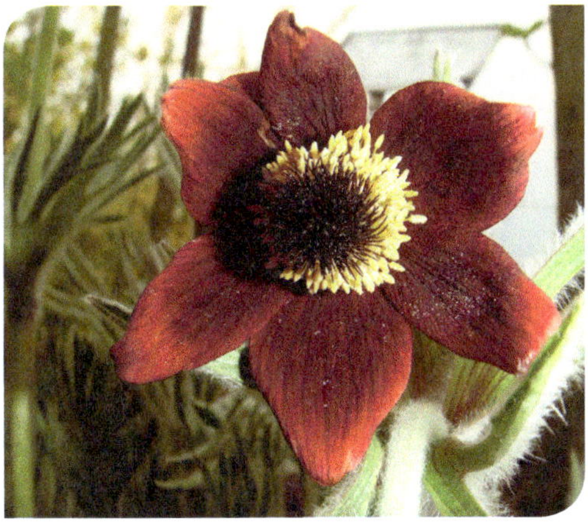

꽃

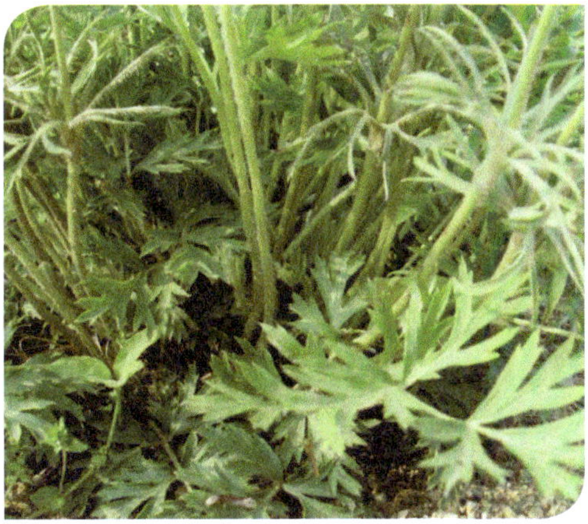

줄기

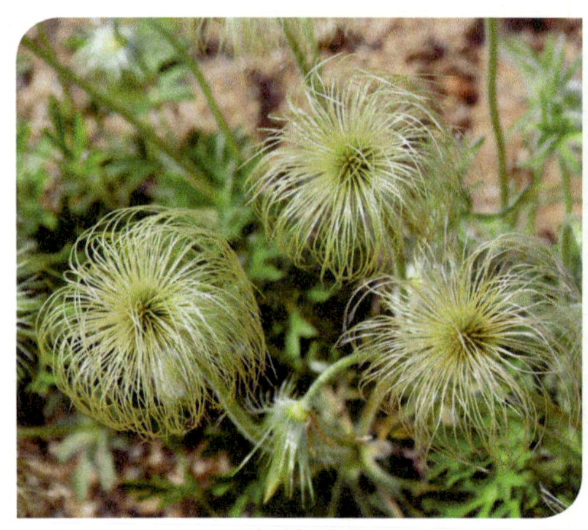

덜 익은 열매

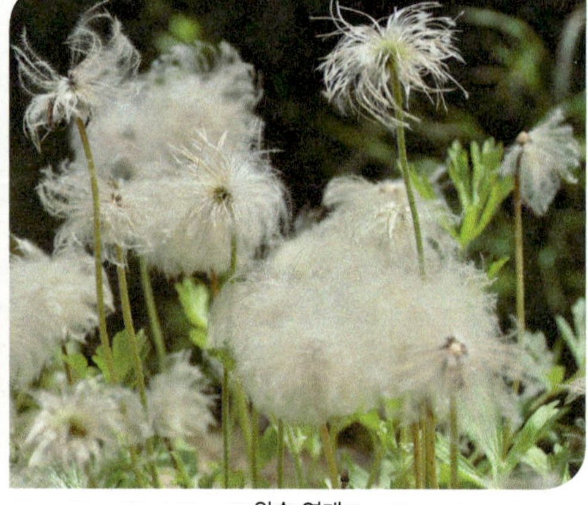

완숙 열매

갈색이며, 목질부는 담황색이다. 잎은 뿌리에서 모여 나고 깃꼴겹잎이며, 줄기 전체에 긴 털이 빽빽하게 나 있고 흰빛이 돈다. 꽃은 적자색으로 4월에 꽃줄기 끝에서 밑을 향해 1송이가 피고 꽃대 높이는 30~40cm로 자란다. 열매는 여윈열매로 긴 달걀 모양이고 겉에는 흰색 털이 나 있다.

채취 시기 가을부터 이듬해 봄에, 꽃이 피기 전 뿌리를 채취하여 이물질을 제거하고 햇볕에 말린다. 약재로 가공할 때에는 윤투(潤透)시킨 다음 얇게 절편하고 말려 사용한다.

약초의 성분 뿌리에는 사포닌이 9% 함유되어 있고, 아네모닌(anemonin), 헤데라게닌(hederagenin), 올레아놀릭산(oleanolic acid), 아세틸올레아놀릭산(acethyloleanolic acid) 등이 함유되어 있다.

약초의 성미 성질이 차고, 맛은 쓰며, 독성이 조금 있다.

약초의 작용부위 폐(肺), 위(胃), 대장(大腸) 경락에 작용한다.

약초의 효능과 치료 열을 내리게 하는 해열, 독을 푸는 해독, 염증을 가라앉히는 소염, 유해한 균을 죽이는 살균 등의 효능이 있어 열을 내리고 독을 풀며, 양혈하며

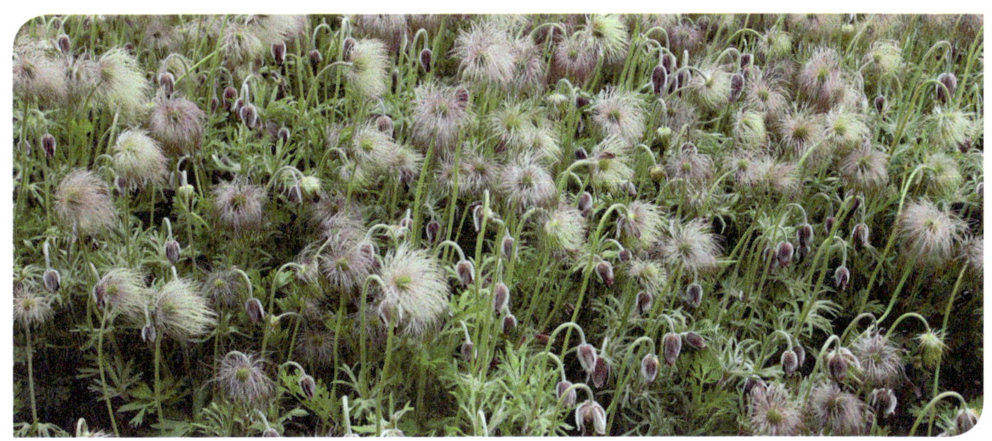

꽃, 열매 무리

설사를 멈추게 한다. 열독을 치료하고 혈변을 치료하며, 음부의 가려움증과 대하를 치료하고, 그 밖에도 아메바성 이질, 말라리아 등을 치료하는 데 사용한다.

약초 처방 및 약용법과 용량 말린 전초 15g을 물 700mL에 넣어 끓기 시작하면 약하게 줄여 200~300mL가 될 때까지 달여 하루에 2회 나눠 마시거나, 가루 또는 환으로 만들어 복용한다. 외용할 경우에는 전초를 짓찧어 환부에 바른다. 민간에서는 만성 위염 치료를 위해 잘 말려 가루로 만든 뿌리를 2~3g씩 하루 3회 식후에 복용한다. 15~20일간을 1주기로 하여 효과가 없다면 7일을 쉬었다가 다시 1주기를 반복해서 복용한다. 그 밖에도 여성의 냉병이나 질염 치료에도 요긴하게 사용하는데 말린 약재 5~10g을 물 700mL에 넣어 끓기 시작하면 약하게 줄여 200~300mL가 될 때까지 달여 하루에 2회 나눠 마시거나, 말린 약재를 변기에 넣고 태워 그 김을 환부에 쏘이기도 한다.

사용 시 주의사항 독성이 있으므로 전문가와 상의해서 사용하는 것이 좋다. 또한 이 약재는 성질이 찬 약재이므로 허한에서 오는 설사에는 사용할 수 없다. 강력한 피부점막 자극으로 발포, 눈물, 재채기를 유발시키기도 해서 관상용으로 심을 땐 꽃가루 알레르기가 있는 사람은 피하는 것이 좋다.

비슷한 약초

할미꽃 | **동강할미꽃**

할미꽃 지상부

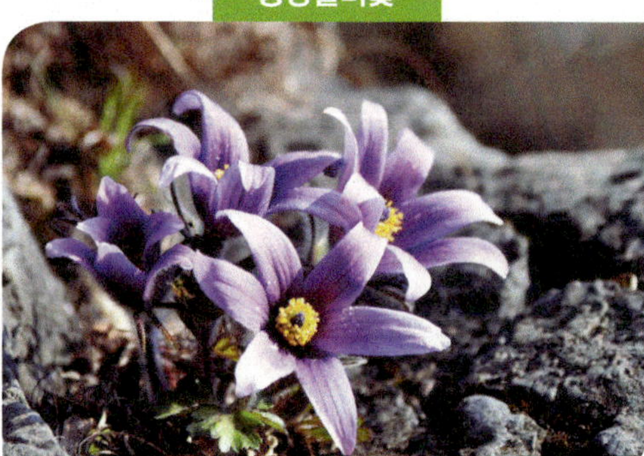

동강할미꽃 지상부

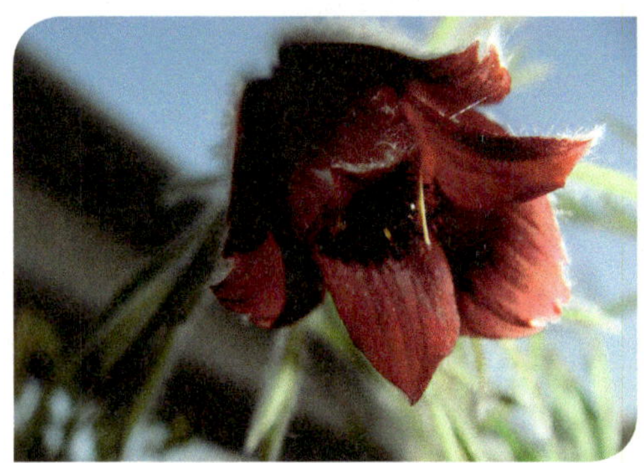

할미꽃 꽃

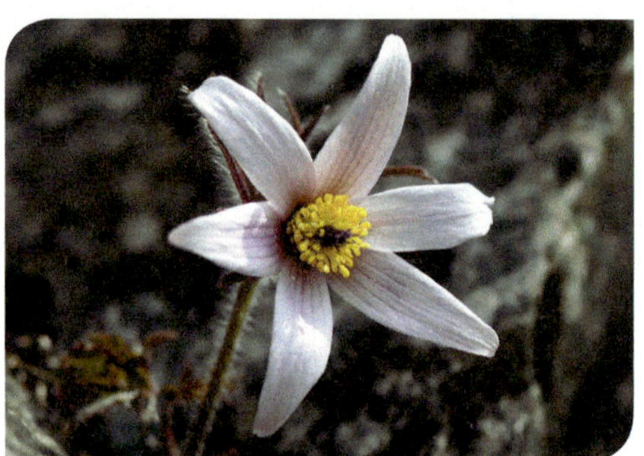

동강할미꽃 꽃

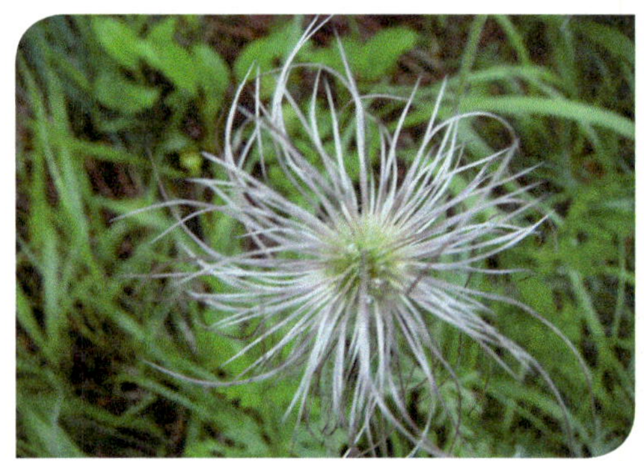

할미꽃 열매

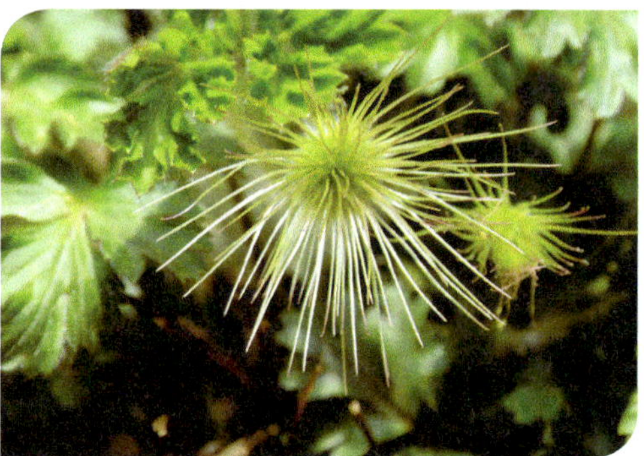

동강할미꽃 열매

• 할미꽃과 동강할미꽃의 차이점 |

같은 할미꽃과나 동강할미꽃은 천연기념물로 지정되어 강원도 동강 근처에만 자생하고 있다.

월경불순, 당뇨, 항산화, 항암

해당화

Rosa rugosa Thunb.

한약의 기원

이 약은 해당화의 꽃봉오리이다.

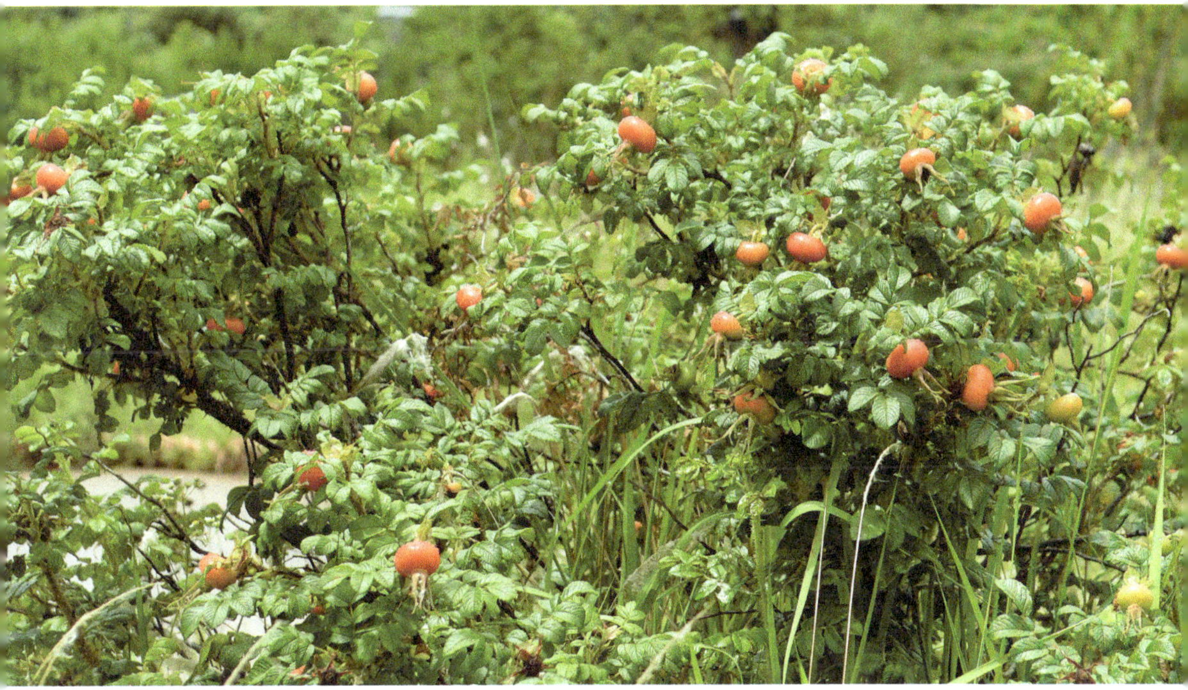

- **생약명** : 매괴화(玫瑰花)
- **이명** : 해당나무, 해당과(海棠果)
- **사용부위** : 꽃, 열매
- **꽃 피는 시기** : 5~6월
- **과명** : 장미과(Rosaceae)

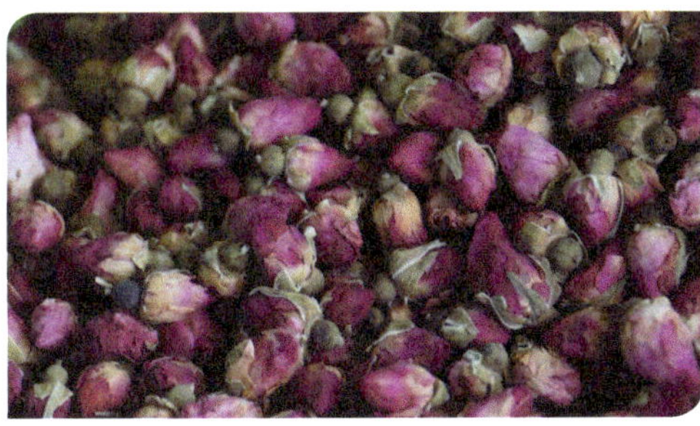

꽃봉우리(약재)

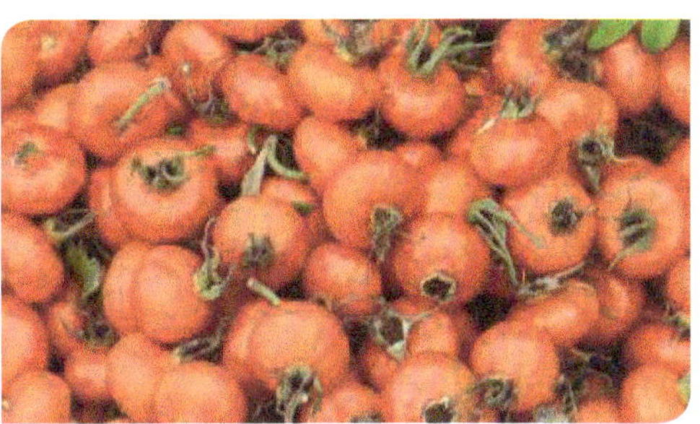

열매(채취품)

생태적 특성 해당화는 전국의 바닷가 및 산기슭에서 자생하는 낙엽활엽관목으로, 높이가 1.5m 전후로 자란다. 줄기는 굵고 튼튼하며 가시가 있고 가시털과 작고 가는 털이 나 있으며 가시에도 작고 가는 털이 나 있다. 잎은 5~9장의 잔잎이 새 날개깃 모양의 겹잎으로 타원형 또는 긴 거꿀달걀 모양으로 서로 어긋나고 잎끝이 뾰족하거나 둔하며 끝부분은 원형 또는 쐐기 모양에 가장자리에는 가는 톱니

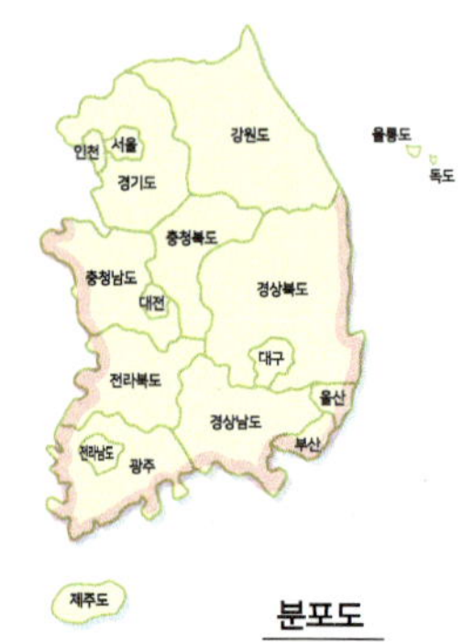

분포도

각 부위별 생김새

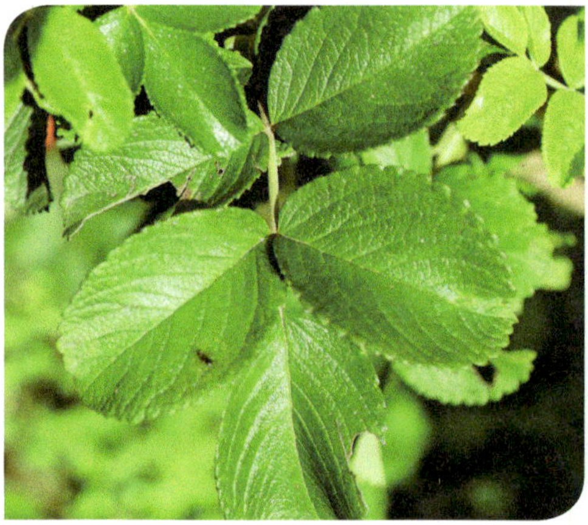

잎 생김새

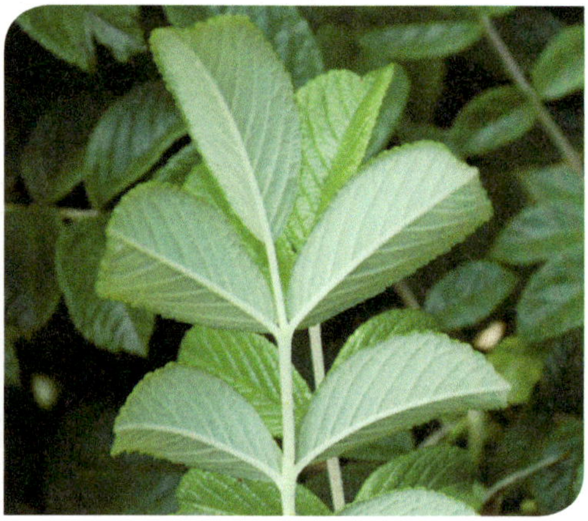

잎 뒷면

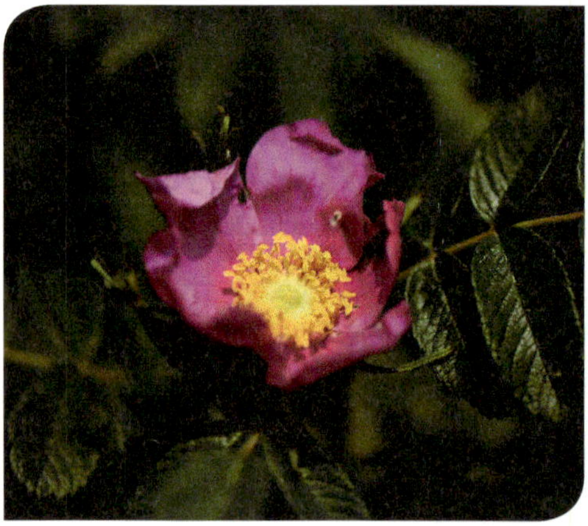

꽃

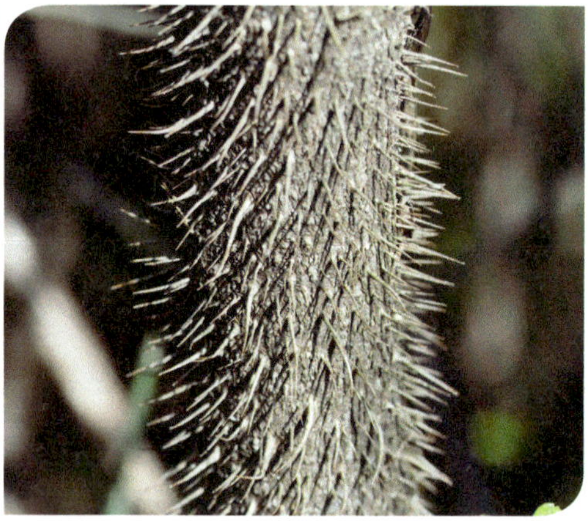

수피

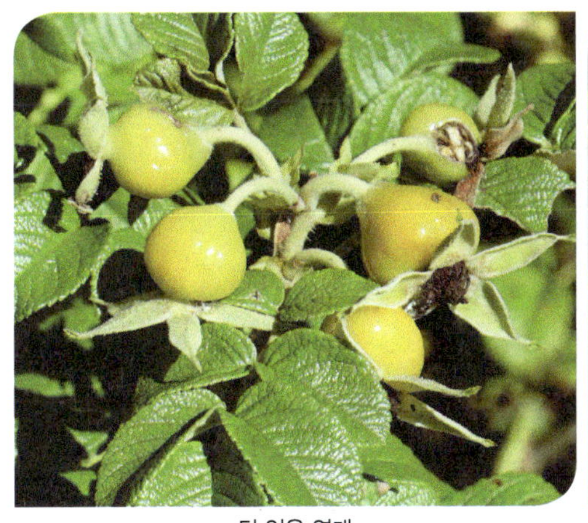
덜 익은 열매

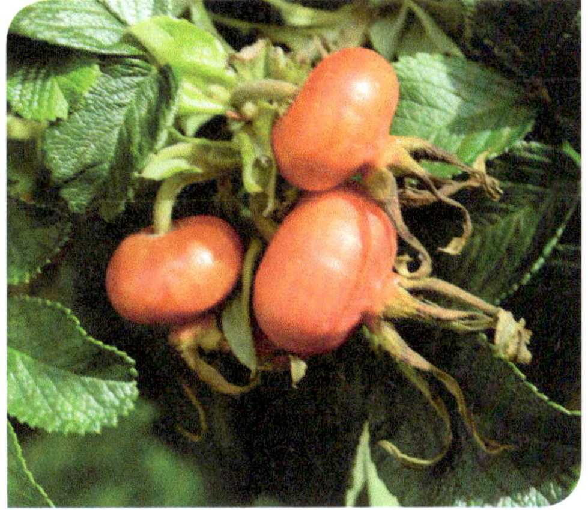
완숙 열매

가 있다. 꽃은 흰색 또는 홍색으로 5~6월에 새로운 가지 끝에서 원뿔꽃차례로 핀다. 열매는 편평한 공 모양에 등홍색 또는 암적색으로 8~9월에 달린다.

채취 시기 5~6월에 막 피어난 꽃을 채취한다.

약초의 성분 신선한 꽃에는 정유가 함유되어 있고 그 주요 성분은 시트로넬롤(citronellol), 게라니올(geraniol), 네롤(nerol), 오이게놀(eugenol), 페닐에칠 알코올(phenylethyl alcohol) 등이며 그 외 퀴세틴(quercetin), 타닌(tannin), 시아닌(cyanin) 고미질, 황색소, 유기산(organic acid), 지방유, 베타-카로틴(β-carotene)이 함유되어 있다.

약초의 성미 성질이 따뜻하고, 맛은 달고 약간 쓰고, 독성은 없다.

약초의 작용부위 간(肝), 비(脾) 경락에 작용한다.

약초의 효능과 치료 꽃은 관상용, 공업용, 밀원용으로 기르거나 약용하고 생약명을 매괴화(玫瑰花)라고 하며 기를 다스려 우울한 정신을 맑게 해주고 어혈을 풀어주며 혈액 순환을 좋게 해주는 효능이 있다. 그리고 치통, 진통, 관절염, 토혈, 객혈, 월경불순, 적대하, 백대하, 이질, 종독 등을 치료한다. 잎차는 당뇨 예방과 치료 및 항산화 효과가 있고, 줄기 추출물은 항암효과 특히 호르몬 수용체 매개암, 예

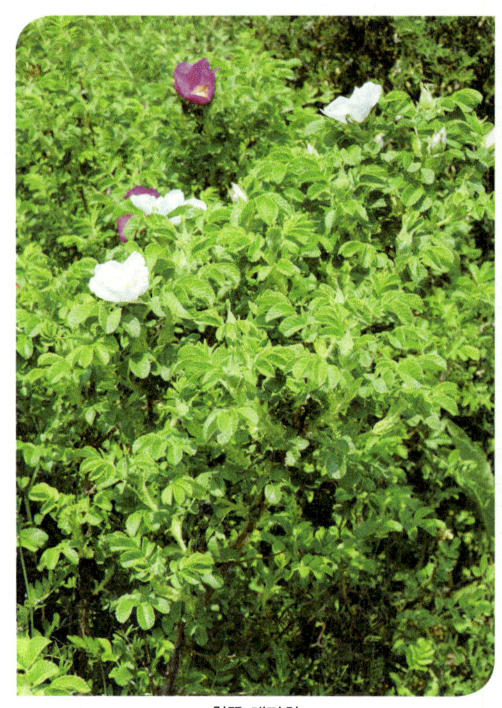
흰꽃 해당화

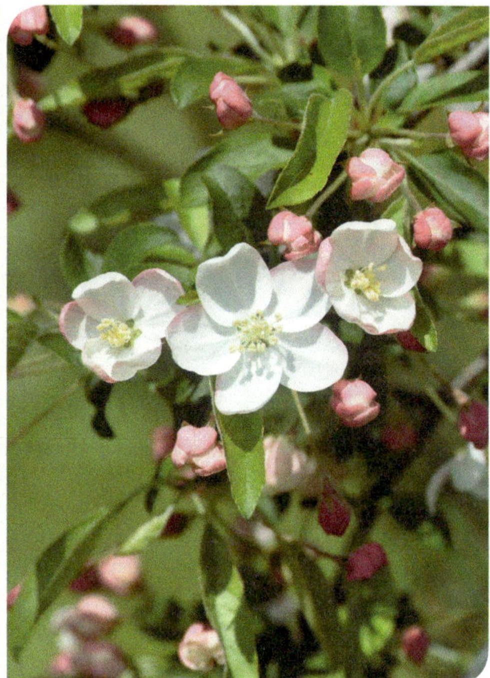
서부해당화

를 들어 전립선 암의 예방, 개선 또는 치료에 뛰어난 효과가 있다는 연구결과도 발표되었다.

약초 처방 및 약용법과 용량 말린 꽃 20~30g을 물 900mL에 넣어 반 정도가 될 때까지 달여 하루에 2~3회 나눠 마신다.

특허로 입증된 기능성 물질

해당화 줄기 추출물을 포함하는 암 예방 또는 치료용 조성물

본 발명에 따른 해당화 줄기 추출물은 히스톤 아세틸 전이효소의 활성을 억제하는 효과가 우수하여 암, 특히 호르몬 수용체 매개 암, 예를 들어 전립선암의 예방, 개선 또는 치료에 뛰어난 효과가 있다.

- 등록번호 : 10-0927431, 출원인 : 연세대학교 산학협력단

비슷한 약초

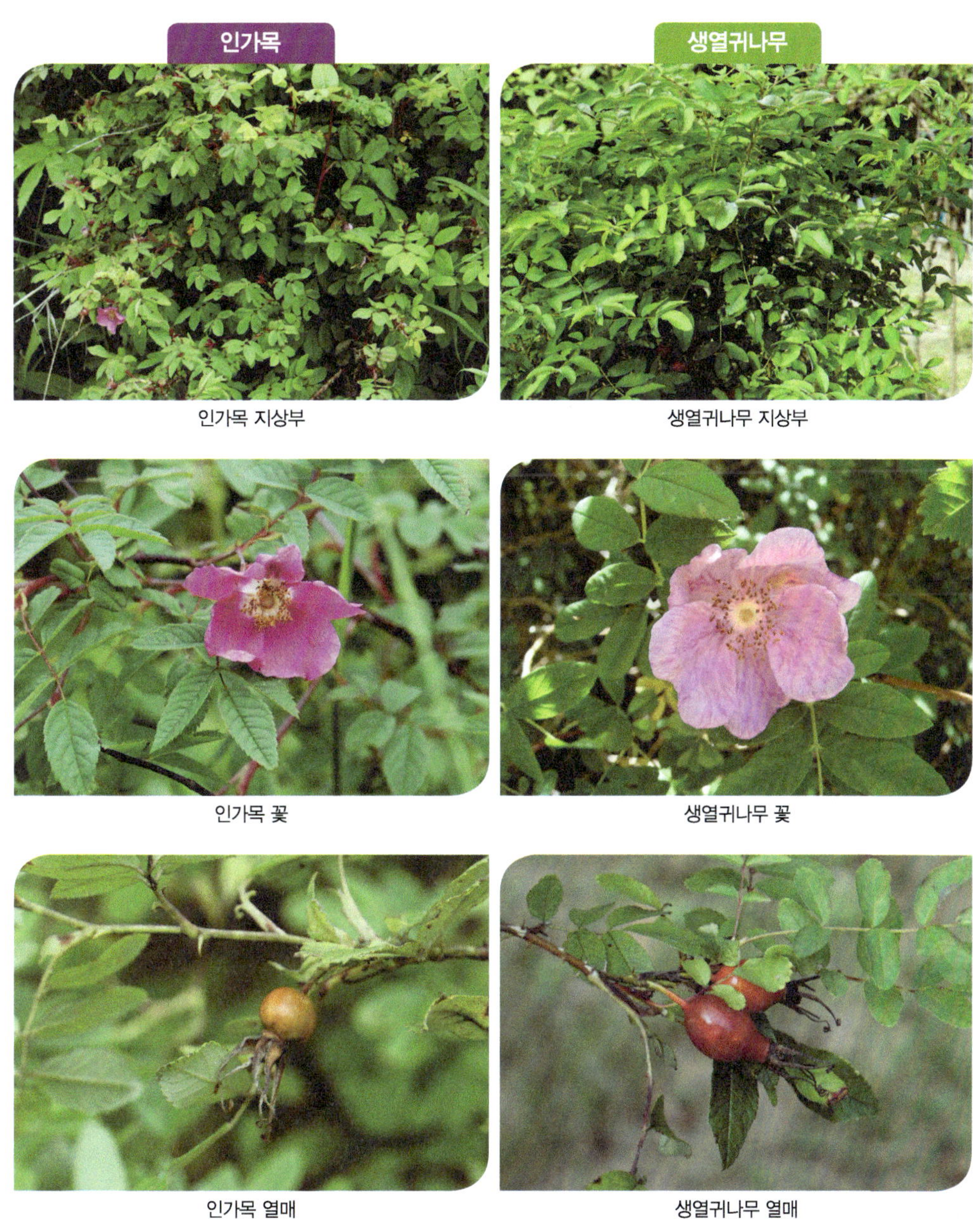
인가목 / 생열귀나무

인가목 지상부 / 생열귀나무 지상부

인가목 꽃 / 생열귀나무 꽃

인가목 열매 / 생열귀나무 열매

• 인과목과 생열귀나무의 차이점

둘다 비슷하나 열매에서 인가목은 둥글고, 생열귀나무는 타원형으로 생겨서 구분한다.

주독, 대소변불리, 소화불량, 간기능 개선

헛개나무

Hovenia dulcis Thunb.

한약의 기원

이 약은 헛개나무의 열매자루가 달린 열매, 종자이다.

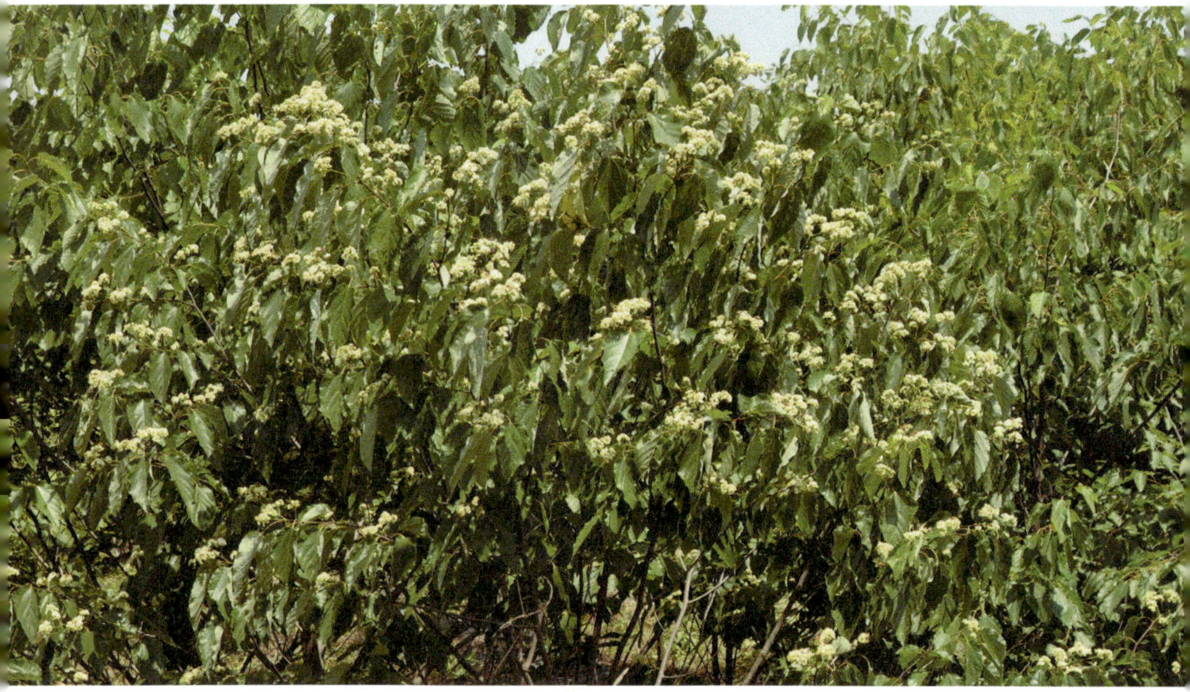

■ **생약명** : 지구자(枳椇子), 지구근(枳椇根), 지구목피(枳椇木皮), 지구목즙(枳椇木汁)

■ **이명** : 홋개나무, 호리깨나무, 볼게나무, 고려호리깨나무, 민헛개나무, 지구(枳椇), 범호리깨나무, 호리깨나무, 이조수(李棗樹), 금조이(金釣梨)

■ **사용부위** : 뿌리, 나무껍질, 줄기목즙, 열매

■ **꽃 피는 시기** : 6~7월

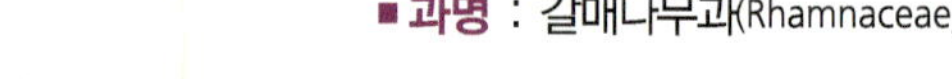

■ **과명** : 갈매나무과(Rhamnaceae)

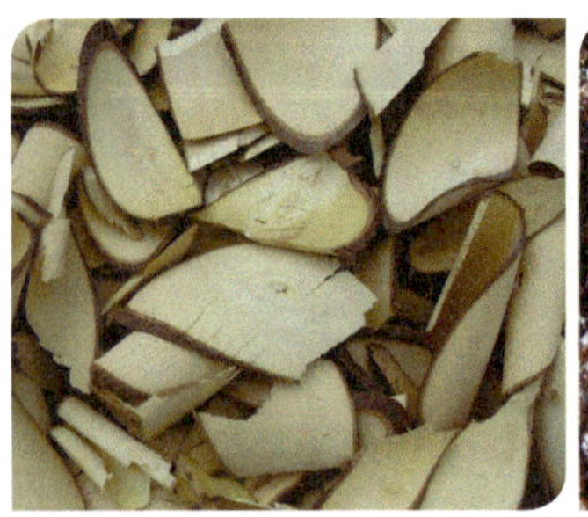

목질부

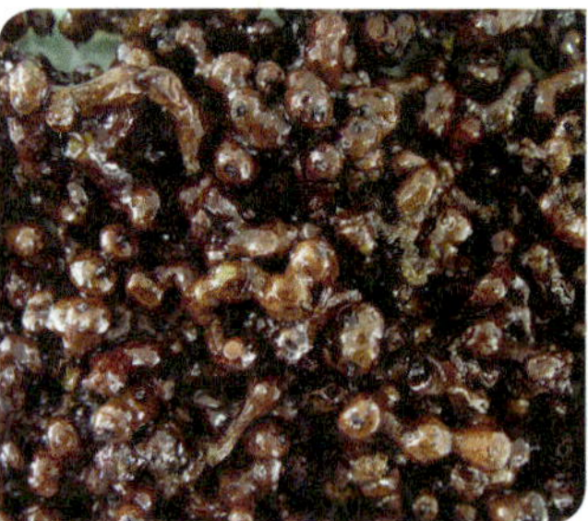

열매(약재)

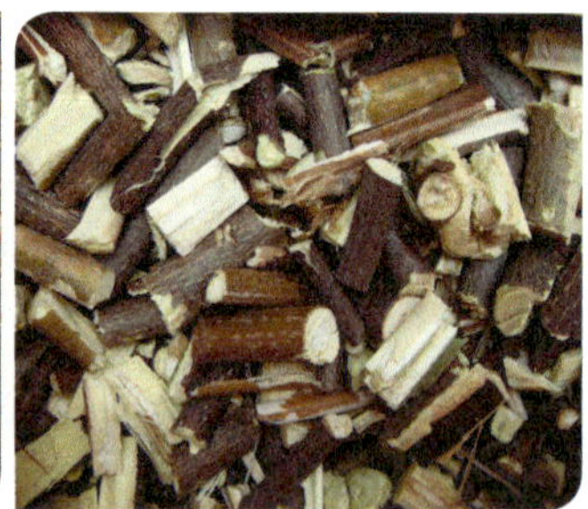

줄기

생태적 특성 헛개나무는 전국 산 중턱 숲속에서 분포하는 낙엽활엽교목으로, 높이가 10m 전후로 자란다. 작은 가지는 흑갈색에, 잎은 서로 어긋나고 넓은 달걀 모양 또는 타원형이다. 잎 밑부분은 원형 또는 심장 모양으로 가장자리에는 둔한 톱니가 있고 윗면은 털이 없으며 뒷면에는 털이 나 있거나 없는 것도 있다. 꽃은 황록색으로 6~7월에 취산꽃차례로 잎겨드랑이 또는 가지 끝부분에서 핀다. 열

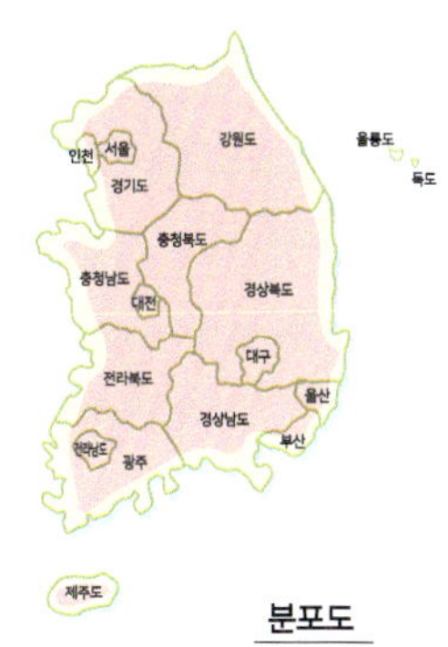

분포도

각 부위별 생김새

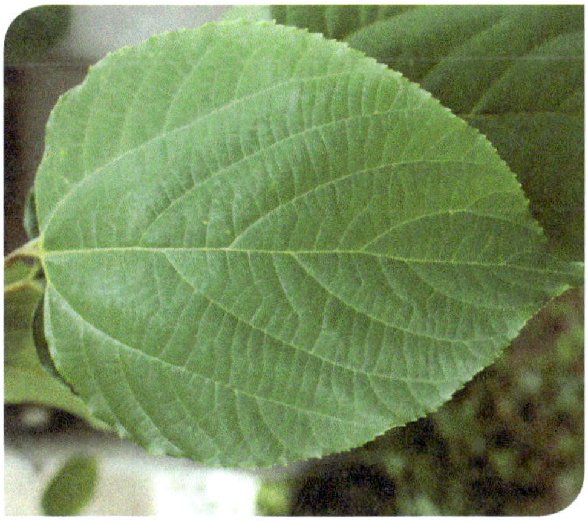

잎 생김새

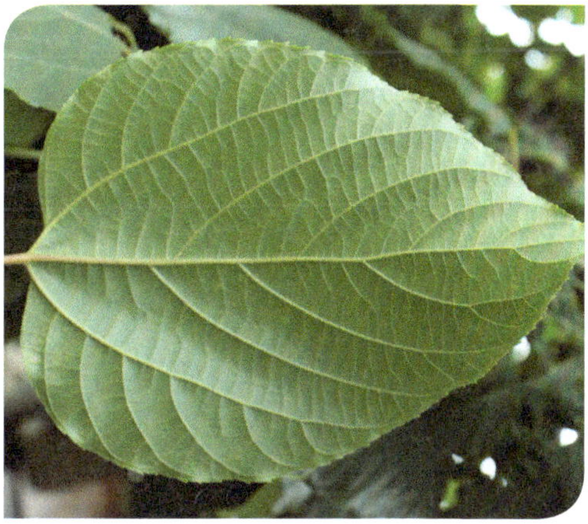

잎 뒷면

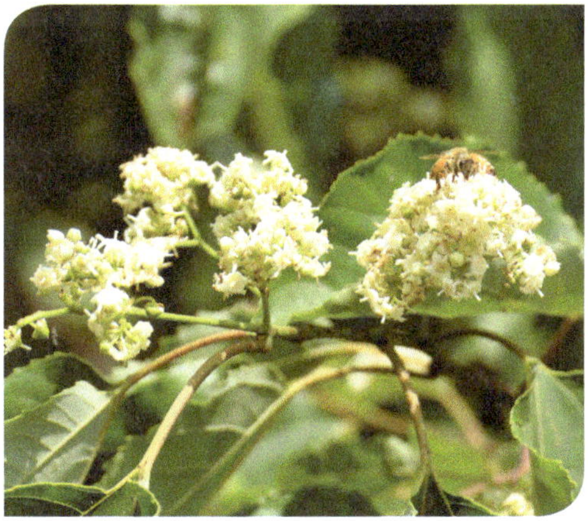

꽃

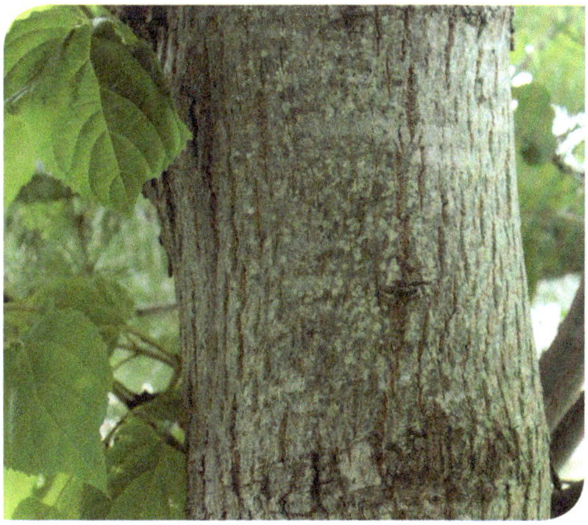

수피

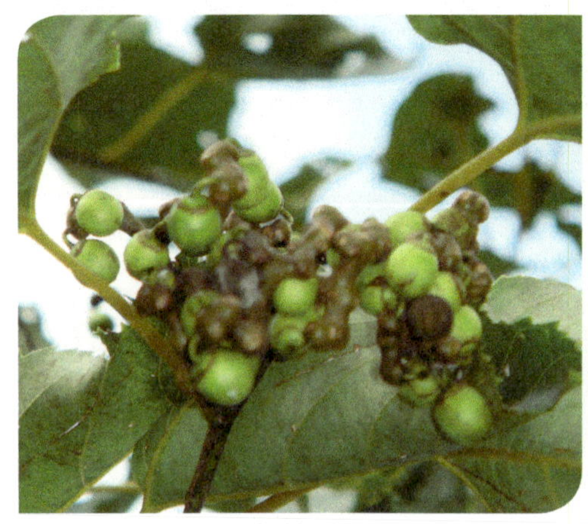
덜 익은 열매

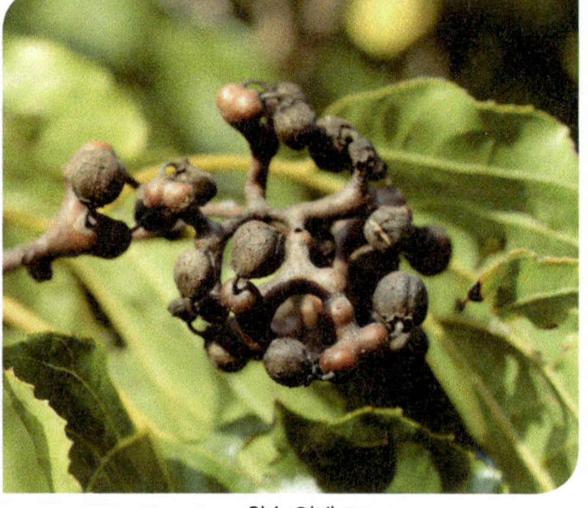
완숙 열매

매는 원형 혹은 타원형으로 9~10월에 홍갈색으로 익는다.

채취 시기 열매는 10월, 뿌리는 9~10월, 나무껍질, 줄기목즙은 연중 수시 채취한다.

약초의 성분 뿌리 및 나무껍질에는 펩타이드알칼로이드(peptidealkaloid)인, 프랑굴라닌(frangulanine), 호베닌(hovenine), 호베노시드(hovenoside)가 함유되어 있다. 목즙(木汁)에는 트리테르페노이드(triterpenoid)의 호벤산(hovenic acid)이 함유되어 있다. 열매에는 다량의 포도당, 사과산, 칼슘이 함유되어 있다.

약초의 성미 뿌리는 성질이 따뜻하고, 맛은 떫다. 나무껍질은 성질이 따뜻하고, 맛은 달고, 독성은 없다. 줄기목즙은 성질이 평범하고, 맛은 달고, 독성은 없다. 열매는 성질이 평범하고, 맛은 달고 시고, 독성은 없다.

약초의 작용부위 간(肝), 비(脾), 신(腎) 경락에 작용한다.

약초의 효능과 치료 뿌리는 생약명을 지구근(枳椇根)이라고 하여 관절통, 근골통, 타박상을 치료한다. 나무껍질은 생약명을 지구목피(枳椇木皮)라고 하여 오치를 다스리고 오장을 조화시켜준다. 목즙(木汁)은 생약명을 지구목즙(枳椇木汁)이라고 하며 겨드랑이 액취증을 치료한다. 열매는 생약명을 지구자(枳椇子)라고 하며 주독을 풀어 주고 대변과 소변을 잘 보게 하며 번열, 구갈, 구토, 사지마비 등을 치료한다. 헛개나무 열매 추출물은 항염, 간기능 개선의 효능과 헛개나무 추출물은 비만의 예방 및 치료에 효과가 있다.

약초 처방 및 약용법과 용량 말린 뿌리 100~200g을 물 900mL에 넣어 반 정도가 될 때까지 달여 하루에 2~3회 나눠 마신다. 외용할 경우에는 짓찧어서 환부에 도포한다. 말린 나무껍질 30~50g을 물 900mL에 넣어 반 정도가 될 때까지 달여 하루에 2~3회 나눠 마신다. 외용할 경우에는 열탕으로 달인 액으로 환부를 씻어준다. 목즙은 헛개나무에 구멍을 뚫고 흘러나오는 액즙을 환부에 그대로 발라주거나 액즙을 끓여 뜨거울 때 바르기도 한다. 말린 열매 30~50g을 물 900mL에 넣어 반이 될 때까지 달여 하루에 2~3회 나눠 마신다.

특허로 입증된 기능성 물질

헛개나무 열매 추출물을 함유하는 간 기능 개선용 조성물의 제조 방법

본 발명은 헛개나무 열매에서 씨를 제거하여 얻은 과육을 세절하여 과육의 중량 대비 1~10배의 물을 사입하여 1~2기압, 80~120℃로 1~12시간 동안 열수 추출하고, 상기 열수 추출액을 여과하여 얻은 추출물을 65~75Brix(브릭스)로 농축하고, 상기 농축물을 건조하고 분말화한 고체 분산체를 유효성분으로 함유하는 간 기능 개선용 조성물을 포함한다.

- 공개번호 : 10-2004-0052123, 출원인 : (주)광개토바이오텍

헛개나무 열매 추출물을 함유하는 항염증제 및 이의 용도

본 발명은 헛개나무 열매 추출물을 유효성분으로 함유하는 항염증제 및 이의 용도에 관한 것이다. 특히 본 발명은 알레르기를 유발하지 않고 세포 독성은 없어 피부에 안전하며, 프로스타글란딘의 생성을 억제하는 우수한 항염증효과를 갖는 헛개나무 열매 추출물을 제공한다.

- 공개번호 : 10-2006-0099225, 출원인 : (주)엘지생활건강

헛개나무 추출물을 포함하는 비만 예방 및 치료를 위한 조성물

본 발명은 헛개나무 추출물을 유효성분으로 포함하는 비만 예방 및 치료용 조성물에 관한 것이다. 헛개나무 줄기 추출물은 체내의 전체적인 에너지 대사 효율에 영향을 미침으로써 동일한 양을 섭취하더라도 체내에 흡수되는 에너지의 양을 효과적으로 낮추어주어 비만의 예방 및 치료용 조성물로 이용될 수 있다.

- 공개번호 : 10-2005-0079913, 출원인 : (주)엠디케스팅

산후 어혈복통, 월경통, 허리와 무릎의 산통

현호색

Corydalis remota Fisch. ex Maxim.

한약의 기원

이 약은 들현호색, 연호색의 덩이줄기이다.

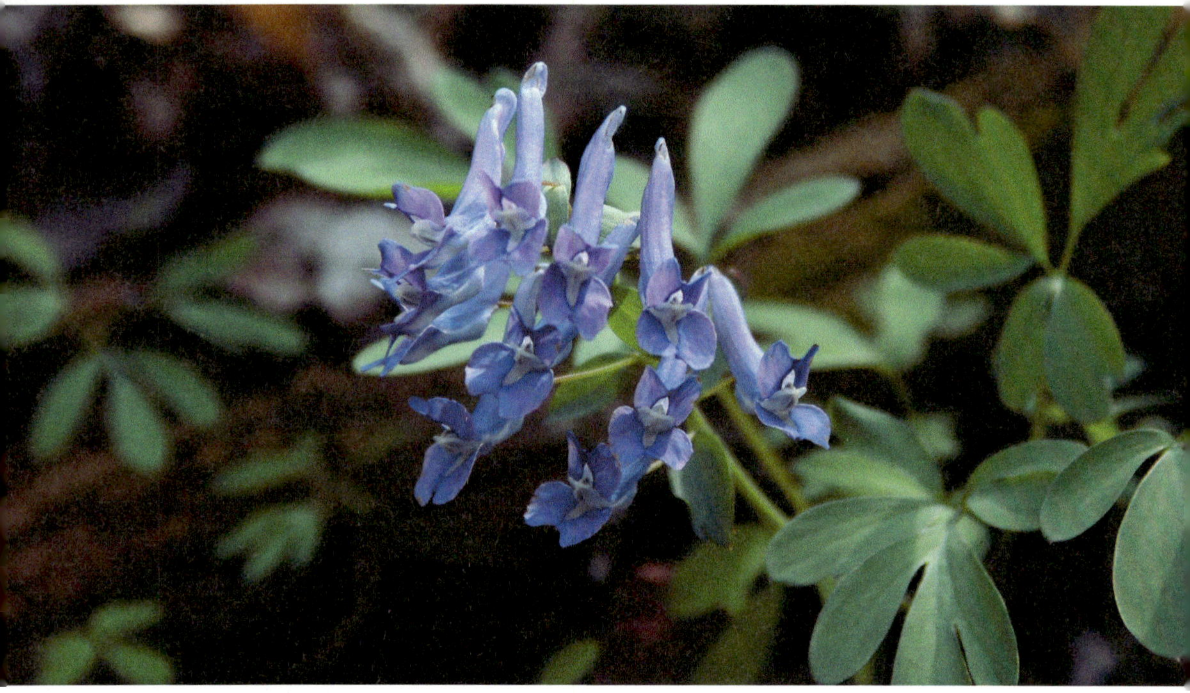

- **생약명** : 현호색(玄胡索)
- **이명** : 연호색(延胡索), 연호(延胡), 원호색(元胡索)
- **사용부위** : 덩이뿌리
- **꽃 피는 시기** : 4월
- **과명** : 현호색과(Fumariaceae)

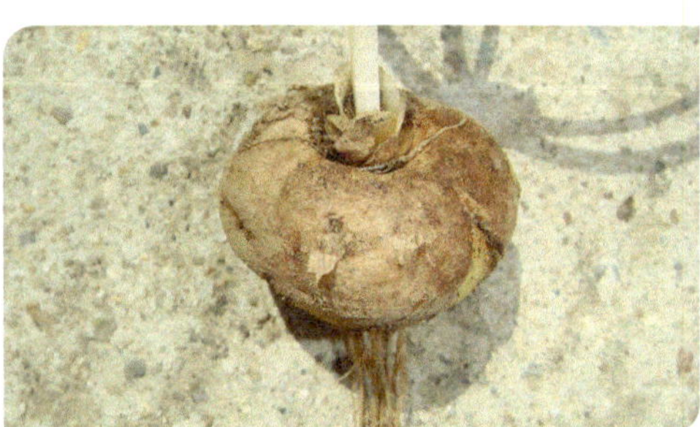

덩이뿌리(채취품)

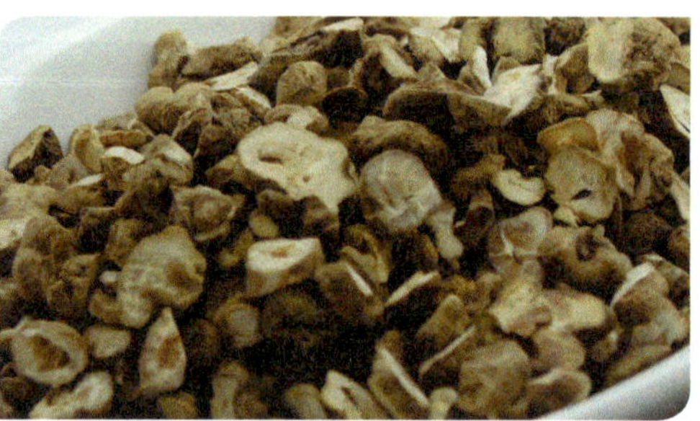

덩이뿌리(약재)

생태적 특성 현호색은 여러해살이풀로, 전국 각처의 산지 특히 산록의 습기가 있는 곳에서 자생한다. 키는 20cm 정도로 자라고, 덩이뿌리는 불규칙한 납작하고 둥근 모양으로 지름은 0.5~1cm이다. 뿌리 표면은 황색 또는 황갈색으로 불규칙한 그물 모양의 주름이 있으며 덩이뿌리 정단에는 약간 들어간 줄기 흔적이 있고 밑부분은 덩어리 모양으로 볼록하다. 질은 단단하며 부스러지기 쉽고, 단면은 황

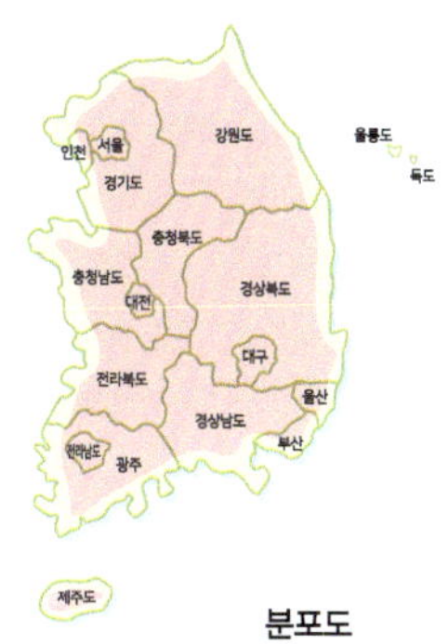

분포도

각 부위별 생김새

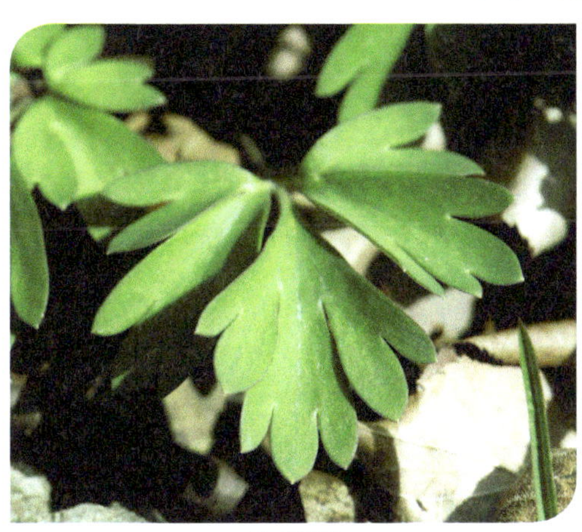

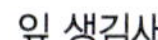

잎 생김새

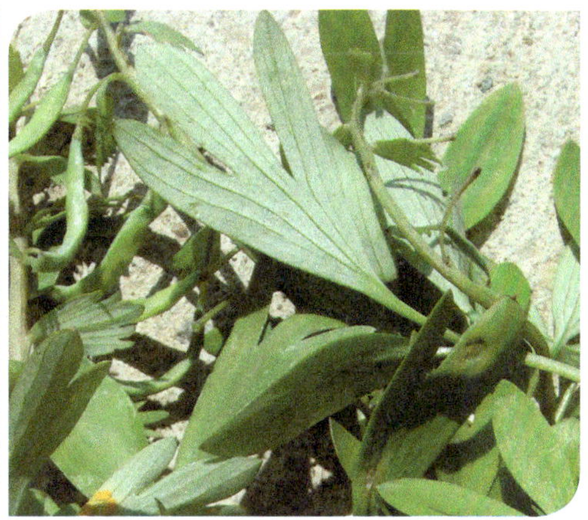

잎 뒷면

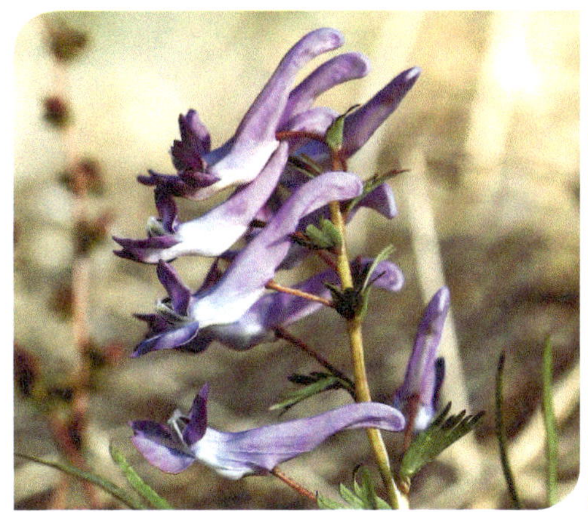

꽃

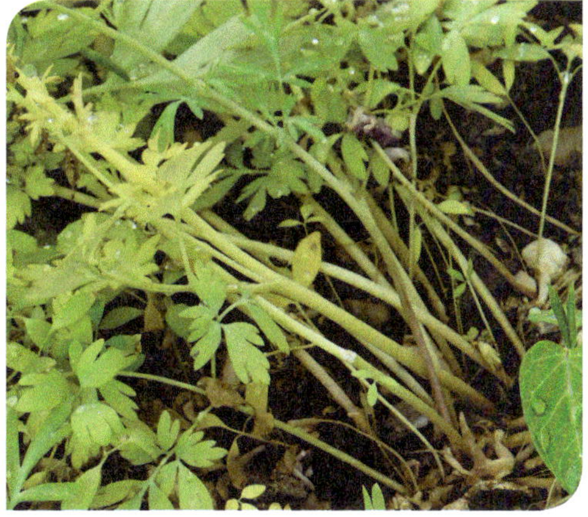

줄기

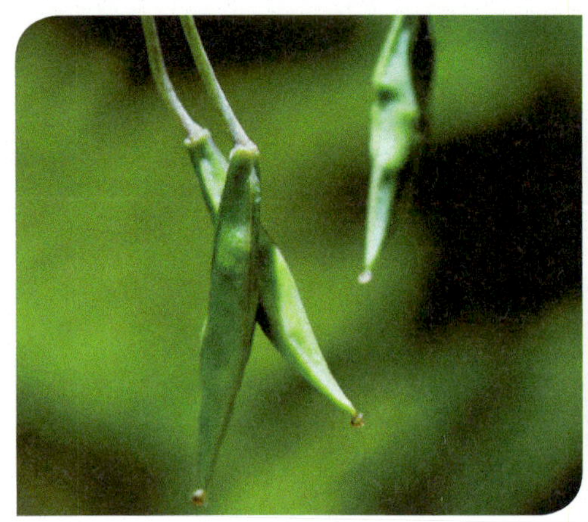

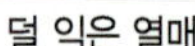

덜 익은 열매

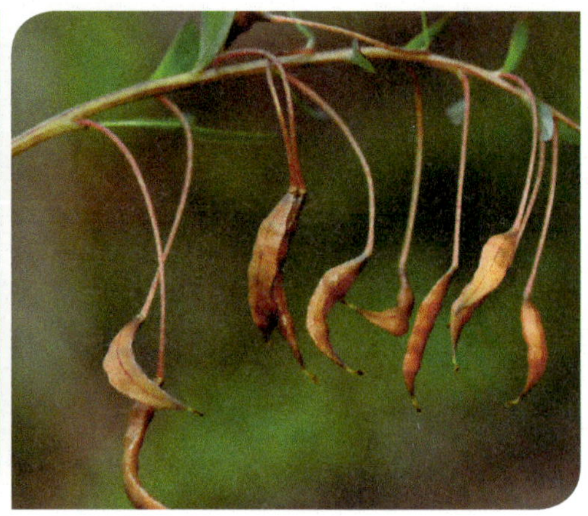

완숙 열매

색의 각질 모양이며 광택이 있다. 잎은 어긋나고 표면은 녹색, 뒷면은 회백색이다. 잎자루가 길면서 잎은 3장씩 1~2회 갈라지고 잎 윗부분은 깊게 또는 결각 모양으로 갈라진다. 꽃은 연한 홍자색으로 4월에 5~10송이가 원줄기 끝에서 총상꽃차례로 피며 꽃통은 한쪽에 뿔이 있고 수술은 6개이다.

채취 시기 5~6월에 줄기와 잎이 고사한 후 덩이뿌리를 채취해 바깥쪽의 얇은 껍질은 제거하고 씻은 뒤 끓는 물에 넣고 아래 위로 저어가면서 내부의 백심이 없어지고 황색이 될 때까지 삶아 건져내어 햇볕에 말린다. 이물질을 제거하고 수침포(水浸泡)하여 윤투(潤透)하고 절편하여 사용하거나 식초를 약재에 흡수시켜 약한 불로 볶아서 사용한다. 이때 현호색 100g에 식초 20~30g의 비율을 유지한다.

약초의 성분 코리달린(corydaline), dl-테트라하이드로팔마틴(dl-tetrahydropalmatine), 코리불민(corybulmine), 콥티신(coptisine), l-코리클라미(l-coryclamine), 코나딘(conadine), 프로토핀(protopine), l-테트라하이드로콥티신(l-tetrahydrocoptisine), dl-테트라하이드로콥티신(dl-tetrahydrocoptisine), l-이소코리팔민(l-isocorypalmine), 디하이드로코리달민(dehydrocorydalmine) 등이 함유되어 있다.

약초의 성미 성질이 따뜻하며, 맛은 맵고 쓰고, 독성은 없다.

약초의 작용부위 간(肝), 심(心), 비(脾), 위(胃) 경락에 작용한다.

약초의 효능과 치료 진통, 진정 및 진경(鎭痙), 혈을 활성화시켜 잘 돌게 하는 활혈, 어혈을 제거하는 구어혈(驅瘀血), 자궁수축, 기를 잘 돌게 하는 이기(理氣), 지통 등의 효능이 있어서 흉협완복동통을 치료하고, 폐경이나 월경통, 산후의 어혈복통, 요슬산통, 타박상 등의 치료에 사용된다.

약초 처방 및 약용법과 용량 말린 덩이뿌리 10g을 물 700mL에 넣어 끓기 시작하면 약하게 줄여 200~300mL가 될 때까지 달여 하루에 2회 나눠 마시며, 가루나 환으로 만들어 복용하기도 한다. 장에 덩어리가 만져지면서 복통이 함께 올 경우에는 금은화, 연교, 목향(木香) 등을 배합하여 응용하고, 월경통에는 당귀, 천궁, 백작약, 향부자 등의 약재를 배합하여 응용한다. 타박상이 있을 경우에는 홍화, 도인, 당귀, 천궁 등의 약재를 배합하여 응용한다.

사용 시 주의사항 월경을 잘 통하게 하고 유산의 우려가 있으므로 임산부는 사용해서는 안 되며, 몸이 허한 경우에도 신중하게 사용하여야 한다.

특허로 입증된 기능성 물질

현호색 등의 혼합 생약 추출물을 함유하는 호흡기 질환의 예방 또는 치료용 조성물

본 발명은 현호색과 천궁의 혼합 생약 추출물을 유효성분으로 함유하는 호흡기 질환의 예방 또는 치료제 및 이의 제조 방법에 관한 것으로 천식, 만성 폐쇄성 폐질환, 급·만성 기관지염, 알레르기 비염, 기침, 가래, 급성 하기도 감염증, 인후염, 편도염, 후두염과 같은 급성 상기도감염증 등의 호흡기질환의 예방 또는 치료에 유용한 것으로 확인된다.

- 공개번호 : 10-2012-0094177, 출원인 : 환인제약(주)

항암, 혈당강하, 통경, 자궁출혈, 당뇨

화살나무

Euonymus alatus (Thunb.) Siebold

한약의 기원

이 약은 화살나무의 줄기에 생긴 날개 모양의 코르크이다.

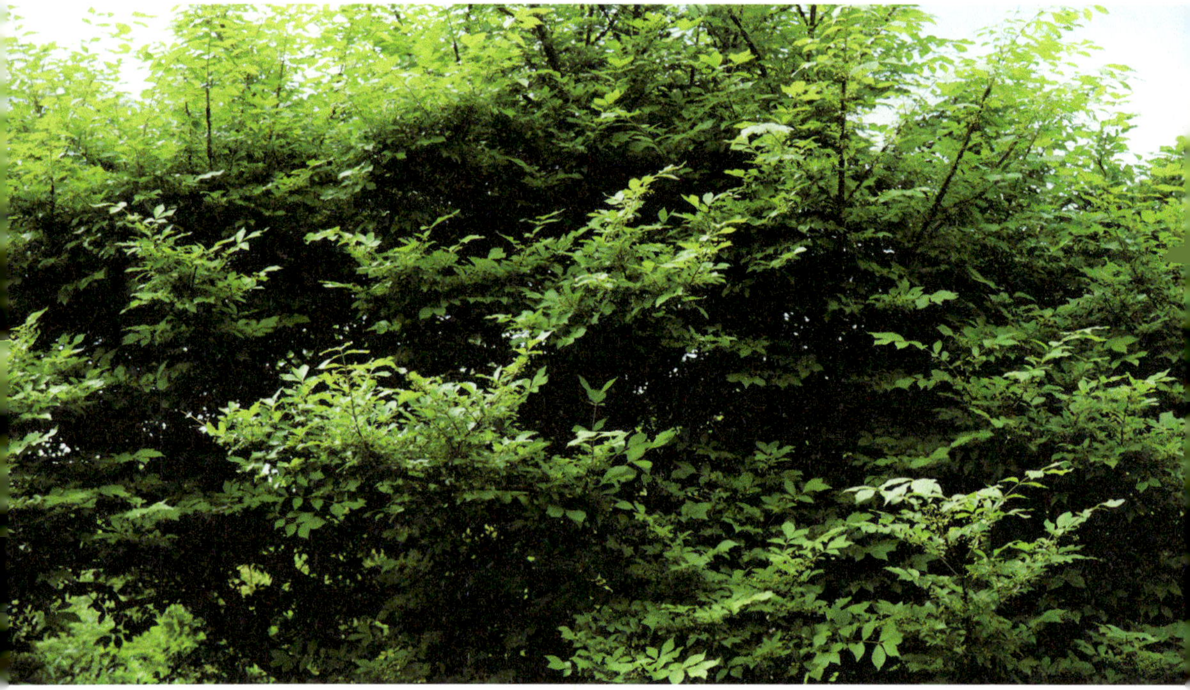

■ **생약명** : 귀전우(鬼箭羽)

■ **이명** : 흔립나무, 홋잎나무, 참빗나무, 참빗살나무, 챔빗나무, 위모(衛矛), 귀전(鬼箭), 4능수(四綾樹), 파능압자(巴綾鴨子)

■ **사용부위** : 가지의 날개

■ **꽃 피는 시기** : 5~6월

■ **과명** : 노박덩굴과(Celastraceae)

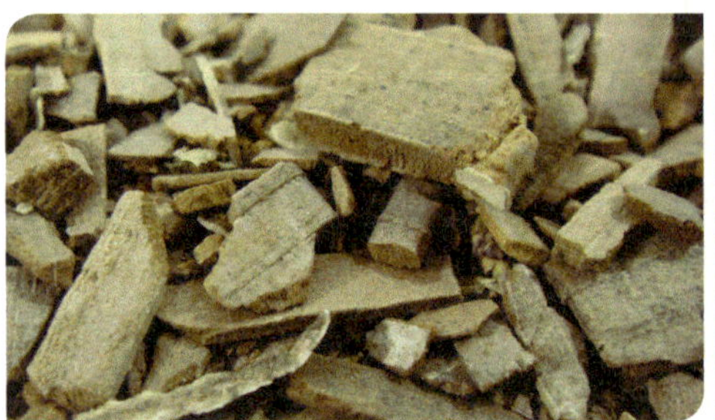
날개(약재)

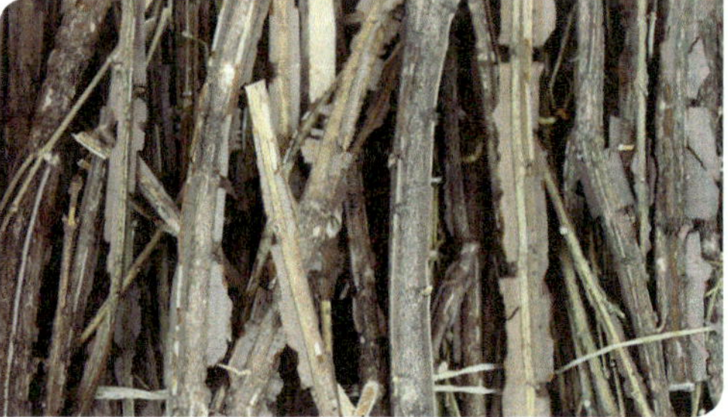
가지의 날개(약재)

생태적 특성 화살나무는 전국의 산과 들에서 분포하는 낙엽활엽관목으로, 높이가 3m 전후로 자란다. 가지는 많이 갈라지고 작은 가지는 보통 네모각에 녹색을 띤다. 굵은 가지는 납작하고 가느다란 코르크질의 날개가 붙어 있으며 길이는 보통 1cm 정도에 다갈색이다. 잎은 홑잎이 비스듬히 나는데 거꿀달걀 모양 혹은 타원형으로 양 끝이 뾰족하고 밑부분에는 작은 톱니가 있으며 윗면은 윤채가 있는 녹

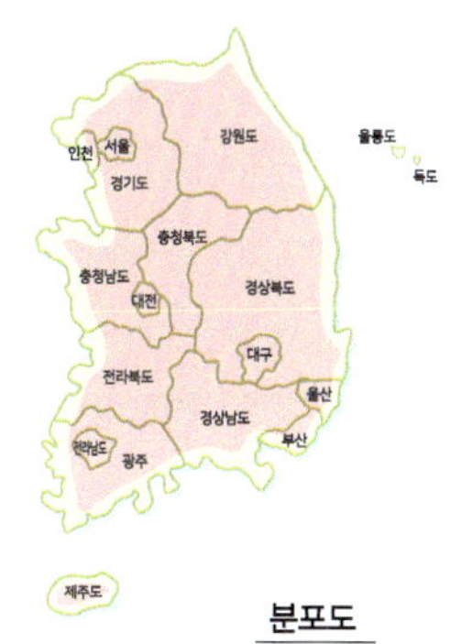

분포도

각 부위별 생김새

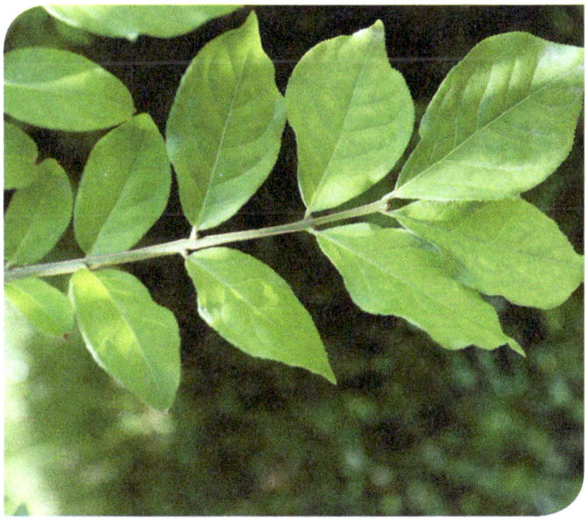

잎 생김새

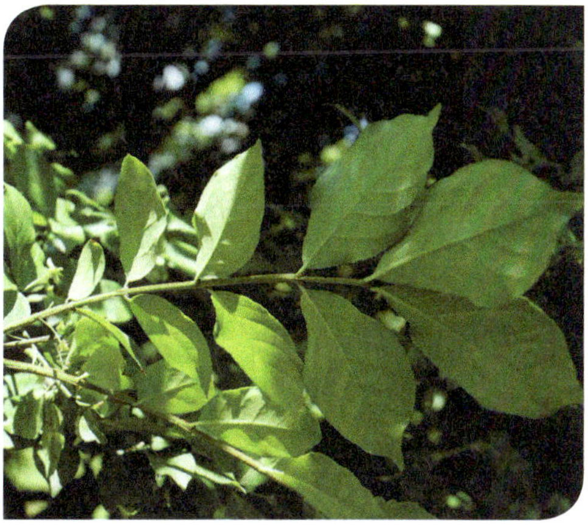

잎 뒷면

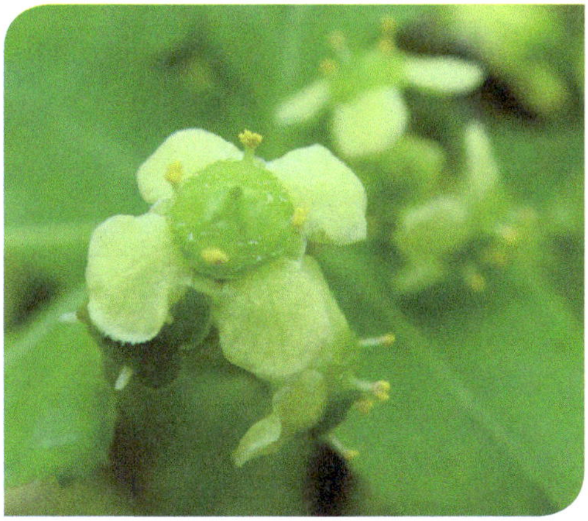

꽃

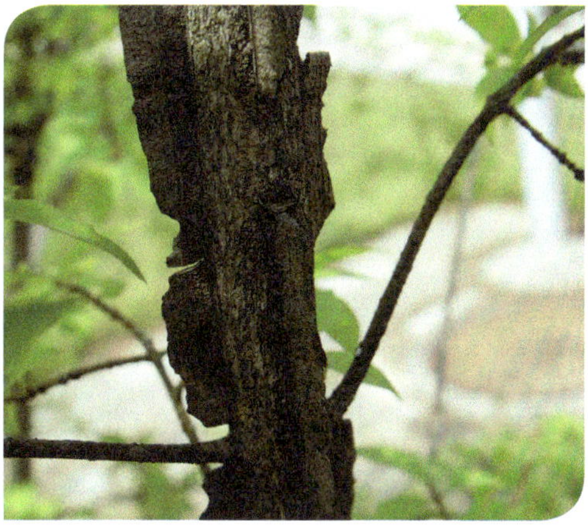

수피

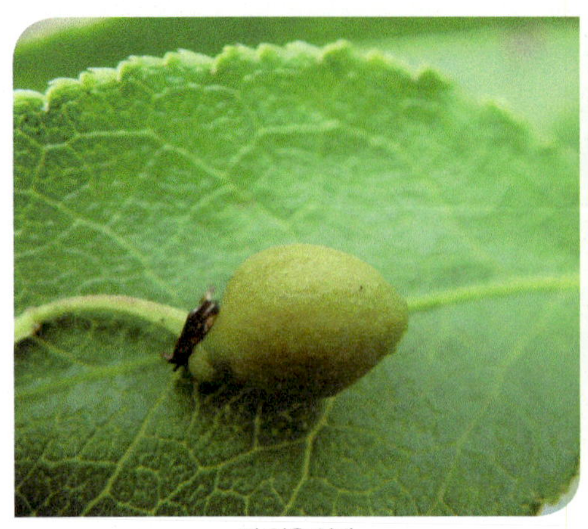

덜 익은 열매

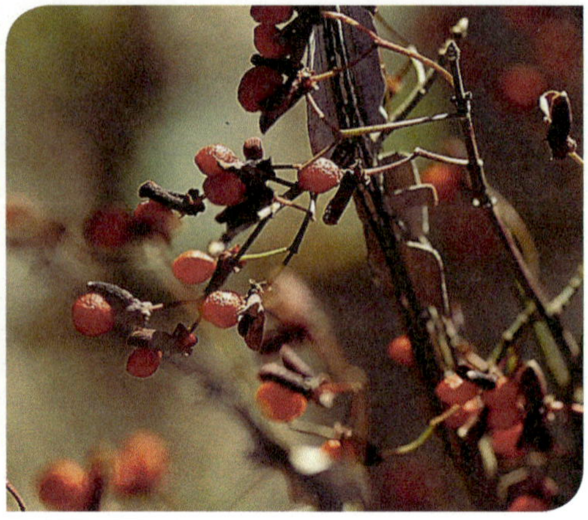

완숙 열매

색이고 뒷면은 담녹색에 잎자루 길이는 0.2cm 정도이다. 꽃은 담황록색으로 5월에 양성화로 취산꽃차례를 이루며 핀다. 열매는 튀는열매로 타원형이고 9~10월에 익으면 담갈색의 열매껍질이 벌어지고 그 속에서 빨간색 종자가 나온다.

채취 시기 가지의 날개를 연중 수시 채취한다.

약초의 성분 잎에는 플라보노이드(flavonoid)로 류코시아니딘(leucocyanidin), 류코델피니딘(leucodelphinidin), 퀴세틴(quercetin), 캠페롤(kaempferol), 에피후리에데라놀(epifriedelanol), 프리에데린(friedelin), 둘시톨(dulcitol) 등이 함유되어 있다. 열매에는 알칼로이드로 에보닌(evonine), 네오에보닌(neoevonin), 알라타민(alatamine), 윌포르딘(wilfordine), 알라투시닌(alatusinin), 네오아라타민(neoalatamine) 등이 함유되어 있다. 그 외 칼데노라이드(cardenolide)로서 아코베노시게닌(acovenosigenin) A, 에우오니모시드(euonymoside) A, 에우오니무소시드(euonymusoside) A 등이 함유되어 있다. 가지의 날개에는 칼데노라이드계 성분인 아코베노시게닌 A, 3-O-알파-L-람노피라노사이드(3-O-α-L-rhamnopyranoside)와 유니모사이드(euonymoside) A, 유오니무소사이드(euonymusoside) A는 몇 종류의 암세포주에 대해서 세포독성을 나타낸다.

약초의 성미 성질이 차고, 맛은 쓰다.

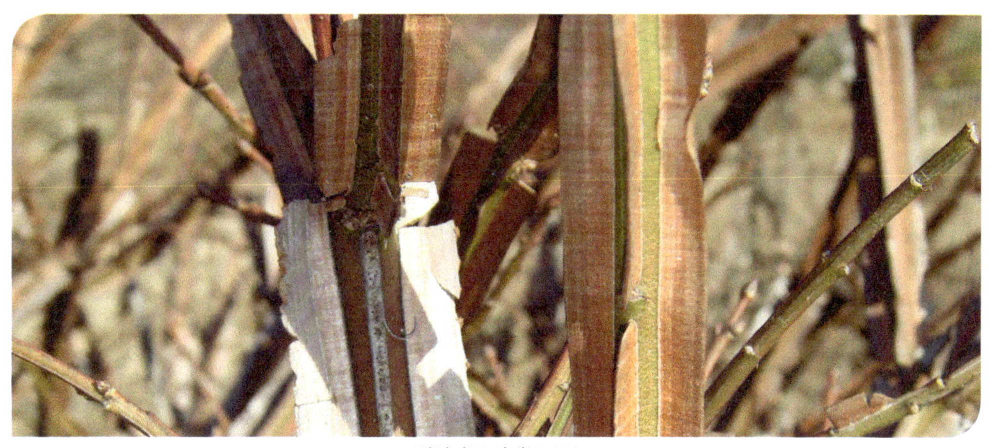

화살나무 날개(귀전우)

약초의 작용부위 심(心) 경락에 작용한다.

약초의 효능과 치료 가지에 날개 모양으로 달린 익상물(翼狀物)은 약용하며 생약명을 귀전우(鬼箭羽)라고 하며 산후어혈, 충적복통, 피부병, 대하증, 항암, 심통, 당뇨병, 통경, 자궁출혈 등을 치료한다. 화살나무 추출물은 항암활성 및 항암제 보조용으로 사용한다.

약초 처방 및 약용법과 용량 말린 가지의 날개 20~30g을 물 900mL에 넣어 반이 될 때까지 달여 하루에 2~3회 나눠 마신다. 외용할 경우에는 가지와 날개(귀전우)를 짓찧어 참기름과 혼합하여 환부에 도포한다.

사용 시 주의사항 임산부는 복용해서는 안 된다.

특허로 입증된 기능성 물질

항암 활성 및 항암제의 보조제 역할을 하는 화살나무 수용성 추출물

본 발명은 화살나무 수용성 추출물 및 이의 용도에 관한 것으로서 더욱 상세하게는 화살나무를 유기용매로 처리하여 유기용매 용해성 분획을 제거한 후 남은 잔사를 물로 추출하여 기존의 화살나무 수추출물과는 다른 새로운 수용성 추출물을 얻고, 이 수용성 추출물이 항암 활성을 가지고, 또한 항암제의 보조제 역할로 항암제의 독성 완화 및 활성을 증강시키는 등의 효능이 강하고 독특한 생리활성을 밝힘으로써 이를 이용한 항암 및 항암제 보조용의 기능성 건강식품의 제조에 관한 것이다.

– 공개번호 : 10-2004-0097446, 출원인 : 동성제약(주)·이정호

비슷한 약초

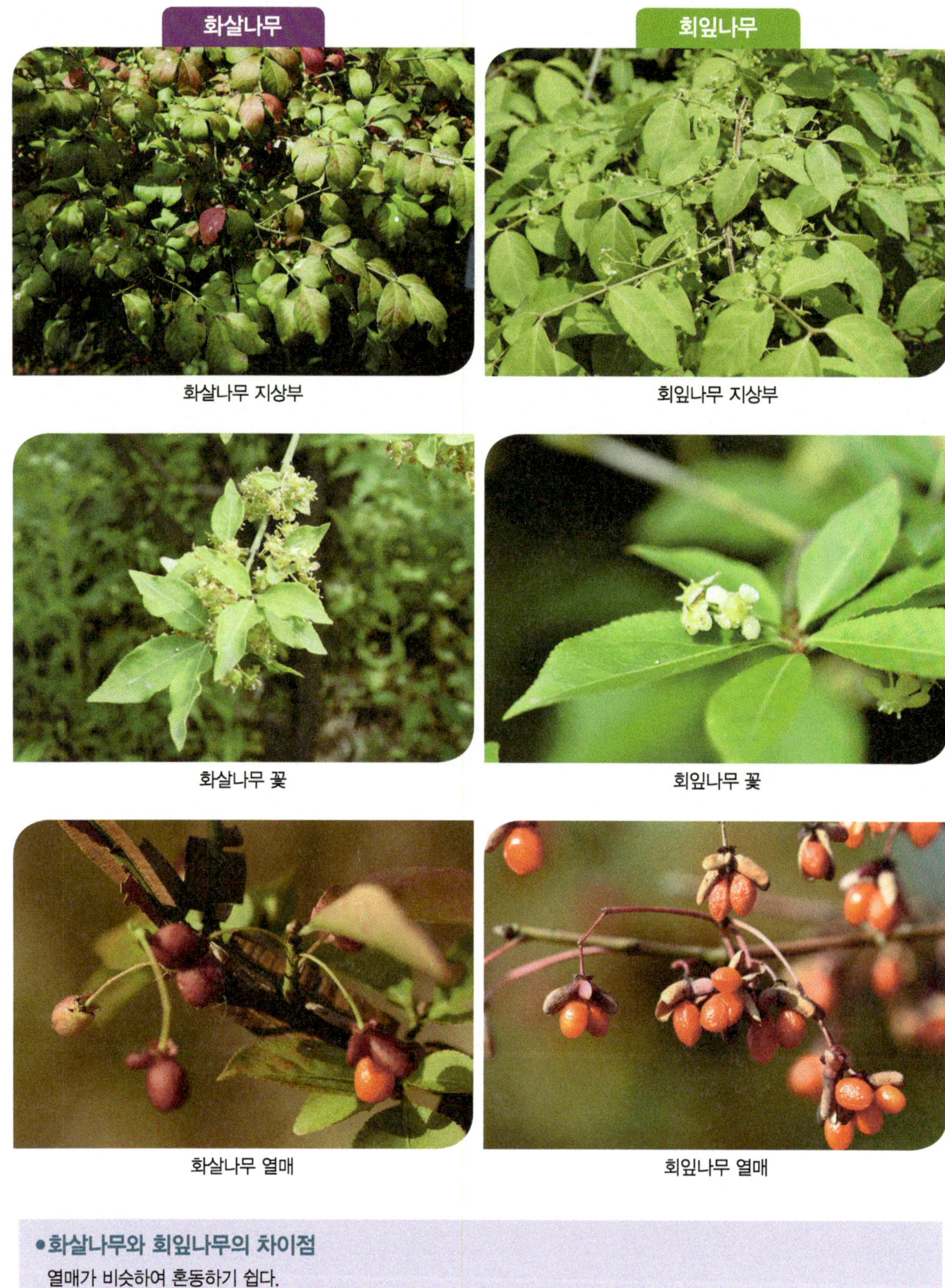

화살나무

회잎나무

화살나무 지상부

회잎나무 지상부

화살나무 꽃

회잎나무 꽃

화살나무 열매

회잎나무 열매

•화살나무와 회잎나무의 차이점

열매가 비슷하여 혼동하기 쉽다.

황금(속썩은풀)

Scutellaria baicalensis Georgi

한약의 기원

이 약은 속썩은풀의 뿌리로, 그대로 또는 주피를 제거한 것이다.

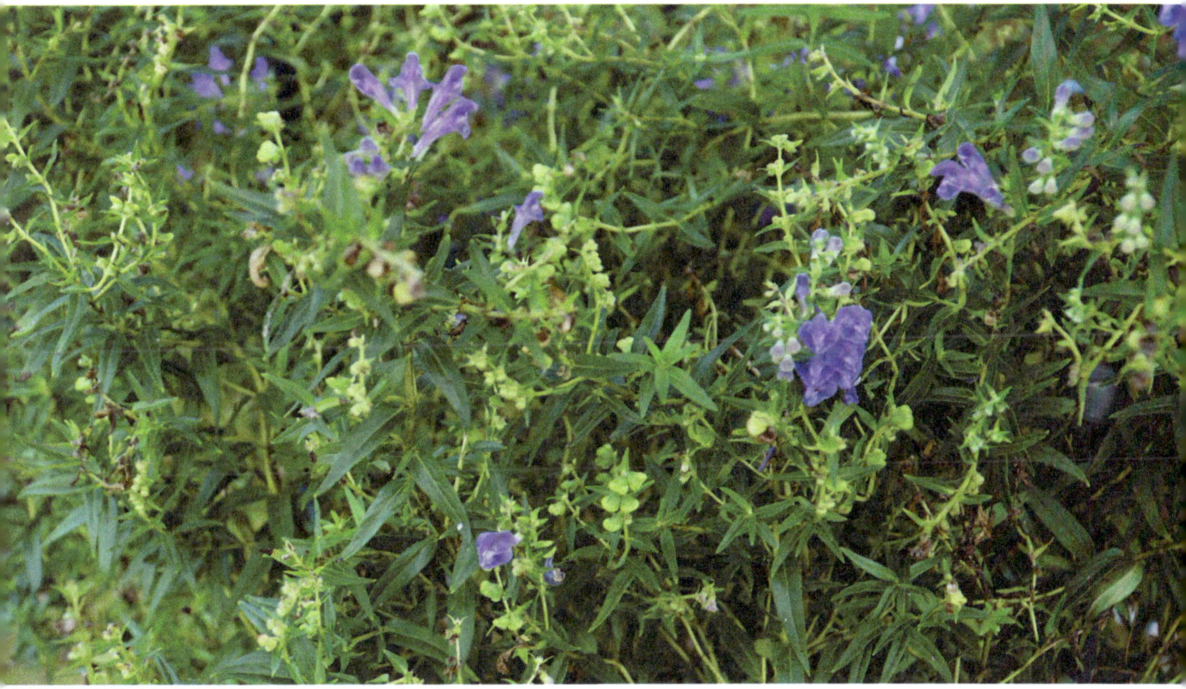

- **생약명** : 황금(黃芩)
- **이명** : 부장(腐腸), 내허(內虛), 공장(空腸), 자금(子芩), 조금(條芩)
- **사용부위** : 뿌리
- **꽃 피는 시기** : 7~8월
- **과명** : 꿀풀과(Labiatae)

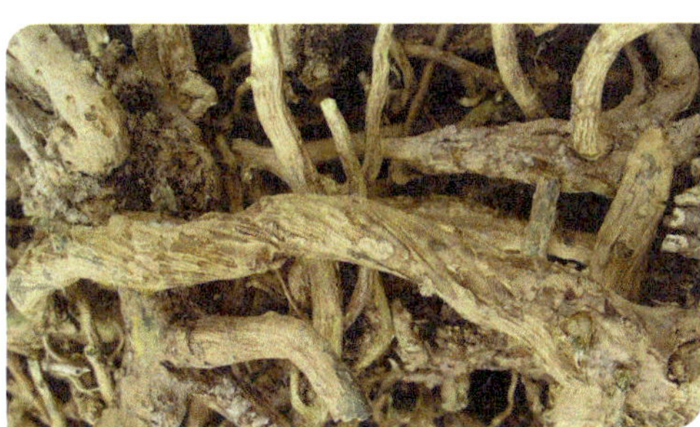

뿌리(자금, 약재)

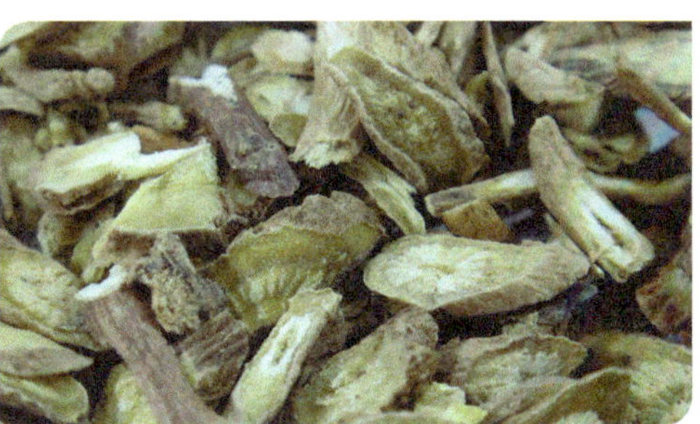

뿌리(고금, 약재)

생태적 특성 황금은 여러해살이풀로, 중부 이북의 산지에서 자라며, 재배지는 경북 안동, 봉화, 전남 여천 지방에서도 많이 재배한다. 키는 60cm 정도이며, 뿌리는 원뿔형으로 길이 7~27cm, 지름 1~2cm이다. 뿌리 표면은 짙은 황색 또는 황갈색을 띠며 윗부분은 껍질이 비교적 거칠고 세로로 구부러진 쭈그러진 주름이 있으며 아래쪽은 껍질이 얇다. 질은 단단하면서도 취약하여 절단이 쉽다. 단면은 짙

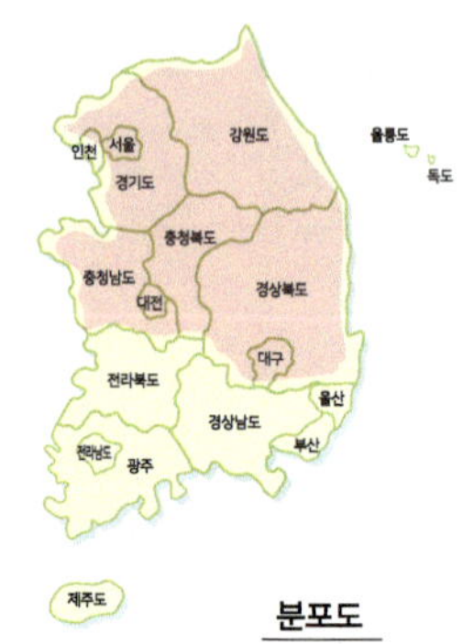

분포도

각 부위별 생김새

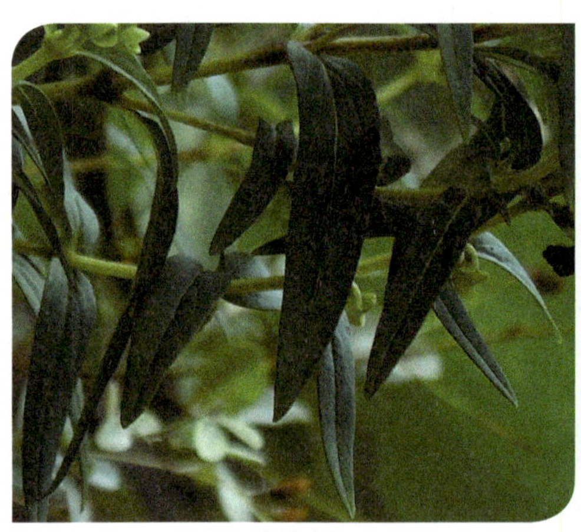
잎 생김새

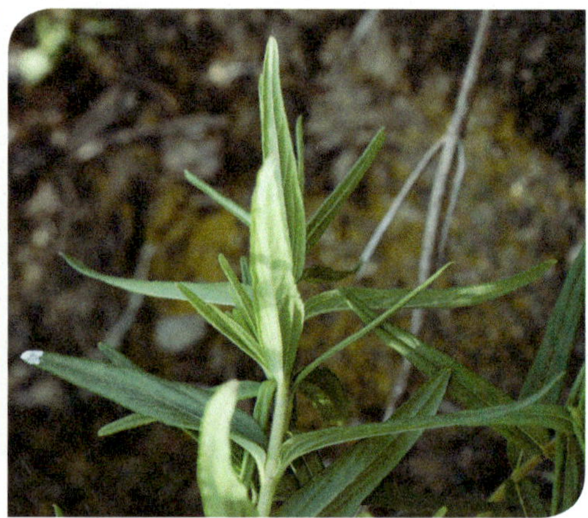
잎 뒷면

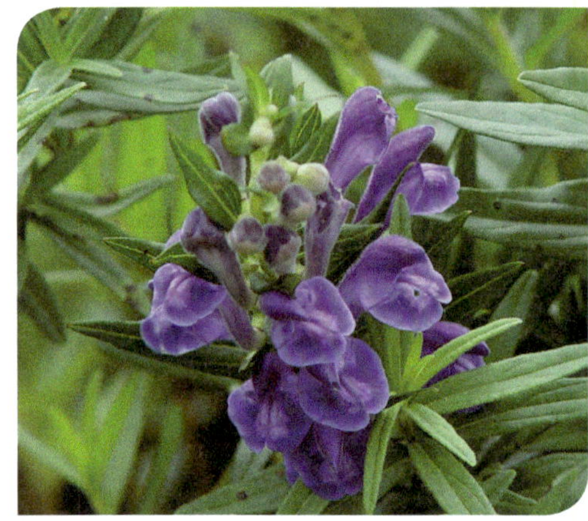
꽃

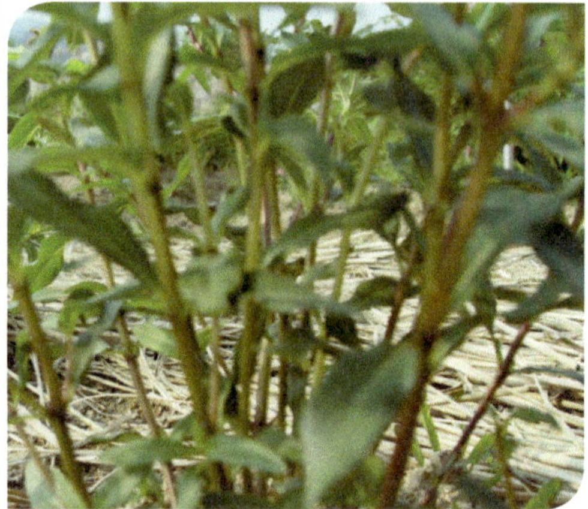
줄기

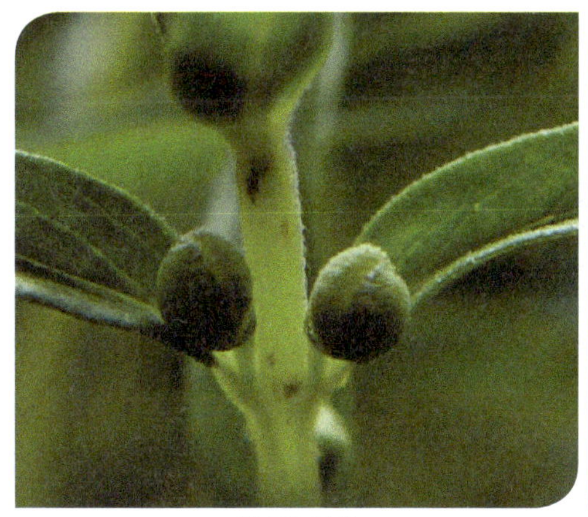
덜 익은 열매

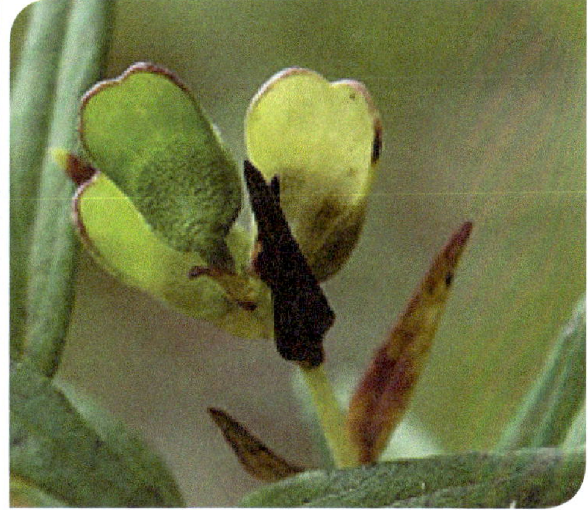
완숙 열매

은 황색이며 중앙부에는 홍갈색의 심이 있다. 오래 묵은 뿌리의 절단면은 중앙부가 짙은 갈색 혹은 흑갈색의 두터운 조각 모양이며 간혹 속이 비어 있으며 보통 고황금(枯黃芩) 혹은 고금(枯芩)이라고 한다. 굵고 길며 질이 견실하고 색이 노랗고 겉껍질이 깨끗하게 제거된 것이 좋은 황금이다. 줄기는 가지가 많이 갈라지며 곧게 서거나 비스듬히 올라간다. 줄기 전체에는 털이 나 있고 원줄기는 네모지며 한군데에서 여러 대가 나온다. 잎은 마주나고 양끝이 좁은 바소꼴로 가장자리가 밋밋하다. 꽃은 자색으로 7~8월에 원줄기 끝과 가지 끝에서 총상꽃차례로 피고 꽃차례에 잎이 있으며 각 잎겨드랑이에서 1송이씩 달린다. 열매는 8~9월에 여윈열매로 달리고, 열매는 황금자(黃芩子)라고 하여 약재로 사용한다.

채취 시기 가을에 뿌리를 채취하여 수염뿌리를 제거하고 햇볕에 말린다. 약재는 이물질을 제거하고 윤투(潤透)시킨 다음 절편하여 말린 뒤 사용한다. 눈근(嫩根: 어린 뿌리)으로 안팎이 모두 실하며 황색으로 연한 녹색을 띤 것을 자금(子芩) 또는 조금(條芩)이라 하고, 오래 묵은 뿌리인 노근(老根)으로 중심이 비어 있고 검은색을 띤 것을 고금(枯芩)이라 하며 구분하기도 한다.

약초의 성분 뿌리에는 바이칼린(baicalin), 바이칼레인(baicalein), 우고닌(woogonin),

베타-시토스테롤(β-sitosterol) 등이 함유되어 있다.

약초의 성미 성질이 차고, 맛은 쓰며, 독성은 없다.

약초의 작용부위 폐(肺), 담(膽), 위(胃), 대장(大腸) 경락에 작용한다.

약초의 효능과 치료 열을 내리고 습사를 말리는 청열조습(淸熱燥濕), 화를 내리고 독을 해소하는 사화해독(瀉火解毒), 출혈을 멈추는 지혈, 태아를 안정시키는 안태 등의 효능이 있어서 발열, 폐열해수, 번열, 고혈압, 동맥경화, 담낭염, 습열황달, 위염, 장염, 세균성 이질, 목적동통, 옹종, 태동불안 등의 치료에 사용한다.

약초 처방 및 약용법과 용량 말린 뿌리 10g을 물 700mL에 넣어 끓기 시작하면 약하게 줄여 200~300mL가 될 때까지 달여 하루에 2회 나눠 마신다. 가루나 환으로 만들어 복용하기도 하며, 외용할 경우에는 가루로 만들어 환부에 뿌리거나, 달여서 환부를 씻어낸다. 민간요법으로 편도선염과 구내염, 복통 치료에 많이 사용하고 편도선염에는 황금, 황련, 황백을 부드럽게 가루로 만들어 각각 2g씩을 컵에 넣고 끓는 물을 부어 노랗게 우린 물로 하루에 6~10회 입가심을 한다. 복통 치료를 위해서는 말린 황금과 작약 각 8g, 감초 4g을 물 1,200mL에 넣어 300~400mL가 될 때까지 달여 하루에 3회 나눠 마신다.

사용 시 주의사항 차고 쓴 성미로 인하여 생기를 손상시킬 수 있으므로 비위가 허하고 냉한 사람이나 임산부의 경우에는 사용을 금해야 한다. 산수유, 용골(龍骨)과는 서로 도움을 주는 작용을 하지만 목단이나 여로와는 서로 해치는 작용을 하므로 함께 쓰지 않는다.

특허로 입증된 기능성 물질

황금 정제 추출물, 이의 제조 방법 및 이를 유효성분으로 함유하는 간 보호 및 간경변증 예방 및 치료용 조성물

본 발명의 제조방법에 의해 제조된 황금 표준화시료용 정제 추출물 또는 이를 함유하는 조성물은 간보호 및 담즙성 간경변증 예방 및 치료용 조성물로 사용될 수 있다.

- 등록번호 : 10-0830186, 출원인 : 원광대학교 산학협력단

강장, 익기, 지한, 생기, 탁독

황기

Astragalus membranaceus Moench

한약의 기원

이 약은 황기, 몽골황기(蒙古黃芪)의 뿌리로, 그대로 또는 주피를 제거한 것이다.

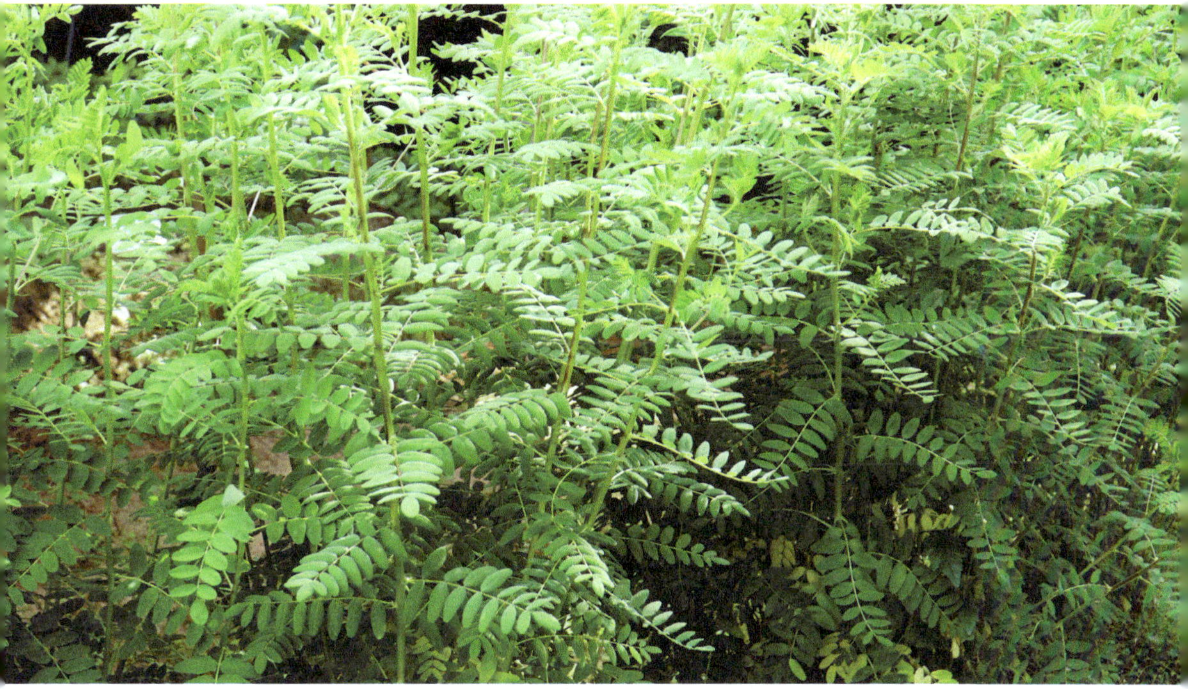

- **생약명** : 황기(黃芪 · 黃耆)
- **이명** : 단너삼, 금황(綿黃), 재분(戴粉), 촉태(蜀胎), 백본(百本)
- **사용부위** : 뿌리
- **꽃 피는 시기** : 7~8월
- **과명** : 콩과(Leguminosae)

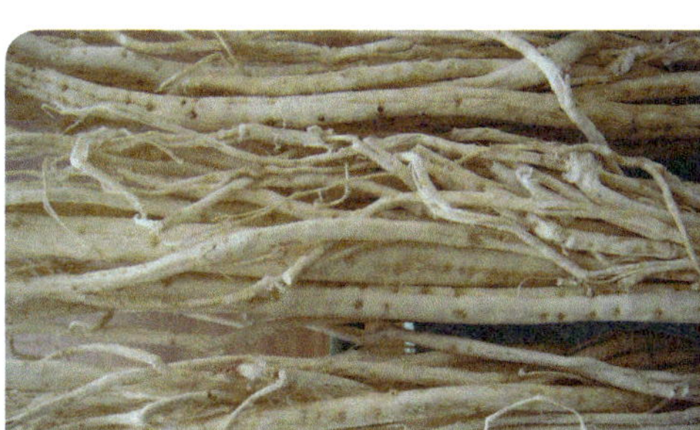

뿌리(약재전형)

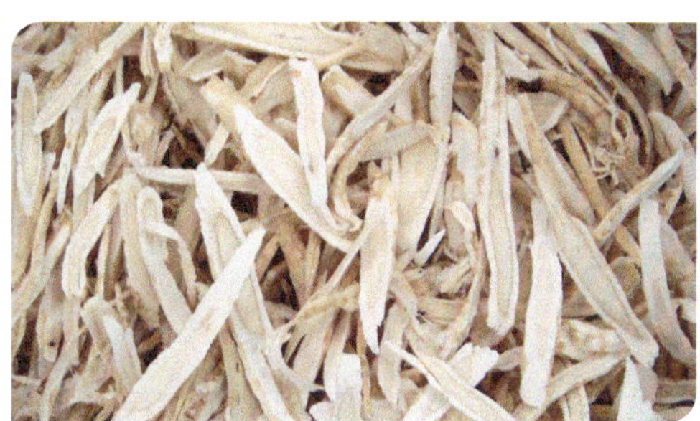

뿌리(약재)

생태적 특성 황기는 여러해살이풀로, 경북, 강원, 함남과 함북의 산지에서 분포하며 자생한다. 현재는 전국 각지에서 재배하며 강원도 정선과 충북 제천 등이 주산지이다. 키는 1m 이상으로 곧게 자란다. 뿌리는 긴 둥근기둥 모양을 이루며 길이 30~90cm, 지름 1~3.5cm이고 드문드문 작은 가지뿌리가 분지되지 않고 뿌리의 머리 부분에는 줄기의 잔기가 남아 있다. 뿌리의 표면은 엷은 갈황색 또는

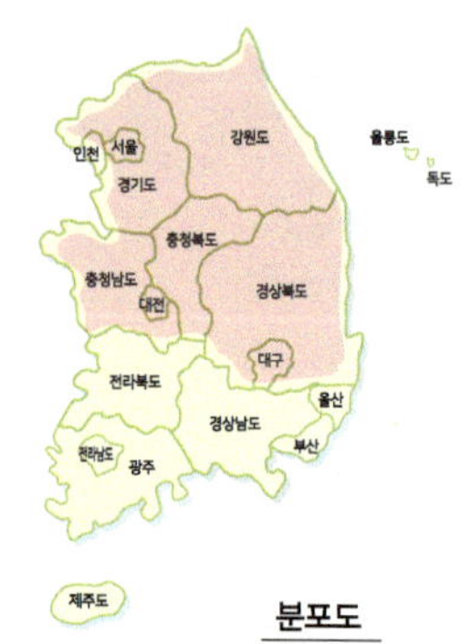

분포도

각 부위별 생김새

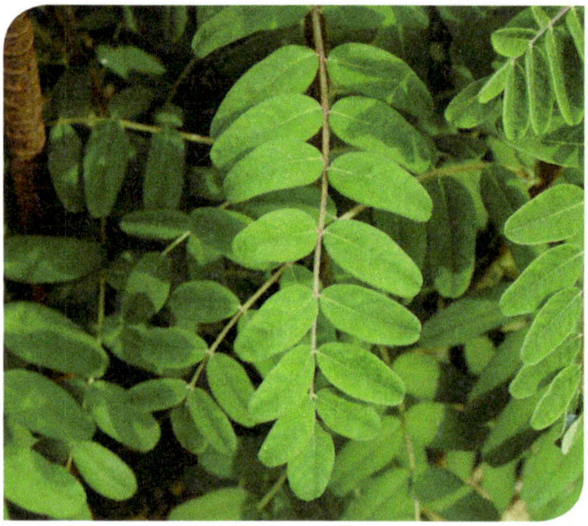

잎 생김새

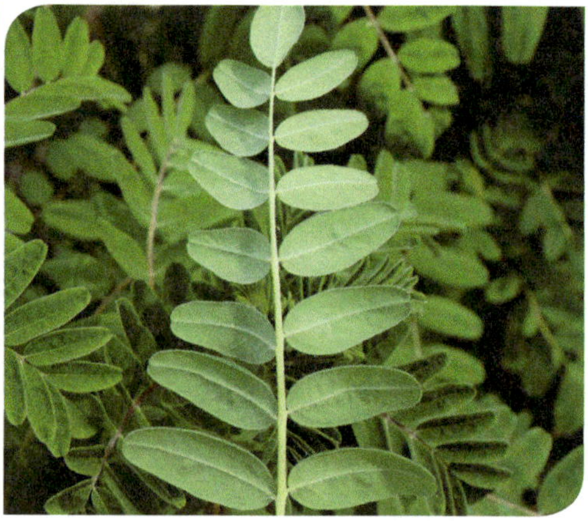

잎 뒷면

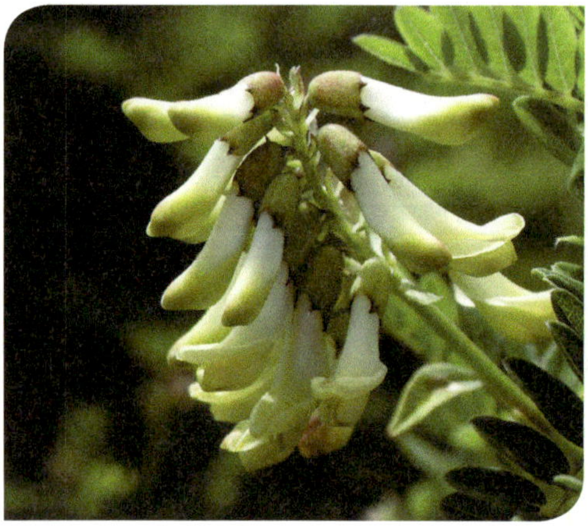

꽃

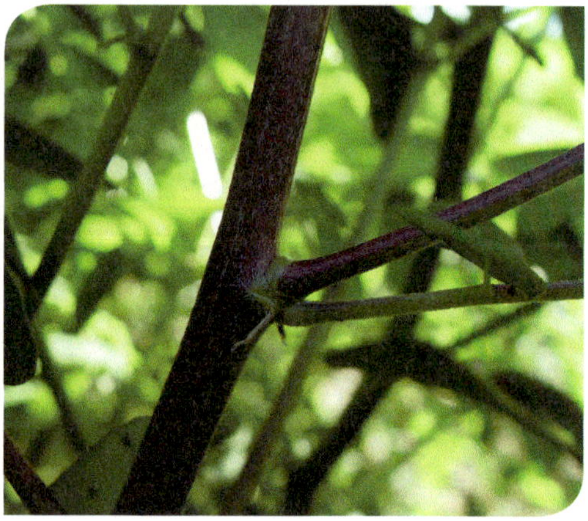

줄기

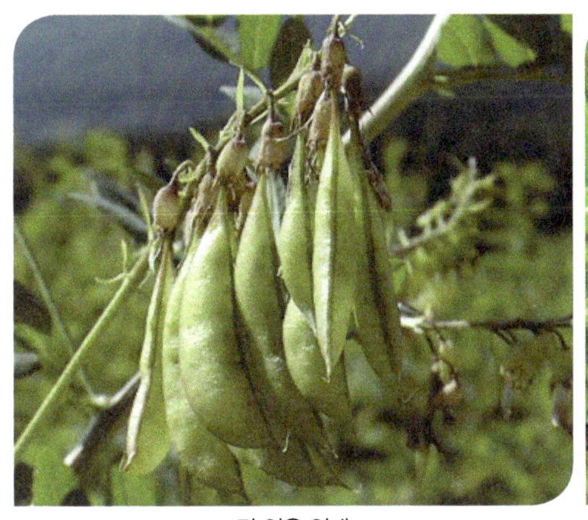
덜 익은 열매

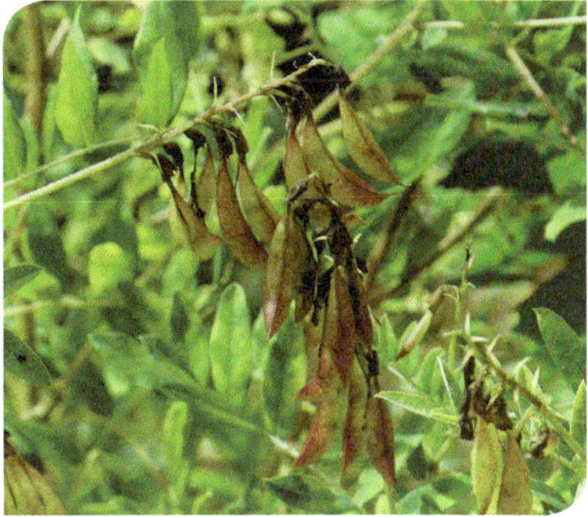
완숙 열매

옅은 갈색이며 회갈색의 코르크층이 군데군데 남아 있다. 질은 단단하고 절단하기 힘들며 단면은 섬유성이다.
횡단면을 현미경으로 보면 가장 바깥층은 주피(主皮)이고 껍질부는 옅은 황백색, 목질부는 옅은 황색이며 형성층 부근은 약간의 황갈색을 띤다. 줄기 전체에 부드러운 털이 나 있다.
잎은 어긋나고 잎자루가 짧으며 6~11쌍의 잔잎으로 구성된 홀수깃꼴겹잎이다. 잔잎은 달걀 모양 타원형으로 끝이 둥글며 가장자리는 밋밋하다. 꽃은 옅은 황색 또는 담자색으로 7~8월에 총상꽃차례로 잎과 줄기 사이에서 잎겨드랑이 나거나 줄기의 끝에서 나오는 정생(頂生)으로 핀다. 열매는 8~9월에 꼬투리 모양의 꼬투리열매로 달린다.

채취 시기 잎이 지는 가을인 9~10월이나 이른 봄에 뿌리를 채취하여 수염뿌리와 머리 부분을 제거하고 햇볕에 말린 다음 이물질을 제거해 절편하여 보관한다.

약초의 성분 뿌리에는 자당(蔗糖), 점액질, 포도당이 함유되어 있으며 이 외에 글루쿨로닉산(gluculoninc acid), 콜린(choline), 베타인(betaine), 아미노산 등이 함유되어 있다.

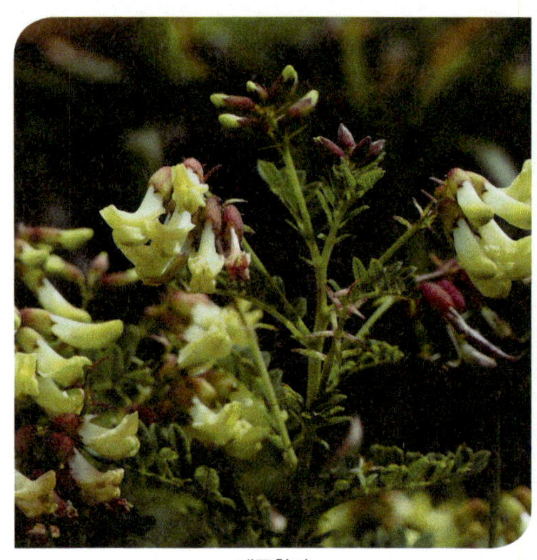

제주황기

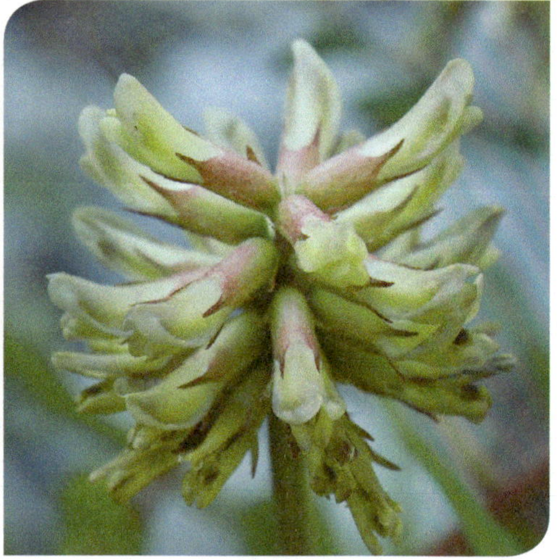

강화황기

약초의 성미 성질이 따뜻하고, 맛은 달며, 독성은 없다.

약초의 작용부위 폐(肺), 비(脾), 신(腎) 경락에 작용한다.

약초의 효능과 치료 몸을 튼튼하게 하는 강장, 기를 더하는 익기(益氣), 땀을 멈추게 하는 지한, 소변을 잘 통하게 하는 이수, 살을 돋게 하는 생기(生肌), 종기를 제거하는 소종, 몸안의 독을 밖으로 내보내는 탁독(托毒) 등의 효능이 있으며 다음과 같이 응용한다.

- 생용(生用: 말린 것을 그대로 사용하는 방법) : 위기(衛氣)를 더하여 피부를 튼튼하게 하며, 수도를 이롭게 하고 종기를 없애고, 독을 배출하며, 새살을 잘 돋게 하고, 자한과 도한을 치료하며, 부종과 옹저를 치료한다.
- 자용(炙用: 꿀물을 흡수시켜 볶아서 사용하는 방법) : 중초(中焦)를 보하고 기를 더하는 보중익기(補中益氣), 내상노권(內傷勞倦)을 치료한다. 비가 허하여 오는 설사, 탈항, 기가 허하여 오는 혈탈(血脫), 붕루대하 등을 다스리고 기타 일체의 기가 쇠약한 증상이나 혈허 증상 치료에 응용한다.

약초 처방 및 약용법과 용량 말린 뿌리 4~12g을 사용하며, 대제(大劑)에는 37.5~75g까지 사용할 수 있다. 자한(自汗: 기가 허해서 오는 식은땀), 도한(盜汗: 잠잘 때 나는 식은땀) 및 익위고표(益衛固表)에는 생용하고, 보기승양(補氣升陽: 기를 보하고 양기를 끌어올림)에는 밀자(蜜炙: 약재에 꿀물을 흡수시킨 다음 약한 불에서 천천히 볶아내는 방법)하여 사용한다.

민간에서는 산후증이나 식은땀, 어지럼증 치료를 위해 황기를 애용해 왔다. 산후증 치료에는 말린 황기 15~20g을 물 700mL에 넣어 끓기 시작하면 약하게 줄여 200~300mL가 될 때까지 달여 하루에 2~3회 나눠 마신다.

식은땀 치료를 위해서는 말린 황기 12g을 물 1,200mL에 넣어 끓기 시작하면 약하게 줄여 200~300mL가 될 때까지 달여 하루에 3회 나눠 식후에 마신다.

어지럼증이 심한 경우에는 노란색 닭 한 마리를 잡아 내장을 꺼내 그곳에 말린 황기 30~50g을 넣은 다음 중탕으로 푹 고아서 닭고기와 물을 하루에 2~3회 나눠 먹는다. 여러 가지 원인으로 오는 빈혈과 어지럼증 치료에도 효과가 있다.

사용 시 주의사항 이 약재는 정기를 증진시키는 약재이므로 모든 실증(實證), 양증(陽症) 또는 음허양성(陰虛陽盛: 진액이 부족한 상태에서 양기가 심하게 항진된 경우)의 경우에는 사용하면 안 된다.

특허로 입증된 기능성 물질

황기 추출물을 유효 성분으로 하는 골다공증 치료제

황기를 저급 알코올로 추출하여 물을 가한 다음 다시 헥산으로 부분 정제한 황기 추출물은 골다공증 치료제에 관한 것으로, 이는 노화 또는 폐경 등의 다양한 원인에 의하여 유발되는 골다공증을 부작용이 없이 예방 및 치료하는 데 효과적으로 사용될 수 있다.

- 등록번호 : 10-0284657, 출원인 : 한국한의학연구원

황기 약차

채취 방법

봄과 가을에 황기를 채취하여 수염뿌리[수근(鬚根)]와 머리 부분[두부(頭部)]을 제거하고 깨끗이 씻어 햇볕에 말린 다음, 이물질을 제거하고 절편하여 보관해 사용한다.

약차 만들기

말린 황기 뿌리 4~12g을 사용하며, 대제(大劑)에는 37.5~75g까지 사용할 수 있다. 말린 황기 뿌리에 꿀물을 흡수시켜 프라이팬에 볶은 다음 충분히 식혀서 보관한 황기 4~5g을 물 2L에 넣어 중불로 2시간 정도 끓여서 차로 만들어 수시로 마신다.

약차 더하기

황기 뿌리 15g, 단삼과 산사 각 10g씩을 물 2L에 넣어 중불로 끓여 매일 밤 잠자리에 들기 전에 한 컵씩 마시면 만성 신장염을 다스리는 데 도움이 된다.

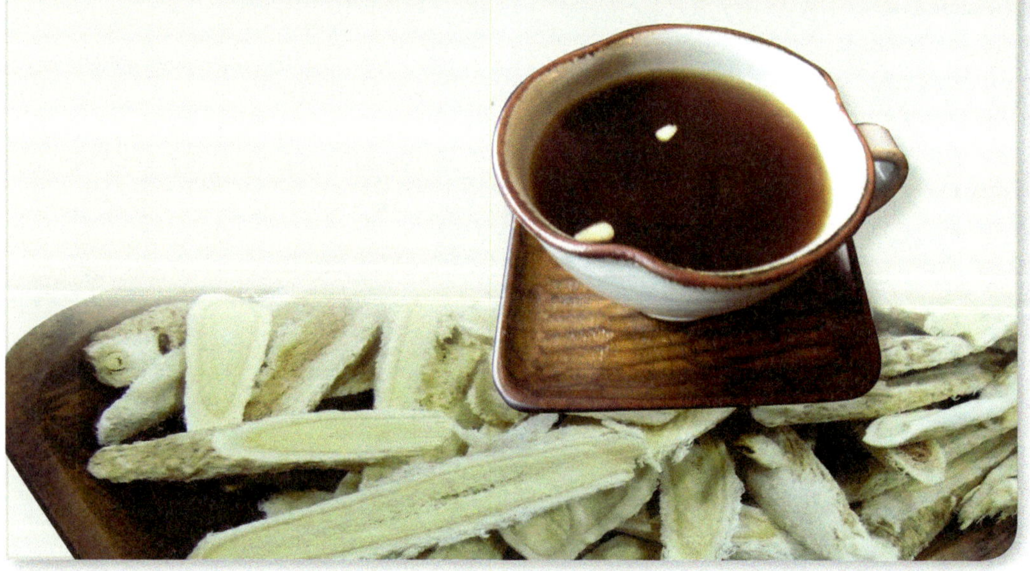

황벽나무

Phellodendron amurense Rupr.

한약의 기원

이 약은 황벽나무의 줄기껍질로, 주피를 제거한 것이다.

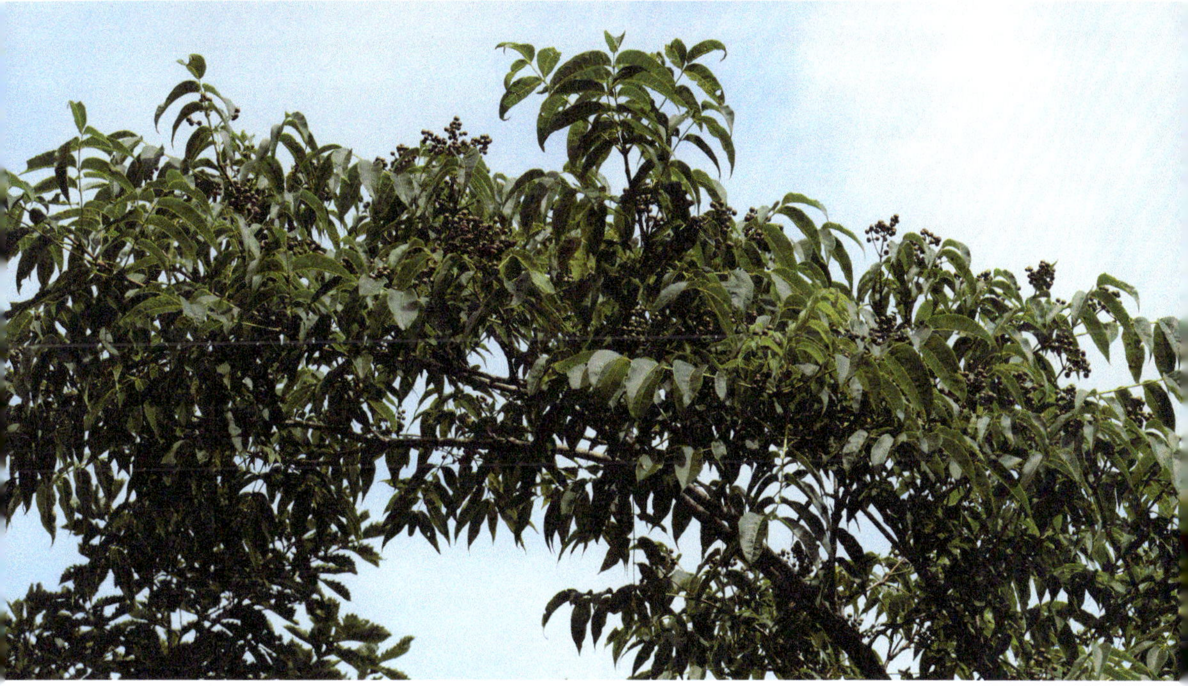

- **생약명** : 황백(黃柏)
- **이명** : 황경피나무, 황병나무, 황병피나무, 황벽(黃蘗), 황벽피(黃蘗皮), 황피수(黃皮樹)
- **사용부위** : 나무껍질
- **꽃 피는 시기** : 5~6월
- **과명** : 운향과(Rutaceae)

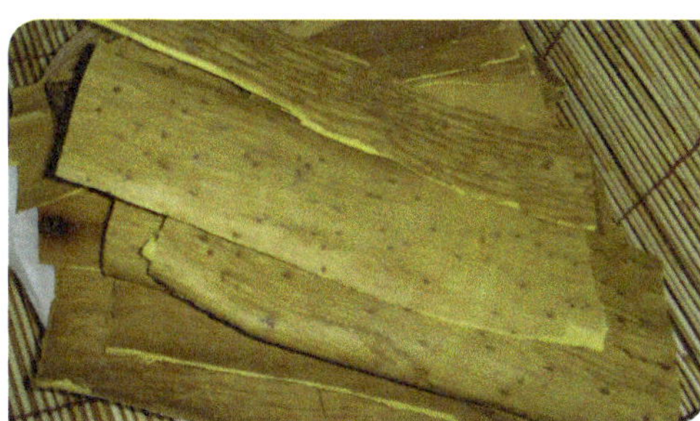

속껍질(약재 전형)

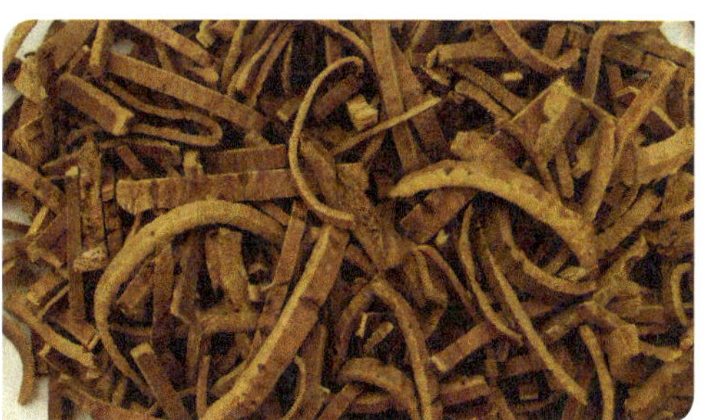

속껍질(약재)

생태적 특성 황벽나무는 전국에서 분포하는 낙엽활엽교목으로, 높이는 10m 전후로 자란다. 나무껍질은 회색이며 두꺼운 코르크층이 발달하여 깊이 갈라지고 내피는 황색이다. 잎은 마주나고 1회 홀수깃꼴겹잎으로 잔잎은 5~13장이 달걀 모양 또는 바소꼴 달걀 모양이고 잎끝은 뾰족하며 밑부분은 좌우가 같지 않고 가장자리는 가늘고 둥근 톱니가 있거나 밋밋하다. 꽃은 황색 혹은 황록색으로 5~6월에

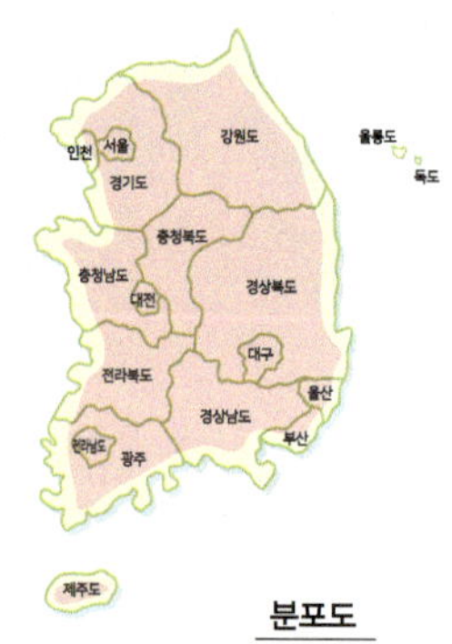

분포도

각 부위별 생김새

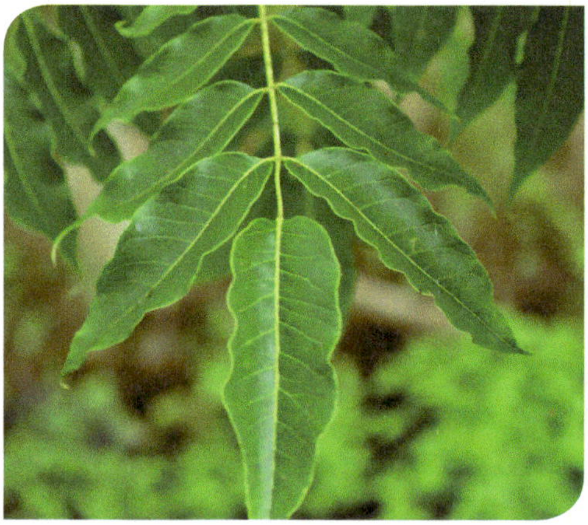

잎 생김새

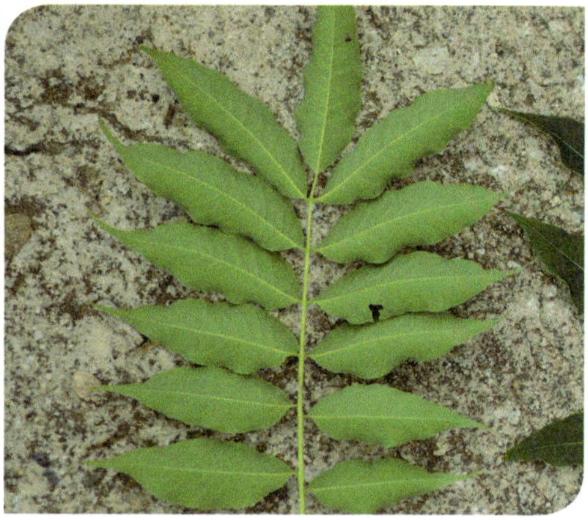

잎 뒷면

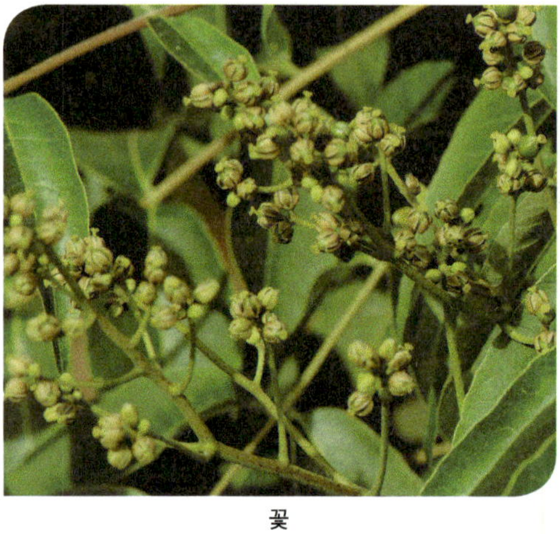

꽃

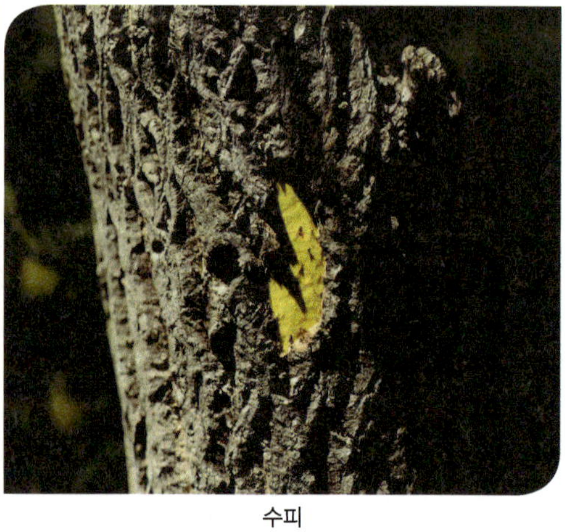

수피

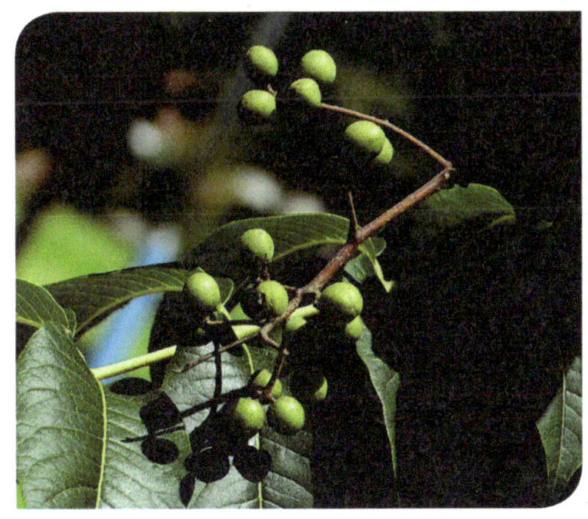
덜 익은 열매

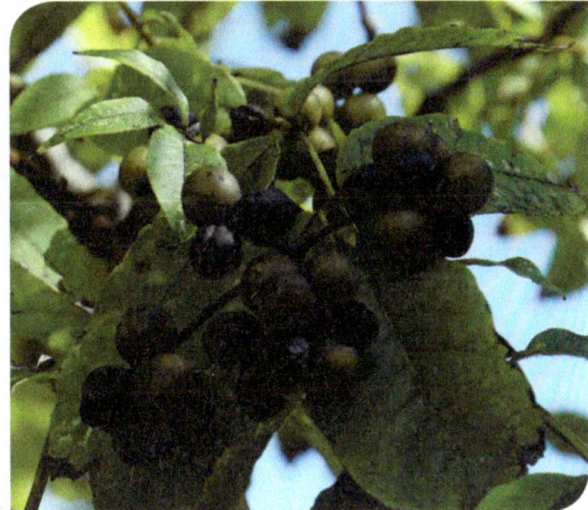
완숙 열매

암수딴그루로 원뿔꽃차례를 이루며 핀다. 물열매 모양 씨열매인 열매는 둥글고 9~10월에 검은색 또는 자흑색으로 달린다.

채취 시기 3~6월에 10년 이상 된 황벽나무의 나무껍질을 채취한다.

약초의 성분 나무껍질에는 알칼로이드(alkaloid)가 함유되었으며 주성분이 베르베린(berberine)과 팔미틴(palmitin), 자테오리진(jateorrhizine), 펠로덴드린(phellodendrine), 칸디신(candicine), 메니스펠민(menispermine), 마그노플로린(magnoflorine) 등이고 후로퀴놀린 타입알칼로이드(furoquinoline type alkaloid)로서 딕타민(dictamine), 감마-파가린(γ-fagarine), 스키미아닌(skimmianine=β-fagarine) 리모노이드(limonoid), 고미질로서 오바쿠논(obacunone), 리모닌(limonin) 등이고 피토스테롤(phytosterol)로서 캄페스테롤(campesterol), 베타-시토스테롤(β-sitosterol), 플라보노이드(flavonoid)로서 펠로덴신(phellodensin) A~C, 아무렌신(amurensin), 퀴세틴(quercetin), 캠페롤(kaempferol), 펠라무레틴(phellamuretin), 펠라무린(phellamurin) 등이며 쿠마린(coumarin)으로서는 펠로데놀(phellodenol) A~C 등이 함유되어 있다.

약초의 성미 성질이 차고, 맛은 쓰다.

약초의 작용부위 심(心), 간(肝), 신(腎), 위(胃), 대장(大腸), 방광(膀胱) 경락에 작용한다.

약초의 효능과 치료 나무껍질 중 외피의 코르크질을 제거한 내피는 약용하며 생약명을 황백(黃柏) 또는 황백피(黃柏皮)라고 하며 고미건위약으로 건위, 지사, 정장작용이 뛰어나고 또 소염성 수렴약으로 위장염, 복통, 황달 등의 치료제로 쓴다. 또한 신경통이나 타박상 치료를 위해 외용으로 쓰기도 한다. 한편 약리실험에서는 항균, 항진균, 항염작용 등이 밝혀지기도 했다. 그 외 약리 효과는 미약하지만 고혈압, 근수축력 증강작용, 해열, 콜레스테롤 저하작용 등도 밝혀졌다. 나무껍질과 지모(知母)를 혼합해 물로 추출한 추출물은 소염, 진통 효과가 있고, 나무껍질에서 추출한 추출물은 약물중독 예방 및 치료효과가 있다.

약초 처방 및 약용법과 용량 말린 나무껍질 20~30g을 물 900mL에 넣어 반이 될 때까지 달여 하루에 2~3회 나눠 마신다. 외용할 경우에는 짓찧어서 환부에 도포한다.

사용 시 주의사항 비장이 허하여 설사를 하는 사람이나 위가 약하고 식욕이 부진한 사람은 황백을 금지하는 것이 좋다.

특허로 입증된 기능성 물질

황백피와 지모의 혼합 수추출물을 포함하는 염증 및 통증 치료용 조성물

본 발명은 황백피(황벽나무 껍질)와 지모(知母) 등의 수추출물로 이루어진 소염, 진통효과를 나타내는 치료 조성물과 그 제조 방법에 관한 것이다. 본 발명은 일반적인 통증 및 염증 치료에 사용될 수 있는데, 구체적으로는 만성 위염, 관절통, 전립선 비대증, 만성 및 재발성 방광염, 요추 및 경추 수핵탈출증, 퇴행성 관절염, 류머티스 관절염, 팔꿈치통, 골다공증에 의한 통증, 편두통, 당뇨성 통증 및 장부통 등에 사용되어 통증을 완화시키고 염증을 치료한다. 본 발명은 생약 추출물로서 부작용이 적으면서 소염 및 진통효과를 나타내어 장기 복용 및 투여가 가능하다. 또한 의존성 및 내성을 초래하지 않고 말초 조직에 특이성을 갖는다.

- 공개번호 : 10-2000-0060612, 출원인 : (주)메드빌

황백을 이용한 약물 중독 예방 및 치료를 위한 약제학적 조성물

본 발명은 황백(黃柏, 황벽나무 껍질)에서 추출한 물질로서, 중독성 약물의 반복 투여에 따라 증가되는 도파민의 작용을 억제시키는 물질을 유효성분으로 포함하는 황백을 이용한 약물 중독 예방 및 치료를 위한 약제학적 조성물을 제공한다.

- 공개번호 : 10-2004-0097425, 출원인 : 심인섭

자양강장, 항산화, 간보호, 진통

황칠나무

Dendropanax trifidus (Thunb.) Makino ex H. Hara

한약의 기원

이 약은 황칠나무의 뿌리줄기이다.

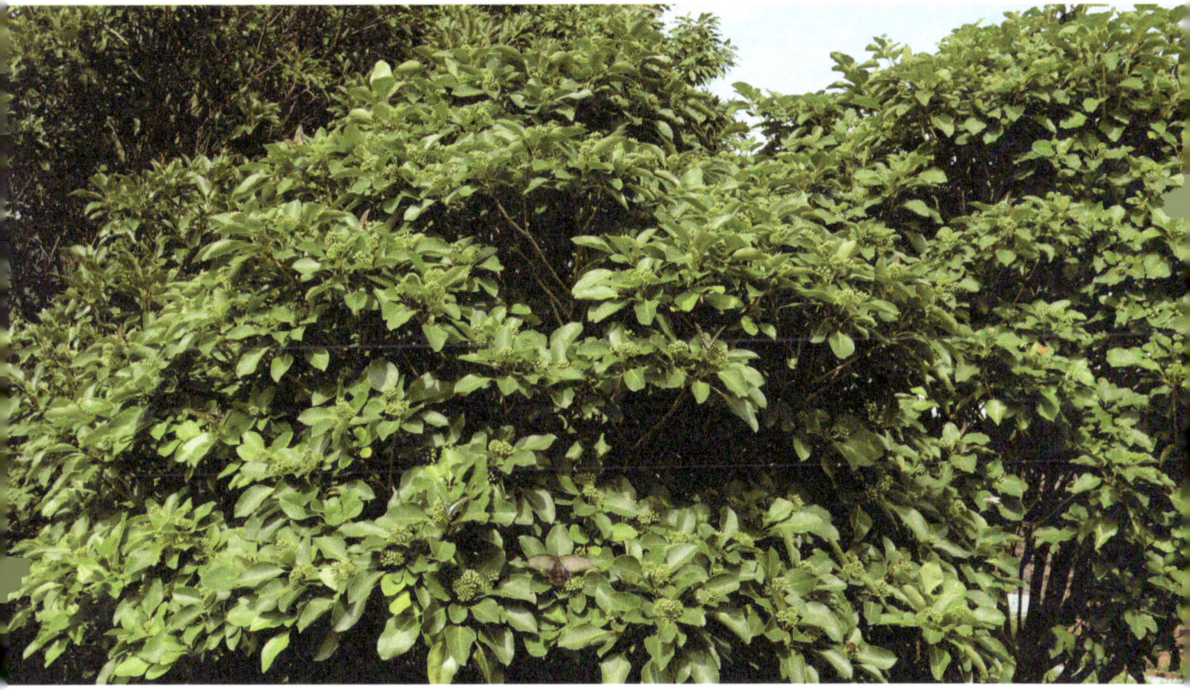

- **생약명** : 풍하이(楓荷梨), 황칠(黃漆)
- **이명** : 황제목(黃帝木), 수삼(樹參), 압각목(鴨脚木), 압장시(鴨掌柴), 노란옻나무, 황칠목(黃漆木), 금계지(金鷄趾)
- **사용부위** : 뿌리줄기, 잎, 수지
- **꽃 피는 시기** : 6월경
- **과명** : 두릅나무과(Araliaceae)

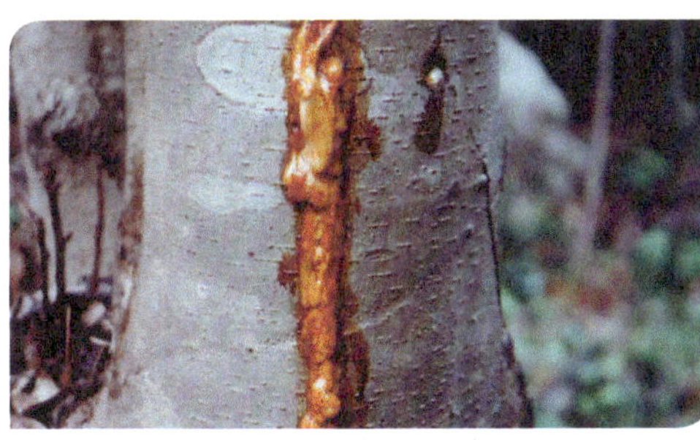

나무껍질에서 나오는 수지(약재)

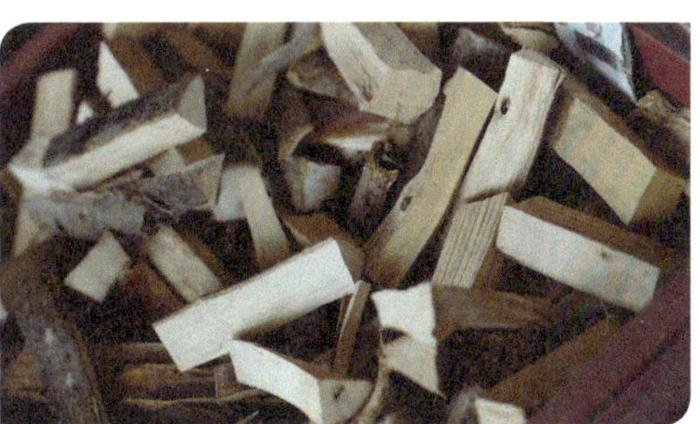

뿌리(약재)

생태적 특성 황칠나무는 상록활엽교목으로, 높이는 15m 전후로 자라고 우리나라 특산식물이며 제주도를 비롯한 남부 지방 경남, 전남 등지의 해변 섬지방의 산기슭, 수림 속에 자생 또는 재배하는 방향성 식물이다. 두릅나무과에 속하는 황칠나무의 어린 가지는 녹색이며 털이 없고 윤채가 난다. 잎은 달걀 모양 또는 타원형에 서로 어긋나고 가장자리에는 톱니가 없거나 3~5개로 갈라진다. 꽃은 양

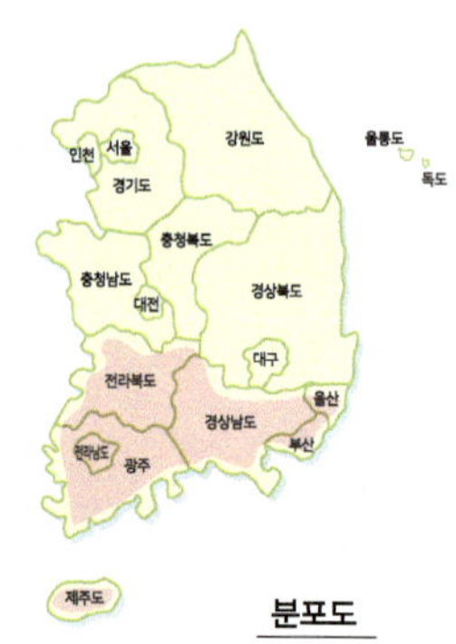

분포도

각 부위별 생김새

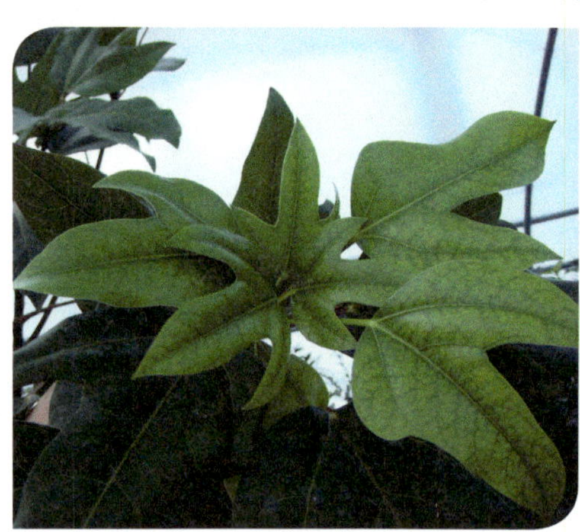
잎 생김새

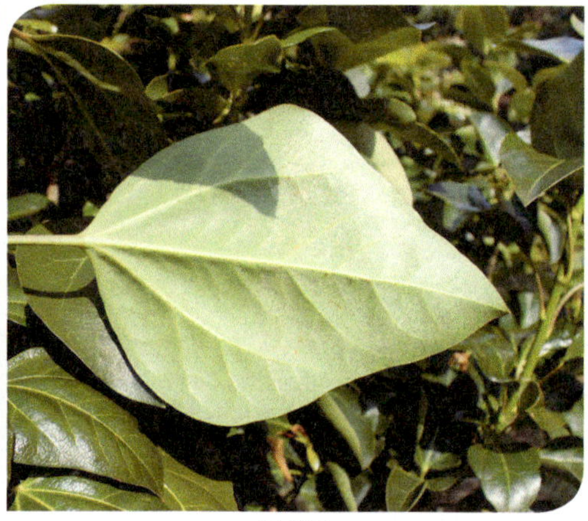
잎 뒷면

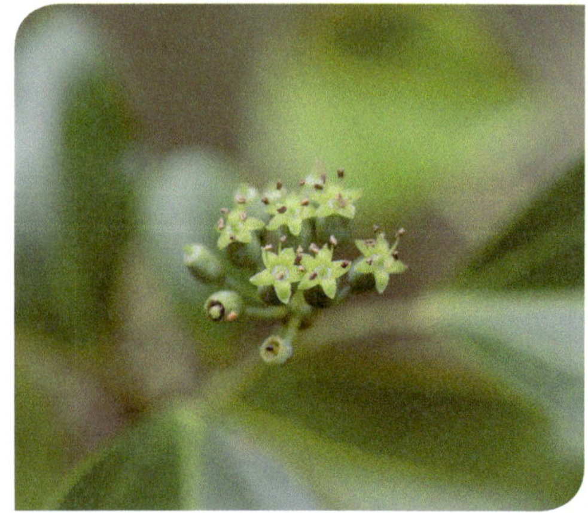
꽃

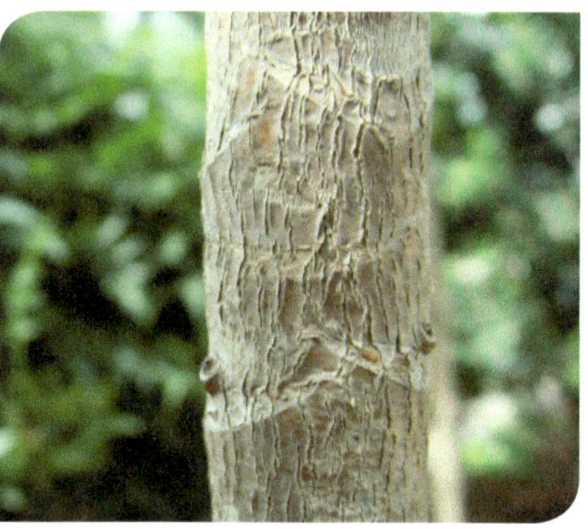
수피

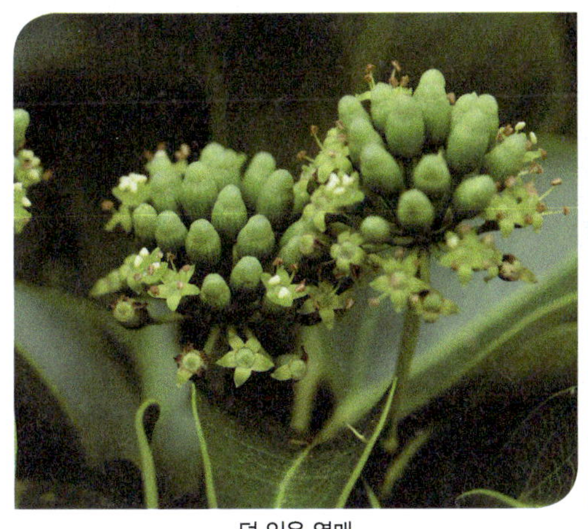
덜 익은 열매

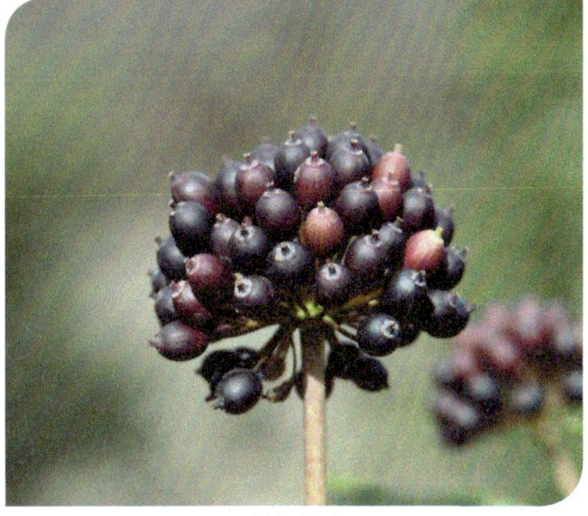
완숙 열매

성화이고 녹황색으로 6월경에 산형꽃차례로 가지 끝에서 1송이씩 핀다. 열매는 씨열매로 타원형이고 10월에 검은색으로 익는다.

채취 시기 뿌리줄기, 잎, 수지(나뭇진)를 가을 · 겨울에 채취한다.

약초의 성분 뿌리줄기, 잎, 수지 등에는 정유가 함유되어 있고 정유 중에는 베타-엘레멘(β-elemene), 베타-셀리넨(β-selinene), 게르마크렌 D(germacrene D), 카디넨(cadinene), 베타-쿠베벤(β-cubebene)이 함유되어 있다. 트리테르페노이드(triterpenoid)의 알파-아미린(α-amyrin), 베타-아미린(β-amyrin), 오레이포리오시드(oleifolioside) A · B가 함유되어 있고, 포리아세티렌(polyacetylene)과 스테로이드(steroid) 중에는 베타-시토스테롤(β-sitosterol)이 함유되어 있고 카로테노이드(carotenoid), 리그난(lignan), 지방산 그리고 글루코스(glucose), 프럭토스(fructose), 자일로스(xylose), 아미노산에는 알기닌(arginin), 글루탐산(glutamic acid) 등 그 외 단백질, 비타민 C, 타닌(tannin), 칼슘, 칼륨 등 다양한 성분이 함유되어 있다

약초의 성미 성질이 따뜻하고, 맛은 달다.

약초의 작용부위 간(肝), 심(心), 비(脾), 신(腎) 경락에 작용한다.

약초의 효능과 치료 뿌리줄기는 항산화작용으로 성인병의 예방 및 치료에 특별한 효과를 가지고 있다. 자양강장, 피로회복, 간기능개선, 지방간, 해독, 콜레스테롤치 저하, 혈액순환, 당뇨, 고혈압, 강정, 진정, 우울증, 건위, 위장질환, 청열, 지혈, 구토, 설사, 월경불순, 면역증강, 신경통, 관절염, 진통, 말라리아, 항염, 항균, 항암 등의 치료 효과가 있다. 황칠나무 추출물은 간염, 간경화, 황달, 지방간 등과 같은 간질환을 예방 및 치료한다. 황칠나무 잎 추출물은 장운동을 촉진하여 변비를 치료한다.

약초 처방 및 약용법과 용량 말린 뿌리줄기 30~60g을 물 900mL에 넣어 반이 될 때까지 달여 하루에 2~3회 나눠 마신다.

사용 시 주의사항 임산부는 복용해서는 안 된다.

특허로 입증된 기능성 물질

황칠나무 추출물을 포함하는 간 질환 치료용 약학조성물

본 발명은 황칠 추출물을 포함하는 간 질환 치료용 또는 예방용 약학조성물에 관한 것으로서, 보다 구체적으로는 지방간, 간염, 간경화 등과 같은 간 질환을 예방 및 치료할 수 있는 약학조성물에 관한 것이다. 본 발명의 황칠나무의 가지 및 잎의 유기 용매 추출물을 포함하는 조성물은 천연물에서 유래한 것으로 부작용이 없으며 간암 세포를 현저하게 억제하므로 간암 치료제 및 관련 질환의 치료용 약학조성물의 성분으로 이용할 수 있다.

- 출원번호 : 10-2012-0012172, 특허권자 : 박소현

황칠나무 추출물을 포함하는 남성 성기능 개선용 조성물

본 발명은 황칠나무 추출물을 유효성분으로 포함하는 남성 성기능 개선용 조성물에 관한 것이다. 상기 황칠나무 추출물에 대해 토끼 음경해면체를 이용한 실험을 통하여 확인한 결과, 상기 황칠나무 잎의 물 추출물, 에탄올 추출물 및 에탄올 수용액 추출물과 상기 황칠나무 열수 추출물의 부탄올, 헥산, 에틸아세테이트 및 클로로포름으로 이루어진 군으로부터 선택된 어느 하나를 분획용매로 이용하여 분획한 분획물이 음경 해면체 평활근을 이완시켜 음경의 발기 증진, 구체적으로 토기 음경해면체에 대한 우수한 이완효과를 통해 남성 성 기능을 개선할 수 있으므로 상기 황칠나무 추출물 또는 황칠나무 분획물을 유효성분으로 포함하는 남성 성기능 개선용 조성물은 발기부전 개선 또는 예방 등을 위한 남성 성 기능 개선용 기능성 식품 조성물과 발기부전, 조루, 지루 또는 음위증과 같은 남성 성 질환의 치료 또는 예방을 위한 의약 조성물로 이용될 수 있다.

- 출원번호 : 10-2011-0146389, 특허권자 : 재단법인 전라남도생물산업진흥재단

잎의 변화

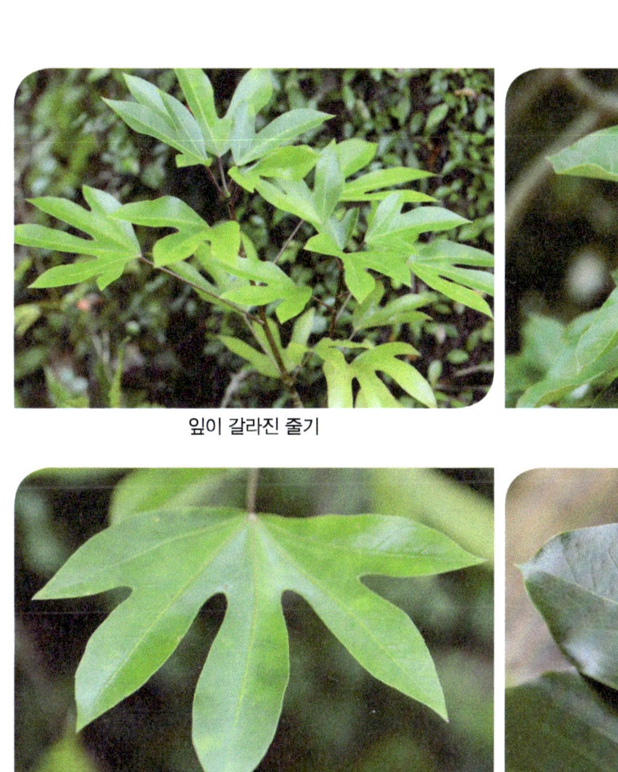

잎이 갈라진 줄기

잎이 둥근 모양의 가지

잎이 갈라진 모습

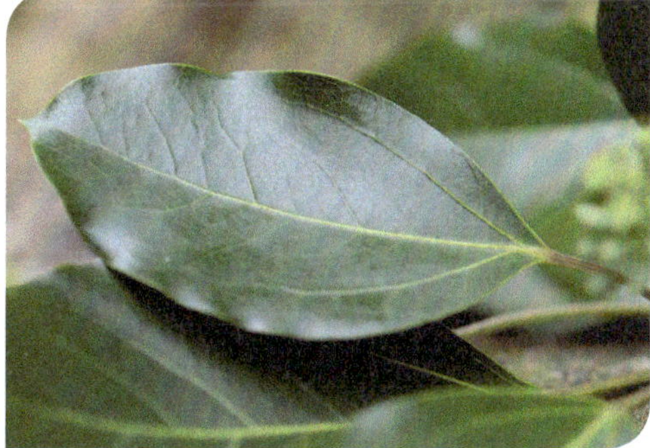

잎이 둥근 모양의 모습

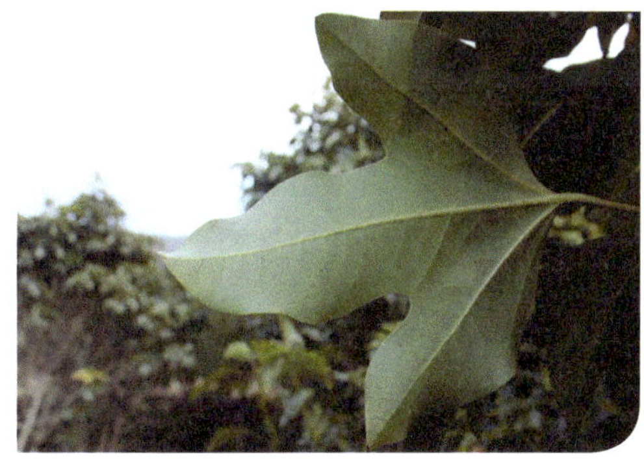

잎이 갈라진 모습 뒷면

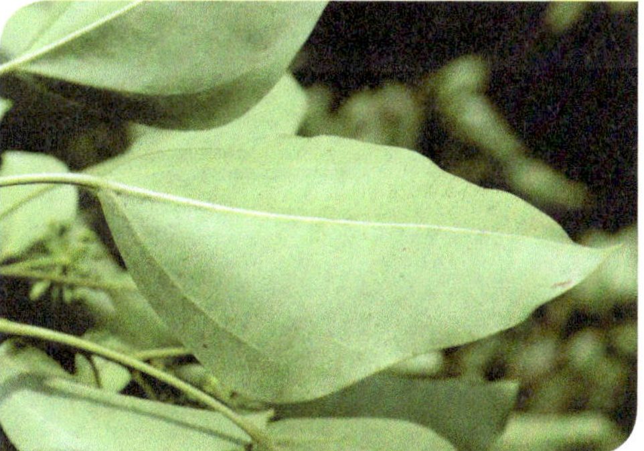

잎이 둥근 모양의 모습 뒷면

•황칠나무 잎의 변화

한그루에서 잎이 어릴때와 성숙했을 때의 변화가 발생한다.

지혈, 중풍, 항궤양, 항균, 탈모

회화나무

Sophora japonica L. = [*Styphnolobium japonicum* (L.) Schott.]

한약의 기원

이 약은 회화나무의 잘 익은 열매 꼬투리(괴각), 꽃봉오리와 꽃(괴화)이다.

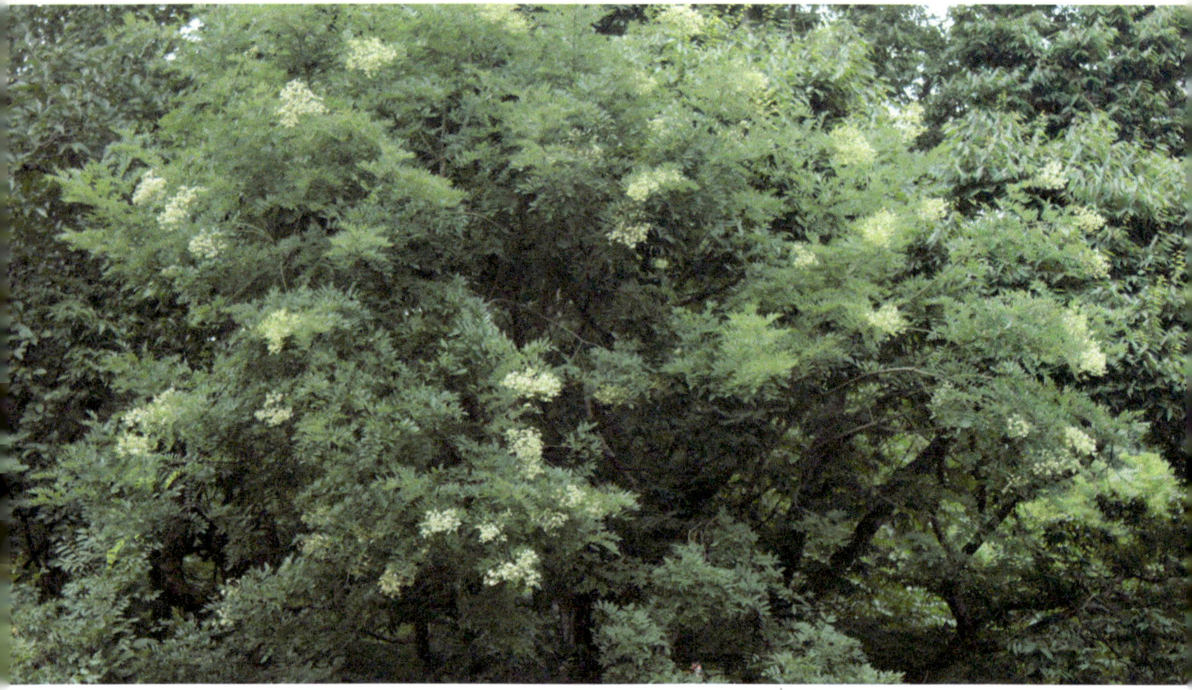

- **생약명** : 괴화(槐花), 괴각(槐角)
- **이명** : 과나무, 회나무, 괴수(槐樹), 괴화수(槐花樹), 괴미(槐米), 괴실(槐實), 괴백피(槐白皮)
- **사용부위** : 뿌리껍질, 나무껍질, 꽃봉오리, 꽃, 열매
- **꽃 피는 시기** : 8월
- **과명** : 콩과(Leguminosae)

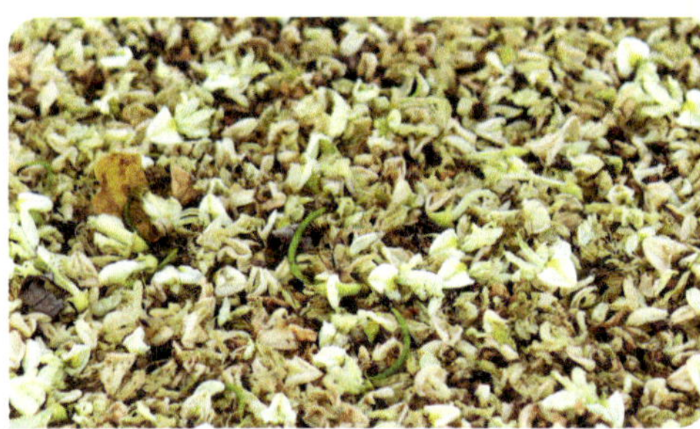

꽃봉오리(약재 전형)

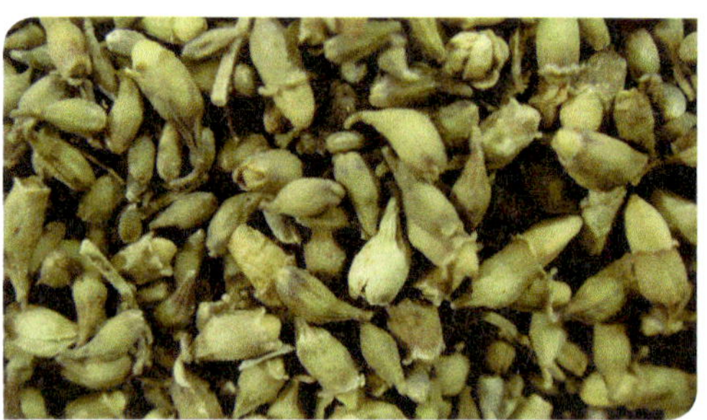

열매(약재)

생태적 특성 회화나무는 인가 근처, 촌락 부근, 산야지, 도로변에 심거나 가로수 등으로 심어 가꾸는 낙엽활엽교목이다. 높이는 25m 전후로 자라고, 나무껍질은 회갈색에, 작은 가지는 녹색으로 자르면 냄새가 난다. 잎은 서로 어긋나고 1회 홀수깃꼴겹잎이며 잔잎은 7~15장이고 달걀 모양 타원형 혹은 달걀 모양 바소꼴이다. 잎끝은 뾰족하고 밑부분은 뭉툭하거나 둥글고 가장자리에는 톱니가 없으며 잎

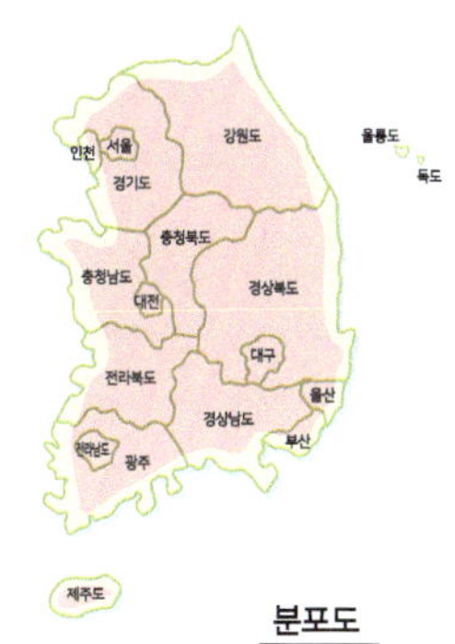

분포도

각 부위별 생김새

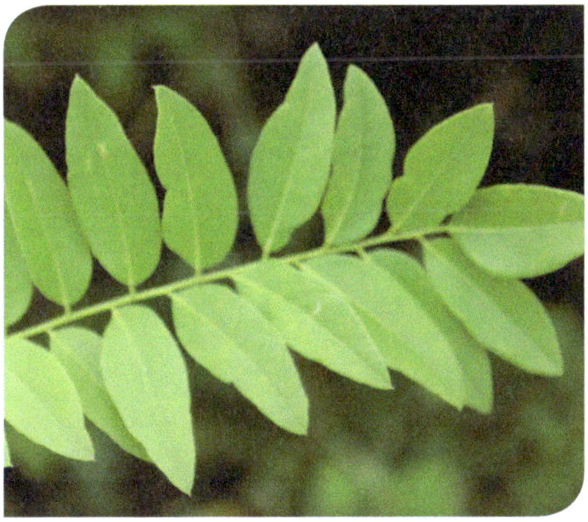

잎 생김새

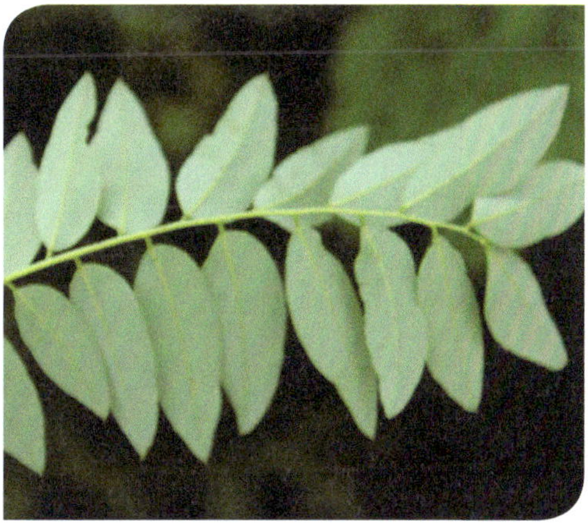

잎 뒷면

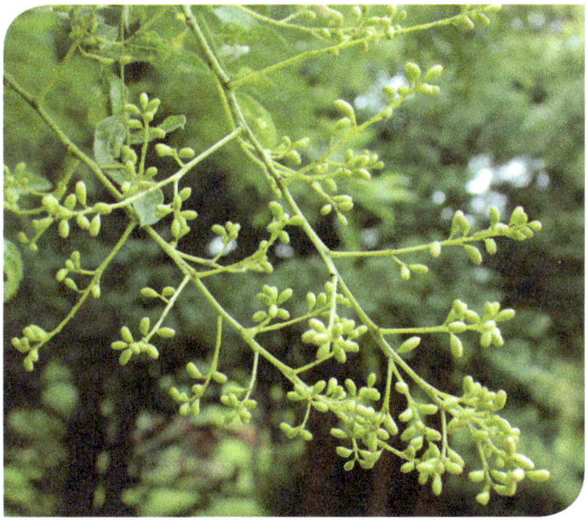

꽃봉우리

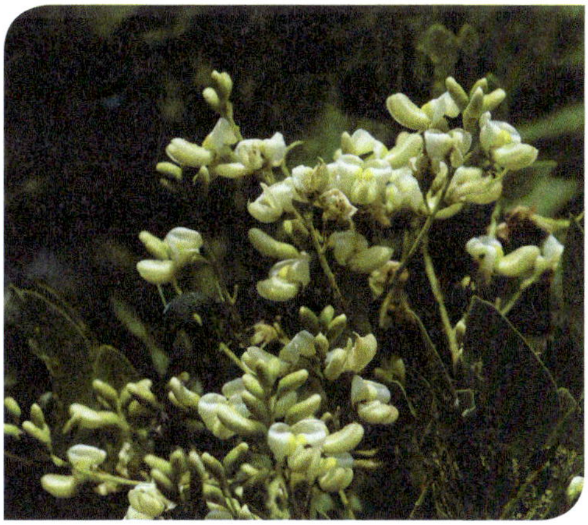

꽃

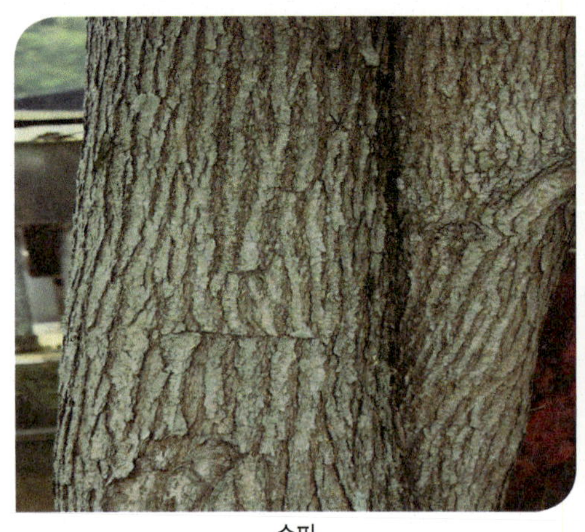

수피

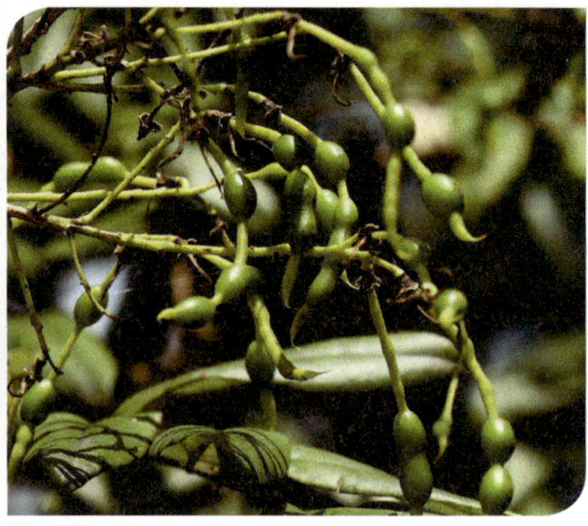

덜 익은 열매

뒤에는 잔털이 나 있고 작은 턱잎이 있다. 꽃은 황백색으로 8월에 원뿔꽃차례로 줄기 끝에서 핀다. 열매는 꼬투리 모양에 마디가 있고 구슬을 꿰어 놓은 것 같은 염주 모양으로 10월에 익어 벌어진다.

채취 시기 꽃, 꽃봉오리는 개화 전과 직후인 7~8월, 나무껍질은 봄 · 여름, 뿌리껍질은 연중 수시, 열매는 10월에 채취한다.

약초의 성분 나무껍질 및 뿌리껍질에는 d-마악키아닌-모노-베타-d-글루코사이드(d-maackianin-mono-β-d-glucoside), dl-마악키아인(dl-maackiain)이 함유되어 있다. 꽃, 꽃봉오리에는 트리테르펜(triterpene)계의 사포닌과 베툴린(betulin), 소포라디올(sophoradiol), 포도당, 글루크론산(glucuronic acid), 솔포린(sorphorin) A, B, C, 타닌(tannin) 등이 함유되어 있다. 열매에는 9종의 플라보노이드(flavonoid)와 이소플라보노이드(isoflavonoid)가 함유되어 있으며 그중에는 게니스테인(genistein), 소포리코사이드(sophoricoside), 소포라비오사이드(sophorabioside), 캠페롤(kaempherol), 글루코사이드(glucoside) C, 소포라플라보노로사이드(sophoraflavonoloside), 루틴(rutin) 등이 함유되어 있다.

약초의 성미 뿌리껍질, 나무껍질은 성질이 평범하고, 맛은 쓰고, 독성은 없다.

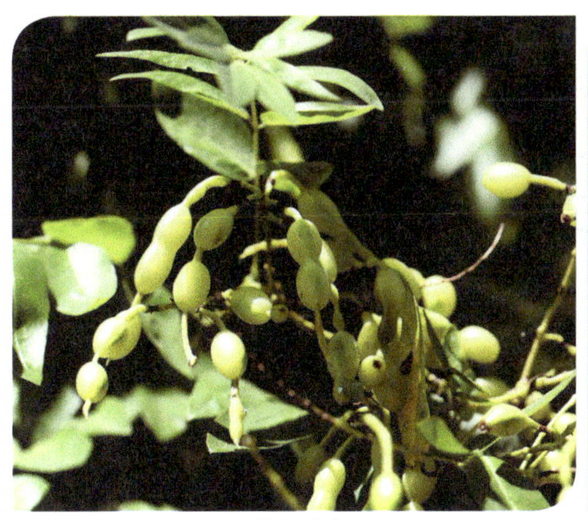
완숙 열매

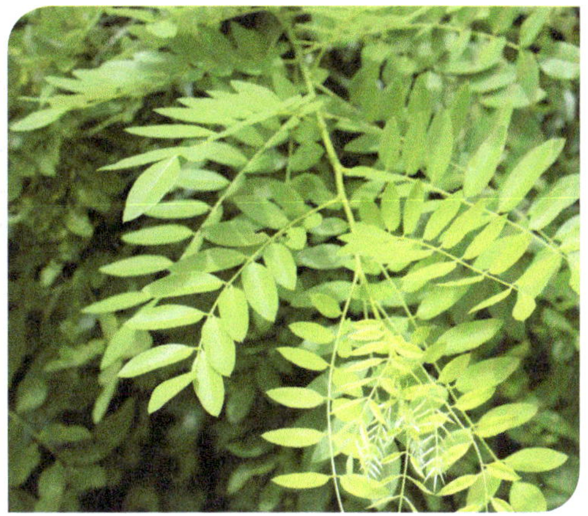
잎 차례

꽃, 꽃봉오리는 성질이 시원하고, 맛은 쓰다. 열매는 성질이 차고, 맛은 쓰다.

약초의 작용부위 꽃(괴화), 열매(괴각)는 간(肝), 심(心), 대장(大腸) 경락에 작용한다.

약초의 효능과 치료 나무껍질 및 뿌리껍질은 괴백피(槐白皮)라고 하며 진통, 소종, 거풍, 제습의 효능이 있고 신체강경(身體强硬: 몸이 굳어짐), 근육마비, 열병구창(熱病口瘡), 장풍하혈(腸風下血), 종기, 치질, 음부 가려움증, 화상 등을 치료한다. 꽃, 꽃봉오리는 약용하고 꽃의 생약명을 괴화(槐花), 꽃이 피기 전의 꽃봉오리의 생약명을 괴미(槐米)라고 한다. 지혈작용이 있고 진경(鎭痙) 및 항궤양작용, 혈압강하작용이 있으며 청열, 양혈, 지혈의 효능이 있고 장풍에 의한 혈변, 치질, 혈뇨, 대하증, 눈의 충혈, 창독, 중풍 등을 치료한다. 꽃 추출물은 여드름의 예방과 치료, 폐경기질환 및 피부노화 등을 예방 및 치료, 피부주름을 개선하는 효과가 있다. 탈모 예방 및 개선 효과도 있다. 열매는 생약명을 괴각(槐角)이라고 하여 항균작용이 있고 청열, 윤간(潤肝), 양혈(凉血), 지혈 효능이 있고 장풍출혈(腸風出血), 치질출혈, 출혈성 하리, 심흉번민(心胸煩悶), 풍현(風眩) 등을 치료한다.

약초 처방 및 약용법과 용량 말린 나무껍질 및 뿌리껍질 30~50g을 물 900mL에 넣어 반이 될 때까지 달여 하루에 2~3회 나눠 마신다. 외용할 경우에는 달인 액으로 양치질하여 입안을 씻어준다. 말린 꽃 또는 꽃봉오리 30~40g을 물 900mL에 넣어 반이 될 때까지 달여 하루에 2~3회 나눠 마신다. 외용할 경우에는 달인 액으로 환부를 씻어준다. 말린 열매 20~30g을 물 900mL에 넣어 반이 될 때까지 달여 하루에 2~3회 나눠 마신다. 외용할 경우에는 볶아서 가루로 만들어 참기름에 개어서 환부에 바른다.

사용 시 주의사항 비위가 허약한 사람은 사용에 주의해야 한다.

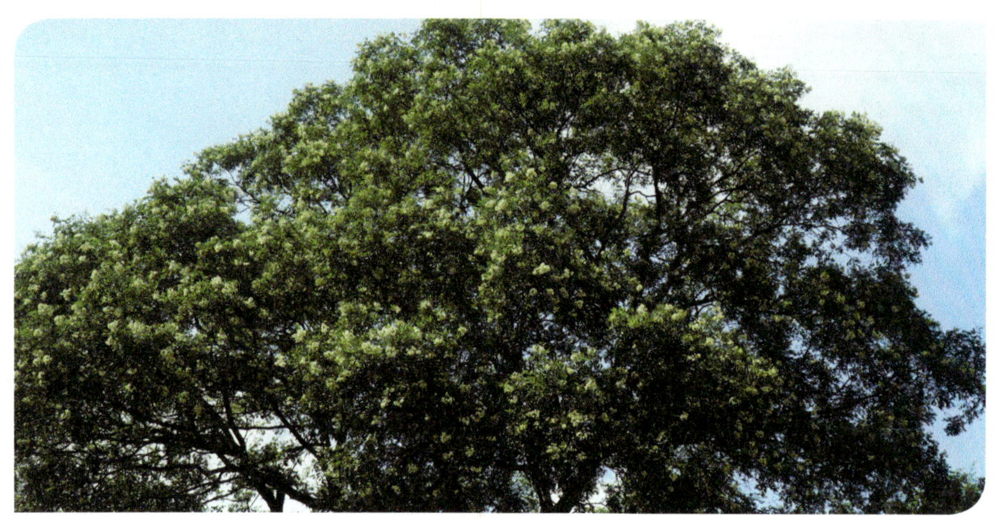

회화나무 고목

특허로 입증된 기능성 물질

회화나무 꽃 추출물의 누룩 발효물을 함유하는 여드름 개선용 조성물

본 발명은 여드름 피부용 화장료 조성물에 관한 것으로, 보다 상세하게는 회화나무 꽃 추출물을 누룩 발효시켜 제조한 발효물을 함유하여 여드름 증상을 악화시키는 주 원인균인 프로피오니박테리움아크네스(Propionibacteriumacnes)의 생육을 억제하는 우수한 여드름 치료 및 예방효과를 갖는 여드름 피부용 화장료 조성물에 관한 것이다.

- 공개번호 : 10-2011-0105581, 출원인 : (주)콧데

회화나무 유래 줄기세포를 포함하는 탈모 예방 또는 개선용 화장료 조성물

본 발명은 회화나무 유래 줄기세포를 포함하는 발모 촉진 조성물에 관한 것이다. 보다 구체적으로 본 발명은 회화나무 유래 줄기세포가 탈모 유발 호르몬인 디하이드로테스토스테론의 생성을 촉진하는 5-알파 리덕타아제(5-alpha-reductase)를 저해하는 효과가 있어 탈모의 예방 및 개선용 화장료 조성물로 사용될 수 있음에 관한 것이다.

- 등록번호 : 10-1080297, 출원인 : (주)에스테르

간세포 보호, 천식, 수렴, 항암

후박나무

Machilus thunbergii Siebold & Zucc.

한약의 기원

이 약은 일본목련, 후박(厚朴), 요엽 후박(凹葉厚朴)의 줄기껍질이다.

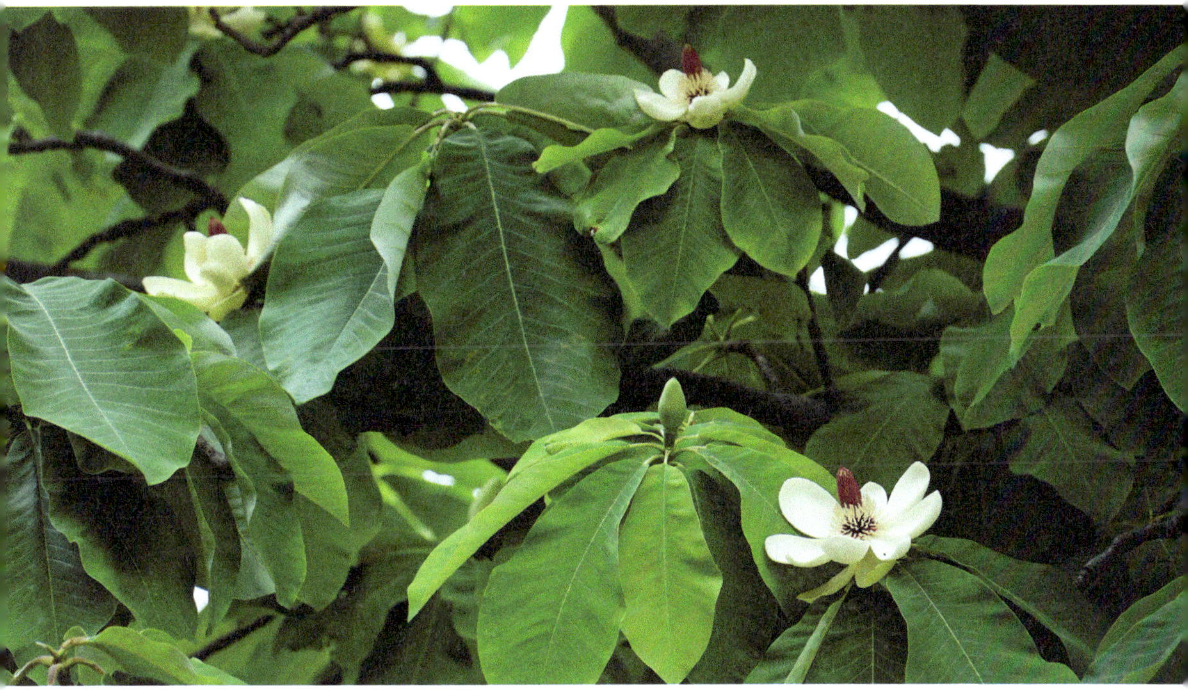

- **생약명** : 한후박(韓厚朴), 홍남피(紅楠皮)
- **이명** : 왕후박나무, 홍남(紅楠), 저각남(猪脚楠), 상피수(橡皮樹), 홍윤남(紅潤楠)
- **사용부위** : 뿌리껍질, 나무껍질
- **꽃 피는 시기** : 5~6월
- **과명** : 녹나무과(Lauraceae)

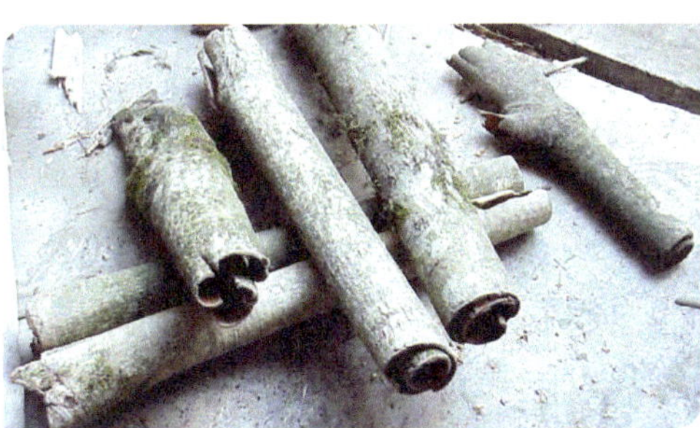

나무껍질

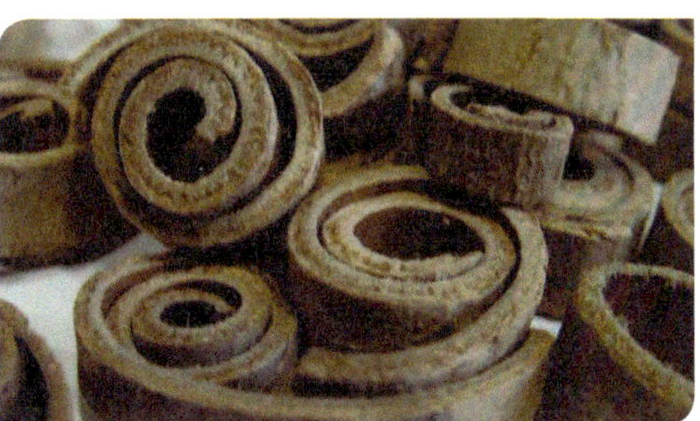

나무껍질(약재)

생태적 특성 후박나무는 상록활엽교목으로, 높이가 20m 전후로 자란다. 잎은 어긋나고 거꿀달걀 모양 타원형에 길이는 7~15cm이고 잎끝은 뾰족하고 가장자리는 밋밋하다. 꽃은 양성화이고 황록색으로 5~6월에 원뿔꽃차례로 잎겨드랑이에서 많은 꽃이 핀다. 열매는 다음해 7~8월에 흑자색으로 익는다.

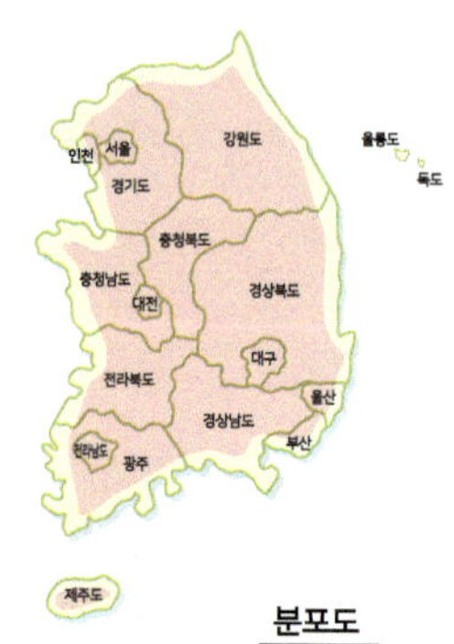

분포도

채취 시기 여름에 뿌리껍질, 나무껍질을 채취한다.

약초의 성분 뿌리껍질과 나무껍질에는 타닌(tannin)과 수

각 부위별 생김새

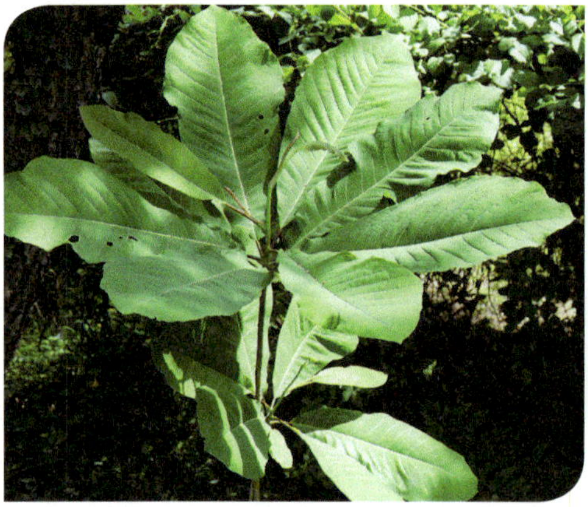

잎 생김새

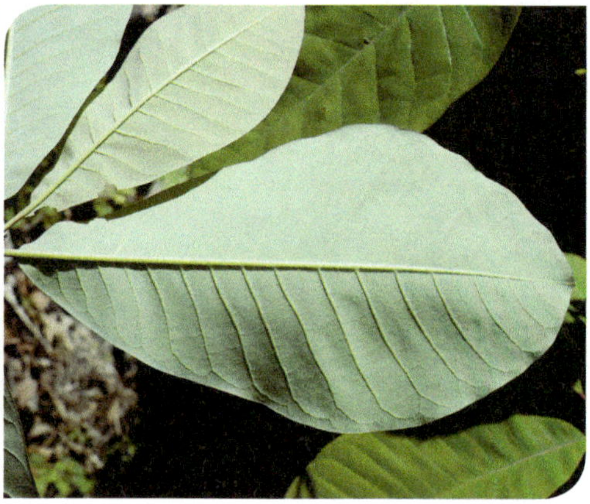

잎 뒷면

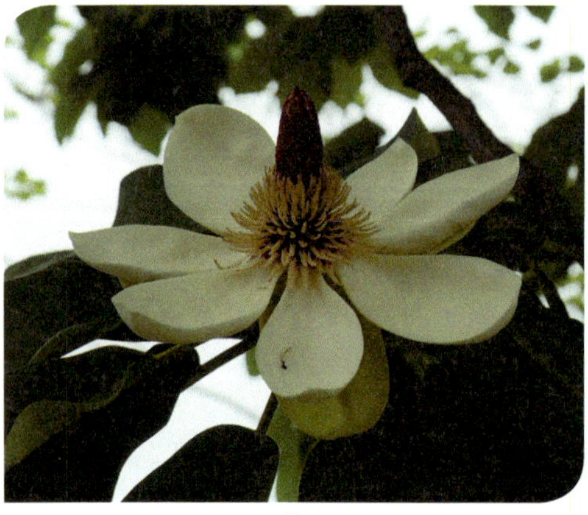

꽃

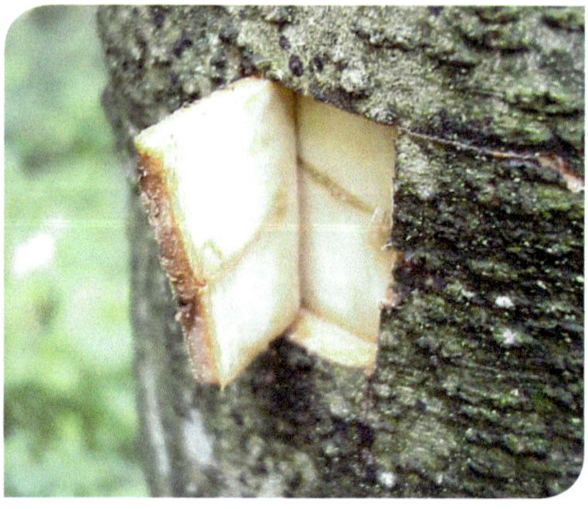

수피

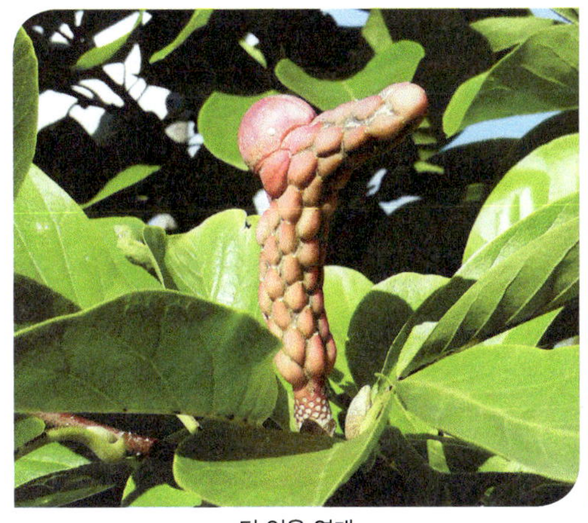
덜 익은 열매

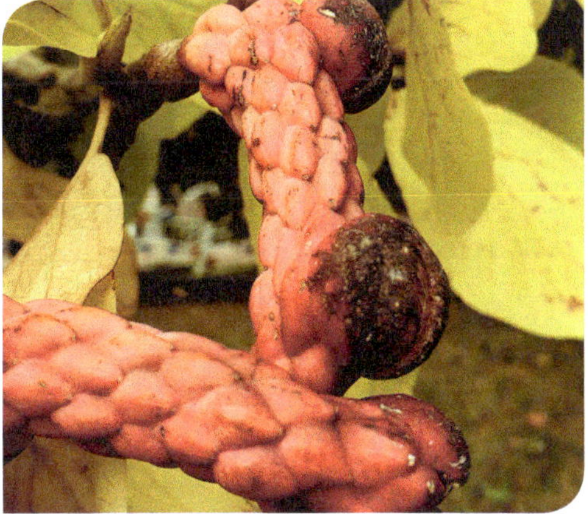
완숙 열매

지, 다량의 점액질이 함유되어 있으며 dl-N-노르아메파빈(dl-N-noramepavine), 퀴세틴(quercetin), N-노르아메파빈(N-noramepavine), 레티큘린(reticuline), 리그노세릭산(lignoceric acid), dl-카테콜(dl-catechol), 알파-피넨(α-pinene), 베타-피넨(β-pinene), 캄펜(camphene), 카리오필렌(caryophyllene) 등이 함유되어 있다.

약초의 성미 성질이 따뜻하고, 맛은 맵고 쓰다.

약초의 작용부위 간(肝), 위(胃), 대장(大腸) 경락에 작용한다.

약초의 효능과 치료 뿌리껍질 및 나무껍질은 생약명을 한후박(韓厚朴) 또는 홍남피(紅楠皮)라고 하며 간세포 보호작용과 해독작용으로 간염의 치료에 도움을 주며 위장병의 복부팽만감, 소화불량, 변비, 정장, 지사, 변비, 수렴, 습진, 항궤양, 타박상 등을 치료한다.

약초 처방 및 약용법과 용량 말린 뿌리껍질 및 나무껍질 20~30g을 물 900mL에 넣어 반이 될 때까지 달여 하루에 2~3회 나눠 마신다. 외용할 경우에는 생것을 짓찧어서 환부에 도포한다.

사용 시 주의사항 이 식물은 본래 후박으로 사용하는 일본목련, 후박, 요엽후박과는 기원이 다른 식물이므로 혼용 또는 오용해서는 안 된다.

비슷한 약초

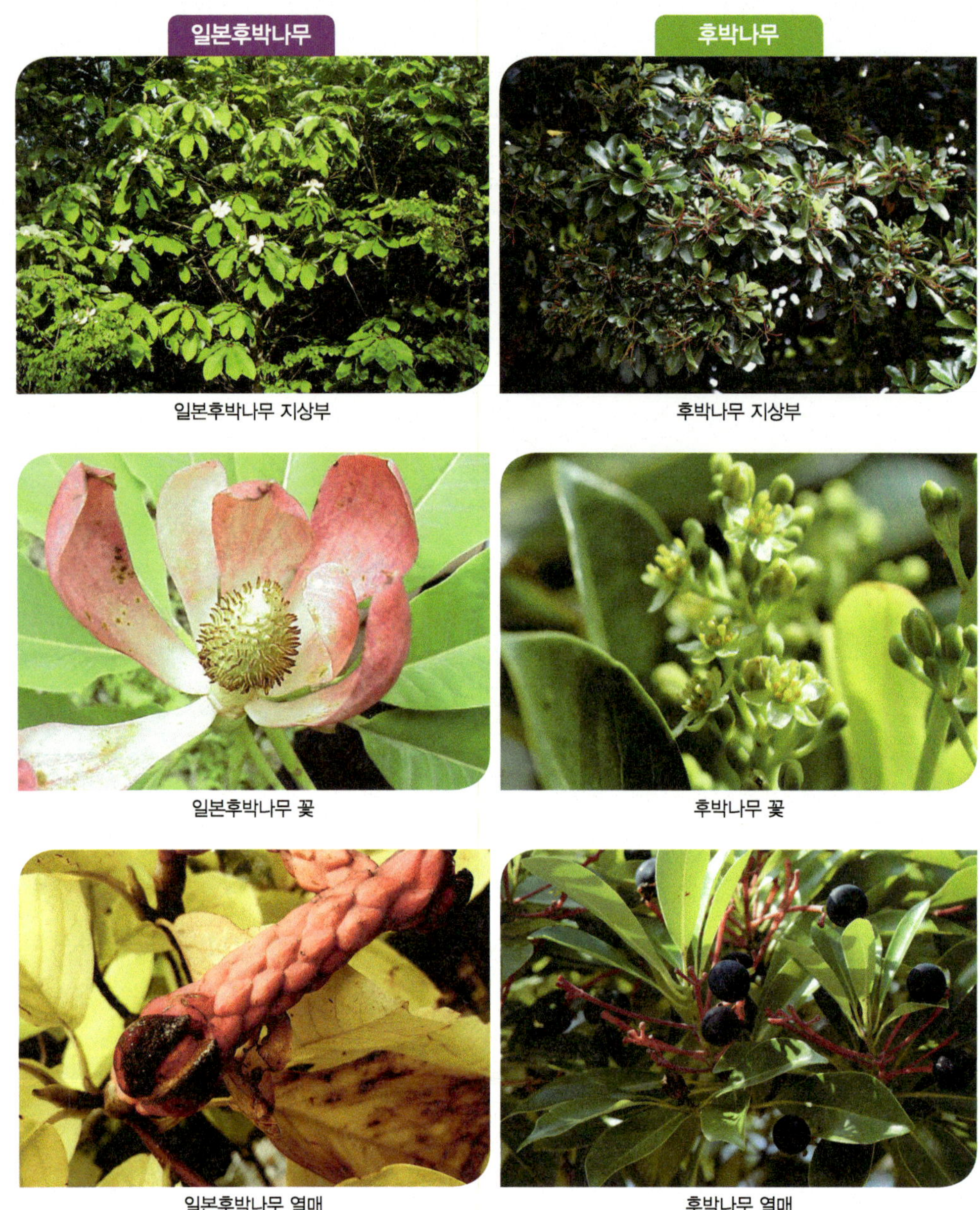

일본후박나무 지상부

후박나무 지상부

일본후박나무 꽃

후박나무 꽃

일본후박나무 열매

후박나무 열매

•후박나무와 일본후박나무의 차이점

일본후박나무와 우리나라 자생 후박나무는 종이 다른 나무이다.

심복부의 통증, 산후의 어혈복통, 타박상, 종기

흑삼릉

Sparganium erectum L.

한약의 기원

이 약은 흑삼릉의 덩이줄기이다.

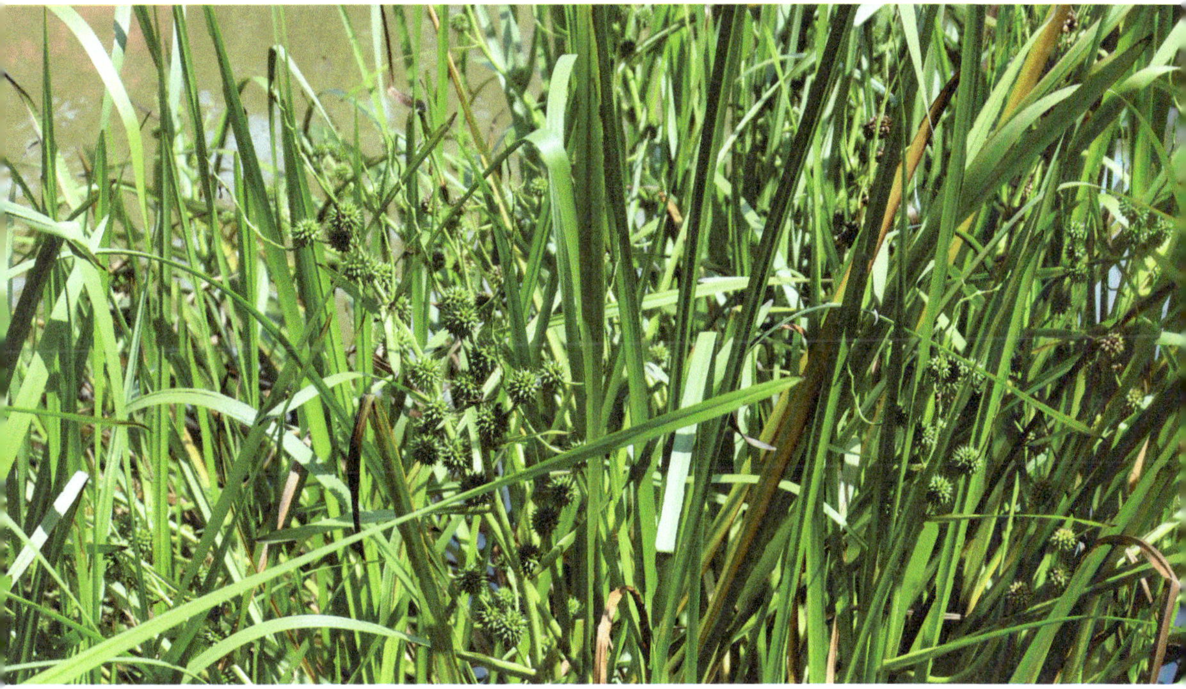

- **생약명** : 삼릉(三稜)
- **이명** : 흑삼능, 매자기, 형삼릉(荊三稜), 경삼릉(京三稜), 광삼릉(光三稜)
- **사용부위** : 덩이줄기
- **꽃 피는 시기** : 6~7월
- **과명** : 흑삼릉과(Sparganiaceae)

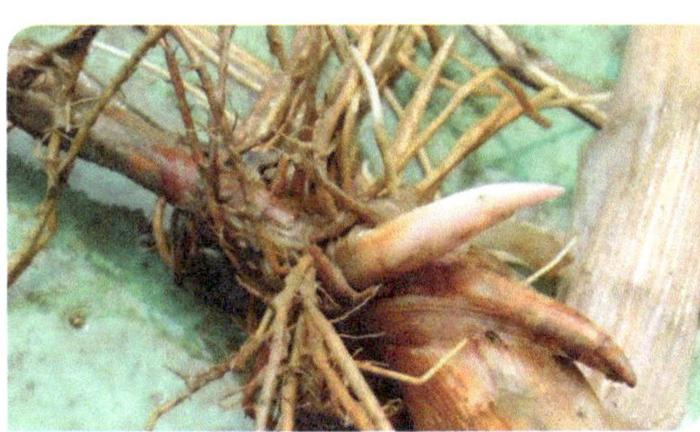

뿌리줄기(채취품)

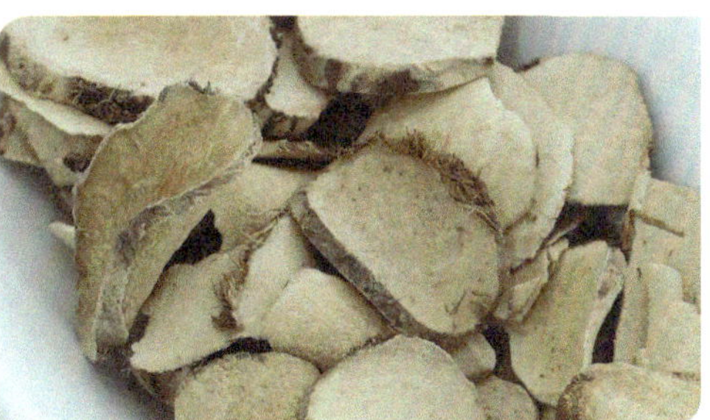

뿌리(약재)

생태적 특성 흑삼릉은 여러해살이풀로, 중부 이남의 연못이나 늪지대 및 하천 같은 곳에서 잘 자란다. 덩이줄기는 원뿔형으로 조금 납작하고 길이는 2~6cm, 지름은 2~4cm이다. 표면은 황백색 또는 회황색으로 칼로 깎은 자국이 있으며 작은 점상의 수염뿌리가 떨어져나간 흔적이 가로로 고리 모양으로 배열되어 있다. 덩이줄기의 몸체는 무겁고 질은 견실하다. 원줄기는 키 70~100cm로 자라고, 뿌리줄

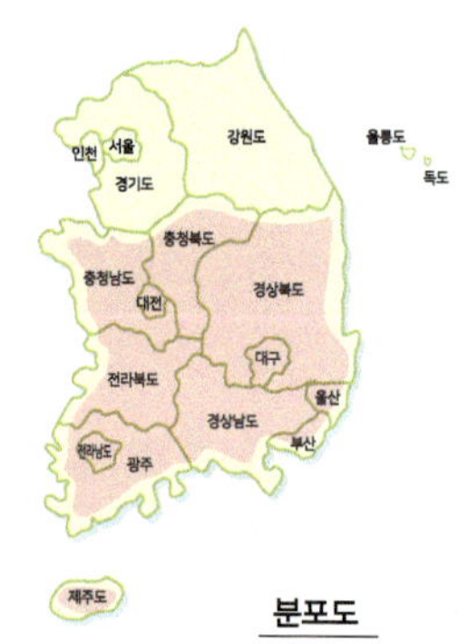

분포도

각 부위별 생김새

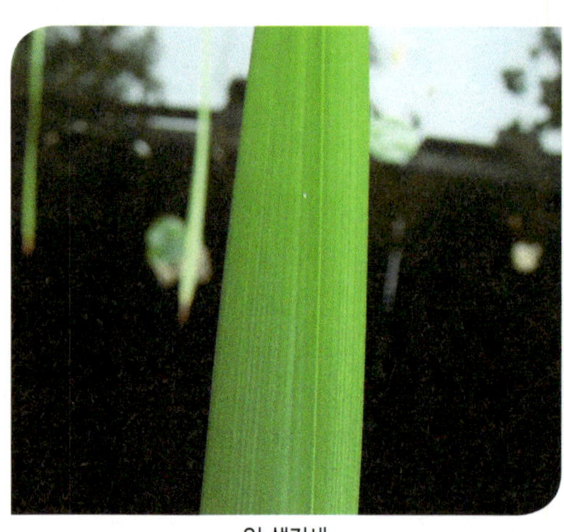
잎 생김새

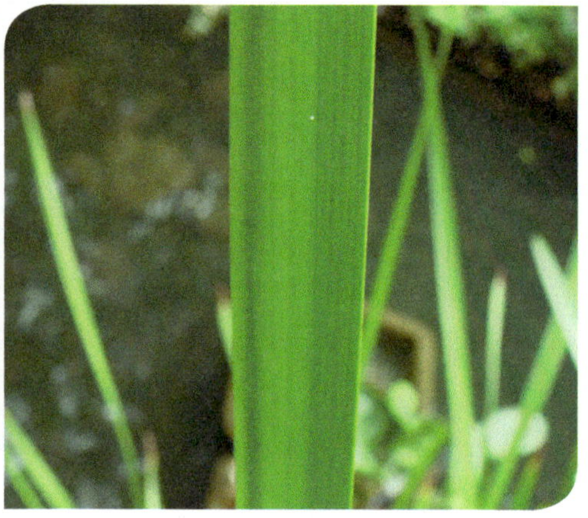
잎 뒷면

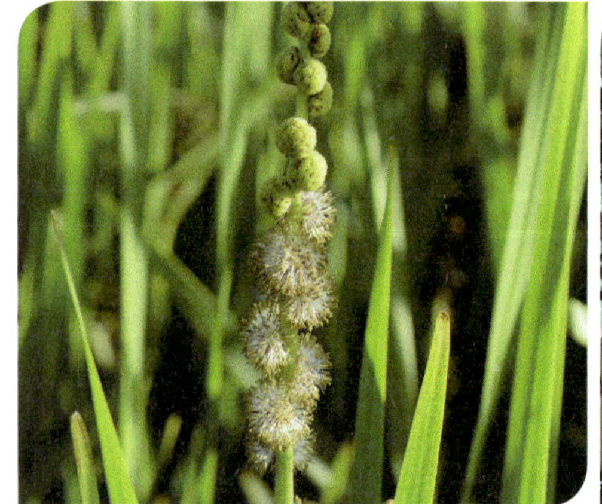
꽃

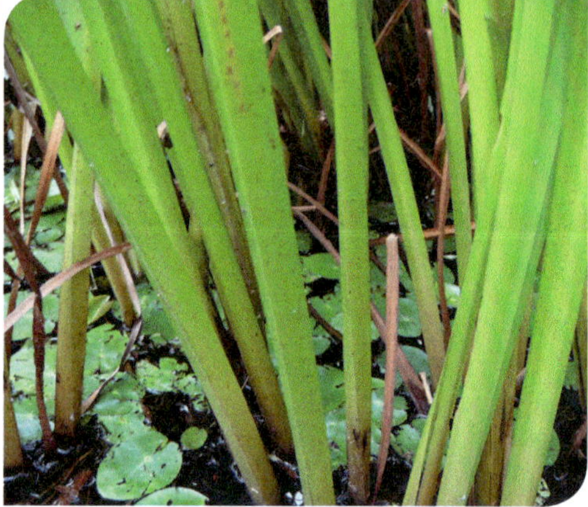
줄기

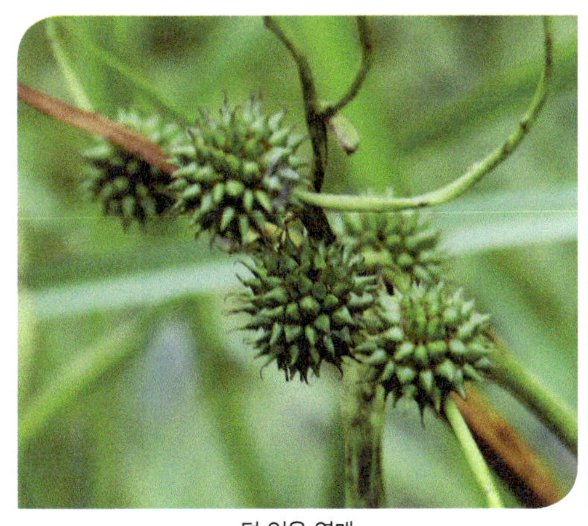
덜 익은 열매

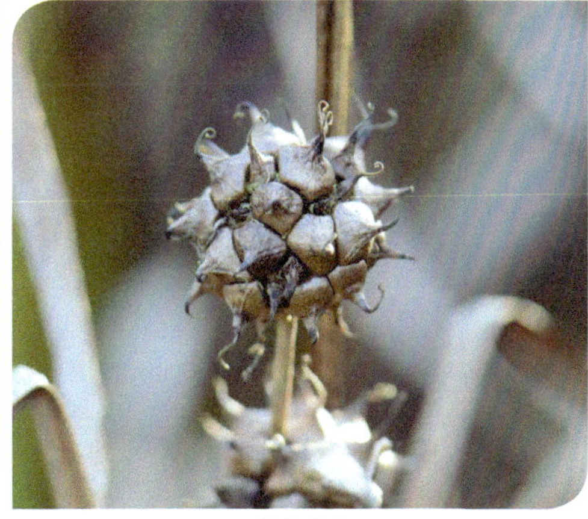
완숙 열매

기는 옆으로 뻗고 기는 줄기로 퍼져나간다. 녹색 잎은 선 모양으로 모여나며 뒷면에 1개의 능선이 있다. 꽃은 흰색으로 6~7월에 두상꽃차례로 피고, 열매는 7~8월에 달린다.

채취 시기 가을과 겨울에 덩이줄기를 채취하여 줄기와 잎, 수염뿌리 등을 제거하고 씻은 다음 겉껍질을 깎아내고 햇볕에 말린다. 이물질을 제거하고 물에 담가 수분을 충분히 윤투(潤透)시켜 가늘게 썰고 햇볕에 말려서 사용하거나 초초(醋炒) 또는 초(炒: 프라이팬에 볶아냄)하여 사용한다.

약초의 성분 덩이줄기에는 정유, 녹말 등이 함유되어 있으며, 전초에는 플라보노이드(flavonoid), 알칼로이드(alkaloid) 등이 함유되어 있다. 녹말 성분이 있고 관다발 주위가 목질화된 것이 형삼릉과 다르다.

약초의 성미 성질이 평범하고, 맛은 쓰며, 독성은 없다.

약초의 작용부위 간(肝), 심(心), 비(脾) 경락에 작용한다.

약초의 효능과 치료 기를 통하게 하는 행기(行氣), 월경을 잘 통하게 하는 통경(通經), 죽은피를 없애주는 파혈(破血), 기가 뭉친 것을 깨뜨려주는 소적(消積), 통증을 멈추게 하는 진통 등의 효능이 있으며, 징가(癥瘕: 오래된 체증으로 인하여 몸안에 덩어리가 생긴 증상)와 적취(積聚)를 치료하고, 기혈응체(氣血凝滯: 기혈이 뭉쳐서 몸안에 머무르는 증상), 심복동통(心腹疼痛: 심복부의 심한 통증), 옆구리 아래 부위의 통증(脇下脹痛), 경폐(經閉), 산후어혈복통(産後瘀血腹痛: 출산 후 오로가 다 빠져나오지 않아서 생기는 심한 복통), 질타손상(跌打損傷: 타박상), 창종견경(瘡腫堅硬: 부스럼과 종기가 단단하게 굳어진 증상) 등의 치료에 응용한다.

약초 처방 및 약용법과 용량 말린 덩이줄기 10g을 물 700mL에 넣어 끓기 시작하면 약하게 줄여 200~300mL가 될 때까지 달여 하루에 2회 나눠 마신다. 가루나 환으로 만들어 복용하기도 한다. 완복창만(脘腹脹滿: 위 부분이 그득하게 차오르면서 오는 복통)을 다스리기 위해서는 이 약재에 봉출(蓬朮), 목향(木香), 빈랑(檳榔), 청피(靑皮), 신국(神麴), 맥아(麥芽), 산사(山楂) 등의 약재를 배합하여 응용하고, 만약 비 기능이 허할 경우에는 여기에 인삼과 백출(白朮)을 가미한다.

사용 시 주의사항 이 약재는 파기(破氣: 울체된 기를 깨는 것)하고 거어(去瘀: 어혈을 제거함)하는 효능이 있기 때문에 월경과다 증상이 있거나 임산부의 경우에는 사용해서는 안 된다.

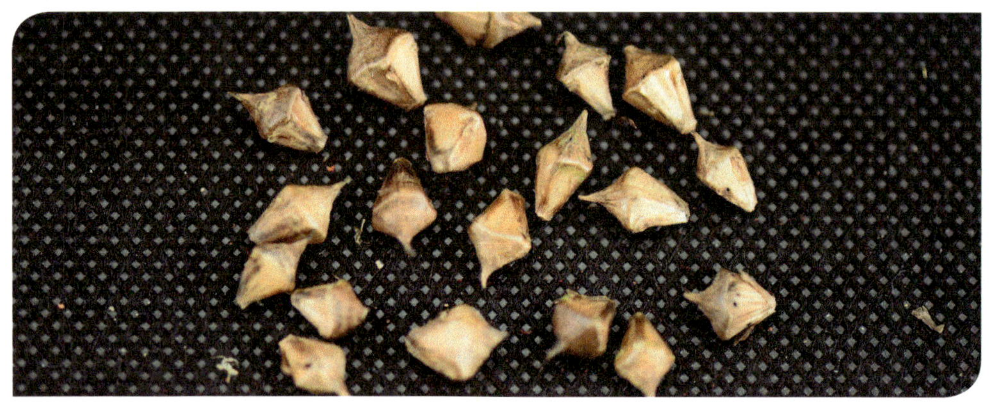

씨앗

중요 한방용어

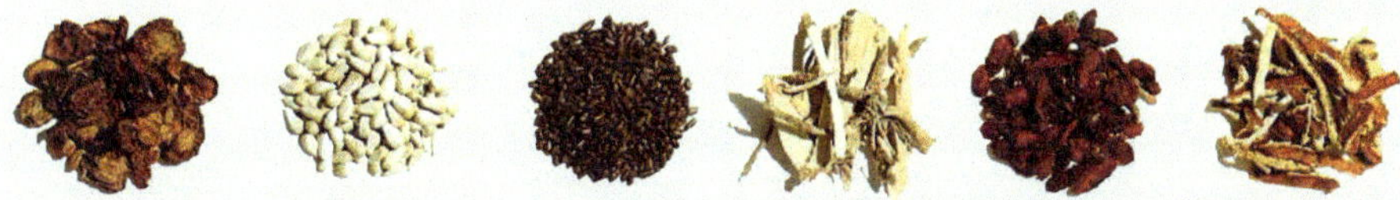

ㄱ

각기(脚氣) : 다리의 힘이 약해지고 저리거 나 제대로 걷지 못하는 병.

각혈(咯血) : 기도를 통해 나오는 출혈.

간위기통(肝胃氣痛) : 간기가 울결되어 위에 영향을 주어 발생하는 통증.

간음(肝陰) : 간의 혈액과 음액(陰液).

간허(肝虛) : 간이 허해진 징후 또는 간의 기혈 부족.

개선(疥癬) : 옴과 버짐.

개위(開胃) : 위의 소화를 돕고 식욕을 증진시키는 방법.

거담(祛痰) : 담을 제거하는 치료법.

거어(祛瘀) : 어혈을 제거하는 치료법.

건비(健脾) : 비가 허하여 운화기능이 약해지는 것을 치료하는 법.

경간(驚癎) : 경(驚)은 몸에 열이 나고 얼굴이 붉어지며 잠을 잘 자지 못하지만 경련은 없는 증상. 간(癎)은 경의 증상 외에 몸이 뻣뻣해지며 손발이 오그라들면서 경련이 발생하는 것.

경계(驚悸) : 놀라서 가슴이 두근거리거나 잘 놀라고 두려워하는 것.

경맥(經脈) : 기혈이 순환하는 기본 통로.

고표(固表) : 표부(表)가 허해서 땀이 지나치게 흐르는 것을 낫게 하는 것.

골증(骨蒸) : 증병(蒸病)의 일종으로 발열의 상태가 골수(骨髓)에서 투발(透發)하는 것.

과당(果糖) : 꿀이나 단 과일 속에 들어 있는 단당(單糖). 흰색 가루로 물과 알코올에 녹으며, 단맛이 있고 발효하면 알코올이 된다. 감미료, 당뇨병 환자의 영양식, 이뇨제로 쓴다.

곽란(霍亂) : 갑자기 복통이 나면서 심한 구토와 설사가 동시에 나타나는 위중한 병증.

관흉격(寬胸膈) : 속을 편안하게 함.

교장사(絞腸) : 건곽란(乾亂). 갑자기 배가 비트는 것처럼 아픈 증상.

구갈(口渴) : 목이 마름.

구규(九竅) : 눈, 코, 귀 각각 2규(竅) 입, 요도(尿道)와 항문(肛門).

구어혈(驅瘀血) : 어혈을 제거하는 것.

구오(嘔噁) : 토(吐) 또는 오심(惡心)을 말하는 것.

구학(久瘧) : 오랫동안 잘 낫지 않는 학질.

금구(噤口) : 입을 벌리지 못하는 증상.

기쇠(氣衰) : 기(氣)가 허(虛)하고 쇠약(衰弱)한 것.

기창(氣脹) : 칠정울결(七情鬱結, 스트레스)로 승강기능(昇降機能)이 실조되어 발생하는 창병.

기천(氣喘) : 호흡곤란, 가슴이 답답하고 숨이 차며 목구멍에서 가래 끓는 소리가 나는 병증.

ㄴ

나력(瘰癧) : 림프절에 멍울이 생긴 병증. 주로 목, 귀 뒤, 겨드랑이에 생긴다.

내상노권 : 내상병증(內傷病證)으로 늘 피곤해하는 증.

내상병증(內傷病證) : 장부의 기가 손상되어 발병하거나 외상으로 체내 장기 및 기혈에 손상을 주어 나타남.

내열(內熱) : 음액이 지나치게 소모된 경우에 나타나는 열성 병증을 말함.

노권(勞倦) : 피로하고 노곤해하는 증후.

노두(蘆頭) : 뿌리 약용 한약의 꼭지 부분에 붙어 있는 뿌리줄기.

노수(勞嗽) : 허로로 발생하는 기침.

노점(癆漸) : 몸이 점차 수척하면서 쇠약해지는 증후.

노학(勞瘧) : 학질의 하나로 오래된 학질을 말함.

뇌두풍(腦頭風) : 열독이 눈으로 들어가 홍채에 염증을 발생시키고 동공이 커졌다 작아졌다하며 두통이 심하고 잘 보지 못하는 병증.

뇌일혈(腦溢血, Cerebral hemorrhage) : 뇌혈관의 출혈이 원인이 되어 일어나는 뇌혈관 장애.

누공(瘻孔) : 병적으로 생긴 작은 구멍.

누정(漏精) : 정신적 자극을 받아 정액이 저절로 흘러나오는 병증.

ㄷ

단독(丹毒) : 화상과 같이 피부가 벌겋게 되면서 화끈거리고 열이 나는 병증.

담(痰) : 몸 안의 진액이 일정한 부위에 몰려서 걸쭉하고 탁하게 된 것.

담도염(膽道炎) : 담도에 염증이 일어나는 병으로 염증이 담낭을 중심으로 일어나는 경우를 담낭염, 담관을 중심으로 일어나는 경우를 담관염이라고 한다.

담석증(膽石症, Cholelithiasis) : 담석 때문에 담낭관(膽囊管)이나 총담관(總膽管)이 막히고 세균이 감염되어 일어나는 질환.

담열(痰熱) : 열사(熱邪)가 몸 안의 담(痰)과 만나 엉겨서 생긴 병증.

담음(痰飮) : 체내의 과잉된 진액(津液)이 여러 가지 원인으로 인해서 몰려 있거나 일정한 부위에서 스며 나오거나 또는 분비되어 생기는 병증.

대하(帶下) : 성숙한 여자의 생식기로부터 나오는 분비물의 총칭.

도한(盜汗, Night sweat) : 수면 중에 나오는 식은땀. 수면 중에 뇌의 발한중추가 흥분하여 땀을 흘리는 생리적인 현상도 있으나 보통은 병적인 것을 가리킨다. 밤중에 몇 번씩 잠옷을 갈아입어야 할 정도로 많이 흐르는 땀이며, 매우 불쾌감을 느끼게 한다.

동맥경화(動脈硬化) : 동맥의 벽이 두꺼워지고 굳어져서 탄력을 잃는 질환. 일종의 노화현상으로 고혈압, 비만, 당뇨병 따위가 주요 원인이며 혈류장애, 혈전 형성, 뇌졸중, 심근경색 따위의 주원인이 된다.

두창(痘瘡) : 천연두, 피부와 점막에 순차적으로 고유한 발진이 돋는 전염성이 극히 강한 악성 전염병.

ㅁ

말톨(Maltol) : 달콤한 향기가 있어 향미계량제, 보향제로 사용되는 착향료. 백색 또는 엷은 황색을 띤 침상결정 또는 결정성 분말로 달콤한 향기가 있다. 착향 목적 외에 사용해서는 안 되며, 향미계량제, 보향제로 사용한다. 낙엽송 및 바닐린과 비슷한 향미를 가지기 때문에 초콜릿, 코코아, 커피 향미로서, 또한 파인애플, 포도, 딸기 등의 과실 향미로서 초콜릿 제품, 빵류, 설탕과자, 소프트 드링크 등에 널리 사용하고 있다.

면역반응(免疫反應) : 생체의 몸 안에서 생긴 물질이나 몸 밖에서 들어온 물질이 생체와 다를 때 자기 체내의 통일성과 개체의 생존 유지 및 종의 존속을 위하여 그 물질들을 제거하는 일련의 생체 반응.

명목(明目) : 눈을 밝게 하는 효능.

목암(目暗) : 목혼(目昏), 눈이 어두워 주위를 잘 분간하지 못하는 것.

목적종통(目赤腫痛) : 눈이 붉어지고 부으면서 아픈 병증.

목혼(目昏) : 물체가 선명하게 보이지 않는 증후.

ㅂ

반위(反胃) : 음식을 먹은 후 일정한 시간이 경과한 후 먹은 것을 도로 토해내는 것.

반진(瘢疹) : 열병으로 인해서 체표에 나타나는 반()과 진(疹)의 두 증후, 반()은 점 모양 또는 특이한 크기의 색깔 변화가 있어 볼 수는 있으나 손에 닿는 느낌이 없고, 진(疹)은 싸라기처럼 도드라져 나와 볼 수 있으며 손에 닿는 느낌이 있는 것.

배농(排膿) : 고름을 뽑아내는 것.

백대(白帶) : 여성의 생식기에서 병적으로 분비되는 흰 점액이 나오는 병증.

백일해(百日咳) : 5세 미만의 소아에게 봄과 겨울에 유행하는 전염병의 하나인 역해(疫咳)를 말함.

번갈(煩渴) : 가슴이 답답하고 입이 마르는 증후.

베타인(Betaine) : 식품의 감칠맛 성분으로 메틸기 공여를 통해 메틴오닌 합성을 촉진하여 항지간작용 및 혈압 강하, 항혈당작용, 시력회복, 해독작용, 세포 복제 기능 등의 작용을 한다.

변당(便溏) : 대변이 무르고 진흙처럼 물컹물컹한 변을 말함.

변혈(便血) : 대소변에 피가 섞여 나오는 병증.

보간(補肝) : 손상된 간을 회복시키거나 기능을 개선하는 데 도움이 되는 일.

보기약(補氣藥) : 허약한 원기를 돕는 약.

보비(補脾) : 비장의 기운을 돕는 일.

보중(補中) : 중기(中氣)를 보익하는 것, 중(中)이란 비, 위를 말함.

부신피질호르몬 : 부신 피질에서 분비되는 호르몬을 통틀어 이르는 말. 몸 안의 염류 대사에 관계하는 무기질 코르티코이드, 탄수화물 대사에 관계하는 당질 코르티코이드 및 부신성 호르몬이 있다.

붕루(崩漏) : 월경기가 아닌 때 갑자기 대량의 자궁출혈이 멎지 않고 지속 출혈하는 병증.

비괴(痞塊) : 뱃속에 생긴 덩어리.

비만(痞滿) : 명치 밑이 더부룩하거나 트적지근하고 그득한 감을 느끼는 증후.

비증(痺證) : 관절이 저리고 통증이 있으며 심하면 붓기도 하고 팔다리를 잘 움직일 수 없는 병증.

빈뇨(頻尿) : 소변을 자주 보는 것.

ㅅ

사기(邪氣) : 사람의 몸에 병을 일으키는 여러 가지 외적 요인을 통틀어 이르는 말.

사리(瀉痢) : 설사와 이질.

사포닌(Saponin) : 식물계에 널리 존재하는 배당체에서 당이 아닌 부분이 여러 고리 화합물로 이루어진 것을 말한다.

산어(散瘀) : 혈(血)의 운행을 활발히 하여 어혈(瘀血)을 없애는 약물을 사용하여 어혈을 제거함.

산증(疝證) : 고환이나 음낭이 커지면서 아프거나 하복부가 당기며 아픈 병증.

산통(酸痛) : 시큰거리고 아픔.

삽정(澁精) : 누정(漏精), 활정(滑精), 몽정(夢精), 유정(遺精) 등을 치료하는 방법.

상음(傷陰) : 양기가 성하여 음기가 줄어드는 것.

생기(生肌) : 헌데가 생긴 부위에서 새살이 돋아나는 것.

생진(生津) : 음이 허하여 진액이 부족하거나 고열 등으로 인해서 진액이 소모된 때 진액을 자양하는 약물을 써서 정상으로 회복시키는 것.

서열(暑熱) : 여름철의 더위가 병을 일으키는 사기로 된 것.

세균성 이질(細菌性痢疾) : 이질균이 입을 통하여 감염되어 대장 · 소장의 점막이 상하여 생기는 급성 전염병. 배가 아프고 열이 나며 점액 · 혈액이 섞인 설사를 하루에 수십 번씩 한다.

소갈(消渴) : 다음다식(多飮多食)에 소변량이 많아지고 당뇨가 있으며 몸이 계속 야위는 병.

소변빈삭(小便頻數) : 소변이 자주 마려운 증상.

소식(消食) : 먹은 음식을 소화하는 것.

소영(消癭) : 종양의 하나인 영(癭)을 제거하는 것.

소장산기(小腸疝氣) : 소장기(小腸氣). 기체(氣滯)로 오는 산증(疝證).

소적(消積) : 식적(食積), 어적(瘀積) 등을 삭혀서 제거하는 것.

소종(消腫) : 부은 종기나 상처를 치료함. 또는 그런 방법.

수렴(收斂) : 넓게 펼쳐진 기운을 안으로 모으는 것.

수삭(溲數) : 소변빈삭(小便頻數), 소변을 자주 봄.

수족구련(手足拘攣) : 손발이 굳어져 마음대로 쓰지 못하는 병증.

수족마목(手足痲木) : 손발이 마비되어 무감각해지는 증후.

수종(水腫) : 신체의 조직간격(間隔)이나 체강(體腔) 체내(裏)에 체액이 머물러 얼굴, 가슴, 배나 사지 등에 부종을 발생시키는 질환.

수치(법제) : 식물이나 동물, 광물 등의 자연물을 약으로 사용하기 위해 처리하는 과정.

승양(升陽) : 양기를 상승시키는 것.

식이섬유(食餌纖維) : 식품 중에서 채소 · 과일 · 해조류 등에 많이 들어 있는 섬유질 또는 셀룰로오스로 알려진 성분.

신기(腎氣) : 신의 기능(생장발육과 성기능 활동)과 활동.

신로(腎勞) : 과로로 인해서 신(腎)이 손상되어 야기되는 허로증.

신부전(腎不全, Renal failure, Kidney failure) : 신기능부전이라고도 한다. 혈액 속의 노폐물을 걸러내고 배출하는 신장의 기능에 장애가 있는 상태이다. 혈액 속 노폐물의 농도가 높아지고 수분의 배출이 일어나지 않으며 여러 가지 합병증 및 고혈압이 발생한다.

신수본초 : 당나라 고종 때 이적(李勣)이 펴냈으며, 처음으로 서역(西域)의 여러 가지 약종이 기재되었

고, 동 · 식 · 광물의 그림이 실렸다.

신음(腎陰) : 신(腎)의 음액(陰液). 생리적 기능의 동력이며 생명활동의 원천이 되는 신양(腎陽)의 물질적 기초.

신정(腎精) : 신(腎)의 정기.

신혼(神昏) : 정신이 혼미하거나 정신을 잃는 것.

실화(實火) : 사열(邪熱)이 왕성하여 생긴 열증.

심계항진(心悸亢進) : 정신적 흥분, 병약, 육체적 과로, 심장병 등에 의해서 가슴이 두근거리는 것이 심하고 강하게 나타나는 것.

심규(心竅) : 혀를 달리 이르는 말 또는 정신작용을 나타내는 것.

심복(心腹) : 흉복부(胸腹部).

심현(心痃) : 명치 부위가 더부룩하면서 아픈 것.

ㅇ

안신(安神) : 정신을 안정시키는 것.

안태(安胎) : 태아가 움직여서 임신부의 배와 허리가 아프고 낙태의 염려가 있는 것을 다스려 편안하게 하는 일.

알데히드 탈수소효소(ALDH) : 생체 내에서 대사물질의 산화는 일반적으로 탈수소반응인데, 이 산화환원반응을 촉매하는 효소(산화환원효소) 중에서 기질로부터 수소를 이탈시켜 수소수용체(水素受容體:B)에 전달하는 탈수소반응을 촉매하는 효소를 말한다. 작용하는 기질의 수소공여체 부위가 CHOH인 것(알코올탈수소효소 등), 알데히드 또는 케톤기인 것을 말함.

알리신(Allicin) : 마늘에 들어 있는 성분으로 마늘의 독특한 냄새와 약효의 주된 성분이다.

알츠하이머병(Alzheimer's disease) : 노인에게 주로 나타나는 치매의 주요 원인 가운데 하나이다. 병리조직학적으로는 뇌의 전반적인 위축, 뇌실의 확장, 신경섬유의 다발성 병변(neurofibrillary tangle)과 초로성 반점(neuritic plaque) 등의 특징을 보인다. 미국의 전 대통령 로널드 레이건이 이 질환을 앓다가 세상을 떠나면서 사람들의 관심을 끌었다.

알코올 탈수소효소(ADH) : 알코올에서 수소를 이탈시켜 알데히드를 생성하는 반응을 가역적으로 촉매하는 효소.

양간(養肝) : 간음(肝陰)이 허할 때 쓰는 치료법.

양위(陽痿) : 음위증, 성욕은 있으나 발기가 되지 않는 병증.

양음(養陰) : 음액(陰液) 또는 음정(陰精)을 자양하는 것.

양혈(養血) : 보혈(補血), 혈이 허한 것을 보해주는 치료법.

양혈(凉血) : 혈분(血分)의 사열이 성한 병증을 찬 성질의 약물로 열을 제거하는 치료법.

에토포시드(Etoposide) : 암세포의 성장을 둔하게 하거나 멈추게 하는 항암 효과를 말함.

여력(餘瀝) : 소변을 본 뒤에 소변이 남은 감이 있으면서 방울방울 떨어지는 증상.

역해(疫咳) : 특징적인 경련성 해수발작을 일으키는 소아의 급성 전염병.

열독(熱毒) : 양열(陽熱)이 몰려 독이 생긴 것, 옹저, 창양 등 외가 질병의 주요 병인.

열림(熱淋) : 습열사가 하복부에 몰려서 생기는 임병(淋病)의 하나.

열증(熱證) : 양기(陽氣)가 음기(陰氣)보다 왕성하거나 열사(熱邪)가 성행하여 발생하는 병증.

염폐지해(斂肺止咳) : 폐기를 수렴하여 기침을 멈추게 하는 치료법.

염한(斂汗) : 표(表)가 허약해서 자한, 도한 증상이 있는 경우에 약물을 사용하여 땀을 멎게 하는 것.

영기(榮氣) : 경맥(經脈)을 통해 순행하는 정기(精氣).

영위(榮衛) : 영기(榮氣)와 위기(衛氣).

오로(五勞) : 허로의 다섯 가지 병인.

오로칠상(五勞七傷) : 오로와 칠상을 말하는 것.

오심(惡心) : 구토의 전구증상, 토할 것 같으면서 속이 메슥메슥한 것.

오장(五臟) : 간장, 심장, 비장, 폐장, 신장의 다섯 가지 내장을 통틀어 이르는 말.

온병(溫病) : 계절에 관계없이 온사(溫邪)를 받아서 생기는 여러 가지 열병의 총칭. 열이 비교적 가벼우면 온병, 높으면 열병이라 함.

온역(瘟疫) : 유행성 사기(邪氣)를 받아 발생하는 여러 가지 급성 유행성 열병.

온중(溫中) : 비위를 따뜻하게 하는 것.

온학(溫瘧) : 사기가 잠복한 상태에서 서열(暑熱)의 사기를 받아서 발생하는 학질.

옹저(癰疽) : 옹과 저를 포함한 명칭. 창면(蒼面)이 얕으면서 범위가 넓은 것이 옹(癰)이고 깊으면서 악성인 것이 저(疽)로 피부화농증.

옹종(癰腫) : 기혈의 순환이 순조롭지 않아 피부나 근육 내에 역행하면 혈이 응체(凝滯)하여 국부에 발생하는 종창.

완급(緩急) : 급(急)한 기운을 완화시키는 효능.

완하(緩下) : 윤하(潤下), 윤활하게 하는 약물로 대변을 통하게 하는 치법.

요슬위약(腰膝弱) : 허리와 무릎이 몹시 약함.

요혈(尿血) : 소변에 피가 섞여 나오지만 통증이 없는 방광출혈, 신장출혈 등의 병증.

울결(鬱結) : 기혈이 한곳에 몰려 풀리지 못하는 것.

울체(鬱滯) : 기혈(氣血)이나 수습(水濕) 등이 퍼지지 못하고 한곳에 몰려서 머물러 있는 것.

원기(元氣) : 인체의 정기.

위기(衛氣) : 피부와 주리(腠理) 등 몸 겉면에 분포된 양기.

유뇨(遺尿) : 잠을 자다가 무의식중에 오줌을 싸는 야뇨증.

유정(遺精) : 몸이 허약해진 경우나 성행위 없이 정액이 무의식적으로 나오는 병증.

유주동통(流走疼痛) : 온몸을 돌아다니면서 여기저기 나타나는 통증.

윤폐(潤肺) : 폐음(肺陰)을 자양(滋養)하는 것.

음액(陰液) : 체액(體液) 성분의 총칭.

음위증(陰證) : 성욕은 있으나 음경이 발기되지 않는 병증.

음하습양(陰下濕) : 전음 아래가 축축하면서 가려운 증상.

음허혈소(陰虛血少) : 음액이 부족하고 피가 부족함.

응체(凝滯) : 엉키어 막히는 것 또는 엉겨서 머물러 있는 것.

이기(理氣) : 기를 다스리고 기병(氣病)을 치료함.

이뇨(利尿) : 소변을 잘 나오게 함.

이롱(耳聾) : 소리를 잘 듣지 못하는 증.

이수(利水) : 수기를 하행(下行)시켜 대소변을 통하게 하는 것.

익기(益氣) : 기의 허증(虛證)을 치료하는 방법.

익위(益衛) : 몸 겉면에 분포된 양기인 위기(衛氣)를 보익(補益)하고 튼튼히 하는 것.

인경(引經) : 한방에서 쓰는 약재가 온몸에 고루 작용하는 것이 아니라 특정한 장부(臟腑)와 경맥에 선택적으로 작용하여 치료 효능을 나타낸다는 이론.

인터루킨-2 : 미 국립암센터의 로젠버그 박사에 의한 이론으로, 몸의 면역체계를 활성화시켜 암을 공격할 수 있다는 면역요법에서 시작하였다.

인터페론 : 암 같은 바이러스질환에 대한 특효약으로 이미 1970년대부터 양산화에 대한 연구가 진행 중인 물질이다.

임병(淋病) : 소변을 자주 보며 소변을 보려고 해도 잘 나오지 않으면서 방울방울 떨어지고 요도와 하복부에 통증을 수반하는 병증.

ㅈ

자신(滋腎) : 신음(腎陰)을 보하는 것.

자양(滋養) : 몸의 영양을 돋우는 것이나 또는 그러한 음식물을 말함.

자한(自汗) : 깨어 있는 상태에서 저절로 땀이 많이 흐르는 것 또는 그런 병.

장기(瘴氣) : 장독(瘴毒)으로 인해서 발생하는 학질.

장독(瘴毒) : 전염을 일으키는 사기(邪氣)의 하나. 더운 지방의 산과 숲, 안개가 짙은 곳에서 열사가 위로 올라갈 때에 생기는 나쁜 기운.

적백대하(赤白帶下) : 성숙한 여자의 생식기에서 병적으로 빛이 벌건 피 같은 분비물이 흐르는데 거기에 흰색의 대하(帶下)가 섞여 나오는 병증.

적안(赤眼) : 결막과 눈시울이 벌게지면서 아프고, 눈물과 눈곱이 끼며 가렵고 깔깔한 증후.

적유단독(赤游丹毒) : 소아단독(小兒丹毒)의 하나. 색깔이 벌겋고 물집이나 진물이 없이 건조하며 몸의 여기저기에 생기고 열이 나며 가려운 증상.

적체(積滯) : 음식물이 소화되지 않고 위에 쌓여 머물러 있는 증상.

정맥류(靜脈瘤, Varix) : 정맥의 압박, 폐쇄 등으로 정맥의 혈류가 저해된 경우에 정맥 내강(內腔)의 일부가 비정상으로 확장된 것.

정수(精髓) : 신정(腎精)과 골수, 뇌수.

정충(怔忡) : 가슴이 몹시 두근거리는 병증.

조섭(調攝) : 병의 치료를 위하여 위생관리와 음식 조절을 잘 하는 것.

조열(潮熱) : 매일 일정한 시간에 열이 나는 병증.

종독(腫毒) : 살갗이 헐어서 상한 자리의 독.

주독(酒毒) : 술 중독으로 얼굴에 나타나는 붉은 점이나 빛.

증병(蒸病) : 조열(潮熱)이 주증이며 그 열은 체내[裏]에서 증발하여 나는 것과 비슷하다 하여 붙여진 이름.

지한(止汗) : 땀을 멈추게 함.

진경(鎭痙) : 경련을 푸는 치료법.

진액(津液) : 체액(體液)의 총칭, 체내의 일정한 계통을 따라 순환하나 필요에 따라 분비되는 분비물까지 포함.

진토(鎭吐) : 구토를 멈추게 함.

진통(鎭痛) : 아픈 것을 가라앉혀 멎게 하는 일.

진해(鎭咳) : 기침을 그치게 하는 것.

징가(癥瘕) : 뱃속에 덩어리가 생기는 병증, 일반적으로 단단하면서 이동하지 않고 일정한 곳이 아픈 것을 징(癥)으로 보고, 때 없이 뭉쳤다 흩어졌다 하며 아픈 곳이 일정하지 않은 것을 가(瘕)로 보았다.

징적(癥積) : 징가(癥瘕), 뱃속에 덩어리가 생기는 병증.

ㅊ

창만(脹滿) : 배가 몹시 불러 오르면서 속이 그득한 감을 주증상으로 하는 병증.

창양(瘡瘍) : 종기, 부스럼, 옛날에는 각종 외과질병을 총칭하는 말로 쓰임.

창통(脹痛) : 창만(脹滿), 배가 몹시 팽창하고 그득한 병증.

청간(清肝) : 간의 열상(熱象)을 말끔하게 푸는[清解] 치법.

청맹(青盲) : 점차 눈이 잘 보이지 않아 나중에는 밝고 어두운 것도 가려 볼 수 없게 되는 병증.

청산배당체 : 알데히드 또는 케톤의 시안히드린이 당과 결합된 배당체로서 니트릴배당체라고도 한다.

청심(清心) : 심열을 제거하는 것.

체기(滯氣) : 얼굴의 기색이 거무스레하면서 기름때가 낀 것 같은 것.

치루(痔漏) : 치질이 터져서 항문 주위에 누공(瘻孔)이 생겨 오랫동안 아물지 않고 농혈이나 진물이 나오는 악성 치질의 병증.

칠상(七傷) : 남자의 신기(腎氣)가 쇠약하여 생기는 일곱 가지 증후.

ㅋ

카탈폴(Catalpol) : 고혈당(高血糖)에 대해 현저하게 혈당 강하작용을 하고 이뇨작용을 한다. 또 완만한 사하작용이 있어 하리의 원인이 되기도 하고 변비를 경감시키기도 한다.

카테킨(Catechin) : 폴리페놀의 일종으로 녹차의 떫은 맛 성분이다. 발암 억제, 동맥경화, 혈압상승 억제, 혈전 예방, 항바이러스, 항비만, 항당뇨, 항균, 해독작용, 소염작용, 충치 예방, 구갈 방지, 장내 세균총 정상화 등 다양한 효과가 있다.

케라틴(Keratin) : 머리털, 손톱, 피부 등 상피구조의 기본을 형성하는 단백질로 각질(角質)이라고도 하는데 머리털, 양털, 깃털, 뿔, 손톱, 말굽 등을 구성하는 진성(眞性) 케라틴과 피부, 신경조직 등에 존재하는 유사 케라틴으로 구별된다. 물과 모든 중성용매에 녹지 않으며 펩신, 트립신 등의 단백질 분해효소의 작용을 잘 받지 않으나, 황화나트륨(탈모제), 티오글리콜산(퍼머넌트웨이브약), 과산화수소, 알칼리 등에는 약하다.

ㅌ

타화수분(他花受粉) : 곤충이나 바람, 물 따위의 매개에 의하여 다른 꽃에서 꽃가루를 받아 열매나 씨를 맺는 일. 배꽃이나 벚꽃 따위에서 볼 수 있다.

탈항(脫肛) : 직장이나 직장점막이 항문 밖으로 탈출한 병증.

태루(胎漏) : 임신기 중에 비록 양은 적으나 불시에 자궁출혈을 일으키는 병증.

태음인(太陰人) : 사상의학에서 네 가지로 분류한 사람의 체질 가운데 하나. 폐가 작고 간이 큰 형(型)으로, 체격은 큰 편이고 상체가 약하나 하체가 튼튼하며 성질은 꾸준하고 참을 성이 있는 반면 욕심이 많은 체질이다.

토뉵(吐衄) : 토하고 코피가 나는 증상.

토혈(吐血) : 피를 토하는 병증.

퇴황(退黃) : 황달을 없애는 것.

투진(透疹) : 발진이 잘 돋게 하는 치료법. 홍역 따위의 질병에 쓴다.

ㅍ

파어(破瘀) : 어혈이 정체한 중증에 강한 약물을 사용하여 뭉친 것을 제거함.

파혈(破血) : 어혈을 제거하는 치료법.

폐결핵(肺結核) : 폐에 결핵균이 침입하여 생기는 만성 전염병. 처음에는 증상이 거의 없다가 병이 진행됨에 따라 기침, 가래가 나오며 폐활량이 줄어들어 호흡 곤란이 나타남.

폐농양(肺膿瘍) : 폐 조직에 화농성 · 괴사성의 종류(腫瘤)가 생긴 상태. 화농균, 아메바, 진균따위가 원인이다.

폐위(肺痿) : 탁한 침을 기침과 동시에 뱉어내는 것을 주증으로 하는 만성 소모성 질병.

폐허(肺虛) : 폐의 기혈 및 음양 부족으로 인한 각종 병증.

폐화(肺火) : 폐의 화열이 왕성한 것.

폭열(暴熱) : 갑자기 발생하는 고열.

풍비(風痺) : 손발이 차고 마비감이 있어 잘 움직이지 못하고, 통증은 대부분 허리와 엉덩이 쪽의 대관절 부위에서 주로 발생하며 운동장애도 수반함.

풍습통(風濕痛) : 풍습사로 인한 통증.

풍열(風熱) : 풍사(風邪)와 열사(熱邪)가 겹친 증후.

풍한습비(風寒濕痺) : 풍, 한, 습 세 사기가 기혈을 울체시켜 몸이 무겁고 아프며, 수족구련(手足拘攣)이 심하면 유주동통(流走疼痛) 혹은 수족마목(手足麻木) 등의 증상이 나타남.

하이드로코티손 : 스테로이드의 하나이며 항염증작용이 있음.

학질(瘧疾) : 일정한 시간 간격을 두고 오한, 발열이 엇바뀌면서 주기적으로 발작하는 특징적인 전염병.

합병증(合併症) : 어떤 질병(疾病)에 관련하여 생긴 다른 질환.

항산화작용(抗酸化, antioxidant) : 산화(酸化)를 방지하는 작용이며, 이는 각종 질환에 활성산소가 관여한다는 것이 알려져 주목을 받기 시작했다. 식품 중에는 폴리페놀, 비타민 C, 비타민 E, β-카로틴 등이 항산화물질이다.

해수(咳嗽) : 기침 소리와 가래가 있는 것.

해울(解鬱) : 기(氣)가 막혀 있는 것을 풀어주는 치료법.

해주(解酒) : 술독을 풀어줌.

해혈(咳血) : 기침할 때 피가 나오거나 가래에 피가 섞여 나오는 것.

행기(行氣) : 기를 잘 돌게 하는 방법.

행기해울(行氣解鬱) : 기가 막힌 것을 잘 돌게 하여 기가 울체(鬱滯)된 것을 푸는 것.

허로(虛勞) : 장부와 기혈의 허손으로 생긴 여러 가지 허약한 증후.

허번(虛煩) : 가슴이 답답하고 안타까워하며, 마음이 불안해서 편히 자지 못하는 병증.

허손(虛損) : 칠정(七情), 노권(勞倦), 주색, 음식 등으로 인해서 상하거나 또는 병후에 조섭(調攝)을 잘못한 데서 음양, 기혈, 장부가 허해져 발생.

허열(虛熱) : 음양과 기혈의 부족으로 인해 열이 발생하는 것.

허한(虛汗) : 정기가 허한 데다 속(裏)에 한증(寒證)이 겸해 있는 증후.

헬리코박터 파일로리(Helicobacter pylori) : 나선형 그람 음성 간균(桿菌)으로 대기보다 낮은 농도의 산소를 필요로 하는 미호기성(微好氣性) 세균.

현벽(痃癖) : 배꼽 부위, 또는 옆구리 부위에 덩어리가 생긴 것.

현훈(眩暈) : 뇌출혈로 인한 현기증.

혈괴(血塊) : 혈이 체내에 정체하여 엉키는 것.

혈리(血痢) : 급성 전염병인 이질의 하나. 하리에 혈이 섞여 있거나 순혈을 설사하는 것.

혈분(血分) : 온병변증에서 혈에 해당한 부분과 거기에 병이 생기는 단계를 이르는 말.

혈붕(血崩) : 붕루의 하나. 월경 기간이 아닌 때 갑자기 생식기로 다량의 출혈이 있는 병증.

혈비(血痺) : 기혈이 허약해서 생긴 비증(痺證).

혈적(血積) : 기가 거슬러 올라 피가 울체되거나 외상으로 어혈이 몰려서 생김.

혈전(血栓) : 생물체의 혈관 속에서 피가 굳어서 된 조그마한 핏덩이.

혈창(血脹) : 체내에 어혈이 쌓이고 기가 정체하여 통하지 않는 데다 한(寒)이 들어와 혈맥이 돌지 못해 일어나는 것.

혈탈(血脫) : 혈액이 부족한 증.

혈허(血虛) : 혈이 허하거나 부족하여 생긴 병증.

혈훈(血暈) : 혈분에 병변이 있는 혼궐(昏厥)증상.

혼궐(昏厥) : 갑자기 정신을 잃고 인사불성이 되고 수족이 싸늘해지는 것.

화위(和胃) : 위기의 부조화를 치료하는 것.

화중(和中) : 화위(和胃), 위기의 부조화를 치료하는 것.

화혈(和血) : 병으로 혈이 적어졌거나 몰린 것을 고르게 함.

활설(滑泄) : 몹시 심한 설사.

활정(滑精) : 평상시에 정액이 저절로 흘러나오는 것.

활혈조경(活血調經) : 혈의 순환을 촉진하여 월경이 원활하지 않은 것을 치료하는 것.

흉비(胸痺) : 가슴이 메이는 듯하면서 동통을 위주로 하는 병증.

참고문헌

김영상 외 6인 (1990) 한국의 자생식물. 농촌진흥청

김재길 (1992) 원색천연약물대사전 상,하. 남산당

김종덕 (2008) 한의학에서 바라본 농산물(Ⅰ, Ⅱ). 부경대학교한약재개발연구소

김창민 외 (1998) 완역 중약대사전(전 11권). 도서출판정담

김태정 (1996) 한국의 자원식물. 서울대

문관심(과학백과사전출판사편) (1984) 약초의 성분과 이용. 일월서각

신길구 (1988) 신씨본초학 각론. 수문사

신전휘 · 신용욱 (2006) 향약집성방의 향약본초. 계명대학교출판국

양 승 (2010) 약선식품동의보감. 세계중탕약선연구소

원도희 외 (1997) 약용식물도감. 옥천약용식물재배시험장

이순동 역 (1994) 동의보감(전 6권). 여강출판사

이영노 (1996) 원색한국식물도감. 교학사

이창복 (1980) 대한식물도감. 향문사

임록재 (1999) 조선약용식물지(Ⅰ, Ⅱ, Ⅲ). 한국문화사

임진석 (2000) 황제내경개론. 법인문화사

장영선 외 5인 (1996) 구황식물도감. 호남농업시험장

전재우 (1997) 한방음식요법. 여강출판사

조무연 (1989) 한국수목도감. 도서출판아카데미서적

중국의학과학원 (1994) 중국본초도감. 여강출판사

陳存仁 (1984) 圖設 漢方醫學大事典〈中國藥學大典〉

최성규 (2006) 한약생산학각론. 신광출판사

허준(동의학연구소 역) (1994) 동의보감.(전 5권). 여강출판사

황도연원저(신민교편역) (2002) 신증방약합편. 도서출판 영림사

우리 산야에 자생하는

야생 약초 도감

초판 1쇄 인쇄 2021년 08월 10일
초판 1쇄 발행 2021년 08월 20일

공저자 곽준수 · 성환길
펴낸이 김호석
펴낸곳 도서출판 대가
편집부 박은주
교정교열 권순현
마케팅 오중환
경영관리 박미경
영업관리 김경혜

등록 311-47호
주소 경기도 고양시 일산동구 장항동 776-1 로데오메탈릭타워 405호
전화 02) 305-0210
팩스 031) 905-0221
전자우편 dga1023@hanmail.net
홈페이지 www.bookdaega.com

ISBN 978-89-6285-279-0 (13510)